K.-O. Haustein · D. Groneberg

Tabakabhängigkeit

2. Auflage

Prof. Dr. med. Knut-Olaf Haustein
Prof. Dr. med. David Groneberg

Tabakabhängigkeit

Gesundheitliche Schäden durch das Rauchen

Ursachen – Folgen – Behandlungsmöglichkeiten – Konsequenzen für Politik und Gesellschaft

2., neubearbeitete und erweiterte Auflage

Mit 120 Abbildungen und 105 Tabellen

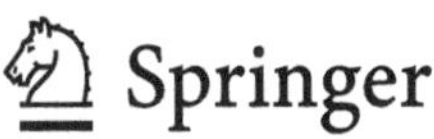
Springer

Haustein, Knut-Olaf, Prof. Dr. med. (†)
Institut für Nikotinforschung und Raucherentwöhnung
Johannesstr. 85–87
99084 Erfurt

Groneberg, David, Prof. Dr. med. Dr. h.c. (RC)
Institut für Arbeitsmedizin
Zentrum für Human- und Gesundheitswissenschaft
Thielallee 73
14195 Berlin
Germany
E-mail: david.groneberg@charite.de

Die 1. Auflage erschien im Deutschen Ärzteverlag.

ISBN 978-3-540-73308-9 ISBN 978-3-540-73309-6 (eBook)

DOI 10.1007/978-3-540-73309-6

Bibliografische Information der Deutschen Nationalbibliothek
Die Deutsche Nationalbibliothek verzeichnet diese Publikation in der Deutschen Nationalbibliografie; detaillierte bibliografische Daten sind im Internet über http://dnb.d-nb.de abrufbar.

Einbandgestaltung: deblik, 10119 Berlin
Herstellung und Satz: LE-TEX Jelonek, Schmidt & Vöckler GbR, Leipzig

Gedruckt auf säurefreiem Papier

9 8 7 6 5 4 3 2 1

springer.com

Geleitwort

Rauchen ist das größte vermeidbare Gesundheitsrisiko unserer Zeit und die Bewältigung der Tabakabhängigkeit eine große gesundheitspolitische Herausforderung für die gesamte Gesellschaft. Noch setzen sich 17 Millionen Menschen in Deutschland regelmäßig den Gefahren durch Tabakkonsum aus. Obwohl die große Mehrheit der Raucherinnen und Raucher mit dem Rauchen aufhören will, gelingt dies nur wenigen. Der Weg aus der Tabakabhängigkeit ist nur schwer zu bewältigen.

Die starke krebserregende Wirkung des Rauchens – sie wird von der Wissenschaft seit Jahrzehnten bestätigt – hat für einen großen Teil der Betroffenen drastische Folgen. Tabakkonsum ist für eine Vielzahl von Erkrankungen und vorzeitige Sterblichkeit verantwortlich. Mehr als 300 Todesfälle pro Tag sind in Deutschland direkt auf das Rauchen zurückzuführen, zum Teil schon in den mittleren Lebensjahren. Auch das Passivrauchen stellt eine große gesundheitliche Gefahr dar.

Die Reduzierung des Tabakkonsums ist daher unser vorrangiges Ziel. Nichtrauchen muss in jedem Lebensumfeld der Gesellschaft zum Normalfall werden. Für die Politik bedeutet dies: Agieren, um nicht reagieren zu müssen. Neben Gesetzen wie dem zum Schutz vor Passivrauchen haben hierfür auch langfristige Anstrengungen in der Tabakprävention eine große Bedeutung, damit junge Menschen möglichst erst gar nicht mit dem Rauchen beginnen. Aufklärung muss vor allem die Risikogruppen erreichen, die von einem Einstieg in das regelmäßige Rauchen besonders bedroht sind. Diese Angebote müssen mit wirksamen Maßnahmen zur Tabakentwöhnung verbunden werden.

Deutschland braucht eine Kultur des Nichtrauchens. Hier sind wir auf einem guten Weg. Zu einer erfolgreichen Strategie zählen gesetzliche Regelungen, die Stärkung der Prävention und das Wissen über die Gefahren des Rauchens. Das eigene Gesundheitsverhalten spielt dabei eine wesentliche Rolle.

Gerade Kindern und Jugendlichen muss daher in der Prävention weiterhin unsere Aufmerksamkeit gelten. Denn es steht fest: Je früher mit dem Rauchen begonnen wird, desto größer ist das

Risiko, zu einem abhängigen Raucher zu werden. Kinder und Jugendliche sollen in ihrer Haltung bestärkt werden, nicht mit dem Rauchen zu beginnen. Prävention und Gesundheitsförderung klären dazu auf und machen stark für die Entscheidung zum Nichtrauchen.

Die bisherigen Anstrengungen in der Tabakpolitik haben in Deutschland zu ersten Erfolgen bei Jugendlichen geführt, die weiter fortgeführt werden müssen. Seit 2001 ist die Raucherquote der 12- bis 17-jährigen Jugendlichen von 28% auf 18% im Jahr 2007 gesunken. Ziel ist es, in den nächsten Jahren den Tabakkonsum weiter deutlich zu senken.

Strukturelle Maßnahmen wie Werbebeschränkungen, Tabaksteuererhöhungen, das Nichtraucherschutzgesetz oder Warnhinweise auf Zigarettenpackungen unterstützen diesen Prozess wirksam. Die erzielten Erfolge dürfen nicht davon ablenken, dass noch ein weiter Weg in der Tabakprävention vor uns liegt.

Für die Gruppe der Raucherinnen und Raucher ist auch das Wissen über die Bedingungsfaktoren der Tabakabhängigkeit eine Voraussetzung zum Rauchausstieg. Erfolgreiche Therapiemöglichkeiten und Grenzen der Raucherentwöhnung müssen bekannter gemacht und Anbietern wie Nutzern zur Verfügung gestellt werden.

Dazu ist ein umfangreiches Fachwissen zum Rauchen notwendig, das in dieser breit gefächerten Form bislang kaum publiziert wurde. Diese aktuelle Auflage ist deshalb von großer Bedeutung, sie liefert das Wissen zum Handeln. Das Buch gibt einen Überblick über die gesundheitlichen Folgen des Rauchens und erfolgversprechende Behandlungsmöglichkeiten der Tabakabhängigkeit, wobei wissenschaftliche Erkenntnisse auf aktuellem Stand ausführlich dargestellt werden. Es bietet die Chance, sich zu den Themen des Tabakkonsums, der Tabakabhängigkeit und Tabakentwöhnung umfassend zu informieren.

Ich wünsche der zweiten Auflage dieses wichtigen Buches zur Tabakabhängigkeit eine starke Beachtung und Verbreitung. Danken möchte ich den Verfassern für die große Mühe der aktuellen Überarbeitung.

Sabine Bätzing, MdB
Drogenbeauftragte der Bundesregierung

Vorwort

„Jeder hat das Recht auf Leben und körperliche Unversehrtheit"
(Grundgesetz, Artikel 2)

Die zweite Auflage dieses Buches entstand, weil es nach wie vor in Deutschland und im deutschsprachigen Ausland deutliche Mängel im Bereich des Wissens um den wichtigsten Innenraumluftschadstoff – den Tabakrauch – gibt.

Trotz einer hohen Zahl an durch Tabakrauch verursachten Erkrankungen und Todesfällen bietet sich leider immer noch eine Situation fehlender flächendeckender Behandlungs- und Beratungsmöglichkeiten und mangelnder Forschungsförderungen.

Die Ursache darin liegt wohl größtenteils in der Politik: Wenngleich in den Jahren 2007 und 2008 einige entscheidende Änderungen erfolgten, wird ein generelles Rauchverbot an allen Arbeitsstätten – auch in kleinen Kneipen – nach wie vor verhindert. Die realen Kosten für Behandlungs- und Beratungszentren zur Rauchentwöhnung werden nicht finanziert. Und schließlich werden Forschungsförderungsprogramme zum Thema Nikotin und Tabakrauch in Deutschland – im Gegensatz zu anderen Staaten – nicht ausreichend unterstützt.

Demgegenüber ist seit Beginn des 21. Jahrhunderts bis zum Jahr 2007 wieder eine große Anzahl neuer wissenschaftlicher Publikationen entstanden, die auf komplexe Wechselwirkungen des Aktiv- und Passivrauchs mit dem Organismus hinweisen und die in dieser Neuauflage diskutiert werden. Während die erste deutsche Ausgabe des Buches "Tabakabhängigkeit" unter dem Eindruck verfasst wurde, dass es in Deutschland wie auch im Ausland keine aktuelle zusammenfassende Übersicht über die Auswirkungen des Zigarettenrauchens auf die menschliche Gesundheit gibt, so entstand die zweite Auflage vor allem aufgrund einer Vielzahl neuer Erkenntnisse auf dem Gebiet.

Die Folgeschäden des Rauchens werden in zahlreichen Industrieländern teilweise noch "heruntergespielt". Obwohl die Gesundheitsminister von Bund und Ländern das Problem der Rauchexposition erkannt und im Februar 2007 thematisiert haben, bleibt ein absoluter Rauchstopp an jedem Arbeitsplatz noch aus. Leider wird auch seitens einzelner Bundesländer auf "Freiwilligkeit" gesetzt. Diese Freiwilligkeit, unbelastete Mitbürger krebserzeugendem Passivrauch auszusetzen, steht in einem strikten Widerspruch zur Haltung der EU; die Fürsorgepflicht des Staates und der Artikel 2 des Grundgesetzes werden dadurch verletzt.

Das Thema findet in den Ländern der EU und in anderen europäischen Ländern unterschiedlich große öffentliche Akzeptanz. Positiv hervorzuheben sind Norwegen, Finnland, Schweden und Großbritannien. Vor dem Hintergrund, dass derzeitig in der EU jährlich 800.000 Menschen an den unmittelbaren Folgen des Rauchens sterben, muss endlich ein Umdenken bei den Politikern auf allen Ebenen, aber auch bei den Ärzten und Journalisten erfolgen. Viele Ärzte haben es sich bis heute noch nicht auf ihre Fahnen geschrieben, dem Raucher ernsthaft ins Gewissen zu reden und Entwöhnungskurse anzubieten. Die Ursache für diese Haltung ist in einigen Staaten wie in Deutschland darin zu suchen, dass die gesetzlichen Krankenkassen bisher dafür leider keine umfangreichen Mittel zur Verfügung stellen. Demgegenüber werden beispielsweise in Großbritannien über 80 Beratungszentren für Raucher gefördert und Kosten für Nikotinpräparate entwöhnungswilligen Rauchern zurückerstattet.

Bei den Vorarbeiten zu diesem Buch fielen wieder große Lücken in der deutschen Forschungsförderung zum Thema Tabakrauch auf. Die meisten neuen Erkenntnisse basieren auf angloamerikanischen Untersuchungen. Auch hier müssen der Staat und nachgeordnete Strukturen, wie öffentliche Forschungsförderungsträger, mehr Verantwortung und Initiative zeigen.

Während der Bearbeitung der Neuauflage ist mein Koautor Prof. K.-O. Haustein leider verstorben. Es war sein langjähriges Anliegen, den geschädigten Passivrauchern – darunter Kinder, Jugendliche und Mütter – und den tabakabhängigen Patienten zu einer Verbesserung ihrer Situation zu verhelfen, sei es durch wirksamere Präventionsmaßnahmen oder auch durch aktive Beratung und Behandlung zur Suchtentwöhnung.

Mit ihm hoffe ich, Ärzten, Apothekern, Naturwissenschaftlern, Soziologen und anderen interessierten Menschen wertvolle Informationen geben zu können. Diese sollen auch dazu dienen, wissenschaftliche Erkenntnisse und Lösungsansätze an Dritte – Betroffene wie Nichtbetroffene – weiterzutransportieren.

Auch Politiker und Journalisten sind angesprochen, die Problematik aus wissenschaftlicher Sicht kennenzulernen – und dies fernab jeglicher Einflussnahme seitens derer, die mit der Herstellung und dem Vertrieb von Tabakprodukten dazu beitragen, dass täglich Menschen süchtig werden und sterben.

Dank zu sagen habe ich an vorderster Stelle den zahlreichen Kolleginnen und Kollegen, die durch ihre wissenschaftlichen

Arbeiten und deren Bereitstellung an der Entstehung dieses Buch mitgewirkt haben. Bei der Beschaffung zahlreicher Informationen unterstützten mich Fr. M. Pforte und Fr. H. Markscheffel in Erfurt, Fr. S. Kölzow, Fr. M. Fritsch, Fr. B. Kusma, Fr. Dr. M. Molliné, Hr. C. Scutaru, Fr. C. Kreiter, Fr. S. Mache, Hr. N. Neye, Hr. N. Schöffel, Fr. J. Börger und Fr. T. Philippi in Berlin sowie Fr. L. Plappert, Fr. R. Gatzke und Hr. H.-D. Lauenstein in Hannover. Wichtig waren auch die wertvollen Gespräche mit Hrn. Prof. T. Welte, Hrn. Prof. A. Fischer, Hrn. Prof. Ch. Witt, Hrn. Prof. G. Schäcke und Hrn. Dr. A. Gerber. Ihnen allen möchte ich danken.

Für die schnelle Umsetzung des Manuskripts in die vorliegende Form mit den zahlreichen Abbildungen, Tabellen und Reproduktionen bin ich dem Springer-Verlag und insbesondere Fr. D. Mennecke-Bühler sowie der Lektorin Fr. A. Weller zu großem Dank verpflichtet.

Der Familie von Hrn. Prof. K.-O. Haustein gebührt ebenfalls großer Dank: Fr. Dr. H. Haustein, Fr. Dr. Ch. Haustein und Hr. A. Haustein. Sie halten auch nach seinem Tod an seinen Idealen fest und halfen aktiv bei der Fertigstellung der Neuauflage. Abschließend danke ich auch meiner Frau Beatrix, ohne deren Unterstützung die Bearbeitung nicht möglich gewesen wäre.

Möge auch dieses Buch einen Leserkreis finden, der weit über die Medizin und Naturwissenschaften hinaus in die Mitte der Gesellschaft reicht.

Berlin, im Januar 2008 D. Groneberg

Inhaltsverzeichnis

1 Geschichte des Tabaks

1.1 Tabakpflanzen und ihr Ursprung

Nicotiana tabacum, die in Mittel- und Südamerika seit jeher genutzte Tabakpflanze, kommt nicht in der Natur vor, sondern ist ein Produkt des Anbaus [1]. Es handelt sich hierbei um eine Hybride aus *Nicotiana sylvestris* und *Nicotiana tomentosiformis* [2]. *Nicotiana rustica* (später in Russland „Machorka“) wurde in Nordamerika angebaut. Sie verfügt über einen höheren Nikotingehalt als andere Tabakpflanzen. Die Tabakpflanze fand u. a. als *Nicotiana major* in den Kräuterbüchern des 17. Jahrhunderts Erwähnung (Abb. 1.1), weil dem Tabak heilende Wirkungen zugesprochen wurden [3]. Der Nikotingehalt der Tabakblätter erhöht sich, wenn die Spitzen der Pflanzen gekappt und die Seitentriebe entfernt werden (engl. „topping“). Trocknen

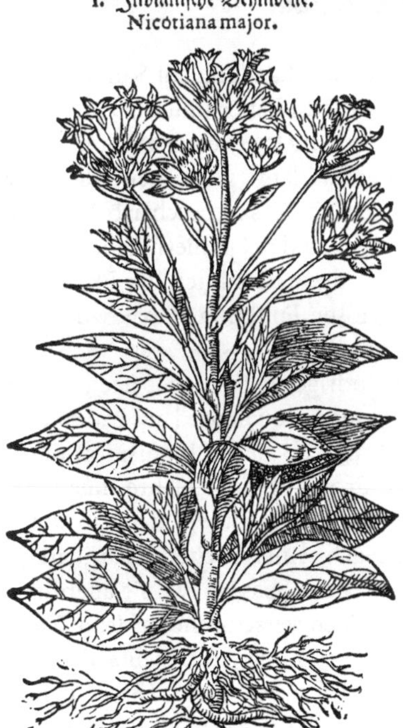

Abb. 1.1. Die Tabakpflanze aus dem Kräuterbuch des Tabernaemontanus von 1664

verbessert den Geschmack der Blätter [1]. Der Geschmack einiger Tabaksorten lässt sich mit dem Saft von Limonen steigern [4], wobei die Abgabe des Nikotins als freie Base verbessert wird [5].

1.2 Tabakgebrauch zu religiösen Zwecken

Die Tabakpflanze wurde bereits vor 10.000 Jahren für kultische Zwecke bei nord- und mittelamerikanischen Völkern genutzt. Die Priester der Maya zündeten heilige Feuer an [6], entfachten die Glut immer wieder durch Hineinblasen, inhalierten den Rauch und kamen so in den Genuss der Pflanzeninhaltsstoffe. Tabak erhielt den Status einer heiligen Pflanze [4]. Später wurde er zur Kultpflanze im Sinne einer Opfergabe an die Götter. Die nordamerikanischen Indianer rauchten Tabak zur Bekräftigung von Verträgen und Freundschaften („Friedenspfeife"). Die Indianer Mittel- und Südamerikas verwendeten ihn in gerollter Form, eher den heutigen Zigarren und Zigaretten entsprechend. Darüber hinaus sprachen die Indianer der Tabakpflanze auch eine heilende Wirkung zu (z. B. durch Auflegen von Tabakblättern auf Wunden durch den Medizinmann). In Südamerika wurde Tabak bevorzugt medizinisch genutzt, aber auch geschnupft, gekaut und als Sud getrunken. Seine appetithemmende Wirkung war bereits seinerzeit bekannt. Außerhalb von Amerika gab es Tabakpflanzen nur in Australien und auf einigen Sundainseln.

1.3 Eroberung des Tabaks durch die Europäer

Die Tabakpflanze wurde erst durch Columbus nach der Landung auf San Salvador im Jahre 1492 für die Europäer interessant, wobei die Indianer unter „tabago" das Rauchrohr verstanden, nicht die Pflanze. Columbus erhielt bei einer zweiten Fahrt in diese Region einige Tabakblätter, ohne zu wissen, was damit geschehen sollte. Der erste Bischof der neuen Kolonie, Fray Bartolomé de Las Casas, beschrieb 1527 die Eigenschaften der Tabakpflanze [7]. Indianer übergaben den Spaniern Tabakblätter als Geste der Freundschaft und Ergebenheit, doch diese beraubten die Pflanze in den kommenden Jahrhunderten ihrer rituell-religiösen Funktion. Tabak wurde zu einem ausschließlich kommerziell genutzten Genussmittel.

Der erste Tabakraucher Europas, der Spanier Rodrigo de Jerez, der nach seinen Schiffsreisen in seiner spanischen Heimatstadt Ayamonte qualmend aus Mund und Nase auf der Straße Tabak rauchte, wurde von Priestern an die Inquisition übergeben, weil man glaubte, der Teufel sei im Spiel. Er wurde für 10 Jahre inhaftiert! Demgegenüber verhielten sich die spanischen Kolonialherren, was das Tabakrauchen betraf, außerhalb Spaniens sehr großzügig. Nach seiner zweiten Amerikareise brachte Columbus bereits einige Tabakpflanzen mit nach Spanien, wo sie allerdings zunächst als Zierpflanzen in den Gärten der Adeligen verschwanden. Jean Nicot (Abb. 1.2), ein französischer Gesandter am portugiesischen Hof, stellte die heilende Wirkung von Tabak mithilfe einiger „Versuche" fest. Aus dieser Überzeugung schickte er Katharina von Medici einige Pflanzen nach Paris (1559), die diese als

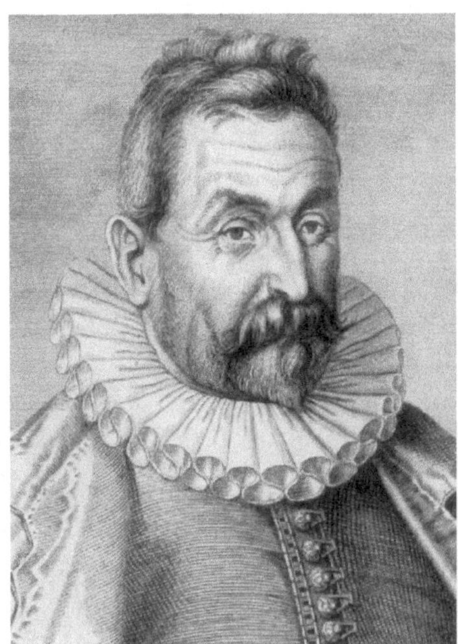

Abb. 1.2. Jean Nicot (1530–1600). Nach einem Gemälde von Hendrick Goltzius [7]

Schnupfpulver verarbeitete und ihrem Sohn Karl IX. gegen seine Kopfschmerzen erfolgreich verabreichte [8]. Der Spanier Nicolas Monardes, Arzt an der Universität zu Sevilla, schrieb 1571 eine Abhandlung über den medizinischen Gebrauch von Tabak, die auch sehr schnell in andere Sprachen übersetzt wurde [9]. Bereits 1590 wurde die Pflanze als *Nicotiana* bekannt und seit 1828 ist Nicot der Namensgeber für das Hauptalkaloid Nikotin.

Im Jahre 1573 gelangte der Tabak an den Königshof von Elisabeth I. Bereits 1614 gab es in London über 7000 Verkaufsstellen für Tabak [10]. Durch die umfangreichen Handelsbeziehungen der Spanier und Portugiesen kam die Tabakpflanze auf die Philippinen, nach Südost- und Ostasien, aber auch nach Afrika. Zu Beginn des 17. Jahrhunderts erreichte sie Japan und Korea sowie China, von dort aus Tibet, die Mongolei und Sibirien [11]. Tabak erhielt einen enormen Handelswert, der dem heutigen für Kokain und andere illegale Drogen vergleichbar ist.

1.4 Verbreitung des Tabaks über die Welt

Zu Beginn des 18. Jahrhunderts war der Tabak in allen Teilen der Welt anzutreffen. Seine Verbreitung und sein Gebrauch als Genussmittel führten u. a. auch zu einer Säkularisierung der Gesellschaft [12]. In zahlreichen Ländern (Türkei, Russland, Vatikan, Deutschland) wurde die Verwendung von Tabak verboten. Im Gegensatz dazu wurde der englische König Jakob I. (Abb. 1.3) zu einem „glühenden Verfech-

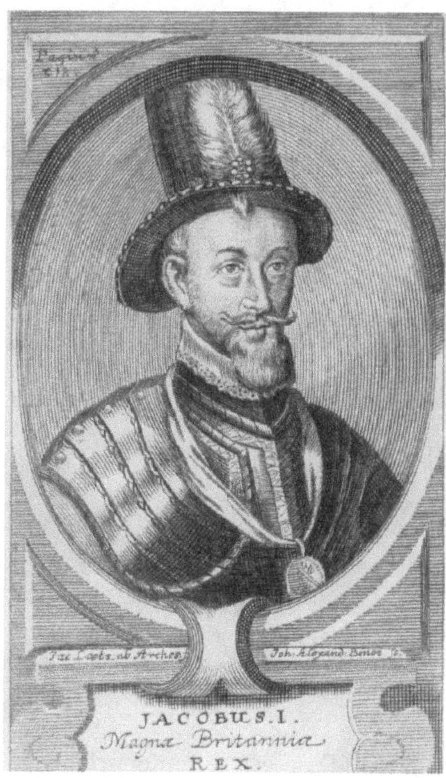

Abb. 1.3. Jakob I., von 1603–1625 König von England [7]

ter" des Tabakhandels, weil er daraus seit 1614 über Importzölle erheblichen finanziellen Nutzen zog. Dennoch veröffentlichte er 1603 die Schrift „Misocapnus sive de abusu tobacci lusus regius" (1604 in der englischen Übersetzung „A counterblaste to tobacco") gegen die Propagierung des Tabaks [13, 14]. Im Vorwort schrieb der König: „Et cum meo judicio nihil ullibi gentium sit corruptius cerebro hic Tobacci usus, quid apud nos invaluit, absurdum morem scriptiuncula hac perstringere non putavi ab otio meo alienum." [13]. Da sich das Tabakrauchen in England zu einem Laster ausweitete, wurde im House of Commons am 16. April 1621 die Verbannung des Tabaks aus der Öffentlichkeit beantragt. Es sei höchste Zeit, so hieß es, da der verderbliche Gebrauch dieser Giftpflanze bereits so allgemein geworden sei, dass man Bauern hinter dem Pfluge rauchen sehen könne [15]. Mit der Beschaffung von Tabaksamen aus Virginia durch die Engländer war das spanische Tabakmonopol gebrochen und Jakob I. unterband die Importe aus Spanien, um die eigene Produktion zu fördern. Nach 1630 wurde aus der Verbotspolitik für Tabakwaren eine Steuerpolitik [16], einer der ersten Versuche einer indirekten Prohibition.

Neben dem Tabakrauchen war das Schnupfen von den Indios übernommen worden, welches die Spanier auf ihren Schiffsreisen kennenlernten. In Frankreich fand es vor der Französischen Revolution weite Verbreitung, etwa 90% des Tabaks wurden geschnupft. Die Tabatiere stellte das Statussymbol der Aristokratie dar. In der Folge traten im 18. Jahrhundert vor allem in Frankreich Geruchsstörungen oder der Verlust des Geruchssinns häufig auf. Demgegenüber war das Kauen von fermentierten Tabakblättern weniger gebräuchlich, auch wenn es den Hunger „stillen" konnte. Am längsten hielt sich in Europa die Sitte des Kauens (Priemens) bei Seeleuten und Untertagearbeitern. Friedrich der Große, König der Preußen, erließ 1742 ein Edikt „wider das feuergefährliche Tabakrauchen", welches erst 1848 vollständig aufgehoben wurde.

In Deutschland schlich sich das Tabakrauchen während des Dreißigjährigen Krieges ein. Englische Soldaten auf dem Marsch durch Sachsen nach Prag wurden 1620 von Graf Grey dem König Friedrich von Böhmen als Hilfstruppe zugeführt – und sie rauchten. So berichtete es der Zeuge Leißnig in der Stadtchronik von Zittau [8]. Auch die Truppen Tillys und Wallensteins fanden großen Gefallen am Rauchen. In Frankfurt wurde das Rauchen durch schwedische Truppen eingeführt. Nach dem Westfälischen Frieden eiferten weltliche und geistliche Regierungen allerdings gegen das Rauchen und stellten es unter Strafe [8]. Eine weite Verbreitung fand das Rauchen aber erst in den Kaffeehäusern, die um 1694 entstanden [8].

Im 17. und 18. Jahrhundert gab es erhebliche Strafen, wenn geraucht wurde: Nach der lüneburgischen Rechtspflege drohten noch im Jahre 1691 Gefängnis und öffentliche Auspeitschung für das „luderliche Werk des Tabaktrinkens". Im Hoheitsbereich des Herzogs von Jülich-Berg benötigte der Pfeifenraucher einen „Freizettel", ansonsten wurde er mit 20 Goldgulden Buße belegt. In Sachsen-Gotha stellte man zu Beginn des 18. Jahrhunderts den Raucher auf eine Stufe mit einem „Trunkenbold", der „gerügt oder bei der Obrigkeit angezeigt und ernstlich bestraft werden musste" [15]. In anderen Teilen Deutschlands zeigte man sich zu dieser Zeit moderater, wie z. B. in Heidelberg und der Pfälzer Gegend. Durch die Bewegung von 1848 wurden die meisten Rauchverbote in Deutschland außer Kraft gesetzt.

1.4.1 Entwicklung der Zigarre

Zigarren waren im 18. Jahrhundert die häufigste Form der Tabakverarbeitung. Bereits im 17. Jahrhundert entstanden in Spanien die ersten „tabacaleras" zur Herstellung von Zigarren. In den USA wurden im 19. Jahrhundert zwei Sorten entwickelt, die künftig den Tabakmarkt beherrschten: der in Röhren mit Heißluft getrocknete helle (Virginia-)Tabak und der luftgetrocknete, gelblich-rötliche Burley-Tabak [11, 17]. Letztere wurde gerne für Kautabak genutzt, weil von dessen gröberer Pflanzenstruktur mehr Zucker und andere Geschmacksstoffe aufgenommen werden konnte, ohne dass der Tabak durchfeuchtet war.

Die erste Tabakmanufaktur entstand in Sevilla und 1788 errichtete Schlottmann die erste Zigarrenfabrik in Hamburg nach spanischem Vorbild [7]. Die von ihm produzierten Zigarren verkauften sich schlecht, sodass er seine Ware nach Cuxhaven bringen ließ, um sie anschließend als „Importe" mit großem Verkaufserfolg zurückzuholen. Napoleon brachte dann die Zigarre nach Frankreich, von wo sie nach Deutschland kam. Sie wurde Statussymbol des aufstrebenden Bürgertums, später des Kapitalisten (George Grosz „Das Gesicht der herrschenden Klasse“, 1921). Auch in anderen Ländern, wie z. B. Kuba, entstanden Zigarrenfabriken. In jeder dieser Fabriken waren 100–300 Arbeiter beschäftigt.

In einigen europäischen Ländern wurde die Zigarre als Symbol eines fremden Einflusses und oppositionellen Strebens empfunden, ebenso im Preußen des 19. Jahrhunderts. Die *Neue Preußische Zeitung* (Kreuzzeitung) schrieb 1848 „Die Cigarre ist das Scepter der Ungeniertheit. Mit der Cigarre im Munde sagt und wagt ein jüngeres Individuum ganz andere Dinge, als er es ohne Cigarre sagen und wagen würde.“ Die Berliner Bürger forderten während der revolutionären Auseinandersetzungen im März 1848 „freies Roochen im Tiergarten“. Zumindest war die Zigarre das nahezu über 100 Jahre vorherrschende Tabakprodukt.

1.4.2 Entwicklung der Zigarette

Der Werdegang des Tabaks zum Massenkonsumgut begann mit der Entwicklung der Zigarette. In Spanien und Portugal sowie in deren Kolonien waren die von einem Hamburger Kaufmann entwickelten Cigarritos üblich. Hierbei handelte es sich um in Papier gehüllte bleistiftdünne und mit Virginia-Tabak gefüllte Papierhülsen. Sie wurden u. a. auch in Sevilla gedreht („cigarreras“). Schauspielerinnen führten die Zigaretten 1830 der Pariser Bevölkerung vor, diese fanden jedoch wenig Anklang [15]. Über die zierliche Zigarette wurde gespottet: „Wenn man durch die Rue Saint Jacques oder über den Place de l'Odéon geht, so sieht man junge Milchgesichter, die Zigaretten paffen. Man darf sagen, dass diese Anfänger in einem halben Jahr unermüdlich die Pfeife rauchen werden“ [15] - eine wirklich falsche Prognose für das nachfolgende Jahrhundert. Eine weitere Prognose war: „Alle werden … auf die Zigarette verzichten, die nur unter Kindern Anhänger finden wird“ [15] - eine halbbittere Wahrheit!

Mitte des 19. Jahrhunderts wurde in North Carolina ein Trocknungsverfahren für Tabakblätter bei hohen Temperaturen eingesetzt [17]. Da die Tabakblätter einen relativ hohen Zuckergehalt haben, wurde das Trockengut relativ sauer. Damit lag Nikotin in Form seiner Salze vor und es wurde in Tröpfchen im Rauchaerosol verteilt. Dieser Rauch lässt sich besser inhalieren [18]. Reynolds verwendete 1913 Burley-Tabak für die Produktion seiner Camel-Zigaretten [19]. Diese Tabakmischung wurde der Prototyp der amerikanischen Zigarette, während die britischen Zigaretten auch aus Virginia-Tabak hergestellt wurden.

Im Vergleich zu dem scharf und stark schmeckenden Zigarrenrauch ist der Zigarettenrauch angenehmer, was sich auf den pH-Wert des Rauchs zurückführen lässt [18]. Bei einem alkalischen pH-Wert liegt Nikotin im Rauch bevorzugt in freier Form vor, ist aber in der Gasphase nicht anzutreffen. Diesen Rauch kann man wegen des scharfen Nikotingeschmacks schlecht inhalieren. Dass Nikotin dennoch beim Rauchen einer Zigarre resorbiert wird, liegt an den Verhältnissen in der Mundschleimhaut, die einen langsameren Übergang ermöglicht [5].

Verbreitet wurden die ersten Zigaretten während des Krim-Krieges (1853–1856). Die Soldaten rauchten die starken russischen Zigaretten und nach Kriegsende nahmen die zurückkehrenden Soldaten diese Sitte mit in ihre Länder. Eine Petersburger Zigarettenfabrik eröffnete 1862 in Dresden eine erste Filiale (Fa. Yenidse). Die erste maschinelle Zigarettenherstellung mit einer Stundenleistung von 3600 Zigaretten wurde 1867 auf der Pariser Weltausstellung von der Fa. Susini aus Havanna vorgeführt, in den 80er-Jahren des 19. Jahrhunderts folgten die US-Amerikaner mit ihren Zigarettenmaschinen.

In der Folge sanken die Herstellungskosten dramatisch, neue Märkte konnten erobert werden und jugendliche Menschen um das 18. Lebensjahr wurden eine erste große Abnehmerklientel [20]. Damit bekam das Rauchverhalten ein neues Gesicht: Das Rauchen als Beschäftigung mit Muße wechselte zum Rauchen in kurzen Zeitabständen und vor allem zur Stressbewältigung. Im Gegensatz zur Zigarre und Pfeife wird die Zigarette innerhalb von 3 bis 5 Minuten geraucht: Die Rauchpause ist mit einer „Zigarettenlänge" zu vergleichen! Die Zigarette wurde zum Symbol des modernen Lebens im ersten Drittel des 20. Jahrhundert. Ein starker Anstieg des Zigarettenkonsums war die Folge (Tabelle 1.1).

Weil das Rauchen immer gewissen Einschränkungen unterlag, stellte es einerseits etwas „Besonderes" dar und war andererseits im 19. Jahrhundert immer mit politischen Freiheitsbewegungen verbunden. Nach dem Ausbruch der asiatischen Grippe im Sommer 1831 wurde das Rauchen von Zigarren in der Öffentlichkeit als Schutz vor Ansteckung erlaubt [7] und 1832 soll auf dem Hambacher Fest das Recht, in der Öffentlichkeit zu rauchen, gefordert worden sein. Noch die Generation von 1968 forderte im Rahmen der „Studentenrevolte" die Aufhebung des Rauchverbots in den Hörsälen und die Einrichtung von „Raucherecken" bzw. „-höfen" in den Schulen. Auch die Soldaten aller Armeen sind in Kriegszeiten immer großzügig mit Zigaretten zur Erhöhung der Kampfmoral und -bereitschaft versorgt worden [8].

Innerhalb von etwa 100 Jahren stieg die Zigarettenindustrie zu einem der führenden Industriezweige auf [21].

Tabelle 1.1. Zigarettenkonsum in verschiedenen Ländern im ersten Drittel des 20. Jahrhunderts. Pro-Kopf-Angaben [7]

Land	Vor 1914	1927	1928
Deutschland	195	302	499
England	201	811	–
Frankreich	96	248	326
Holland	–	341	–
Italien	104	372	–
Schweden	115	233	–
USA	143	798[a]	840[a]

[a]In den USA wurden im Jahr 1927 etwa 97 Mrd. und 1928 etwa 106 Mrd. Zigaretten geraucht.

1.5 Gesundheitliche Bedenken gegen das Rauchen

Im 19. Jahrhundert wurde das Rauchen nicht nur unter dem Blickwinkel des Genusses gesehen. Nach dem Fall der Rauchverbote kam es aus dem bürgerlichen Lager zu kritischen Bemerkungen über das Rauchen, die schon damals vor allem auf den Schutz der Jugend abzielten. Bereits der niederländische Maler Vincent van Gogh stellte vorausschauend in das kommende Jahrhundert in einem 1885/6 geschaffenen Bild eines Totenschädels mit brennender Zigarette das Problem kritisch dar, obwohl er selbst Pfeifenraucher war (Abb. 1.4). Es gab seinerzeit Klagen über „verwahrloste" jugendliche Raucher, wobei das Rauchen als ein spezifisches soziales Problem empfunden wurde. Zu jener Zeit rauchten schon 10- bis 12-jährige Knaben [8]. Eltern, Lehrer und Erzieher wurden darauf hingewiesen: „... eine ernste Pflicht, junge Leute auf die großen Gefahren des voreiligen Gebrauchs des narkotischen Tabaks aufmerksam zu machen, durch welchen deren körperliches und geistiges Wohl zerstört wird" [8].

Aus diesem Grund und weil durch neuere Einsichten in chemische Prozesse der Natur und menschliche Lebensvorgänge warnende Stimmen zu den gesundheitlichen Folgen des Rauchens aufkamen [22], wurden sowohl in den USA als auch in Europa (u. a. in Deutschland und Österreich) bereits in der zweiten Hälfte des 19. Jahrhunderts Antitabakvereinigungen gegründet. Es sollte über die Gefahren des Tabakgebrauchs und -missbrauchs aufgeklärt werden [14]. Die Tabakindustrie warb dennoch ungeniert für ihre Produkte auch bei den Jugendlichen, die sehr bald alle bedeutenden Zigarettenmarken kannten (Abb. 1.5).

Im Jahre 1821 beschrieben der Mediziner Posselt und der Chemiker Reimann ein milchiges Destillat von frischen und getrockneten Tabakblättern [23] und 1828

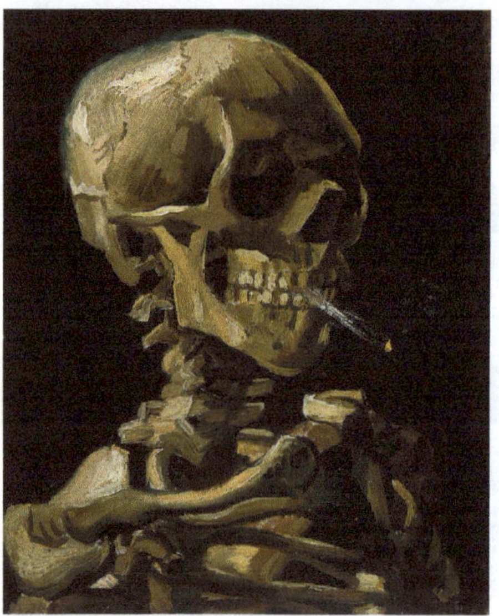

Abb. 1.4. Vincent van Gogh: Schädel eines Skeletts mit brennender Zigarette (1885/1886)

isolierten sie Nikotin als Hauptalkaloid des Tabaks [8, 24]. Auch Trommsdorff untersuchte Extrakte aus Tabakpflanzen [25], er war jedoch nicht so erfolgreich wie Posselt und Reimann. An diesem Alkaloid (Gift) entzündeten sich vorerst zahlreiche Debatten um die Schädlichkeit des Rauchens, die durch verschiedene Tierversuche mit Nikotin untermauert wurden, die bis in das 17. Jahrhundert zurückreichten [8]. So beobachtete Gesner, dass Hunde erbrachen, denen eine kleine Menge zerriebener, getrockneter Tabakblätter verabreicht worden war. Der erste vor einem belgischen Gericht 1850 verhandelte Vergiftungsprozess, der Fall Bocarmé, erregte großes Aufsehen, zumal der Chemiker Stas das Alkaloid im Leichnam nachweisen konnte [8]. Dieser Fall zog zahlreiche Tierversuche mit Nikotin nach sich, um dessen Wirkungen weiter zu beschreiben. Tiedemann führte zusammen mit dem Anatomen Bischoff in Gießen Untersuchungen an Fröschen, Kaninchen und Hunden durch, nachdem er von Dr. Merck aus Darmstadt Nikotinbase erhalten hatte [8]. In diesen Versuchen wurden die hohe Toxizität und das schnell einsetzende Vergiftungsbild mit dem Tod der Tiere beschrieben. Gesner schilderte das Vergiftungsbild nach übermäßigem Tabakgenuss in einem Brief an Zwinger: „... folii particula fumum haurientem subito inebriat, ut ipse non semel expertus sum“ [8].

Es kamen Begriffe wie die akute und chronische Nikotinvergiftung auf. Am Menschen wurden Symptome wie Aufregung, Benommenheit des Kopfes, Husten, beschleunigte Atmung, Übelkeit, Erbrechen usw. beschrieben [8]. Bereits vor 150 Jahren gab es Berichte über Langzeitschäden wie chronische Glossitis, Pharyngitis, Tonsillitis und Zungenkrebs [8, 26].

Im Jahre 1927 konsumierte mehr als die Hälfte der Raucher in den USA Zigaretten, insgesamt 97 Mrd. Stück. Im darauf folgenden Jahr waren es 106 Mrd. Zigaretten (s. Tabelle 1.1). Dies führte schon seinerzeit zu Erkrankungen größeren Ausmaßes. In Großbritannien wurden bereits 1920 Daten über das Auftreten von Lungenkarzinomen registriert. Unklar war damals noch, ob neben dem Rauchen ein zweiter wesentlicher Faktor für das Entstehen eines Lungenkarzinoms verantwortlich gemacht werden konnte. Die Tabakindustrie bestritt wider besseres Wissen die Zusammenhänge zwischen Tabakrauch und Lungenkarzinom bis in die 50er-

Can you name the most heavily advertised cigarette brands?
She can.

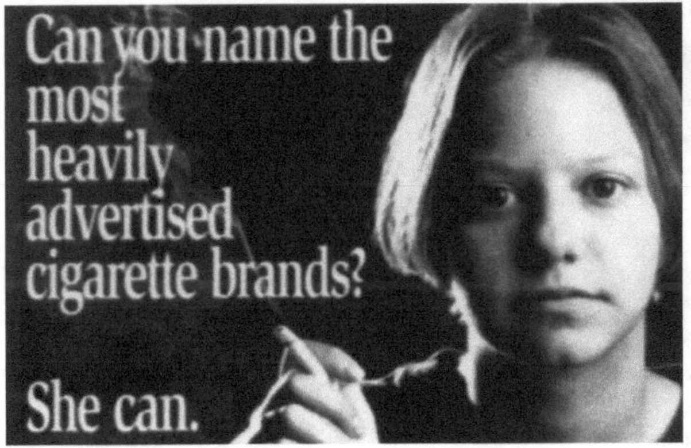

Abb. 1.5. Beispiel für die verdeckte, aber unverhohlene Werbung der Tabakindustrie, die sich an Jugendliche richtet

Jahre [27]. Darüber hinaus scheute sie sich nicht, mit den durch Zigaretten verursachten Erkrankungen für ihre Produkte zu werben (Abb. 1.6).

1.6 Die Zigarette erobert das weibliche Geschlecht

Rauchen war im 19. Jahrhundert das ausschließliche Privileg der Männer. Zwar gilt noch heute der Genuss von Zigarre und Pfeife als überwiegend männliches Attribut. Die Zigarette setzte sich jedoch nach dem 1. Weltkrieg zunehmend auch bei den Frauen durch. Die Tänzerin Lola Montez und die Schriftstellerin George Sand können als Protagonistinnen der rauchenden Frau bezeichnet werden. In den USA, zunächst bevorzugt in New York, war diese Angewohnheit insbesondere bei wohlhabenden Frauen zu beobachten. Die damals angebotenen Zigarettenmarken, wie z. B. Herbe de la Reine (Kraut der Königin), waren vor allem für Frauen gedacht. Das Londoner Tabakhaus Philip Morris entwickelte für die Zigarette ein Korkmundstück und warb mit der veränderten Form bei den Frauen. Da diese Zigaretten aber mit der Hand gedreht wurden, waren sie zu teuer, um breite Schichten zu erobern. Dieser Umstand änderte sich nochmals, als es üblich wurde, dass auch Frauen einer Beschäftigung nachgingen und im Zuge zunehmender Emanzipation in der Öffentlichkeit rauchen konnten.

Die Firma American Tobacco produzierte die Zigarettenmarke Lucky Strike, die zur meist verkauften Zigarettenmarke aufstieg. Mithilfe weiblicher Stars wie der

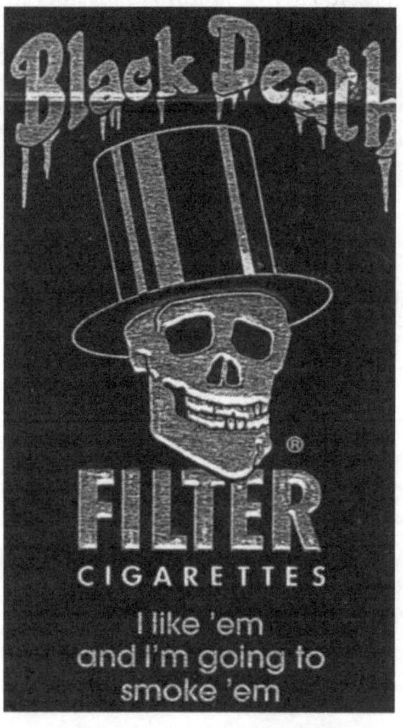

Abb. 1.6. Die Tabakindustrie scheute sich nicht, selbst mit makabren Methoden wie dem „Black Death" für ihre Produkte zu werben

Fliegerin Amelia Earhart und dem Motto „Für eine schlanke Figur – greif zur Lucky Strike anstatt zu Süßigkeiten" oder mit den Filmschauspielerinnen Constance Talmadge und Jean Harlow, die sich ab 1929 Lucky-Strike-Zigaretten rauchend in der Öffentlichkeit präsentierten, wurde bei Frauen systematisch für das Zigarettenrauchen geworben. Weitere Slogans lauteten: „Zum Schutze Ihres Rachens", „Ich bevorzuge Luckies und meine Tochter auch", „Der Verdauung zuliebe – raucht Camel" oder „Camel greift die Nerven nicht an" [2, 28]. Die Firma Chesterfield warb u. a. mit dem an ältere Damen gerichteten Motto: „Dem Lande zuliebe, ich glaube, ich probiere eine."

Mit diesen Werbepraktiken gelang es der amerikanischen Zigarettenindustrie in den 30er- und 40er-Jahren, die Zigarette zu einem integrierten Bestandteil des Lebens zu stilisieren. Der amerikanische General Pershing äußerte während des 1. Weltkriegs: „Tabak ist ebenso notwendig wie die tägliche Nahrung" [29] und Präsident Roosevelt deklarierte die Zigarette für ebenso unverzichtbar wie Lebensmittel. In unzähligen Hollywood-Filmen (z. B. Humphrey Bogart zusammen mit seinen Frauen) wurde auffällig häufig geraucht. Auch Marlene Dietrich (Abb. 1.7) und Greta Garbo waren Paradebeispiele für diesen Werbefeldzug, der unzählige Frauen zu Raucherinnen „formte" [30].

Einen weiteren Aufschwung für die Zigarettenindustrie brachte der 2. Weltkrieg, wobei die bei den Alliierten in Uniform gekleidete Frau zusammen mit den Soldaten entweder Camel oder Chesterfield rauchte. Der Zigarettenverbrauch vervierfachte sich in dieser Zeit weltweit. Nun konnte die Frau ebenso wie der Mann in der Öffentlichkeit rauchend auftreten. Zudem kamen die besonders für Frauen geschaffene „King-Size-" und Mentholzigarette auf.

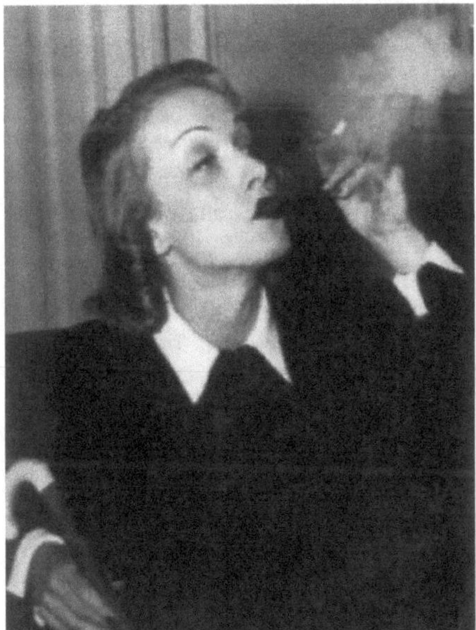

Abb. 1.7. Marlene Dietrich, eine Vorkämpferin für die rauchende Frau

Als dann erste Studien über die Lungenkrebs erzeugenden Eigenschaften der Zigarette veröffentlicht wurden, sah sich die Zigarettenindustrie veranlasst, in den 50er-Jahren ein Zellulosemundstück auf den Markt zu bringen und dieses mit Spots wie „rein weiß, wunderbar" oder „was der Doktor verordnet" zu bewerben, obwohl sie nach wie vor den Zusammenhang zwischen Rauchen und Lungenkrebs leugnete. Im Jahre 1961 kauften in England bereits etwa 33% der Raucherinnen, aber nur 17% der Raucher Filterzigaretten. In den 70er-Jahren stieg der Kauf von Filterzigaretten auf 90% bei beiden Geschlechtern an in der Hoffnung, damit dem Krebsrisiko zu entkommen. Auch die Entwicklung der „Light-Zigarette" mit einem verminderten Teergehalt musste als Fehleinschätzung bezüglich einer geringeren Kanzerogenität für den Raucher angesehen werden [30]. Die Zigarettenindustrie erreichte u. a. durch diese Maßnahme in den USA einen Anstieg des Anteils der rauchenden Frauen im Alter von 29 bis 41 Jahren auf 47% im Jahre 1990.

1.7 Ärztliche Anwendung von Tabak im 19. Jahrhundert

Im 19. Jahrhundert wurde Tabak im Elsass und in der Pfalz zu Heilzwecken angebaut und in Form von Extrakten, Pulver, Salben und Wasser verkauft [10]. Bartholin aus Kopenhagen verwendete Tabak als Klistier und bis ins 19. Jahrhundert wurden Tabakzubereitungen gelegentlich gegen Strychninvergiftungen und bei Wundstarrkrampf verordnet. In der Monographie von Müller [32] wird Tabak und seine Zubereitungen (Dekokt, Salben, Tinktur, Wein, Essig, Pillen) bei Hydropsie im Bereich des Unterleibs empfohlen. Fowler will so 18 von 31 Patienten geheilt haben [32]. Die Dosis sei allerdings so zu wählen, dass möglichst weder Speichelfluss noch Schwindel auftreten. Auch andere Ärzte des 17. und 18. Jahrhunderts verwendeten Tabakpräparate zur Behandlung von Ödemen. Des Weiteren wurden Nikotinzubereitungen bei „spastischen Dysurien" (einschließlich einer Gonorrhö) verordnet. Andere Autoren aus dieser Zeit beschrieben eine sinnvolle Anwendung bei Neurosen und Tetanus, bei eingeklemmten Brüchen (hier vor allem in Form von Einläufen) sowie bei Erkrankungen des Unterleibs in Verbindung mit Obstipation, spastischer Kolitis und spastischem Ileus (hier mit sog. Rauchklistieren) usw. [32].

Noch 1837 wurde ein Aufguss von Tabakblättern als Gegengift gegen eine Arsenikvergiftung empfohlen, was an Hunden erprobt worden war. Die Wirkung trat einige Stunden nach der Vergiftung durch Erbrechen mithilfe des Tabakpräparates ein [32].

Tiedemann [8] veröffentlichte in der Mitte des 19. Jahrhunderts eine umfassende Monographie über den Tabak und seine Geschichte.

1.8 Tabakforschung im 20. Jahrhundert

In diesem Jahrhundert wurde das Interesse an der Tabakforschung in dem Maße geweckt, wie es zur Verbreitung des Zigarettenverbrauchs parallel zu den Möglichkeiten einer gesteigerten Produktion und den ersten Schäden kam. Der immense

Anstieg von männlichen Rauchern wurde durch den 1. Weltkrieg und seine Folgen ausgelöst [7]. Die meisten Männer, die während dieses Krieges zu Rauchern geworden waren, blieben bei dieser Gewohnheit, weil sie bereits zu einer Sucht geführt hatte. Schüler rauchten seinerzeit zu einem wesentlich geringeren Anteil als 50 Jahre später (Abb. 1.8). Die Tabakgegner waren zu dieser Zeit in der Minderheit, weil sie im Streit gegen eine Übermacht zu Verlierern programmiert wurden.

Während des nationalsozialistischen Regimes wurde 1941 an der Universität Jena ein „Wissenschaftliches Institut zur Erforschung der Tabakgefahren" gegründet, welches jedoch ohne eigenes wissenschaftliches Personal und Laboratorien blieb. Dafür war es einem hochrangigen NSDAP-Mitglied, der zugleich fanatischer „Rassenhygieniker" war und außerdem als Rektor der Universität fungierte, unterstellt. Die innerhalb von drei Jahren ausgewiesenen Forschungsarbeiten gehen auf Dissertationen zurück, die von Mitgliedern der Fakultät vergeben wurden [34]. Die wichtigste war die von Schöninger [34] unter der Leitung des Jenenser Pathologen Schairer erstellte Promotionsarbeit über den Zusammenhang von Rauchen und Lungenkrebs. Mit dem Ende des 2. Weltkriegs geriet das „Institut" in Vergessenheit.

Das Verdienst des Dresdner Internisten Lickint [35] ist es, vor Beginn des 2. Weltkrieges das Wissen über den Tabak und seine schädigenden Eigenschaften in einer umfassenden, noch heute zu lesenden Monographie zusammengefasst zu haben [14]. Er war auch einer der ersten Kliniker, der in der Öffentlichkeit den Zusammenhang zwischen Rauchen und der Entstehung von Bronchialkarzinomen in zahlreichen Vorträgen dargestellt und diesen Sachverhalt in seinem Buch ausführlich beschrieben hat [36]. Seine Forderungen zur Eindämmung des Tabakgenusses ist noch heute bis auf eine (Züchtung nikotinarmer Tabaksorten) nachvollziehbar.

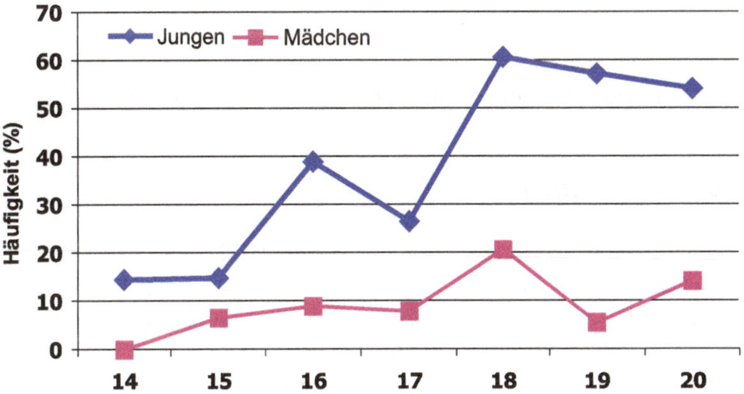

Abb. 1.8. Altersgang des Zigarettenkonsums bei 1058 Schülern höherer Lehranstalten nach einer Umfrage aus dem Jahre 1933 [14]

Forderungen Lickints zur Regulierung des Tabakgenusses im Jahre 1939 [14]

1. Verbot des Tabakgenusses für Jugendliche unter 18 Jahren
2. Dringende Warnung vor dem Tabakgenuss der Frau
3. Züchtung nikotinfreien bzw. -armen Tabaks für ein „giftärmeres Rauchen"
4. Schutz von Nichtrauchern
5. Schaffung von Beratungsstellen für Tabakkranke in größeren Orten
6. Förderung der Aufklärungsarbeit durch den Staat
7. Staatliche Unterstützung des „Deutschen Bundes zur Bekämpfung der Tabakgefahren" aus den Einnahmen der Tabaksteuer

Durch den 2. Weltkrieg fanden die deutschen Forschungsarbeiten über den kausalen Zusammenhang des Rauchens mit der Entstehung eines Bronchialkarzinoms [34, 37–39] international keine Anerkennung und auch danach wurden sie ignoriert. Erst 2001wurden in der Zeitschrift *International Journal of Epidemiology* die Arbeit von Schairer u. Schöninger in englischer Sprache [40] und mehrere Kommentare [41, 42] publiziert. Lickint fasste 1953 das in Deutschland angesammelte Wissen über das Bronchialkarzinom in einer Monographie zusammen [36], nachdem er bereits in den 30er-Jahren auf die unterschiedliche Verteilung des Karzinoms zwischen den Geschlechtern hingewiesen hatte [14].

Alle Staaten, unabhängig von der jeweils herrschenden Staatsform, „ermutigten und förderten in jeder nur denkbaren Weise schon um des Staatssäckels willen die Rauchleidenschaft ihrer Bevölkerung" [7]. Nachdem die Rauchverbote der 20er-Jahre in den USA gescheitert waren und Kansas als letzter Bundesstaat das Rauchverbot 1927 aufgehoben hatte, dachten die europäischen Ländern eigentlich nie ernsthaft über derartige Regelungen nach. Nach Meinung der Regierenden würden sie sich sogar nachteilig bzw. verheerend auf die Wirtschaft und Politik auswirken. Diese Tendenz hat sich nach dem 2. Weltkrieg fortgesetzt, wobei in Deutschland für die zahlreichen Raucher Zigaretten auf „Marken" rationiert ausgegeben wurden. Die Amerikaner brachten als Hilfeleistung den Marshall-Plan, schenkten den Deutschen aber gleichzeitig 97.000 Tonnen Tabak [43] – ein Danaergeschenk.

1.9 Schlussfolgerungen

- Wie auch bei anderen Genussmitteln (Opium, Alkohol) zu beobachten, hat sich der Tabak im Laufe von 500 Jahren von einer Kultdroge zu einem Massenkonsumgut entwickelt, wobei im Falle von Opium nur das Betäubungsmittelgesetz Einhalt für seine nicht legalisierte Verbreitung bietet.
- Würde die Tabakpflanze nicht Nikotin enthalten, hätte sie niemals ihre weltweite Bedeutung erhalten. Da es aber so ist, verdienen Tabakfirmen einiger weniger Länder geschätzte dreistellige Milliardensummen am gesundheitlichen Schicksal von Milliarden Rauchern auf der Welt.

- In Europa hat sich durch das Verhalten der regierenden Fürsten (z. B. König Jakob I. von England) bereits vor 200 bis 300 Jahren eine ambivalente Haltung gegenüber dem Tabak offenbart, die sich bis heute in große Teile der Politik nahtlos fortsetzt. Einerseits wurde mit dem Verbot des Tabaks unter Nutzung dirigistischer Maßnahmen gearbeitet, andererseits wurde und wird über Regulierungsmechanismen erfolgreich versucht, Kapital aus dem Tabakverkauf zu schlagen. Im Europa der vergangenen Jahrhunderte dienten dazu unterschiedliche Methoden: Ein- und Ausfuhrzölle, Monopolisierung der Herstellung von Tabakerzeugnissen, Verpachtung von Betrieben durch den Staat oder Übertragung von Rechten auf diesen, Besteuerung von Anbauflächen für Tabak usw.
- In den meisten Ländern der Welt fungiert Zigarettenrauchen als der Killer Nr. 1. Durch die Folgen des Zigarettenrauchens werden weltweit mehr Menschen getötet als durch jede andere Erkrankungsursache. Trotz dieser Probleme hat es die Tabakindustrie verstanden, die jährlichen Umsätze durch die Gewinnung neuer Raucher/innen zu steigern. Unter diesen Bedingungen ist damit zu rechnen, dass allein in der Europäischen Union im Jahre 2025 mehr als 2 Mio. Menschen an den Folgen des Zigarettenrauchens sterben, wenn nicht rechtzeitig Einhalt geboten wird.

Literatur

[1] Akuhurst BC. Tobacco. London: Longman, 1981.

[2] Japan Tobacco. The genus Nicotiana illustrated. 1994. Tokyo: Japan Tobacco Inc.

[3] Tabernaemontanus JT. Neu vollkommen Kräuter-Buch. Basel: Johann-Königs-Verlag, 1664.

[4] Wilbert J. Tobacco and shamanism in South America. New Haven: Yale University Press, 1987.

[5] Travel J. The influence of the hydrogen ion concentration on the absorption of alkaloids from the stomach. J Pharmacol Exp Ther 1940; 69: 23–33.

[6] Robicsek F. The smoking gods. Tobacco in Maya art, history and religion. Norman: The University of Oklahoma Press, 1978.

[7] Corti ECC. Die trockene Trunkenheit. Ursprung, Kampf und Triumph des Rauchens. Leipzig: Insel-Verlag, 1930.

[8] Tiedemann F. Geschichte des Tabaks und anderer ähnlicher Genussmittel. Frankfurt: Verlag Heinrich Ludwig Brönner, 1854.

[9] Monardes N. Joyful news out to the new found world. London. 1577 (reprint). Amsterdam: Da Capo Press, 1970.

[10] Laufer B. Introduction of tobacco into Europe. Chicago: Field Museum of Natural History, 1924.

[11] Brooks JE. The mighty leaf: tobacco through the centuries. Boston: Little, Brown & Co, 1952.

[12] Sandgruber R. Genussmittel. Ihre reale und symbolische Bedeutung im neuzeitlichen Europa. Jahrbuch für Wirtschaftsgeschichte. Berlin: Akademie-Verlag, 1994, S. 73–88.

[13] Jabobus I. MBR. Misocapnus seu de abusu tabaci lusus regius. London: 1603.

[14] Licknit F. Tabak und Organismus. Handbuch der gesamten Tabakkunde. Stuttgart: Hippokrates-Verlag, 1939, S. 1232.

[15] Cudell R. Das Buch vom Tabak. Köln: Verlag-Haus Neuerburg, 1927.

[16] Precht K, Baumgartner HJ. Tabak. Gewohnheiten, Konsequenzen. St. Gallen: Edition diá, 1993.
[17] Tilley NM. The bright-tobacco industry, 1860–1929. Chapel Hill: University of North Carolina Press, 1948.
[18] Slade J. Nicotine delivery devices. In: Orleans CT, Slade J (eds) Nicotine addiction: principles and management. New York: Oxford University Press, 1993, pp 3–23.
[19] Tilley NM. The R.J. Reynolds tobacco company. Chapel Hill: University of North Carolina Press, 1985.
[20] Kluger R. Ashes to ashes. America's hundred-year cigarette war, the public health, and the unabashed triumph of Philip Morris. New York: Alfred A. Knopf, 1996.
[21 Lorillard P Jr. American tobacco factories. In: Depew CM (ed) One hundred years of American commerce. New York: Haynes, 1895.
[22] Goodman J. Tobacco in history. London: Routledge, 1993.
[23] Posselt WH, Reimann KL. Bemerkungen Nicotinahnin und seine Eigenschaften. Schweigger u Meinicke Neues Journal für Chemie und Physik 1821.
[24] Posselt WH, Reimann KL. Chemische Untersuchung des Tabaks und Darstellung des eigentümlichen wirksamen Prinzips dieser Pflanze. Geigers Magazin für Pharmacie 1828; 6(23): 138–161.
[25] Trommsdorff JB. Beiträge zur chemischen Kenntnis des Tabaks. Neues Journal der Pharmacie (Leipzig) 1829; 19: 129–155.
[26] Hartwich C. Die menschlichen Genussmittel. Ihre Herkunft, Verbreitung, Geschichte, Bestandteile, Anwendung und Wirkung. Leipzig: Tauchnitz-Verlag, 1911.
[27] Bentley HR. Report on visit to USA and Canada, 17 April–12 May 1958. Tobacco Products Litigation Reporter 1997; 12: 383–389.
[28] Kellogg JH. Tobaccoism. Battle Creek/Mich. The Good Health Publishing Co, 1946.
[29] Hamilton AE. The smoking world. New York: Century, 1927.
[30] Blum D. Auf leichten Flügeln ins Land der Phantasie. Tabak und Kultur – Columbus bis Davidoff. Berlin: Transit-Buchverlag, 1997.
[31] Hurt RD, Robertson CR. Prying open the door to the tobacco industry's secrets about nicotine: the Minnesota Tobacco Trial. JAMA 1998; 280: 1173–1181.
[32] Müller J. Der Tabak in geschichtlicher, botanischer, chemischer, medizinischer und diätetischer Hinsicht. Emmerich: Verlag von Gebrüder Daams, 1842.
[33] Zimmermann S, Egger M, Hossfeld U. Commentary: Pioneering research into smoking and health in Nazi Germany – the ‚Wissenschaftliches Institut zur Erforschung der Tabakgefahren' in Jena. Int J Epidemiol 2001; 30 (1): 35–37.
[34] Schöninger E. Lungenkrebs und Tabakrauch. Inaugural-Dissertation, Universität Jena, 1944.
[35] Haustein KO. Fritz Lickint (1898–1960) – Ein Leben als Aufklärer über die Gefahren des Tabaks. Suchtmed 2004; 6(3): 249–255.
[36] Lickint F. Ätiologie und Prophylaxe des Lungenkrebses. Dresden und Leipzig: Verlag von Theodor Steinkopff, 1953.
[37] Glinski von. Untersuchungen über die Zunahme des primären Lungenkrebses unter Berücksichtigung der Pathogenesse. Dt Arch Klin Med 1939; 185: 75–88.
[38] Müller FH. Tabakmissbrauch und Lungencarcinom. Z Krebsforsch 1939; 49 (1): 57–85.
[39] Schairer E, Schöninger E. Lungenkrebs und Tabakverbrauch. Z Krebsforsch 1943; 54: 261–269.
[40] Schairer E, Schoniger E. Lung cancer and tobacco consumption. Int J Epidemiol 2001; 30 (1): 24–27.
[41] Ernst E. Commentary: The third Reich – German physicians between resistance and participation. Int J Epidemiol 2001; 30 (1): 37–42.

[42] Proctor RN. Commentary: Schairer and Schöniger's forgotten tobacco epidemiology and the Nazi quest for racial purity. Int J Epidemiol 2001; 30 (1): 31–34.

[43] Wachter T. Befleckte Kampagne gegen das Rauchen. Der Bund (Zürich) 2001; 2: 16.

2 Epidemiologie der Tabakabhängigkeit

Im 20. Jahrhundert ist eine neue Epidemie entstanden – die Tabakabhängigkeit [1, 2]. Insgesamt ist der Gebrauch des Tabaks im letzten Jahrhundert stark angestiegen [2, 3–9]. Nach Schätzungen der Weltgesundheitsorganisation (WHO) gab es im Jahre 2000 über 1,1 Mrd. Raucher auf der Welt [10]. Davon lebten 300 Mio. in den Industrieländern und über 800 Mio. in den Entwicklungsländern. Zu bedenken ist, dass die sechs oder sieben Tabakkonzerne weltweit 5700 Mrd. Zigaretten allein im Jahre 2002 herstellten.

Die Zahl der durch das Rauchen verursachten frühzeitigen Todesfälle wurde im Jahr 2000 weltweit auf 4,84 Mio. (3,84 Mio. Männer und 1 Mio. Frauen) geschätzt [11]. Davon entfielen 2,41 Mio. auf die Entwicklungs- und 2,43 Mio. auf die industrialisierten Länder. Die Schätzung für das Jahr 2030 belief sich auf insgesamt 10 Mio. Tabaktote, davon 3 Mio. in den Industrie- und 7 Mio. in den Entwicklungsländern [11]. Die Hälfte der durch Tabak verursachten Todesfälle tritt im Alter zwischen 35 und 69 Jahren auf [10].

Die Schädlichkeit des Rauchens wurde in mehreren Metaanalysen nachgewiesen: Zigarettenrauchen erhöht das Todesrisiko um das 1,51-Fache (relatives Risiko [RR]; 95%-Konfidenzintervall [95% CI] 1,27–1,78) gegenüber Nichtrauchern und um das 1,35-Fache (95% CI 1,17–1,57) gegenüber Exrauchern [12].

2.1 Rauchverhalten weltweit

Weltweit kam es innerhalb von 20 Jahren zu einem leichten Anstieg des Zigarettenverbrauchs, wobei in den Industriestaaten von den 80er- auf die 90er-Jahre des 20. Jahrhunderts ein Rückgang des Verbrauchs und in den Entwicklungsländern ein deutlicher Anstieg zu verzeichnen war (Abb. 2.1) [13]. In dieser Zunahme muss wegen der Bevölkerungsdichte vor allem im asiatischen Raum eine ernste Bedrohung der Weltgesundheit gesehen werden. Im Jahre 2050 werden wir auf der Erde 2,2 Mrd. Raucher haben [10]. Nur wenn jährlich 1% der Raucher zum Rauchstopp kommt, sinkt diese Zahl im Jahre 2050 auf 1,5 Mrd. Raucher [10]. Bereits heute leben 82% der Raucher in den Entwicklungsländern [10].

Die verschiedenen Regionen der Erde lassen sich bezüglich ihres Rauchverhaltens in vier Stufen einteilen [14]:

I. Zunächst kommt es zu einem schnellen Anstieg der männlichen Raucher (zu Beginn des 20. Jahrhunderts).

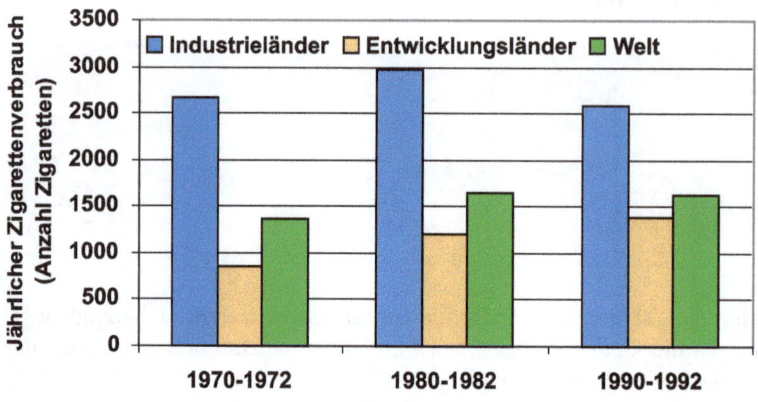

Abb. 2.1. Jährlicher Pro-Kopf-Verbrauch an Zigaretten von den 70er-bis in die 90er-Jahre für die Industrieländer, Entwicklungsländer und weltweit. Nach WHO 1997 [13]

II. Erst (in den 20er- und 30er-Jahren) später folgen die Frauen.
III. Daraufhin erreichen die Männer ein hohes Plateau.
IV. Dann folgen die Frauen, gleichzeitig sinkt die Häufigkeit des Rauchens bei den Männern (was bereits ab den 50er-Jahren in den Industrieländern zu beobachten war).

Bei den Frauen kam es in einigen europäischen Ländern erst nach den 70er-Jahren zu einem leichten Abfall der Raucherzahlen. Die tabakassoziierte Mortalität folgt dieser Entwicklung 2–3 Dekaden später [14]. Nur wenige Länder sind in Stufe IV einzuordnen, so etwa Großbritannien, Deutschland, Dänemark und Finnland [15].

Dieser allgemeine Trend lässt sich für die verschiedenen Weltregionen wie folgt darstellen: In der Sowjetunion und den von ihr beherrschten Staaten war die Aufklärung über das Rauchen und dessen gesundheitliche Folgen bis in die 80er-Jahre teilweise unzureichend [16], wodurch sich diese Länder seit den 60er-Jahren bis zum Ende des Jahrhunderts an die Spitze der Tabakverbraucher stellten [17]. Bei den Männern kommt es jetzt zu einer leichten Abnahme der Raucher, während bei den Frauen immer noch ein Anstieg zu verzeichnen ist. Damit sind die östlichen und südöstlichen Länder Europas im Stadium III [15]. Allgemein gilt, dass 2 von 3 Zigaretten in China geraucht werden.

Im Stadium I befindet sich das unterhalb der Sahara gelegene Afrika. Von der Tabakindustrie beworben wird der (ost)asiatische Raum neben Lateinamerika und Nordafrika, weil hier erhebliche Reserven für potenzielle „Kunden“ zu finden sind. Insbesondere in Asien war bis vor wenigen Jahrzehnten das Rauchen für die Frau ein Tabu. Inzwischen steigen die Raucherzahlen beiderlei Geschlechts in diesen Regionen deutlich an (Stufe II) [15].

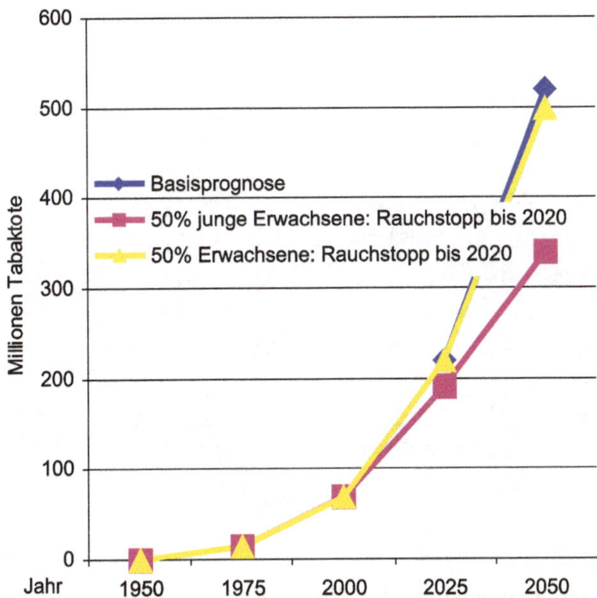

Abb. 2.2. Mortalität an tabakassoziierten Schäden weltweit [13]

Betrachtet man die Prognosen in Hinblick auf tabakassoziierte Mortalitätsziffern, dann fällt ein immenser Anstieg auf (Abb. 2.2). Wenn die Zahl der Raucher weltweit weiter wie bisher zunimmt, was vornehmlich durch steigende Raucherzahlen in Asien (bevorzugt China) bestimmt wird, dann sterben bis zum Jahre 2050 insgesamt 530 Mio. Menschen an den Folgen des Tabakkonsums. Würde sich die Zahl der erwachsenen Raucher bis zum Jahre 2020 halbieren, dann versterben bis zum Jahre 2050 immerhin noch 500 Mio. Menschen durch das Rauchen. Selbst wenn durch Aufklärung und sekundärpräventive Maßnahmen erreicht würde, dass bis zum Jahre 2020 die Zahl der jugendlichen Raucher halbiert wird, dann liegt die Zahl der Tabaktoten im Jahr 2050 weltweit bei 340 Mio. Menschen [13].

Die Zahlen sind in zweierlei Richtung zu interpretieren:

1. Aus dem Kurvenverlauf wird deutlich, dass Korrekturen der Raucherzahlen, gemessen am Rückgang der Tabaktoten, erst mit jahrzehntelanger Verzögerung einsetzen. Dabei ist eine wirksame Sekundärprävention effizienter als eine heute noch nicht realisierte Primärprävention erheblichen Ausmaßes.
2. Die lange Latenz der Prozesse führt Politiker und Gesundheitsfunktionäre zu einem abwartenden Verhalten in Hinblick auf Eingriffe in die Rauchgewohnheiten der Bevölkerung. Unter diesen Prämissen ist es auch kaum denkbar, dass Entscheidungen im Interesse der Menschen getroffen werden, was in den kommenden Jahren letztlich zu einem Kollaps unseres gesamten Gesundheits- und Sozialsystem führen wird.

Tabelle 2.1. Tabakassoziierte Todesursachen als Teil aller Todesfälle in der EU (Daten des Jahres 2000). Die Zähler stellen die jeweiligen Todesfälle dar, die Nenner die Raucher [40]

Ursachen	Männer	%	Frauen	%	Alle	%
Lungenkrebs	156.000/ 171.000	91,2	34.000/ 53.000	64,2	190.000/ 224.000	84,8
Alle Krebsfälle	239.000/ 626.000	38,2	46.000/ 493.000	9,3	285.000/ 1.119.000	25,5
Herz-Kreislauf	136.000/ 846.000	16,1	48.000/ 1.028.000	4,7	184.000/ 1.874.000	9,8
Atemtrakt	78.000/ 194.000	40,0	34.000/ 178.000	19,0	112.000/ 372.000	30,2
Alle Ursachen	508.000/ 2.214.000	22,9	148.000/ 2.238.000	6,6	656.000/ 4.452.000	14,7

Unter den zehn wichtigsten Risikofaktoren für die Morbidität steht in den westlichen Industrieländern der Tabakkonsum vor Bluthochdruck, Alkoholkonsum, Hypercholesterinämie, Übergewicht usw. an erster Stelle [18]. Der Tabakkonsum ist weltweit vor allem verantwortlich für 1,69 Mio. Todesfälle an Herz-Kreislauf-Erkrankungen, fast 1 Mio. Todesfälle an chronisch obstruktiven Lungenerkrankungen und 850.000 Todesfälle an Lungenkrebs [11].

Verursacht wird das zunehmende Rauchen von Tabak nicht nur durch die Ausbildung von Gewohnheiten und verschiedene soziale Umstände, sondern durch die sich bei zahlreichen Rauchern entwickelnde Nikotinabhängigkeit [19]. Nikotin selbst ist als ein starkes Gift - ähnlich der Blausäure - bekannt [20] (vgl. Kap. 4), dennoch entwickeln sich die meisten Gesundheitsschäden aus den 2500 Giftstoffen der Tabakpflanze bzw. aus den etwa 4000 Stoffen des Tabakrauchs [21–23] (vgl. Kap. 3). Tabak führt in den USA und in zahlreichen Ländern der EU zu mehr Todesfällen als jedes andere Risiko (Tabelle 2.1) [24, 25]. Die Entwicklungsländer werden diesen Trend imitieren, wenn sie ihren Tabakverbrauch weiter steigern [14].

2.2 Rauchgewohnheiten in der Europäischen Union

In Europa rauchen über 30% der Bevölkerung Zigaretten, wobei das Zigarren- und Pfeiferauchen bzw. die Nutzung von Kau- oder Schnupftabak für epidemiologische Betrachtungen von untergeordneter Bedeutung sind.

Betrachtet man die durch das Rauchen verursachte Mortalität in der EU im Zeitraum von 1965–2000 (Abb. 2.3), dann fällt beim Vergleich der rauchbedingten Mortalität mit Polen der flachere Kurvenverlauf der EU auf, was auf einen jahrelangen ungezügelten Zigarettenverbrauch sowohl bei Männern als auch bei Frauen in dem osteuropäischen Land hinweist. In der EU werden im Mittel 22 Lebensjahre

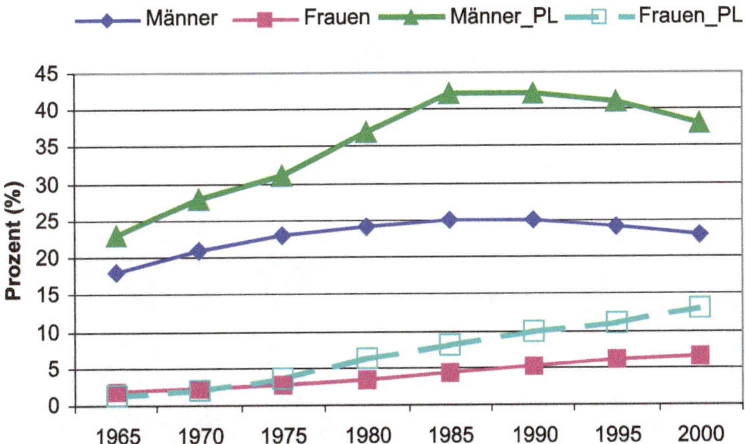

Abb. 2.3. Entwicklung der rauchbedingten Mortalität in der EU und in Polen (PL) von 1965–2000 [15]

verloren [1]. Wenn die Raucher mit 70 Jahren beurteilt werden, verlieren sie 8 Lebensjahre. Aufgrund der Tatsache, dass Menschen rauchen, sterben sie 8 Jahre eher als Nichtraucher. Im Jahre 2000 wurde vergleichsweise von 1000 Menschen einer ermordet, 7 Personen wurden durch Autounfälle und 500 durch das Rauchen getötet. Die verschiedenen Erkrankungen als Ursache für die Todesfälle lassen sich aus Tabelle 2.1 ablesen.

Beim Vergleich der Mortalitätsziffern fällt die zunehmende Angleichung der Rauchgewohnheiten von Mann und Frau innerhalb der letzten Jahre auf [26] (Abb. 2.3). Damit wird auch die mittlere Lebensdauer von Frauen deutlich reduziert. In einem Modell an 16 europäischen Nationen (1988–1995) wurde die Annäherung der Rauchgewohnheiten dargestellt. Diese ist vor allem bei solchen Nationen erkennbar, welche die längste „Tradition" des Zigarettenrauchens aufweisen [26]. Nach diesem Modell dauert die Angleichung zwischen Mann und Frau etwa 55 Jahre, wobei bei den Männern eine Abnahme zu beobachten ist. Der größte Geschlechterunterschied besteht in südeuropäischen Ländern (Portugal, Griechenland, Spanien), die geringsten Differenzen in nördlichen Ländern (Dänemark, Schweden und Norwegen) [26]. Die sich nivellierenden Unterschiede bei den Rauchgewohnheiten von Mann und Frau werden vor allem auf die Ausbreitung der Zigarette zurückgeführt [26].

2.3 Rauchgewohnheiten in den USA

Rauchen tötet derzeitig jährlich 440.000 US-Amerikaner (ein Fünftel aller Todesfälle) [27], 1990 waren es noch 400.000 Menschen (Tabelle 2.2). Der Tabakkonsum stieg in den USA von 1925 bis in die 60er-Jahre des 20. Jahrhunderts auf das 4,2-Fache an, um bis zu Beginn der 90er-Jahre auf das 2,5-Fache abzufallen [25].

Tabelle 2.2. Vermeidbare Todesfälle in den USA im Jahre 1990 [25]

Todesart	Todesfälle	Prozentualer Anteil
Tabak	400.000	19
Diätfehler, Bewegungsmangel	300.000	14
Alkohol	100.000	5
Bakterielle Infektionen	90.000	4
Vergiftungen	60.000	3
Schusswaffen	35.000	2
Sexualdeviationen	30.000	1
Verkehrsunfälle	25.000	1
Illegale Drogen	20.000	<1

Männer verlieren durchschnittlich 13,2 und die Frauen 14,5 Lebensjahre. Der ökonomische Schaden beläuft sich auf 157 Mrd. US-$, wovon 75 Mrd. auf medizinische Ausgaben und 82 Mrd. US-$ auf die verlorene Produktivität entfallen [27].

Die Todesfälle werden vor allem durch koronare Herzerkrankungen, Lungenkarzinome und weitere Erkrankungen des Respirationstraktes verursacht, die grundsätzlich durch einen Rauchstopp vermeidbar wären [28]. Damit avanciert die Zigarette zum Genussmittel als häufigste Mortalitätsursache mit Millionen Toten (Abb. 2.2).

Der Zigarettenkonsum erreichte bei den zwischen 1911 und 1930 geborenen Männern mit 67% ein Maximum in den 40er- und 50er-Jahren [29], während die Frauen ihr Maximum mit 44% in den 60iger-Jahren erzielten. Im Jahre 1963 wurden in den USA 4345 Zigaretten pro Kopf der Bevölkerung verraucht, 2002 waren es aufgrund der konsequenten Antitabakpolitik nur noch 1979 Zigaretten, der niedrigste Verbrauch seit dem 2. Weltkrieg [30]. Nur durch die massive Antiraucherkampagne in den 70er-Jahren kam es zu einer Abnahme der Anzahl von Rauchern – mehr bei Männern als bei Frauen [31].

Von 1965 bis 1993 wurden in den USA die Raucher und ihre Gewohnheiten verfolgt, indem alle Raucher über 18 Jahre mit einem Mindestjahreskonsum von 100 Zigaretten registriert wurden [32]. Ab 1991 und 1992 wurden alle Raucher eingeschlossen, die täglich rauchten [33, 34]. Unter diesen Bedingungen gab es 1965 42% Raucher und 1993 25% [32, 34]. Ein Rauchstopp realisierten 1965 24% und 1993 50% der Raucher [34]. Unter den 30- bis 39-jährigen Personen versuchten 89% erstmalig vor Abschluss des 18. Lebensjahres zu rauchen und 71% wurden zu regelmäßigen Rauchern [28]. Das mittlere Alter beim ersten Versuch betrug 14,6 Jahre und das Alter für den Übergang zum Gewohnheitsraucher lag bei 17,7 Jahren [28]. Demgegenüber wurden nach 1980 regelmäßige Raucher erst nach dem 20. Lebensjahr registriert [35]. Wie aus Abb. 2.4 hervorgeht, kommt es in den US-amerikanischen Schulen zu einer abnehmenden Zahl der rauchenden Schüler seit 1999, was

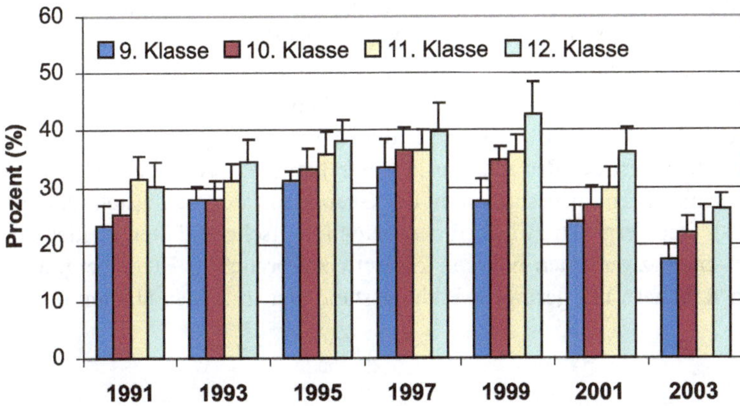

Abb. 2.4. Rauchverhalten von Schülern der 9. bis 12. Klasse während der Jahre 1991–2003 [94]

auf die regressive Tabakpolitik des Staates zurückzuführen ist, die sich auch auf Erwachsene auswirkt [36].

Obwohl das Rauchen eine Domäne der Männer war, kam es von 1965 bis 1993 zu einer Reduzierung von 52 auf 28% [37]. Für Frauen lag die Häufigkeit im Jahr 1965 bei 34% und sank bis 1993 auf 22%. Insgesamt gab es 1993 52% männliche und 47% weibliche Exraucher [34]. Dennoch stieg die Zahl der männlichen Pfeifen- und Zigarrenraucher sowie Schnupf- und Kautabaknutzer kontinuierlich an [2, 38]. Bei jugendlichen Rauchern herrschte Geschlechtergleichheit. Besonders ab 1967 kam es zu einem Anstieg bei den weiblichen Rauchern durch die Einführung sog. Frauenzigaretten [35], wobei die Zahl junger rauchender Frauen mit Collegeausbildung von 1983 bis 1991 abnahm [32].

Die Lebensgewohnheiten können das Rauchverhalten entscheidend beeinflussen, insbesondere wenn es sich um religiöse Fragen handelt. In Kalifornien wurden 34.192 Siebentageadventisten (75% aller Ausübenden) von 1976 bis 1988 nach ihren Lebensgewohnheiten gefragt. Diese Mitglieder der Sekte hatten nach dem 30. Lebensjahr im Vergleich zu anderen Bürgern des Staates Kalifornien eine um 7,28 Jahre (95% CI 6,59–7,97) höhere Lebenserwartung bei den Männern und eine um 4,42 Jahre (95% CI 3,96–4,88 Jahre) höhere Lebenserwartung bei Frauen. Faktoren, die diese lebensverlängernde Wirkung mit bestimmen, sind diätetische Fragen, die physischen Belastungen, das Rauchverbot, das geringere Körpergewicht und die fehlende Hormonersatztherapie [39].

2.4 Rauchgewohnheiten in Deutschland

In Deutschland rauchen derzeit mehr als 21 Mio. Menschen und es sterben täglich ungefähr 380 Menschen an den unmittelbaren Folgen des Rauchens. Dagegen fordert der Straßenverkehr täglich „nur“ 15 Tote, weniger als 1952. Nach einer europäischen Studie wies die tabakassoziierte Mortalität bei Männern und Frauen noch erhebliche Differenzen auf (Abb. 2.5), jedoch wird deutlich, dass sich die beiden Kurven annähern, weil die Tendenz bei den Männern fallend ist [40].

Etwa 33% der Frauen und 44% der Männer rauchen im Alter zwischen dem 21. und 50. Lebensjahr (Abb. 2.6). Auch wenn die Männer häufiger rauchen als die Frauen, so ergeben sich bei Betrachtung jüngerer Jahrgänge Annäherungen zwischen den Geschlechtern, insbesondere in der Gruppe mit den geringsten Qualifizierungen [41]. Der Vergleich zwischen den beiden deutschen Städten Heidelberg und Potsdam ergab zwar einen höheren Zigarettenverbrauch in Heidelberg, aber der Anteil an Rauchern mit geringem Bildungsstand war in beiden Städten dominierend [41].

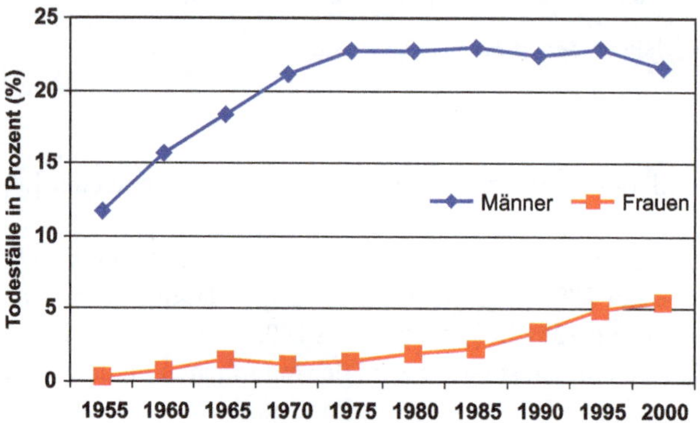

Abb. 2.5. Tabakassoziierte Mortalität von 1955–1995 (für 2000 extrapoliert) in Deutschland [40]

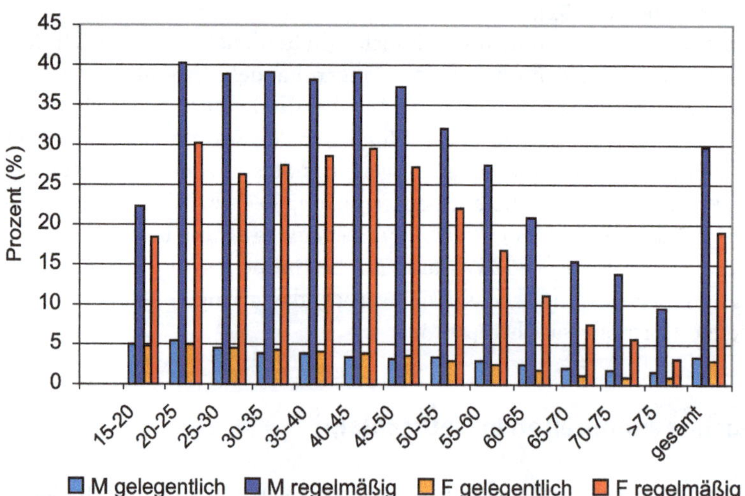

Abb. 2.6. Ergebnisse der Mikrozensusstudie 2003 zur Alters- und Geschlechtsverteilung der Raucher in Deutschland [85]. *M* Männer, *F* Frauen

Die schädigenden Wirkungen des Tabakrauchs gehen auch aus einer weiterführenden Analyse der Mikrozensusbefragungen von 2003 hervor, nach der Nieraucher sehr viel seltener krank werden als Raucher [85]. So erkranken jährlich 80.000–90.000 Menschen an Herz-Kreislauf-Schäden und 30.000 an einem Bronchialkarzinom. Die dem Tabak zuzuschreibenden Mortalitätsraten schwanken nach dem 35. Lebensjahr in den deutschen Bundesländern bei Frauen zwischen 5,6 und 13,2% und bei Männern zwischen 24,3 und 29,2%. Die höchsten Mortalitätsziffern wurden bei Frauen in den Stadtstaaten Hamburg, Berlin und Bremen erreicht [42]. Insgesamt beträgt die Mortalität in Deutschland 17%. Damit ist Tabakrauchen die häufigste vermeidbare und ausschließlich verhaltensbedingte Todesursache [42].

2.5 Tabakverbrauch im 20. Jahrhundert

In den ersten beiden Dezennien des 20. Jahrhunderts wurde der Grundstock für eine immens anwachsende Zigarettenindustrie gelegt, wobei die Zigaretten der 20er-Jahre weniger Abhängigkeit erzeugten als vielmehr hochtoxisch für den Respirationstrakt waren. Der Wandel im Gebrauch von Tabakwaren lässt sich einer Statistik aus den USA entnehmen, die diesen über etwa 90 Jahre verfolgte (Tabelle 2.3).

In den 20er- und 30er-Jahren stieg der Zigarettenkonsum insbesondere durch die Einbeziehung der Frau in die immer erfolgreicher werdende Tabakwerbung, wobei die Camel-Zigaretten große Verbreitung fanden [43, 44]. Nachdem die Zigarettenindustrie bereits in dieser Zeit die gesundheitsschädigenden Eigenschaften der Zigaretten erkannt hatte [3, 5, 9, 45], entwickelte sie in den 50er-Jahren die sog. Filterzigarette als eine Art „Sicherheitsgarantie“ sowie eine „teerarme“ Zigarette in den 60er-Jahren [43, 46]. Der Anteil von Filterzigaretten stieg von 0,3% im Jahre 1949 auf 97% im Jahre 1992 an [47]. Wie die Daten aus Tabelle 2.3 zeigen, ist es in den USA wie auch in anderen Industrieländern zu einer fast vollständigen Hinwendung zur Zigarette gekommen, d. h. nahezu 97% aller Tabakkonsumenten sind Zigarettenraucher. Offensichtlich ist diese Art des Tabakkonsums der heutigen Zeit mit seiner Hast und Eile angepasst.

Tabelle 2.3. Art des Tabakverbrauchs in den USA von 1900–1991 [32, 43]

Tabakart	1900	1952	1991
Tabak allgemein (kg/Person)	3,4	5,9	2,3
Zigaretten	2%	81%	87%
Schnupf-, Kautabak	4%	3%	5%
Zigarren	27%	10%	4%
Pfeife oder handgerollt	19%	1%	1%

2.6 Verschiedene Formen des Tabakgebrauchs

Teilweise besteht die Meinung, Zigarrenrauchen stelle ein geringeres Risiko dar als das Rauchen von Zigaretten (Abb. 2.7) [48, 49]. Zwischen 1964 und 1993 erhöhte sich der Zigarrenkonsum um 66% und von 1993 bis 1997 stieg er um 46,4% an [49]. Der Verbrauch großer Zigarren und Zigarillos stieg von 1993 bis 1997 um 69% [30]. Nach Untersuchungen in Kalifornien rauchten zwischen 1990 und 1996 bevorzugt mehr männliche als weibliche jüngere Erwachsene mit höheren Schulabschlüssen Zigarren [50], wobei der Gebrauch von „smokeless tobacco" in den USA inzwischen überrundet wurde [51]. Von einigen Jugendlichen wird der innere Zigarrentabak auch durch Marihuana oder andere illegale Drogen ausgetauscht ("blunting") [52].

Das Zigarrenrauchen wird mehreren Studien zufolge als weniger gefahrvoll im Hinblick auf die Kanzerogenität eingeschätzt als das Zigarettenrauchen [53, 54, 55]. Trotz umfangreicher Werbung für das „gesündere" Tabakprodukt gab es in den 80er-Jahren einen kurzfristigen Rückgang im Gebrauch von Zigarren [48, 56].

Neben Vorstellungen einer geringeren Kanzerogenität müssen auch abweichende Rauchgewohnheiten, die Rauchdauer, das Ausmaß der Inhalation und der Beginn des Rauchens (Lebensalter) berücksichtigt werden [53, 57, 58]. Insgesamt liegen keine Studien mit größeren Raucherzahlen vor, die andere Tabakwaren als Zigaretten berücksichtigen. Nach einer Metaanalyse aus sieben Studien, die 7200 Kontrollpersonen und 5600 männliche Raucher (Pfeife und Zigarren) berücksichtigt, konnte eine dosisabhängige Zunahme des Lungenkarzinomrisikos nachgewiesen werden, wobei das Risiko für Zigarilloraucher in gleichem Maße zunahm wie für Pfeifenraucher (OR 12,7 vs. 14,7) [59], offensichtlich eine Folge der Inhalation des Tabakrauchs. Auch nach einer Kohortenstudie an 17.774 Männern im Alter zwischen 30 und 85 Jahren hatten die Zigarrenraucher ein erhöhtes Risiko, an einer koronaren Herzkrankheit (OR 1,27), einer chronisch-obstruktiven Lungenerkrankung (OR 1,45) und an Krebsformen des oberen Respirations- und Gastrointestinaltraktes (OR 2,02) zu erkranken (s. Abb. 2.7). Zigarrenraucher unterbewerten ihr Krebsrisiko deutlich. Nur 7,8% von ihnen glauben an die Gesundheitsschäden durch das Zigarrerauchen. Sie negieren ebenfalls die Gesundheitsschäden durch den Passivrauch für ihre Umgebung [56, 60, 61].

Andere Formen des Tabakgebrauchs als Zigaretten sind bei Männern mehr üblich als bei Frauen [28, 32]. Schnupftabak wurde vermehrt in den letzten 25 Jahren konsumiert. Für Kautabak gibt es in den USA regionale Unterschiede, wobei die schwarze Bevölkerung der Südstaaten diesen mehr nutzt als die Weißen im Norden [62]. Der Verbrauch des „smokeless tobacco" ist von 1970 bis 1985 bei weißen männlichen Erwachsenen deutlich angestiegen [32], wobei auch hier ein hoher Bildungsstand für einen geringeren Verbrauch sorgte [32]. Im Jahre 1992 nutzten 11,9% der 12- bis 17-jährigen diese Tabakform. In Schweden wird eine Sonderform des „smokeless tabacco", Snus, gefördert, bei dem vermahlener Tabak in quadratische Stoffsäckchen von etwa 1 cm Kantenlänge eingearbeitet wird, auf dem der Konsument kaut und größere Nikotinmengen ohne die schädlichen Rauchprodukte

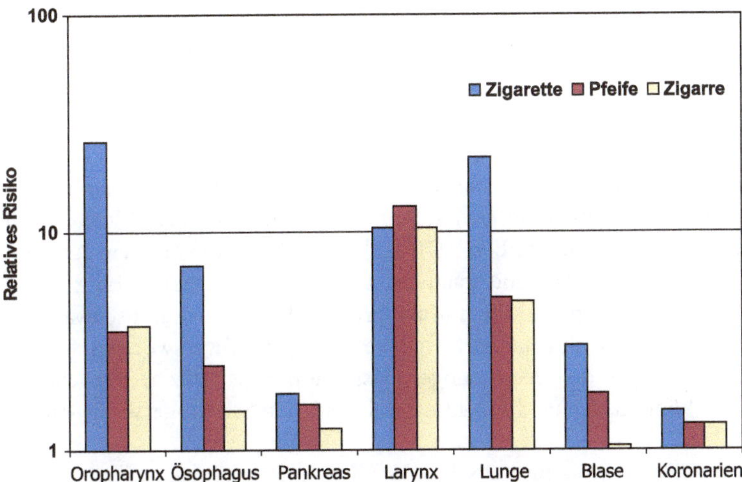

Abb. 2.7. Risiko der Entstehung verschiedener Krebsarten durch das Rauchen von Zigaretten, Pfeife und Zigarren [59]

aufnimmt [63, 64]. Aber auch bei diesem Produkt müssen ernsthafte Bedenken angemeldet werden. Etwa ein Viertel aller männlichen Raucher konsumiert Snus, wodurch die Häufigkeit des Auftretens von Lungenkarzinomen signifikant gesenkt werden könnte [65]. Demgegenüber nahm das Pfeife- oder Zigarrenrauchen seit 1970 stetig ab, z. B. innerhalb in den USA von 20 Jahren von 16 auf 4% [32].

In den letzten 5–10 Jahren hat sich in einigen Gegenden Europas das Rauchen der aus dem Orient (Iran, Türkei) stammenden Wasserpfeife eingebürgert, insbesondere unter der Vorstellung [66], dass das Rauchen dadurch weniger gefährlich sei. Weltweit gibt es etwa 1 Mrd. Wasserpfeifenraucher [67]. In der Türkei ist die Wasserpfeife unter der Bezeichnung Nargileh, in Ägypten und Saudi-Arabien unter dem Namen Shisha und in Indien als Hochsah bekannt. Diese abgewandelte Tabakpfeife besteht aus einem teilweise gefüllten Wassergefäß und einer in Flüssigkeit (Wasser) tauchende Röhre, auf der ein Pfeifenkopf sitzt, der aus ganz verschiedenen Materialien und Größen bestehen kann. In das Wassergefäß tauchen oberhalb des Wasserspiegels Saugrohre, die mit Mundstücken versehen sind. Die Raucher saugen, nachdem der Tabak auf der Metallschale entzündet oder über Holzkohle erhitzt wurde, den gekühlten Rauch durch das Wasser an. Mit dem inhalierten Rauch werden zahlreiche Stoffe, so wie sie auch durch den Hauptstromrauch des Tabaks aufgenommen werden, inkorporiert (vgl. Kap. 3). Genau wie der Zigarettenverbrauch steigt die Nutzung der Wasserpfeife [68] und ist bevorzugt in sozial schlechter gestellten Ländern des Mittleren Ostens verbreitet [69].

2.7 Rauchen und Bildungsstand

Für die Gesellschaft wird zu einem unüberwindbaren Problem, dass „sozial schwache Bevölkerungskreise" mehr den selbstzerstörerisch wirkenden legalen und illegalen Drogen zusprechen als besser verdienende und höher qualifizierte Menschen [13]. Diese Entwicklung lässt sich in nahezu allen Industrienationen, aber auch in den Entwicklungsländern beobachten. Damit wird die Krankenstatistik von den sozial Schwachen in einem doppelten Sinne angeführt nach dem Motto: „Weil Du arm bist, musst Du früher sterben." [70, 71]. Betroffen sind vor allem Arbeitslose unabhängig davon, ob sie eine staatliche Unterstützung erhalten oder nicht, alleinstehende Menschen (in stärkerem Maße Frauen als Männer) und schwangere Frauen. Letztere sind doppelt gefährdet, weil sie auch noch Verantwortung für das ungeborene Kind tragen, dem lebenslange physische und psychische Benachteiligungen drohen können, wenn die Mutter während der Schwangerschaft raucht [72].

Im Rahmen einer in zwölf europäischen Ländern durchgeführten Mikrozensusstudie wurden bei Rauchern beiderlei Geschlechts (Altersgruppen 20–44 und 45–74 Jahre) die Rauchgewohnheiten mit dem Bildungsstand nach Ländern verglichen [73–75]. Dabei wurde in mehreren Ländern der Bildungsgrad der Raucher untersucht (Schulabschlüsse, abgestuft in 5 Ebenen, wobei „5" einen Hochschulabschluss einbezog; „1–3" galten als niedrige, „4–5" als hohe Abschlüsse) [76]. Mit Regressionsanalysen wurden die Daten (Bildung vs. Rauchgewohnheiten) verrechnet und Odds Ratios im Sinne eines Zusammenhangs gebildet. Lag die Odds Ratio deutlich über 1,00, war ein Zusammenhang zwischen niedriger Bildung und den Rauchgewohnheiten zu akzeptieren. Wie aus den in Abb. 2.8 und 2.9 zusammengefassten Daten zu entnehmen ist, bestehen zwischen den zwölf untersuchten Ländern erhebliche Unterschiede. Unter den 20- bis 44-jährigen Rauchern zeigt sich ein Anteil von 32–64%, während der von älteren Rauchern (45–74 Jahre) zwischen 28 und 55% schwankt.

Die Odds Ratios liegen für die Raucher über 1,00, was einen Zusammenhang zwischen (geringerem) Bildungsgrad und der Rauchhäufigkeit anzeigt (s. Abb. 2.9).

Im Allgemeinen sind die Odds Ratios für jüngere Menschen höher als für die Gruppe der älteren [76], wobei Werte von über 2,00 erreicht werden. Die höchsten Werte wurden in Norwegen, Schweden, Frankreich und Großbritannien gemessen. Für die älteren Männer finden sich die höchsten Odds Ratios (>2,00) in Großbritannien und Norwegen, was bedeutet, dass dort bevorzugt Menschen mit einem geringen Bildungsstand rauchen. Demgegenüber rauchen in Portugal mehr als in Spanien Männer mit höherer Schulbildung (OR < 1,00), gleichzeitig liegt der Frauenanteil unter 5%. In den südlicher gelegenen Ländern der EU (Frankreich, Italien, Spanien und Portugal) rauchen bevorzugt die älteren Frauen mit höheren Schulabschlüssen (OR < 1,00; s. Abb. 2.8).

Unterschiede im Bildungsgrad lassen sich auch in den USA bei Rauchern nachweisen, wobei 37% der Personen mit einer Schulbildung von 9–11 Jahren rauchen, aber nur 14% mit 16-jähriger Ausbildung [34]. Die zunehmende Bildung korreliert mit dem Vorsatz, das Rauchen aufzugeben [32, 77]. Ebenso nimmt die Bereitschaft

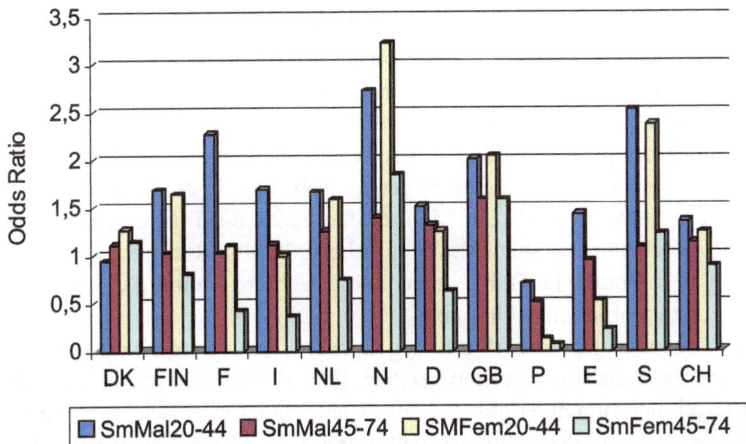

Abb. 2.8. Odds Ratios für männliche *(SmMal)* und weibliche *(SmFem)* Raucher in jeweils zwei Altersgruppen (20–44 und 45–74 Lebensjahre) in zwölf europäischen Staaten. Odds Ratios von >1,0 weisen auf einen Zusammenhang zwischen Raucher/innen mit niedrigen Schulabschlüssen hin [76]

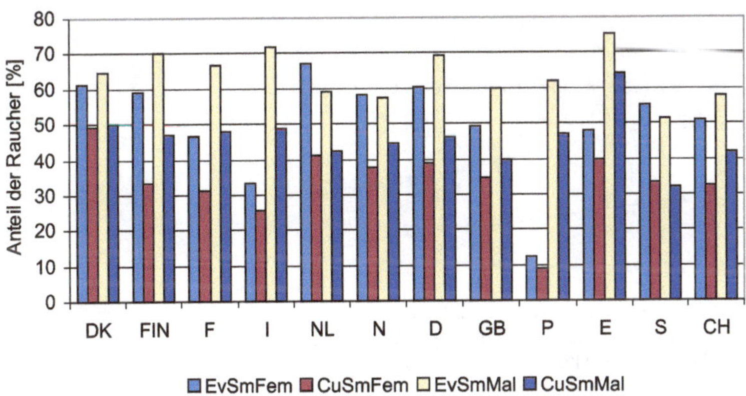

Abb. 2.9. Raucheranteil von Männern *(Mal)* und Frauen *(Fem)* in zwölf Ländern der Europäischen Union. *EvSm* Raucher insgesamt, *CurrSm* derzeitige Raucher [76]

zum Rauchstopp mit zunehmendem Lebensalter zu, wobei auch hier der Bildungsstand ein entscheidender Faktor ist [28, 78, 79].

Der höchste Raucheranteil findet sich bei Menschen, die unter der Armutsgrenze leben [34], bei „Blaukittelarbeitern“ [80], bei allein oder getrennt lebenden Personen [9] sowie beim Militär [81, 82]. Bei den Ärzten nehmen die Rauchgewohnheiten am schnellsten ab: Zu Beginn der Neunzigerjahre rauchten nur 3% der US-amerikanischen Ärzte [79], hingegen noch etwa 20% der deutschen Ärzte [83].

Nach der alle 4 Jahre erhobenen und für Deutschland repräsentativen Mikrozensusstudie lassen sich in Abhängigkeit vom Bruttoeinkommen und Bildungsstand interessante Schlussfolgerungen ableiten. Ähnliche Ergebnisse sind dieser Studie [83] auch bezüglich des postulierte Zusammenhanges zwischen Schul- und Hochschulbildung und dem Rauchen zu entnehmen (s. Abb. 2.8). So rauchten im Jahre 1999 nach eigenen Angaben 34,7% der Männer und 22,2% der Frauen regelmäßig Zigaretten [84]. In absoluten Zahlen sind das nahezu 20 Mio. Raucher (11,7 Mio. Männer und 8,0 Mio. Frauen [84]). Bei beiden Geschlechtern nimmt die Prävalenz des Rauchens mit zunehmendem Alter ab.

Der Anteil der über 60-jährigen Männer lag nach den Ermittlungen von 2003 bei 17,7% und der von gleichaltrigen Frauen bei 9,2% [85]. Wie aus den in Abb. 2.10a,b dargestellten Daten hervorgeht, ergibt sich ein Zusammenhang zwischen dem monatlichen Einkommen und dem Rauchverhalten mehr für Männer als für Frauen. Männer mit dem niedrigsten Einkommen (<700 EUR) rauchen häufiger (42,6%) als Männer mit einem hohen monatlichen Einkommen (>3250 EUR) – das sind noch 23,1% der Männer. Bei den Frauen sind die stärksten einkommenspezifischen Unterschiede für die jüngste Altersgruppe (18- bis 29-jährige Frauen) festzustellen. Auch hier besteht eine erhebliche Differenz in der Raucherprävalenz (41,4 vs. 18,5%) für die niedrigste und höchste Einkommensgruppe [86].

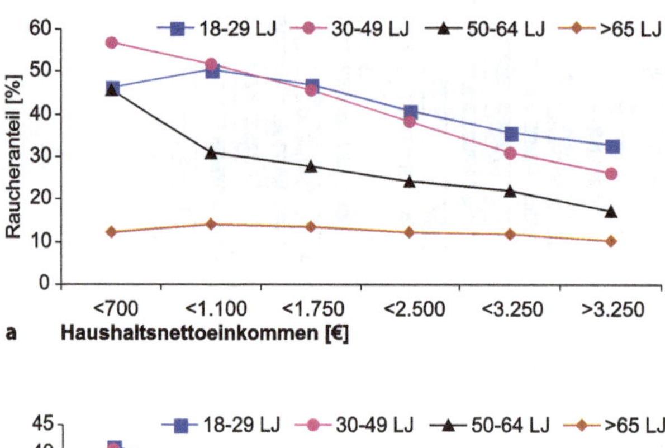

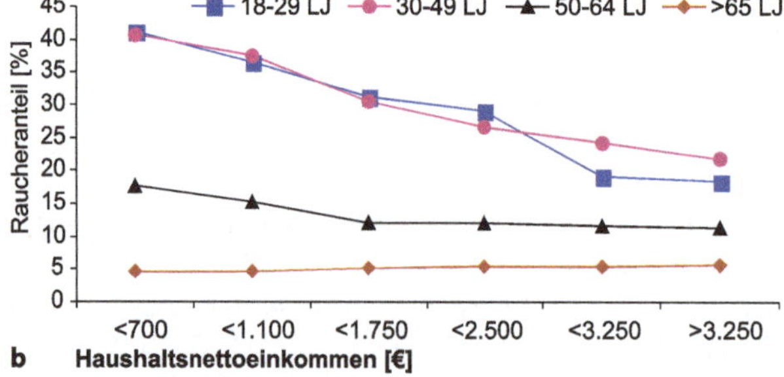

Abb. 2.10. Altersverteilung der Raucher in Abhängigkeit vom Haushaltsnettoeinkommen, **a** bei Männern, **b** bei Frauen [86]

Nach den 1998 veröffentlichten Angaben aus der Mikrozensusstudie von 1995 lässt sich auch für Deutschland eine eindeutige soziale Differenzierung für die Raucherinnen erkennen. Männer und Frauen mit geringer Schulbildung rauchen 2- bis -3-mal häufiger als Menschen mit einer höheren Schulbildung bzw. mit akademischen Berufen (Abb. 2.11) [87]. Die höchsten Raucherraten ergeben sich bei den Männern, die eine einfache manuelle Tätigkeit ausüben (Bauhilfsarbeiter, Straßenbauer etc). Bei den Frauen sind es Gastwirtinnen, Altenpflegerinnen, Raumpflegerinnen usw. Diese Ergebnisse decken sich mit den internationalen Erfahrungen.

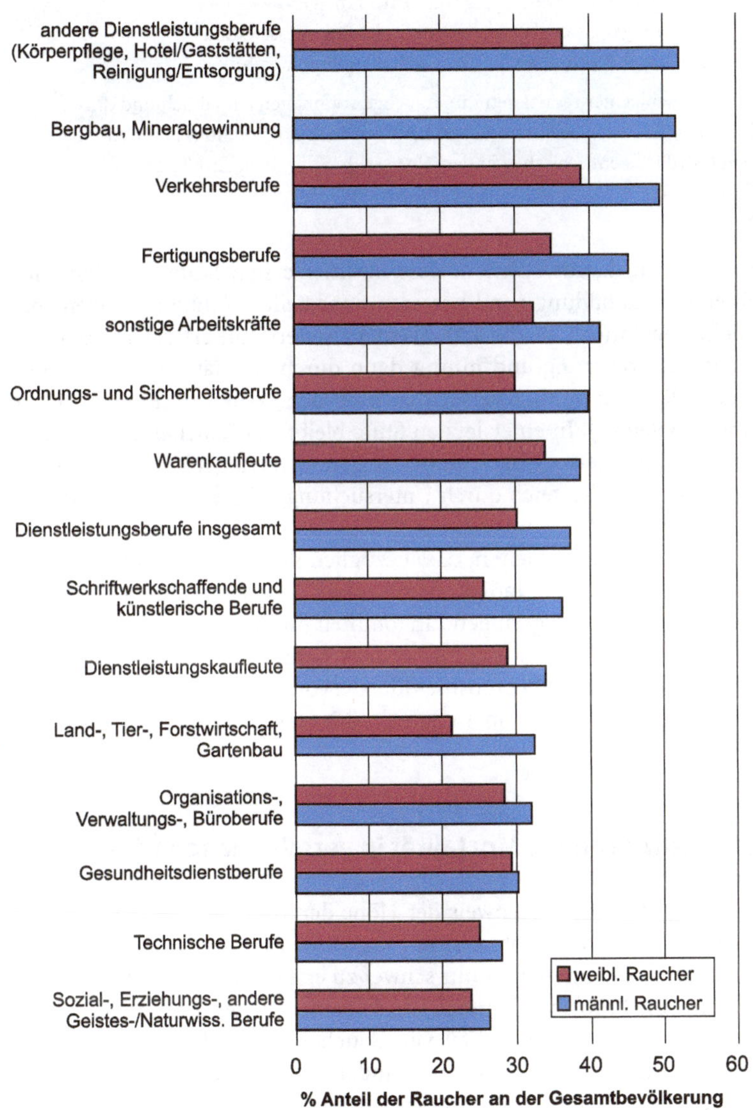

Abb. 2.11. Raucheranteil in verschiedenen Berufsgruppen [87]

Tabelle 2.4. Stufen des Rauchverhaltens in zwölf Ländern der EU [76]

Stufe 1	Rauchen ist ein außergewöhnliches Verhalten und besonders geübt in höher gestellten sozioökonomischen Gruppen
Stufe 2	Rauchen verbreitet sich stark. Bei den Männern werden 50–80% unabhängig von den sozioökonomischen Gruppen erfasst, bei den Frauen hinkt die Verbreitung 10–20 Jahre hinter den Männern hinterher, wird aber zuerst von den sozioökonomisch besser gestellten Frauen übernommen (Portugal)
Stufe 3	Die Häufigkeit des Rauchens sinkt bei den Männern auf etwa 40%, weil viele das Rauchen aufgeben. Die Frauen erreichen ihre höchste Häufigkeit (35–45%), aber am Ende dieser Phase sinkt auch ihr Anteil (beginnend in Spanien, Italien, Frankreich)
Stufe 4	Beide Geschlechter reduzieren ihre Rauchgewohnheiten allmählich und das Rauchen wird eine Gewohnheit von niedrigeren sozioökonomischen Gruppen (nördliche europäische Länder: Norwegen, Schweden, Großbritannien)

Insgesamt lässt sich daraus ableiten, dass in einer ersten Stufe die Menschen mit einer höheren Schulbildung (und besseren finanziellen Voraussetzungen) das Zigarettenrauchen beginnen (Tabelle 2.4). In einer zweiten Stufe erfasst das Rauchen alle Schichten der Bevölkerung und nimmt dann durch Aufklärungsmaßnahmen zunächst bei den Männern, zeitlich versetzt auch bei den Frauen ab (Emanzipation, „Gleichstellungsprobleme"). In einer letzten Stufe bleibt das Rauchen als eine Domäne der Menschen mit geringerer Schulbildung (und verringertem Sozialstatus). Diese Beobachtungen werden auch durch Untersuchungen im Rahmen der Mikrozensusstudie belegt [86, 87].

Insgesamt lässt sich daraus ableiten, dass bezüglich der Rauchgewohnheiten ein sehr stark ausgeprägter sozialer Gradient besteht [86]. Raucher kommen besonders aus Haushalten mit einem sehr geringen Einkommen und/oder es handelt sich um Personen, die überwiegend von Sozialhilfe oder Arbeitslosenunterstützung leben. Darüber hinaus geht aus der Mikrozensusstudie hervor, dass der Anteil der Exraucher vor allem aus Haushalten mit einem höheren Monatsnettoeinkommen stammt [86].

2.8 Zigarettenbezogene Mortalität in verschiedenen Ländern

Prospektive Studien, die einen Nachweis der Höhe der Todesfälle bezogen auf das Zigarettenrauchen erbringen könnten, sind zwar eindeutig, aber in der Praxis zu zeit- und kostenaufwändig und damit nur schwer zu erstellen. Mithilfe von Überlebensstatistiken sind die Probleme dennoch lösbar, wenn z. B. die Angaben verschiedener Länder zur Lungenkrebsmortalität von Rauchern und Nichtrauchern verglichen werden. Gerade in den Entwicklungsländern ist die Korrelation zwischen Rauchen und Lungenkrebsmortalität eindeutiger als bei den Industrienationen, weil bei letzteren Umweltfaktoren stärker Einfluss nehmen als in den Entwicklungsländern [40].

Die Rauchgewohnheiten sind unterschiedlich ausgeprägt [40]. In Polen und anderen EU-Ländern wurden 9005 Raucher, die älter als 18 Jahre waren, nach ihren Rauchgewohnheiten (Meinung zum Rauchen als Krankheits- und Todesursache, möglicher Rauchstopp, eigener Versuch eines Rauchstopps, höherer Einsatz des Staates, Einrichtung rauchfreier Zonen) befragt. Nach Auswertung der Antworten anhand einer Werteskala ergab sich für Polen vor Schweden das beste „Antiraucherklima", während sich Deutschland und Österreich am unteren Ende der Werteskala befanden. Der Wille zum Rauchstopp war in Schweden am deutlichsten ausgeprägt (85%), in Italien hingegen am geringsten (37%) [88].

Bei Betrachtung der Entwicklung in den vergangenen 50 Jahren ergibt sich für die Mortalität von Männern und Frauen in der Altersgruppe von 35–69 Jahren eine überdenkenswerte Entwicklung, die, auf die kommenden Jahrzehnte extrapoliert, eine gleichstarke Mortalität bei beiden Geschlechtern erwarten lässt (Abb. 2.2) [89]. Darüber hinaus steigt die rauchbedingte Mortalität auf das Alter bezogen unverhältnismäßig schneller an als die Gesamtmortalität ohne Berücksichtigung des Alters [89]. Aus den in Abb. 2.12a,b dargestellten Daten geht hervor, dass die Mortalität in den ehemaligen kommunistischen Ländern Osteuropas unter der in den Industrienationen liegt. Dabei gilt es zu bedenken, dass die Angaben für die ehemaligen Ostblockländer unvollständig sein können. Eindeutig ist aber, dass alle staatlichen Maßnahmen zur Eindämmung des Rauchens nicht zu einer Abnahme der Mortalität in der mittleren Altersgruppe geführt haben. Wenn auch in verschiedenen Ländern das 70. Lebensjahr als eine entscheidende „Marke" angesehen wird, überlebt sie nur ein Fünftel der Raucher. In den OECD-Ländern ist die Situation verkehrt worden: Ohne Tabak stirbt nur ein Fünftel vor Erreichen des 70. Lebensjahres und die Nichtrauchertodesfälle vor dem 70. Lebensjahr nehmen ständig ab [89].

Die für 1990 ermittelten Zahlen sind beeindruckend: Alle Länder zusammengefasst ergab sich eine 24%ige Mortalität und für die Altersgruppe der Männer von 35–69 Jahren eine Mortalität von 35%, während diese bei den Frauen um 12% lag [89]. Der Verlust an Lebensjahren wird für einen Raucher mit 5–7 Jahren beziffert. In mehreren Ländern (Frankreich, Niederlande, Schweden) wurde vor allem ein Anstieg des Zigarettenkonsums bei jungen Frauen beobachtet, sodass in den kommenden Jahrzehnten mit einer erhöhten Mortalität zu rechnen ist [89]. Aus den zusammengestellten Daten geht hervor, dass kein Todesfall im Zusammenhang mit dem Rauchen bei Personen unter 35 Jahren auftrat [89]. Etwa die Hälfte aller Raucher aus den Entwicklungsländern werden durch ihre Gewohnheiten geschädigt. Teenager oder junge Erwachsene, die Gewohnheitsraucher werden, müssen mit einer Einbuße von 8 Lebensjahren rechnen [89], wie auch einer über 40 Jahre laufenden Studie an britischen Ärzten zu entnehmen ist [45].

Die tabakrauchbedingten Toten werden auch in den kommenden Jahren in den Industrienationen weiter ansteigen, was natürlich auf den immensen Anstieg des Zigarettenverbrauchs zurückzuführen ist. Wegen dieser Entwicklungen hat die WHO bereits 1989 eine Konferenz abgehalten [1].

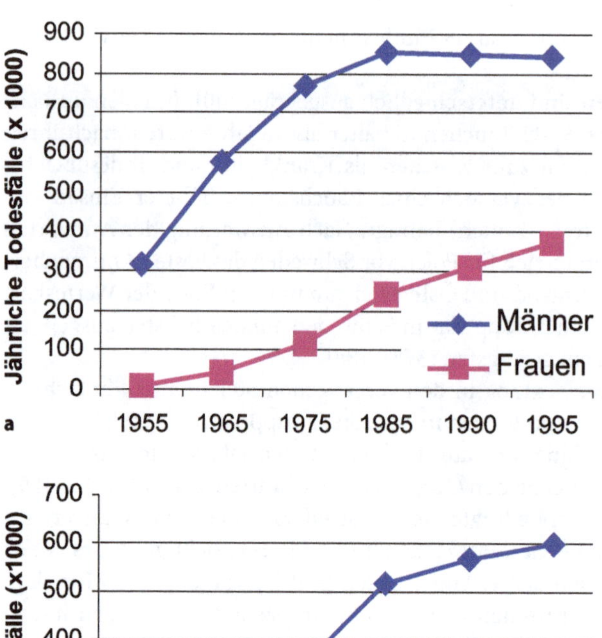

Abb. 2.12. Jährliche Todesfälle bei Männern und Frauen in den OECD-Ländern (**a**) und den ehemaligen sozialistischen Staaten (**b**) [40]

Für die meisten Entwicklungsländer ist die Bestimmung der rauchbedingten Mortalität schwer: Ein eklatanter Anstieg war in den letzten Jahren in China zu verzeichnen, zumal die Rauchgewohnheiten bei den Männern aus diesen Ländern die 50%-Grenze überschritten hat. Die Erkrankungshäufigkeit in Asien und Lateinamerika ist sehr hoch [89]. Nimmt man alle Länder, die Industrienationen und die Entwicklungsländer, zusammen, sterben jährlich 3 (2–4) Mio. Menschen an den Folgen des Zigarettenrauchens.

Gegenwärtig leben 2,3 Mrd. Kinder und Jugendliche auf der Welt, von denen 30–40% rauchen werden (das sind 0,7–0,9 Mrd.). Wenn das Rauchen in allen Altersgruppen eine Verdoppelung erfährt, dann könnte das zum Tod der Hälfte aller Raucher führen [89].

In China kam es von 1978 bis 1992 zu einer Zunahme von 500 auf 1700 Mrd. der erzeugten Zigaretten mit sehr hohen Teerwerten. Entsprechende Untersuchungen zu den gesundheitlichen Folgen (Lungenkarzinome, chronisch-obstruktive Lungenerkrankung, Ösophaguskarzinome) sind dort bereits durchgeführt, aber nicht veröffentlicht worden [89]. Hochrechnungen für die Jahre 2020 bis 2030 lassen jährlich 3–10 Mio. Rauchertote weltweit erwarten [89]!

2.9 Raucher und andere Risikofaktoren

Hochschulabsolventen waren häufiger Raucher, wenn sie keinen sportlichen oder anderweitigen physischen Ausgleich hatten oder wenn sie vermehrt sexuelle Beziehungen pflegten [28]. Des Weiteren waren Raucher unter den Personen häufiger anzutreffen, die weniger als 7 Stunden Nachtschlaf hatten, morgens nicht frühstückten und erst zu einer späteren Tageszeit Mahlzeiten einnahmen [90–92].

Nach einer international in sechs Ländern von 1985 bis 1995 durchgeführten Studie wurde bei Rauchern der Grad der Abhängigkeit (Fagerström-Test) mit der Häufigkeit des Rauchens verglichen [93]. Dabei war nachzuweisen, dass in Ländern mit einem niedrigen Raucheranteil in der Bevölkerung die Raucher einen durchschnittlich höheren Abhängigkeitsgrad zeigen (USA, Finnland) als in Ländern, in denen ein größerer Anteil der Bevölkerung raucht (Polen, Österreich, Frankreich). Eine Erklärung dafür bietet sich insofern an, als in den Ländern mit einem geringen Raucheranteil die „Gelegenheitsraucher" bzw. solche mit einem geringen Abhängigkeitsgrad durch äußere Einflüsse (Aufklärungsmaßnahmen etc.) das Rauchen bereits aufgegeben haben und damit der Anteil der stärker Abhängigen als Raucher verbleibt.

2.10 Schlussfolgerungen

- Weltweit lässt sich eine Zunahme des Rauchens und damit ein Anstieg der tabakassoziierten Erkrankungen und Todesfälle feststellen.
- In allen Industrienationen und auch in den Entwicklungsländern ist der Konsum von Zigaretten die dominierende Art des Rauchens.
- In zahlreichen Ländern wird die Häufigkeit des Rauchens vom Grad der Ausbildung und des monatlichen Einkommens bestimmt, wobei sozial schwache Menschen häufiger rauchen.
- Zigarren und Zigarillos sind auch unabhängig von der Art des Gebrauchs (z. B. Inhalation) risikoreicher als bisher angenommen.
- Werden die vermeidbaren, durch das Tabakrauchen ausgelösten Krankheitsfolgen in absehbarer Zeit nicht wirksam durch verhältnis- und verhaltensorientierte Präventionsmaßnahmen bekämpft, kommt es zur Insolvenz des Gesundheitssystems.

Literatur

[1] Peto R, Lopez AD. The future worldwide health effects of current smoking patterns. 1990 report on the 7th World Conference on Tobacco or Health, on the behalf of the WHO consultative group on statistical aspects of tobacco-related mortality. In: Durston B, Jamrozik K (eds) The global war. 7th World Conference on Tobacco or Health. Perth: Health Department of Western Australia, 1990.

[2] US Department of Health and Human Services, Public Health Service, Centers for Disease Control, Center for Chronic Disease Prevention und Health Promotion, Office an Smoking und Health, 1989. The health benefits of smoking cessation: a report of the Surgeon General. Rockville, MD: DHHS Publication no. (CDC) 90-8416, 1990.
[3] Doll R, Hill AB. Smoking and carcinoma of the lung. Preliminary report 1950. Bull World Health Organ 1999; 77: 84–93.
[4] Doll R, Peto R, Hall E, Wheatley K, Gray R. Mortality in relation to consumption of alcohol: 13 years' observations on male British doctors. BMJ 1994; 309: 911–918.
[5] Hammond CE, Horn D. The relationship between human smoking habits and death rates: a follow-up study of 187.766 men. J Am Med Assoc 1954; 155: 1316–1338.
[6) Ochsner A. Corner of history. My first recognition of the relationship of smoking and lung cancer. Prev Med 1973; 2: 611–614.
[7] Ochsner A. The health menace of tobacco. Am Sci 1971; 59: 246–252.
[8] Stolley PD. When genius errs: R.A. Fisher and the lung cancer controversy. Am J Epidemiol 1991; 133: 416–425.
[9] Wynder EL, Graham EA. Landmark article May 27, 1950: Tobacco smoking as a possible etiologic factor in bronchiogenic carcinoma. A study of six hundred and eighty-four proved cases. JAMA 1985; 253: 2986–2994.
[10] MacKay J, Eriksen M. The tobacco atlas. Brighton, UK: Myriad Edn. Ltd., 2002.
[11] Ezzati M, Lopez AD. Estimates of global mortality attributable to smoking in 2000. Lancet 2003; 362: 847–852.
[12] Leistikow BN, Martin DC, Jacobs J, Rocke DM, Noderer K. Smoking as a risk factor for accident death: a meta-analysis of cohort studies. Accid Anal Prev 2000; 32: 397–405.
[13] Curbing the epidemic: Government and the Economics of Control. Washington DC: The World Bank, 1999.
[14] Lopez AD, Collishaw NE, Piha T. A descriptive model of the cigarette epidemic in developed countries. Tobacco Control 1994; 3: 242–247.
[15] European Commission. Tobacco or health in the European union: past, present and future. 1-290.2004. Luxembourg: Office for Official Publications of the EU, European Communities, 2004.
[16] Zatonski W, Przewozniak K. [Tobacco smoking in Poland: Attitudes, health consequences and prevention]. Warszawa: Centrum Onkologii-Instytut im. Marii Sklodowskiej-Curie, 1996
[17] The World Health Report 1997: Conquering suffering, enriching humanity. Geneva: WHO, 1997.
[18] Ezzati M et al. Selected major risk factors and global and regional burden of disease. Lancet 2002; 360: 1347–1360.
[19] World Health Organization. International statistical classification of diseases und related health problems. Tenth revision, vol 1. Geneva: WHO, 1993.
[20] Beemann IA, Hunter WC. Fatal nicotine poisoning: a report of twenty four cases. Arch Pathol 1937; 24: 481–485.
[21] Dube MF, Green CR. Methods of collection of smoke for analytical purpose. Recent Adv Tobacco Science 1982; 8: 42–102.
[22] Hecht SS, Hoffmann D. Tobacco-specific nitrosamines, an important group of carcinogens in tobacco and tobacco smoke. Carcinogenesis 1988; 9: 875–884.
[23] Hoffmann D, Hecht SS. Advances in tobacco carcinogenesis. In: Cooper CS (ed) Chemical carcinogenesis und mutagenesis. Berlin: Springer-Verlag, pp. 63–102, 1990.
[24] McGinnis JM, Foege WH. Actual causes of death in the United States. JAMA 1993; 270: 2207–2212.
[25] Bartecci CT, MacKenzie TD, Schrier RW. The global tobacco epidemic. Scientific American Magazin 1995; May, pp 26–33.

[26] Pampel FC. Cigarette diffusion and sex differences in smoking. J Health Soc Behav 2001; 42: 388–404.

[27] United States of Health & Human Services. The Surgeon General's Report. The health consequences of smoking. Chapter 1, 11-17.27-5-2004.

[28] US Department of Health und Human Services, Public Health Service, Centers for Disease Control und Prevention, National Center for Chronic Disease Prevention und Health Promotion, Office on Smoking und Health. Preventing tobacco use among young people: a report of the Surgeon General, 1994.

[29] Tolley HD, Crane L, Shipley N. Smoking prevalence and lung cancer death rates In: Strategies to control tobacco use in the United States: a blueprint for public health action in the 1990's. Bethesda, MD. US Department of Health and Human Services, Public Health Service, National Institutes of Health, National Cancer Institute. NIH Publication no. 92-3316, 1991, pp. 75–144.

[30] US Department of Agriculture Tobacco. Situation and outlook report. Washington DC, US Department of Agriculture, Commodity Economics Division, Economic Research Service. Publication TBS-241, 1998.

[31] Warner KE. Effects of the antismoking campaign: an update. Am J Public Health 1989; 79: 144–151.

[32] Giovino GA et al. Surveillance for selected tobacco-use behaviors – United States, 1900–1994. Morb Mortal Wkly Rep CDC Surveill Summ 1994; 43: 1–43.

[33] Cigarette smoking among adults – United States, 1992, and changes in the definition of current cigarette smoking. MMWR Morb Mortal Wkly Rep 1994; 43: 342–346.

[34] Cigarette smoking among adults–United States. MMWR Morb Mortal Wkly Rep 1993; 43: 925–930.

[35] Gilpin EA, Lee L, Evans N, Pierce JP. Smoking initiation rates in adults and minors: United States, 1944–1988. Am J Epidemiol 1994; 140: 535–543.

[36] Cigarette smoking among adults – United States, 2002. MMWR Morb Mortal Wkly Rep 2004; 53: 427–431.

[37] Giovino GA. Epidemiology of tobacco use in the United States. Oncogene 2002; 21: 7326–7340.

[38] Jarvis M. Gender and smoking: do women really find it harder to give up? Br J Addict 1984; 79: 383–387.

[39] Fraser GE, Shavlik DJ. Ten years of life: Is it a matter of choice? Arch Intern Med 2001; 161: 1645–1652.

[40] Peto R, Lopez AD, Boreham J, Thun M. Mortality from smoking in developed countries 1950–2010. University Press Oxford, Oxford 2004.

[41] Rohrmann S, Becker N, Kroke A, Boeing H. Trends in cigarette smoking in the German centers of the European Prospective Investigation into Cancer and Nutrition (EPIC): the influence of the educational level. Prev Med 2003; 36: 448–454.

[42] John U, Hanke M. [Tobacco smoking attributable mortality in Germany.] Tabakrauch-attributable Mortalität in den deutschen Bundesländern. Gesundheitswesen 2001; 63: 363–369.

[43] Oleans CT, Slade J (eds) Nicotine addiction: principles and management. New York, NY: Oxford University Press, 1993.

[44] Slade J. The tobacco epidemic: lessons from history. J Psychoactive Drugs 1989; 21: 281–291.

[45] Doll R, Peto R, Wheatley K, Gray R, Sutherland I. Mortality in relation to smoking: 40's years observations on male British doctors. Br Med J 1994; 309: 901–911.

[46] US Department of Health and Human Services. Public Health Service. Centers for Disease Control. Center for Chronic Disease Prevention and Health Promotion, Office an Smoking and Health. Reducing the health consequences of smoking: 25 years of progress: a report of the Surgeon General. 1989 executive summary. Rockville, MD: DHHS Publication no. (CDC) 89-8411, 1989.

[47] Federal trade commission report to congress for 1992. Pursuant to the federal cigarette labeling and advertising act. Washington DC: US Federal Trade Commission, 1994.

[48] Baker F et al. Health risks associated with cigar smoking. JAMA 2000; 284: 735–740.

[49] US Department of Health and Human Services, National Cancer Institute. Cigars: health effects and trends. Smoking and Tobacco Control Monographs No. 9. Bethesda MD: NHI Publication no. 98-4302, 1998.

[50] Pierce JP, Gilpin EA, Farkas AJ et al. Tobacco control in California: Who's winning the war? An evaluation of tobacco control program, 1989. 1996. San Diego, La Jolla: University of California, 1998.

[51] Tobacco use among high school students – United States, 1997. MMWR Morb Mortal Wkly Rep 1998; 47: 229–233.

[52] US Department of Health and Human Services. Youth use of cigars: patterns of use and perceptions of risk. Washington DC: Office of Inspector General, 1-2-1999.

[53] Burns DM, Shanks TG. Disease consequence of cigar smoking. In: US Department of Health and Human Services. Cigars: health effects and trends. Smoking and Tobacco Control Monograph 9. DHHS Publication No. (NIH) 98-4302, 1998:105–158.

[54] US Department of Health and Human Services. Smoking and health. Other forms of tobacco use. Report of the Surgeon General. Rockville, MD: DHHS Publication No. 79-5066, 1979.

[55] Zaridze D, Peto R. Tobacco: a major international health hazard. IARC Sci Publ 74. Lyon, France: International Agency for Research on Cancer, 1986.

[56] Baker F, Dye JT, Ainsworth SR, Denniston M. Risk perception and cigar smoking behavior. American Cancer Society's Cigar Smoking Health Risks, State-of-the-Science Conference, Washington DC, 15-6-1998.

[57] Peto R. Influence of dose and duration of smoking on lung cancer rates. IARC Sci Publ 74. Lyon, France: International Agency for Research on Cancer, 1986, pp 23–33.

[58] Wald NJ, Watt HC. Prospective study of effect of switching from cigarettes to pipes or cigars on mortality from three smoking related diseases. BMJ 1997; 314: 1860–1863.

[59] Boffetta P et al. Cigar and pipe smoking and lung cancer risk: a multicenter study from Europe. J Nat Cancer Inst 1999; 91: 697–701.

[60] Strecher VJ, Kreuter MW, Kobrin SC. Do cigarette smokers have unrealistic perceptions of their heart attack, cancer, and stroke risks? J Behav Med 1995; 18: 45–54.

[61] Weinstein ND. Unrealistic optimism about susceptibility to health problems: conclusions from a community-wide sample. J Behav Med 1987; 10: 481–500.

[62] Use of smokeless tobacco among adults – United States, 1991. MMWR Morb Mortal Wkly Rep 1993; 42: 263–266.

[63] Agewall S. Snus is not harmless! Eur J Epidemiol 2004; 19: 819.

[64] Bask M, Melkersson M. Should one use smokeless tobacco in smoking cessation programs? A rational addiction approach. Eur J Health Econ 2003; 4: 263–270.

[65] Foulds J, Ramstrom L, Burke M, Fagerstrom K. Effect of smokeless tobacco (snus) on smoking and public health in Sweden. Tob Control 2003; 12: 349–359.

[66] Radwan GN, Mohamed MK, El Setouhy M, Israel E. Review on water pipe smoking. J Egypt Soc Parasitol 2003; 33: 1051–1071.

[67] Wolfram RM, Chehne F, Oguogho A, Sinzinger H. Narghile (water pipe) smoking influences platelet function and (iso-)eicosanoids. Life Sci 2003; 74: 47–53.

[68] Maziak W et al. Beliefs and attitudes related to narghile (waterpipe) smoking among university students in Syria. Annu Epidemiol 2004; 14: 646–654.

[69] Maziak W, Eissenberg T, Klesges RC, Keil U, Ward KD. Adapting smoking cessation interventions for developing countries: a model for the Middle East. Int J Tuberc Lung Dis 2004; 8: 403–413.

[70] Mielck A, Helmert U. Krankheit und soziale Ungleichheit: empirische Studien in Westdeutschland. Opladen: Leske & Budrich, S. 93–124, 1994.

[71] Oppolzer A. Weil Du arm bist, mußt Du früher sterben. Soziale Unterschiede in Gesundheit und Sterblichkeit. Hamburg: VSA-Verlag, 1986.

[72] Haustein KO. Cigarette smoking, nicotine and pregnancy. Int J Clin Pharmacol Ther 1999; 37: 417–427.

[73] Helmert U, Mielck A, Classen E. Social inequities in cardiovascular disease risk factors in East and West Germany. Soc Sci Med 1992; 35: 1283–1292.

[74] Pierce JP. International comparisons of trends in cigarette smoking prevalence. Am J Public Health 1989; 79: 152–157.

[75] Pierce JP. Progress and problems in international public health efforts to reduce tobacco usage. Annu Rev Public Health 1991; 12: 383–400.

[76] Cavelaars AE et al. Educational differences in smoking: international comparison. BMJ 2000; 320: 1102–1107.

[77] Pierce JP, Fiore MC, Novotny TE, Hatziandreu EJ, Davis RM. Trends in cigarette smoking in the United States. Projections to the year 2000. JAMA 1989; 261: 61–65.

[78] Johnson LD, O'Malley PM, Bachmann JG. National survey results on drugs use from the Monitoring the Future study, 1975–1993, Vol I. Secondary school students. Rockville, MD: US Department of Health and Human Services, Public Health Service, National Institute of Health, National Institute on Drug Abuse. NIH Publication no. 94-3809, 1994.

[79] Nelson DE et al. Trends in cigarette smoking among US physicians and nurses. JAMA 1994; 271: 1273–1275.

[80] Nelson DE et al. Cigarette smoking prevalence by occupation in the United States. A comparison between 1978 to 1980 and 1987 to 1990. J Occup Med 1994; 36: 516–525.

[81] Ballweg JA, Li L. Comparison of health habits of military personnel with civilian populations. Public Health Rep 1989; 104: 498–509.

[82] Bray RM, Marsden ME, Peterson MR. Standardized comparisons of the use of alcohol, drugs, and cigarettes among military personnel and civilians. Am J Public Health 1991; 81: 865–869.

[83] Statistisches Bundesamt. Mikrozensusstudie 1999 (bisher unveröffentlicht).

[84] Jahrbuch Sucht 04. Geesthacht: Neuland, 2003.

[85] Rauchverhalten nach Altersgruppen. Ergebnisse der Mikrozensusbefragung im Mai 2003. http://www.destatis.de/basis/d/gesu/gesutab7.php. 2004.

[86] Helmert U. [Income and smoking behavior in Germany – a secondary analysis of data from the 1995 microcensus]. Gesundheitswesen 1999; 61: 31–37.

[87] Helmert U, Borgers D. Rauchen und Beruf: eine Analyse von 100.000 Befragten des Mikrozensus 1995. Bundesgesundheitsblatt 1998; 3: 102–107.

[88] Fagerstrom K, Boyle P, Kunze M, Zatonski W. The anti-smoking climate in EU countries and Poland. Lung Cancer 2001; 32: 1–5.

[89] Peto R et al. Mortality from smoking worldwide. Br Med Bull 1996; 52: 12–21.

[90] La Vecchia C, Negri E, Franceschi S, Parazzini F, Decarli A. Differences in dietary intake with smoking, alcohol, and education. Nutr Cancer 1992; 17: 297–304.

[91] Benson V, Schoenborn CA. Relationship between smoking and other unhealthy habits: United States, 1985: advance data. Hyattsville, MD: US Department of Health and Human Services. Public Health Service, Centers for Disease Control. National Center for Health Statistics. Publication no. 154, 1988.

[92] Shah M et al. Correlates of high fat/calorie food intake in a worksite population: the Healthy Worker Project. Addict Behav 1993; 18: 583–594.

[93] Fagerstrom KO et al. Nicotine dependence versus smoking prevalence: comparisons among countries and categories of smokers. Tob Control 1996; 5: 52–56.

[94] Cigarette use among high school students – United States 1991–2003. MMWR Mob Mortal Wkly Rep 2004; 53: 499–502.

3 Tabak, Tabakinhalts- und -zusatzstoffe

Pflanzen enthalten bekanntlich Gemische verschiedener Stoffe, die unter anderem auch für medizinische Zwecke genutzt werden. Die Tabakpflanze gehört nicht zu diesen Pflanzen, obwohl sie neben zahlreichen anderen, inzwischen auch chemisch charakterisierten Stoffen das Alkaloid Nikotin aufweist. Eine besondere Situation ergibt sich bei der Tabakpflanze im Vergleich mit anderen vom Menschen genutzten Pflanzen insofern, als Tabak vor seiner Nutzung chemischen Verarbeitungsprozessen unterworfen wird und größtenteils nach dem Anzünden der Zigarette einer Pyrolyse unterliegt, die ihrerseits zur Bildung zahlreicher Verbrennungsstoffe führt. Damit werden die ursprünglich in der Tabakpflanze vorkommenden Inhaltsstoffe chemisch verändert. Komplizierend für wissenschaftliche Betrachtungen wirkt sich aus, dass der Tabakpflanze bei seiner Verarbeitung zur Zigarette etwa 600 weitere chemische Stoffe zugefügt werden, die ihrerseits ebenfalls einer Pyrolyse unterliegen. Letztlich inhaliert der Zigarettenraucher mit dem Hauptstromrauch etwa 4000 Stoffe, die von polyzyklischen organischen Stoffen über Kohlenmonoxid bis zu Schwermetallen reichen.

Zigaretten unterliegen der staatlichen Kontrolle, die mit der Tabakverordnung des Lebensmittel- und Bedarfsgegenständegesetzes (LMBG) seit 1977 geregelt wird [1]. In diesem Punkte war Deutschland Vorreiter in Europa. Eine Liste der erlaubten Zusatzstoffe für die EU steht trotz entsprechender Richtlinie (EU-Richtlinie 2001/37/EG 8) noch aus [2].

3.1 Inhaltsstoffe des Tabaks

Die Zigarette wird wegen des Nikotins geraucht, das für die erwünschten psychischen Reaktionen und die innerhalb von Wochen bis Monaten entstehende Abhängigkeit verantwortlich zeichnet. Brown & Williamson [3] schrieben schon in den 60er-Jahren des vorigen Jahrhunderts, dass „wir den Nikotinspiegel … auf fast jede vom Management gewünschte Höhe ziemlich genau einstellen können". In anderen Dokumenten [4] heißt es: „We are basically in the nicotine business. … It is in the best long term interest for RJR to be able to control and effectively utilize every pound of nicotine we purchase." Damit wird wie auch aus zahlreichen anderen Dokumenten der Tabakindustrie deutlich, dass diese sich als „Verkäufer" des Abhängigkeit erzeugenden Nikotins mithilfe der Zigarette versteht.

Neben Nikotin enthalten Tabakblätter zusätzlich etwa 4500 Inhaltsstoffe wie polyzyklische aromatische Kohlenwasserstoffe (Benzanthracene, Benzpyrene), Azaarene (Dibenzacridin, Dibenzcarbazol), N-Nitrosamine, aromatische Amine (2-Toluidin, 4-Aminobiphenyl, 2-Naphthylamin), Acrylonitril, Crotonaldehyd, Vinylchlorid, Formaldehyd, Benzol sowie anorganische Verbindungen (Kohlenmonoxid, Cyanid, Schwefelkohlenstoff, Arsen, Nickel, Cadmium, Chrom, Blei, Polonium-210 etc.; Tabelle 3.1).

Als Beispiele für die schwankenden Gehalte von Schadstoffen im Tabak und im Tabakrauch, insbesondere Metallen (Tabelle 3.2) seien das kapillartoxisch wirkende Cadmium (Cd) sowie Polonium-210 (^{210}Po) angeführt. Je nach Messung schwanken die mittleren Cadmiumkonzentrationen von 0,35 bis 2,75 µg/g Tabak (Tabelle 3.3) [5].

Tabelle 3.1. Inhaltsstoffe (Auswahl aus etwa 4500 Verbindungen) von frischem, unverdünnten Hauptstromrauch des Tabaks, erzeugt mit einer Rauchmaschine (1 Zug/min, Dauer eines Zuges 2 s, 35 ml Rauchvolumen, d. h. 10 Züge/Zigarette) [166]. Nicht berücksichtigt sind die Schadstoffe des Nebenstromrauchs, die für den Raucher und Passivraucher ebenfalls gefahrvoll sind. Besonders toxische Stoffe in *kursiver* Schrift

Verbindungen in der Gasphase	Menge im Hauptstromrauch (µg/Zigarette)
Kohlenmonoxid	*10.000–23.000*
Carbonylsulfid	*18–42*
Benzol	12–48
Toluol	160
Formaldehyd	*70–100*
Acrolein	*60–100*
Aceton	100–250
Pyridin	*16–40*
Ammonium	*50–130*
3-Methylpyridin	12–36
3-Vinylpyridin	11–30
Blausäure	*400–500*
Stickoxide	*100–600*
N-Nitrosodimethylamin	0,01–0,04
N-Nitrosopyrrolidin	0,006–0,03
Nikotin	*1000–2500*
Phenol	*60–140*
Hydroquinon	110–300
Anilin	*0,36*
2-Toluidin	0,16

Tabelle 3.1. *(continued)* Inhaltsstoffe (Auswahl aus etwa 4500 Verbindungen) von frischem, unverdünnten Hauptstromrauch des Tabaks, erzeugt mit einer Rauchmaschine (1 Zug/min, Dauer eines Zuges 2 s, 35 ml Rauchvolumen, d. h. 10 Züge/Zigarette) [166]. Nicht berücksichtigt sind die Schadstoffe des Nebenstromrauchs, die für den Raucher und Passivraucher ebenfalls gefahrvoll sind. Besonders toxische Stoffe in *kursiver* Schrift

Verbindungen in der Gasphase	Menge im Hauptstromrauch (μg/Zigarette)
Benzo[a]anthracen	0,02–0,07
Benzo[a]pyren	0,02–0,04
γ-Butyrolacton	10–22
Harman	1,7–3,1
N-Nitrosonornikotin	0,2–3
NNK	0,1–1
Cadmium	*0,1*
Nickel	0,02–0,08
Zink	0,06
Polonium-210	*0,04–0,1*

NNK 4-(Methylnitrosamino)-1-(3-pyridyl)-1-butanon.

Tabelle 3.2. Metallgehalte in der Tabakmischung und im Tabakrauch von Laborzigaretten [111]. Mittelwerte aus mehreren Bestimmungen (Standardabweichung)

	A1	Ref1	Ref2	1R4F
Tabak (ng/g)				
Blei	1053 (84,7)	459 (48,3)	586 (48,7)	1463 (67,4)
Chrom	1758 (56,1)	790 (27,0)	705 (53,7)	1316 (78,5)
Nickel	2847 (93,1)	1176 (105)	1638 (101)	1825 (117)
Cadmium	1068 (99,3)	1001 (75,6)	998 (62,4)	1232 (54,5)
Quecksilber	21 (1,6)	21 (0,79)	21 (0,74)	31 (3,7)
Arsen	354 (31,9)	260 (19,8)	132 (16,4)	370 (35,0)
Rauch (ng/Zigarette)				
Blei	45 (8,8)	24 (4,5)	18 (2,3)	36 (4,7)
Chrom	<3	<3	<3	<3
Nickel	<12	<12	<12	<12
Cadmium	52 (6,3)	49 (7,0)	23 (4,5)	47 (7,9)
Quecksilber	<5	<5	<5	6,5 (0,60)
Arsen	<15	<15	<15	<15

A1 Laborzigarette, *Ref1* typische US-Tabakmischung ohne Zusatzstoffe, *Ref2* reiner Tabak ohne Zusatzstoffe, *IR4F* Referenztabak der Universität Kentucky, US-Tabakmischung mit Zusatzstoffen. < Daten unterhalb der Nachweisgrenze.

Tabelle 3.3. Mittlere Cadmiumkonzentrationen herkömmlicher Zigaretten in verschiedenen Ländern. Mittelwerte ± Standardabweichung [5]

Land	Jahr	n	Cadmium (µg/g)[a]
Kanada	1975	68	2,75
Deutschland	1979	62	1,46 ± 0,34
Finnland	1979/80	44	1,4 ± 0,4
Deutschland	1982	10	1,02 ± 0,32[b]
Österreich	1982	10	1,55 ± 0,34
USA	1990	10	0,99 ± 0,49
Österreich	1991	14	0,80 ± 0,29
Griechenland	1997	32	0,35 ± 0,14

[a]berechnet auf Trockengewicht,[b]µg pro Zigarette

n Zahl der untersuchten Zigarettensorten.

Nach den Empfehlungen der WHO sollte wegen zu erwartender Gesundheitsschäden täglich nicht mehr als 1 µg Cd/kg Körpergewicht aufgenommen werden [6]. Für Polonium-210, das aufgrund seines Einsatzes als tötendes Gift aktuell in der Diskussion steht, ergeben sich bei den Zigarettenmarken aus verschiedenen Ländern mittlere Aktivitäten von 7,9 bis 23,2 mBq pro Zigarette (Tabelle 3.4) [7, 8]. Wird täglich ein Päckchen Zigaretten verraucht, dann werden mit dem Zigarettenrauch im Mittel je 123 mBq Polonium-210 und Blei-210 (^{210}Pb) inhaliert. Auf ein Jahr umgerechnet ergibt sich daraus eine effektive Strahlendosis von 193 µSv ^{210}Po bzw. 251 µSv ^{210}Pb [7].

Zu den natürlichen Inhaltsstoffen kommen noch etwa 600 von den Tabakfirmen bei der Herstellung der Zigaretten hinzugefügte Substanzen [9, 10] (Tabelle 3.5, 3.6, 3.7).

Die beim Rauchen entstehenden Verbrennungsprodukte erreichen unterschiedliche Anteile, je nachdem, ob sie im *Haupt-* oder *Nebenstromrauch* durch Pyrolyse gebildet werden. Bei ersterem werden in der Glutzone Temperaturen von 860–900°C, bei letzterem nur 500–650°C erreicht (Abb. 3.1). Im Vergleich zum Haupt- ist der Nebenstromrauch als toxischer zu bewerten, da verschiedene Stoffe (Benzo[a]pyren, Kohlenmonoxid, Benzol, Formaldehyd, Hydrazin, Cadmium usw.) um mehrfach höhere Mengen im Nebenstromrauch auftreten. Demgegenüber sind aber im Hauptromrauch etwa 1000-mal mehr Partikel als im Nebenstromrauch nachweisbar ($5 \cdot 10^9$ vs. $1 \cdot 10^5$–$1 \cdot 10^6$). Die mittlere Partikelgröße liegt im Hauptstromrauch mit 0,2 µm (0,1–1,0 µm) deutlich unter der des Nebenstromrauchs mit 0,5 µm (0,1–1,5 µm). Ein größerer Partikelanteil im Hauptstromrauch schädigt daher das Gewebe. Der Hauptstromrauch enthält 2- bis 3-mal 10^{10} Radikale pro ml Rauch. Der größte Teil von Naphthalinen und die polyzyklischen Kohlenwasserstoffe entstehen im Haupt- und Nebenstromrauch durch den Verbrennungsvorgang.

Tabelle 3.4. Mittlere Polonium-210-Konzentrationen herkömmlicher Zigaretten aus verschiedenen Ländern [7]

Land	Radioaktivität	Literatur
Ägypten	14,1	[181]
Brasilien	16,9	[183]
Bulgarien	14,0	[183]
Deutschland	19,2	[181]
England	17,3	[181]
Finnland	10,8	[181]
Frankreich	23,2	[181]
Japan	22,4	[181]
Kanada	7,9	[181]
Norwegen	8,6	[181]
Polen	13,3	[184, 185]
Russland	14,1	[181]
Türkei	14,3	[182]

Tabelle 3.5. Einige Tabakinhaltsstoffe für die Zigarettenherstellung und ihre Wirkungen auf den Raucher [113]

Prinzipien	Substanz	Effekte
Zusatzstoffe mit pharmakologischem Effekt	Freie Nikotinbase	Ammoniumtechnologie kann die Freisetzung im Rauch steigern [170]
	Ammonium	Dissoziation von zunehmender Nikotinwirkung und Teergehalt (Absenkung) [159]
Zusatzstoffe mit Nikotinwirkung steigernden Effekten	Acetaldehyd (durch Verbrennen von Zucker)	Steigert die Abhängigkeit erzeugenden Effekte von Nikotin [170, 171], optimierter Zuckergehalt der Zigarette sorgt für optimale Bildung von Acetaldehyd und so für optimales Nikotin-Acetaldehyd-Verhältnis [170]
	Lävulinsäure (Abbauprodukt von Stärke, Rohrzucker und Cellulose)	Nikotinlävulinat nimmt dem Tabakgeschmack die Schärfe bei Erhalt des Aromas, außerdem verstärkt das Salz die Bindung an die hochaffinen Nikotinrezeptoren um etwa 30% [172]

Tabelle 3.5. *(continued)* Einige Tabakinhaltsstoffe für die Zigarettenherstellung und ihre Wirkungen auf den Raucher [113]

Prinzipien	Substanz	Effekte
	Kakao und Theobromin	Kakao enthält Alkaloide, die Nikotinwirkungen modifizieren, u. a. Theobromin (1%), welches bronchodilatierend wirkt und damit die Inhalataufnahme verbessert [173]
	Glycyrrhizin (aus Lakritze)	Wirkt bronchodilatierend, bisher vermutete Wirkung beim Rauchen
	Pyridin (aus Tabak)	Wirkt wie Nikotin, ist aber weniger sicher. Wirkt zentral beruhigend, ähnlich wie Nikotin, bildet bei Pyrolyse Pyridin, beide Stoffe wirken antagonistisch auf das ZNS [174]
	Menthol	Verzögert den Abbau von Nikotin [123]
Geschmackskorrigenzien (werden benötigt zur Verbesserung des Nikotingeschmacks)	Zucker	Verbessert den Geschmack insbesondere durch die Zucker-Ammonium-Reaktion [175] im Sinne eines milden und natürlichen Rauchgeschmacks
	Süßholz	Zusatz zum Zucker zur Verbesserung des Rauchgeschmacks (gereifter, nach Holz) [176]
	Schokolade	Harscher Tabakgeschmack wird durch Spuren von Schokolade abgerundet
	Kakaobutter	Mindert die Strenge des Tabakrauchs [177]
Zusätzliche Gifte	Cumarine	Starke Aromastoffe, wirken aber Leber schädigend
	Acetaldehyd	Mutagen, embryotoxisch, erzeugt Tumoren im Respirationstrakt
	Furfural(acetat)	Mutagen, wirkt mit Benzo(a)pyren synergistisch kanzerogen
	Maltol	Nur in vitro mutagen wirkend
	Eugenol	Als Phenol unsichere kanzerogene Wirkung [178], Tests erforderlich!
Stoffe, die den Nebenstromrauch verändern	Natriumacetat	Im Zigarettenpapier für Trikaliumcitrat, damit verminderter Nebenstromrauch durch das Papier dringt [179]
	Calciumhydroxid	Weniger irritierend für Nichtraucher nach Imprägnation des Zigarettenpapiers [180], milderer Geruch

Tabelle 3.6. Zusatzstoffe zum Zigarettentabak [99]

Zusatzstoffe		Ungefähre Zusatzmenge (mg/g Tabakmischung)
Fermentierungsmittel	Zucker	0–25
	Lakritze	0–10
	Kakao	0–10
Befeuchtungsmittel	Glycerin	0–25
	Propylenglykol	0–20
	Triethylenglykol	0–10
Aromastoffe	Aromagemisch[a]	0–2
	Menthol	0–4,5

[a] Das Aromagemisch einer Tabakmischung besteht aus etwa 100 Stoffen.

Tabelle 3.7. Auswahl von Stoffen, die den Nebenstromrauch von Zigaretten beeinflussen [92]

Reduzierend wirkend auf	Zusatzstoffe	Dokument[a]
Geruch	Acetylpyrazin, Anethol, β-Caryophyllen, Cedrol, Furaneol, Limonen, p-Anisaldehyd, Phenylalkohol, Vanillin	200130448 (PM)
Irritation	Aluminiumsulfat, $(NH_3)_2SO_4$, NaH_2PO_4	566001816 (BW)
	„XLF-636"	505005495 (BW)
Sichtbarkeit	Aluminium-Sol-Gel, $MgCO_3$, H_3PO_4, $K_2P_2O_7$	2020288104 (PM)
	$CaCO_3$, Na_2CO_3	2022177532 (PM)
	$CaCl_2$, Zitronensäure, MgO, Kaliumacetat, Kaliumcitrat	1003638777 (PM)
	Glutarsäure, Malonsäure, Hydromagnesit	2020326633 (PM)
	Phosphat, Malonsäure	2021354113 (PM)
	„Studio 26 blend", „XTH Studio blend"	2020397399 (PM)
Raumverteilung	$Na_2\,Mg(CO_3)_2$	2022939206 (PM)
	Ammoniumalginat plus Kaliumsuccinat	575103432 (BW)
	Natriumcarboxymethylcellulose plus Kaliumcarboxylaten	608002369 (BW)

[a] Bates-Dokument der Tabakindustrie

BW Brown & Williamson, *PM* Philip Morris

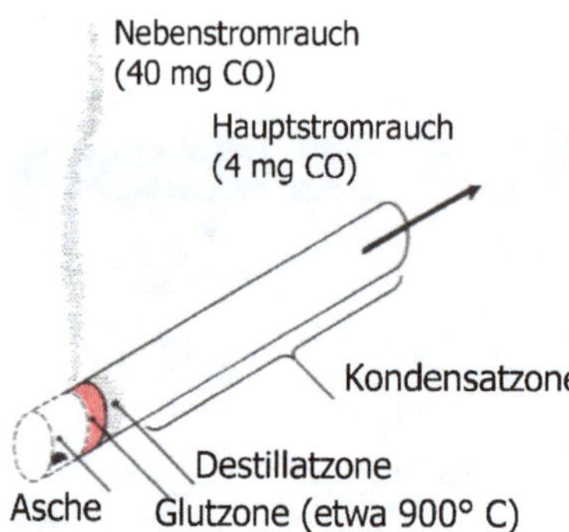

Abb. 3.1. Schematische Darstellung des Abbrands einer Zigarette. Haupt- und Nebenstromrauch unterscheiden sich schon durch die Temperaturen bei ihrer Entstehung und auch durch die Zusammensetzung der Schadstoffe (vgl. CO-Gehalt einer Zigarette)

Seit mehr als fünf Jahrzehnten gilt dem Teergehalt von Zigaretten ein erhebliches Interesse. Die Tabakindustrie hat erkannt, dass Teerinhaltsstoffe, wie sie auch durch die Verbrennung des Tabaks im Haupt- und Nebenstromrauch einer Zigarette entstehen, äußerst gesundheitsschädigend sind. Seit den 50er-Jahren arbeitet sie an der Verminderung des Teergehaltes (Abb. 3.2). Darüber hinaus sollten die Freisetzung des Nikotins beim Rauchvorgang erhöht und der Nikotingehalt reduziert werden (Abb. 3.3). So konnte der Teergehalt der US-amerikanischen Zigaretten von 38 mg auf < 12 mg verringert werden [11, 12]. Ihr Nikotingehalt beträgt derzeitig 0,95 mg. In Großbritannien wurde der Teergehalt analog reduziert, die Nikotinmenge jedoch auf einen höheren Wert eingestellt [13].

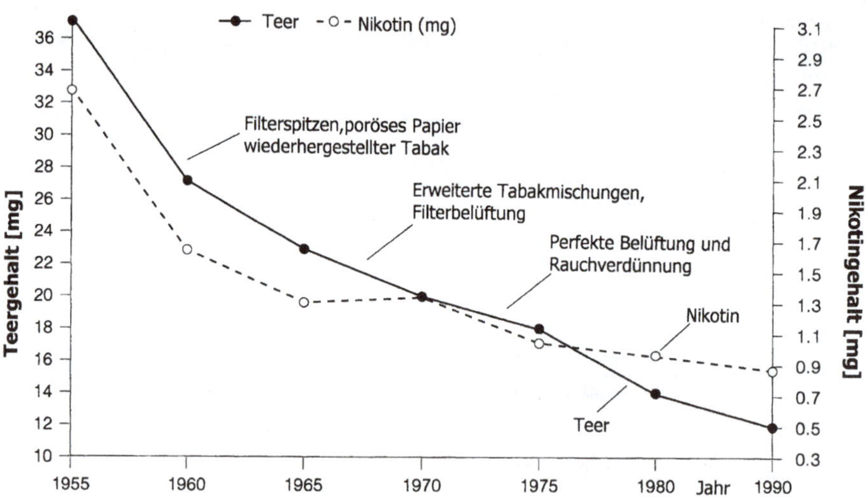

Abb. 3.2. Teer- und Nikotingehalt von amerikanischen Zigaretten im Laufe der Jahre 1955–1990 und Maßnahmen zur Minderung des Teergehaltes. Nach Angaben der Zigarettenindustrie [12, 16]

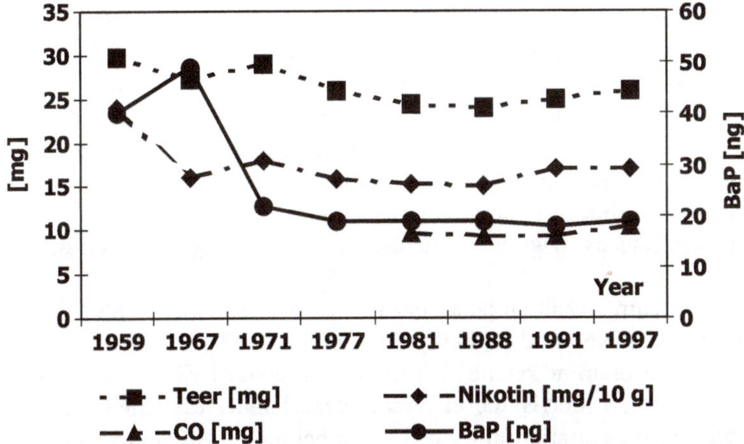

Abb. 3.3. Veränderungen des Teer-, Nikotin-, CO- und Benzo[a]pyren- (BaP-) Gehaltes von filterlosen US-Zigaretten während der Jahre 1959–1997 [11]. Der Nikotingehalt bezieht sich auf 10 g Tabak

3.2 Veränderungen an der Zigarette

Die Tabakindustrie hat in den vergangenen vier Dezennien zahlreiche Veränderungen an der Zigarette vorgenommen:

- Änderung der Zigarettenlänge,
- Änderungen der Papierqualität: Verzögerung der Abbrennqualität der Zigarette und des Papiers durch eine vermehrte Nutzung von porösem Papier (Behandlung des Papiers mit Natriumcitrat und Kaliumacetat) [14],
- Einbau moderner Filter in die Zigaretten [15],
- Einführung von Aromastoffen in den Tabak (Terpenoide, Pyrrole, Pyrazine),
- Einführung neuer Tabakmischungen mit herabgesetztem Tabakvolumen bei erhöhtem Nikotingehalt [16],
- Optimierung von Herstellungstechniken (z. B. Glycerol und Propylenglykol zur Befeuchtung des Tabaks geeigneter als Diethylenglykol und Sorbit usw.) [17].

Die Dimensionierung von Filtern war bedeutsam für die teilweise Entgiftung des Hauptstromrauchs der Zigarette: Kohlefilter reduzierten den Gehalt von zilientoxischen Stoffen (Cyanid, Formaldehyd, Acrolein, Acetaldehyd) bis zu 66% [18–20] und waren den Celluloseacetat-Filtern überlegen. Durch die Kombination beider Filter wurden noch bessere Ergebnisse für die Absorption von Schadstoffen (z. B. flüchtige Phenole und Nitrosamine) aus dem Hauptstromrauch erzielt [21–23]. Der Kohlenmonoxid- (CO-)Gehalt der Exspirationsluft wird mit einer Halbwertszeit von 78–277 min über den Respirationstrakt abgeatmet.

Durch die Porosität des Papiers wurde die Inhalation verschiedener Gase durch die Abdiffusion nach außen reduziert (Wasserstoff, Stickstoffmonoxid, CO, Kohlendioxid, Methan, Ethan, Ethylen), während die Diffusion von Stickstoff (N_2) und Sauerstoff (O_2) in den Tabak erhöht wurde [16]. Die Reduktion von Nitroxiden im inhalierten Rauch verringert die Bildung tabakspezifischer N-Nitrosamine [24].

Wird die Filterventilationszone an einer Rauchmaschine abgedeckt, erhöht sich die Rauchausbeute in einem nicht linearen Maße [25]. Der Raucher kann sein Rauchverhalten durch Abdecken dieser Filterzone modifizieren. Auch der CO-Gehalt des inhalierten Rauchs steigt durch die teilweise Abdeckung der Poren in der Filterzone [26].

Untersuchungen zum Gehalt an tabakspezifischen Nitrosaminen (TSNA), z. B. N-Nitrosonornikotin (NNN) und 4-(Methylnitrosamino)-1-(3-pyridyl)-1-butanon („nicotine-derived nitrosamine ketone", NNK), in mehreren Marlboro-Zigarettensorten der Firma Philipp Morris, die in verschiedene Länder exportiert werden, ergaben erhebliche Konzentrationsunterschiede, wobei die im Ausland verkauften USA-Sorten signifikant höhere TSNA-Werte aufwiesen als die in den jeweiligen Ländern hergestellten Zigaretten [27].

Bisher wurde die Frage des Vorkommens bakterieller Endotoxine als aktive Komponenten des Zigarettenrauchs vernachlässigt [28]. Mithilfe der LAL-Technik („*Limulus* amebocyte lysate") wurde der Lipopolysaccharid- (LPS-)Gehalt von Zigaretten, deren Filtern sowie im Haupt- und Nebenstromrauch gemessen. Des Weiteren erfolgte eine Untersuchung der Plasmazytokine (TNF-α, IL-6) bei Rauchern. Sowohl in den Light-Zigaretten, in den Filtern sowie im Haupt- und Nebenstromrauch wurden Lipopolysaccharide nachgewiesen, während sich im Blut von Rauchern die gleichen LPS-Konzentrationen wie bei Nichtrauchern zeigten.

Es wird aber angenommen, dass der tägliche Genuss einer Schachtel Zigaretten dieselben gesundheitlichen Schäden wie bei Arbeitern in der Baumwollindustrie (Staub bei der Textilherstellung) nach einem Arbeitstag auslöst und dass darüber hinaus die freigesetzten LPS auch für die Ausbildung chronischer Lungenerkrankungen (chronische Bronchitis) mit verantwortlich zeichnen [28].

Des Weiteren kommt Aflatoxin B1, ein Metabolit von *Aspergillus flavus*, im Tabak vor, welches auch in den Haupt- und Nebenstromrauch übergeht [29]. Dabei wird neuerlich bestritten, dass das Toxin unverändert die Pyrolyse übersteht [30].

3.3 Nikotin und Abhängigkeit

Die Sucht erzeugenden Wirkungen von Nikotin waren innerhalb der Tabakindustrie bereits 1963 bekannt [31], wurden aber bis 1980 der Öffentlichkeit gegenüber geleugnet, weil das gleichzeitige Eingeständnis der Krebs und Sucht erzeugenden Wirkungen des Zigarettenrauchens nicht vertretbar gewesen wäre [32]. In Rattenversuchen konnte nachgewiesen werden, dass nur ein Teil der Tiere vom Tabakrauch abhängig wurde. Die Abhängigkeit erzeugende Wirkung wurde mit der Geschwindigkeit des Anflutens von Nikotin in das Zentralnervensystem in Zusammenhang gebracht [33–35].

Die Tabakindustrie propagierte die Entwicklung von „teer- und nikotinarmen Zigaretten“ (s. Abb. 3.2), quasi im Sinne einer zunehmenden Sicherheit des Rauchers [36]. Damit sollte ein neuer Markt mit verbesserten und „gesünderen“ Zigaretten eröffnet werden [36].

Bei Verwendung von Zigaretten mit unterschiedlichem Nikotingehalt (0,1 mg, 0,2–0,8 mg bzw. 0,9–2,4 mg) wurde an starken Rauchern keine Dosisabhängigkeit zwischen dem Cotinin im Urin und der Zahl der gerauchten Zigaretten nachgewiesen, wenn mehr als 20 Zigaretten pro Tag geraucht wurden, während sich bei den durch Rauchmaschinen beurteilten Zigaretten (0,1 mg) eine deutliche Abhängigkeit zeigen ließ [37]. Die Beziehungen zwischen der Cotininkonzentration im Urin und dem Nikotingehalt der Zigaretten waren ebenfalls nur bei den 0,1-mg-Zigaretten nachzuweisen, wobei der Punktwert im Fagerström-Test für Nikotinabhängigkeit (FTDN, s. Kap. 4) hier linear anstieg, nicht jedoch bei den stärkeren Zigarettensorten. Der FTDN-Wert war sogar unabhängig von der Stärke der gerauchten Zigarette, wenn er zwischen 7 und 10 Punkten lag und damit für einen höheren Abhängigkeitsgrad sprach [37]. Diese Daten belegen des Weiteren, dass die an Zigaretten gemessenen ISO-Werte wenig über das Verhalten des Rauchers aussagen, da ein großer Teil der Raucher abhängig ist [37].

3.3.1 Die Zigarette als Vehikel zur Nikotinfreisetzung

Die Tabakindustrie sah ein entscheidendes Ziel ihrer Forschungsarbeiten darin, das aus dem Tabak freigesetzte Nikotin in Form der freien Base für den Raucher zu steigern, wobei dem pH-Wert des Tabaks eine wichtige Funktion eingeräumt wird. Nikotin liegt pH-abhängig in einer di- bzw. monoprotonierten Salzform bzw. als Base vor [38]. Erstere ist die gebundene ($pK_1 = 3{,}02$), letztere die frei verfügbare Form ($pK_1 = 8{,}02$; Abb. 3.4).

Dennoch wird Nikotin in drei Formen aufgenommen:

1) als Salz aus der Partikelphase
2) als freie Base in der Partikelphase und
3) als freie Base in der Gasphase.

Für lange Zeit galt das Verhältnis 2):3) als bedeutsam für die Wirkung [39]. Durch Verschiebungen des pH-Werts des Zigarettentabaks sollte ein zusätzlicher Kick erreicht werden [40, 41]. Die freie Form penetriert biologische Membranen sehr schnell und umfassend, während die gebundene sehr viel langsamer und weniger vollständig transportiert wird. Der Tabakindustrie wurde dieses Verhalten von freiem Nikotin sehr schnell bewusst, weil damit die Nikotinbase das Gehirn sehr viel schneller erreicht [42]. Je höher der pH-Wert liegt, desto größer ist die Menge von extrahierbarem Nikotin [43]. Die pH-Werte des Zigarettenrauchs betragen 6,5–7,0, wobei Nikotin bevorzugt in den Lungen resorbiert wird. Die Aufnahme des Nikotins aus dem alkalischen Rauch der Zigarre erfolgt dagegen bevorzugt im Mund, was nicht zuletzt schon wegen der größeren Nikotinmengen sinnvoll ist [44]. Die Resorption der beiden optischen Isomere des Nikotins unterschied sich nach

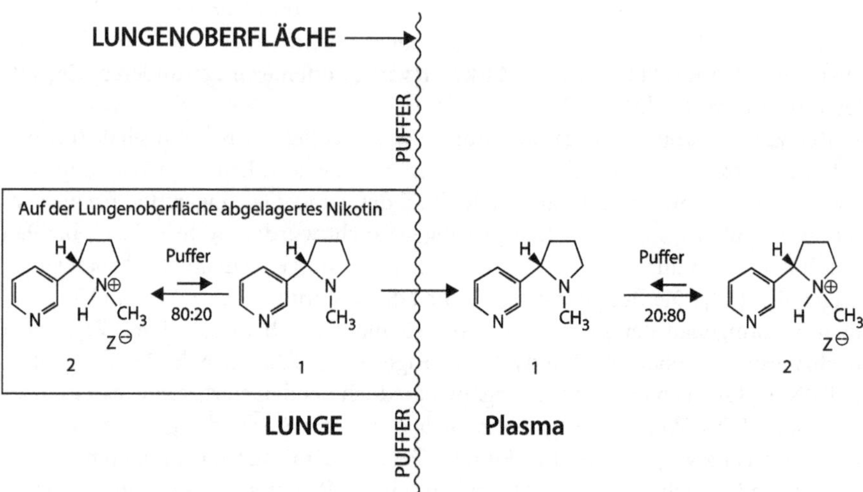

Abb. 3.4. Schematische Darstellung des Transports von Nikotin von der Lungenschleimhaut in das Blutplasma durch die schnellen, pH-abhängigen Konformationsänderungen (pH = 7,4) [187]

Untersuchungen mit Testzigaretten (2R1 und TS1) nicht (10,15 vs. 10,65%, D- vs. L-Form). Im Hauptstromrauch der Zigaretten waren auch keine Unterschiede zwischen den Konzentrationen beider Isomere festzustellen [45].

Da der Raucher mit seinen Zügen die Freisetzung von Nikotin regulieren kann, wird die Zigarette auch für die Tabakindustrie zu einem interessanten Modell für die Freisetzung eines Wirkstoffs [46]. So initiierten die Hersteller Arbeiten im Sinne einer minimal wirksamen Nikotindosis pro Zigarette und einer Verbesserung der Nikotinwirkung durch Zusatzstoffe, pH-Wert-Änderungen u. ä. [46]. Beabsichtigt war auch eine verstärkte Abhängigkeit erzeugende Wirkung. Nikotin und auch die Zigarette wurden als Arzneimittel bzw. Arzneimittelzubereitung betrachtet [47]. Daher äußerte die Tabakindustrie (RJR) bereits 1972 [48]: „Unser Geschäft basiert auf dem Design, der Herstellung und dem Verkauf von attraktiven Dosierungsformen des Nikotins." Die Zigarettenproduzenten betrachteten nunmehr die Herstellung und den Vertrieb ihrer Waren als Nikotinfreisetzungsprodukte [49, 50]. Der Rauch wurde als optimales Vehikel für Nikotin und die Zigarette als optimaler Dispenser für Rauch angesehen [51]. Die Food and Drug Administration (FDA) selbst war daran interessiert, Tabak mehr als Nahrungs- und Genussmittel und weniger als Arzneimittel einzuordnen [52].

3.3.2 Modifikationen der Nikotinfreisetzung

Die erhöhte Freisetzung von Nikotin und die Effektivitätssteigerung seiner Wirkung waren oberste Ziele der Tabakindustrie in den 80er-Jahren [53], wobei auch der Zusatz von Nikotin zum Zigarettentabak erwogen wurde [54]. Die Hersteller investierten sehr viel Arbeit in die Optimierung der Nikotinfreisetzung, indem sie die Verfügbarkeit von Nikotin aus der Zigarette durch Änderungen der Tabakgemische, Zigarettengröße, Filter, Ventilation, Papierporosität, Zusatzstoffe sowie des Verhältnisses von Tabakschnitt zu Tabakgewicht pro Zigarette modifizierte. Die Rauchentwicklung wurde vorübergehend durch Zusatz von Freon, aus welchem beim Verglühen Phosgen entsteht, „verbessert" [53]. Darüber hinaus gab es Versuche, zusammen mit gentechnologischen Verfahren durch Variation der Tabakgemische bzw. durch Änderungen der Düngung [55] den Nikotingehalt des Tabaks bei unverändertem Teergehalt zu erhöhen [56]. Durch zusätzliche Düngung der Felder wurden die Konzentrationen des bevorzugt in den Wurzeln gebildeten Nikotins in den unteren Blättern der Tabakpflanze um 10–35% erhöht [57]. Allerdings wurde damit auch der Gehalt der tabakspezifischen Nitrosamine in den oberen Blättern der Tabakpflanze gesteigert [58]. Er korrelierte linear mit der auf das Feld aufgebrachten Stickstoffmenge [59].

Da durch ungebundenes (freies) Nikotin (als Ammoniumion) sehr viel schneller physiologische Effekte zu erwarten sind als durch gebundenes (als Ammoniumchlorid), ist der Rauch bei einem hohen pH-Wert mehr mit Nikotin angereichert. Der Nikotingehalt des Zigarettenrauchs kann also als Maß für die Stärke der Zigarette gelten [60], weil dann eine schnellere Absorption zu erwarten ist [61].

Eine erhöhte Nikotinanflutung war zu erreichen durch

- einen erhöhten Gehalt an Burley-Tabak im Tabakgemisch,
- die Verminderung der für den Tabak genutzten Zuckerhülle,
- die Verwendung von Alkalien – insbesondere von Ammoniumverbindungen – für die Tabakmischung,
- den Zusatz von Nikotin zum Tabakgemisch,
- Entfernen von Säurebestandteilen aus dem Tabak,
- den Einsatz spezieller Filtersysteme, welche die Entfernung von Säuren und die Zugabe von Alkalien zum Hauptstromrauch ermöglichen, sowie
- die Verwendung von Filtersystemen, welche die inhalierte Luft stark verdünnen [62].

3.3.3 Erhöhung der Nikotinabhängigkeit durch Ammonium und pH-Manipulation

Beim Zigarettenrauchen wird die freie Nikotinbase in den Lungenalveolen resorbiert. In den Partikeln des exhalierten Hauptstromrauchs war vielfältig Nikotin nur noch spurenweise anzutreffen. Durch Zugabe von Ammoniumsalzen wurde die Intensität der Nikotinzufuhr noch erhöht [63]. Gleichzeitig waren die Messungen von Teer und Nikotin in den Rauchmaschinen der Federal Trade Commission (FTC) nicht mehr repräsentativ, weil sich das Verhältnis von freiem zu gebundenem Nikotin nicht bestimmen ließ. Auch die gemessenen Teerwerte waren niedriger als in der Realität (Tabelle 3.8, 3.9) [64, 65]. Die FTC-Apparaturen „inhalierten" in gleichen Zeitabständen konstante Rauchvolumina, während der Raucher individuell seine Rauchtiefe und -frequenz steuert.

Tabelle 3.8. Deklarierter Teer- und Nikotingehalt von zwei Zigarettensorten sowie Effekt des zunehmenden Verschlusses der seitlichen Filteröffnungen beim Rauchen (gemessen mit der Zigarettentestmaschine Filtrona SM 400) [167]

Blockierung des Filters	Silk Cut Ultra		Marlboro Light	
	Teer (mg)	Nikotin (mg)	Teer (mg)	Nikotin (mg)
Deklariert auf der Packung	1,0	0,1	6,0	0,5
Rauchen ohne Blockierung	1,4	0,16	6,3	0,54
Rauchen mit halber Blockierung	4,5	0,56	7,6	0,62
Rauchen mit voller Blockierung	12,3	1,21	10,5	0,77

Tabelle 3.9. Deklarierter Teergehalt einiger Zigarettensorten (mg/Zigarette) und mit dem ISO-Verfahren bestimmter Wert (Rauchmaschine), dem realistischen Wert nach Inhalation des Zigarettenrauchs gegenübergestellt [168, 169]

Teergehalt verschiedener Zigarettensorten	Deklaration auf der Packung (mg)	Standard-ISO-Test (mg)	Realistischer „Rauchtest"(mg)
DuMaurier King Size	15	15,2	36,9
DuMaurier Light King Size	12	14,4	38,25
Player's Regular	16	16,5	37,2
Player's Light King Size	13	13,7	33,3
Player's Extra Light Regular	11	11,8	31,4
Matinee Extra Mild King Size	4	4,7	26,0
Rothmans King Size	15	15,8	34,2
Export A Regular	16	15,0	34,0
Export A Light Regular	13	13,0	28,0

Der Raucher raucht eine nikotin- bzw. teerarme Zigarette ganz anders als eine herkömmliche [66], was auch aus ersten medizinischen Erkenntnissen hervorging [67]. Werden Rauchern verschiedene Zigarettensorten angeboten, dann sind sie in der Lage, sich über die Frequenz der Züge und die Inhalationstiefe eine etwa gleiche Nikotindosis unabhängig vom Nikotingehalt der Zigarette zu „verschaffen" [66]. Mit der Ammoniumtechnologie konnten die in den Rauchapparaturen gemessenen Nikotinwerte nach unten manipuliert werden und dennoch erreichte der Raucher den von ihm erwarteten Kick. Entscheidend war der Befund, dass mit zunehmender Alkalisierung des Hauptstromrauchs die Anflutung des Nikotins im Blut (und damit das Erreichen des Kicks) um so schneller einsetzte. Die Tabakindustrie deklarierte die zugefügten Ammoniumsalze als Geschmackskorrigenzien und nicht als Zusatzstoffe für die Steigerung der Nikotinwirkung. Unter diesem Aspekt kann man nicht ernst genug gegen diese pH-Manipulationen angehen.

3.4 Vermarktung von Zigaretten mit einem „verminderten" Gesundheitsrisiko

Der Tabakindustrie fiel relativ schnell auf, dass Light-Zigaretten in anderer Form als herkömmliche geraucht wurden, wie auch beim Vergleich der Rauchgewohnheiten mit denen einer Rauchmaschine zu erkennen war [68]. Die Light-Zigarette war ein Grund, warum die Abhängigkeit erzeugende Nikotinwirkung von den Zigarettenherstellern immer wieder lautstark bestritten wurde (vgl. Kap. 16) [69]. Der abhängige Raucher erfasste das veränderte Freisetzungsverhalten von Nikotin aus den neuen Zigaretten sofort. Zigaretten mit einem erniedrigten Nikotingehalt wurden tiefer inhaliert, um zur gleichen Nikotindosis zu kommen, wobei auch die Tiefe, mit der das Mundstück zwischen den Lippen gehalten wurde, Unterschiede aufwies. Interessanterweise gab es auch Unterschiede in der Häufigkeitsverteilung der oralen Eintauchtiefe bei Rauchern verschiedener Nationen (Abb. 3.5).

In vielen Fällen, insbesondere unter Stresssituationen oder bei verändertem psychischen Befinden, werden entweder stärkere Zigaretten benutzt oder zwei und mehr Zigaretten in unmittelbarer Folge geraucht [70]. Derartige Beobachtungen wurden mit der Marke Marlboro Light gemacht [71]. Tatsächlich waren Untersuchungen mit den sog. Light-Zigaretten mehrfach Gegenstand von Publikationen [13, 72–74]. Die gesundheitlichen Folgen beim Langzeitgebrauch dieser Zigaretten waren noch nicht abzusehen, zumal diese mit größerer Intensität, tieferer Inhalation und größeren In- und Exhalationsvolumina geraucht wurden [75]. Ein großer Teil der Raucher bemerkte nicht, dass Light-Zigaretten Löcher im Filter für eine bessere Ventilation besitzen bzw. besaßen (z. B. die Marke Winston Red) [76–79]. Die Tabakindustrie argumentierte inoffiziell in der Form, dass mit zunehmendem Abbrand der Zigarette die Löcher verstopfen und damit die Freisetzung von Nikotin ansteigt [80].

Inzwischen dürfen die Hersteller auch in Deutschland keine Werbung mit diesen Zigarettensorten in dem Sinn betreiben, dass aus ihrem Gebrauch ein geringeres Schädigungsmuster für die Gesundheit resultiert.

Die Tabakindustrie versucht mit allen Kräften, auch über die Besprechung technischer Fragen der Herstellung von Zigaretten dem Käufer plausibel zu machen, dass die Zigarette heutzutage ein geringeres Risiko darstellt als in früheren Jahren. So wurde auf die Installation des Filters an der Zigarette hingewiesen [81] und immer wieder das geringe Gesundheitsrisiko dieses Produktes angeführt. Die Hersteller sprachen aber niemals klar aus, wo denn das eigentliche Gesundheitsrisiko für den Konsumenten liegt. Sie verweisen allenfalls darauf, dass die neueren „nikotin- und teerarmen“ Zigaretten (Light- und Ultralight-Zigaretten) „gesünder“ als herkömmliche seien [72] (s. Tabelle 3.9). Aufgrund derartiger Aussagen werden Light- und Ultralight-Zigaretten häufiger geraucht als herkömmliche Marken [36].

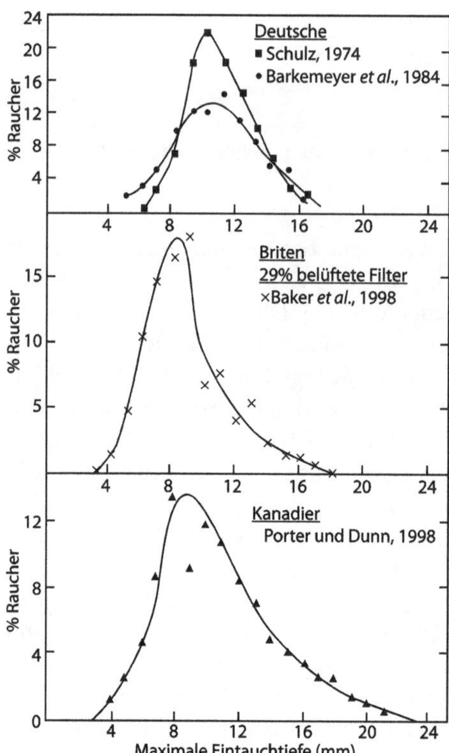

Abb. 3.5. Häufigkeitsverteilung der Eintauchtiefe des Mundstücks bei Rauchern verschiedener Nationen [25, 188, 189]

Die tatsächlichen Schadstoffkonzentrationen (CO, Benzo[a]pyren) sind inzwischen bekannt (Tabelle 3.10) und die Industrie musste ihre Bewerbung dieser Zigarettensorten mit dem Slogan von der „gesünderen Zigarette" inzwischen aufgeben. In einem Modell wurden Überlegungen darüber angestellt, inwieweit sich „sichere" Zigaretten positiv auf die Gesundheit der rauchenden Bevölkerung auswirken könnten [82]. Eine entscheidende Schlussfolgerung scheint zu sein, dass mit derartigen „Unternehmungen" das Rauchen noch attraktiver befunden und der Tabakverbrauch ansteigen würde – abgesehen davon, dass ein leichter Gesundheitsgewinn entstehen könnte [82].

In der Absicht, die Nikotinabhängigkeit zu minimieren, wurden Zigaretten mit einem erniedrigten Nikotingehalt aus einer genetisch veränderten Tabakpflanze hergestellt [83], die auch geringere Mengen an Nitrosaminen beim Rauchen freisetzen [83, 84]. Die Nikotinaufnahme beim Rauchvorgang war abhängig vom Filter, jedoch scheinen diese Zigaretten das Rauchverhalten dissonanter Raucher zumindest unter Studienbedingungen günstig zu beeinflussen [85].

Inzwischen sind mehrere dieser Zigarettensorten vorgestellt und teilweise auch erprobt worden. Die Tabakindustrie selbst hat zu diesen Entwicklungen besorgniserregend reagiert. Patrick Sheehy, seinerzeitiger Geschäftsführer von British Ameri-

Tabelle 3.10. Schadstoffgehalt verschiedener Zigarettenmarken (gemessen 2000) [186]

Schadstoff pro Zigarette	Camel 83 CP	Marlboro FF 100 CP	Old Gold LT 84 SP	Salem UL 85 M SP
FTC Nikotin (mg)	1,14	1,2	0,74	0,46
FTC Teer (mg)	15,3	15	9,2	5
FTC CO (mg)	13,1	13,5	10,7	6,7
Benzo[a]pyren (ng)	10,69	9,88	6,05	4,58
Formaldehyd (μg)	16,9	10,3	11,3	5,3
Acrolein (μg)	100,7	93,2	68,7	33,5
Hydrochinon (μg)	68,92	63,85	42,74	23,38
Phenol (μg)	21,02	16,18	8,84	5,65
NNN (ng)	184	177	96	54
NNK (ng)	131	119	79	46

FTC Test der Federal Trade Commission, *NNN* N-Nitrosonornikotin, *NNK* 4-(Methylnitrosamino)-1-(3-pyridyl)-1-butanon.

can Tobacco (BAT) meinte: „Jeder Versuch, eine „sichere“ Zigarette zu entwickeln, kann uns logischerweise so ausgelegt werden, dass wir die gegenwärtigen Produkte für unsicher halten, – und das ist nicht die Position, die wir einnehmen sollten“ [86]. Die Rechtsberater der Tabakfirmen selbst untersagten den Verkauf dieser neuen „Zigaretten“ mit den Argumenten, dass der Verbraucher annehmen könnte, die bisher verkauften Zigaretten seien weniger sicher, und dass sich daran Haftungsklagen anschließen könnten. Auf dem Testmarkt sind dennoch einige Produkte erschienen:

- Omni (Vector/Liggett): Die Konzentrationen an toxisch wirkenden Inhaltsstoffen des Rauchs einschließlich der polyzyklischen aromatischen Kohlenwasserstoffe wurden erniedrigt [87].
- Advance (Brown & Williamson): Im Rauch wurden die Konzentrationen von mehr als 40 toxischen Substanzen, u. a. Blausäure, Benzol und Formaldehyd verringert [88].
- Eclipse (USA) bzw. Hi-Q (Deutschland), beide von R.J. Reynolds: Beworben wurde vorerst nicht eine geringere gesundheitsschädigende Wirkung, sondern die bessere Verträglichkeit für den Passivraucher. Eclipse war als eine neuartige „Inhaliervorrichtung“ für Nikotin anzusehen [89]. Trotz der nachgewiesenen entzündlichen Veränderungen am Respirationstrakt und den erhöhten CO-Werten bei weitgehend unverändertem Nikotingehalt wurde das Produkt starken und mit Risikofaktoren behafteten Rauchern empfohlen, wenn sie nicht mit dem Rauchen aufhören wollten [90]. Die Verbrennungsprodukte des Tabaks und die Aufnahme mit dem Haupt- und Nebenstromrauch wurden um 80–90% reduziert [91].

3.5 Tabakzusatzstoffe

In den 50er- bis in die 70er Jahre wurden die den Zigaretten beigemischten Zusatzstoffe unter Verschluss gehalten und waren nur durch das Studium von Patenten zu erkennen. Nach einem Gerichtsurteil folgten Studien der zwangsweise ins Internet (http://www.pmdocs.com, http://www.rjrtdocs.com, http://www.bwdocs.com, http://www.lorillarddocs.com) zu stellenden Geheimdokumente, die von den vier wichtigsten Tabakproduzenten stammten und von kritischen Wissenschaftlern aufgearbeitet wurden [92]. Die Tabakindustrie stellte sich dann zwei Hauptziele der Forschung: verringerte Sichtbarkeit des Nebenstromrauchs und Verringerung des „Tabakgestanks" vor allem für den Nichtraucher. Nicht einbezogen wurden die durch „environmental tobacco smoke" (ETS) verursachte Streuung von Partikeln bzw. die Toxizität von ETS, der vor allem primär den Nervus trigeminus irritiert [92].

In den 80er-Jahren erstellten US-amerikanische Zigarettenfirmen eine Liste von 599 den Zigaretten beigemengten Zusatzstoffen, die 1986 dem Office of Smoking and Health übergeben wurde. Seinerzeit unterzogen Toxikologen die Zusatzstoffe vor und nach der Pyrolyse einer chemischen und biologischen Analyse. Die Liste wurde abschließend veröffentlicht [10, 93]. Hieraus war erkennbar, dass zahlreiche Zusatzstoffe auch in der Tabakpflanze vorkommen. Somit enthielt die Liste auch natürlich vorkommende Öle, Harze bzw. Extrakte natürlich vorkommender Produkte.

Zur gleichen Zeit erstellte und realisierte die Tabakindustrie groß angelegte Forschungsprojekte, welche die Sichtbarkeit und das Aroma des Nebenstromrauchs (Stealth, Philip Morris), seine Sichtbarkeit (COSMOS, Philip Morris), die Sichtbarkeit der Rauchemission (Aquarius, Brown & Williamson) bzw. die Verbesserung des Aromas (YW, „young women", RJ Reynolds; Ambrosia, Philip Morris) betrafen [92].

In der EU werden über 600 Zusatzstoffe bei der Herstellung von Tabakwaren verwendet (s. Tabellen 3.5, 3.6), die bis zu 10% des Gewichts einer Zigarette ausmachen dürfen. Obwohl diese Zusatzstoffe toxikologisch getestet werden, ist unklar, welche Auswirkungen sie auf das Rauchverhalten haben: Wenn ein solches Produkt nach dem Zusatz zum Tabak zur beschleunigten Abhängigkeit führt oder das frühere Rauchverlangen begünstigt bzw. das gesteigerte Rauchverlangen initiiert, dann ist das ein erhebliches Problem [94]. Bei einer jährlichen Mortalität von über 1 Mio. Rauchertoten kann der Zusatz einer Chemikalie zum Tabak bereits durch eine 1%-ige Steigerung den vorzeitigen Tod von Hunderten oder Tausenden von Rauchern nach sich ziehen. Insofern sind die Zusatzstoffe für Tabakwaren von erheblichem öffentlichen Interesse.

In den USA und in Deutschland werden dem Tabak vor der Herstellung der Zigarette Stoffe zugesetzt, um das Aroma, den Geschmack und den Feuchtigkeitsgehalt des Zigarettentabaks zu verbessern. Demgegenüber werden in Kanada, Australien und Großbritannien Zusatzstoffe nur in sehr begrenztem Umfange verwendet – auch unter der Annahme, damit die Toxizität der Zigarette möglicherweise zu erniedrigen. Während es in den USA keine Bestimmungen zur Deklaration von Ingredienzien in Zigarettentabak gibt, müssen in der EU diese Stoffe angegeben und den einzelnen Mitgliedländern mitgeteilt werden.

Vor über 30 Jahren war man sich nicht darüber einig, ob diese Zusatzstoffe toxisch wirken oder nicht [95]. Immer wieder wurde trotz der Herstellung von Zigaretten mit einem erniedrigten Teergehalt von der zusätzlichen Beimengung von Ingredienzien ausgegangen [96, 97]. Die Annahme der erhöhten Toxizität durch Zusatzstoffe wurde nach den Publikationen der Tabakindustrie nicht bestätigt [96, 98–100]. Analysen, die über 300 Ingredienzien berücksichtigten, zeigten keine Veränderung der biologischen Aktivität der Zigaretten in Bezug auf die Kanzerogenität, Mutagenität und Zytotoxizität, obwohl über verschiedene Zusatzstoffe Wissenslücken bestanden. Diese Analysen bezogen sich vor allem auf die von US-Firmen hergestellten Zigaretten. Auch die Firma Philip Morris vergab Forschungsarbeiten auf diesem Sektor, nach deren Ergebnissen die Toxizität des Tabakrauchs durch die Ingredienzien nicht erhöht wird [101–104].

Vor wenigen Jahren erschienene und von der Tabakindustrie initiierte Arbeiten beschäftigten sich ebenfalls mit Zusatzstoffen wie Menthol [105], Glycerol and Propylenglykol allein [106] und mit 172 Ingredienzien in sechs verschiedenen Kombinationen in Form von 13-Wochen-Inhalationsstudien an Ratten [107], wonach weder die Einzelstoffe noch die Kombinationen einen nachweisbaren Effekt des Hauptstromrauchs auf das Verhalten der Tiere hatten. Acetaldehyd als potenziell Krebs erzeugender Stoff entsteht aus Zucker, aber ebenso aus den aus der Tabakpflanze stammenden Polysacchariden einschließlich Zellulose und erscheint im Hauptstromrauch [108, 109]. Er wird in vivo schnell verstoffwechselt, sodass angeblich keine größeren Mengen ins Zentralnervensystem gelangen.

Aus allen diesen Daten folgerten vor allem von der Tabakindustrie geförderte Arbeitsgruppen, dass die verwendeten Ingredienzien die Toxizität des Hauptstromrauchs nicht erhöhen, wie z. B. auch die der BAT nahe stehende Arbeitsgruppe nach umfangreichen Untersuchungen zur Toxizität, Genotoxizität [109–111] und Mutagenität (Ames-Test) [112] behauptete.

Etwa 600 Zusatzstoffe sind für die Beimengung in Tabakwaren erlaubt. Welche Produkte aber in welcher Zigarettensorte erscheinen, können nur die Tabakfirmen offenlegen. Nicht einmal die Europäische Kommission, der eine Aufsichtspflicht über die Tabakprodukte zukommt, kann Auskunft geben oder eine Aufklärung fordern.

Zusatzstoffe werden aus folgenden Gründen zum Tabak gegeben (s. Tabelle 3.5, 3.6) [113]:

- Der freie Nikotinanteil soll erhöht werden, weil damit der Kick gesteigert wird. Ammoniumverbindungen können diese Aufgabe erfüllen, weil sie die Alkalität des Rauchs und damit die Resorptionsgeschwindigkeit von Nikotin erhöhen; Kaliumcarbonat wirkt ebenfalls verstärkend auf den Kick [35].
- Die Bioverfügbarkeit im ZNS soll erhöht und gleichzeitig der herbe Tabakgeschmack abgemildert werden, so z. B. durch Menthol [114–116].
- Der Tabakgeschmack soll verbessert und das Produkt begehrenswerter gemacht werden.
- Süßstoffe und Schokolade werden beigemischt, um den Tabakgeschmack für Kinder und Erstnutzer angenehmer zu gestalten, Eugenol und Menthol werden

zugesetzt, um die schädigenden Effekte auf den Respirationstrakt zu „kaschieren".

- Kakao wird zur Bronchodilatation mit dem Ziel der tieferen Inhalation zugesetzt, sodass mehr Nikotin (und Teer) die Alveolen der unteren Lungenabschnitte erreicht.
- Weitere Zusatzstoffe werden angewandt, um den Geruch und das Aussehen des Nebenstromrauchs vorteilhafter erscheinen zu lassen, seine Gefährlichkeit zu maskieren und es so den Passivrauchern zu erschweren, sich gegen das Rauchen zu schützen (s. Tabelle 3.5, 3.6).

Verschiedene Zusatzstoffe wirken allein oder in Kombination mit anderen Zusatzstoffen toxisch, wobei auch durch den Verbrennungsvorgang pharmakologisch aktive oder toxische Produkte entstehen.

Stoffe, die den Tabak feucht halten, können bis zu 5% des Tabakgewichts in einer Zigarette ausmachen, so z. B. Glycerol, das zu zilientoxischem Acrolein und zu Propylenglykol umgebaut wird [117]. Propylenoxid wurde im Tabakrauch von Zigaretten nachgewiesen, die mit Propylenglykol behandelt worden waren [118]. Ethylenglykol wurde ebenfalls für die Befeuchtung von Zigarettentabak genutzt, jedoch entsteht bei der Verbrennung das kanzerogen wirkende Ethylenoxid, sodass seine Verwendung verboten werden musste [119]. Darüber hinaus waren Spuren von N-Hydroxyethylvalin-Hämoglobin im Blut von Rauchern (217–690 pmol/g Hämoglobin) feststellbar [120], während Nichtraucher anteilig sehr viel weniger (nur etwa 15%) aufwiesen.

Das Tabakaroma wurde durch tabakspezifische Terpenoide, Pyrrole und Pyrazine verstärkt [121, 122], jedoch durch Filterspitzen wiederum abgeschwächt. Weitere Modifikationen erfolgten durch Zusätze von Minze, Holz, Gewürzen, Früchten und Blütenessenzen (Cumarine), aber auch durch synthetische Stoffe [121, 122]. Zigarettenzusatzstoffe reduzierten auch die Perzeption von ETS [92].

Gesetzgeber und Verbraucher nahmen fälschlicherweise an, dass Zusatzstoffe die Akzeptanz der Zigaretten mit niedrigem Teergehalt erleichtern und damit auch die Gesundheitsrisiken reduzieren. Diese Zigaretten haben perforierte Filter, um die inhalierte Luft zu verdünnen. Aber Raucher erlernen sehr schnell, diese Löcher mit den Händen zu verdecken, um so entweder zu einer Regulierung der Nikotinzufuhr oder zur tieferen Inhalation zu kommen.

Obwohl Mentholzigaretten seit Jahrzehnten im Handel sind und sich bei zahlreichen Rauchern einer großen Beliebtheit erfreuen, ist die Funktion des ätherischen Öls lange Zeit ungeklärt geblieben. So rauchten Afroamerikaner zu 75% und Weiße nur zu 10–15% diese Zigaretten [123]. Abgesehen davon, dass einige Raucher der Ansicht waren, durch den Mentholzusatz eine „gesündere" Form des Rauchens zu pflegen, ist sicher, dass durch den Zusatz eine tiefere Inhalation sowie das längere Anhalten des Atems ermöglicht wird [114, 115]. Darüber hinaus wurden dem Menthol zahlreiche Eigenschaften (kühlende und anästhetische Wirkungen, Steigerung der respiratorischen Aktivität sowie zentralnervöser Aktivitäten) zugeschrieben [114], dessen Effekte unter Berücksichtigung der eingesetzten Dosis pro Zigarette genauer überprüft werden müssen.

Menthol könnte die Permeabilität für Nikotin durch die Bronchialschleimhaut und damit auch den Durchtritt zusätzlicher schädigender Agenzien erhöhen [123]. Des Weiteren wurde Menthol als eine Vorstufe für die Bildung von Kanzerogenen durch die Pyrolyse angesehen [124]. In einer vergleichenden Untersuchung an Rauchern konnte nachgewiesen werden, dass der Nikotingehalt im Plasma von Afroamerikanern nach dem Rauchen von Mentholzigaretten kurzfristig höhere Spiegel als nach normalen Zigaretten erreichte, während sich für Weiße keine Unterschiede ergaben (Abb. 3.6) [123]. Die weißen Raucher hatten darüber hinaus unter den Mentholzigaretten niedrigere Carboxyhämoglobin- (COHb-)Konzentrationen, während bei den Afroamerikanern keine Abweichungen festzustellen waren [123]. Das länger anhaltende Plateau der Nikotinplasmaspiegel bei den weißen Rauchern sprach für eine verzögerte Elimination des Alkaloids (bei einer leicht verlängerten Halbwertszeit) unter dem Einfluss von Menthol [123].

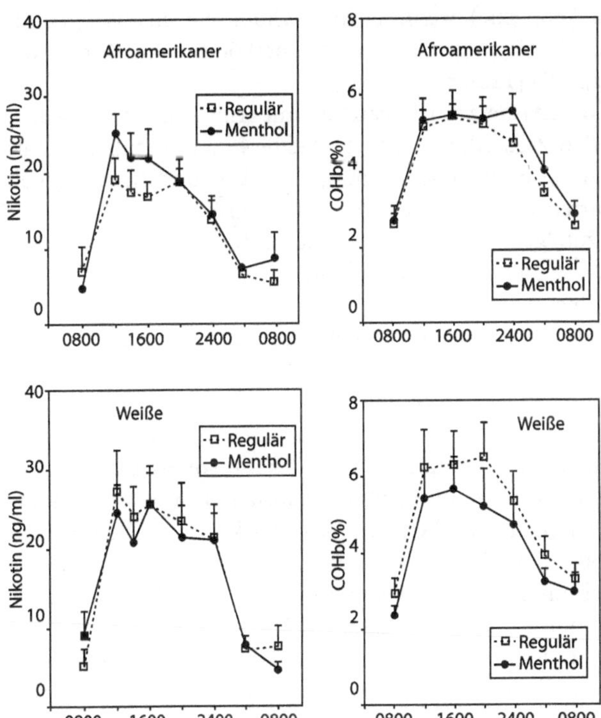

Abb. 3.6. Nikotinplasma- *(linke Reihe)* und Carboxyhämoglobin-(COHb)-Spiegel *(rechte Reihe)* während des Rauchens von 20 Zigaretten mit oder ohne Mentholzusatz. Daten von je 7 weißen Probanden und Afroamerikanern [115]

3.6 Zigaretten mit herabgesetztem Teergehalt

Wenn Zigaretten mit den Vermerken „light" und „ultralight" versehen werden, rechnet sich der Raucher verschiedene Vorteile aus: erniedrigter Teer- und Nikotingehalt, geringeres Gesundheitsrisiko und milderer Geschmack. Ein erheblicher Teil der Raucher glaubt, dass die „teerärmeren" Zigaretten weniger gefährlich sind als die regulären. Nach dem repräsentativen Urteil von Ultralight-Rauchern (45,7%), Light-Rauchern (32,2%) sowie Rauchern herkömmlicher Zigaretten (22%) verringern Ultralight-Zigaretten das Krebsrisiko [125]. Mit dem Begriff „light" verknüpften 12.371 Kanadier nach einer Befragung: „weniger Teer" (20,1%), „weniger Nikotin" (36,2%), „sicherer" oder „weniger abhängig machend" (3,2%), „milderer Geschmack" (6,7%) und „nichts" oder „Verkaufstrick" (14,1%). Ein großer Teil der Befragten konnte mit dem Begriff nichts anfangen (21,2%) [126]. Raucher wissen zumeist nichts über den Teer- und Nikotingehalt der von ihnen gerauchten Zigaretten und sie glauben, mit Light- (40%) und Ultralight-Zigaretten (60%) das Gesundheitsrisiko zu reduzieren [125, 127]. Im Rahmen anderer Befragungen wurden geringere Werte zu diesen Termini angegeben (s. auch [125]). Nach der kanadischen Befragung klagten sogar mehr Raucher über gesundheitliche Probleme (Emphysem, Asthma, Lungenkarzinom, Apoplexie), wenn sie von herkömmlichen auf Light-Zigaretten gewechselt hatten, als diejenigen, die bei den herkömmlichen Zigaretten geblieben waren (2,13 vs. 1,94%) [126].

Raucher ignorieren oft die Existenz von Zigaretten mit erniedrigtem Teergehalt trotz der Deklaration auf den Zigarettenschachteln. Sie bewerten diese Zahlen als Ausdruck unterschiedlicher Gesundheitsschädigung. Der Teer- und Nikotingehalt verschiedener Zigarettensorten sind in Tabelle 3.8, 3,9 und 3.10 aufgelistet.

Verschiedenen Studien zufolgegibt es keine verlässlichen Daten dafür, dass durch den Wechsel von regulären auf Light-Zigaretten die Anzahl der Zigaretten oder der Wunsch zum Rauchen verringert wird [126]. Auch der zwischenzeitliche Übergang von regulären auf Light-Zigaretten vor einem geplanten Rauchstopp ergab keine besseren Ergebnisse.

Den in den USA abgelaufenen Gerichtsprozessen gegen die Tabakindustrie zufolge wusste diese seit Jahrzehnten von der Diskrepanz und den an Rauchmaschinen verfälschten ISO-Werten. (Die International Organization for Standardization, ISO, wurde 1946 zur Förderung des weltweiten Warenaustauschs und der Zusammenarbeit gegründet). Inzwischen bemühen sich US-amerikanische Dienststellen (Federal Trade Commission, FDA, National Cancer Institute) um eine brauchbare Lösung des Problems. Auch die Europäische Kommission entwirft Vorschläge für eine korrekte Teer- und Nikotinmessung in Zigaretten [2].

Einige Raucher können tatsächlich von sog. teerarmen Zigaretten minimal profitieren, jedoch sind die gesundheitlichen Konsequenzen im positiven Sinne bisher nicht nachgewiesen worden. Gesichert ist aber, dass durch die Inhalation Schäden ausgelöst werden, die tiefe Abschnitte des Lungengewebes betreffen. Eine 1997 veröffentlichte Studie sammelte Daten von Rauchern, die von 1959 bis 1991 Light- und Ultralight-Zigaretten geraucht hatten und bei denen gehäuft Adenokarzinome beobachtet wurden: bei Frauen 17-mal und bei Männern 10-mal häufiger als bei Nichtrauchern [128].

3.7 Schnupftabak

Schnupftabak wird seit dem 17. Jahrhundert in England genutzt und erfuhr bereits im 18. Jahrhundert eine weltweite Verbreitung. In dieser Zeit wurde in Frankreich mit derartiger Intensität geschnupft, dass es weit verbreitet zu Riechstörungen bis hin zur Anosmie kam [129]. Für die Zubereitung des Schnupftabaks werden zumeist dunkle, kräftige Tabaksorten (Kentucky oder Virginia) verwendet, die früher nach dem Zerstoßen, Trocknen und mehrfacher Fermentation für 4–7 Jahre in sog. Karotten gelagert wurden. Erst dann wird der Tabak mahlfein zerrieben und mit verschiedenen Aromastoffen (Rosen-, Lavendel-, Knoblauch-, Jasminöl, Menthol usw.) parfümiert. Aus Schnupftabak werden größere Mengen Nikotin langsam über die Nasenschleimhaut resorbiert. In Deutschland ist das Tabakschnupfen nicht weit verbreitet, am häufigsten noch in Bayern. Demgegenüber ist das Schnupfen beispielsweise in Indien und im Sudan häufig, wobei erhebliche gesundheitliche Schäden in der Bevölkerung auch wegen der Art des verwendeten Schnupftabaks (im Sudan als Toombak) auftreten [130].

Der in Indien verwendete Tabak wird aus *Nicotiana rustica* unter Verwendung von Bicarbonatlösung hergestellt und verfügt über einen pH-Wert von 8–11. Der Feuchtigkeitsgehalt liegt zwischen 6 und 60% und der Nikotingehalt reicht von 8 bis 102 mg/g Trockengewicht. In Indien werden jährlich 2,8 Mio. kg Schnupftabak verbraucht, was einem Jahresverbrauch von 1,1–1,2 kg pro Erwachsenen entspricht [131]. Unterschiede bei den Schnupftabaksorten sind in der eingesetzten Tabaksorte, der Art seiner Fermentation, seines Alterungsprozesses, den enthaltenen tabakspezifischen N-Nitrosaminen, dem pH-Wert des Produktes und der Expression des *P53*-Suppressorgens (für die Krebsentstehung wichtig) zu sehen.

Geschnupfter Tabak bewirkt anfangs durch den Nikotingehalt eine erhöhte Sekretion, gefolgt von einer lang anhaltenden Abnahme der Schleimproduktion. Darüber hinaus werden die Gefäße der Nasalschleimhaut und der Blutadergeflechte der mittleren und unteren Nasenschleimhaut kontrahiert, was zu einer ischämischen Reaktion in der Nase führt. Diese Reaktion kann im Sinne einer Tachyphylaxie abnehmen. Nach Untersuchungen an indischen Schnupftabaknutzern wurde die mukoziliäre Clearance (Reinigungsfunktion der Nasenschleimhaut) gelähmt [18]. Mithilfe eines Saccharintests konnten Kontrollpersonen nach intranasaler Applikation eines kleinen Saccharinkristalls dreimal schneller als Nutzer von indischem Schnupftabak einen süßen Geschmack im Munde angeben [132]. An den betroffenen Schleimhautarealen der Nase waren makroskopisch und histologisch Gewebeschädigungen nachweisbar. Die Gefahr der Entstehung eines Karzinoms war um ein Mehrfaches erhöht, wenn diese Art von Tabak (Toombak) in der Mundhöhle platziert wurde (relatives Risiko um das 7,3- bis 73,0-Fache erhöht). Der in Deutschland angebotene Schnupftabak ist weniger gefahrvoll als Toombak.

Im Tierversuch wirkten die gereinigten Nitrosoverbindungen kanzerogen [133], wobei es zuerst zu einer Abnahme der nasalen Ziliarzellen der Mukosa und einer irreversiblen Schädigung der verbleibenden Zellen kam. Ferner traten Veränderungen (Metaplasien) an den verschiedenen Epithelzellen auf. Durch die Abhängigkeit erzeugende Wirkung des Nikotins wurden die konsumierten Dosen von Schnupftabak kontinuierlich gesteigert, was seinerseits die mukoziliäre Clearance über die erhöhte Tabakdosis und deren verlängerten Schleimhautkontakt schädigt [134]. Diese Reaktionen können in maligne Entartung umschlagen. Auch an Ratten führte die Exposition mit den aus dem Tabak stammenden Nitrosaminen NNK und N-Nitrosodimethylamin (NDMA) zu DNS-Schäden an Zellen der Nasalmukosa und zu Veränderungen an den Lymphozyten. Die Tierversuchen zeigten genotoxische Effekte von Tabakinhaltsstoffen nicht nur in der Nase, sondern auch in der Leber [135].

Insgesamt gesehen gibt es in Deutschland zu wenige Konsumenten von Schnupftabak, um mit größeren epidemiologischen Studien gesundheitsschädigende Wirkungen des Schnupftabaks nachweisen zu können. Schäden an der Nasenschleimhaut wurden vor allem mit ausländischen Schnupftabaksorten sicher festgestellt; inwieweit auch die Lunge durch die Inhalation des Schnupftabaks betroffen wird, bleibt offen. Größere epidemiologische Studien sollten dazu beitragen, diesen Sachverhalt allerdings „ohne Mithilfe der Tabakindustrie" zu klären.

3.8 Wasserpfeife

Wie bereits in Abschnitt 2.6 erwähnt, wird der Gebrauch der Wasserpfeife immer populärer [137] und findet auch in verschiedenen europäischen Ländern sowie in Deutschland zunehmend Verbreitung [138]. Diskussionswürdig sind Fragen wie:

1. Werden ähnlich viele toxische Produkte wie beim Zigarettenrauchen inhaliert?
2. Filtert das Wasser toxische Produkte heraus und trägt damit der Gebrauch von Wasserpfeifen zum einem „verträglicheren" Rauchgenuss bei?
3. Führt der Gebrauch der Wasserpfeife im gleichen Maß zur Abhängigkeit wie das Zigarettenrauchen?

Mit dem inhalierten Rauch werden wie auch durch den Hauptstromrauch zahlreiche Stoffe des Tabaks aufgenommen. Dazu gehören neben kanzerogenen Substanzen vor allem auch Lösungsmittel und zahlreiche anorganische Stoffe einschließlich Kohlenmonoxid. Die Kanzerogenität des Rauchs der Wasserpfeife ist geringer als beim Zigarettenrauchen. Die Odds Ratios betrugen 6,6 (95% CI 3,1–13,9) für den Raucher und 0,8 für den Wasserpfeifennutzer [139].

Der zunehmende Vertrieb von aromatisierten Tabaksorten seit den 90er-Jahren für den Gebrauch in Wasserpfeifen (sog. Massel) muss nachdenklich stimmen, auch wenn die Geschmacksrichtungen von den Nutzern akzeptiert werden [140]. Das Gleiche gilt für zusätzliche, teilweise exotische Aromastoffe, welche in die besonders bei jugendlichen Konsumenten bevorzugten Nakhla-Tabake eingearbeitet werden. (Verschiedene Firmen im Internet bieten zahlreiche Geschmacksrichtungen nach Fruchtarten an, aber auch solche nach Minze, Cola, Lakritze usw.)

Vergleicht man die CO-Aufnahme durch eine Wasserpfeife (Hookah) mit der aus einer Zigarette, werden aus den Wasserpfeifen je nach Größe der Pfeife und der Qualität der Rauchfilterung zwischen 0,38 und 1,36% aufgenommen und aus dem Zigarettenrauch 0,41% eingeatmet [141]. Die von der CO-Aufnahme ausgehende Gesundheitsgefährdung wird dabei gleich hoch eingeschätzt [141]. Beim Vergleich des COHb-Spiegels von Zigaretten- und Wasserpfeifenrauchern (Sheesha) lagen die mittleren Werte bei den Zigarettenrauchern (6,1 ± 2,58% bei 15–40 Zigaretten täglich) noch signifikant unter denen der Wasserpfeifenraucher (8,8 ± 1,83%; $p < 0{,}001$) [142].

Zur Frage einer sich entwickelnden Abhängigkeit bei Wasserpfeifenkonsumenten wurden mit der Nargileh mehrfach kontrollierte Beobachtungen angestellt [143]. Dabei ließen sich einerseits Beziehungen zum ständig ansteigenden Nikotingehalt des verwendeten Tabaks und andererseits zur Häufigkeit des Wasserpfeifengebrauchs pro Zeiteinheit nachweisen [143]. Der bevorzugte Gebrauch durch Männer im Vergleich zu Frauen wurde deutlich (25,5 vs. 4,9%) [144]. Eine „Füllung" einer Wasserpfeife mit unfermentiertem Tabak entspricht einem Nikotingehalt von 70 Zigaretten. Beim Rauchen einer so beladenen Wasserpfeife liegen die Nikotinplasmaspiegel 20% über denen von Zigarettenrauchern [145].

Genau wie das Zigarettenrauchen ist die Nutzung der Wasserpfeife bevorzugt in sozial schlechter gestellten Ländern des Mittleren Ostens verbreitet [146]. Die Art des „Tabakgenusses" täuscht über die tatsächlichen Gefahren hinweg, da er angeblich wirksam durch Wasser „gefiltert" wird. Wie erste Untersuchungen zeigen, nimmt der Raucher die toxischen Produkte des Tabakrauchs einschließlich Kohlenmonoxid auf. [147]

3.9 Geheimhaltung von Ergebnissen der Tabakindustrie

Bereits zu Beginn der 70er-Jahre des 20. Jahrhunderts überlegte sich die Tabakin dustrie angesichts der zunehmenden Sorge um die schädigenden Wirkungen der Zigaretten drei Strategien: „Rechtsstreit – Politiköffentlichkeit – öffentliche Meinung" [148]. Entscheidend war, die Argumente zur Schädlichkeit in Zweifel zu ziehen, ohne sie absolut zu negieren, in Kongressabgeordneten Verbündete für die Manipulation der öffentlichen Meinung zu suchen oder in der Öffentlichkeit zu argumentieren, dass das Zigarettenrauchen nicht das entscheidende Gesundheitsrisiko sei, sondern dass beispielsweise Umweltschäden dafür verantwortlich seien [148].

Der medizinischen Fachwelt war es bis 1995 nicht möglich, Einzelheiten zur Wirkungsweise des Nikotins, seiner Sucht erzeugenden Eigenschaften und seiner gesundheitsschädigenden Wirkungen aus den Erkenntnissen der Zigarettenhersteller zu erfassen [31, 149–153]. Im Jahre 1994 ging der Staat Minnesota gerichtlich gegen die Tabakindustrie vor und beschlagnahmte Millionen interner Dokumente. Inhalt dieser anwaltlich bestätigten Dokumente waren Suchtfragen, Daten zum erniedrigten Teergehalt, Angaben zur Zigarettenform und Nikotinmanipulation. Hieraus geht die teilweise gesellschaftsschädigende Haltung dieses Industriezweigs hervor. Die Unterlagen stammten aus verschiedenen Tabakfirmen, obwohl sie bei Brown & Williamson (B&W) sichergestellt wurden. Hierzu gehörten auch Unterlagen zur Zigarettenwerbung für Kinder [63, 154–156] sowie zur Einflussnahme auf die Tabakforschung [47, 157–159]. Aus den Dokumenten gehen die Aktivitäten von Anwälten hervor, die zur Manipulation von Informationen beigetragen haben.

Die ersten vertraulichen Gespräche der Tabakindustrie begannen 1953, als das Problem eines Zusammenhangs zwischen Zigarettenrauchen und Lungenkarzinom aufkam [160–163]. Seit diesem Treffen zogen die Hersteller jahrzehntelang Befunde zu diesem Thema in Zweifel, was auch in einem „Statement der Zigarettenindustrie" niedergeschrieben wurde [164, 165]. In diesem Statement wurde kurz vor seiner Veröffentlichung der Satz gestrichen: „We will never produce and market a product shown to be the cause of any serious human ailment" [162]. Er wurde ersetzt durch die Formulierung: „We accept an interest in people's health as a basic responsibility, paramount to every other consideration in our business" [164] – eine Zusicherung, welche die Tabakindustrie nicht eingehalten hat. Bereits zu diesem Zeitpunkt wusste sie von den kanzerogenen Wirkungen der Zigaretten und wusste auch, dass der Raucher nicht von ihr lassen kann (…"are a habit they can't break") [162]. Die Industrie glaubte seinerzeit auch, sie sei in der Lage, eine „krebsfreie" Zigarette herzustellen, wenn sich ein solcher Zusammenhang herausstellen sollte [162].

Inzwischen ist sie dazu übergegangen, zahlreiche Einzelbefunde zu veröffentlichen, wobei auffällt, dass weitgehend eine nur geringe oder fehlende Schädlichkeit der Tabakzusatzstoffe oder der -inhaltsstoffe aufgezeigt wird [109].

3.10 Schlussfolgerungen

- Bereits zwischen 1950 und 1975 wurden an der Zigarette entscheidende Veränderungen vorgenommen, wobei auch versucht wurde, das toxische und kanzerogene Potenzial der Zigarette zu reduzieren (z. B. durch die Installation von Zigarettenfiltern), was in Tierversuchen nachgewiesen worden war.
- Veränderungen im Anbau und der Herstellung von Zigarettentabak führten zu einem Anstieg der tabakspezifischen Nitrosamine im Tabakrauch, die auch verantwortlich für den Anstieg von Adenokarzinomen zeichneten.
- Bestrebungen, den Nikotingehalt von Zigaretten bis auf etwa ein Drittel zu senken, wurden durch Messungen des Tabakrauchs in FTC-Maschinen scheinbar erreicht. Über die Veränderungen der Rauchgewohnheiten (Inhalationstiefe und -frequenz) werden dagegen 2- bis 3-fache Mengen von Teer, Nikotin und CO erzielt.
- Der Raucher verschiedener Filter- und Light-Zigaretten intensiviert sein Rauchverhalten, um die für ihn erforderlichen Nikotinmengen aus dem Zigarettenrauch zu erhalten. Beim Vergleich mit regulären Zigaretten erleichtern Light- und Ultralight-Zigaretten keinen Rauchstopp.
- Die Tabakindustrie lieferte nur unbedeutende Beiträge zu toxikologischen Problemen, die den Haupt- und Nebenstromrauch betreffen, so z. B.
  1. Anteil und Zusammensetzung von Partikeln,
  2. Gehalt von Nitrosaminen, wobei vor allem auf den Metaboliten NNK hingewiesen werden muss, und
  3. ausreichende Belege für die gesundheitsschädigende Wirkung.
- Insgesamt ist der Tabakindustrie der Vorwurf zu machen, dass sie an der Lösung der immensen Gesundheitsprobleme nicht interessiert ist, weil ihre Geschäftsinteressen und die am Geschäft verdienenden Aktionäre dem entgegenstehen.

Literatur

[1] Verordnung über Tabak und Tabakerzeugnisse (Tabakverordnung), Bundesgesetzblatt I, S. 2831, Verordnung über Tabak und Tabakerzeugnisse, 1977.

[2] Angleichung der Rechts- und Verwaltungsvorschriften der Mitgliedstaaten über die Herstellung, die Aufmachung und den Verkauf von Tabakerzeugnissen., Richtlinie 2001/37/EG des Rates und EU-Parlaments, EU-Parlament und Rat der EU, 2001.

[3] Yeaman A. Implications of battelle hippo I & hippo II and the griffith filter. http://tobaccodocuments.org/pm/2074459290–9294.html. Report No.: BN 2074459290-9294, 1963.

[4] Fagg BS, Haberkern RG, Stewart JE, Don F. Rest Program Review. http://www.legacy.library.ucsf.edu/cgi/gettoc?tid=gpi73d00&fmt=pdf&ref=results. Report No.: BN 509479574-9587, 1991.

[5] Kalaitzoglou M, Samara C. Yields of cadmium, tar, nicotine and carbon monoxide in mainstream smoke of greek cigarettes: A comparative study. Contribut Tobacco Res 1999; 18(6): 235–244.

[6] Satarug S, Moore MR. Adverse health effects of chronic exposure to low-level cadmium in foodstuffs and cigarette smoke. Environ Health Perspect 2004; 112(10): 1099–1103.

[7] Khater AE. Polonium-210 budget in cigarettes. J Environ Radioact 2004; 71(1): 33–41.

[8] Peres AC, Hiromoto G. Evaluation of 210Pb and 210Po in cigarette tobacco produced in Brazil. J Environ Radioact 2002; 62(1): 115–119.

[9] Green DR, Rodgman A. The Tobacco Chemists' Research Conference. A half-century of advances in analytical methodology of tobacco and its products. Rec Adv Tob Sci 1996; 22: 131–304.

[10] Doull J, Frawley JP, George W, Loomis TA, Squire RA, Taylor SL. List of ingredients added to tobacco in the manufacture of cigarettes by six major American cigarette companies. Tob J Int 1994; 196: 32–39.

[11] Hoffmann D, Hoffmann I. The changing cigarette: chemical studies and bioassays. Risks associated with smoking cigarettes with low machine-measured yields of tar and nicotine. Smoking and Tobacco Control Monograph No. 13. Bethesda, MD: US Department of Health and Human Services, National Institutes of Health, National Cancer Institute, NIH Publication No. 02-5074, 2001.

[12] Hoffmann D, Djordjevic M, Brunnemann K. Changes in cigarette design and composition over time and how they influence the yields of smoke constituents. J Smoking Rel Disord 1995; 6: 9–23.

[13] Henningfield JE. Verbal Testimony. 30th Jan 1997.

[14] Johnson M. Evaluation of potassium acetate as a cellulose filter additive. http://www.legacy.library.ucsf.edu/cgi/getdoc?tid=xa34c00&fmt=pdf&ref=results:Lorillard. Report No.: BN 83897124-7127, 1984.

[15] Haag HB, Larson PS, Finnegan JK. Effect of filtration on the chemical and irritation properties of cigarette smoke. AMA Arch Otolaryngol 1959; 69: 261–265.

[16] Hoffmann D, Hoffmann I. The changing cigarette, 1950–1995. J Toxicol Environ Health 1997; 50: 307–364.

[17] Voges E. Tobacco encyclopedia. Mainz: Tobacco Journal International, 1984.

[18] Kensler CJ, Battista SP. Components of cigarette smoke with ciliary depressant activity. N Engl J Med 1963; 269: 1161–1166.

[19] Battista SP. Ciliatoxic components in cigarette smoke. Proceedings of the Third Wolrd Conference on Smoking and Health, New York, June 2–5, 1975. Modifying the risk for the smoker; US Department of Health, Education and Welfare, Public Health Service, National Institutes of Health, National Cancer Institute, 1976.

[20] Tiggelbeck D. Vapor phase modification. An underutilized technology. DHEW Publication No. (NIH) 76-1221, 1976, pp 507–514.

[21] Shepherd RJK. New charcoal filters. Tobacco Reporter 1994; 121(2): 10–14.

[22] Wynder E, Mann J. A study of tobacco carcinogenesis. III. Filtered cigarettes. Cancer 1957; 10: 1201–1205.

[23] Wynder E, Hoffmann D. A study of tobacco carcinogenesis. VIII. The role of acidic fractions as promoters. Cancer 1961; 14: 1306–1315.

[24] Brunnemann KD, Hoffmann D, Gairola CG, Lee BC. Low ignition propensity cigarettes: smoke analysis for carcinogens and testing for mutagenic activity of the smoke particulate matter. Food Chem Toxicol 1994; 32: 917–922.

[25] Baker RR, Lewis LS. A review of the incidence and consequences of cigarette filter vent blocking among smokers. Contrib Tob Res 2001; 19 (4): 209–228.

[26] Sweeney CT, Kozlowski LT, Parsa P. Effect of filter vent blocking on carbon monoxide exposure from selected lower tar cigarette brands. Pharmacol Biochem Behav 1999; 63: 167–173.

[27] Ashley DL, Beeson MD, Johnson DR, McCraw JM, Richter P, Pirkle JL, Pechacek TF, Song S, Watson CH. Tobacco-specific nitrosamines in tobacco from U.S. brand and non-U.S. brand cigarettes. Nicotine Tob Res 2003; 5(3): 323–331.

[28] Hasday JD, Bascom R, Costa JJ, Fitzgerald T, Dubin W. Bacterial endotoxin is an active component of cigarette smoke. Chest 1999; 115: 829–835.

[29] Lane KS. Aflatoxin, tobacco, ammonia and the p53 tumor-suppressor gene: cancer's missing link? Medscape General Medicine, 1999.

[30] Massey ED. Aflatoxin B1 and tobacco products. Contrib Tob Res 2000; 19(3): 167–168.

[31] Slade J, Bero LA, Hanauer P, Barnes DE, Glantz SA. Nicotine and addiction. The Brown and Williamson documents. J Am Med Assoc 1995; 274: 225–233.

[32] Knopick PC. Memo to W Kluepfer, Tobacco Institute. Report No.: Trial exhibit 14303, 1980.

[33] Ellis C. The effects of smoking: proposal for further research contracts with Battelle. Report No.: Trial exhibit 11938, 1962.

[34] Henningfield JE, Keenan RM. Nicotine delivery kinetics and abuse liability. J Consult Clin Paychol 1992; 61: 743–750.

[35] Anderson HD. Potassium carbonate. Memo to RF Dobson. [10356]. Report No.: Trial exhibit. 10356, 1964.

[36] Nowland Org. SHF cigarette marketplace opportunities search and situation. Analysis, II. Lorillard. Report No.: Trial exhibit 17994, 1976.

[37] Nakazawa A, Shigeta M, Ozasa K. Smoking cigarettes of low nicotine yield does not reduce nicotine intake as expected: a study of nicotine dependency in Japanese males. BMC Public Health 2004; 4(1): 28.

[38] Creighton DE. The significance of pH in tobacco and tobacco smoke. Report issued by T Hirji. Report No.: Trial exhibit 12228, 1988.

[39] Riehl T, McMurtrie D, Heemann V. Project SHIP: review of progress November 5–6th 1984. Report No.: Trial exhibit 13430, 1984.

[40] Colby FG. Weekly highlights. Memo to J Giles. Report No.: Trial exhibit 26229, 1981.

[41] McKenzie JL. Product characterization definitions an implications. Memo to AP Ritchy. Report No.: Trial exhibit 12270, 1976.

[42] Blackhurst JD. Further work on "extractable" nicotine. Report issued by IW. Hughes; 1966.

[43] Williams R. Development of a cigarette with increased smoke pH. Report No.: Trial exhibit 11903, 1971.

[44] Ihrig AM. pH of particulate-phase. Memo to 95% CI Tucker Jr. Report No.: Trial exhibit 10095, 1973.

[45] Perfetti TA, Gordon BM, Coleman III WM, Morgan WT. Determination of the transfer efficiency of d-nicotine to mainstream smoke. Contrib Tob Res 2001; 5: 237–244.

[46] Teague CE Jr. The nature of tobacco business and the crucial role of nicotine therein. Research planning memorandum. Report No.: Trial exhibit 12408, 1972.

[47] Dann WL. The nicotine receptor program. Memo to RB Seligman, Philip Morris. Report No.: Trial exhibit 26227, 1980.

[48] Teague CE. Research planning memorandum on the nature of the tobacco business and the crusial role of nicotine therein. Bates No. 500915683-5691, 1972.

[49] Osdene TS. Evaluation of major R&D programs. Letter to RB Seligman, Philip Morris. Report No.: Trial exhibit 10255, 1980.

[50] Roberts DL. Memo to flavor and biobehavioral divisions regarding brain-storming session. Report No.: Trial exhibit 12743, 1983.

[51] Dunn W Jr. Motives and incentives in cigarette smoking. Philip Morris. Report No.: Trial exhibit 18089, 1972.

[52] MacCormick AD. Smoking and health. Report No.: Trial exhibit 10602, 1974.

[53] R&D views on potential marketing opportunities. Report No.: Trial exhibit. 11275, 1984.

[54] Slawen RW. A progress report on nicotine migration and manipulation. Report No.: Trial exhibit 10019, 1982.

[55] Sims JL, Bush LP, Atkinson WO. Alkaloid and nitrate nitrogen concentration of two isogenic strains of Burley tobacco. J Agricult Food Chem 1970; 18: 381–384.

[56] Anonym. Y1 product. B&W. Report No.: Trial exhibit 13671.

[57] Grunewald C, Bush LP, Keller CJ. Variation in sterols, alkaloids and polyphenols in two nicotiana varieties under different nitrogen fertilization and drying processes. J Agricult Food Chem 1971; 19: 216–221.

[58] Hoffmann D, Hecht SS. Nicotine-derived N-nitrosamines and tobacco related cancer: current status and future directions. Cancer Res 1985; 45: 935–944.

[59] Fischer S, Spiegelhalder B, Preussmann R. Performed tobacco-specific nitrosamines in tobacco – role of nitrates and influence of tobacco type. Carcinogenesis 1989; 10: 1511–1517.

[60] Woods RJ, Hartlee GC. Historical review of smoke pH data and sales trends for competitive Brand filter cigarettes. Report No.: Trial exhibit 12337, 1973.

[61] BAT. Cigarette design. Report No.: Trial exhibit 11973.

[62] Teague CE. Implications and activities arising from correlation of smoke pH with nicotine impact, other smoke qualities, and cigarette sales. Report No.: Trial exhibit 13155, 1973.

[63] Johnson RL. Memo to RA Pittman, B&W. Report No.: Trial exhibit 13820, 1973.

[64] Schori TR. Free nicotine: its implication on smoke impact. Report No.: Trial exhibit 2590, 1979.

[65] Blackman I, Heath A. Proceedings of the Smoking Behavior-Marketing Conference, 1984.

[66] Robinson JH. Critique of smokers of low yield cigarettes do not consume less nicotine. To A Rodgman. Report No.: Trial exhibit 12648, 1983.

[67] Benowitz NL, Hall SM, Herning RI, Jacob P III, Jones RT, Osman AL. Smokers of low-yield cigarettes do not consume less nicotine. N Engl J Med 1983; 309: 139–142.

[68] Creighton DE. Compensation for changed delivery. Report No.: Trial exhibit 11089, 1978.

[69] Robinson JH, Pritchard WS. The meaning of addiction: reply to west. Psychopharmacology 1992; 108: 411–416.

[70] Greig CC. Structured creativity group, thoughts by CC Greig – R&D Southampton marketing scenario. 1: low CO product; 2: high expanded tobacco cigarette, BAT. Report No.: Trial exhibit 10683, 1970.

[71] Goodmann B. Marlboro Lights study delivery data. Report to LI Meyer, Philip Morris. Report No.: Trial exhibit 11564, 1975.

[72] Short PL. Smoking and health item. 7: The effect on marketing. Memo to Fred Haslam. Report No.: Trial exhibits 10584 and 10585, 1977.

[73] Smith RE. Memo to JR Ave, JG Flinn and AW Spaers. Report No.: Trial exhibit 10170, 1950.

[74] Wood DJ. Smoking products research, BAT. Report No.: Trial exhibit 11203, 1977.

[75] Oldman M. Products/consumer interaction: The role of human smoking studies in subjective testing, with particular reference to machine vs. human smoking. Report No.: Trial exhibit 11357, 1981.

[76] Centers for Disease Control and Prevention. Filter ventilation levels in selected U.S. cigarettes, 1997. Morb Mortal Wkly Rep 1997; 46: 1043–1047.

[77] Townsend D. Deposition of Davis Townsend, in the Circuit Cort, 4th Judicial Circuit, Duval County, Florida, case No. 9501820-CA, Division CV-C. Jean Connor, plaintiff, vs. RJ Reynolds Tobacco Company, etc et al. defendants. October 3rd 1994, 1–102. Cited by: Kozlowski IT, Goldberg ME, Yost BA, Ahern FM, Aronson KR, Sweeney CT. Smokers are unaware of the filter events now on most cigarettes: result of a national survey. Tob Control 1991; 5: 265–270.

[78] US Department of Health and Human Services. The FTC cigarette test method for determining tar, nicotine carbon monoxide. Yields of US cigarette report of the N95% CI Expert Committee. Washington DC: Public Health Service, Report No. 96-4028, 1996.

[79] Kozlowski LT, Goldberg ME, Yost BA, Ahern FM, Aronson KR, Sweeney CT. Smokers are unaware of the filter vents now on most cigarettes: results of a national survey. Tob Control 1996; 5: 265–270.

[80] Hirji T. Effect of ventilation on tar delivery. To AL Heard. Report No.: Trial exhibit 12110, 1987.

[81] Smoking and Health. Significance of the Report of the Surgeon Generals Committee to Philip Morris Inc. Memo to Dr. H Wakeham, Mr Hugh Cullman. Philip Morris; Report No.: Trial exhibit 10322, 1964.

[82] Tengs TO, Ahmad S, Moore R, Gage E. Federal policy mandating safer cigarettes: A hypothetical simulation of the anticipated population health gains or losses. J Policy Analysis Management 2004; 23(4): 857–872.

[83] Conkling MA, Song W, Mendu N. Washington, DC: US Patent No. 6,423,520.2002.

[84] Hoffmann D, Rivenson A, Hecht SS. The biological significance of tobacco-specific N-nitrosamines: smoking and adenocarcinoma of the lung. Crit Rev Toxicol 1996; 26(2): 199–211.

[85] Rose J, Behm F. Effects of low nicotine content cigarettes on smoke intake. Nicotine Tob Res 2004; 6(2): 309–319.

[86] Parker-Pope T. "Safer" cigarettes: a history. PBS-Report 02.10.2001.

[87] Hughes JR, Hecht SS, Carmella SG, Murphy SE, Callas P. Smoking behavior and toxin exposure during six weeks use of a potential reduced exposure product: Omni. Tob Control 2004; 13(2): 175–179.

[88] Breland AB, Acosta MC, Eissenberg T. Tobacco specific nitrosamines and potential reduced exposure products for smokers: a preliminary evaluation of advance. Tob Control 2003; 12(3): 317–321.

[89] Pauly JL, Streck RJ, Cummings KM. US patents shed light on Eclipse and future cigarettes. Tobacco Control 1995; 4: 261–265.

[90] Rennard SI, Umino T, Millatmal T et al. Evaluation of subclinical respiratory tract inflammation in heavy smokers who switch to a cigarette-like nicotine delivery device that primarily heats tobacco. Nicotine Tob Res 2002; 4(4): 467–476.

[91] The GTC cigarette. A review of scientific tests and technical issues. Köln: RJ Reynolds Tobacco Company, 1996.

[92] Connolly GN, Wayne GD, Lymperis D, Doherty MC. How cigarette additives are used to mask environmental tobacco smoke. Tob Control 2000; 9 (3): 283–291.

[93] Rodgman A. Some studies of the effects of additives on cigarette mainstream smoke properties. III. Ingredients reportedly used in various commercial cigarette products in the USA and elsewhere. Contrib Tob Res 2004; 21(2): 47–104.

[94] Haustein KO. Tabakzusätze in Zigaretten. Dt Ärztebl 2000; 97: A-1520.

[95] Wynder EL, Hoffmann D. Tobacco and tobacco smoke studies in experimental carcinogenesis. New York: Academic Press, 1967, pp 526–528.

[96] A Report of the Surgeon General. The health consequences of smoking. The changing cigarette. DHHS Publication No. PHS 81-50156, 1981.

[97] United States Public Health Service. Smoking and Health. A report of the Surgeon General. Report No.: PHS 79-50066, 1979.

[98] Paschke T, Scherer G, Heller W-D. Effect of ingredients on cigarette smoke composition and biological activity: a literature overview. Beitr Tabakforsch Int 2002; 20: 107–247.

[99] Rodgman A. Some studies on the effects of additives on cigarette mainstream smoke properties. II. Casing materials and humectants. Beitr Tabakforsch Int 2002; 20: 279–299.

[100] Rodgman A. Some studies on the effects of additives on cigarette mainstream smoke properties. I. Flavorants. Beitr Tabakforsch Int 2002; 20: 83–103.

[101] Carmines EL. Evaluation of the potential effects of ingredients added to cigarettes. Part 1: Cigarette design, testing approach, and review of results. Food Chem Toxicol 2002; 40: 77–91.

[102] Roemer E, Tewes FJ, Mesigen TJ, Veltel DJ, Carmines EL. Evaluation of the potential effects of ingredients added to cigarettes. Part 3: In vitro genotoxicity and cytotoxicity. Food Chem Toxicol 2002; 40: 105–111.

[103] Rustemeier K, Stabbert R, Hausmann H-J, Roemer E, Carmines EL. Evaluation of the potential effects of ingredients added to cigarettes. Part 2: Chemical composition of mainstream smoke. Food Chem Toxicol 2002; 40: 93–104.

[104] Vanscheeuwijck PM, Teredesai A, Terpstra PM, Verbeeck J, Kuhl P, Gerstenberg B, Carmines EL. Evaluation of the potential effects of ingredients added to cigarettes. Part 4: Subchronic inhalation toxicity. Food Chem Toxicol 2002; 40: 113–131.

[105] Gaworski CL, Dozier MM, Gerhart JM, Rajendran N, Brennecke LH, Aranyi C, Heck JD. 13-week inhalation toxicity study of menthol cigarette smoke. Food Chem Toxicol 1997; 35: 683–692.

[106] Heck JD, Gaworski CL, Rajendran N, Morrisey RL. Toxicological evaluation of humectants added to cigarette tobacco: 13-week smoke inhalation study of glycerine and propylene glycol in Fischer 344 rats. Inhalation Toxicology 2002; 14: 1135–1152.

[107] Gaworski CL, Dozier MM, Heck JD, Gerhart JM, Rajendran N, David RM, Brennecke LH, Morrisey RL. Toxicological evaluation of flavour ingredients added to cigarette tobacco: 13-week inhalation exposure in rats. Inhalation Toxicology 1998; 10: 357–381.

[108] Seeman JI, Dixon M, Haussmann HJ. Acetaldehyde in mainstream tobacco smoke: formation and occurrence in smoke and bioavailability in the smoker. Chem Res Toxicol 2002; 15(11): 1331–1350.

[109] Baker RR, Massey ED, Smith G. An overview of the effects of tobacco ingredients on smoke chemistry and toxicity. Food Chem Toxicol 2004; 42 (Suppl): S53–S83.

[110] Baker RR, Pereira dS Jr, Smith G. The effect of tobacco ingredients on smoke chemistry. Part II: casing ingredients. Food Chem Toxicol 2004; 42 (Suppl): S39–S52.

[111] Baker RR, Pereira dS Jr, Smith G. The effect of tobacco ingredients on smoke chemistry. Part I: Flavourings and additives. Food Chem Toxicol 2004; 42 (Suppl): S3–37.

[112] Massey ED, Kalirai KK, Smith G. In vitro genotoxicity of smoke from cigarettes containing tobacco ingredients. Mutagenesis 2002; 17: 566–571.

[113] Bates C, Conolly GN, Jarvies M. Tobacco additives: cigarette engineering and nicotine addition. http://www.ash.org.uk/html/regulation/html/additives.html, 1999.

[114] Ahijevych K, Garrett BE. Menthol pharmacology and its potential impact on cigarette smoking behaviour. Nicotine Tob Res 2004; 6 (Suppl 1): S17–S28.

[115] Henningfield JE, Benowitz NL, Ahijevych K, Garrett BE, Connolly GN, Wayne GF. Does menthol enhance the addictiveness of cigarettes? An agenda for research. Nicotine Tob Res 2003; 5(1): 9–11.

[116] Wayne GF, Connolly GN. Application, function, and effects of menthol in cigarettes: A survey of tobacco industry documents. Nicotine Tob Res 2004; 6(Suppl 1): S43–S54.
[117] Cundiff RH, Greene GH, Laurene AH. Column elution of humectants from tobacco and determination by vapor chromatography. Tob Sci 1964; 8: 163–170.
[118] Kagan MR, Cunningham JA, Hoffmann D. Propylene glycol. A precursor of propylene oxide in cigarette smoke. 53rd Tobacco Science Research Conference, 1999.
[119] International Agency for Research on Cancer. Ethylene oxide. IARC Monographs on the Evaluation of Carcinogenic. 73-159.1994. Lyon: IARC, 1994.
[120] Tornqvist M, Osterman-Golkar S, Kautiainen A, Jensen S, Farmer PB, Ehrenberg L. Tissue doses of ethylene oxide in cigarette smokers determined from adduct levels in hemoglobin. Carcinogenesis 1986; 7: 1519–1521.
[121] Leffingwell JC, Leffingwell D. Chemical and sensory aspects of tobacco flavor. Rec Adv Tob Sci 1988; 14: 169–218.
[122] Roberts D, Rowland RL. Macrocyclic diterpenes α- and β- 4, 8, 13-duvatriene-1,3-diol from tobacco. J Organic Chemistry 1962; 27: 3989–3995.
[123] Benowitz NL, Herrera B, Jacob P III. Mentholated cigarette smoking inhibits nicotine metabolism. J Pharmacol Exp Ther 2004; 310(3): 1208–1215.
[124] Schmeltz I, Schlotzhauer WS. Benzo[a]pyrene, phenols and other products from pyrolysis of the cigarette additive, (D,L)-menthol. Nature (Lond) 1968; 219: 370.
[125] Giovino GA, Tomar SL, Reddy MN, Peddicord JP, Zhu B, Escobedo LG, Eriksen MP. Attitudes, knowledge and beliefs about low-yield cigarettes among adolescents and adults. Report No.: NIH Publication 96-4028, 1996.
[126] Health Canada. Survey on Smoking in Canada. Ottawa. Report No.: Cycle 4, 1995.
[127] Kozlowski LT, Goldberg ME, Yost BA, White EL, Sweeney CT, Pillitteri JL. Smokers' misperceptions of light and ultra-light cigarettes may keep them smoking. Am J Prev Med 1998; 15: 9–16.
[128] Gazdar AF, Minna JD. Cigarettes, sex, and lung adenocarcinoma. J Natl Cancer Inst 1997; 89: 1563–1565.
[129] Haustein KO. Geschichte des Tabaks und die Folgen des Tabakrauchens für die Menschheit. Arzneimittel-Therapiekritik 2000; 32: 321–330.
[130] Idris AM, Ibrahim SO, Vasstrand EN, Johannessen AC, Lillehaug JR, Magnusson B, Wallstrom M, Hirsch JM, Nilsen R. The Swedish snus and the Sudanese toombak: are they different? Oral Oncol 1998; 34: 558–566.
[131] Sanghvi LD. Tobacco related cancers. In: Sanghvi PN (ed) Tobacco and health: the Indian scene. Bombay: Tata Memorial Centre, 1989, pp 9–15.
[132] Chetan S. Nasal muco-ciliary clearance in snuff users. J Laryngol Otol 1993; 107: 24–26.
[133] Hoffmann D, Djordjevic MV. Chemical composition and carcinogenicity of smokeless tobacco. Adv Dent Res 1997; 11: 322–329.
[134] Jaffe JH. Drug addiction and drug abuse. In: Goodmann LS, Gilman AG (eds) The Pharmacological basics therapeutics, 8th edn. New York: Pergamon Press, 1990, pp. 522–753.
[135] Pool-Zobel BL, Klein RG, Liegibel UM, Kuchenmeister F, Weber S, Schmezer P. Systemic genotoxic effects of tobacco-related nitrosamines following oral and inhalational administration to Sprague-Dawley rats. Clin Invest 1992; 70: 299–306.
[136] Wolfram RM, Chehne F, Oguogho A, Sinzinger H. Narghile (water pipe) smoking influences platelet function and (iso-)eicosanoids. Life Sci 2003; 74(1): 47–53.
[137] Maziak W, Eissenberg T, Rastam S, Hammal F, Asfar T, Bachir ME, Fouad MF, Ward KD. Beliefs and attitudes related to narghile (water pipe) smoking among university students in Syria. Annu Epidemiol 2004; 14(9): 646–654.
[138] Radwan GN, Mohamed MK, El Setouhy M, Israel E. Review on water pipe smoking. J Egypt Soc Parasitol 2003; 33 (Suppl): 1051–1071.
[139] Bedwani R, El Khwsky F, Renganathan E et al. Epidemiology of bladder cancer in Alexandria, Egypt: tobacco smoking. Int J Cancer 1997; 73(1): 64–67.

[140] Rastam S, Ward KD, Eissenberg T, Maziak W. Estimating the beginning of the water pipe epidemic in Syria. BMC Public Health 2004; 4(1): 32.

[141] Sajid KM, Akhter M, Malik GQ. Carbon monoxide fractions in cigarette and hookah (hubble bubble) smoke. J Pak Med Assoc 1993; 43(9): 179–182.

[142] Zahran F, Yousef AA, Baig MH. A study of carboxyhaemoglobin levels of cigarette and sheesha smokers in Saudi Arabia. Am J Public Health 1982; 72(7): 722–724.

[143] Maziak W, Ward KD, Eissenberg T. Factors related to frequency of narghile (water pipe) use: the first insights on tobacco dependence in narghile users. Drug Alcohol Depend 2004; 76(1): 101–106.

[144] Maziak W, Fouad FM, Asfar T, Hammal F, Bachir EM, Rastam S, Eissenberg T, Ward KD. Prevalence and characteristics of narghile smoking among university students in Syria. Int J Tuberc Lung Dis 2004; 8(7): 882–889.

[145] Hadidi KA, Mohammed FI. Nicotine content in tobacco used in hubble-bubble smoking. Saudi Med J 2004; 25(7): 912–917.

[146] Maziak W, Eissenberg T, Klesges RC, Keil U, Ward KD. Adapting smoking cessation interventions for developing countries: a model for the Middle East. Int J Tuberc Lung Dis 2004; 8(4): 403–413.

[147] Maziak W, Rastam S, Eissenberg T, Asfar T, Hammal F, Bachir ME, Fouad MF, Ward KD. Gender and smoking status-based analysis of views regarding water pipe and cigarette smoking in Aleppo, Syria. Prev Med 2004; 38(4): 479–484.

[148] Panzer F. The Roper proposal. Memo to H Kornegay. Report No.: Trial exhibit 20987, 1972.

[149] Barnes DE, Hanauer P, Slade J, Bero LA, Glantz SA. Environmental tobacco smoke. The Brown and Williamson document. J Am Med Assoc 1995; 274: 248–253.

[150] Todd JS RDMR. The Brown and Williamson documents: Where we go from here? J Am Med Assoc 1995; 274: 256–258.

[151] Bero L, Barnes DE, Hanauer P, Slade J, Glantz SA. Lawyer control of the tobacco industry's external research program. The Brown and Williamson documents. JAMA 1995; 274: 241–247.

[152] Hanauer P, Slade J, Barnes DE, Bero L, Glantz SA. Lawyer control of internal scientific research to protect against products liability lawsuits. The Brown and Williamson documents. JAMA 1995; 274: 234–240.

[153] Glantz SA, Barnes DE, Bero L, Hanauer P, Slade J. Looking through a keyhole at the tobacco industry. The Brown and Williamson documents. JAMA 1995; 274: 219–224.

[154] Dukes CA. 1975 marketing plans presentation to RJR board of directors. RJR. Report No.: Trial exhibit 12493, 1974.

[155] Hind JF. Memo to CA Tucker. Report No.: Trial exhibit 12865, 1975.

[156] Long GH. MDD report on teenage smokers (14–17). Memo to EA Horrigan Jr. Report No.: Trial exhibit 13101, 1980.

[157] Colby FG. Cigarette concept to assure RJR a larger segment of the youth market. Memo to RA Blevins Jr. Report No.: Trial exhibit 12464, 1973.

[158] Senkus M. Invalidation of some reprints in the research department. Memo to Max Crohn (Legal department). Report No.: Trial exhibit 26216, 1969.

[159] Stanford LE. Memo to Philip Morris, Document collection file regarding Philip Morris USA product research performed at INBOFO laboratory in Cologne; Germany. Carbon copied to Alfred T. McDonell (A&P) among others. Philip Morris. Report No.: Trial exhibit 26277, 1993.

[160] Doll R, Hill AB. Smoking and carcinoma of the lung, a preliminary report. Br Med J 1950; 2: 739–748.

[161] Wynder EL, Graham EA. Landmark article, May, 27: Tobacco smoking as a possible etiologic factor in bronchiogenic carcinoma. A study of six hundred and eighty-four proved cases. J Am Med Assoc 1950; 113: 329–336.

[162] Hanners D. Tobacco's promise exemplified early PR: PR firm hired to go on offensive when health concerns surfaced. [1A, 12A]. St. Paul Pioneer Press, 1998.
[163] Wynder EL, Graham EA, Croninger AB. Experimental production carcinoma with cigarette tar. Cancer Res 1953; 13: 856–864.
[164] Tobacco Industry Research Committee. A frank statement to cigarette smokers. Report No.: Trial exhibit 14115, 1954.
[165] Tobacco Industry Research Committee meeting. Trial exhibit 14127, 1954.
[166] Air quality and safety. Washington DC, 1986.
[167] Darall KG, Figgins JA. The blocking of cigarette filter ventilation holes. Report No.: EH40M007/98, 1998.
[168] Jarvis M, Bates C. Low tar. Why low tar cigarettes don't work and how the tobacco industry has fooled the smoking public. London: ASH, 1999.
[169] Djordjevic MV, Stellman SD, Zang E. Doses of nicotine and lung carcinogens delivered to cigarette smokers. J Natl Cancer Inst 2000; 92: 106–111.
[170] Philip Morris. Evaluation of the DeNoble nicotine acetaldehyde Data. Report No.: BN 2056144727-4728, 1982.
[171] Philip Morris. Termination of chronic acetaldehyde administration does not result in a physical dependence syndrome. Report No.: BN. 1000060695-60704.
[172] Lippiello PM, Fernandes K. "Enhancement of nicotine binding to nicotinic receptors by nicotine levulinate an levulinic acid". RJR. Report No.: BN 508295794, 1989.
[173] Philip Morris. BN 2060535081-85.1000.
[174] BAT. The absorption and mechanism of action of pyridine and its interaction with nicotine. Report No.: BN 402419398-9486, FN AW2730.
[175] BAT. The Unique differences of Philip Morris cigarette brands. Report No.: BN 109359953, FN K762, 1985.
[176] BAT. Tobacco flavoring for smoking products. BN 104805407, FN 1500.
[177] BAT. Cocoa butter as a tobacco additive. Report No.: BN 105534584, FN B263, 1967.
[178] BAT. Letter regarding Eugenol. Report No.: FN M456, 1962.
[179] BAT. Studies into alternative burn additives that reduce visible sidestream. Report No.: FN AW1428, BN 402385586–402385589, 1987.
[180] BAT. The addition of sugar solution of $CA(OH)_2$ in sugar to cigarette paper. Report No.: BN 100480228–229, FN J562, 1983.
[181] Black SC, Brethauer EW. Polonium-210 in tobacco. Radiological Health Data and Report, 1968, pp 145–152.
[182] Karali T, Ole S, Veneer G. Study of spontaneous deposition of 210-polonium on various metals and application to activity assessment in cigarette smoke. Appl Radiation Isotop 1996; 47(4): 409–411.
[183] Parfenov YD. Polonium-210 in the environment and in the human organism. Atomic Energy Rev 1974; 12: 75–143.
[184] Skwarzec B, Ulatowski J, Struminska DI, Borylo A. Inhalation of 210Po and 210Pb from cigarette smoking in Poland. J Environ Radioact 2001; 57(3): 221–230.
[185] Skwarzec B, Struminska DI, Borylo A, Ulatowski J. Polonium 210Po in cigarettes produced in Poland. J Environ Sci Health Part A Tox Hazard Subst Environ Eng 2001; 36(4): 465–474.
[186] Swauger JE, Steichen TJ, Murphy PA, Kinsler S. An analysis of the mainstream smoke chemistry of samples of the U.S. cigarette market acquired between 1995 and 2000. Regul Toxicol Pharmacol 2002; 35(1): 142–156.
[187] Dixon M, Lambing K, Seeman JI. On the transfer of nicotine from tobacco to the smoker. A brief review of ammonia and "pH" factors. Contrib Tobacco Res 2000; 19(2): 103–113.
[188] Baker RR, Dixon M, Hill CA. The incidence and consequences of filter vent blocking amongst British smokers. Contrib Tobacco Res 1998; 18: 71–83.
[189] Porter A, Dunn PJ. Mouth insertion depths in Canadian smokers. Contrib Tobacco Res 1998; 18: 85–91.

4 Pharmakologie und Pharmakokinetik von Nikotin

Nikotin ist das Hauptalkaloid der Tabakpflanze. Alkaloide aus anderen Pflanzen wie Coniin (Schierling), Cytisin (Goldregen) und Lobelin (*Lobelia inflata*) verfügen über Wirkungen, die denen des Nikotins teilweise ähneln. Posselt und Reiman isolierten 1828 Nikotin aus den Blättern von *Nicotiana tabacum*. Eine erste pharmakologische Analyse seiner Wirkungen erfolgte 1843 durch Orfila.

Nikotin ist eines der wenigen Alkaloide, welches bei Zimmertemperatur eine flüssig-ölige Konsistenz besitzt ($pK_a = 7{,}9$). Unter Lufteinfluss verfärbt es sich bräunlich und nimmt den Geruch von Tabak an. Medizinisch-therapeutisch wird es ausschließlich zur Raucherentwöhnung eingesetzt. Das Alkaloid liegt im Blut zu etwa 25% in nicht ionisierter, freier Basenform vor. Beide optische Isomere unterscheiden sich in ihrer Wirkungsstärke, die L-Form ist stärker wirksam als die D-Form.

4.1 Nikotinrezeptor

Der nikotinerge Acetylcholinrezeptor (nAChR) hat unter den Rezeptoren die längste Tradition als experimentelles Studienobjekt. Er ist der Prototyp eines ligandengesteuerten Ionenkanals. Die ersten Studien über die spezifische Bindung von nikotinergen Agonisten reichen auf Langley u. Anderson [1] sowie Dale [2] zurück. Durch Untersuchungen am elektrischen Organ des Zitterrochens (*Torpedo*) und die Erkennung von α-Neurotoxinen wurden detaillierte Analysen des Rezeptors und seiner Untereinheiten möglich.

Die nikotinerge Acetylcholinrezeptoren bestehen aus pentameren ligandengesteuerten Ionenkanälen, kommen im Zentralnervensystem (ZNS) sowie in peripheren Nervenstrukturen vor und bestehen aus einer α- und β-Untereinheit mit einer Vielzahl von Varianten (α_2–α_9, β_2–β_4, γ, δ, ε) [3, 4]. Die verschiedenen nAChR-Subtypen können in vier Konformationszuständen existieren: ruhend, offen oder in zwei „desensibilisierten" geschlossenen Formen. Letztere sind millisekunden- oder minutenlang für die Aktivierung unempfindlich, haben aber eine im pM- bis nM-Bereich liegende hohe Affinität für Agonisten. Die Ligandenbindung kann das Gleichgewicht zwischen den Zuständen des Rezeptors verändern. Ebenso können Phosphorylierungsreaktionen zu einer Änderung der Rezeptorkonformation führen [5].

Im Gegensatz zu ihrer zentralen Rolle bei der autonomen Neurotransmission und der Auslösung der Muskelkontraktion verfügen die nAChR im ZNS über mehrere modulatorische Reaktionen [6, 7]. Ihre pathophysiologische Bedeutung für verschiedene Erkrankungen wie Morbus Alzheimer und Parkinson, Schizophrenie, Tourette-Syndrom usw. ist inzwischen bekannt [8]. Darüber hinaus sind sie für die Analgesie, Anxiolyse, Neuroprotektion und die Raucherentwöhnung von Bedeutung. Wichtige Subtypen finden sich im zentralen und peripheren Nervensystem, ein anderer Subtyp kommt in beiden Systemen vor (Abb. 4.1).

Der nikotinerge Acetylcholinrezeptor des Säugetiergehirns besteht vorwiegend (etwa zu 90%) aus zwei 2 α_4- und drei β_2-Untereinheiten [9] und bindet 3[H]-Cytisin und Nikotin mit hoher Affinität [10–12]. Eine andere Form, die sowohl im ZNS als auch im peripheren Nervensystem vorkommt, wird ausschließlich aus α_7-Untereinheiten gebildet [13]. Es existieren aber auch α_7-Untereinheiten im ventralen Tegmentum, die in die Prozesse von Toleranz und Abhängigkeit einbezogen werden [14]. Histochemische Untersuchungen an α_7-nAChR-nRNS ergaben eine geringe Präsenz des Subtyps in der Substantia nigra (Pars compacta) und im Tegmentum, während höhere Rezeptoranteile im Cortex und Hippocampus nachzuweisen waren. Nach der Behandlung mit 30 mg Nikotin/kg Körpergewicht pro Tag stieg die Zahl der Rezeptoren in beiden Anteilen der Substantia nigra und im ventralen Tegmentum an, während Cortex und Hippocampus unbeeinflusst blieben [14]. Des Weiteren sollen die α_7-nAChR über glutaminerge Afferenzen vom mittleren präfrontalen Cortex die Glutamatkonzentrationen erhöhen, die NMDA-(N-Methyl-D-Aspartat-)Rezeptoren der Dopamin- (DA-)Neurone des ventralen Tegmentum stimulieren und die DA1-Rezeptor-Bildung verstärken [15]. Über diese Wirkungen könnte die Reaktion des Nikotins mit den mesolimbischen Dopaminstrukturen erklärt werden [15].

Die α-Untereinheiten enthalten ein Cysteinpaar an den Positionen 192–193 der Schleife C (Abb. 4.2, 4.3). Diese Schleifen umfassen die Bindungsstelle für Agonisten und enthalten darüber hinaus aromatische Seitenketten (Tryptophan, Tyrosin), die mit den Agonisten kationische π-Wechselwirkungen auslösen [16].

Die Polypeptidkette der nAChR-Untereinheiten enthält vier hydrophobe transmembranäre Segmente (M1–M4), welche die Plasmamembran umwandeln.

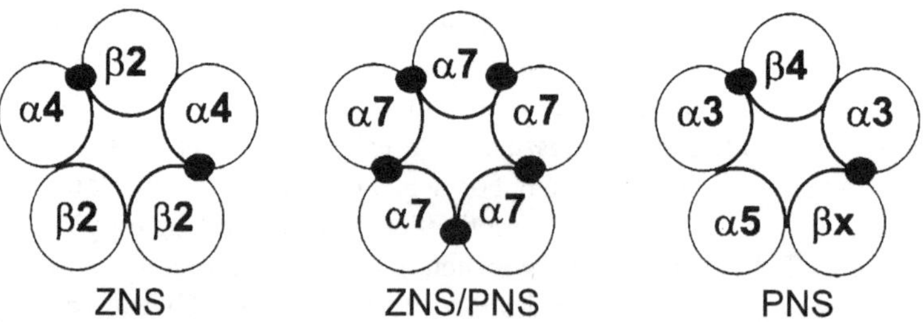

Abb. 4.1. Schematische Darstellung der Struktur von nAChR im zentralen (ZNS) und peripheren Nervensystem (PNS)

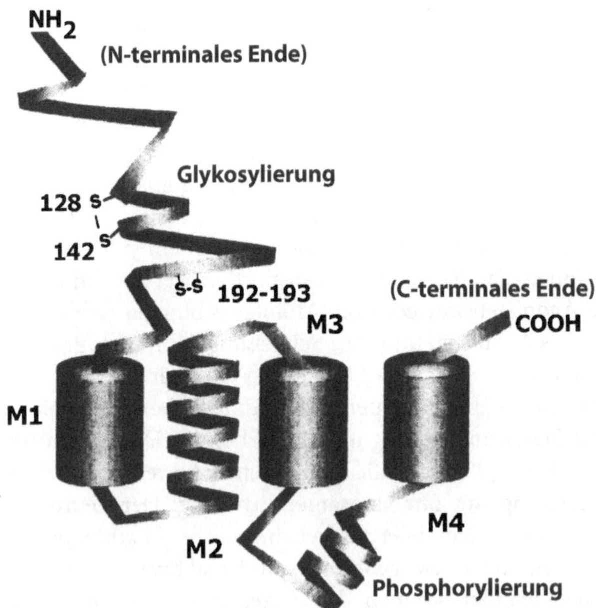

Abb. 4.2. Topische Struktur einer nAChR-Untereinheit (Segmente M1–M4)

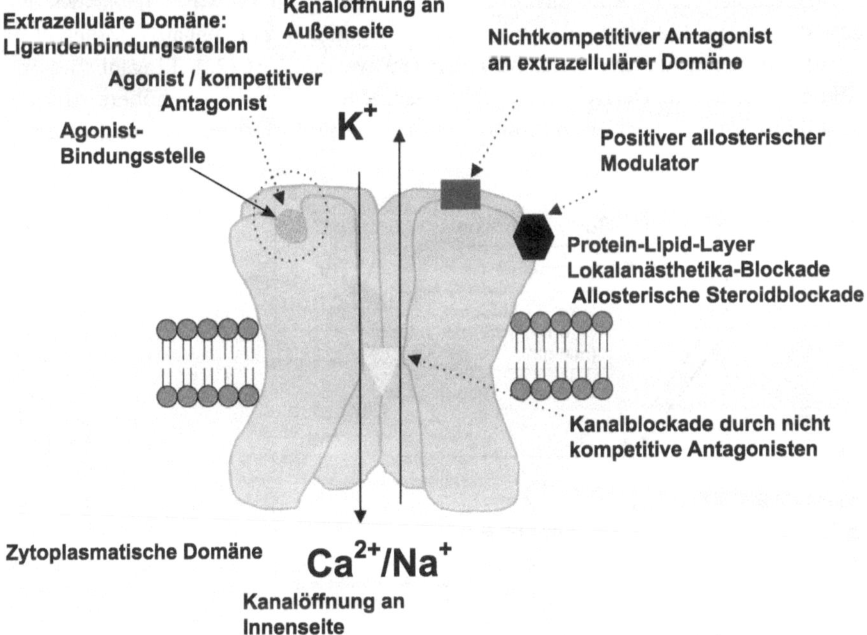

Abb. 4.3. Struktur eines nAChR nach Entfernung einer Untereinheit zur Darstellung des Kanals. Eingezeichnet sind Bindungsseiten für Agonisten, kompetitive und nichtkompetitive Antagonisten und positive allosterische Modulatoren (z. B. ACh-Esterase-Inhibitoren)

Das Segment M2 stellt eine α-Helix dar, die den Kationenkanal umfasst. Geringe Modifikationen an der M2-Domäne (z. B. Punktmutation von Leu9'→Ala9') führen zu Rezeptorveränderungen, die das Belohnungsverhalten, die Toleranz und die Sensibilisierung betreffen [17]. Die Segmente M3 und M4 sind durch eine lange intrazelluläre Schleife voneinander getrennt, welche Zentren für die Phosphorylierung von Serin/Threonin-Kinasen enthält [18]. Bei der Bindung des Agonisten (z. B. Nikotin) werden die nikotinergen Acetylcholinrezeptoren einem allosterischen Umbau unterzogen [19]: Hierbei geht die ruhende Konformation in einen geöffneten Status über, in dem die Kationen Na^+, K^+ und Ca^{2+} transportiert werden. Im geöffneten Zustand werden die Agonisten mit geringer Affinität gebunden (Abb. 4.4). Die ständige Anwesenheit eines Agonisten führt zur Schließung des Kanals und zur Desensibilisierung des Rezeptors, er ist für eine Aktivierung refraktär [5].

Zwischen den verschiedenen nAChR-Subtypen gibt es erhebliche Unterschiede bezüglich des Ausmaßes der Desensibilisierung und der Erholung: Der α_7-nAChR wird sehr schnell desensibilisiert [20] und die permanente Anwesenheit eines Agonisten führt zur Inaktivierung mit nur langsamer Erholung. Der neuronale $\alpha_4\beta_2$-nAChR ist sehr anfällig für eine Inaktivierung bei chronischer Nikotinanwendung [21]. Die Übergänge vom ruhenden, geöffneten und inaktiven Status sind reversibel und verschiedene Liganden können den Rezeptorstatus stabilisieren. Agonisten festigen eingangs den aktivierten (geöffneten) Zustand, während kompetitive Antagonisten bevorzugt den geschlossenen (in ruhender oder inaktiver Form) stabilisieren (s. Abb. 4.4). In Ligand-Rezeptor-Studien wurde nachgewiesen, dass die an Tyr-192 bindenden nikotinergen Agonisten eine negative Molekültorsion t_1 aufweisen müssen, während t_2 um 180° verdreht ist [22]. Ringsubstituierte Nikotin-Imidazolin-Derivate (z. B. Homoazanicotin) weisen eine höhere Affinität für nikotinerge Acetylcholinrezeptoren auf als Verbindungen mit einem geöffneten

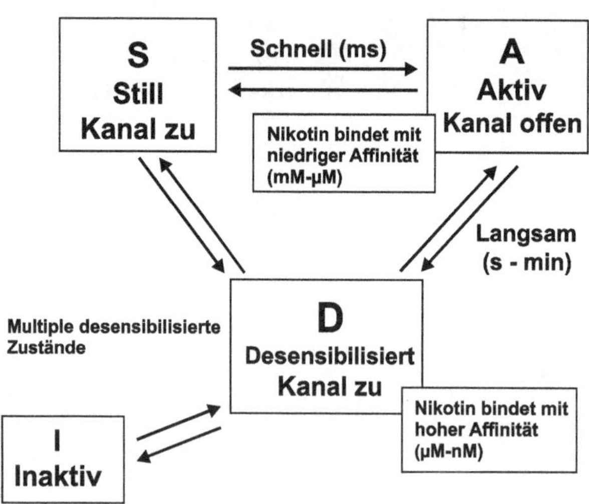

Abb. 4.4. Zusammenhänge zwischen unterschiedlichen Aktivierungszuständen von nAChR

Imidazolinring [23]. Die K_i-Werte für den nikotinergen gegenüber dem muskarinergen Acetylcholinrezeptor zeigen erhebliche Unterschiede (7,8 nM vs. 10 μM) [23]. Über den Einfluss einiger weniger Agonisten und Antagonisten auf verschiedene nAChR-Subtypen geben Tabelle 4.1 und 4.2 Aufschluss.

Der nikotinerge Acetylcholinrezeptor wird durch ein extrazellulär sitzendes Domänenprotein in Gegenwart von Nikotin heraufreguliert [24]. Es ist zu vermuten, dass Nikotin über eine Reorganisation der Rezeptorstruktur an der Mikrodomäne diese Wirkung auf die $\alpha_4\beta_2$-nAChR entfaltet und damit auch die Abhängigkeit erzeugt [24].

Neben dem muskulären ist der neuronale Nikotinrezeptor weitgehend charakterisiert worden. Die nikotinergen Acetylcholinrezeptoren in den verschiedenen Hirnregionen weisen Unterschiede in der Bindungskinetik zum Nikotin und in ihrer Reaktivität auf elektrophysiologische Reize auf [3, 4, 20]. Die anhaltende Desensibilisierung des Rezeptors kann eine auftretende Tachyphylaxie erklären. Darüber hinaus kommt es bei lang anhaltender Nikotinexposition zur Heraufregulierung der Nikotinrezeptoren [25, 26].

Präsynaptische nikotinerge Acetylcholinrezeptoren sind in die Freisetzung von Acetylcholin [27], Noradrenalin [28], Dopamin [29], Glutamat [4] und γ-Aminobuttersäure [30] eingebunden. Ebenso sind hochaffine Nikotin bindende nAChR an postsynaptischen Membranen somatodentritischer Regionen verschiedener Gehirnabschnitte vorhanden [31] und Nikotin kann auch an postsynaptischen neuronalen Rezeptoren Effekte auslösen [32]. Die bevorzugt präsynaptische Lokalisation der mehrere Neurotransmitter enthaltenden nikotinergen Acetylcholinrezeptoren an den Nervenendigungen und die Anwesenheit der gleichen Bindungsstellen auf verschiedenen nAChR-Subtypen ist die Basis vielfältiger Effekte nikotinerg wirkender Stoffe, die verschiedene Reaktionsabläufe modulieren. Diese Eigenschaft der nAChR ist auch das Problem für die Entwicklung selektiv nikotinerg wirkender Arzneimittel für verschiedene Indikationen.

Beim Menschen steigt die Bindungskapazität des nikotinergen Acetylcholinrezeptors bereits während der Gestation (12.–27. Woche) und erreicht während dieser Zeit vor allem im Nucleus basalis und im Tegmentum sehr hohe Werte, während in der Medulla geringe Affinitäten gemessen wurden [33]. Nach der Geburt sinkt die Affinität in den verschiedenen Hirnregionen mit Ausnahme von Großhirnbereichen deutlich ab. Bei den Untereinheiten sinkt die Aktivität der β_2-Untereinheit mit dem Alter in allen Hirnstrukturen, während sich die α_4- und α_3-Untereinheiten im Hippocampus und Putamen nicht verändern. Die nikotinergen Acetylcholinrezeptoren sind in zwei Phasen des Lebens von besonderer Bedeutung:

1. während der Prä- und Perinatalperiode sowie
2. während des Zellabbaus im Alter.

Daher könnte die Gabe nikotinerg wirkender Stoffe in den ersten Lebensmonaten die Anzahl der nAChR im kindlichen Gehirn stimulieren [34] und damit synaptische Verbindungen herstellen [6]. Demgegenüber kann die Gabe von nikotinerg wirkenden Stoffen den Abbau von Intelligenz offensichtlich nicht aufhalten.

Nichtneuronale nAChR finden sich in der Muskulatur, dem Lymphgewebe, den Makrophagen, der Haut, in Lungen- und Gefäßgewebe sowie in Astrozyten [35].

4.2 Agonisten und Antagonisten des nikotinergen Acetylcholinrezeptors und seiner Subtypen

Nikotinagonisten reagieren mit den verschiedenen Subtypen des nikotinergen Acetylcholinrezeptors, indem sie sich an den verschiedenen Bindungsstellen anheften und zu einer allosterischen Veränderung des pentameren Komplexes mit Öffnung des Ionenkanals führen. Für einige Agonisten sind die zu messenden Veränderungen in Tabelle 4.1 zusammengefasst. In der Natur vorkommende Agonisten sind neben Nikotin Cytisin, Anatoxin A, Epibatidin und Anabasin. Diese Stoffe binden mit 100- bis 1000-fach höherer Affinität an die $\alpha_4\beta_2$- als an die α7-nAChR-Subtypen. Ihre K_i-Werte für die Bindungsaffinität liegen 100- bis 1000-fach höher als ihre EC_{50}-Werte für die Aktivierung der nAChR-Subtypen. Cytisin bindet an isolierte Zellen, die mit $\alpha_4\beta_2$-nAChR angereichert sind, mit der gleichen Aktivität wie Nikotin, wobei es die Anheftung des Nikotins voll inhibieren kann (K_d = 0,8 nM). Es wird vermutet, dass Cytisin nur an oberflächlichen Rezeptoren der Zelle anhaftet [36]. Der Prototyp des Agonisten für den nAChR ist Nikotin, welches an den $\alpha_4\beta_2$-nAChR mit hoher Affinität bindet (s. Tabelle 4.1), während der α_7-nAChR 1000-mal weniger empfindlich reagiert [37]. Der Nikotinmetabolit Cotinin verfügt lediglich über kaum messbare Bindungsaktivitäten [38].

Tabelle 4.1. Bindungsaffinität (K_i) und Wirksamkeit (EC_{50}) verschiedener Nikotinagonisten an Synaptosomen des Thalamus ($\alpha_4\beta_2$-nAChR oder heterogen exprimierte nAChR für Nikotinagonisten an nativen oder rekombinant hergestellten $\alpha_4\beta_2$- und α_7-nAChR bzw. rekombinanten $\alpha_3\beta_4$-nAChR) [188]

	Bindungsaffinität (K_i) [nM]			Funktionelle Wirksamkeit (EC_{50}) [μM]		
	$\alpha_4\beta_2$	α_7	$\alpha_3\beta_4$	$\alpha_4\beta_2$	α_7	$\alpha_3\beta_4$
(-)-Nikotin	1–11	400–8900	300–475	0,3–15	18–91	5–410
(-)-Cytisin	0,14–2,7	1400–3883	56–195	0,019–71,4	n. b.	72–134
(-)-Epibatidin	0,01–0,06	3,1–350	n. b.	0,004–0,02	1,1–2,2	0,009–0,02
Vareniclin	0,06	322	240	n. b.	n. b.	n. b.
Acetylcholin	6,8–57	4000–10.830	560–881	0,48–3	79–316	53–210
Cholin	112000	2.380.000	n. b.	n. b.	1600	n. b.
Lobelin	4–50	11.000–13.100	480	n. b.	k. A.	n. b.
Carbachol	207–582	18.000–580.000	3839	2,5–29	296	n. b.
DMPP	9,4–400	160–2300	1300	0,07–18	19–75	10–92

DMPP Dimethylphenylpiperazin, *n. b.* nicht bestimmt, k. A. keine Aktivierung.

Ein Prototyp für einen selektiven partiellen Agonisten des $\alpha_4\beta_2$-nAChR ist Vareniclin. Dabei handelt es sich um ein Derivat des Benzazepins. Es ist in der Lage, die durch Nikotin ausgelöste Dopaminsekretion in Dosen von 1 mg/kg KG per os aus dem Nucleus accumbens der Ratte deutlich einzuschränken.

Bis-Picolinium-Verbindungen, insbesondere N,N'-Dodecyl-picolinium-bromid, hemmen ebenfalls den durch Nikotin ausgelösten Dopaminüberschuss im nmolaren Bereich (IC_{50} = 5 nM) bei einer Bindungsaffinität (K_i) von 49 µM an Membranen des Rattenhirns ohne Wechselwirkung mit $\alpha_4\beta_2$- oder α_7-nAChR [39]. Die Aktivitäten der Verbindung sind so stark, dass sie für Untersuchungen zum Rauchstopp geeignet erscheinen. Das erst kürzlich publizierte 2'Fluoro-3'-(4-nitrophenyl)deschloroepibatidin, ein funktioneller Antagonist für die nikotininduzierte Antinozizeption, weist sogar einen K_i-Wert von 0,009 nM an $\alpha_4\beta_2$-nAChR auf [40]. Der Rezeptoragonist SSR591813, ein substituiertes Pyranoazepin, bindet mit einem K_i-Wert von 36 nM ebenfalls an den humanen $\alpha_4\beta_2$-nAChR, der wie bereits erwähnt auch für die Nikotinabhängigkeit verantwortlich zeichnet [41].

Zu den kompetitiv wirkenden Agonisten gehört Cytisin, das an die α_4-Untereinheit des nikotinergen Acetylcholinrezeptors bindet, während es an der α_7-Untereinheit als reiner Agonist mit geringerer Stärke wirksam ist [42]. Durch eine Halogenierung des Moleküls wird eine Wirkungssteigerung mit veränderten Bindungseigenschaften an den nAChR-Subtypen erreicht [42].

Kompetitive Antagonisten wirken reversibel mit dem nikotinergen Acetylcholinrezeptor, indem sie die Bindungsstelle konformationell stabilisieren und damit den Angriff von Agonisten verhindern. Dieser Effekt kann aber durch hohe Dosen des Agonisten aufgehoben werden. Klassische Beispiele für derartige Stoffe sind d-Tubocurarin (dTC) und Dihydro-β-erythroidin (s. Tabelle 4.2). In diese Gruppe gehören verschiedene Schlangengifte wie Bungarotoxin und mehrere α-Conotoxine. Das dTC diskriminiert nicht zwischen den verschiedenen nAChR-Subtypen und ist in Konzentrationen von 10 µM wirksam [43]. Methyllycaconitin (MLA) gilt als ein Nikotinantagonist, der insbesondere an den α7-nAChR bindet, welcher für die verstärkende Wirkung von Nikotin und den Nikotinentzug verantwortlich ist.

Tabelle 4.2. Bindungsaffinität (K_i) verschiedener Nikotinantagonisten an nativen oder rekombinant hergestellten $\alpha_4\beta_2$-nAChR und α7-nAChR sowie rekombinanten $\alpha_3\beta_4$-nAChR [188]

nAChR-Subtyp/Antagonist	K_i [nM]		
	$\alpha_4\beta_2$	α_7	$\alpha_3\beta_4$
d-Tubocurarin	1000–25000	3400–7700	22.929
Dihydro-β-erythroidin	13,9–1900	25.000–57.900	218.622
Methyllycaconitin (MLA)	3700–6100	0,69–10,3	3700
Decamethonium	460–120.000	124.000–200.000	n. b.
Mecamylamin	822.000 bis >1.000.000	>1.000.000	>1.000.000

n. b. nicht bestimmt.

Es konnte die Selbstmedikation von Nikotin an der Ratte in Dosen von 3,9 und 7,8 mg MLA pro kg Körpergewicht deutlich einschränken, während das Belohnungssystem nicht beeinträchtigt wurde [44]. Damit scheint dieser Rezeptortyp für intravenös verabreichtes Nikotin zuständig zu sein, nicht aber für die Nikotinabhängigkeit [44].

Nichtkompetitive Antagonisten wirken außerhalb des Bindungszentrums und interagieren daher nicht mit den Agonisten. Ihr Effekt kommt über eine Bindung in der Nähe des Ionenkanals zustande, sodass mit diesen Stoffen auch Voraussagen über mögliche Konzentrationen am Rezeptor zu machen sind. Klassisches Beispiel ist Mecamylamin (s. Tabelle 4.2), dessen IC_{50}-Wert im unteren µM-Bereich liegt [43], wobei die α7-nAChR-Subtypen etwas weniger empfindlich als die α-β-Heteromeren reagieren. Zusätzlich werden NMDA-Rezeptoren in höheren µM-Konzentrationen gehemmt [45]. Ähnliche Wirkungen verursachen auch andere Ganglienblocker wie Hexa- und Decamethonium sowie Chlorisondamin (s. Tabelle 4.2). Das Antidepressivum Bupropion hemmt in geringen µM-Konzentrationen verschiedene nAChR-Subtypen ($\alpha_3\beta_2$, $\alpha_4\beta_2$, α_7) der Ratte sowie den durch nAChR bewerkstelligten Rubidiumflux einer menschlichen Zelllinie (SH-SY5Y) [46, 47]. Die Bupropionwirkung an menschlichen Zellen war spannungsunabhängig, sodass eine Wirkung über das Kanallumen auszuschließen ist. Weitere Stoffe mit nichtkompetitiven Wirkungen sind das Neuroleptikum Chlorpromazin und die Anästhetika Phencyclidin und Ketamin [48]. Verschiedene Steroidhormone wie Corticosteron, Aldosteron, Estradiol und Cortisol können neuronale nAChR-Subtypen aus der erwähnten menschlichen Zelllinie, SH-SY5Y, in Konzentrationen im höheren nM- bis unteren µM-Bereich hemmen [49]. Progesteron hemmt den $\alpha_4\beta_2$-nAChR-Subtyp bereits in Konzentrationen von 9 µM (IC_{50}) [50, 51]. Auch ein β-Amyloid-Polypeptid$_{1\text{-}42}$ hemmt den α_7-nAChR-Subtyp im pM-Bereich [52], sodass Spekulationen über einen Zusammenhang zur Pathogenese des Morbus Alzheimer und der Rolle von nAChR bei der Genese aufkommen. Auf den Zusammenhang zwischen Rauchen und der Progressionsverzögerung des Morbus Alzheimer wird in Abschn. 8.1 näher eingegangen.

4.3 Pharmakologie

Nikotin erregt wie Acetylcholin Rezeptoren des Parasympathikus, wobei zwischen nikotinergen und muskarinergen Rezeptoren (N- und M-Rezeptoren) bzw. Wirkungen unterschieden wird.

4.3.1 Nikotinwirkungen am Rezeptor verschiedener Organe

Nikotin stimuliert vorwiegend präsynaptische nikotinerge Acetylcholinrezeptoren und wirkt dadurch erregend [4, 20]. Wenn diese Rezeptoren auf dopaminergen Neuronen sitzen, fördern sie den Stoffwechsel dieses Transmitters in mesolimbischen und nigrostriatalen Strukturen [9, 53]. In zerebralen Strukturen von Rauchern ist die Dichte von Nikotinrezeptoren höher als bei Nichtrauchern, wobei im Gegensatz zu Nikotininfusionen durch das Rauchen einzelner Zigaretten zusätzlich nikotinerge Acetylcholinrezeptoren vorzugsweise im Hippocampus, Gyrus rectus und im zerebellären Cortex gebildet werden [54].

Bei fortwährender Nikotinanwesenheit (starkes Rauchen) kommt es zu einer Heraufregulierung der Nikotinrezeptoren in zahlreichen Regionen des Gehirns (Hippocampus, Neocortex, Gyrus rectus, Kleinhirnrinde, mittlere Raphe) [25, 55–57], wahrscheinlich auf der Basis einer verminderten Internalisierung und/oder eines verminderten Abbaus [58]. Die Dichte der Rezeptoren verändert (verdoppelt) sich, nicht aber ihre Affinität für den Liganden. Wahrscheinlich wird das überschüssige Nikotin an desensibilisierte bzw. inaktivierte Rezeptoren gebunden [9].

Eine besonders hohe Dichte an nikotinergen Acetylcholinrezeptoren findet sich im Nucleus accumbens [59], in dem auch das Belohnungssystem sitzt und das u. a. für die Nahrungsaufnahme bedeutsam ist [60]. Im Tierversuch wurde Dopamin durch Nikotingaben freigesetzt. Offensichtlich ist der Nucleus accumbens für die Entwicklung der Abhängigkeit bedeutsam [53, 61]. Die Verbindung von Nikotingaben mit der Stimulation des dopaminergen Systems insbesondere im Mesoaccumbens scheint von hervorragender Bedeutung zu sein, indem es regional zu einer selektiven Herunterregulierung der Kontrolle von im Mesoaccumbens lokalisierten dopaminergen Neuronen kommt und diese zusätzlich durch NMDA-Glutamat-Rezeptoren beeinträchtigt werden [62]. Es wird vermutet, dass die Sensibilisierung mit einer erhöhten Feuerungsrate („burst firing“) von im Mesoaccumbens gelegenen Neuronen ausgeht, die zu einer erhöhten Dopaminfreisetzung in den Extrazellulärraum führt und damit verstärkt auf die extrasynaptischen Dopaminrezeptoren wirkt [62]. Nach Wise u. Bozarth [63] ist die Sucht erzeugende Wirkung von Nikotin und anderen Stoffen ebenfalls davon abhängig, ob sie dopaminerge Synapsen im mesolimbischen System beeinflussen. Diese Hypothese ist allerdings nicht unwidersprochen geblieben [64].

Immer wieder wird die Monoaminoxidase (MAO) mit der Tabakabhängigkeit in Verbindung gebracht, da beide Formen, MAO-A und MAO-B, eine entscheidende Rolle beim Abbau von biogenen Aminen (Noradrenalin, Serotonin, Dopamin) spielen. Zigarettenraucher verfügen über niedrigere MAO-A- und -B-Aktivitäten als Nichtraucher [65, 66]. Nach einem 4-wöchigen Rauchstopp stieg die Aktivität der MAO-B in den Blutplättchen signifikant auf die von Nichtrauchern an, während sich eine Woche nach dem Rauchstopp noch keine Veränderungen in der Enzymaktivität nachweisen ließen. Da zusätzlich eine gewisse Korrelation zwischen dem Grad der Abhängigkeit und der MAO-B-Aktivität nachzuweisen war, wird ein Einfluss von Produkten des Tabakrauchs auf die MAO-B vermutet [67].

4.3.2 Organwirkungen und Toxizität

Über die N-Rezeptoren führt Nikotin bei Stimulation sympathischer Ganglien zur Steigerung der Herzfrequenz. Diese Wirkung kann ebenso über die Lähmung parasympathischer Ganglien oder die Adrenalinausschüttung aus dem Nebennierenmark zustande kommen. Umgekehrt kann Nikotin die Herzfrequenz durch die Blockade sympathischer Ganglien oder die Erregung parasympathischer Ganglien bzw. durch beide Wirkungen verlangsamen. Diese teilweise konträren Reaktionen sind abhängig von der Dosis, der Applikationsart und der Zeit nach der Gabe. Kleine Nikotindosen bzw. mäßiges Rauchen erhöhen die Herzfrequenz und den Blutdruck leicht.

Pharmakologische Wirkungen von Nikotin [68]

- Freisetzung von Adrenalin aus der Nebenniere, von Noradrenalin im Hypothalamus (zentrale Erhöhung des Sympathikotonus) sowie von Dopamin im mesolimbischen System
- Anstieg der Katecholamine im strömenden Blut mit Beeinflussung des Blutdrucks, der Herzfrequenz, von Blutgerinnungsfaktoren und Fettstoffwechsel
- Unterschiedliche Steigerung der Magensäuresekretion, ulzerogene Wirkung (Ulcus pepticum) über eine verminderte Durchblutung der Schleimhaut
- Erregende Wirkung auf das ZNS (niedrige Dosen): Tremor, Dämpfung von Emotionen, Steigerung des Konzentrationsvermögens
- Atem stimulierende Wirkung über die Glomera carotica und aortica
- Stimulation des Brechzentrums

Vergiftung: Kreislaufkollaps, Depolarisationsblock der neuromuskulären Übertragung, Atemlähmung (zentral)

Die Nikotinwirkung auf den Magen-Darm-Trakt wird durch Acetylcholin, Katecholamine und Peptidhormone verstärkt. Die Magensäuresekretion wird nicht regelmäßig angeregt, dennoch kann man von einer ulzerogenen Wirkung des Tabakrauchens ausgehen. Offensichtlich wird die Peristaltik des Darms angeregt und kann zu mehrmaligem Absetzen von Stuhl führen [68], oft ein Grund, warum Raucher nicht auf die Morgenzigarette verzichten wollen.

Über eine Aktivierung der nAChR in den Glomera carotica und aortica wird die *Atmung* stimuliert, ebenso wird das Brechzentrum angeregt.

Nikotin wird als starkes Gift bezeichnet, welches in etwa gleichen Dosen wirksam ist wie Blausäure (HCN). Für den nicht an Nikotin gewöhnten Menschen soll die einmalige Gabe von 60 mg tödlich wirken [69]. Höhere Dosen Nikotin lösen Krämpfe aus. In toxischen Dosen eingenommen, kommt es zur zentralen Erregung und zur Atemlähmung sowie zum Kreislaufkollaps. Darüber hinaus verursacht Nikotin einen Depolarisationsblock mit Hemmung der neuromuskulären Übertragung, sodass bei ausreichend hohen Dosen der Tod innerhalb von wenigen Minuten durch Atemlähmung eintreten kann.

4.3.3 Metabolische und hormonale Effekte des Nikotins

Bekanntlich haben Raucher ein geringeres Körpergewicht als Nichtraucher, was nach Aufgabe des Rauchens ausgeglichen oder überkompensiert wird. Ursachen der Gewichtsabnahme beim Rauchen sind die verminderte Aufnahme von Kalorien, besonders von Süßigkeiten, sowie ein erhöhter Stoffwechsel, aber auch die erhöhte Sekretion von Katecholaminen aus dem Nebennierenmark und von Steroidhormonen aus der Nebennierenrinde [70]. Nikotin scheint bei diesen Reaktionen entscheidend beteiligt zu sein [71, 72]. Es stimuliert aber auch die Sekretion von Adiuretin und β-Endorphin.

Eine ähnliche Reaktion ist bezüglich der Sekretion von Hormonen des Hypophysenvorderlappens (z. B. von ACTH) zu beobachten [73], wobei dem Nikotin sehr viel geringere Wirkungen als dem Rauchen selbst zukommen. Auch die Unterschiede in der Östrogensekretion sowie die vorzeitig einsetzende Menopause bei Raucherinnen lassen sich mit dem Rauchen in Verbindung bringen [74].

4.3.4 Zentralnervöse Effekte des Nikotins

Nikotin erregt in kleinen Dosen das Zentralnervensystem, häufig begleitet von einem feinschlägigen Tremor. Neben einer Vielzahl von Effekten sollen Emotionen gedämpft und das Konzentrationsvermögen gesteigert werden.

Tierversuche zeigten, dass die prä- und neonatale Einwirkung von Nikotin zu Veränderungen der Entwicklung des Gehirns und des Verhaltens führt [75–79]. Werden tragende Ratten über einige Tage mit Nikotin behandelt, kommt es zu einem Anstieg der [3H]-Bindungsstellen für Nikotin prä- und postnatal. Dabei wird angenommen, dass diese erhöhte Bindungsfähigkeit auch postnatal bestehen bleibt [80, 81]. Die Verhaltensänderungen von Kindern, deren Mütter während der Schwangerschaft geraucht haben, sind bekannt. Dazu gehören Verhaltensstörungen, Aufmerksamkeitsdefizite, Hyperaktivität und Schwierigkeiten beim Lernen [82–85] (vgl. Kap. 8). Der fetale Nikotinspiegel liegt über dem der rauchenden Schwangeren [86], wobei Entwicklungsstörungen in der Ausbildung der nAChR vermutet werden, insbesondere an den α_3- und α_7-, nicht aber an den α_4-nAChR [87].

Über die Abhängigkeit erzeugenden Wirkungen von Nikotin gibt es seit einigen Jahren keinen Zweifel mehr. Auf das Ausmaß der Nikotinabhängigkeit eines Rauchers kann anhand der Anzahl der täglich gerauchten Zigaretten, des Zeitpunkts der ersten morgendlich sowie der möglicherweise nachts gerauchten Zigarette(n) geschlossen werden. Der Nikotinplasmaspiegel und das subjektiv empfundene und mit Fragebogen ermittelte Rauchverlangen (Craving) korrelierten negativ miteinander ($p<0{,}002$), ebenso bestanden Beziehungen zwischen dem exspirierten Kohlenmonoxid (CO) und dem Nikotinplasmaspiegel ($p<0{,}001$) [88]. Nach dem Rauchen von zwei Zigaretten korrelierte der Craving-Effekt mit dem im arteriellen Blut bestimmten Nikotinspiegel, wenn als Kriterium die Konzentrationsflächenkurve (AUC, „area under the curve") berechnet wurde ($p=0{,}01$) [89].

Die Eigenschaften des Nikotins unterscheiden sich auch sehr deutlich von denen anderer „Suchtstoffe". Die Abhängigkeit wird beim Rauchen durch die ultraschnelle Anflutung des Alkaloids im Gehirn erzeugt und kann bei der Anwendung von Nikotinpräparaten im Verlauf von mehreren Wochen bei Reduktion der Nikotindosen aufgehoben werden (s. Kap. 13). Die Nikotinwirkungen lassen sich mit dem antihypertensiv wirkenden Ganglienblocker Mecamylamin, nicht aber mit antimuskarinerg, -cholinerg oder -adrenerg wirkenden Stoffen blockieren [90]. Aus Tierversuchen könnte abgeleitet werden, dass Nikotin Gedächtnisleistungen fördert und das aggressive Verhalten mindert [90]. Auch Raucher bestätigen, dass es durch die ersten am Tage gerauchten Zigaretten zu einer allgemeinen Entspannung, insbesondere in Stresssituationen, kommt [71].

4.4 Pharmakokinetik von Nikotin

Nikotin wird aus den verschiedenen Tabakzubereitungen unterschiedlich schnell resorbiert. Durch Kauen oder Schnupfen von Tabak werden große Mengen des Alkaloids langsamer als aus der Zigarette aufgenommen (Abb. 4.5). Beim Rauchen von Zigarren oder von Pfeifentabak werden über die Schleimhäute je nach Verweildauer des Rauchs in der Mundhöhle unterschiedlich große Mengen von Nikotin resor-

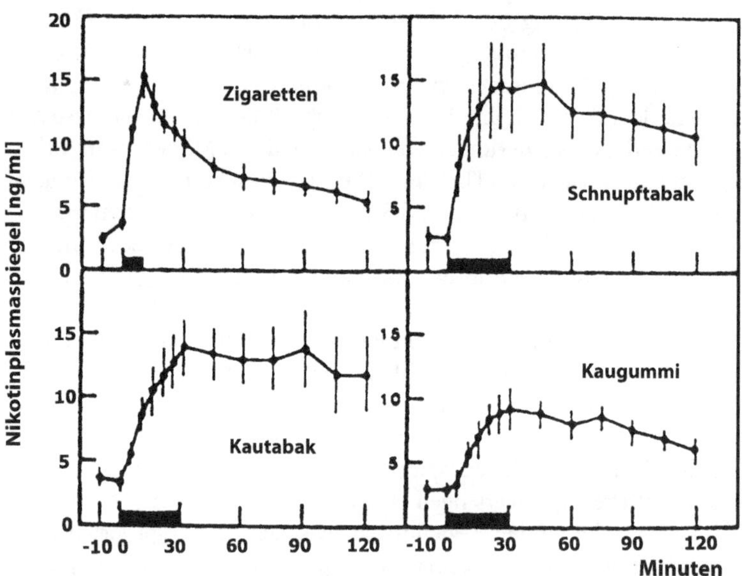

Abb. 4.5. Änderungen des Nikotinplasmaspiegels unter Zigaretten, Schnupf-, Kautabak und nikotinhaltigem Kaugummi bei einmaliger Anwendung. Rauchen einer Zigarette (12 Züge über 9 min), 2,5 g Schnupftabak (30 min Einwirkung), 8 g Kautabak (30 min gekaut) und 4 mg Kaugummi (30 min gekaut) [74, 190]

biert. Demgegenüber wird aus inhaliertem Zigarettenrauch Nikotin extrem schnell über das Epithel der Lungenalveolen aufgenommen (Abb. 4.6) und gelangt unter Umgehung der Leber in das Gehirn. Entsprechend steigt der Carboxyhämoglobin-(COHb-)Gehalt des Blutes an (Abb. 4.7) [91].

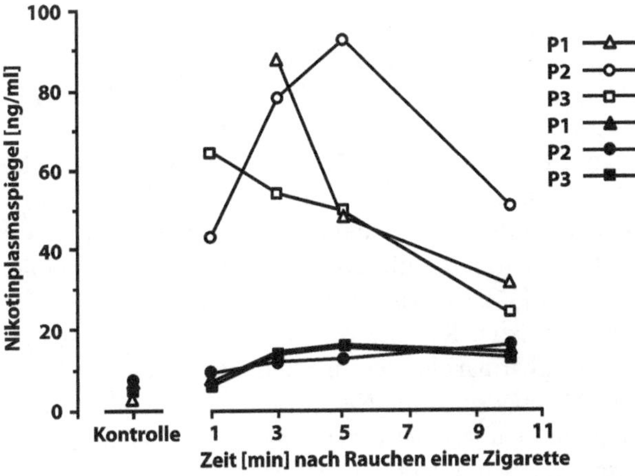

Abb. 4.6. Arterielle und venöse Nikotinplasmaspiegel nach Rauchen einer Zigarette. Darstellung der Daten von drei Rauchern. Arterieller Nikotinplasmaspiegel *(offene Symbole)*, venöser Nikotinplasmaspiegel *(ausgefüllte Symbole)* [191]

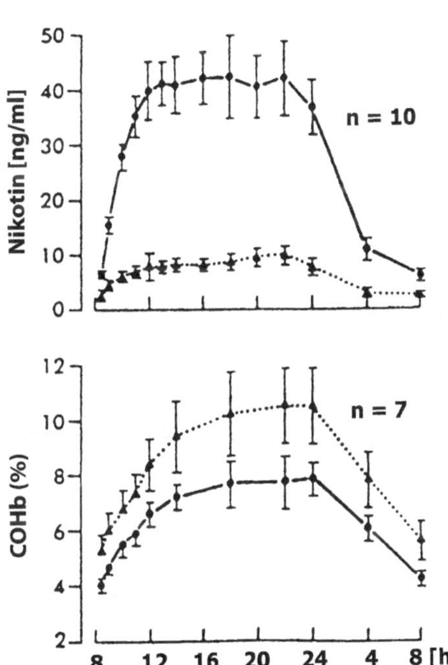

Abb. 4.7. Mittlere Nikotinplasmaspiegel und der Carboxyhämoglobin- (COHb-)Gehalt bei Zigarettenrauchern. Die Probanden rauchten von 8.30 bis 23.00 Uhr alle 30 min eine Zigarette (insgesamt 30 Zigaretten pro Tag). Es handelte sich um Zigaretten für Forschungszwecke [91]

Nikotin und einige seiner Metaboliten werden gaschromatographisch oder mit Hochleistungsflüssigkeitschromatographie (HPLC) bestimmt, wobei neuerdings aufgrund des technischen Fortschritts die Kopplung der HPLC mit einer Elektrospray-Tandem-Massenspektrometrie erfolgen kann [92]. Die Bestimmungen zeigten eine lineare Kurve zwischen 0,5 und 100 µg/l. Mit einer Flüssigchromatographie, die ebenfalls mit der Massenspektrometrie gekoppelt wurde, ließen sich Nikotin, Cotinin, seine Abbauprodukte und Nornikotin nachweisen [93]. So ist es möglich, das Metabolitenprofil des Rauchers quantitativ zu verfolgen.

Nikotin wird in der Leber durch oxidative Prozesse zunächst überwiegend (ca. 80%) zu Cotinin mithilfe des Zytochroms P450 2A6 (CYP2A6) abgebaut (Abb. 4.8) und mit einer Halbwertszeit von 1,5 h eliminiert. Nur etwa 10% des aufgenommenen Nikotins verlassen den Organismus unverändert. Das Abbauprodukt Cotinin ist zwar pharmakologisch unwirksam, aber es kann zu Nachweiszwecken bei Rauchern bzw. Passivrauchern genutzt werden [94], da es kumuliert und sehr viel langsamer eliminiert wird (Halbwertszeit 20–30 h) [95]. Inhalative und orale Applikation führen dabei zu vergleichbaren Werten [95]. Die Analyse von Cotinin im Urin kann bis zu 4 Tage nach einem Rauchstopp aktive Raucher von Passivrauchern unterscheiden [96]. Das Nikotin-N-Oxid ist pharmakologisch ebenfalls uninteressant [91].

Der umfassende hepatische Metabolismus von Nikotin könnte dazu führen, dass es bei deutlichen Funktionseinschränkungen der Leber zur verzögerten Elimination kommt, weshalb bei sehr stark eingeschränkter hepatischer und renaler Funktion die therapeutische Nikotinanwendung zurückhaltend zu beurteilen ist. Des Weiteren wird offensichtlich der Nikotinabbau durch CO aus dem Tabakrauch inhibiert, wenn die Elimination von trans-3-Hydroxycotinin bei Rauchern gemessen wird, was möglicherweise mit der Glukuronidierung des Nikotinmetaboliten in

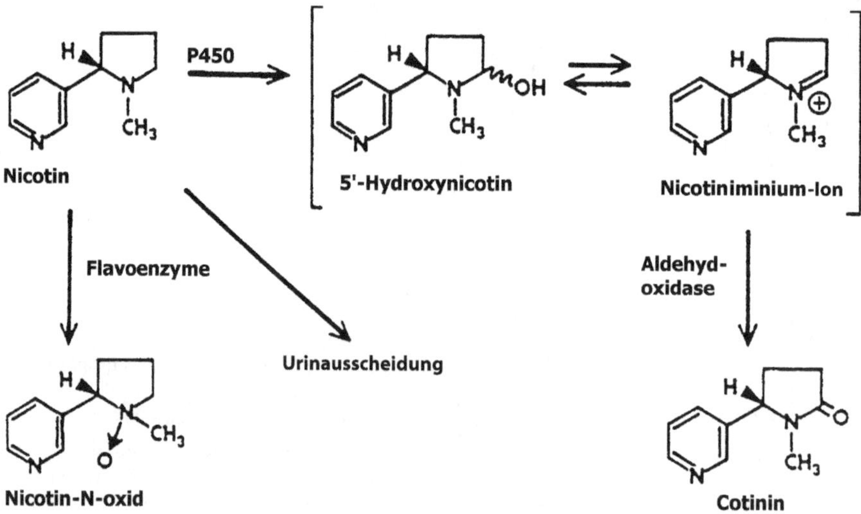

Abb. 4.8. Abbau von Nikotin (schematisch dargestellt)

Verbindung zu bringen ist [97] und welches mithilfe von CYP2A6 aus Cotinin gebildet wird [96, 98].

Im Vergleich zum Erwachsenen wird Nikotin, nicht aber Cotinin, sein 3-Hydroxyderivat und dessen weitere Abbauprodukte vom Neugeborenen verzögert eliminiert [99]. Verantwortlich ist die geringere Aktivität des CYP2A6, welches 70–80% des Nikotins abbaut [100]. Obgleich die Aktivität von CYP2A6 bei Säuglingen nicht bestimmt wurde, könnte eine fetale Variante des Enzyms oder eine verringerte Abbaukapazität vorliegen. Denkbar wäre auch ein sehr viel größeres Verteilungsvolumen als beim Erwachsenen. Cotinin wird ebenfalls durch CYP2A6 abgebaut, jedoch mit höherer Geschwindigkeit als Nikotin[101]. Nikotinkonjugate sowie parallele Halbwertszeiten von Konjugaten und freien Metaboliten bei den meisten Neugeborenen weisen auf das gleichzeitige Vorkommen von N- und O-Konjugaten hin [99].

Die pharmakokinetischen Eigenschaften des aus Zigaretten stammenden Nikotins sind im Schrifttum hinreichend genau beschrieben, wobei insbesondere seine extrem schnelle Anflutung im ZNS durch kein Nikotinersatzpodukt erreicht wird (Abb. 4.5, 4.9) [102, 103]. Die täglich beim Zigarettenrauchen aufgenommene Nikotinmenge hängt von der Anzahl der gerauchten Zigaretten, deren Nikotingehalt sowie von der Anzahl der Züge und der Tiefe der Inhalation des Abbrands ab. Es wäre auch denkbar, aus dem Verhältnis von Cotinin und dem Produkt 3-OH-Cotinin Rückschlüsse auf die Anzahl der täglich gerauchten Zigaretten zu ziehen, zumal sich eine Korrelation zwischen beiden Parametern errechnen lässt [98]. Zumindest können bei einem „Abhängigen“ innerhalb von wenigen Stunden Plasmaspiegel erreicht werden, die für einen ganzen Tag als ausreichend empfunden werden. Aus Nikotinpräparaten, wie Inhaler, Nasalspray, Kaugummi und Pflaster, wird Nikotin langsamer vom Organismus aufgenommen als durch das Zigarettenrauchen (Abb. 4.9). Mit diesen Produkten werden niemals Nikotinspitzenspiegel erreicht wie durch das Rauchen, wobei erhebliche interindividuelle Unterschiede bestehen.

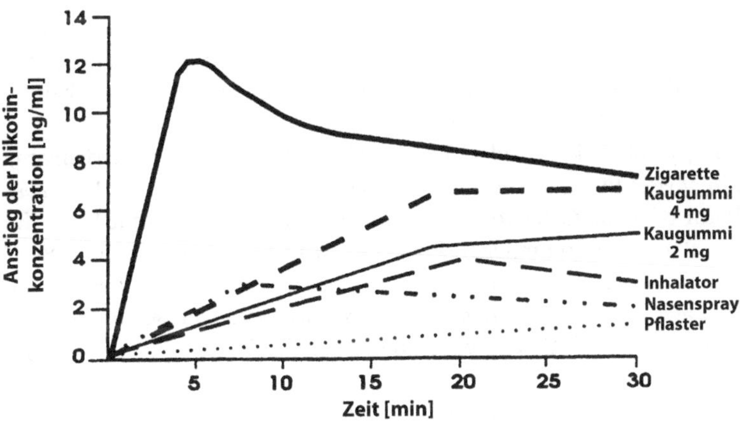

Abb. 4.9. Vergleich der Nikotinplasmaspiegel nach Inhalation einer Zigarette, mit Nasalspray (1 mg), mit Inhaler (1 mg), Kaugummi (2 und 4 mg) und Pflaster [192]

Beim Erwachsenen und bei älteren Menschen wird Nikotin im Sinne eines Zweikompartmentmodells sehr unterschiedlich verteilt [104]. Die pharmakokinetischen Parameter waren bei älteren Menschen deutlich erniedrigt: die Nikotin-Gesamtkörperclearance um 23%, die nichtrenale Clearance um 21%, die renale Clearance um 49%, das Verteilungsvolumen unter „Steady-State-Bedingungen" um 17% sowie die Cotininclearance um 18% [104]. Auch die durch Nikotin gesteigerte Herzfrequenz war im Vergleich zu jüngeren Erwachsenen um 29% reduziert [104]. Diesen Unterschieden wird jedoch keine klinische Relevanz zugeschrieben.

4.5 Nikotinabhängigkeit

Der Begriff „Sucht" kommt von dem Verb „siechen" und beinhaltet damit eine Krankheit, die der ärztlichen Hilfe bedarf. Der Tabakindustrie ist Nikotin als Suchtstoff seit etwa 50 Jahren bekannt. Alle anderen Inhaltsstoffe des Tabakrauchs sind für die Ausbildung der Sucht nicht zuständig [105]. Zahlreiche bereits durchgeführte und auch künftige Untersuchungen waren bzw. sind nur tierexperimentell zu lösen. Dabei wird inzwischen immer deutlicher, dass eine einzelne Spezies die beim Menschen auftretenden Suchtprobleme nicht hinreichend darstellen kann, sodass verschiedene Tiermodelle entwickelt werden müssen [106]. Unter allen Stoffen, die zur Abhängigkeit führen, besitzt Nikotin die ausgeprägtesten Wirkungen, somit kann das „Suchtgedächtnis" Jahre und sogar Jahrzehnte anhalten [107]. Je nach angewandtem Frageninventar (Fagerström-Test oder DSM-IV, s. Abschn. 4.5.1) sind etwa 17–85% der Raucher stark abhängig [108]. In Deutschland sind nach Angaben der DSM 6,8 Millionen Raucher abhängig. Dieser Personenkreis ist nur sehr schwer zu entwöhnen – im Allgemeinen nicht ohne ärztliche Hilfe.

Die Entstehung einer Abhängigkeit wird auch beeinflusst vom Alter, in dem mit dem Rauchen begonnen wird, und davon, wie die Erlebnisse beim Rauchen verarbeitet werden. Über 90% aller Raucher beginnen in der Jugend (vgl. Kap. 15) Die Ausbildung einer Abhängigkeit tritt um so häufiger auf, je früher das Rauchen begonnen, je stärker geraucht wird und je geringer die Bereitschaft zum Rauchstopp ist [109]. In Tierversuchen lässt sich die Altersabhängigkeit imitieren, weil lang anhaltende Veränderungen in der Funktionsweise des adrenergen Systems bei der Heraufregulierung der nAChR einsetzen [110].

Untersuchungen, ob Nikotin oder nikotinfreier Tabakrauch zur Befriedigung des Rauchbedürfnisses führt, wurden an 18 Rauchern durch die alleinige i.v.-Injektion von Nikotin oder die Gabe von nikotinfreiem Tabakrauch geprüft [111]. Im Vergleich zum Rauch herkömmlicher Zigaretten hatte der „nikotinfreie Rauch" nur einen abgeschwächten Sättigungseffekt, während intravenös injiziertes Nikotin oder der Rauch aus herkömmlichen Zigaretten voll wirksam war, sodass dem Tabakrauch mit oder ohne Nikotin ein sensomotorischer Effekt zugesprochen werden muss [111].

Nikotin stimuliert die Freisetzung von Mediatoren wie Noradrenalin, Acetylcholin, Dopamin, 5-Hydroxytryptamin, γ-Aminobuttersäure und von Endorphinen. Das dopaminerge System als „Belohnungssystem" wird durch Nikotin bevorzugt gesteuert [112] (Abb. 4.10). Wegen der Vielfalt der beeinflussten Transmittersysteme kommt auch eine Vielfalt von psychischen Veränderungen unter Nikotin zustande, die teilweise auch scheinbar gegensätzlich sind: Raucher werden durch die Zigarette „angeregt“ oder „beruhigt“.

Im Unterschied zum Alkohol oder zu Heroin ist Nikotin kaum psychotoxisch wirksam, was u. a. auch bedeutet, dass der selbst stark abhängige Raucher nur geringe soziale Auffälligkeiten zeigt. Die psychischen Wirkungen des Nikotins sind in Tabelle 4.3 zusammengefasst. Mithilfe der Magnetresonanztomographie wurde nachgewiesen, dass intravenös verabreichtes Nikotin (0,75–2,25 mg/kg Körpergewicht) bei 16 aktiven Rauchern dosisabhängige Emotionen wie „rush“, „high“ und „drug liking“ auslöst. Ebenso kam es zu einer Anreicherung von Nikotin in verschiedenen Hirnregionen wie dem Nucleus accumbens, Amygdalum, Cingulum und den Lobi frontales. Die Aktivierung dieser Strukturen stimmt mit den durch Nikotin verursachten Verhaltensänderungen und den das Verhalten verstärkenden Eigenschaften überein, zumal die identifizierten Hirnregionen an den stimmungsaufhellenden und kognitiven Prozessen beteiligt sind [113].

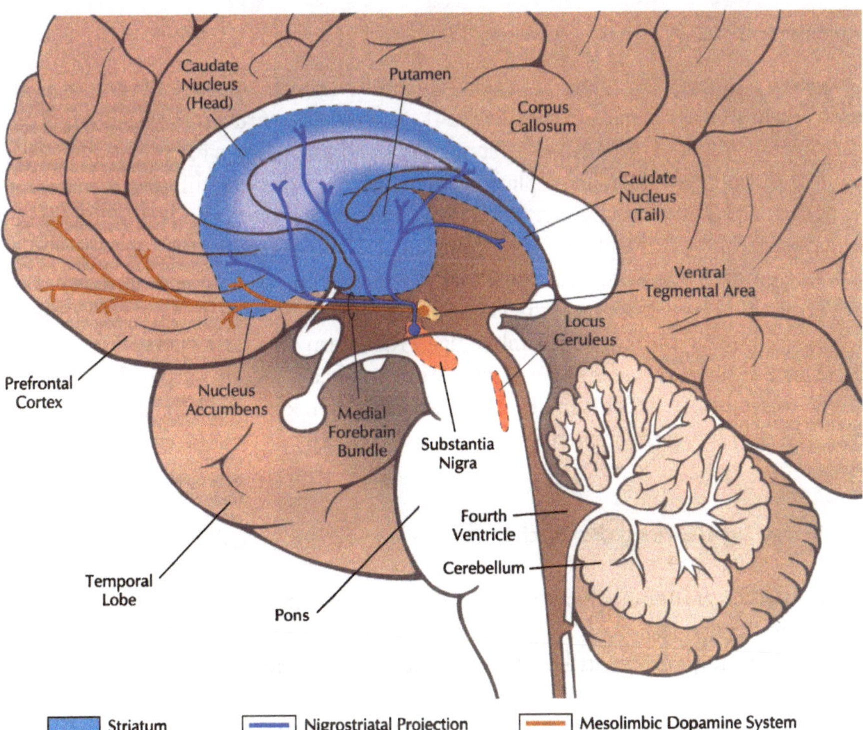

Abb. 4.10. Schematische Darstellung der für die Ausbildung von Abhängigkeitsreaktionen verantwortlichen Hirnareale und der Angriffspunkte von Nikotin am mesolimbischen dopaminergen System

Tabelle 4.3. Wirkungen von Nikotin im Zusammenhang mit der Abhängigkeit

Wirkungen	Konsequenzen
Bindet an Nikotinrezeptoren im ZNS	Erleichterte Freisetzung von Transmittern (Dopamin, Noradrenalin, Acetylcholin, 5-Hydroxytryptamin, γ-Aminobuttersäure, β-Endorphin)
Stimmungslage	Genussempfinden erhöht, wirkt erregend und auch anxiolytisch
Leistungsfähigkeit	Erhöhte Aufmerksamkeit, verbesserte Leistung bei sich wiederholenden Aufgaben
Körpergewicht	Hungergefühl herabgesetzt, Stoffwechselvorgänge beschleunigt, Gewichtsreduktion
Neuroadaptation der Nikotinrezeptoren (wiederholte Gaben)	Toleranzentwicklung, Entzugssymptome (Gereiztheit, Unruhe, Schläfrigkeit, Konzentrationsschwierigkeiten, Leistungsbeeinträchtigung, Angst, Hunger, Gewichtszunahme, Schlafstörungen, Verlangen nach Zigaretten)

Neben Nikotin könnte das Harmala-Alkaloid Norharman eine Rolle bei der Abhängigkeit von der Zigarette spielen [114]. Norharman wird im menschlichen Organismus gebildet [115], kommt aber auch in der Tabakpflanze bzw. im Tabakrauch vor [116]. Erhöhte Norharmanplasmaspiegel können das Gefühl von Craving bei Tabak- oder alkoholabhängigen Menschen über Änderungen der extrazellulär vorkommenden Dopaminspiegel verringern [117]. Nach einem Rauchstopp waren die Craving-Effekte bei Rauchern mit hoher Abhängigkeit nach dem Fagerström-Test größer als bei Rauchern mit geringerer Abhängigkeit. Die Norharmanplasmaspiegel korrelieren negativ mit geringer abhängigen Rauchern [114]. Es wird vermutet, dass Norharman für Raucher mit geringerer Abhängigkeit, Nikotin für solche mit stärkerer Abhängigkeit bedeutsam ist [114], jedoch sollten keine voreiligen Schlüsse aus diesen Befunden gezogen werden.

4.5.1 Typisierung der Sucht

Unter den Zigarettenrauchern ist eine Typisierung der Abhängigkeit möglich. Es gibt Raucher, die

- über den Tag verteilt in konstanten Zeitintervallen jeweils eine Zigarette rauchen,
- bevorzugt in den Vormittags- oder Abendstunden rauchen,
- zusätzlich nachts aufstehen, um zu rauchen, oder
- phasenweise rauchen, z. B. an den Wochenenden, bei Feiern oder anderen gesellschaftlichen Ereignissen.

Tabelle 4.4. Fagerström-Test (FTDN) zur Ermittlung der Abhängigkeit [108]

Fragen		Antworten	Punkte
1	Wie schnell nach dem Aufwachen rauchen Sie Ihre erste Zigarette?	Innerhalb von 5 min	3
		6–30 min	2
		31–60 min	1
		Nach 60 min	0
2	Finden Sie es schwierig, auf das Rauchen zu verzichten, wenn es verboten ist (z. B. im Kino, in Versammlungen usw.)?	Ja	1
		Nein	0
3	Auf welche Zigarette fällt es Ihnen besonders schwer zu verzichten?	Die 1. Zigarette morgens	1
		Jede Andere	0
4	Wie viele Zigaretten rauchen Sie am Tag?	0–10	0
		11–20	1
		21–30	2
		31 und mehr	3
5	Rauchen Sie stärker in den ersten Stunden nach dem Aufstehen oder während des übrigen Tages?	Ja	1
		Nein	0
6	Rauchen Sie auch, wenn Sie so krank sind, dass Sie im Bett liegen müssen?	Ja	1
		Nein	0
		Gesamtpunktzahl:	[__]

Mit dem Fagerström Test for Nicotine Dependence (FTDN) kann der Schweregrad der Abhängigkeit auf der Basis von sechs Fragen bewertet werden (Tabelle 4.4) [108]. Aus der Höhe der erreichten Punkte (maximal 10) lässt sich der Grad der Abhängigkeit abschätzen, wobei eine sehr starke Abhängigkeit mit einem Punktwert >7 einhergeht [108]. Der Test wurde anfänglich entwickelt, um die physische Abhängigkeit abzuschätzen, jedoch lassen sich auch psychische Effekte der Abhängigkeit bestimmen, wenn zusätzliche Fragen mit denen des FTDN gekoppelt werden [118]. Bei Rauchern, die an einer Schizophrenie leiden, ergibt der FTDN verringerte Punktwerte, was bei der Behandlung berücksichtigt werden sollte [119].

Für die Bestimmung von Craving-Effekten kann der Tobacco Craving Questionnaire (TCQ), ein neuerlich entwickelter, aus 47 Fragen bestehender Fragebogen eingesetzt werden, der vor allem auch für Raucher geeignet ist, die vorerst nicht das Aufgeben des Rauchens planen [120]. Die ermittelten Skalenwerte korrelieren mit dem Rauchverlangen, der täglich verrauchten Zigarettenmenge sowie der derzeitigen Stimmungslage [120]. Nach dem Diagnostic and Statistical Manual of Mental Disorders (DSM-IV) der Amerikanischen Psychiatrischen Gesellschaft [121] wird eine Nikotinabhängigkeit angenommen, wenn drei von sechs Beurteilungskriterien erfüllt sind:

1. Toleranzbildung,
2. Entzugserscheinungen,
3. zwanghafter Wunsch, Tabak zu konsumieren,
4. verminderte Kontrollfähigkeit über Beginn, Beendigung und Menge des Tabakkonsums,
5. fortschreitende Vernachlässigung anderer Interessen oder Vergnügungen im Interesse des Tabakkonsums,
6. Rauchen größerer Mengen als eigentlich beabsichtigt, Rauchen trotz detaillierten Wissens über die Gesundheitsschäden.

Jeder Raucher „titriert" seinen Nikotinplasmaspiegel mit der Anzahl der gerauchten Zigaretten, der Anzahl der Züge und der Inhalationstiefe selbst. Er umgeht damit Intoxikationszeichen wie Tachykardie, Schweißausbruch, blasse Haut, Durchfall usw. Nikotinpräparate (s. Kap. 13) sind nicht in der Lage, diesen Kick zu erzeugen, weil die Anflutung aus allen Zubereitungen langsamer als aus der Zigarette erfolgt (s. Abb. 4.5, 4.9).

4.5.2 Molekularbiologische Aspekte der Sucht

Die Nikotinwirkungen sind mehrfach in Selbstmedikationsprozeduren („Selbstbelohnungssystem") an Ratten und Affen untersucht worden [122, 123]. Geringe Nikotindosen, die mit denen beim Zigarettenrauchen verglichen werden können, wirken bei mehrmaliger Nikotinapplikation ähnlich wie Amphetamin oder Kokain motorisch stimulierend [124]. Die lokomotorisch erregenden und „selbstbelohnenden" Effekte werden über eine verstärkte Freisetzung von Dopamin aus dem Nucleus accumbens im hinteren Anteil des mesolimbischen System ausgelöst [124, 125]. Neuronale Nikotinrezeptoren sind im ZNS an unterschiedlichen Stellen anzutreffen, sowohl am terminalen Nervenende als auch an den somatodentritischen, Dopamin sezernierenden Neuronen im Nucleus accumbens (Abb. 4.10 und Tabelle 4.5). Die Mehrsekretion von Dopamin kommt über eine erhöhte Impulsdichte zustande [126, 127]. Parallel mit der Stimulation der Dopaminsekretion wird der NMDA-Rezeptor stimuliert, der für die Bindung von Glycin und die Potenzierung der Wirkung von Glutamat zuständig ist [53, 128]. Die verstärkte Dopaminfreisetzung hängt mit einem Verhalten zusammen, welches Nikotin bevorzugt und vom „Lieben" zum „Verlangen" umschlägt. Damit ist es sehr wahrscheinlich, dass die Ni-

Tabelle 4.5. Nikotinrezeptor-Untereinheiten im menschlichen Gehirn, nachgewiesen mit immunhistochemischen und Western-Plot-Studien [189]

Hirnregion	α_3	α_4	α_5	α_6	α_7	β_2	β_3	β_4
Cortex								
Frontal		+			+			
Temporal	+	+			+	+		
Parietal		+				+		
Mittelhirn		+				+		
Hippocampus	+	+			+	+		
Entorhinaler Cortex	+	+			+	+		
Pyramidenzellen	+	+			+	+		+
Gyrus dentatus	+	+			+	+		+
Basalganglien								
Putamen	+	+	+	+	+	+	+	
Nucleus caudatus	+	+			+	+		
Cerebellum	+	+		+	+	+		+

kotinabhängigkeit über die gleichen Dopaminreaktionen abläuft wie die von Amphetamin und Kokain [63]. Da Nikotin aber über mehrere Rezeptoren lang anhaltend wirkt, erfolgt deren Desensibilisierung bei Langzeitanwendung [9].

Zusätzlich stimuliert Nikotin die Freisetzung von Noradrenalin aus Anteilen des ventralen Hippocampus, die vom Locus caeruleus innerviert werden. Auch in diesem Falle handelt es sich um Isoformen des nAChR, die durch ständig anwesendes Nikotin desensibilisiert werden [129].

Positronenemissionstomographische Untersuchungen mit ^{11}C-Racloprid ergaben, dass das Bindungspotenzial des stabilen Isotops keine Unterschiede im Caudatum, Putamen oder ventralen Striatum aufwies. Craving-Effekte wurden zwar durch das Rauchen verringert, nicht jedoch systematisch durch die Bindung des Racloprids [130]. Während die Reaktionen des Rauchens im Caudatum ($p < 0,001$) und hinteren Putamen ($p < 0,05$) beobachtet wurden, traten sie im ventralen Striatum nicht auf. Wurde die stimmungsaufhellende Wirkung, die sich bei der Hälfte der Raucher ($n = 10$) zeigte, mit den Bindungseigenschaften von Raclοprid in Beziehung gesetzt, konnte eine verringerte Bindung im Caudatum beobachtet werden, während eine fehlende oder die Stimmung mindernde Wirkung durch das Rauchen mit einer gesteigerten Bindung von Raclοprid im Caudatum und Putamen auftrat. Offensichtlich kommt es bei für den Raucher günstigen Effekten zu einem vermehrten Dopamineinstrom in das dorsale Striatum, während „unangenehme Erfahrungen" für den Raucher mit einem nur geringen oder fehlenden Dopamineinstrom in diesen Hirnabschnitt gekoppelt sind [130].

Die fortwährende Nikotinzufuhr führt im Hippocampus zu einer regionalen Abnahme der Synthese und Konzentration von 5-Hydroxytryptamin (5-HT, Serotonin) [131]. Auch postmortale Studien an menschlichen Gehirnen (Hippocampus) von starken Rauchern lassen verminderte Konzentrationen von 5-HT und seines Metaboliten 5-OH-Indolessigsäure erkennen, nicht aber in der Groß- und Kleinhirnrinde oder der Medulla oblongata. Die Dichte von 5-HT1A-, nicht aber von 5-HT2-Rezeptoren, war im Hippocampusgewebe von Rauchern selektiv erhöht [129]. Auch wenn dieser Sachverhalt nicht ganz einleuchtend ist, so führen Angstreize auch beim Menschen zu einer vermehrten 5-HT-Freisetzung im Gehirn und umgekehrt können Anxiolytika diese Freisetzung unterdrücken [132]. Da Nikotin ebenfalls den 5-HT-Überschuss im Hippocampus vermindert, könnten auf diese Art die anxiolytischen Wirkungen des Nikotins für einige Modelle [133, 134], nicht aber für alle [135], zu erklären sein. Wirksame Anxiolytika beeinflussen vor allem Leitungsbahnen im dorsalen Raphekern, die Verbindung zum Frontalhirn und zum Amygdala [132], während Nikotin auf den mittleren Raphekern wirkt, der zum dorsalen Hippocampus ausstrahlt und dabei die vom dorsalen Raphekern ausgehenden Leitungsbahnen stimuliert [136]. Die erhöhte 5-HT-Freisetzung aus Neuronen, die den dorsalen Hippocampus vom mittleren Raphekern innerviert, könnte für eine relative Resistenz gegenüber emotionalen und anderen Stressreaktionen verantwortlich sein sowie eine wichtige Rolle in der Neuropathologie der Depression spielen [132, 137]. Tatsächlich rauchen depressive Patienten häufiger als Gesunde, was auf eine antidepressive Wirkung bei diesen Patienten schließen lässt [138] (vgl. Abschn. 8.1). Der Umkehrschluss, dass Antidepressiva wie Bupropion und Nortriptylin für die Raucherentwöhnung prinzipiell brauchbar sind, wurde anhand von Studien gezeigt (vgl. Kap. 13). Ob sich diese Präparate allerdings bei der Entwöhnungsbehandlung bewähren, bleibt abzuwarten.

Überdacht werden sollte auch, dass Nikotin durch das Zytochrom-P450-System, insbesondere durch das Subenzym 2A6 abgebaut wird. Dieses Enzym kann in Tierversuchen durch Methoxsalen, einen stark wirkenden Inhibitor, zu erhöhten Nikotinplasmaspiegeln führen [139]. Bereits drei Tage nach den Methoxsalengaben wurden höhere Nikotinplasmaspiegel sowie verringerte 3-OH-Cotinin-Urinspiegel beobachtet. Es kam zum Anstieg von NNAL-Glucuronid, welches vermehrt aus 4-(Methylnitrosamino)-1-(3-pyridyl)-1-butanon (NNK) gebildet wurde [139]. Da gleichzeitig das Rauchen anhand der gemessenen CO-Werte verringert wurde, könnten derartige Inhibitoren sinnvoll für die Raucherentwöhnung sein [139].

Nikotin wirkt nach den Ergebnissen verschiedener Studien auch auf Opioidrezeptoren. Unter der Nikotinaufnahme kommt es zur Freisetzung endogener Opioide [140]. Beispielsweise konnte bei der Maus ein analgetischer Effekt des Nikotins beobachtet werden, der durch Naloxon aufgehoben wird [141]. Beim Menschen ist der Opiatkonsum oft mit dem Rauchverlangen gekoppelt und beides verstärkt sich gegenseitig, wobei unter der Heroin- oder Methadoneinnahme (Selbstapplikation) der Zigarettenkonsum ansteigt [142, 143]. Es wurde aber bisher in mehreren Studien nicht geklärt, ob Morphinantagonisten zu einem länger anhaltenden Rauchstopp führen können [144] – ein Problem, das in den kommenden Jahren auf weiterführende Bearbeitung wartet (s. Abschn. 13.4.9).

Nikotingaben führen im Tierversuch zur Freisetzung von γ-Aminobuttersäure (GABA) aus den Interneuronen von Hippocampusstrukturen [145]. Mithilfe von Vigabatrin können die GABA-Spiegel erhöht werden, während der extrazelluläre Glutamat- und Dopaminüberschuss abnimmt [146, 147].

4.5.3 Genetische Aspekte

Genetische Aspekte scheinen bei der Ausbildung der Nikotinabhängigkeit weniger bedeutsam zu sein als Umwelteinflüsse (Eltern, Schulgruppen, Erziehung, religiöse Aspekte, Haltung der Gesellschaft, Werbung) [148, 149]. Demgegenüber sind das starke Rauchen oder die Unfähigkeit, das Rauchen abzubrechen, nicht mehr mit Umgebungseinflüssen zu erklären, sodass dafür biologische (medikamentöse Einflüsse, psychiatrische Störungen, Neuroadaptation) und genetische Effekte [150, 151] verantwortlich zu machen sind, wie aus der Zwillingsforschung zu erkennen ist. An 313 Familien aus der Framingham Heart Study wurden genetische Untersuchungen (Genomscan und S.A.G.E.-Programm) durchgeführt, nach denen das Rauchen signifikant mit dem Chromosom 11 und vermutlich mit den Chromosomen 4, 7, 9, 14 und 17 verknüpft ist [152]. Die Ergebnisse dieser Studie müssten bei weiteren Untersuchungen zur Nikotinabhängigkeit berücksichtigt werden.

Inzwischen sind Verbindungen zwischen dem in mehreren Formen vorliegenden Gen der Tryptophanhydroxylase (TPH A779C) und der Nikotinabhängigkeit erkannt worden, was auf eine Beteiligung von 5-HT auf das Rauchverhalten hinweisen könnte [153]. Träger des heterozygoten Genotyps zeigten vermehrt Züge von neurotischer Aggression nach dem Buss-Durkee Hostility Inventory (BDHI) [153]. Damit könnten mit dem *TPH1*-Gen mehrere Eigenschaften verknüpft sein. Untersuchungen an einem weiteren Allel (TPH C218A) bestätigen diese Erhebungen [154].

Da die Tyrosinhydroxylase der limitierende Schritt für die Bildung von Dopamin ist und inzwischen mehrere Allele am Intron 1 des Enzymgens (rs6356, rs6357 und *HUMTH01-VNTR*) bei Kaukasiern entdeckt wurden [155], fanden genetische Studien an diesem Enzym Interesse. Dabei wurde ein protektiver Effekt bei stark abhängigen Rauchern und dem Vorkommen des K4-Allels der Tyrosinhydroxylase beobachtet [155].

An insgesamt 2680 Zwillingspaaren sowie 543 einzelnen Zwillingen wurden Persönlichkeitsfaktoren und Rauchverhalten geprüft, wobei die Zusammenhänge bei monozygoten Zwillingen stärker hervortraten als bei dizygoten [151]. Dieser Befund unterstreicht die genetische Komponente des Rauchverhaltens. Da zahlreiche Einflussfaktoren wirksam werden, ist eine eindeutige Aussage zu diesem Problem schwierig.

Das Enzym CYP2A6 ist auf dem Chromosom 19 lokalisiert und u. a. in den Nikotinabbau involviert, wobei es über eine C-Oxidation für den Abbau zu Cotinin verantwortlich zeichnet [156, 157]. Träger einer defekten Variante von *CYP2A6* bauen Nikotin verzögert ab und weisen eine verminderte Nikotinabhängigkeit auf [157, 158]. Defekte Allele sind mit 1–3% seltener als bisher angenommen (z. B.

bei Finnen, Spaniern und Schweden) [159]. Inzwischen ist ein CYP2A6-(17)-Allel, das den Abbau von Nikotin zu 40–60% verzögert, ausschließlich bei 10% von Afroamerikanern gefunden worden [160]. Inwieweit sich daraus therapeutische Konsequenzen bei der Raucherentwöhnung ergeben, bleibt offen. Eine Metaanalyse an einer größeren Gesamtpopulation ergab keinen Zusammenhang zwischen *CYP2A6*-Allelen und dem Raucherstatus bzw. deren Zigarettenkonsum [161], sodass die Bedeutung dieser Allele für die Entwicklung einer Abhängigkeit vorerst ungeklärt bleibt.

Dopamin wird zunehmend für die Suchterzeugung verantwortlich gemacht [162], wobei die verstärkenden Wirkungen von Nikotin mit einer dopaminergen Übertragung [104, 160, 163] in Verbindung gebracht und insbesondere auf den DA2-Rezeptor bezogen werden [164]. Dabei bedient das A1-Allel des DRD2-Rezeptors das dopaminerge System unzureichend, wodurch es auch zu einer unzureichenden Reaktion des Belohnungssystems kommt, was mit erhöhten Dopaminspiegeln einhergeht [165]. Im ZNS existieren Untergruppen von Rezeptoren (DA1 und DA2), wobei genetische Schwankungen im Dopaminrezeptor-(*DRD2*)- und Dopamintransporter- (*SLC6A3*-)Gen bekannt sind. Der Dopamintransporter beeinflusst den Dopaminspiegel in diesen Regionen und demzufolge auch die Reaktionen auf einen Reiz. Experimentelle und epidemiologische Befunde weisen auf eine Vielfalt von möglichen Störungen im Dopaminhaushalt hin. Das *DRD2*-A1-Allel war verknüpft mit einer reduzierten Dichte von DA-Rezeptoren [166]. Im Vergleich mit Trägern des *DRD2*-A2-Genotyps hatten die Träger des *DRD2*-A1-Genotyps (A1/A1 oder A1/A2) ein stärker zwanghaftes und abhängiges Verhalten [167–170]. Die Daten sind allerdings widersprüchlich [171]. Die Träger des A1-Allels lassen sich schwieriger entwöhnen als A2-Träger, während letztere genotypisch spezifische Reaktionen auf pharmakotherapeutische Interventionen (z. B. die Gabe von Antidepressiva) aufweisen könnten [172]. Nach Untersuchungen an Patienten mit Lungenkarzinom könnten abweichende Allele des DA2-Rezeptors eine Rolle für die Ausbildung der Nikotinabhängigkeit spielen [123].

Im Genomfragment λhD2G1 sind die beiden Allele TaqI-A1 und TaqI-A2 lokalisiert. Das A1-Allel kommt in der Bevölkerung zu etwa 20% vor; Alkoholiker sind zu 50–60% Träger dieses Allels [173, 174]. Auch Kinder von Alkoholikern weisen vermehrt dieses A1-Allel auf. Eine Metaanalyse berichtet über ein gehäuftes Zusammentreffen von *DRD2*-A1-Allel und Alkoholikern (45%) verglichen mit der Allgemeinbevölkerung (25%) [174, 175]. Diese Art der genetischen bedingten Abhängigkeit scheint auch für Raucher zuzutreffen [123–125, 168]: Das Vorkommen war gegenüber der Normalbevölkerung erhöht (48,7 vs. 25,9%) [168, 175]. Träger des A1-Allels beginnen früher zu rauchen und können auch nur kurze Zeit abstinent bleiben [168]. Es wird angenommen, dass dieses Allel mit einer herabgesetzten Aktivität der D2-Rezeptoren einhergeht, was durch eine geringere Rezeptordichte, nicht aber durch eine veränderte Struktur oder Funktion verursacht wird [175].

Das *SLC6A3*-Gen reguliert das synaptische Dopamin durch Verschlüsselung mithilfe eines „reuptake protein", auch Dopamintransporter genannt (DAT) [176]. Dieses Gen spielt auch beim Morbus Parkinson [177], bei Aufmerksamkeitsstörungen [178] und beim Tourette-Syndrom [179] eine wichtige Rolle. Es kann mehrere

„single nucleotide polymorphisms" (SNP) aufweisen [180], wobei ein 9-Allel an eine durch Kokain ausgelöste Psychose geknüpft ist, was mit einer verminderten Dopaminwiederaufnahme und einer höheren Verfügbarkeit von synaptischem Dopamin einhergeht [181]. Eine Studie an Zwillingen zeigte einen veränderten Dopamintransporter (SLC6A3) in Verbindung mit dem am Chromosom 11 lokalisierten D2-Dopaminrezeptor (DRD2), wobei Patienten mit dem *SLC6A3*-9-Genotyp in Verbindung mit dem *DRD2*-A2-Genotyp seltener Raucher waren [182]. Träger des *SLC6A3*-Gens sind häufiger Raucher und nikotinabhängig. Darüber hinaus wurde eine Verbindung zwischen Alkoholikern und dem Vorkommen eines DA4-Rezeptors beschrieben [183].

Der in Lymphozyten des peripheren Blutes vorkommende D3-Rezeptor wird bei Rauchern weniger exprimiert als bei Exrauchern, was auf einen Einfluss dieses Rezeptorenzyms auf die verringerte Vermittlung von Belohnungen hindeuten könnte – ein Zeichen für die Fortsetzung des Rauchens [184].

Zwischen der Alkohol- und Nikotinabhängigkeit bestehen erhebliche Gemeinsamkeiten, wobei die Vererbbarkeit für die Nikotinabhängigkeit bei 60,3% und die für die Alkoholabhängigkeit bei 55,1% liegt. Eine gemeinsame genetische Korrelation der beiden Abhängigkeitstypen wurde nachgewiesen [185]. Die fetale Alkoholexposition führt nach neueren Untersuchungen zu einem erhöhten Risiko für das spätere Aufkommen einer Abhängigkeit für Nikotin, Alkohol und verschiedene Drogen [186].

Sehr selten (< 0,01%) kommt es im Rahmen einer Entwöhnungsbehandlung auch mit Nikotinpräparaten zur Ausbildung einer Abhängigkeit, wobei die Exraucher auf Nikotinpräparate (zumeist Nasalspray und Kaugummi) fixiert sind und diese Präparate dann oft über Monate verwenden.

4.5.4 Entzugserscheinungen

Entzugserscheinungen treten bei einer starken Abhängigkeit von Nikotin mit einem täglichen Zigarettenkonsum von >30–40 Zigaretten auf, wobei die erste Zigarette morgens unmittelbar nach dem Aufwachen geraucht wird oder aber der Raucher auch nachts munter wird und dann 1–2 Zigaretten raucht. Zudem werden durch das Zigarettenrauchen Stimmung und Verhalten ebenso wie das Hungergefühl und der Fettstoffwechsel beeinflusst (s. Tabelle 4.3). Klassische Entzugserscheinungen sind:

- leichte Erregbarkeit und Ruhelosigkeit,
- Konzentrationsschwäche,
- Angstgefühl (relativ stark ausgeprägt) [187],
- Hungergefühl und Gewichtszunahme,
- Schlafstörungen und Schläfrigkeit und
- heftiges Verlangen nach Zigaretten (Craving).

Diese Entzugserscheinungen sind individuell unterschiedlich stark ausgeprägt und können mehrere Wochen bis Monate anhalten. Zahlreiche Exraucher sind wie Alkoholiker stark gefährdet, weil geringste Anlässe (Besuch einer Gaststätte in Verbindung mit Alkoholgenuss, Zusammentreffen mit Rauchern) der Ausgangspunkt für eine erneute „Raucherkarriere" sein können. Bei zahlreichen Rauchern sind es aber „nur" die fehlenden manuellen Beschäftigungen rund um das Zigarettenrauchen [187], die zum erneuten Rauchen führen und damit eine zunächst erfolgreiche Entwöhnungsbehandlung zunichte machen.

4.6 Schlussfolgerungen

- Nikotin ist eines der am stärksten toxisch wirkenden Alkaloide mit einer Sucht erzeugenden Wirkung, die mit der von Kokain und Heroin zu vergleichen ist. Bei fortgesetzter Zufuhr in Form des Tabakrauchens (insbesondere von Zigaretten) kann es zur Abhängigkeit führen.
- Seine Wirkungen entfaltet Nikotin über die Freisetzung von Botenstoffen im ZNS, von denen Dopamin, Noradrenalin und 5-Hydroxytryptamin eine besondere Rolle spielen.
- Nikotin wirkt über die Stimulation von nikotinergen Acetylcholinrezeptoren (nAChR). Hierbei handelt es sich um Ionentransporter, die im zentralen und peripheren Nervensystem vorkommen und mit verschiedenen Transmittersystemen verknüpft sind. Die Struktur der nAChR ist weitgehend aufgeklärt und die verschiedenen Subeinheiten ($\alpha_4\beta_2$, $\alpha_3\beta_4$, α_7 etc.) können verschiedenen nervalen Strukturen zugeordnet werden. Die Angriffspunkte von Agonisten und kompetitiven bzw. nichtkompetitiven Antagonisten lassen sich im Rezeptorsystem lokalisieren.
- Pharmakokinetische Untersuchungen mit Nikotinpräparaten berücksichtigen zumeist die Plasmaspiegel in ihrem zeitlichen Verlauf, während in klinischen Studien auch die Cotininplasmaspiegel wichtige Aussagen liefern.
- Im Gegensatz zur Aufnahme von Zigarettennikotin wird das aus galenischen Präparaten verfügbare Nikotin abhängig von der Zubereitungsform sehr viel langsamer und zu einem geringeren Anteil freigesetzt, was letztlich auch der Grund dafür ist, dass diese Präparate keine Abhängigkeit erzeugen.
- Neben äußeren Faktoren ist die Ausbildung der Nikotinabhängigkeit auch auf genetische Faktoren zurückzuführen. Dabei spielt das Zytochrom-P450-Subenzym 2A6, die Verteilung von Dopaminrezeptoren (*DRD1* und *DRD2*) und deren Allelen (A1 und A2), aber auch das Dopamintransportergen *SLC6A3* eine Rolle für den Start einer Raucherkarriere und die Nikotinabhängigkeit.

Literatur

[1] Langley JN, Anderson HK. The actions of nicotine on the ciliary ganglion of the third cranial nerve. J Physiol (Lond) 1892; 13: 460–468.

[2] Dale HH. The action of certain esters and ethers of choline and their relation to muscarine. J Pharmacol Exp Ther 1914; 6:147–190.

[3] Karlin A. Structure of nicotinic acetylcholine receptors. Curr Opin Neurobiol 1993; 3(3): 299–309.

[4] McGehee DS, Role LW. Physiological diversity of nicotinic acetylcholine receptors expressed by vertebrate neurons. Annu Rev Physiol 1995; 57: 521–546.

[5] Changeux JP, Edelstein SJ. Allosteric receptors after 30 years. Neuron 1998; 21: 959–980.

[6] Role LW, Berg DK. Nicotinic receptors in the development and modulation of CNS synapses. Neuron 1996; 16: 1077–1085.

[7] Wonnacott S. Presynaptic nicotinic ACh receptors. Trends Neurosci 1997; 20: 92–98.

[8] Barrantes FJ. Molecular pathology of three nicotinic acetylcholine receptor. In: FJ Barrantes (ed). The nicotine acetylcholine receptor. Current views and future trends. Berlin-Heidelberg-New York: Springer-Verlag, 1998: 175–216.

[9] Wonnacott S. Characterization of brain nicotinic receptor sites. In: Wonnacott S (ed) Nicotine psychopharmacology: molecular, cellular and behavioural aspects. London: Oxford University Press, 1990, pp 226–277.

[10] Flores CM, Rogers SW, Pabreza LA, Wolfe BB, Kellar KJ. A subtype of nicotinic cholinergic receptor in rat brain is composed of alpha 4 and beta 2 subunits and is up-regulated by chronic nicotine treatment. Mol Pharmacol 1992; 41: 31–37.

[11] Williams N, Sullivan JP, Arneric SP. Neuronal nicotinic acetylcholine receptors. DN&P 1994; 7: 205–223.

[12] Wonnacott S. The paradox of nicotinic acetylcholine receptor upregulation by nicotine. Trends Pharmacol Sci 1990; 11(6): 216–219.

[13] Chen D, Patrick JW. The alpha-bungarotoxin-binding nicotinic acetylcholine receptor from rat brain contains only the alpha7 subunit. J Biol Chem 1997; 272: 24024–24029.

[14] Ryan RE, Loiacono RE. Nicotine regulates alpha7 nicotinic receptor subunit mRNA: implications for nicotine dependence. Neuroreport 2001; 12(3): 569–572.

[15] Nomikos GG, Schilstrom B, Hildebrand BE, Panagis G, Grenhoff J, Svensson TH. Role of alpha7 nicotinic receptors in nicotine dependence and implications for psychiatric illness. Behav Brain Res 2000; 113(1–2): 97–103.

[16] Grutter T, Changeux JP. Nicotinic receptors in wonderland. Trends Biochem Sci 2001; 26(8): 459–463.

[17] Tapper AR, McKinney SL, Nashmi R, Schwarz J, Deshpande P, Labarca C et al. Nicotine activation of alpha4 receptors: sufficient for reward, tolerance, and sensitization. Science 2004; 306(5698): 1029–1032.

[18] Corringer PJ, Le Novere N, Changeux JP. Nicotinic receptors at the amino acid level. Annu Rev Pharmacol Toxicol 2000; 40: 431–458.

[19] Lena C, Changeux JP. Allosteric modulations of the nicotinic acetylcholine receptor. Trends Neurosci 1993; 16(5): 181–186.

[20] McGehee DS, Heath MJ, Gelber S, Devay P, Role LW. Nicotine enhancement of fast excitatory synaptic transmission in CNS by presynaptic receptors. Science 1995; 269(5231): 1692–1696.

[21] Kuryatov A, Olale FA, Choi C, Lindstrom J. Acetylcholine receptor extracellular domain determines sensitivity to nicotine-induced inactivation. Eur J Pharmacol 2000; 393(1–3): 11–21.

[22] Bikadi Z, Simonyi M. Muscarinic and nicotinic cholinergic agonists: structural analogies and discrepancies. Curr Med Chem 2003; 10(23): 2611–2620.

[23] Ferretti G, Dukat M, Giannella M, Piergentili A, Pigini M, Quaglia W et al. Homoazanicotine: a structure-affinity study for nicotinic acetylcholine (nACh) receptor binding. J Med Chem 2002; 45(21): 4724–4731.

[24] Sallette J, Bohler S, Benoit P, Soudant M, Pons S, Le Novere N et al. An extracellular protein microdomain controls up-regulation of neuronal nicotinic acetylcholine receptors by nicotine. J Biol Chem 2004; 279(18): 18767–18775.

[25] Benwell ME, Balfour DJ, Anderson JM. Evidence that tobacco smoking increases the density of (-)-[3H]nicotine binding sites in human brain. J Neurochem 1988; 50(4): 1243–1247.

[26] Collins AC, Luo Y, Selvaag S, Marks MJ. Sensitivity to nicotine and brain nicotinic receptors are altered by chronic nicotine and mecamylamine infusion. J Pharmacol Exp Ther 1994; 271(1): 125–133.

[27] Wilkie GI, Hutson PH, Stephens MW, Whiting P, Wonnacott S. Hippocampal nicotinic autoreceptors modulate acetylcholine release. Biochem Soc Trans 1993; 21(2): 429–431.

[28] Clarke PB, Reuben M. Release of [3H]-noradrenaline from rat hippocampal synaptosomes by nicotine: mediation by different nicotinic receptor subtypes from striatal [3H]-dopamine release. Br J Pharmacol 1996; 117(4): 595–606.

[29] Grady S, Marks MJ, Wonnacott S, Collins AC. Characterization of nicotinic receptor-mediated [3H]dopamine release from synaptosomes prepared from mouse striatum. J Neurochem 1992; 59(3): 848–856.

[30] Yang X, Criswell HE, Simson P, Moy S, Breese GR. Evidence for a selective effect of ethanol on N-methyl-d-aspartate responses: ethanol affects a subtype of the ifenprodil-sensitive N-methyl-d-aspartate receptors. J Pharmacol Exp Ther 1996; 278(1): 114–124.

[31] Clarke PB. Nicotinic receptors in mammalian brain: localization and relation to cholinergic innervation. Prog Brain Res 1993; 98: 77–83.

[32] Garza R de la, Bickford-Wimer PC, Hoffer BJ, Freedman R. Heterogeneity of nicotine actions in the rat cerebellum: an in vivo electrophysiologic study. J Pharmacol Exp Ther 1987; 240(2): 689–695.

[33] Court J, Clementi F. Distribution of nicotinic subtypes in human brain. Alzheimer Dis Assoc Disord 1995; 9 (Suppl 2): 6-14.

[34] Narayanan U, Birru S, Vaglenova J, Breese CR. Nicotinic receptor expression following nicotine exposure via maternal milk. Neuroreport 2002; 13(7): 961–963.

[35] Gotti C, Clementi F. Neuronal nicotinic receptors: from structure to pathology. Prog Neurobiol 2004; 74(6): 363–396.

[36] Zhang J, Steinbach JH. Cytisine binds with similar affinity to nicotinic alpha4beta2 receptors on the cell surface and in homogenates. Brain Res 2003; 959(1): 98–102.

[37] Gotti C, Moretti M, Maggi R, Longhi R, Hanke W, Klinke N et al. Alpha7 and alpha8 nicotinic receptor subtypes immunopurified from chick retina have different immunological, pharmacological and functional properties. Eur J Neurosci 1997; 9: 1201–1211.

[38] Anderson DJ, Arneric SP. Nicotinic receptor binding of [3H]cytisine, [3H]nicotine and [3H]methylcarbamylcholine in rat brain. Eur J Pharmacol 1994; 253: 261–267.

[39] Dwoskin LP, Sumithran SP, Zhu J, Deaciuc AG, Ayers JT, Crooks PA. Subtype-selective nicotinic receptor antagonists: potential as tobacco use cessation agents. Bioorg Med Chem Lett 2004; 14(8): 1863–1867.

[40] Carroll FI, Ware R, Brieaddy LE, Navarro HA, Damaj MI, Martin BR. Synthesis, nicotinic acetylcholine receptor binding, and antinociceptive properties of 2'-fluoro-3'-(substituted phenyl)deschloroepibatidine analogues. Novel nicotinic antagonist. J Med Chem 2004; 47(18): 4588–4594.

[41] Cohen C, Bergis OE, Galli F, Lochead AW, Jegham S, Biton B et al. SSR591813, a novel selective and partial alpha4beta2 nicotinic receptor agonist with potential as an aid to smoking cessation. J Pharmacol Exp Ther 2003; 306(1): 407–420.

[42] Slater YE, Houlihan LM, Maskell PD, Exley R, Bermudez I, Lukas RJ et al. Halogenated cytisine derivatives as agonists at human neuronal nicotinic acetylcholine receptor subtypes. Neuropharmacology 2003; 44(4): 503–515.

[43] Chavez-Noriega LE, Crona JH, Washburn MS, Urrutia A, Elliott KJ, Johnson EC. Pharmacological characterization of recombinant human neuronal nicotinic acetylcholine receptors h alpha 2 beta 2, h alpha 2 beta 4, h alpha 3 beta 2, h alpha 3 beta 4, h alpha 4 beta 2, h alpha 4 beta 4 and h alpha 7 expressed in Xenopus oocytes. J Pharmacol Exp Ther 1997; 280: 346–356.

[44] Markou A, Paterson NE. The nicotinic antagonist methyllycaconitine has differential effects on nicotine self-administration and nicotine withdrawal in the rat. Nicotine Tob Res 2001; 3(4): 361–373.

[45] Papke RL, Sanberg PR, Shytle RD. Analysis of mecamylamine stereoisomers on human nicotinic receptor subtypes. J Pharmacol Exp Ther 2001; 297: 646–656.

[46] Popik P, Layer RT, Fossom LH, Benveniste M, Geter-Douglass B, Witkin JM et al. NMDA antagonist properties of the putative antiaddictive drug, ibogaine. J Pharmacol Exp Ther 1995; 275: 753–760.

[47] Slemmer JE, Martin BR, Damaj MI. Bupropion is a nicotinic antagonist. J Pharmacol Exp Ther 2000; 295(1): 321–327.

[48] Yamakura T, Chavez-Noriega LE, Harris RA. Subunit-dependent inhibition of human neuronal nicotinic acetylcholine receptors and other ligand-gated ion channels by dissociative anesthetics ketamine and dizocilpine. Anesthesiology 2000; 92(4): 1144–1153.

[49] Ke L, Lukas RJ. Effects of steroid exposure on ligand binding and functional activities of diverse nicotinic acetylcholine receptor subtypes. J Neurochem 1996; 67: 1100–1112.

[50] Paradiso K, Sabey K, Evers AS, Zorumski CF, Covey DF, Steinbach JH. Steroid inhibition of rat neuronal nicotinic alpha4beta2 receptors expressed in HEK 293 cells. M Pharmacol 2000; 58(2): 341–351.

[51] Valera S, Ballivet M, Bertrand D. Progesterone modulates a neuronal nicotinic acetylcholine receptor. Proc Natl Acad Sci USA 1992; 89: 9949–9953.

[52] Wang HY, Lee DH, Davis CB, Shank RP. Amyloid peptide Abeta(1–42) binds selectively and with picomolar affinity to alpha7 nicotinic acetylcholine receptors. J Neurochem 2000; 75(3): 1155–1161.

[53] Balfour DJ. Neural mechanisms underlying nicotine dependence. Addiction 1994; 89(11): 1419–1423.

[54] Benwell ME, Balfour JK. Nicotine binding to brain tissue from drug-naive and nicotine-treated rats. J Pharm Pharmacol 1985; 37(6): 405–409.

[55] Marks MJ, Burch JB, Collins AC. Effects of chronic nicotine infusion on tolerance development and nicotinic receptors. J Pharmacol Exp Ther 1983; 226(3): 817–825.

[56] Schwartz RD, Kellar KJ. Nicotinic cholinergic receptor binding sites in the brain: regulation in vivo. Science 1983; 220(4593): 214–216.

[57] Wonnacott S, Irons J, Rapier C, Thorne B, Lunt GG. Presynaptic modulation of transmitter release by nicotinic receptors. Prog Brain Res 1989; 79: 157–163.

[58] Marks MJ, Pauly JR, Gross SD, Deneris ES, Hermans-Borgmeyer I, Heinemann SF et al. Nicotine binding and nicotinic receptor subunit RNA after chronic nicotine treatment. J Neurosci 1992; 12(7): 2765–2784.

[59] Clarke PB, Pert A. Autoradiographic evidence for nicotine receptors on nigrostriatal and mesolimbic dopaminergic neurons. Brain Res 1985; 348(2): 355–358.

[60] Corrigall WA, Franklin KB, Coen KM, Clarke PB. The mesolimbic dopaminergic system is implicated in the reinforcing effects of nicotine. Psychopharmacology (Berl) 1992; 107(2–3): 285–289.

[61] Dani JA, Heinemann S. Molecular and cellular aspects of nicotine abuse. Neuron 1996; 16(5): 905–908.

[62] Balfour DJ, Benwell ME, Birrell CE, Kelly RJ, Al Aloul M. Sensitization of the mesoaccumbens dopamine response to nicotine. Pharmacol Biochem Behav 1998; 59: 1021–1030.

[63] Wise RA, Bozarth MA. A psychomotor stimulant theory of addiction. Psychol Rev 1987; 94(4): 469–492.

[64] Joseph MH, Young AM, Gray JA. Are neurochemistry and reinforcement enough – can the abuse potential of drugs be explained by common actions an a dopamine reward system in the brain? Human Psychopharmacol 1996; 11: 55–63.

[65] Fowler JS, Volkow ND, Wang GJ, Pappas N, Logan J, Shea C et al. Brain monoamine oxidase A inhibition in cigarette smokers. Proc Natl Acad Sci USA 996; 93(24): 14065–14069.

[66] Fowler JS, Volkow ND, Wang GJ, Pappas N, Logan J, MacGregor R et al. Inhibition of monoamine oxidase B in the brains of smokers. Nature 1996; 379(6567): 733–736.

[67] Rose JE, Behm FM, Ramsey C, Ritchie JC Jr. Platelet monoamine oxidase, smoking cessation, and tobacco withdrawal symptoms. Nicotine Tob Res 2001; 3(4): 383–390.

[68] Henschler D. Tabak. In: Forth W, Henschler D, Rummel W, Starke K. (Hrsg) Pharmakologie und Toxikologie, 6. Aufl. Mannheim: Wissenschaftsverlag, 1992, S. 809–815.

[69] Roth L, Daunderer M, Korman K (Hrsg) Giftpflanzen – Pflanzengifte: Vorkommen, Wirkung, Therapie. Landsberg: ecomed-Verlag, 1984, S. IV-3-N, 3–5.

[70] Quensel M, Agardh CD, Nilsson-Ehle P. Nicotine does not affect plasma lipoprotein concentrations in healthy men. Scand J Clin Lab Invest 1989; 49(2): 149–153.

[71] Warburton DM. Nicotine: an addictive substance or a therapeutic agent? Prog Drug Res 1989; 33: 9–41.

[72] Winternitz WW, Quillen D. Acute hormonal response to cigarette smoking. J Clin Pharmacol 1977; 17(7): 389–397.

[73] Targovnik JH. Nicotine, corticotropin, and smoking withdrawal symptoms: literature review and implications for successful control of nicotine addiction. Clin Ther 1989; 11(6): 846–853.

[74] Benowitz NL. Pharmacologic aspects of cigarette smoking and nicotine addiction. N Engl J Med 1988; 319: 1318–1330.

[75] Eriksson P, Ankarberg E, Fredriksson A. Exposure to nicotine during a defined period in neonatal life induces permanent changes in brain nicotinic receptors and in behaviour of adult mice. Brain Res 2000; 853(1): 41–48.

[76] Levin ED, Wilkerson A, Jones JP, Christopher NC, Briggs SJ. Prenatal nicotine effects on memory in rats: pharmacological and behavioral challenges. Brain Res Dev Brain Res 1996; 97(2): 207–215.

[77] Miao H, Liu C, Bishop K, Gong ZH, Nordberg A, Zhang X. Nicotine exposure during a critical period of development leads to persistent changes in nicotinic acetylcholine receptors of adult rat brain. J Neurochem 1998; 70(2): 752–762.

[78] Navarro HA, Seidler FJ, Eylers JP, Baker FE, Dobbins SS, Lappi SE et al. Effects of prenatal nicotine exposure on development of central and peripheral cholinergic neurotransmitter systems. Evidence for cholinergic trophic influences in developing brain. J Pharmacol Exp Ther 1989; 251(3): 894–900.

[79] Nordberg A, Zhang XA, Fredriksson A, Eriksson P. Neonatal nicotine exposure induces permanent changes in brain nicotinic receptors and behaviour in adult mice. Brain Res Dev Brain Res 1991; 63(1–2): 201–207.

[80] Slotkin TA, Orband-Miller L, Queen KL. Development of [3H]nicotine binding sites in brain regions of rats exposed to nicotine prenatally via maternal injections or infusions. J Pharmacol Exp Ther 1987; 242(1): 232–237.

[81] Sugiyama H, Hagino N, Moore G, Lee JW. [3H]Nicotine binding sites in developing fetal brains in rats. Neurosci Res1985; 2(5): 387–392.

[82] DiFranza JR, Lew RA. Effect of maternal cigarette smoking on pregnancy complications and sudden infant death syndrome. J Fam Pract 1995; 40(4): 385–394.

[83] Fried PA, O'Connell CM, Watkinson B. 60- and 72-month follow-up of children prenatally exposed to marijuana, cigarettes, and alcohol: cognitive and language assessment. J Dev Behav Pediatr 1992; 13(6): 383–391.

[84] Naeye RL. Cognitive and behavioral abnormalities in children whose mothers smoked cigarettes during pregnancy. J Dev Behav Pediatr 1992; 13(6): 425–428.

[85] Weitzman M, Gortmaker S, Sobol A. Maternal smoking and behavior problems of children. Pediatrics 1992; 90(3): 342–349.

[86] Luck W, Nau H, Hansen R, Steldinger R. Extent of nicotine and cotinine transfer to the human fetus, placenta and amniotic fluid of smoking mothers. Dev Pharmacol Ther 1985; 8(6): 384–395.

[87] Hellstrom-Lindahl E, Seiger A, Kjaeldgaard A, Nordberg A. Nicotine-induced alterations in the expression of nicotinic receptors in primary cultures from human prenatal brain. Neuroscience 2001; 105(3): 527–534.

[88] Jarvik ME, Madsen DC, Olmstead RE, Iwamoto-Schaap PN, Elins JL, Benowitz NL. Nicotine blood levels and subjective craving for cigarettes. Pharmacol Biochem Behav 2000; 66(3): 553–558.

[89] Guthrie SK, Ni L, Zubieta JK, Teter CJ, Domino EF. Changes in craving for a cigarette and arterial nicotine plasma concentrations in abstinent smokers. Prog Neuropsychopharmacol Biol Psychiatry 2004; 28(4): 617–623.

[90] Jaffe JH. Drug addiction and drug abuse: nicotine and tobacco, . In: Gilman AG, Goldman LS, Rall TW and Murrad S (eds). Goodman and Gilman's the pharmacological basis of therapeutics. New York: Macmillan, 1985, pp 554–558

[91] Zevin S, Gourlay SG, Benowitz NL. Clinical pharmacology of nicotine. Clin Dermatol 1998; 16(5): 557–564.

[92] Taylor PJ, Forrest KK, Landsberg PG, Mitchell C, Pillans PI. The measurement of nicotine in human plasma by high-performance liquid chromatography-electrospray-tandem mass spectrometry. Ther Drug Monit 2004; 26(5): 563–568.

[93] Xu X, Iba MM, Weisel CP. Simultaneous and sensitive measurement of anabasine, nicotine, and nicotine metabolites in human urine by liquid chromatography-tandem mass spectrometry. Clin Chem 2004; 50(12): 2323–2330.

[94] Hoffmann D, Wynder EL. Aktives und passives Rauchen. In: Marquardt H, Schäfer SG (Hrsg) Lehrbuch der Toxikologie. Mannheim: Wissenschaftsverlag, 1994, S. 589–605

[95] Zevin S, Jacob P, Geppetti P, Benowitz NL. Clinical pharmacology of oral cotinine. Drug Alcohol Depend 2000; 60(1): 13–18.

[96] Acosta M, Buchhalter A, Breland A, Hamilton D, Eissenberg T. Urine cotinine as an index of smoking status in smokers during 96-hr abstinence: comparison between gas chromatography/mass spectrometry and immunoassay test strips. Nicotine Tob Res 2004; 6(4): 615–620.

[97] Benowitz NL, Jacob P III. Nicotine and carbon monoxide intake from high- and low-yield cigarettes. Clin Pharmacol Ther 1984; 36: 265–270.

[98] Benowitz NL, Pomerleau OF, Pomerleau CS, Jacob P III. Nicotine metabolite ratio as a predictor of cigarette consumption. Nicotine Tob Res 2003; 5(5): 621–624.

[99] Dempsey D, Jacob P III, Benowitz NL. Nicotine metabolism and elimination kinetics in newborns. Clin Pharmacol Ther 2000; 67(5): 458–465.

[100] Benowitz NL, Jacob P III, Fong I, Gupta S. Nicotine metabolic profile in man: comparison of cigarette smoking and transdermal nicotine. J Pharmacol Exp Ther 1994; 268: 296–303.

[101] Nagashima K, Inoue K. Characterization of CYP2A6 involved in 3'-hydroxylation of cotinine in human liver microsomes. J Pharmacol Exp Ther 1996; 277: 1010–1015.

[102] Benowitz NL. Pharmacokinetic considerations in understanding nicotine dependence. In: The biology of nicotine dependence. Ciba Foundation Symposium 152. Chichester: John Wiley & Sons 1990; 23:186–209.

[103] Benowitz NL, Porchet H, Sheiner L, Jacob P. Nicotine absorption and cardiovascular effects with smokeless tobacco use: comparison with cigarettes and nicotin gum. Clin Pharamcol Ther 1988; 5: 23–28.

[104] Mander L, Hansson A, Lunell E. Pharmacokinetics of nicotine in healthy elderly people. Clin Pharmacol Ther 2001; 69(1): 57–65.

[105] Henningfield JE, Miyasato K, Jasinski DR. Abuse liability and pharmacodynamic characteristics of intravenous and inhaled nicotine. J Pharmacol Exp Ther 1985; 234: 1–12.

[106] Mathieu-Kia AM, Kellogg SH, Butelman ER, Kreek MJ. Nicotine addiction: insights from recent animal studies. Psychopharmacology (Berl) 2002; 162(2): 102–118.

[107] Hilts PJ. Rating addictiveness. The Journal (Toronto) 1995; 24(6): 12.

[108] Fagerstrom KO, Kunze M, Schoberberger R, Breslau N, Hughes JR, Hurt RD et al. Nicotine dependence versus smoking prevalence: comparisons among countries and categories of smokers. Tob Control 1996; 5(1): 52–56.

[109] Chen J, Millar WJ. Age of smoking initiation: implications for quitting. Health Rep 1998; 9: 39–46.

[110] Trauth JA, Seidler FJ, Ali SF, Slotkin TA. Adolescent nicotine exposure produces immediate and long-term changes in CNS noradrenergic and dopaminergic function. Brain Res 2001; 892(2): 269–280.

[111] Rose JE, Behm FM, Westman EC, Bates JE, Salley A. Pharmacologic and sensorimotor components of satiation in cigarette smoking. Pharmacol Biochem Behav 2003; 76(2): 243–250.

[112] Benowitz NL, Jaffe JH. Drug addiction an drug abuse: nicotine and tobacco. In: Gilman AG, Goodman AS, Rall TW, Murrad F (eds) Goodman and Gilman's The pharmacological basis of therapeutics. New York: Macmillan, 1985, pp 554–558.

[113] Stein EA, Pankiewicz J, Harsch HH, Cho JK, Fuller SA, Hoffmann RG et al. Nicotine-induced limbic cortical activation in the human brain: a functional MRI study. Am J Psychiatry 1998; 155: 1009–1015.

[114] Van Den Eijnden R, Spijkerman R, Fekkes D. Craving for cigarettes among low and high dependent smokers: impact of norharman. Addict Biol 2003; 8(4): 463–472.

[115] Fekkes D, Schouten MJ, Pepplinkhuizen L, Bruinvels J, Lauwers W, Brinkman UA. Norharman, a normal body constituent. Lancet 1992; 339(8791): 506.

[116] Poindexter JEH, Carpenter RD. The isolation of harmane and norharmane from tobacco and cigarette smoke. Phytochemistry 1962; 1: 215–221.

[117] Baum SS, Hill R, Rommelspacher H. Norharman-induced changes of extracellular concentrations of dopamine in the nucleus accumbens of rats. Life Sci 1995; 56(20): 1715–1720.

[118] Dijkstra A, Tromp D. Is the FTND a measure of physical as well as psychological tobacco dependence? J Subst Abuse Treat 2002; 23(4): 367–374.

[119] Steinberg ML, Williams JM, Steinberg HR, Krejci JA, Ziedonis DM. Applicability of the Fagerstrom Test for Nicotine Dependence in smokers with schizophrenia. Addict Behav 2005; 30(1): 49–59.

[120] Heishman SJ, Singleton EG, Moolchan ET. Tobacco Craving Questionnaire: reliability and validity of a new multifactorial instrument. Nicotine Tob Res 2003; 5(5): 645–654.

[121] DSM-IV. American psychiatric association: diagnostic and statistical manual of mental disorder, 4th. edn. Washington: American Psychatric Association, 1994.

[122] Goldberg SR, Spealman RD, Goldberg DM. Persistent behavior at high rates maintained by intravenous self-administration of nicotine. Science 1981; 214(4520): 573–575.

[123] Spitz MR, Shi H, Yang F, Hudmon KS, Jiang H, Chamberlain RM et al. Case-control study of the D2 dopamine receptor gene and smoking status in lung cancer patients. J Natl Cancer Inst 1998; 90(5): 358–363.

[124] Clarke PB. Dopaminergic mechanisms in the locomotor stimulant effects of nicotine. Biochem Pharmacol 1990; 40(7): 1427–1432.

[125] Clarke PB. Tobacco smoking, genes, and dopamine. Lancet 1998; 352(9122): 84–85.

[126] Benwell ME, Balfour DJ, Lucchi HM. Influence of tetrodotoxin and calcium on changes in extracellular dopamine levels evoked by systemic nicotine. Psychopharmacology (Berl) 1993; 112(4): 467–474.

[127] Nisell M, Nomikos GG, Svensson TH. Systemic nicotine-induced dopamine release in the rat nucleus accumbens is regulated by nicotinic receptors in the ventral tegmental area. Synapse 1994; 16(1): 36–44.

[128] Shoaib M, Benwell ME, Akbar MT, Stolerman IP, Balfour DJ. Behavioral and neurochemical adaptations to nicotine in rats: influence of NMDA antagonists. Br J Pharmacol 1994; 111(4): 1073–1080.

[129] Benwell MEM, Balfour DJK, Anderson JM. Smoking associated changes in serotonergic systems of discrete regions of human brain. Psychopharmacology 1990; 102: 68–72.

[130] Barrett SP, Boileau I, Okker J, Pihl RO, Dagher A. The hedonic response to cigarette smoking is proportional to dopamine release in the human striatum as measured by positron emission tomography and [11C]raclopride. Synapse 2004; 54(2): 65–71.

[131] Benwell MEM, Balfour DJK. Effects of nicotine administration and its withdrawal an plasma corticosterone and brain 5-hydroxinidoles. Psychopharmacology 1979; 4: 7–11.

[132] Graeff FG, Guimaraes FS, Andrade TG de, Deakin JF. Role of 5-HT in stress, anxiety, and depression. Pharmacol Biochem Behav 1996; 54(1): 129–141.

[133] Brioni JD, O'Neill AB, Kim DJ, Buckley MJ, Decker MW, Arneric SP. Anxiolytic-like effects of the novel cholinergic channel activator ABT-418. J Pharmacol Exp Ther 1994; 271(1): 353–361.

[134] Costall B, Kelly ME, Naylor RJ, Onaivi ES. The actions of nicotine and cocaine in a mouse model of anxiety. Pharmacol Biochem Behav 1989; 33(1): 197–203.

[135] Morrison CF. The effects of nicotine on punished behaviour. Psychopharmacologia 1969; 14(3): 221–232.

[136] Ribeiro EB, Bettiker RL, Bogdanov M, Wurtman RJ. Effects of systemic nicotine on serotonin release in rat brain. Brain Res 1993; 621(2): 311–318.

[137] Deakin JFW, Graeff FG. 5-HT and mechanisms of defense. J Psychopharmacol 1991; 5: 305–315.

[138] Breslau N, Kilbey MM, Andreski P. Nicotine dependence and major depression. New evidence from a prospective investigation. Arch Gen Psychiatry 1993; 50(1): 31–35.

[139] Sellers EM, Ramamoorthy Y, Zeman MV, Djordjevic MV, Tyndale RF. The effect of methoxsalen on nicotine and 4-(methylnitrosamino)-1-(3-pyridyl)-1-butanone (NNK) metabolism in vivo. Nicotine Tob Res 2003; 5(6): 891–899.

[140] Pomerleau OF, Pomerleau CS. Neuroregulators and the reinforcement of smoking: towards a biobehavioral explanation. Neurosci Biobehav Rev 1984; 8: 503–513.

[141] Aceto MD, Scates SM, Ji Z, Bowman ER. Nicotine's opioid and anti-opioid interactions: proposed role in smoking behavior. Eur J Pharmacol 1993; 248: 333–335.

[142] Chait LD, Griffiths RR. Effects of methadone on human cigarette smoking and subjective ratings. J Pharmacol Exp Ther 1984; 229: 636–640.

[143] Mello NK, Mendelson JH, Sellers ML, Kuehnle JC. Effects of heroin self-administration on cigarette smoking. Psychopharmacology (Berl) 1980; 67: 45–52.

[144] Ismail Z, el Guebaly N. Nicotine and endogenous opioids: toward specific pharmacotherapy. Can J Psychiatry 1998; 43: 37–42.

[145] Albuquerque EX, Pereira EF, Mike A, Eisenberg HM, Maelicke A, Alkondon M. Neuronal nicotinic receptors in synaptic functions in humans and rats: physiological and clinical relevance. Behav Brain Res 2000; 113(1–2): 131–141.

[146] Kushner SA, Dewey SL, Kornetsky C. Gamma-vinyl GABA attenuates cocaine-induced lowering of brain stimulation reward thresholds. Psychopharmacology (Berl) 1997; 133(4): 383–388.

[147] Smolders I, Khan GM, Lindekens H, Prikken S, Marvin CA, Manil J et al. Effectiveness of vigabatrin against focally evoked pilocarpine-induced seizures and concomitant changes in extracellular hippocampal and cerebellar glutamate, gamma-aminobutyric acid and dopamine levels, a microdialysis-electrocorticography study in freely moving rats. J Pharmacol Exp Ther 1997; 283(3): 1239–1248.

[148] Bailey SL, Ennett ST, Ringwalt CL. Potential mediators, moderators, or independent effects in the relationship between parents' former and current cigarette use and their children's cigarette use. Addict Behav 1993; 18(6): 601–621.

[149] Koopmans JR, van Doornen LJ, Boomsma DI. Association between alcohol use and smoking in adolescent and young adult twins: a bivariate genetic analysis. Alcohol Clin Exp Res 1997; 21(3): 537–546.

[150] Hannah MC, Hopper JL, Mathews JD. Twin concordance for a binary trait. II. Nested analysis of ever-smoking and ex-smoking traits and unnested analysis of a "committed-smoking" trait. Am J Hum Genet 1985; 37(1): 153–165.
[151] Heath AC, Madden PA, Slutske WS, Martin NG. Personality and the inheritance of smoking behavior: a genetic perspective. Behav Genet 1995; 25(2): 103–117.
[152] Li MD, Ma JZ, Cheng R, Dupont RT, Williams NJ, Crews KM et al. A genome-wide scan to identify loci for smoking rate in the Framingham Heart Study population. BMC Genet 2003; 4 (Suppl 1): S103.
[153] Reuter M, Hennig J. Pleiotropic effect of the TPH A779C polymorphism on nicotine dependence and personality. Am J Med Genet B Neuropsychiatr Genet 2005; 134(1): 20–24.
[154] Sullivan PF, Jiang Y, Neale MC, Kendler KS, Straub RE. Association of the tryptophan hydroxylase gene with smoking initiation but not progression to nicotine dependence. Am J Med Genet 2001; 105(5): 479–484.
[155] Anney RJ, Olsson CA, Lotfi-Miri M, Patton GC, Williamson R. Nicotine dependence in a prospective population-based study of adolescents: the protective role of a functional tyrosine hydroxylase polymorphism. Pharmacogenetics 2004; 14(2): 73–81.
[156] Messina ES, Tyndale RF, Sellers EM. A major role for CYP2A6 in nicotine C-oxidation by human liver microsomes. J Pharmacol Exp Ther 1997; 282(3): 1608–1614.
[157] Tyndale RF, Sellers EM. Variable CYP2A6-mediated nicotine metabolism alters smoking behavior and risk. Drug Metab Dispos 2001; 29(4 Pt 2): 548–552.
[158] Pianezza ML, Sellers EM, Tyndale RF. Nicotine metabolism defect reduces smoking. Nature 1998; 393(6687): 750.
[159] Oscarson M, Gullsten H, Rautio A, Bernal ML, Sinues B, Dahl ML et al. Genotyping of human cytochrome P450 2A6 (CYP2A6), a nicotine C-oxidase. FEBS Lett 1998; 438(3): 201–205.
[160] Fukami T, Nakajima M, Yoshida R, Tsuchiya Y, Fujiki Y, Katoh M et al. A novel polymorphism of human CYP2A6 gene CYP2A6*17 has an amino acid substitution (V365 M) that decreases enzymatic activity in vitro and in vivo. Clin Pharmacol Ther 2004; 76(6): 519–527.
[161] Carter B, Long T, Cinciripini P. A meta-analytic review of the CYP2A6 genotype and smoking behavior. Nicotine Tob Res 2004; 6(2): 221–227.
[162] Carr LA, Basham JK, York BK, Rowell PP. Inhibition of uptake of 1-methyl-4-phenylpyridinium ion and dopamine in striatal synaptosomes by tobacco smoke components. Eur J Pharmacol 1992; 215: 285–287.
[163] Henningfield JE, Schuh LM, Jarvik ME. Pathophysiology of tobacco dependence. In: Bloom FE, Kupfer DJ (eds) Psychopharmacology: the fourth generation of progress. New York: Raven Press, 1995, pp 1715–1730.
[164] O'Neill MF, Dourish CT, Iversen SD. Evidence for an involvement of D1 and D2 dopamine receptors in mediating nicotine-induced hyperactivity in rats. Psychopharmacology (Berl) 1991; 104: 343–350.
[165] Noble EP. Addiction and its reward process through polymorphisms of the D2 dopamine receptor gene: a review. Eur Psychiatry 2000; 15(2): 79–89.
[166] Noble EP, Blum K, Ritchie T, Montgomery A, Sheridan PJ. Allelic association of the D2 dopamine receptor gene with receptor-binding characteristics in alcoholism. Arch Gen Psychiatry 1991; 48(7): 648–654.
[167] Blum K, Noble EP, Sheridan PJ, Montgomery A, Ritchie T, Jagadeeswaran P et al. Allelic association of human dopamine D2 receptor gene in alcoholism. JAMA 1990; 263(15): 2055–2060.
[168] Comings DE, Muhleman D, Gysin R. Dopamine D2 receptor (DRD2) gene and susceptibility to posttraumatic stress disorder: a study and replication. Biol Psychiatry 1996; 40(5): 368–372.

[169] Comings DE, Ferry L, Bradshaw-Robinson S, Burchette R, Chiu C, Muhleman D. The dopamine D2 receptor (DRD2) gene: a genetic risk factor in smoking. Pharmacogenetics 1996; 6: 73–79.

[170] Noble EP, Noble RE, Ritchie T, Syndulko K, Bohlman MC, Noble LA et al. D2 dopamine receptor gene and obesity. Int J Eat Disord 1994; 15: 205–217.

[171] Goldman D, Brown GL, Albaugh B, Goodson S, Trunzo M, Akhtar L, Wynne DK et al. D2 receptor genotype and linkage disequilibrium and function in Finnish, American Indian, and U.S. Caucasian patients. In: Gershon ES, Cloninger CR (eds) Genetic approaches to mental disorders. Washington DC: American Psychiatric Press, 1994, pp 327–344.

[172] Cinciripini P, Wetter D, Tomlinson G, Tsoh J, De Moor C, Cinciripini L et al. The effects of the DRD2 polymorphism on smoking cessation and negative affect: evidence for a pharmacogenetic effect on mood. Nicotine Tob Res 2004; 6(2): 229–239.

[173] Noble EP, Blum K, Khalsa ME, Ritchie T, Montgomery A, Wood RC et al. Allelic association of the D2 dopamine receptor gene with cocaine dependence. Drug Alcohol Depend 1993; 33(3): 271–285.

[174] Blum K, Noble EP, Sheridan PJ, Montgomery A, Ritchie T, Ozkaragoz Tet al. Genetic predisposition in alcoholism: association of the D2 dopamine receptor TaqI B1 RFLP with severe alcoholics. Alcohol 1993; 10(1): 59–67.

[175] Noble EP. The D2 dopamine receptor gene: a review of association studies in alcoholism. Behav Genet 1993; 23(2): 119–129.

[176] Bannon MJ, Granneman JG, Kapatos G. The dopamine transporter: potential involvement in neuropsychiatric disorders. In: Bloom FE, Kupfer DJ (eds) Psychopharmacology: the fourth generation of progress. New York: Raven Press, 1995: 179–188.

[177] Seeman P, Niznik HB. Dopamine receptors and transporters in Parkinson's disease and schizophrenia. FASEB J 1990; 4: 2737–2744.

[178] Cook EH Jr, Stein MA, Krasowski MD, Cox NJ, Olkon DM, Kieffer JE et al. Association of attention-deficit disorder and the dopamine transporter gene. Am J Hum Genet 1995; 56: 993–998.

[179] Comings DE, Wu S, Chiu C, Ring RH, Gade R, Ahn C et al. Polygenic inheritance of Tourette syndrome, stuttering, attention deficit hyperactivity, conduct, and oppositional defiant disorder: the additive and subtractive effect of the three dopaminergic genes – DRD2, D beta H, and DAT1. Am J Med Genet 1996; 67: 264–288.

[180] Vandenbergh DJ, Persico AM, Hawkins AL, Griffin CA, Li X, Jabs EW et al. Human dopamine transporter gene (DAT1) maps to chromosome 5p15.3 and displays a VNTR. Genomics 1992; 14: 1104–1106.

[181] Gelernter J, O'Malley S, Risch N, Kranzler HR, Krystal J, Merikangas K et al. No association between an allele at the D2 dopamine receptor gene (DRD2) and alcoholism. JAMA 1991; 266: 1801–1807.

[182] Lerman C, Caporaso NE, Audrain J, Main D, Bowman ED, Lockshin B et al. Evidence suggesting the role of specific genetic factors in cigarette smoking. Health Psychol 1999; 18(1): 14–20.

[183] George SR, Cheng R, Nguyen T, Israel Y, O'Dowd BF. Polymorphisms of the D4 dopamine receptor alleles in chronic alcoholism. Biochem Biophys Res Commun 1993; 196(1): 107–114.

[184] Czermak C, Lehofer M, Wagner EM, Prietl B, Gorkiewicz G, Lemonis L et al. Reduced dopamine D3 receptor expression in blood lymphocytes of smokers is negatively correlated with daily number of smoked cigarettes: a peripheral correlate of dopaminergic alterations in smokers. Nicotine Tob Res 2004; 6(1): 49–54.

[185] True WR, Xian H, Scherrer JF, Madden PA, Bucholz KK, Heath AC et al. Common genetic vulnerability for nicotine and alcohol dependence in men. Arch Gen Psychiatry 1999; 56(7): 655–661.

[186] Yates WR, Cadoret RJ, Troughton EP, Stewart M, Giunta TS. Effect of fetal alcohol exposure on adult symptoms of nicotine, alcohol, and drug dependence. Alcohol Clin Exp Res 1998; 22(4): 914–920.
[187] West R, Hajek P. What happens to anxiety levels on giving up smoking? Am J Psychiatry 1997; 154(11): 1589–1592.
[188] Sharples CGV, Wonnacott S. Neuronal nicotinic receptors. Tocris Reviews No. 19. Avonmouth, Bristol, UK: Tocris Cookson Ltd, 2001
[189] Graham AJ, Ray MA, Perry EK, Jaros E, Perry RH, Volsen SG et al. Differential nicotinic acetylcholine receptor subunit expression in the human hippocampus. J Chem Neuroanat 2003; 25(2): 97–113.
[190] Benowitz NL, Porchet H, Jacob P. Pharmacokinetics, metabolism and pharmacodynamics of nicotine. In: Wonnacott S, Russel MAH, Stolerman IP (eds) Nicotine psychopharmacology: molecular, cellular and behavioral aspects. New York: Oxford University Press 1990, pp 112–157.
[191] Henningfield JE, Stapleton JM, Benowitz NL, Grayson RF, London ED. Higher levels of nicotine in arterial than in venous blood after cigarette smoking. Drug Alcohol Depend 1993; 33(1): 23–29.
[192] Schneider NG, Lunell E, Olmstead RE, Fagerstrom KO. Clinical pharmacokinetics of nasal nicotine delivery. A review and comparison to other nicotine systems. Clin Pharmacokinet 1996; 31(1): 65–80.

5 Rauchen, Kanzerogenese, Fertilität und Immunität

Der Einfluss von Tabakrauch auf Kanzerogenese, Fertilität und Immunität wird seit langem diskutiert und erforscht. In diesem Kapitel werden vor allem molekularbiologische Aspekte beleuchtet und erste Versuche einer Interpretation genetischer Veränderungen durch das Rauchen vorgenommen. Sollten genetische Veränderungen durch das Rauchen erfolgen, dann wäre mit katastrophalen Folgen für kommende Generationen zu rechnen, wenn nicht ein generelles Rauchverbot ausgesprochen wird.

Neben einem individuellen Erkrankungsrisiko für mit Tabakrauch assoziierten Tumoren spielt die Schadstoffbelastung eine erhebliche Rolle, deren Effektivität u. a. von der durch genetische Faktoren mit beeinflussten individuellen Empfindlichkeit (Suszeptibilität) bestimmt wird. Die genetischen Veränderungen sind auf verschiedene Gene beschränkt, bei denen bereits wenige Mutationen im Laufe von einigen Lebensjahrzehnten zur Tumorentstehung führen. Das Zusammentreffen eines Gendefekts mit einem Schadstoff kann dann die Ursache für die Bildung eines Karzinoms sein (Abb. 5.1). Die Gendefekte können lebenslang unerkannt bleiben, wenn nicht Schadstoffe auf sie einwirken.

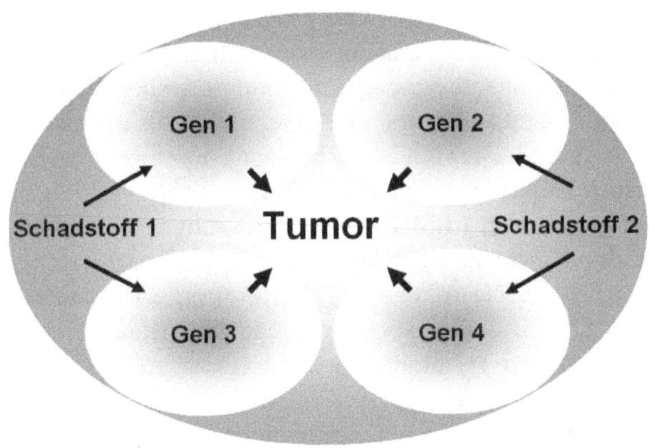

Abb. 5.1. Gendefekte und Schadstoffexposition

Gesichert ist, dass 5–10% der Krebserkrankungen durch Gendefekte verursacht werden. Beispielsweise erhöhen Mutationen im *APC*-Gen das Darmkrebs- und im *BRCA1*-bzw. *BRCA2*-Gen das Brustkrebsrisiko bei ihren Trägern um ein Mehrfaches, jedoch liegt deren Inzidenz in der Bevölkerung nur bei etwa 5/100.000 Einwohner. Im Gegensatz dazu finden sich genetische Polymorphismen in verschiedenen Enzymen des Fremdstoffwechsels bei bis zu 50% einer Population. Diese Polymorphismen erhöhen das individuelle Krebsrisiko um das 2- bis 10-Fache.

Ein entscheidendes Problem für den Raucher ist, dass Lungenkarzinome als die in Deutschland am häufigsten vorkommende Krebserkrankung nicht „regelmäßig" auftreten, sondern „scheinbar zufällig", sodass der Raucher von einem „schicksalhaften und zufälligen" Geschehen spricht, welches ihn ereilen kann oder nicht. Erfahrungsgemäß trifft den Zigarettenraucher aber die Erkrankung Lungenkrebs 9-mal häufiger als einen Nichtraucher (Näheres s. Kap. 6).

5.1 Tabakspezifische Kanzerogene

Für die Karzinomentstehung beim Raucher sind neben aus der Umwelt stammenden Schadstoffen (z. B. Schwermetalle) mehrere Produkte verantwortlich: polyzyklische aromatische Kohlenwasserstoffe (PAH), tabakspezifische Nitrosamine (TSNA) und aromatische Amine (AA). Der Metabolismus dieser Schadstoffe wird durch genetische Unterschiede in den abbauenden Zytochrom-P450-Enzymen, durch das Glutathion-S- und N-Acetyl-Transferase-System entscheidend beeinflusst.

Benzo[a]pyren (BaP) aktiviert Onkogene und interagiert mit der DNS. Es begünstigt die Bildung von Diolepoxiden, wichtigste reaktive Stoffe. Benzo[a]pyren wird in Phenolmetabolite und Benzo[a]pyren-7,8-diol durch Zytochromenzyme wie Epoxidhydrolasen und andere Isoformen umgebaut. Letztere bilden das hochreaktive Anti-7,8-dihydroxy-9,10-epoxy-7,8,9,10-tetrahydrobenzo[a]pyren (BPDE), welches ein gutes Substrat für Glutathion-S-Transferase (GST) M1, M2, M3 und ein noch besseres für GSTP1 darstellt [1]. Letztgenanntes wurde auch im Lungengewebe und in Lymphozyten nachgewiesen [2].

4-Methylnitrosoamino-1,3-pyridyl-1-butanon (NNK) und N-Nitrosonornikotin (NNN) kommen im unverbrannten Tabak vor und entstehen während der Verbrennung. Raucher werden mit beiden Stoffen bevorzugt konfrontiert, wobei NNK vor allem im oberen Respirationstrakt Lungenkarzinome erzeugt. Die Abbauwege von NNK sind bei Mensch und Tier gleich. Die vom Menschen aufgenommenen NNK-Mengen wirken im Tierversuch kanzerogen. Vor ihrer Bindung an die DNS müssen beide Nitrosamine aktiviert werden (α-Methyl- oder α-Methylenhydroxylierung, Pyridin-N-Oxidation durch Zytochrom-P450-vermittelte Reaktionen sowie Glucuronidierung; s. Abb. 5.6) [3, 4]. Der Alkohol von NNK wird im Urin ausgeschieden und gilt als Indikator für eine NNK-Exposition. Reduziertes Rauchen von Zigaretten führt zu einer signifikanten Verminderung des kanzerogen wirkenden NNK, was sich anhand der im Urin rückgängigen NNAL-Beträge nachweisen lässt (Abb. 5.2) [4]. Aromatische Amine, unter ihnen 4-Aminobiphenyl, sind vor allem für die Ausbildung eines Blasenkarzinoms verantwortlich [5].

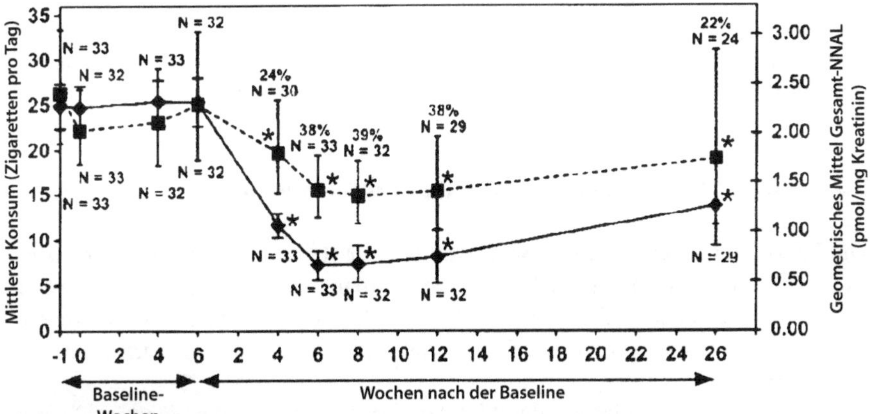

Abb. 5.2. Zeitlicher Zusammenhang zwischen den täglich gerauchten Zigaretten bzw. dem nach einer 6-wöchigen Kontrollperiode reduzierten Zigarettenkonsum und der Ausscheidung des aus NNK gebildeten Nikotinmetaboliten NNAL (in mg NNAL pro mg Kreatinin). Angabe von Mittelwerten mit dem 95%igen Konfidenzintervall [4]. *$p < 0{,}001$. *NNK* 4-(Methylnitrosamino)-1-(3-pyridyl)-1-butanon, *NNAL* 4-(Methylnitrosamino)-4-(3-pyridyl)-1-butanol

Die Angiogenese und damit die Tumorneubildung werden u. a. ermöglicht, weil Acetylcholin (ACh) in neuroendokrinen Zellen und in Zellen von kleinzelligen Bronchialkarzinomen gebildet wird. Acetylcholin kann als autokriner Wachstumsfaktor für Lungenkrebszellen angesehen werden [6]. Eine Stimulierung dieser Prozesse durch Nikotin wird dadurch verständlich [6]. Ein Teil dieser Karzinomzellen bildet Cholinacetyltransferase (ChAT), sodass ein Regelwerk für den ACh-Metabolismus in diesen Tumorzellen existiert, insbesondere in denen kleinzelliger Bronchialkarzinome [7]. Da der Angiogenese und einer eingeschränkten zellvermittelten Immunität eine zentrale Rolle bei der Tumorbildung einschließlich Metastasierung zugeschrieben werden, gibt es auch Diskussionen über die Rolle der Zyklooxygenase (COX). Die überexprimierte COX-2 soll eine Funktion bei der Kanzerogenese haben. Tabakrauch ist in der Lage, das Enzym in Fibroblasten zu induzieren und vermehrt Prostaglandin E2 (PGE2) zu bilden. Dabei werden die COX-2-mRNS-Spiegel auf das 4- bis -5-Fache neben einer 25-fachen Steigerung der PGE-Synthetase angehoben [8]. Insgesamt führen diese Reaktionen zu proinflammatorischen Reaktionen, ein möglicher Ausgangspunkt für die ersten Transformationsschritte. Umgekehrt werden bei einer Langzeitbehandlung mit COX-Hemmern (Acetylsalicylsäure, Indometacin) nicht nur immunmodulierende, sondern auch wachstumshemmende Effekte diskutiert [9].

Darüber hinaus enthält Tabakinhalat reaktive Sauerstoff- und Stickstoffgruppen, die beim Raucher in verschiedenen Geweben reagieren. Im Gewebe des Respirationstraktes wurden gehäuft oxidative DNS-Schäden mit Produkten aus der Lipidperoxidation (Malondialdehyd, Crotonaldehyd, 4-Hydroxy-Nonenal) nachgewiesen.

Diese Metabolite werden durch Zytochrom-P450-vermittelte Reaktionen epoxidiert und bilden promutagene DNS-Addukte im menschlichen Gewebe [10, 11], woraus ein erhöhtes Karzinomrisiko für die oberen Atemwege resultiert [12]. Kautabak mit oder ohne Betel erzeugt Karzinome in der Mundhöhle [13].

5.2 Genotoxische Wirkungen des Tabakrauchs

Die International Agency for Research on Cancer (IARC) stuft Tabakrauch als ein Kanzerogen ein, welches an mehr Organen zu malignen Tumoren führt als irgend ein anderer Schadstoff (Tabelle 5.1) [14]. Nachdem seine Wirkungen als Kanzerogen mehrfach nachgewiesen wurden, ist Tabakrauch als mutagen wirkender Stoff akzeptiert.

Die Beziehungen zwischen der Mutationshäufigkeit der Hypoxanthin-Guanin-Phosphoribosyl-Transferase (HPRT) in peripheren Lymphozyten und dem Rauchen wurden mehrfach beschrieben [15–17]. Dabei kommt es zu einem etwa 50%igen Anstieg der HPRT-Mutationen mit erheblichen interindividuellen Schwankungen. Die beobachteten Mutationen betrafen bei Rauchern vor allem den CG→TA-Austausch [18–20]. Sie wurden durch Methylierungsreaktionen von aktivierten polyzyklischen Kohlenwasserstoffen ausgelöst.

Tabelle 5.1. enotoxizität in menschlichen Organen, ausgelöst durch Tabak oder Tabakrauch [14, 338]

Organ	Genotoxizität
Organ	Genotoxizität
Oral, nasal	Mikronuclei, Chromosomeninstabilität, DNS-Strangbrüche
Ösophagus	*P53*-Mutationen
Pharynx, Larynx	*P53*- und *P16*-Mutationen, Verlust der Vereinigung ungleichartiger Geschlechtszellen
Lunge	Chromosomale Mutationen
Magen	Keine Angaben
Pankreas	*K-RAS* und andere Mutationen
Leber	Keine Angaben
Knochenmark etc.	Zytogenetische Schäden
Niere	Keine definitiven Angaben (mutagen wirkender Urin?)
Blase, Ureter	Mutagen wirkender Urin, zytogenetische Schäden, DNS-Strangbrüche
Cervix uteri	Mutagen wirkender Schleim, epitheliale Mikronuclei

Die mutagene Potenz von Urin bei Rauchern wurde nach Isolierung verschiedener Schadstoffe [21] erkannt, wobei auch bei mehrmonatiger Lagerung des Urins die Potenz nicht verloren ging, was im Ames-Test an Salmonellen geprüft wurde. Die mutagene Potenz tritt 4–5 h nach Rauchbeginn auf und bleibt bei einer Eliminationshalbwertszeit von etwa 7 h über 12–18 h bestehen [22]. Schnupftabakkonsumenten [23] scheiden im Gegensatz zu Rauchern von Bidi (indische zigarettenähnliche Tabakware) [24] keinen mutagenen Urin aus, was darauf hinweisen könnte, dass der Tabak für die Auslösung mutagener Schäden verbrannt werden muss. Raucher schwarzer Tabaksorten scheiden doppelt so hohe Mengen mutagen wirkender Stoffe mit dem Urin aus als Raucher heller Tabaksorten [25]. Das wiederum unterstützt die bekannte Tatsache, dass Blasenkrebs häufiger auftritt, wenn dunkle Tabaksorten geraucht werden. Im Urin von Rauchern dunkler Tabaksorten lassen sich erhöhte Konzentrationen von 4-Aminobiphenyl-DNS- [26] und Hämoglobinaddukten nachweisen [27]. Bei hoher mutagener Aktivität des Urins treten höhere Konzentrationen von 2-Amino-7-naphthol, einem Abbauprodukt des kanzerogen wirkenden 2-Aminonaphthalin auf [28]. Ein großer Teil der mutagen wirkenden Stoffe im Urin stammt von polyzyklischen Kohlenwasserstoffen und heterozyklischen Aminen [29], während im Urin ausgeschiedenes Nikotin und seine Metabolite nicht zur mutagenen Aktivität beitragen [30].

Zellgenetische Veränderungen können bei Rauchern an den Kernkörperchen sowie durch Schwesterchromatidaustausch, Chromosomenaberrationen und genetische Polymorphismen an tabakassoziierten Genen auftreten.

Nach einer Metaanalyse mehrerer Datenbanken (HUMN, Human Micronucleus Project) kam es bei starken Rauchern (>30 Zigaretten pro Tag) verglichen mit Nichtrauchern zu einem deutlichen Anstieg der Kernkörperchen bevorzugt in B- und T8-Suppressor-Lymphozyten [31, 32]. Auch in Zellen der Tracheobronchialschleimhaut fand sich bei Rauchern eine erhöhte Anzahl von Kernkörperchen [33]. Des Weiteren war die Anzahl ausgetauschter Basenpaare (Schwesterchromatidaustausch) in den Lymphozyten bei Rauchern stets erhöht [34–38]. Bei Rauchstopp nahm deren Zahl innerhalb der ersten 78 Tage relativ rasch, dann während der darauf folgenden Wochen sehr viel langsamer ab [34]. Das Auftreten von Chromosomenaberrationen wird bei Rauchern widersprüchlich beurteilt [34, 39, 40]. In Lymphozyten wurden Zunahmen von 10–20% bei Rauchern im Vergleich zu Nichtrauchern gemessen [41, 42]. Die Zahl stabiler Fehler (Translokationen und Einfügen eines Chromosomenabschnitts) steigt an [43]. Raucher weisen geringere Folatspiegel in den Erythrozyten als Nichtraucher auf, was auch als Grund für die Chromosomenaberrationen diskutiert wird [44]. Die Zahl der Chromosomenaberrationen in Lymphozyten kann als Prädiktor für das Krebsrisiko unabhängig vom Nachweis kanzerogener Schadstoffe einschließlich des Zigarettenrauchens betrachtet werden [45]. DNS-Strangbrüche in Lymphozyten [46], in Zellen der Wangenschleimhaut [47] und in Zellen der ableitenden Harnwege [48] werden zu einem größeren Anteil bei Rauchern als bei Nichtrauchern beobachtet. Die Konzentration von 8-Oxodeoxyguanosin in Lymphozyten bzw. Leukozyten des Lungengewebes [49] oder im Urin [50] ist bei starken Rauchern erhöht. Damit wird wiederum verdeutlicht, dass der Zigarettenrauch bzw. seine Komponenten DNS-Schäden oder oxidative Schädigungen bewirken.

Erst 2004 wurde an mehreren Familien mit Karzinomen im Larynx-, Pharynx- und Lungenbereich eine besondere Häufung von Veränderungen am Chromosom 6q (Marker D6S2436) beobachtet, sodass mit großer Wahrscheinlichkeit dieses Gen für Veränderungen mit verantwortlich ist. Für das Lungenkarzinom wurde der Genort 6q23–25 lokalisiert [51].

5.2.1 Nikotin, Kondensatprodukte und ihr veränderter Metabolismus durch Enzymdefekte

Einige Subenzyme des Zytochroms P450 (CYP), wie CYP1A1, 2A6 und 1E1, aber auch Enzyme, welche die Kopplungsreaktionen bewirken, z. B. die Glutathion-S-Transferase (GST), N-Acetyltransferase (NAT) sowie die mikrosomale Epoxidhydrolase (EPHX), sind für die Tumorentstehung im Zusammenhang mit dem Rauchen bedeutsam.

Nachfolgend werden die verschiedenen Enzymsysteme bezüglich ihrer Bedeutung für die Aktivierung kanzerogener Stoffe aus dem Tabakrauch bzw. für die Koinzidenz verschiedener Krebserkrankungen mit dem Auftreten von Enzymallelen besprochen.

Das CYP-System ist maßgeblich am Abbau oder an der Aktivierung von Kanzerogenen beteiligt [50–54]. In Fall-Kontroll-Studien wurden Beziehungen zu durch Tabakrauch induzierten Krebsrisiken für die Lunge, den Larynx, den Mund, Ösophagus, die Nieren, das Harnsystem und die Mammae nachgewiesen.

Nach dem derzeitigen Stand epidemiologischer Studien zur Kanzerogenese von Lungentumoren gibt es mehrere Risikopopulationen, wovon Raucher und schadstoffexponierte Arbeiter besonders betroffen sind. Das CYP-System katalysiert Oxidationsvorgänge, wobei mit der als Modellreaktion genutzten Debrisoquin-4-Hydroxylierung (CYP2D6) zwischen Patienten mit einem Lungenkarzinom und Kontrollpersonen deutlich unterschieden werden kann [52, 53]. Wird die „Modellsubstanz" Debrisoquin extensiv hydroxyliert, besteht gleichzeitig ein erhöhtes Risiko für die Ausbildung eines Lungenkarzinoms. Bisher gibt es allerdings keine Routinetests für die prophylaktische Erfassung derartiger Risikofaktoren. Wie aus Abb. 5.3 hervorgeht, liegt die renale Ausscheidung von Kanzerogenen bei Rauchern über der von Nichtrauchern. Bezüglich der Lebensweise (in der Stadt oder auf dem Lande) ergeben sich geringe Unterschiede [54]. In vielen Studien wurde bis jetzt das CYP-System untersucht [4, 59–64]. Dabei war ein entscheidender Faktor die Bildung von Addukten der DNS mit Metaboliten der inhalierten Tabakprodukte.

Offensichtlich gibt es auch Unterschiede in der Ausbildung der verschiedenen Karzinomtypen. Während die Plattenepithelkarzinome abnehmen, steigen die Adenokarzinome an, möglicherweise auf der Grundlage abnehmender polyzyklischer aromatischer Kohlenwasserstoffe (PAH) in den Zigaretten [55]. Die Enzyme CYP1A1 und GSTM1 sind für die Giftung und Entgiftung von PAH verantwortlich, während CYP2E1 mehr für die Giftung von Nitrosaminen zuständig ist. Eine an 341 Karzinompatienten im Vergleich mit 456 gesunden Kontrollpersonen durchgeführte Studie belegte eine 2,4-fache Risikozunahme für die Ausbildung eines Plat-

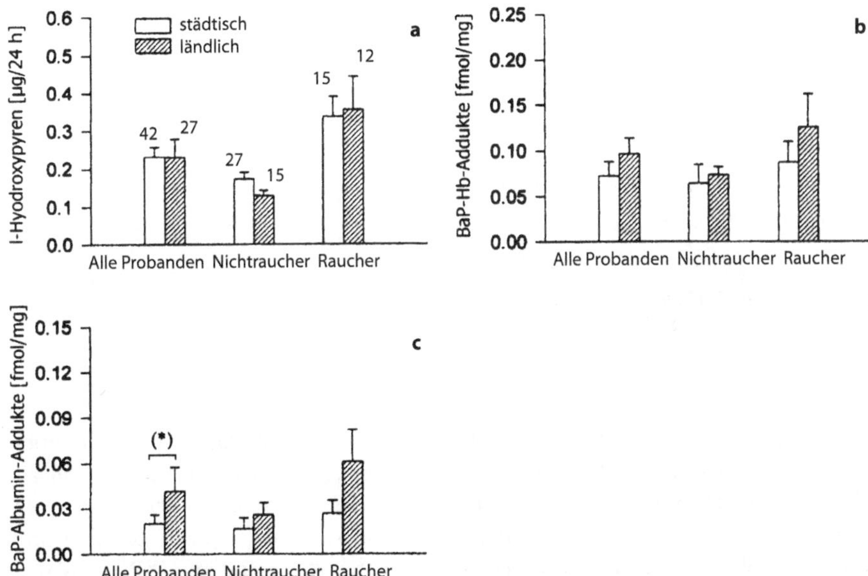

Abb. 5.3. Renale Ausscheidung von 1-Hydroxypyren (**a**), von Benzo(a)pyren-Hämoglobin-Addukten (**b**) sowie von Benzo(a)pyren-Albumin-Addukten (**c**) bei 42 Nichtrauchern und 27 Rauchern, getrennt nach dem Aufenthalt in der Stadt oder auf dem Lande. Die senkrechten Linien zeigen den Standardfehler des Mittelwertes an; p=0,056 [343]

tenepithelkarzinoms bei vorhandenem Allel CYP1A1 MspI sowie eine 3,1-fache Zunahme bei gleichzeitigem *GSTM1*-Defekt [56]. Polymorphismen (RsaI und DraI) von *CYP2E1* korrelierten nicht mit der Ausbildung von Plattenepithelkarzinomen. Bei Vorliegen dieser Enzymvarianten sank das Risiko für die Ausbildung von kleinzelligen Lungenkarzinomen auf ein Zehntel, während die Ausbildung von Adenokarzinomen durch Mutanten von *CYP2E1* gefördert wurde [56].

5.2.1.1 Zytochrom P450 1A1

Das Zytochrom P450 1A1 aktiviert polyzyklische Kohlenwasserstoffe und Arylamine, indem in die reinen Kohlenwasserstoffe eine Hydroxygruppe eingeführt [57] wird, welche die Adduktbildung mit Proteinen, Hämoglobin etc. ermöglicht. Etwa 10% der Kaukasier verfügen über eine hochinduzierbare Form des CYP1A1 (auch als Acrylhydrokarbon- oder BaP-Hydroxylase bekannt), die mit einem erhöhten Risiko für Bronchial-, Larynx- und Mundhöhlentumoren verbunden ist [57, 58]. Bisher wurden vier verschiedene Formen des CYP1A1 beschrieben (Tabelle 5.2), die bedauerlicherweise mehrere Nomenklaturen aufweisen.

Tabelle 5.2. Übersicht über die *CYP1A1*-Unterformen [347]

Polymorphismus	Punktmutation	Systematische Nomenklatur für die Mutation
Wildtyp-Allel, m1	Keine	wt
MspI-Allel, 3'-unbeschriebenen Region, m2	6235T→C	m1
Ile→Val, Exon 7, Codon 462	4889A→G	m2
Afroamerikanisch-spezifisches Allel, Intron 7	5639T→C	m3
Thr→Asn, Exon 7, Codon 461	4887C→A	m4

Die Aktivität von CYP1A1 korreliert mit dem Auftreten von Bronchialkarzinomen [59], wobei die m2-Mutante (Ile462→Val) zweimal mehr induzierbar war als die m1-Mutante [60]. Patienten mit der m2-Mutante verfügen in den Leukozyten über mehr DNS-Addukte als Raucher ohne diese Mutante [61]. Die Addukte sind auch im Nabelschnurvenenblut Neugeborener bei vorliegendem CYP1A1-MspI-Polymorphismus erhöht [72]. Es konnte gezeigt werden, dass Träger dieses Allels zu zentroazinären Emphysemen neigen, wenn zusätzlich ein Lungenkarzinom vorliegt (OR 3,5; 95% CI 2,7–4,6) [62, 63]. Im Lungenparenchymgewebe von Rauchern korrelierten die Konzentration des Benzo[a]pyrendiolepoxids und die PAH-DNS-Addukte positiv mit der Enzymaktivität [2]. Homozygote CYP1A1-MspI-Allele und damit auch das Risiko für die Ausbildung eines Plattenepithelkarzinoms wurden bei Kaukasiern seltener als bei Japanern beobachtet [75].

In mehr als 20 Studien an unterschiedlichen ethnischen Populationen wurden die Beziehungen zur Aktivität von CYP1A1 aufgezeigt (Tabelle 5.3). Japanischen Studien zufolge lässt sich das Lungenkarzinomrisiko sowohl bei m1- als auch m2-Mutanten beobachten [64]. Der *CYP1A1*-Phänotyp war nur bei mäßigen Rauchern für die Entwicklung von Plattenepithelkarzinomen bedeutsam [77]. Waren die *CYP1A1*-Varianten m1 und m2 mit dem Genotyp *GSTM1* 0/0 verknüpft, traten bei Japanern vermehrt Plattenepithelkarzinome auf [56, 64, 65]. Über die gesteigerte Induzierbarkeit von CYP1A1 war das Lungenkarzinomrisiko bei Japanern erhöht [58, 60], nicht aber bei 5000 Nichtasiaten [66], Norwegern, Finnen, Schweden und US-Amerikanern, was möglicherweise auf das geringere Vorkommen des m1-Allels bei Kaukasiern zurückzuführen ist. Träger einer m3-Mutation (m1/m1, m2) zeigten in einer weiteren Studie ein erhöhtes Risiko für Adenokarzinome bei einer Odds Ratio von 8,4 [67], während andere Karzinomtypen nicht gehäuft auftraten (Tabelle 5.3) [80–83].

Zur Entgiftung von PAH, wie z. B. Benz(a)pyren, aus dem Tabakrauch werden diese durch CYP1A1 metabolisch aktiviert und die daraus entstehenden reaktiven Zwischenstufen durch GST für die DNS unschädlich gemacht, sodass sie vom Körper gut ausgeschieden werden können. Erwartungsgemäß wurde ein stark erhöhtes (16-faches) Lungenkrebsrisiko für Raucher, die sowohl *CYP1A1*-Varianten mit erhöhter Aktivität als auch *GSTM1 0*-Varianten mit völligem Aktivitätsverlust trugen (ca. 50% der Europäer fehlt das *GSTM1*-Gen) festgestellt. In Kombination resultieren sie in der Anreicherung des besonders reaktiven und stark Mutation auslösenden Benzo[a]pyrendiolepoxids [2]. Bei Europäern mit den Varianten *CYP1A1* oder *GSTM1* wurden sowohl im Lungengewebe als auch in Blutzellen bei PAH-Belastung höhere DNS-Adduktspiegel gemessen – mit den höchsten Werten bei Trägern von Varianten in beiden untersuchten Genen [2, 68]. Besonders gefährdet scheinen jene Raucher zu sein, die neben Defekten am *CYP1A1* (Allel *1/*2 oder *2/*2) in Verbindung mit dem GSTM1-System (Allel *0/*0) vermehrt BPDE-DNS-Addukte bei Benzo[a]pyren bilden [68]. In einer Bevölkerungsstudie war die Häufigkeit des Auftretens eines Lungenkarzinoms (Plattenepithel- und kleinzelliges Karzinom) bei vorliegendem Genotyp *4/*4 gleich Null (OR 0,23; 95% CI 0,08–0,67) im Vergleich zu einer Gruppe mit dem Genotyp *1/*1 (OR 1,0) [69].

5.2.1.2 *CYP1A2*

Das Enzym CYP1A2 aktiviert zahlreiche Prokarzinogene aus dem Tabak, bevorzugt aromatische und heterozyklische Amine und es baut Nikotin ab. Zu 72% ist CYP1A2 in seiner Sequenz identisch mit CYP1A1. Es wird aber vornehmlich in der Leber und sehr viel weniger in den Lungen gebildet [70]. Für die Erhöhung des Lungenkarzinomrisikos ist es von marginaler Bedeutung.

5.2.1.3 *CYP2A6*

Das Enzym CYP2A6 zeichnet für den Abbau zahlreicher Arzneimittel und Fremdstoffe verantwortlich, zu denen neben Cumarin auch Nikotin gehört. Es verstoffwechselt verschiedene Kanzerogene, unter ihnen NNK [71]. Insbesondere bei Japanern wurden ausführliche genetische Analysen auf epidemiologischer Grundlage vorgenommen, wobei die verschiedenen Allele (Tabelle 5.4) zu einer unterschiedlichen Häufung von Karzinomen führten.

Bei Rauchern mit einem CYP2A6*4-Allel traten gehäuft Lungenkarzinome auf, aber auch andere Allele konnten dafür verantwortlich gemacht werden. Chromosomenabweichungen im *CYP2A6*(*4)-Gen sind bei Asiaten mit dem erhöhten Auftreten von Lungen- und Ösophaguskarzinomen (OR 2,0; 95% CI 1,2–3,2 bzw. 1,2; 95% CI 0,7–2,1) verknüpft, nicht aber mit einem verringerten Zigarettenkonsum [72]. Diese Daten wurden von mehreren Arbeitsgruppen erhoben [73–75], jedoch gab es auch geringe Häufigkeiten (< 10%) bei asiatischen Populationen, was allerdings auch auf die niedrige Anzahl untersuchter Patienten zurückzuführen sein könnte [76]. Darüber hinaus scheinen auch ethnische Unterschiede selbst schon bei den Asiaten zu bestehen (Japaner vs. Chinesen), denn bei einem gleichen Vorkommen des *4-Allels war die Karzinomhäufigkeit unterschiedlich [72, 77]. Wurden die verschiedenen CYP2A6-Allele in vier Gruppen eingeteilt und die Zahl der gerauchten Zigaretten zugeordnet, dann zeigte sich eine deutliche Abhängigkeit von der Metabolisierungskapazität des Enzyms (Abb. 5.4).

Tabelle 5.3. CYP-Enzyme (1A1, 2D6 und 2E1) und die Entstehung von Lungenkarzinomen

Gen, Mutante	Karzinomarten	Fälle/Kontrolle	Genotyp, Häufigkeit (%/%)	Signifikanz (Odds Ratio [95% CI])	Literatur
Gen, Mutante	Karzinomarten	Fälle/Kontrolle	Genotyp, Häufigkeit (%/%)	Signifikanz (Odds Ratio [95% CI])	Literatur
CYP1A1 m1	SCC, AC, SCLC, LCLC	68/104	m1/m1: 23,5/10,6; wt/wt: 35,3/49,0	LC: 3,1; SCC: 4,6	[348]
CYP1A1 m2	SCC, AC	212/358	m2/m2: 12,3/4,7; wt/wt: 56,7/65,1	LC: 2,97 (1,59–5,57); SCC: 3,34 (1,49–7,52); AC: 2,54 (1,48–4,34)	[64]
CYP1A1 m1, m2	SCC	85/170	m1/m1: 22,4/8,8; wt/wt: 38,8/48,2; m2/m2: 10,6/3,5; wt/wt: 58,8/64,7	m1/m1: sm+: 6,55 (2,49–17,24), sm++: 8,32 (2,34–29,62); m2/m2: sm+: 8,46 (2,48–28,85); sm++: 8,46 (1,68–42,73)	[349]
CYP1A1 m1	SCC, AC, SCLC, LCLC	267/151	m1/m1: 16,9/10,6; wt/wt: 36,7/44,3	m1/m1 und m1/wt: 1,71 (1,07–2,69)	[350]
CYP1A1 m1–4	LC	157/314	m3: 0/0; m4: 2,87/2,87	m2: 3,01 (1,29–7,26)	[351]
CYP1A1 m1	AC, SCC	207/283	m1/m1: 1,0/0,7; m1/wt: 16,9/17,0; wt/wt: 82,1/82,3	m1/wt+m1/m1: LC 2,08 (1,15–3,73), AC sm+: 2,25 (1,13–4,48); m1/wt: LC 1,15 (1,0–2,3)	[352]
CYP1A1 m2	SCC, SCLC, AC	247/185	m2/m2: 11,3/3,8; m2/wt: 38,1/45,4; wt/wt: 50,6/50,8	m2/m2: LC 3,3 (1,3–8,6), SCC 4,9 (1,4–16,3), SCLC 9,4 (2,1–42,0)	[353]

SSC Plattenepithelkarzinom, *AC* Adenokarzinom, *SCLC* kleinzelliges Lungenkarzinom, *LCLC* großzelliges Lungenkarzinom, *LC* Lungenkarzinom, *wt* Wildtyp, *PM* langsamer Metabolisierer, *EM* schneller Metabolisierer, *HEM* heterozygoter Schnellmetabolisierer, *C* Minorallel, *D* allgemeines Allel.

Tabelle 5.3. *(continued)* CYP-Enzyme (1A1, 2D6 und 2E1) und die Entstehung von Lungenkarzinomen

Gen, Mutante	Karzinomarten	Fälle/Kontrolle	Genotyp, Häufigkeit (%/%)	Signifikanz (Odds Ratio [95% CI])	Literatur
CYP1A1 m1, m2	SCC, AC, SCLC, LCLC	108/95	m1/m1: 22,2/10,5; wt/wt: 36,1/–; m2/m2: 16,7/6,3; wt/wt: 53,7/–	m1/m1: LC 2,93 (1,26–6,84), m2/m2 LC: 3,45 (1,29–9,25)	[354]
CYP1A1 m1, m2	SCC, SCLC, AC	85/63	m1/m1:7/5; wt/wt: 40/46; m2/m2: 1/2; m2/wt: 80/95; wt/wt: 19/3	m2/m2 oder m2/wt: 0,14 (0,03–0,64)	[355]
*CYP2D6**3, *4, *5	SCC, AC	106/122	PM: 0,9/5,7; HEM+EM: 99,1/94,3	EM: 6,4 (1,0–14,3)	[90, 356]
CYP2E1 DraI	SCC, AC, SCLC	47/56	CC: 0/10,7; CD: 46,8/ 30,4; DD: 53,2/59,9	P <0,05	[137, 357]
CYP2E1 DraI	SCC, AC, SCLC, LCLC	91/76	CC: 2,2/14,5; CD: 46,2/28,9; 51,6/56,6	CC: 0,13 (0,04–0,51), aber CD: 2,1 (1,1–4,0)	[137, 357]
CYP2E1 DraI, RsaI	SCC, AC, SCLC	341/456	DraI: CC: 1,5/5,5; CD: 27,5/26,8; DD: 71/ 67,7. RsaI: c2c2: 0,6/3,1; c1c2: 19,6/22,5; c1c1: 79,8/74,4	DraI alle LC: CC 0,2 (0,1–0,7); AC: CC 0,1 (0,0–0,5); RsaI: c2c2:0,1 (0,0–0,5)	[56]

SSC Plattenepithelkarzinom, *AC* Adenokarzinom, *SCLC* kleinzelliges Lungenkarzinom, *LCLC* großzelliges Lungenkarzinom, *LC* Lungenkarzinom, *wt* Wildtyp, *PM* langsamer Metabolisierer, *EM* schneller Metabolisierer, *HEM* heterozygoter Schnellmetabolisierer, *C* Minorallel, *D* allgemeines Allel.

Tabelle 5.4. Charakterisierung der *CYP2A6*-Allele [78]

Allel	Typ der Mutation
*CYP2A6**1A	Wildtyp
*CYP2A6**1B	Genumwandlung mit CYP2A7 in der 3'-unbeschriebenen Region
*CYP2A6**4B	Löschung
*CYP2A6**4C	Löschung
*CYP2A6**7	Punktmutation in Exon 9 (1412T→1471T) und Genumwandlung mit CYP2A7 in der 3'-unbeschriebenen Region
*CYP2A6**9	TATA-Box (−48T→G)
*CYP2A6**10	Punktmutation in Exon 9 (1412T→C, 1471T und 1454G→T, R485L) und Genumwandlung mit CYP2A7 in der 3'-unbeschriebenen Region
*CYP2A6**11	Punktmutation in Exon 5 (670T→C, S224P)

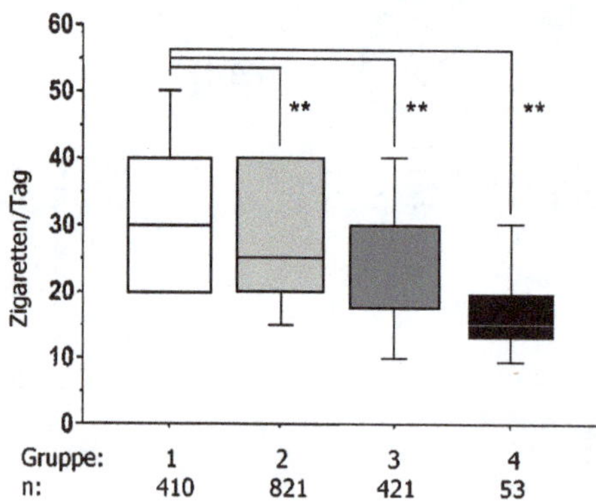

Abb. 5.4. Beziehungen zwischen der CYP2A6-Aktivität und den täglich gerauchten Zigaretten; $p < 0{,}01$ [78]

Zwischen den Gruppen der in Abb. 5.5 dargestellten Odds Ratios existieren signifikante Unterschiede [78]. Plattenepithel- und kleinzellige Lungenkarzinome waren bis vor wenigen Jahren die am häufigsten vorkommenden tabakrauchabhängigen Lungenkrebsarten gewesen. Inzwischen sind die Adenokarzinome hinzugekommen [56, 79], jedoch geht aus Abb. 5.5 hervor, dass diese die geringste Verbindung zu den CYP2A6-Allelen haben und allenfalls bei einem hohen Zigarettenkonsum vermehrt auftreten [78]. Die von diesen Ergebnissen abweichenden Befunde lassen sich auf eine weniger gute Analyse der CYP2A6-Allele, auf zu geringe Fallzahlen oder auf das zu seltene Auftreten einiger Allele (z. B. *2 und *4) zurückführen [69, 72, 77–81]. In der Studie an Japanern [78] wurde ein verringertes Krebsrisiko im Zusammenhang mit dem CYP2A6-Polymorphismus nur bei sehr starken Rauchern mit über 38,3 Pack years beobachtet. (1 Pack year oder Packungsjahr ist die Einheit,

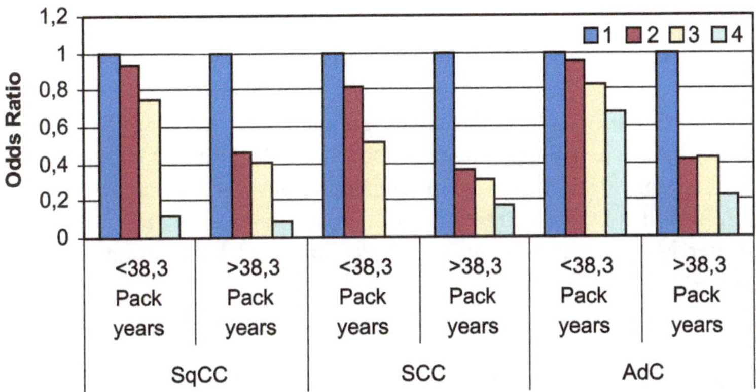

Abb. 5.5. Beziehungen zwischen den CYP2A6-Gruppen und dem Typ des histologisch nachgewiesenen Lungenkarzinoms, dargestellt anhand der Odds Ratios [78]. *SqCC* squamöse Zellkarzinome, *SCC* kleinzellige Karzinome, *AdC* Adenokarzinome

welche die inhalierte Zigarettenrauchdosis beschreibt. Die Zahl der täglich konsumierten Packungen - eine Packung enthält 20 Zigaretten - wird mit der Zahl der Raucherjahre multipliziert.) Insgesamt kann festgestellt werden, dass der CYP2A6-Polymorphismus sowohl für das Rauchverhalten als auch für die Entstehung von Lungenkarzinomen in der japanischen Bevölkerung bedeutsam ist [78].

Ergebnisse einer weiteren Studie lassen erkennen, dass ein fehlendes CYP2A6*4-Allel mit einem erhöhten Risiko für Lungen- und Ösophaguskarzinome, nicht aber mit der verringerten Tendenz zu rauchen einherging [72]. Ein CYP2A7/CYP2A6-Hybrid-Allel (CYP2A6*12) baut Nikotin verzögert ab und kommt zu über 2% bei Spaniern vor; eine die Lungen- und Leberkarzinombildung begünstigende Wirkung wird diskutiert [82].

5.2.1.4 CYP2A13

Über den Polymorphismus von CYP2A13 ist bis auf eine Cytosin/Thymin-Abweichung am Exon 5 wenig bekannt, wobei dieser Polymorphismus zu einem Arg-275Cys-Austausch führt [83]. Durch den Aminosäureaustausch wird die Aktivität, NNK abzubauen, herabgesetzt. Beziehungen zu einer gehäuften Krebsentstehung konnten nicht, wohl aber eine verringerte Krebsentstehung bei Rauchern von Light-Zigaretten (OR 0,23; 95% CI 0,08–0,68) nachgewiesen werden [77]. Da jedoch die aus dem Nikotinabbau stammenden Stoffe NNK und NNN auch über das neu entdeckte CYP2A13 gebildet werden können [84, 85], für welches ein *2-Allel mit geringerer Aktivität entdeckt wurde [86], ist zu verstehen, warum insbesondere die Raucher von Light-Zigaretten vermehrt an Adenokarzinomen erkranken [77].

5.2.1.5 *CYP2D6*

Das Enzym CYP2D6 baut die Modellsubstanz Debrisoquin ab, wobei sog. langsame Metabolisierer ein geringeres Risiko für die Ausbildung eines Lungenkarzinoms als schnelle Metabolisierer aufweisen [52]. Es aktiviert auch NNK und baut Nikotin ab [87]. Offensichtlich bestehen Beziehungen zwischen der Nikotinabhängigkeit und dem Metabolisiererstatus [88], zumal in Studien aufgezeigt wurde, dass Schnellmetabolisierer ein erhöhtes Lungenkarzinomrisiko haben [66, 89, 90, 106, 107]. Die Ergebnisse zweier Metaanalysen lassen allerdings einen solchen Zusammenhang nicht erkennen [91, 108–110].

5.2.1.6 *CYP2E1*

Das durch Ethanol und zahlreiche andere Agenzien induzierbare CYP2E1 kann NNK, NNN und andere lösliche Nitrosamine aus dem Tabakrauch abbauen, wobei die Hydroxylierung im Vordergrund steht (Abb. 5.6). Abweichungen der Enzymstruktur sind für die Erhöhung des Lungenkarzinomkrisikos bei Kaukasiern weniger bedeutsam; nur 2 von 11 Studien wiesen einen solchen Befund auf [56].

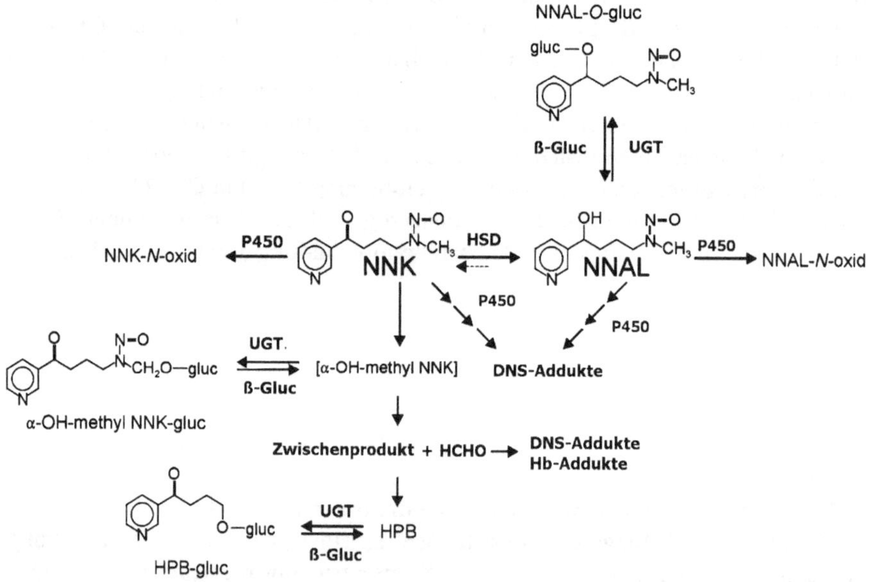

Abb. 5.6. Abbau von N-Nitrosonornikotin (NNN) über 4-(Methylnitrosamino)-1-(3-pyridyl)-1-butanon (NNK) zu 4-(Methylnitrosamino)-4-(3-pyridyl)-1-butanol (NNAL). *HSD* Hydroxysteroiddehydrogenase, *UGT* UDP-Glucuronosyltransferase, *HCHO* Formaldehyd, *HPB* 4-Hydroxy-1-(3-pyridyl)-1-butanon

Die gebildeten Hydroxide (z. B. Methyldiazohydroxid) können DNS-Basen methylieren, indem O6- und O7-Methylguanin durch NDMA oder NNK gebildet werden [92, 93]. Das O6-Methylguanin induziert den Austausch von G→A im Codon 12 des *k-ras*-Onkogens der Mäuselunge [94]. Ein weiterer Stoffwechselweg ist die Hydroxylierung der Methylgruppe von NNK mit der Bildung von 4-(3-Pyridyl)-oxybutyldiazohydroxid, welches ebenfalls die DNS alkyliert [95]. Nikotin, Cotinin und ein wässriger Teerextrakt aus Zigaretten sind in der Lage, die CYP2E1-Aktivität in vitro zu hemmen [96].

Polymorphismen (RsaI und DraI) von *CYP2E1* korrelieren nicht mit dem Auftreten von Plattenepithelkarzinomen, sondern es zeigt sich bei Vorliegen dieser Enzymvarianten eine 10-fache Risikoabnahme für die Ausbildung von kleinzelligen Lungenkarzinomen, während die Entstehung von Adenokarzinomen durch Mutanten von *CYP2E1* gefördert wird [56]. Bei Vorliegen einer *P53*-Mutation und einem c_2/c_2-Genotyp ließ sich eine Korrelation mit dem erhöhten Auftreten eines Plattenepithelkarzinoms der Lungen nachweisen [118]. Bei chinesischen Patienten mit Ösophagus- und Magenkarzinomen könnte der *CYP2E1*-Polymorphismus für die Tumorentstehung bedeutsam sein [97].

5.2.1.7 Myeloperoxidasesystem

Das lysozymale Enzym Myeloperoxidase (MPO) kommt in Granulo- und Monozyten vor. Bei Rauchern penetrieren die Zellen in Lungengewebe, wo sie das Enzym freisetzen. MPO bildet die Hypochlorsäure, welche Nukleinsäuren, Proteine und ungesättigte Fettsäuren oxidiert. Durch frei werdende Sauerstoffradikale aktiviert das Enzym auch Vorstufen von Karzenogenen, so z. B. BaP zu BPDE und zu seinem Diolepoxid [98].

Eine Mutation im *MPO*-Gen (463G→A) geht mit der herabgesetzten Transkription des Enzyms einher [99]. Bei Patienten, die wegen atopischer Dermatitis mit teerhaltigen Präparaten behandelt wurden, zeigten sich bei Vorkommen der Allelvarianten verminderte BaP-Adduktmengen [94] Nach anderen Untersuchungen stellte dieses 463-Allel einen gewissen Schutzfaktor für die Ausbildung von Karzinomen der Lunge und des Larynx, nicht aber des Pharyngealraums dar [100]. So bleibt vorerst ungeklärt, ob der MPO-Polymorphismus für die Genese des Bronchialkarzinoms bedeutsam ist [101]. Ein erniedrigtes Bronchialkarzinomrisiko für Träger des A-Allels wurde beschrieben [102], allerdings konnte die bisher größte größte Fall-Kontroll-Studie keine derartige Assoziation finden [103].

Nach einer Studie an asbestexponierten Arbeitern mit dem G/G-Allel und etwa 45 Pack years wurde ein erhöhtes Lungenkrebsrisiko (OR 2,19; 95% CI 1,16–4,11) im Vergleich zu Trägern des A/A-Allels (OR 1,18; 95% CI 0,58–2,38) nachgewiesen [104].

Die widersprüchlichen Angaben über einen Zusammenhang von Polymorphismus und Karzinomhäufigkeit zeigen die Notwendigkeit eines vereinheitlichten Studiendesigns (Verhältnis von Rauchern zu Nichtrauchern in den Gruppen usw.).

5.2.1.8 Zyklooxygenase-2-Synthetase

Im Zusammenhang mit den bei der Tabakrauchinhalation auftretenden Entzündungsvorgängen im Respirationstrakt ist auch die Kanzerogenese zu diskutieren [105, 106]. Tierversuche belegen den Übergang vom Adenom zum Adenokarzinom [107]. Die Fibroblasten aus dem Krebsgewebe exprimieren die Eicosanoide freisetzende COX-2, die ihrerseits die Epithelzellen durch Transformationsreaktionen schädigt. Auch im Lungenkrebsgewebe wurde neben COX-2 die PGE-Synthetase heraufreguliert [108, 109]. Fibroblasten könnten unter der Einwirkung von Tabakrauch übermäßig hohe Mengen Eicosanoide produzieren, welche die Kanzerogenese fördern [8]. Nach neueren Untersuchungen kann Zigarettenrauchextrakt die COX-2-Aktivität von Fibroblasten aus menschlichem Lungengewebe bei gleichzeitiger Mehrsynthese von PGE2 auf das 4- bis 5-fache der Norm stimulieren und so zu einer Phosphorylierung der extrazellulär regulierten Kinase (ERK1/2) sowie der Translokation von p50- und p65-Untereinheiten von NF-κ führen, die wichtige Faktoren der COX-2-Expression sind [8]. Darüber hinaus kommt es zu einer 25-fachen Zunahme der PGE-Synthetase, das Schlüsselenzym für die PGE2-Bildung, woraus sich insgesamt ein zusätzlicher Weg für die Kanzerogenese im Lungengewebe aufzeigen lässt [110]. Klinische Studien liegen zu diesem Pathomechanismus nicht vor, jedoch waren die Zusammenhänge zur Ausbildung einer chronischen Bronchitis sowie zur chronisch-obstruktiven Lungenerkrankung (COPD) noch offensichtlicher (s. Kap. 6).

5.2.1.9 Lipoxygenase, Epoxidhydrolase und NAD(P)H-Chinon-Oxidoreduktase

Das Nikotinabbauprodukt NNK kann durch Lungengewebe außer durch Enzyme des P450-Systems auch durch Peroxidasen [111, 112], Hämoglobin [113], die Prostaglandin-H-Synthase [112, 114] und durch Lipoxygenasen (LOX) [111, 112] aktiviert werden. Tatsächlich führt die Hemmung beider Enzymsysteme zur Abnahme von gebildetem NNK in menschlichen Lungenmikrosomen [112]. Andererseits können mit 15-Lipoxygenase angereicherte Makrophagen NNK aktivieren [115]. Im Rahmen einer Studie an sechs Patienten mit verschiedenen Lungenkarzinomtypen (Plattenepithel-, Adenokarzinom, kleinzelliges Karzinom) wurde die Aktivierung von NNK durch Lipooxygenase aus dem Tumorgewebe nachgewiesen [116].

Die am Chromosom 1 lokalisierte Epoxidhydrolase (EPHX) wird in zahlreichen Geweben gebildet, wobei zwei Allele einen langsamen oder schnellen Abbau von reaktiven Epoxiden aus dem Tabakrauch ermöglichen [117–120]. Die Allele (Exon 3: T→C; Exon 4: A→G) sind inzwischen bekannt, wobei Aktivitätsunterschiede mit der Abnahme bis zu 50% (Exon 3) bestimmt wurden [118]. Die langsame EPHX-Form wurde zu 22% bei Emphysempatienten, zu 19% bei COPD-Patienten und nur zu 6% bei Kontrollpersonen nachgewiesen (OR ~5) [63]. Eine inverse Korrelation ergab sich für den langsamen EPHX-Typ und den gerauchten Zigaretten. Die OR nahmen von 1,89 bis 0,65 mit dem Quadrat der Pack years ab [121]. Bei Betrachtung der 222

Patienten mit Plattenepithelkarzinomen und dem *EPHX*-Genotyp zeigte sich eine signifikante Korrelation ($p<0{,}01$), während für die 432 Adenokarzinompatienten keine signifikante Beziehung bestand ($p=0{,}18$) [121]. Das langsame *EPHX*-Allel kann als protektiver Faktor für starke Raucher gelten.

Der *EPHX*-Genotyp ist bei Rauchern mit einer abnehmenden Lungenfunktion verknüpft [122]. In zwei US-amerikanischen Studien an Frauen und Männern mit einem kolorektalen Adenom wurden Beziehungen zum Rauchen nachgewiesen, wenn Männer starke Raucher waren (>25 Pack years) und über den langsamen, am Exon 4 lokalisierten Genotyp His/His verfügten (RR 2,21; 95% CI 1,43–3,41) bzw. wenn Frauen starke Raucherinnen waren (>25 Pack years) und über den am Exon 3 lokalisierten schnellen Tyr/Tyr-Genotyp verfügten (RR 2,43; 95% CI 1,47–4,01) [123]. Das gehäufte Auftreten von kolorektalen Adenomen wurde durch langfristiges Rauchen im Zusammenhang mit genetischen Veränderungen an *NAT2* sowie *SULT1A1*, einer thermostabilen Phenolsulfotransferase, bestimmt. Bei gleichzeitigem Auftreten einer langsamen Variante von *SULT* (*1/*1) sowie von *NAT2* (langsamer Acetylierer) ließ sich eine 4-fache Risikoerhöhung für die Ausbildung von kolorektalen Adenomen beobachten [63, 114].

Studien an einer taiwanesischen Population zufolge führt das am Exon 3 veränderte *EPHX*-Allel in Verbindung mit dem *GSTM0*-Allel vermehrt zur Ausbildung einer COPD [125].

Die NAD(P)H-Chinon-Oxidoreduktase 1 (NQO1) ist für die Detoxikation zahlreicher aromatischer Verbindungen zuständig, so z. B. von nitroaromatischen Verbindungen und anderen im Zigarettenrauch vorkommende Stoffen. Ein singulärer Nukleotidpolymorphismus (C→T) kann die NQO1-Aktivität erheblich reduzieren. Über die verringerte NQO1-Enzymaktivität kam es bei rauchenden kaukasischen Männern gegenüber rauchenden Kaukasierinnen zum vermehrten Auftreten von Blasenkarzinomen (OR 1,75; 95% CI 1,08–2,85 vs. 1,16; 95% CI 0,57–2,37]). Nichtraucher hatten ein sehr viel geringeres Risiko (OR 1,19; 95% CI 0,65–2,20) [126].

5.2.1.10 Glutathion-S-Transferase-System

Für die Elimination von Xenobiotika, speziell auch von Nikotinabbauprodukten, sind mehrere Glutathion-S-Transferasen (GSTM1 und GSTT1) zuständig, die unterschiedliche Funktionen übernehmen (Tabelle 5.5) [127]. Die homozygoten 0-Genotypen kommen in allen menschlichen Populationen zu 10–65% vor [128, 129]. Etwa 50% der Kaukasier und 20–30% der Afroamerikaner fehlt dieses Gen (*GSTM0*). Menschen ohne dieses Gen sind vermehrt für die Ausbildung eines Karzinoms empfänglich [130].

Ein Zusammenhang zwischen verschiedenen GST-Allelen und dem Raucherstatus mit Blick auf das Lungenkarzinom war deutlich (OR 3,3; 95% CI 2,1–5,2). Für die Gruppe der Nichtraucher ergaben sich Odds Ratios von 1,7 (GSTT1), 0,6 (Glutathionperoxidase, GPX1) und 4,3 (GSTM1), während bei den ältesten Rauchern (>80 Lebensjahre) für die Faktoren GPX1 (OR 3,3) und GSTP1 (I105V; OR 4,1) starke Beziehungen nachgewiesen wurden [178] (Abb. 5.7).

Tabelle 5.5. Kopplungsenzyme, die für die Elimination von Schadstoffen im Zusammenhang mit dem Lungenkarzinom verantwortlich sind. Untersuchungen an einer jüngeren und älteren Population [127]

GST-Enzym	Allele	Risikoerhöhung für Lungenkrebs
Glutathion-S-Transferase M (GSTM)	A, B, 0	0-Typ: erhöhtes Lungenkrebsrisiko (OR 1,4–2,1)
Glutathion-S-Transferase T (GSTT)		Detoxikiert Tabakkanzerogene, 0-Genotyp: erhöhtes Lungenkrebsrisiko (OR 1,2–1,6)
Glutathion-S-Transferase P (GSTP)	1105V, A114V	A114V erhöht Risiko
Glutathionperoxidase (GPX)	1 (P198L)	Erhöhtes Lungenkarzinomrisiko (OR 2,0)
γ-Glutamylcystein-Synthetase (γGCS)		Lungenkarzinomprognose verschlechtert

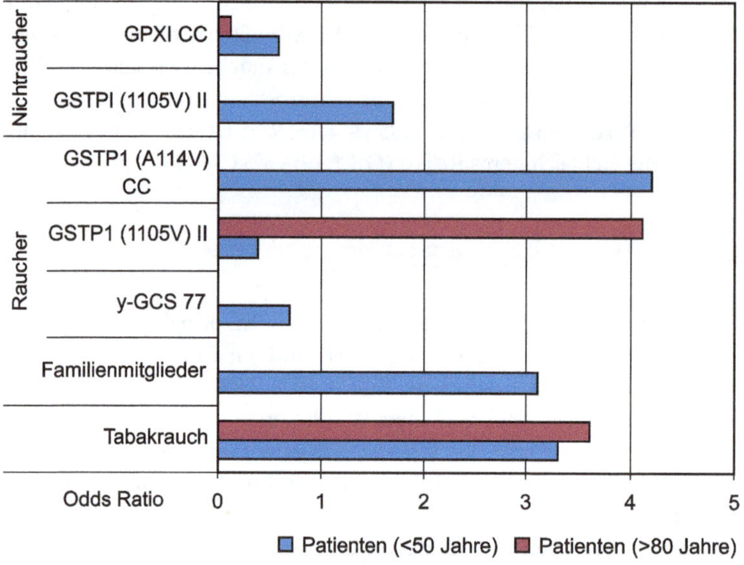

Abb. 5.7. Risikofaktoren nach einer Fall-Kontroll-Studie an 237 Patienten mit Lungenkarzinom im Vergleich zu 234 gesunden Familienmitgliedern. Vergleich von Rauchern mit Nichtrauchern (Odds Ratios) [127]

An einer indischen Bevölkerungsgruppe wurden ähnliche Beziehungen bei Rauchern für das Allel *GSTM1*0* für Zigarettenraucher (OR 5,7; 95% CI 2,0–16,3) und Tabakkauer (OR 3,7; 95% CI 1,3–7,9) errechnet [131]. Zu ähnlichen Ergebnissen kam eine Studie an einer türkischen Bevölkerung, bei der Träger von *GSTM0* und von *GSTP1*-313A/G- oder -G/G-Genotyp ein erhöhtes Blasenkarzinomrisiko hatten (für *GSTM0*: OR 1,94; 95% CI 1,15–3,26). Traten beide Genvarianten gemeinsam auf, dann stieg das Risiko weiter an (OR 3,91; 95% CI 1,88–8,13) [132]. Träger des *GSTM1**0-Genotyps und gleichzeitig starke Raucher, sind 28-mal für die Entstehung eines Lungenkarzinoms mehr gefährdet als Nichtraucher mit dem *GSTM1*-Gen [133] (Abb. 5.8). Stark rauchende Afroamerikaner(>30 Pack years) sind von dieser Konstellation besonders betroffen [133]. Extrem hohe Risikozunahmen ergaben sich bei sehr starken Rauchern (>60 Pack years) mit einem *GSTP1*-Allel (OR 50,56; 95% CI 15,52–164,79), bei Trägern des *GSTM1*0*- (OR 112,08; 95% CI 23,02–545,71) bzw. des *GSTT1**0-Genotyps (OR 158,49; 95% CI 17,75–1415,06) [134]. Zwischen den drei angeführten Genotypen und der kumulativ gerauchten Zigarettenmenge bestand bezüglich der Karzinomhäufigkeit ein synergistischer Effekt.

In einer französischen Bevölkerungsgruppe wurde die hohe Induzierbarkeit von CYP1A1 im Zusammenhang mit einer nicht funktionierenden GSTM1 festgestellt (OR 8,1; 95% CI 2–31). Interessanterweise ergab sich kein Zusammenhang zwischen dem Raucherstatus (z. B. >20 Jahre) und der Entstehung eines Rektumkarzinoms bei Frauen (OR 1,2; 95% CI 0,7–2,2), wohl aber bei Männern (OR 1,7; 95% CI 1,3–2,3), wobei ein *GSTM0*-Allel in Verbindung mit einem NAT2-Langsamacetylierestatus das Karzinomrisiko bei Männern zusätzlich geringfügig förderte (OR 2,3; 95% CI 1,1–5,0 vs. 2,5; 95% CI 1,3–4,8) [135].

Verbindungen zwischen den GST-Genotypen und kardiovaskulären Risikofaktoren wurden in der ARIC-Studie (Atherosclerosis Risk in Communities) bei Zigarettenrauchern erkannt [136], wobei starke Raucher (≥20 Pack years) mit dem *GSTM1**0-Allel sehr hohe CRP- und Fibrinogenspiegel aufwiesen [136]. Ebenso existierten Verbindungen zwischen dem *GSTP1*-(Ile105→Val)-Allel mit seiner erhöhten katalytischen Aktivität und der COPD bei Japanern [63].

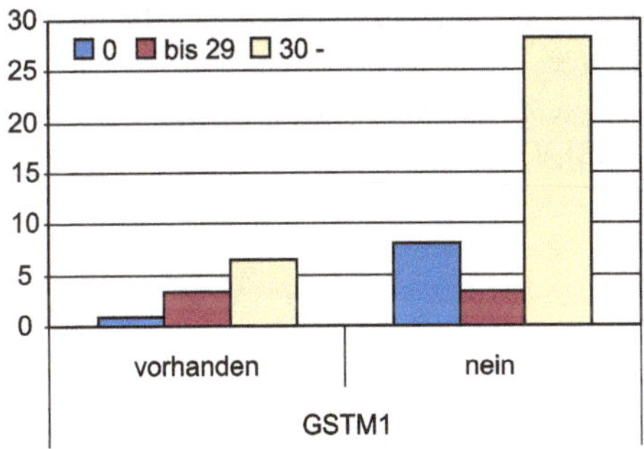

Abb. 5.8. Vorliegen eines *GSTM1*- oder *GSTM0*-Gens und die lebenslange Rauchzeit (Pack years) in Bezug zum Vorkommen eines Lungenkarzinoms [133]

Möglicherweise kommt es durch eine ungünstige Kombination von *CYP1A1* mit einem *GSTM1*0/0*-Gen zu einer supraadditiven DNS-Schädigung und einem erhöhten Karzinomrisiko. Dies ist aufgrund einer verzögerten Kopplung der Kanzerogene an das GST-System und einer dementsprechend verzögerten Entgiftung zu erwarten. Des Weiteren war eine gestörte GSTM1-Aktivität mit einer hohen Induzierbarkeit von CYP1A1 durch 2,4,7,8-Tetrachlordibenzo-p-dioxin verknüpft [137], was sich im Nachweis von BPDE-Addukten im Lungengewebe von Rauchern ausdrückt und bevorzugt bei Kaukasiern beobachtet wurde. Bei hohen BPDE-DNS-Addukt-Spiegeln im Lungengewebe fand sich bei Kaukasiern eine *GSTM1*-Phänotyp-Schwäche bei hoher CYP1A1-Induzierbarkeit oder ein *CYP1A1*-Allel [138]. Diese Konstellation führt zu tabakinduzierten DNS-Schäden und zum gehäuften Auftreten von Lungenkarzinomen. Eine schwache Korrelation wurde zwischen der Anzahl der DNS-Addukte und der Zahl der gerauchten Zigaretten festgestellt [139]. Inzwischen geht aus einer schwedischen Studie hervor, dass starke Raucher mit einem *GSTT1*-Genotyp ein 3-fach erhöhtes Risiko für ein Lungenkarzinom bei über 23 Pack years aufweisen (OR 2,6; 95% CI 1,3–5,0), während sich bei *GSTT1**0-Trägern ein 9-fach erhöhtes Risiko (OR 9,3; 95% CI 1,9–46,3) zeigte [140]. Die risikoreichste Konstellation für ein erhöhtes Lungenkarzinomrisiko stellen der *CYP1A1*-Genotyp mit einem GSTM1-Mangel dar, weil

- daraus mehr BPDE-Addukte resultieren [138] und
- etwa 100-fach höhere BPDE-DNS-Spiegel auftreten als bei einer aktiven GSTM1-Form [138].

Träger des homozygoten *CYP1A1**m1 wiesen höhere BPDE-DNS-Addukte als Träger des *CYP1A1*-Wildtyps auf [162]. Damit waren Träger des homozygoten CYP1A1/GST m1-0/0-Merkmals jeglicher ethnischer Abstammung bezüglich der Ausbildung tabakinduzierter Karzinome im Lungen-, Kopf- und Nackenbereich stärker gefährdet.

Träger des *GSTT1**0-Genotyps zeigen ein erhöhtes Risiko bei der Entstehung von Magenkrebs (OR 2,63; 95% CI 1,17–5,88), wenn Alter, Zigarettenrauchen, Alkoholkonsum als Risikofaktoren berücksichtigt werden [141]. Im Vergleich zu Nichtrauchern mit normalem GSTT1-Genotyp betrug die Odds Ratio 1,60 (95% CI 0,62–4,19) bei *GSTT1**0-Trägern, 2,33 (95% CI 0,68–6,28) bei Rauchern mit normalem GSTT1-Phänotyp und 8,06 (95% CI 2,83–23,67) bei Rauchern mit dem *GSTT1* 0-Phänotyp [141]. Damit nimmt der GSTT-Polymorphismus erheblichen Einfluss auf die rauchbedingte Kanzerogenese.

Bei schadstoffbelasteten Individuen kann auch das GSTM1-Allel zum erhöhten Auftreten von Blasenkrebs führen [142, 143]. Dieses Allel ist in der europäischen Bevölkerung weit verbreitet (ca. 50%).

5.2.1.11 N-Acetyltransferasen

Beim Gen der N-Acetyltransferase 2 (*NAT2*) führen Punktmutationen zu veränderter Aminosäurenabfolge in dem Protein, für welches das Gen kodiert. Einige dieser Aminosäureveränderungen verringern die eingeschränkte Aktivität des Enzyms. N-Acetyltransferasen (Langsam- vs. Schnellacetylierer) sind an der Entgiftung von im Zigarettenrauch enthaltenen Schadstoffen beteiligt [144]. Nicht rauchende NAT2-Schnellacetylierer zeigen einen Schutzeffekt gegenüber der Ausbildung von Lungenkarzinomen, während dieser Status für starke Raucher eher ein Risiko darstellt, wobei der *EPHX*-Polymorphismus (langsame Hydrolaseform) einen additiven Effekt auf das Krebsrisiko ausübt [145].

Ähnliche Beziehungen bestehen auch zwischen dem *NAT2*-Genotyp (als langsamer Metabolisierer) und dem Lungenkarzinomrisiko, besonders bei gleichzeitig vorliegendem *GSTM1**0-Genotyp [146].

Die berufliche Exposition gegenüber aromatischen Aminen und Tabakrauch sind Risikofaktoren für die Entstehung von Blasenkrebs, wobei NAT1 und NAT2 am Metabolismus aromatischer Amine beteiligt sind [147]. Einer Studie an Blasenkrebspatienten zufolge tritt diese Erkrankung bei Langsamacetylierern (NAT2) häufiger als bei Schnellacetylierern auf [148]. Dieser Zusammenhang wurde in weiteren Studien bestätigt [149–151].

Die N-Acetyltransferase 1 unterliegt ebenfalls einem Polymorphismus [152]: Das Allel *NAT1**10 erhöht das tabakinduzierte Risiko für einen Blasenkrebs [153, 154]. NAT1 wird im Blasenepithel exprimiert [155]. In der Blase führt die O-Acetylierung von N-hydroxylierten aromatischen Aminen durch NAT1 zur Bildung von DNS-reaktiven Metaboliten [156]. Tatsächlich wurden im Zusammenhang mit der Expression des *NAT1**10-Allels in Blasenepithelzellen erhöhte DNS-Adduktspiegel von aromatischen Aminen gefunden [156].

Im Unterschied zum Blasenkarzinom war der Zusammenhang zwischen dem *NAT2*-Genotyp und Lungenkrebsrisiko weniger eindeutig. Für homozygote Träger der schnellen Allelvariante *NAT2**4 bestand ein erhöhtes Krebsrisiko [157], was in einer anderen Publikation nicht bestätigt wurde [158]. Für Träger des schnellen *NAT1*-Genotyps und bei Vorliegen eines *NAT1**10-Allels in Verbindung mit dem *NAT2*-Genotyp wurde ein erhöhtes Risiko für Adenokarzinome, nicht aber für das Bronchialkarzinom festgestellt [159]. Messungen aromatischer DNS-Addukte in humanem Lungengewebe allerdings ergaben jeweils höhere Werte für Träger der langsamen *NAT1*- bzw. *NAT2*-Genotypen [160].

5.2.1.12 Peptidrezeptoren und α_1-Antitrypsin

Die Aktivierung von „gastrin releasing peptide receptor“ (GRPR) der Atemwege ist mit dem Zigarettenrauchen verbunden. Das Gen ist im X-Chromosom lokalisiert und entgeht einer Inaktivierung bei Frauen, sodass Frauen empfindlicher auf Karzinogene reagieren als Männer. Die GRPR-mRNS-Expression wurde bevorzugt bei Frauen (55% Frauen vs. 0% Männer) und Kurzzeitrauchern mit 1–25 Pack years (75% Raucher vs. 20% Nichtraucher) beobachtet. Frauen zeigten eine Genexpression bereits bei geringeren Pack years als Männer (37,4 vs. 56,3; $p=0{,}037$). Auch hieraus kann die höhere Bereitschaft zur Tumorbildung abgeleitet werden [161].

Unabhängig vom Zusammenhang zwischen α_1-Antitrypsin-Mangel mit der COPD sind auch Untersuchungen über einen Zusammenhang mit dem Bronchialkarzinom durchgeführt worden, wobei heterozygote Individuen ein Allel dieses α_1-Antitrypsin-Gens (Proteaseinhibitor, *PI*) tragen. Der *PI*-Locus ist polymorph und verfügt über mehr als 70 Varianten. Es gibt mindestens 10 Allele, die mit dem α_1-Antitrypsin-Mangel verknüpft sind [140]. Nichtraucher verfügen dreimal häufiger über ein Mangelallel (20,6%) als Raucher. Dennoch hatten Patienten mit einem Bronchial- bzw. Plattenepithelkarzinom eine höhere Trägerrate (15,9 bzw. 23,8%) bei einem vorliegenden α_1-Antitrypsin-Mangel-Allel, was für ein erhöhtes Lungenkarzinomrisiko (insbesondere Plattenepithelkarzinom) sprechen könnte [140].

Das Ungleichgewicht zwischen Proteasen und Antiproteasen führt zur beschleunigten Destruktion von Lungengewebe, wobei der Zigarettenrauch die proteolytische Aktivität steigert. Neutrophile finden sich in größerer Anzahl im unteren Respirationstrakt von Rauchern, bevorzugt bei solchen mit einer COPD. Die Konzentration von Entzündungszellen und ihrer Produkte in den unteren Atemwegen korrelieren negativ mit dem Atemstoßwert (FEV1) [162]. Des Weiteren verfügen Raucher über größere Elastaseaktivitäten in der Spülflüssigkeit als Nichtraucher [163], ebenso über eine auf die Hälfte verminderte α1-Antiprotease-Aktivität [164], wahrscheinlich als Folge von Oxidationsvorgängen durch den Zigarettenrauch. Nach Biopsieuntersuchungen exprimieren Raucher mit einer bestehenden COPD verstärkt die Adhäsionsmoleküle E-Selectin (auf den Gefäßen) und ICAM-1 (auf den basalen Epithelzellen) [165]. Diese Adhäsionsmoleküle sind wichtig zur Bereitstellung von Zellen für die Entzündungsvorgänge und somit für die Pathogenese der Atemwegsobstruktion bei Rauchern (s. Kap. 6).

In China herrscht bei zahlreichen Rauchern ein heterozygoter Phenotyp im Exon 3 des *EPHX*-Gens vor. Daher kommt es aufgrund einer schlechteren Metabolisierung von Produkten des Zigarettenrauchs eher zur Ausbildung einer COPD [166].

5.3 Rauchen und die Beeinflussung genetischer Faktoren

5.3.1 Adduktbildung mit Proteinen und der DNS

Mit DNS reagierende elektrophile Stoffe reagieren auch mit Albumin und Hämoglobin. Versuche an der Mäuselunge belegen, dass sowohl Haupt- als auch Nebenstromrauch vermehrt DNS-Addukte entstehen lassen [167]. Nikotinabbauprodukte wie auch 2-Naphthylamine und 4-Aminobiphenyl sind geeignet, mit der DNS Addukte zu bilden [168], entweder direkt oder via Aktivierung über das CYP-System [100] (Tabelle 5.6). Unter anderem sind in Leukozyten nachweisbare Addukte Ausgangspunkt für eine Krebsentstehung, z. B. der Blase [169, 170] oder der Lunge [171–173]. Damit können die DNS-Addukte auch für diagnostische Zwecke genutzt werden.

In einer Studie an 59 Patienten mit Blasenkarzinom waren die DNS-Addukte um mehr als das 14-Fache gegenüber gesunden Kontrollpersonen erhöht (OR 1,9;

Tabelle 5.6. Repräsentative Konzentrationen von Hämoglobinaddukten bei Rauchern und Nichtrauchern. Konzentrationsangaben in fmol/g Hämoglobin

Nachweisbarer Stoff	Adduktbestandteil	Raucher (fmol/g)	Nichtraucher (fmol/g)	Literatur
4-OH-1-(3-pyridyl)-1-butanon	NNK, N-Nitrosonornikotin	55	27	[340, 341]
4-Aminobiphenyl	4-Aminobiphenyl	1050	300	[342]
3-Aminobiphenyl	3-Aminobiphenyl	18	8	[341]
Benzo[a]pyren-7,8,9,10-tetraol	Benzo[a]pyren	105	68	[343]
o-Toluidin	o-Toluidin	2700	2200	[341]
N-2-Carbamoylethylvalin	Acrylamid	116.000	31.000	[344]
N-2-Cyanoethylvalin	Acrylonitril	252.000	4900	[345]
N-2-Hydroxyethylvalin	Ethylenoxid	242.000	12.900	[345]

95% CI 0,8–4,3; $p=0{,}13$) [170]. Eine weitere Studie galt der Analyse von N-terminalem Ethyl- oder -Methylvalin am Hämoglobinmolekül, welches sich als deutlich höher bei Rauchern als bei Nichtrauchern erwies (Ethylvalin: $3{,}76\pm2{,}77$ vs. $2{,}50\pm1{,}65$ pmol/g Globin; $p=0{,}023$; N-Methylvalin: 997 ± 203 vs. 904 ± 149 pmol/g Globin; $p>0{,}05$). Offensichtlich verfügen Raucher über ein für die DNS-Schäden und die Karzinogenese bedeutsames Enzymsystem, welches Ethylgruppen überträgt [174]. Die DNS-Addukte können als Risikomarker für den Lungenkrebs betrachtet werden, zumal Patienten mit mehr als 48,66 Addukten pro 10^8 Nukleotiden ein 25-fach erhöhtes Risiko für einen Lungentumor aufwiesen als solche mit weniger DNS-Addukten [168].

5.3.2 Beeinflussung der Suppressorgene bzw. von Wachstumsfaktoren

Bekanntlich läuft die Entartung des normalen Zellzyklus in fünf Stufen ab, wobei über die Bildung eines Adenoms zum Karzinom verschiedene Genorte beteiligt sind (Sq15–q25; DNS-Methylierung, 12p, 18q21–q22; 17p13.1), bevor es zur Metastasierung kommt. Einige Gene sind für die gewebespezifische Tumorentstehung verantwortlich, andere (*K-RAS, P53*) für die Herausbildung zahlreicher Tumorarten. Das Humangenom enthält drei Gene: *H-RAS, K-RAS* und *N-RAS*. Diese tragen die Informationen zur Bildung verwandter Proteine. Das *K-RAS*-Gen wird durch NNK geschädigt, indem sich DNS-Addukte vor allem am Codon 12 (GGT), dem bevorzugten Ort für den Austausch von G→A und G→T bilden [175]. Diese Befunde erhöhen die mutagene und karzinogene Wirksamkeit von NNK und verschiedener anderer Metabolite.

Das kleinzellige Lungenkarzinom (SCLC) ist sehr eng mit dem Rauchen verknüpft, wobei inzwischen zahlreiche genetische Abnormitäten bekannt geworden sind [176], z. B. neurogene endokrine Regulatorpeptide wie Bombesin, das GRPR und Onkogene der *MYC*-Familie. Das *K-RAS*-Onkogen mutiert bei den SCLS kaum, dafür aber zu etwa 30% bei den nichtkleinzelligen Bronchialkarzinomen. Trotz zahlreicher Unterschiede in der Methylierungsfrequenz der einzelnen Gene scheint die Zahl der genetischen Alterationen zwischen kleinzelligen- und nichtkleinzelligen Bronchialkarzinomen nicht zu variieren [176].

Nikotin hemmt genau wie ACh apoptotische Prozesse, wobei der Mechanismus noch nicht aufgeklärt ist. Bei BCL2 handelt es sich um ein antiapoptotisch wirkendes Protein und einen Tumorpromotor, welcher in kleinzelligen und nichtkleinzelligen Lungenkarzinomen vorkommt. Möglicherweise reguliert Nikotin die BCL2-Funktion im Sinne des Überlebens der (Tumor)Zellen [177]. In der Tat beschleunigt Nikotin die Phosphorylierung von BCL2 über die BCL2-Kinasen PKCα und die MAP-Kinasen ERK1 und ERK2 [177].

Die Serin/Threonin-Kinase AKT, welche in den Zellen des Bronchialepithels vorkommt, wird während des Rauchens durch Nikotin und NNK in Gegenwart von $\alpha_3\alpha_4$- oder α_7-nAChR innerhalb von Minuten aktiviert, was mit einer erhöhten Phosphorylierung von GSK-3, P70 (S6K), 4EBP-1 und FKHR einhergeht [178]. Diese aktivierte AKT wurde in Lungenkarzinomgewebe von Rauchern gefunden, und es wird vermutet, dass die Aktivierung durch Nikotin und NNK zur Kanzerogenese über das Zellwachstum und die Apoptose beiträgt [178].

Der epidermale Wachstumsfaktor (EGF-R) ist bei zahlreichen Karzinomarten heraufreguliert. Nikotin in Konzentrationen, wie sie bei Rauchern auftreten, ist in der Lage, die Expression von EGF-R in Zellen des Cervixkarzinoms zu steigern [179].

Das Tumorsuppressorgen *P53* sorgt für die Reparatur der DNS-Schäden durch Blockade von Zellzyklen, die Hemmung der DNS-Replikation und die Aktivierung von Reparaturenzymen. Wird P53 durch Fremdstoffe blockiert, werden seine Funktionen mit den sich daraus ergebenden Konsequenzen eingeschränkt oder aufgehoben (Tumorwachstum). Beispielsweise treten *P53*-Mutationen bei über 50% nichtkleinzelliger und mehr als 70% kleinzelliger Lungenkarzinome auf [180, 181]. Für den Lungenkrebs wurden Punktmutationen an den Codonen 157, 248 und 273 nachgewiesen [182]. Bevorzugt werden durch den Zigarettenrauch BaP-G→T-Transversionen bewirkt, die mit Ausnahme von hepatozellulären Karzinomen nirgendwo so häufig auftreten wie in der Lunge [183]. Die Häufigkeit der Punktmutationen steigt mit der Intensität des Rauchens an [182, 184]. Die Methylierung von Cytosin verstärkt die Alkylierung von Guanin an allen Stellen mit der Sequenz CG [185, 186]. Diese veränderten Positionen wurden bei Patienten mit Lungentumoren vermehrt nachgewiesen. Benzo[a]pyren bindet bevorzugt an diesen Stellen [185, 186]. Diese auch bei anderen Tumorarten nachgewiesenen Mutationen [187] wurden inzwischen von der IARC registriert [188]. Wenn auch G→C- und T→A-Umwandlungen bei tabakrauchassoziierten Lungenkarzinomen in erhöhter Zahl beschrieben wurden, konnte kein spezifisches Codon ermittelt werden [189].

Die Aktivierung der Telomerase (hTERT) spielt u. a. eine kritische Rolle in den frühen Stadien der Genese von Lungenkarzinomen. An Biopsiematerial aus den

Bronchien von Tumorpatienten mit oder ohne Raucheranamnese war die Reaktivierung der hTERT-mRNS besonders bei Rauchern zu erkennen, wenn die Gewebeproben mit einem Retinamidderivat (4-HPR) behandelt wurden [190]. Die hTERT-Expression ist ein vielversprechender Biomarker für die Risikobestimmung wirksamer Zytostatika bei der Behandlung von Lungenkarzinomen.

Der Tabakrauch ist der stärkste Risikofaktor für die Entwicklung eines Lungenkarzinoms, wobei durch ihn Umbauvorgänge in der RNS/DNS zustande kommen (G→C und T→A) [191–193]. Raucher mit einem genetisch abgewandelten *P53* verfügten über ein 3,16-fach (95% CI 1,48–6,78) höheres Risiko für die Ausbildung eines Lungenkarzinoms als Nichtraucher mit dem gleichen *P53*-Defekt [194]. Bei der Kodierung von *P53* spielen die polyzyklischen Kohlenwasserstoffe eine wichtige Rolle [191], indem sie die Zahl der betroffenen Stellen erhöhen. Allerdings gibt es zu diesen Befunden widersprüchliche Aussagen [195, 196].

Nicht nur beim Lungen-, sondern auch beim Blasenkarzinom kommt es tabakbedingt zu Mutationen am *P53*-Tumorsuppressorgen (bevorzugt G:C- zu T:A- und G:C- zu C:G-Umwandlungen), die durch 4-Aminobiphenyl ausgelöst werden, sodass bei chronischen Rauchern eine umfassende DNS-Schädigung anzunehmen ist [197]. Auch kolorektale Neoplasmen sind mit einer eher fehlenden Überexpression von P53 vergesellschaftet. Bei langjährigen Rauchern kommt es zunächst zur Bildung von Polypen (Adenome), wenn eine P53-Überexpression auftritt [198]. Ein Zusammenhang von kolorektalen Karzinomen mit der Expression von P53 wurde in einer Studie zurückgewiesen, weil kolorektale Tumoren bei starken Rauchern auch ohne Beteiligung einer P53-Expression auftreten [199].

Punktmutationen am *P53*-Gen führen zusammen mit einer längeren Raucherkarriere (>30 Pack years) zur vermehrten Bildung von Blasenkarzinomen; eine Beziehung zur Anzahl der gerauchten Zigaretten ist herzustellen [200]. Die Expositionsdauer gegen Kanzerogene erwies sich als das größte Risiko für *P53*-Mutationen beim Blasenkarzinom [200]. Auch der sog. XPD-Polymorphismus („xeroderma pigmentosum group D“) ist in Verbindung mit der Häufigkeit von NNK-induzierten Chromosomenaberrationen zu sehen (Abb. 5.9).

Exzisionsreparatur-DNS-Gene wie *ERCC2* weisen Polymorphismen auf (Asp312Asn, Lys751Gln). Wechselwirkungen zwischen dem Rauchen und der Aktivität dieser Gene konnten nachgewiesen werden. Eine Risikozunahme für die Ausbildung eines Lungenkarzinoms und dem *ERCC2*-Polymorphismus bestand eher im Zusammenhang mit Lys751Gln als mit Asp312Asn [121]. Wie auch bei anderen Polymorphismen (Abb. 5.10) zeigte sich eine inverse Korrelation zwischen dem Raucherstatus (Pack years) und dem Ausmaß der Aberrationen bei *ERCC2* in Verbindung mit dem Lungenkrebsrisiko [201].

Andere DNS-Reparaturproteine an Apurinstellen sind APE1, eine Apurin-Apyrimidin-Endonuklease-1, sowie XRCC1 aus der Kreuzungskomplementierungsgruppe. Polymorphismen (z. B. APE1 Asp148Glu sowie XRCC1 Arg399Gln) bewirken bei Rauchern ein erhöhtes Risiko für die Ausbildung eines Lungenkarzinoms, das bis zu einer OR von 7,33 (95% CI 2,93–18,3) für den APE1-Glu/Glu-Genotyp bzw. bis zu einer OR von 6,01 (95% CI 2,25–16,1) für den XRCC1-Gln/Gln-Phänotyp anstieg [202].

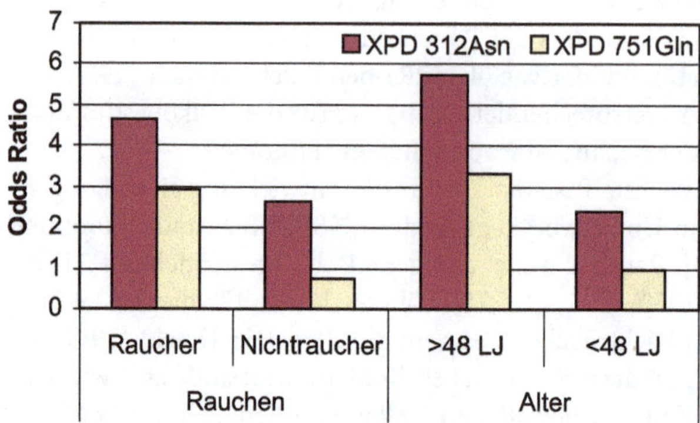

Abb. 5.9. Beziehungen zwischen dem *XPD*-Polymorphismus und der Häufigkeit von NNK-induzierten Chromosomaberrationen. Die Aberrationen wurden als Brüche pro 100 Zellen gezählt. Die Odds Ratios wurden berechnet als relatives Risiko der entstandenen Brüche in Verbindung mit dem entsprechenden Allel des homozygoten Wildtyps [339]

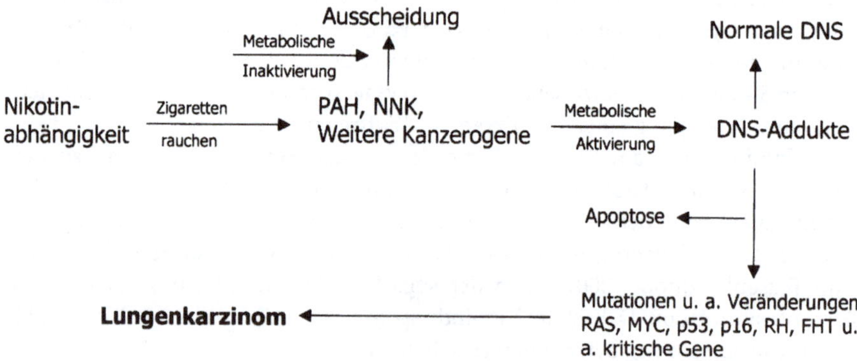

Abb. 5.10. Schematische Darstellung der Kanzerogenese unter dem Einfluss von Nikotinabbauprodukten [346]. *PAH* polyzyklische aromatische Kohlenwasserstoffe, *NNK* 4-(Methylnitrosamino)-1-(3-pyridyl)-1-butanon

Tabakabbauprodukte (z. B. NNK und seine Metabolite) aktivieren den Raf1/MAP-Kinase-Stoffwechselweg, der über die Aktivierung von α_7-nAChR mit konsekutiver Freisetzung von 5-Hydroxytryptamin zur Phosphorylierung von C-MYC führte [203]. Auch Allele des *L-MYC*-Genotyps verstärkten die Entwicklung eines Lungenkarzinoms bei zusätzlichem Rauchen um das 2,3- bis 3,19-Fache [204].

Die Überexpression des epidermalen Wachstumsfaktors (EGF) wurde u. a. beim Cervixkarzinom beschrieben. Nikotin ist in der Lage, die Synthese von EGF-Rezeptoren über das Papillomavirus ME-180 zu stimulieren, was zu einer vermehrten EGF-Produktion führt, die das unkontrollierte Wachstum von Cervixkarzinomzellen stimuliert [179].

Wurden embryonale Lungenzellen des Menschen mit Lösung aus Tabakrauch für vier Wochen behandelt, kam es zu DNS-Brüchen. Dabei wurde der Wachstumsfaktor P21 in Abhängigkeit von der Dosis und der Einwirkungsdauer zunehmend exprimiert und dabei letztlich auch C-RAS aktiviert [205].

Nach einer sorgfältigen Analyse des Schrifttums zu diesem Thema muss man zu dem Schluss gelangen, dass die Tabakindustrie anscheinend mehrere Wissenschaftler beauftragt hat, „deformierend“ in die Befunderhebung zu diesem Thema einzugreifen. Dies erklärt einige sich offensichtlich widersprechende Ergebnisse [206]. Auf dieses Problem wird im Kapitel 17 näher eingegangen.

5.3.3 Genetische Risikofaktoren bei der COPD

Die COPD ist eine der am weitesten verbreiteten Erkrankungen. Sie bildet sich bei 10–20% der Raucher aus [207]. Die Lungenfunktion wird durch das Rauchen eingeschränkt [208]. Die Rauchgewohnheiten (Pack years, Raucherjahre) korrelieren allerdings nur zu etwa 15% mit FEV1 [208]. Umwelt- und genetische Faktoren haben zusätzliche Bedeutung. Beziehungen zwischen dem Chromosom 19q, das für den „transforming growth factor β1“ (TGF-β1) verantwortlich ist, und rauchenden und zugleich an COPD erkrankten Patienten führen verglichen mit nicht rauchenden COPD-Patienten zur Zunahme der Erkrankungsprogression [209].

Das Akutphasenprotein α_1-Antitrypsin wird u. a. in Lungenmakrophagen synthetisiert und schützt vor den Auswirkungen der Elastase aus den Neutrophilen. Ein α_1-Antitrypsin-Mangel fördert die Ausbildung eines Emphysems [210], wobei Z-Allele aufgrund von Punktmutationen diesen Mangel repräsentieren [211, 212]. Individuen mit dem ZZ-Phänotyp verfügen über eine beschleunigte Abnahme der Lungenfunktion [213], auch unabhängig vom Rauchen [214]. Polymorphismen des Gens der endothelialen Nitrooxidsynthase *(NOS3)* sind an der Entwicklung der COPD bei ZZ-Allel-Trägern mit verantwortlich [215].

5.4 Reproduktion und genotoxische Effekte

Rauchen fördert nicht nur die Kanzerogenese, sondern es beeinträchtigt auch Reproduktionsvorgänge und wirkt damit genotoxisch. Beispielsweise wird die Empfängnis bei rauchenden Frauen nach epidemiologischen Studien um durchschnittlich mehr als 2 Monate hinausgezögert [216–218] und die Menopause durchschnittlich um etwa 2 Jahre vorverlegt [219]. Nach ersten Analysen des Zusammenhangs von Rauchen und Reproduktion wurde die Bildung einer verringerten Anzahl von Oozyten sowie eine erhöhte Abortrate nachgewiesen [220]. In einer Metaanalyse mehrerer Studien fanden sich wesentlich weniger Oozyten bei Raucherinnen als bei Nichtraucherinnen (0,559 vs. 0,980) und die Zahl der Aborte im Vergleich zu den Geburten war bei einem ebensolchen Vergleich in drei von fünf Studien deutlich erniedrigt (0,421 vs. 0,733) [221]. In diese Überlegungen muss einbezogen werden, dass Rauchen und Altern synergistisch auf diese Vorgänge einwirken. In mehreren Tierversuchen wurden diese Zusammenhänge ebenfalls nachgewiesen.

5.4.1 Auswirkungen auf den Reproduktionstrakt

Oozyten werden durch das Rauchen geschädigt, wobei der Cotiningehalt in den Zellen erheblich ansteigt [222] und die Zahl der reifen Oozyten deutlich sinkt. In diesen Zellen gab es nach Untersuchungen an humanen Oozyten während der Reduktionsteilung (Meiosis, Diakinese) degenerative Veränderungen am Chromatin [223], einer Zellphase, die besonders empfindlich für exogene Einflüsse ist.

Nikotin und Cotinin hemmen die Apoptose in mehreren Zelllinien. Tabakrauch kann in präimplantierten Embryonen Apoptosen bewirken [222, 224]. Auch Cotinin hemmt apoptotische Prozesse, ein Abbauprodukt war in der Follikelflüssigkeit nachzuweisen. Der Zerfall präimplantierter menschlicher Embryonen ist mit dem Rauchen verknüpft [222]. So wird wahrscheinlich, dass bei sich entwickelnden Embryonen von Rauchern eine cotininabhängige Hemmung der Apoptose auftritt.

Die Dichte, Motilität und Morphologie von Samenzellen wurde durch Tabakrauch in vitro bzw. durch die Rauchgewohnheiten dosisabhängig beeinträchtigt [225–227]. An jungen rauchenden Menschen war eine verringerte Samenqualität nachzuweisen [228]. Nach einer Metaanalyse lag die Spermatozoenkonzentration bei Rauchern um 13% unter der von Nichtrauchern [227]. Diese Defekte beim Mann waren im Hinblick auf eine erfolgreiche Befruchtung nicht auf Defekte bei der Frau übertragbar. Allerdings gingen die bei Spermatozoen nachweisbaren DNS-Fragmentierungen mit herabgesetzter Fertilisierung und Spermatozoenqualität einher [229].

Die in Teilung befindliche Oozytenspindel kann durch Zigarettenrauch geschädigt werden [216]. In diesen Oozyten fanden sich vermehrt diploide (46 anstelle von 23; $p=0{,}0006$) sowie triploide Chromosomensätze in Abhängigkeit von der Zahl gerauchter Zigaretten. Die Störungen der Meiosis an Spermatozoen ergeben Abweichungen von der normalen Chromosomenzahl. An jungen Männern wurden vermehrt homologe Chromosomenpaare (Disomie: X, Y, XY) beobachtet [228].

Inzwischen existieren einige Befunde, welche die Existenz von Komponenten des Tabakrauchs in der Flüssigkeit von Spermatozoen und Oozyten und in der sie umgebenden Flüssigkeit belegen. Zu diesen zählen:

1. *Cadmium*: Das Schwermetall ließ sich in Ovarial- und Hodengewebe, in der Epididymis und den Samenbläschen nachweisen [230, 231]. Es wurde auch in der Follikelflüssigkeit von Raucherinnen, die auf eine artifizielle Konzeption vorbereitet wurden, in Abhängigkeit von der Zahl der gerauchten Zigaretten gemessen [232]. In der Samenflüssigkeit von starken Rauchern lag die Cadmiumkonzentration 1,8-mal über der von Nichtrauchern [225, 226, 230, 233].
2. *Benzo[a]pyren:* Insbesondere das Epoxidderivat (BPDE-I), welches an die Aminogruppe von Guanosin der DNS bindet, wirkt Addukt bildend. Diese Addukte sind für die Kanzerogenese bedeutsam [185]. BPDE-DNS-Addukte wurden in Ei- und Lutealzellen nachgewiesen [234]. Auch zu den Rauchgewohnheiten bestehen Beziehungen [235]. Passivrauchen verursacht ebenfalls PAH-DNS-Addukte in Leukozyten [236]. Diese Befunde stellen ein erhebliches Risiko für die Fortpflanzungsfunktion dar, zumal zytogenetische Schäden und Chromosomenaberrationen auch in Versuchen an Hamstern nachgewiesen wurden [237, 238]. Neben diesen Effekten führt BaP auch zu einer verminderten Östrogensekretion,

die sich während der Lutealphase um etwa 33% gegenüber Nichtraucherinnen verringert [239], womit sich auch die verkürzte Fertilitätsperiode erklären lässt [240].

Der Tabakrauch und seine Komponenten schädigen die Chromosomen menschlicher Geschlechtszellen [241], wobei der Rauch oder einige seiner Bestandteile direkt mit den Spermatozoen reagieren [216, 228, 242]. Der 8-Hydroxy-Deoxyguanosin- (8-OHdG-)Spiegel in den Spermatozoen korreliert bei Rauchern mit dem Cotininspiegel [242]. Zum Cotinin wurden anders lautende Befunde mitgeteilt [243, 244]. Hinzu kamen Beobachtungen, dass durch das vermehrte Auftreten von Radikalen während der Meiosevorgänge die Trennung homologer Chromosomen gestört wird. Ebenso wurden durch oxidative Schäden vermehrte Zellbrüche und abnormale, in Zellkulturen gehaltene menschliche Embryonen gebildet [245, 246].

Da Spermatozoen nach der Ejakulation über keinerlei Möglichkeiten für Reparaturmechanismen bei bestehenden DNS-Addukten verfügen, werden diese Fehlinformationen auch übertragen. An 27 Präimplantationsembryonen mit 4–8 Zellen wurde eine 3,7-fache Zunahme der mittleren BaP-Adduktkonzentration bei Rauchern im Vergleich zu Nichtrauchern nachgewiesen [224]. Die Adduktkonzentrationen waren bei Embryonen von Raucherehepaaren deutlich erhöht. Jedoch genügte es in diesen Fällen, wenn der Vater rauchte, woraus auf eine Übertragung der Schäden auf die Eizelle geschlossen werden kann [224]. Die Schädigung der Eizelle durch Spermatozoen lässt die Vermutung zu, dass sich die Embryonalentwicklung nach einer gestörten Implantation und einer Frühgeburtlichkeit in einer gestörten postnatalen Kindesentwicklung fortsetzt. Eine in Tschechien durchgeführte Studie belegte die geringere Erfolgsquote bei Raucherinnen im Vergleich zu Nichtraucherinnen, wobei sowohl die Zahl der reifen Follikel (12,3 vs. 16,2%) als auch die der Oozyten (7,3 vs. 10,9%) herabgesetzt war. Derartige Befürchtungen werden durch eine Studie an 642 Individuen einer chinesischen Kohorte bestärkt [247], nach der durch den rauchenden Vater das Risiko einer Krebsentwicklung bei 5-jährigen Kindern erhöht war. Dieser Befund deutet auf eine gestörte männliche Fortpflanzung hin.

5.4.2 Übertragung genetischer Fehlinformationen auf das Kind

Während bisher immer tabakassoziierte Kopplungsreaktionen mit DNS etc. Gegenstand der Darstellung waren, gibt es inzwischen sichere Belege für die Übertragung veränderter Erbinformationen von der Mutter auf den Fetus bzw. das Kind. Der Austausch benachbarter Basenpaare in der DNS (Schwesterchromatidaustausch) ließ sich bereits in den Lymphozyten erwachsener Raucher beobachten [41, 248–250]. Mit diesen Befunden wurde erstmals ein genotoxischer Effekt des Tabakrauchs diskutiert. Auch in Zytotrophoblasten konnte ein solcher Basenaustausch nachgewiesen werden [251], jedoch fand dieser Befund keine größere Beachtung. In einer erst kürzlich veröffentlichten Studie wurde der Nachweis der Übertragung tabakassoziierter Schäden rauchender schwangerer Mütter auf Zellen der Amnionflüssigkeit mit der Folge von Chromosomenschäden (Lücken und Brüche, „gaps and breaks") geprüft [252] (Abb. 5.11). Die statistische Analyse der 689 untersuchten Defektstellen

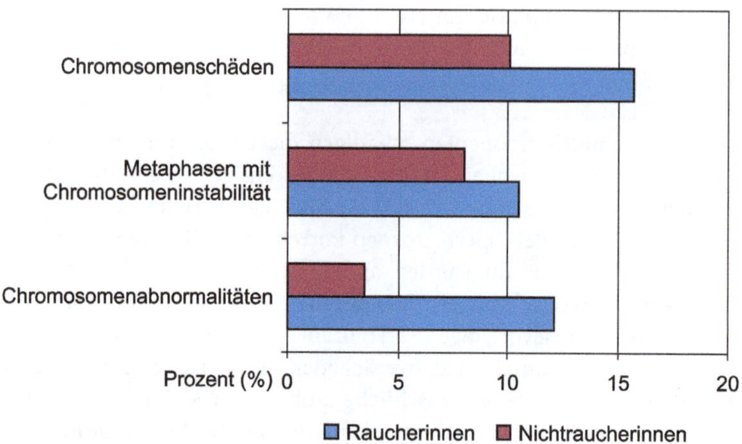

Abb. 5.11. Chromosomeninstabilität an Amniozyten von Feten während der Schwangerschaft rauchender Mütter. Raucherinnen *(blauer Balken)*, Nichtraucherinnen *(brauner Balken)*

(„breakpoints") ergab, dass die tabakassoziierten Defekte am Chromosomenband 11q23 lagen, welches für hämatopoetische Geschwülste zuständig ist [252].

Bei den statistischen Berechnungen in dieser Studie wurde der Faktor Alter nicht berücksichtigt, wobei bekannt ist, dass Chromosomenschäden mit zunehmenden Alter ansteigen. Rauchen Mütter über eine Zeitspanne von 10 Jahren mehr als 10 Zigaretten pro Tag, dann ist die Gefährdung für das nachfolgend geborene Kind über die Schädigung des Chromosoms 11q23 in den kindlichen Amniozyten sehr groß. Dieses Chromosomenband enthält die Gene *ATM* (unreifzellige Leukämien), *PLZF* (Leukämie) und *MLL* (myeloische, lymphatische bzw. Leukämien vom gemischten Typ).

5.5 Immunologische und inflammatorische Prozesse

Bisher wird nicht klar verstanden, warum Zigarettenrauchen das Risiko für Allgemeininfektionen erhöht. Primär ist der Respirationstrakt betroffen (peribronchiale Entzündungen, Fibrose, erhöhte Schleimpermeabilität, gestörte mukoziliäre Clearance, Schäden am Epithel des Respirationstraktes etc.) [253]. Pathophysiologisch sind an den Effekten vor allem Acrolein, Acetaldehyd, Formaldehyd, freie Radikale und Stickstoffmonoxid beteiligt. Raucher erleiden dabei entzündliche Veränderungen an Zellen des Bronchialtraktes, die mit einer bronchoalveolären Lavage (BAL) im Rahmen einer Studie nachgewiesen wurden [254]:

- verdreifachte Zellzahl in der Spülflüssigkeit,
- anteilige Erhöhung der Zahl der Makrophagen, Erhöhung der Neutrophilen auf das 6-Fache,

- erhöhte Anzahl von Eosinophilen,
- verminderter Prozentsatz von Lymphozyten (verminderter Anteil von T-Helferzellen, erhöhter Anteil von T-Suppressorzellen) und
- erhöhte Konzentrationen von IgM und IgG im Bronchialsystem (letztere bei Rauchern bis zu doppelt so hoch wie bei Nichtrauchern [255–257]).

Makrophagen aus den Alveolen sind immunologisch aktiv, indem sie Antigen tragende Zellen bilden und lymphozytäre Reaktionen erleichtern [258]. Die Makrophagen von Rauchern enthalten Rückstände des Rauchs und weisen eine abnormale Zelloberfläche auf [259]. Gegenüber verschiedenen Reizen reagieren alveoläre Makrophagen von Rauchern mit abweichenden Zytokinreaktionen [260–262]. Aus Raucherlungen stammende Lymphozyten verfügen im Gegensatz zu Lymphozyten aus dem strömenden Blut über herabgesetzte proliferative Reaktionen gegenüber Mitogenen (polyzyklische Kohlenwasserstoffe und Concavalin A) [263]. Die Gesamtleukozytenzahl ist bei Rauchern einschließlich polymorphkerniger Zellen, Eosinophilen, Monozyten und T-Lymphozyten erhöht [264]. Die T-Killerlymphozyten sind bei Rauchern erniedrigt, normalisieren sich aber innerhalb eines Monats nach Rauchstopp [265]. Wahrscheinlich wird ein Teil der beschriebenen Reaktionen durch immunologische Prozesse gefördert [266]. Auch die erhöhte Permeabilität von Lungenkapillaren ist Folge entzündlicher Reaktionen.

5.5.1 Immunologische Prozesse

Zigarettenrauchen beeinflusst sowohl die angeborene als auch die erworbene Immunität [267]. Bereits vor längerer Zeit wurde das Rauchen mit veränderten Immunreaktionen in Verbindung gebracht [268]. Durch das Rauchen werden die Spiegel aller Immunglobuline mit Ausnahme von IgE herabgesetzt [269–273]. Raucher verschiedener Industriezweige haben geringere Immunglobulinspiegel als Nichtraucher. Widersprüchliche Befunde gab es in Tierversuchen auf die T-Zell-Reaktion bei rauchexponierten Mäusen [274, 275]. Die Proliferationsvorgänge von T-Lymphozyten des strömenden Blutes bei Rauchern und Nichtrauchern unterschieden sich dabei nicht [276]. Später veröffentlichte Tierversuchen an mit Tabakrauch belasteten Mäusen ergaben, dass der Anteil der Retikulumzellen in der Lunge deutlich herabgesetzt war, die CD4-T-Zellen aktiviert wurden und sich die Anzahl der CD4- und CD8-Zellen verringerte. Der CD4/CD8-Quotient für die T-Zellen sank durch die Tabakexposition von 3,0 auf 1,5 [277]. Analoge Minderungen der adenoviralen panIgG-, IgG1- und IgG2a-Immunglobulin-Spiegel ließen sich ebenfalls beobachten, was die Vermutung nahelegt, dass die durch Adenoviren ausgelöste Immunreaktion gestört wurde [277]. Mit diesen Befunden könnte das verstärkte Auftreten von viralen Infektionen bei Rauchern mit einer COPD erklärt werden.

Die Leukozyten des strömenden Blutes sind bei Rauchern im Allgemeinen um 30% erhöht, ebenso steigen die Zahlen für andere Zelltypen an [264, 278, 280, 281]. Die polymorphkernigen Leukozyten (PMN) von Rauchern stimulieren das Knochenmark, und erhöhen die Kapazität von L-Selektin und der Myeloperoxidase.

Des Weiteren setzen sie entzündungsfördernde Faktoren wie TNF-α, Interleukine (IL-1 und IL-8) sowie den Granulozyten-Makrophagen-Kolonie stimulierenden Faktor (GM-CSF) frei [282]. Die Zahl der Leukozyten soll sogar mit der Carboxyhämoglobin- (COHb-)Konzentration korrelieren [283].

Die T-Zell-Lymphozyten werden durch das Rauchen (< 50 Pack years) verändert, wobei die $CD3^+$- und $CD4^+$- sowie angedeutet auch die $CD8^+$-Zahlen ansteigen [255, 264, 280, 284, 285]. Der Anstieg der $CD4^+$-Zellen normalisiert sich erst nach einer 2- bis 4-jährigen Rauchpause [255, 276]. Die $CD4^+$-Zellen begünstigen die B-Zell-Proliferation und die Immunglobulinsynthese, was bei starken Rauchern zu einer erhöhten Infektanfälligkeit führt, während die bei starken Rauchern erhöhten $CD8^+$-Zellen sowohl die Ausbildung von Infektionen als auch Neoplasmen begünstigen [286]. Die PMN des peripheren Blutes von Rauchern zeigen eine verringerte Fähigkeit zur Migration und zur Chemotaxis [287, 288]. Die chemotaktischen Eigenschaften der PMN, insbesondere der wässrigen Phase, werden durch den Tabakrauch nachweislich gehemmt [289].

Die Makrophagen der Lunge von Rauchern hemmen die Proliferation von Lymphozyten mehr als die von Nichtrauchern, sodass von einer erhöhten zellvermittelten Immunreaktion bei Rauchern ausgegangen wird [290]. Dabei kommt es zu einer abnehmenden Sekretion proinflammatorischer Zytokine (IL-1, IL-6) [291]. Auch die Interleukin-2- und Interferon-γ- (INF-γ-)Produktion werden gehemmt, wobei Hydrochinon als Bestandteil des Tabakrauchs die stärksten Effekte auslöst [292]. Die für die Infektionsabwehr wichtigen IL-1 und IL-6 werden bei Rauchern wie auch im Tierversuch reduziert, was möglicherweise die Empfänglichkeit der Raucher gegenüber Infektionen des gesamten Organismus erhöht [293, 294].

Untersuchungsergebnisse der Bronchialflüssigkeit unterscheiden sich bei Rauchern von denen des peripheren Blutes [284, 295]. Bei mäßigen Rauchern (ca. 14 Pack years) kommt es zu einem deutlichen Anstieg der $CD4^+$-Zellen ohne große Veränderungen des $CD4^+/CD8^+$-Quotienten, ohne dass diese Veränderungen im peripheren Blut nachzuweisen sind. Daraus lässt sich schließen, dass pathologische Veränderungen mit den Gefahren für entzündliche Reaktionen erst in der Lunge und dann im peripheren Blut auftreten.

Natürliche Killer- (NK-)Zellen sind im strömenden Blut von Rauchern im Vergleich zu Nichtrauchern verringert [264, 296, 297], bei Rauchern wurden nur noch 47% der NK-Zellen von Nichtrauchern gemessen [298]. Innerhalb von sechs Wochen nach dem Rauchstopp hat sich dieser Effekt normalisiert [285]. Da NK-Zellen für die Abwehr von bakteriellen und viralen Infekten bedeutsam sind, erklärt sich damit die verringerte Infektabwehr von Rauchern [299, 300]. Ergebnissen von Tierversuchen zufolge soll Nikotin über eine entscheidende Wirkung auf die Antikörper bildende Zellreaktion in den T-Zellen verfügen und den Ca^{2+}-Einstrom in diese Zellen hemmen [301, 302]. Dieser Mechanismus könnte über die Aktivierung einer Protein-Tyrosin-Kinase und die Freisetzung von Inositol-1,4,5-triphosphat-sensiblen Ca^{2+}-Speichern in den T-Zellen zustande kommen [303].

Raucher verfügen über um 10–20% niedrigere Immunglobulinspiegel (IgA, IgG und IgM) als Nichtraucher [271, 296]. Die Immunglobulinspiegel lagen bei Exrauchern über denen von Rauchern, sie stiegen während der Phase des Rauchstopps an [280].

Die Antikörperreaktion gegenüber zahlreichen Antigenen ist bei Zigarettenrauchern deutlich eingeschränkt, so gegenüber Influenzaviren [304] und *Aspergillus fumigatus* [305].

5.5.2 Entzündungsvorgänge

Zigarettenrauchen fördert Entzündungsvorgänge im Bronchialbereich, wobei durch diesen Vorgang selbst die Progression der HIV-Erkrankung gefördert wird [306– 309]. Durch das Zigarettenrauchen werden die mitogenen Wirkungen von Lymphozyten aus Lungengewebe sowie die Bildung von IL-1β, IL-6 und TNF-α in Makrophagen aus den Alveolen unterdrückt [260, 310, 311]. Für diese Veränderungen an der Interleukinsynthese (IL-1β, IL-2, IFN-γ) sind offensichtlich phenolische Komponenten des Zigarettenkondensats verantwortlich [312–315]. In Untersuchungen an mit Zigarettenrauch vorbehandelten PBMC-Zellen wurde die Bildung der Zytokine IL-1, IL-2, IFN-γ und TNF-α zu über 90% blockiert, wobei die Zellen ihre Lebensfähigkeit nicht verloren [316]. Nikotin selbst hemmte die Synthese der Zytokine nur zu 21–38%, während Hydrochinin im unteren µmol-Bereich (3–29 µmol/l) die Bildung aller vier Zytokine fast vollständig und Catechin (50 µmol/l) die Interleukine 1β und 2 zu 62–73% blockierte [316]. Die Bedeutung dieser Befunde könnte auch mit der Tumorgenese in Verbindung stehen, zumal die Interleukine bei Patienten mit Lungenkrebs verringert sind oder kürzere Halbwertszeiten haben [317]. In einer weiteren Studie des Mund- und Rachenbereichs wurde die Freisetzung von Zytokinen aus mononukleären Blutzellen der Periodontalflüssigkeit unter Tabakraucheinfluss untersucht, wobei die IL-1β-, TNF-α- und TGF-β-Spiegel innerhalb von wenigen Minuten nach Expositionsbeginn anstiegen und bei Rauchern signifikant über den Konzentrationen der Nichtraucher lagen. Daraus konnte ein proinflammatorischer Effekt für Entzündungen des Periodonts abgeleitet werden [318].

Seit längerer Zeit ist bekannt, dass sich bei Rauchern eine Leukozytose entwickelt [263, 278], wobei Lymphozyten, Neutrophile und Monozyten erhöht sind [319, 320]. Für diese Prozesse scheint IL-8 verantwortlich zu zeichnen [319, 321, 322]. Die IL-8-Synthese wird in den Leukozyten durch IL-1, IL-15 und TNF-α oder durch Lipopolysaccharide verstärkt [319, 323].

Die gesteigerte IL-8-Synthese wird u. a. durch Nikotin über die Stimulation von nAChR ausgelöst, wie Untersuchungen an Rauchern zeigten [324]. Die IL-8-Bildung wurde über entstehende Radikale ($ONOO^-$) mit der Bildung von NF-κB angeregt und diese führte zur Leukozytose [324]. Rauchen steigert in Zellen des Bronchialepithels die Bildung von IL-8 [325].

Der TGF-β1 reguliert Immun- und Wachstumsprozesse sowie die Zelldifferenzierung und die extrazelluläre Matrixproduktion [326, 327]. Er spielt bei der Pathogenese des Emphysems eine wichtige Rolle [328, 329]. Für den Menschen erwies sich das TGF-β1-Allel (–509C→T, rs1800469) bedeutsam für das Auftreten von Asthma und bronchoobstruktiven Erkrankungen [339]. Diese Beziehung zwischen COPD und einem definierten Genlokus wurde anhand einer Population aus der Boston Early-Onset COPD Study verifiziert [209].

Für die Entwicklung der COPD (s. Kap. 6) ist wichtig, dass flüchtige Komponenten des Zigarettenrauchs wie Acetaldehyd und Acrolein chemotaktische Prozesse an Zellen des Bronchialepithels hemmen können, indem sie die Freisetzung von TGF-β und Fibronektin aus diesen Zellen blockieren, sodass dadurch eine Unterdrückung der Reparaturprozesse an den geschädigten Zellen erfolgt [331]. Die chronisch-entzündlichen Prozesse des Lungengewebes werden des Weiteren über oxidative Prozesse durch die Induktion des Genstarters p21WAF1/Cip gefördert, der als G1/S- und G2/M-Phasen-Regulator wirkt [332]. Durch Tabakrauch ausgelöste Oxidationsvorgänge und TGF-β1 blockieren die Wachstumsprozesse in alveolären Epithelzellen und schädigen das Überleben der Alveolarzellen über eine Blockade des Wachstumszyklus in der G1-Phase [332]. Analoge Untersuchungen an Lungenfibroblasten bestätigen diese Aussagen [333].

Für die Ausbildung und eine beschleunigte Progression der COPD sind zuständig

1. das in der Leber gebildete Vitamin D bindende Protein (VDBP), welches zu einem Makrophagen aktivierenden Faktor umgebildet werden kann,
2. der Tumornekrosefaktor α (TNF-α) mit seinen Polymorphismen (z. B. TNF-α-308A), durch welche chronische Bronchitiden gefördert [318] bzw. Asthmaepisoden deutlich gesteigert werden, [318] sowie
3. die in Makrophagen und Monozyten gebildeten Interleukine (IL-1α, IL-1β), deren Gene ebenfalls Polymorphismen aufweisen (z. B. IL-1β: C-511T), die mit einer abnehmenden Lungenfunktion aufgrund von Entzündungsvorgängen verknüpft sein können, wobei für Raucher kein zusätzlicher Schaden nachgewiesen wurde [336].

Studien über zusätzliche durch das Rauchen verursachte Schäden bei vorliegenden Polymorphismen stehen bisher aus.

5.6 Schlussfolgerungen

- Insbesondere im Hinblick auf die Vielzahl der Gene, die eine Anfälligkeit für Krebs beeinflussen können [16], ist es heute noch nicht möglich, für eine einzelne Person eindeutige Aussagen zum individuellen Krebsrisiko zu machen.
- Das Erstellen von sog. Risikoprofilen (d. h. welche Kombinationen von genetischen Polymorphismen beeinflussen das Erkrankungsrisiko) zur Erklärung und Voraussage individueller Krebsempfindlichkeiten bei schadstoffbelasteten Personen sollte es in Zukunft erlauben, Hochrisikogruppen leichter zu identifizieren.
- Die Verfügbarkeit und Anwendung validierter genetischer Dispositionsmarker eröffnen neue Möglichkeiten für präventivmedizinische Maßnahmen in sol-

chen Risikogruppen [207], z. B. die Festsetzung entsprechender Grenzwerte für Schadstoffbelastung, eine gezielte chemopräventive Intervention oder Vorsorgeuntersuchungen. Dazu bedarf es jedoch weiterer grundlagenwissenschaftlicher und molekularepidemiologischer Studien, die durch neue gentechnologische Methoden erleichtert werden.

- Die derzeit beste Empfehlung bleibt daher, dass sich jeder als „potenziell empfindlich" ansieht und auf vermeidbare Expositionen gegenüber Karzinogenen, z. B. im Tabakrauch, verzichtet bzw. sich davor schützt.
- Weniger bekannt sein dürfte, dass umgekehrt Nikotin in der Lage ist, die zytostatischen Wirkungen von Cisplatin, UV-Strahlen und einer Röntgenbestrahlung zumindest an isolierten Tumorzellen des Plattenepithelkarzinoms (UMSCC5) abzuschwächen [356]. Schon aus diesem Grunde sollte das Rauchen während einer Tumorchemotherapie unterbleiben.

Literatur

[1] Coles B, Ketterer B. The role of glutathione and glutathione transferases in chemical carcinogenesis. Crit Rev Biochem Mol Biol 1990; 25(1): 47–70.

[2] Alexandrov K, Cascorbi I, Rojas M, Bouvier G, Kriek E, Bartsch H. CYP1A1 and GSTM1 genotypes affect benzo[a]pyrene DNA adducts in smokers' lung: comparison with aromatic/hydrophobic adduct formation. Carcinogenesis 2002; 23(12): 1969–1977.

[3] Harley N, Samet JM, Cross FT, Hess T, Muller J, Thomas D. Contribution of radon and radon daughters to respiratory cancer. Environ Health Perspect 1986; 70: 17–21.

[4] Hecht SS, Murphy SE, Carmella SG et al. Effects of reduced cigarette smoking on the uptake of a tobacco-specific lung carcinogen. J Natl Cancer Inst 2004; 6(2): 107–115.

[5] Brockmoller J, Cascorbi I, Kerb R, Sachse C, Roots I. Polymorphisms in xenobiotic conjugation and disease predisposition. Toxicol Lett 1998; 102–103: 173–183.

[6] Song P, Sekhon HS, Proskocil B, Blusztajn JK, Mark GP, Spindel ER. Synthesis of acetylcholine by lung cancer. Life Sci 2003; 72(18–19): 2159–2168.

[7] Song P, Sekhon HS, Jia Y, Keller JA, Blusztajn JK, Mark GP, Spindel ER. Acetylcholine is synthesized by and acts as an autocrine growth factor for small cell lung carcinoma. Cancer Res 2003;63(1): 214–221.

[8] Martey CA, Pollock SJ, Turner CK, O'Reilly KM, Baglole CJ, Phipps RP, Sime PJ. Cigarette smoke induces cyclooxygenase-2 and microsomal prostaglandin E2 synthase in human lung fibroblasts: implications for lung inflammation and cancer. Am J Physiol Lung Cell Mol Physiol 2004; 287(5): L981–991.

[9] O'Byrne KJ, Dalgleish AG, Browning MJ, Steward WP, Harris AL. The relationship between angiogenesis and the immune response in carcinogenesis and the progression of malignant disease. Eur J Cancer 2000; 36(2): 151–169.

[10] Chung FL, Chen HJ, Nath RG. Lipid peroxidation as a potential endogenous source for the formation of exocyclic DNA adducts. Carcinogenesis 1996; 17: 2105–2111.

[11] Nair J, Barbin A, Velic I, Bartsch H. Etheno DNA-base adducts from endogenous reactive species. Mutat Res 1999; 424: 59–69.

[12] Nath RG, Ocando JE, Guttenplan JB, Chung FL. 1,N2-propanodeoxyguanosine adducts: potential new biomarkers of smoking-induced DNA damage in human oral tissue. Cancer Res 1998; 58(4): 581–584.

[13] Nair J, Ohshima H, Nair UJ, Bartsch H. Endogenous formation of nitrosamines and oxidative DNA-damaging agents in tobacco users. Crit Rev Toxicol 1996; 26(2): 149–161.

[14] International Agency for Research on Cancer TSaTS. IARC Monographs on the Evaluation of the Carcinogenic Risk of Chemicals to Humans. Lyon: IARC Report No. 83, 2004.
[15] Cole J, Skopek TR. International Commission for Protection Against Environmental Mutagens and Carcinogens. Working paper No. 3. Somatic mutant frequency, mutation rates and mutational spectra in the human population in vivo. Mutat Res 1994; 304: 33–105.
[16] Curry J, Karnaoukhova L, Guenette GC, Glickman BW. Influence of sex, smoking and age on human HPRT mutation frequencies and spectra. Genetics 1999; 152: 1065–1077.
[17] Robinson DR, Goodall K, Albertini RJ et al. An analysis of in vivo HPRT mutant frequency in circulating T-lymphocytes in the normal human population: a comparison of four datasets. Mutat Res 1994; 313: 227–247.
[18] Burkhart-Schultz KJ, Thompson CL, Jones IM. Spectrum of somatic mutation at the hypoxanthine phosphoribosyltransferase (HPRT) gene of healthy people. Carcinogenesis 1996; 17: 1871–1883.
[19] Podlutsky A, Hou SM, Nyberg F, Pershagen G, Lambert B. Influence of smoking and donor age on the spectrum of in vivo mutation at the HPRT-locus in T lymphocytes of healthy adults. Mutat Res 1999; 431: 325–339.
[20] Hackman P, Hou SM, Nyberg F, Pershagen G, Lambert B. Mutational spectra at the hypoxanthine-guanine phosphoribosyltransferase (HPRT) locus in T-lymphocytes of nonsmoking and smoking lung cancer patients. Mutat Res 2000; 468 (1): 45–61.
[21] Kriebel D, Henry J, Gold JC, Bronsdon A, Commoner B. The mutagenicity of cigarette smokers' urine. J Environ Pathol Toxicol Oncol 1985; 6: 157–169.
[22] Kado NY, Manson C, Eisenstadt E, Hsieh DP. The kinetics of mutagen excretion in the urine of cigarette smokers. Mutat Res 1985; 157: 227–233.
[23] Curvall M, Romert L, Norlen E, Enzell CR. Mutagen levels in urine from snuff users, cigarette smokers and non tobacco users – a comparison. Mutat Res 1987; 188: 105–110.
[24] Bhisey RA, Govekar RB. Biological monitoring of bidi rollers with respect to genotoxic hazards of occupational tobacco exposure. Mutat Res 1991; 261: 139–147.
[25] Malaveille C, Vineis P, Esteve J et al. Levels of mutagens in the urine of smokers of black and blond tobacco correlate with their risk of bladder cancer. Carcinogenesis 1989; 10: 577–586.
[26] Talaska G, Schamer M, Skipper P et al. Detection of carcinogen-DNA adducts in exfoliated urothelial cells of cigarette smokers: association with smoking, hemoglobin adducts, and urinary mutagenicity. Cancer Epidemiol Biomarkers Prev 1991; 1: 61–66.
[27] Bartsch H, Caporaso N, Coda M et al. Carcinogen hemoglobin adducts, urinary mutagenicity, and metabolic phenotype in active and passive cigarette smokers. J Natl Cancer Inst 1990; 82: 1826–1831.
[28] Connor TH, Ramanujam VM, Ward JB Jr, Legator MS. The identification and characterization of a urinary mutagen resulting from cigarette smoke. Mutat Res 1983; 113: 161–172.
[29] Mure K, Hayatsu H, Takeuchi T, Takeshita T, Morimoto K. Heavy cigarette smokers show higher mutagenicity in urine. Mutat Res 1997; 373: 107–111.
[30] Doorn R van, Bos RP, Leijdekkers CM, Wagenaas-Zegers MA, Theuws JL, Henderson PT. Thioether concentration and mutagenicity of urine from cigarette smokers. Int Arch Occup Environ Health 1979; 43: 159–166.
[31] Bonassi S, Neri M, Lando C et al. Effect of smoking habit on the frequency of micronuclei in human lymphocytes: results from the Human Micro Nucleus project. Mutat Res 2003; 543 (2): 155–166.
[32] Larramendy ML, Knuutila S. Increased frequency of micronuclei in B and T8 lymphocytes from smokers. Mutat Res 1991; 259: 189–195.
[33] Lippman SM, Peters EJ, Wargovich MJ et al. Bronchial micronuclei as a marker of an early stage of carcinogenesis in the human tracheobronchial epithelium. Int J Cancer 1990; 45: 811–815.

[34] Sarto F, Faccioli MC, Cominato I, Levis AG. Aging and smoking increase the frequency of sister-chromatid exchanges (SCE) in man. Mutat Res 1985; 144: 183–187.

[35] Nagaya T, Toriumi H. Effects of smoking on spontaneous and induced sister chromatid exchanges in lymphocytes. Toxicol Lett 1985; 25: 293–296.

[36] Collman GW, Lundgren K, Shore D, Thompson CL, Lucier GW. Effects of alpha-naphthoflavone on levels of sister chromatid exchanges in lymphocytes from active and passive cigarette smokers: dose-response relationships. Cancer Res 1986; 46: 6452–6455.

[37] Perera FP, Santella RM, Brenner D, Poirier MC, Munshi AA, Fischman HK, Van Ryzin J. DNA adducts, protein adducts, and sister chromatid exchange in cigarette smokers and nonsmokers. J Natl Cancer Inst 1987; 79: 449–456.

[38] Thompson CL, McCoy Z, Lambert JM, Andries MJ, Lucier GW. Relationships among benzo(a)pyrene metabolism, benzo(a)pyrene-diol-epoxide: DNA adduct formation, and sister chromatid exchanges in human lymphocytes from smokers and nonsmokers. Cancer Res 1989; 49: 6503–6511.

[39] Bender MA, Preston RJ, Leonard RC, Pyatt BE, Gooch PC, Shelby MD. Chromosomal aberration and sister-chromatid exchange frequencies in peripheral blood lymphocytes of a large human population sample. Mutat Res 1988; 204: 421–433.

[40] Nordisk Study Group on the Health Risk of Chromosome Damage. A Nordisk data base on somatic chromosome damage in humans. Mutat Res 1990; 241: 325–337.

[41] Littlefield LG, Joiner EE. Analysis of chromosome aberrations in lymphocytes of long-term heavy smokers. Mutat Res 1986; 170: 145–150.

[42] Tawn EJ, Whitehouse CA. Frequencies of chromosome aberrations in a control population determined by G banding. Mutat Res 2001; 490: 171–177.

[43] Ramsey MJ, Moore DH, Briner JF, Lee DA, Olsen L, Senft JR, Tucker JD. The effects of age and lifestyle factors on the accumulation of cytogenetic damage as measured by chromosome painting. Mutat Res 1995; 338: 95–106.

[44] Chen AT, Reidy JA, Annest JL, Welty TK, Zhou HG. Increased chromosome fragility as a consequence of blood folate levels, smoking status, and coffee consumption. Environ Mol Mutagen 1989; 13: 319–324.

[45] Bonassi S, Hagmar L, Stromberg U et al. Chromosomal aberrations in lymphocytes predict human cancer independently of exposure to carcinogens. European Study Group on Cytogenetic Biomarkers and Health. Cancer Res 2000; 60: 1619–1625.

[46] Einhaus M, Holz O, Meißner R et al. Determination of DNA single-strand breaks in lymphocytes of smokers and nonsmokers exposed to environmental tobacco smoke using the nick translation assay. Clin Invest 1994; 72: 930–936.

[47] Rojas E, Valverde M, Sordo M, Ostrosky-Wegman P. DNA damage in exfoliated buccal cells of smokers assessed by the single cell gel electrophoresis assay. Mutat Res 1996; 370: 115–120.

[48] Gontijo AM, Elias FN, Salvadori DM, de Oliveira ML, Correa LA, Goldberg J, Trindade JC, de Camargo JL. Single-cell gel (comet) assay detects primary DNA damage in nonneoplastic urothelial cells of smokers and ex-smokers. Cancer Epidemiol Biomarkers Prev 2001; 10(9): 987–993.

[49] Asami S, Manabe H, Miyake J, Tsurudome Y, Hirano T, Yamaguchi R, Itoh H, Kasai H. Cigarette smoking induces an increase in oxidative DNA damage, 8-hydroxydeoxyguanosine, in a central site of the human lung. Carcinogenesis 1997; 18: 1763–1766.

[50] Loft S, Vistisen K, Ewertz M, Tjonneland A, Overvad K, Poulsen HE. Oxidative DNA damage estimated by 8-hydroxydeoxyguanosine excretion in humans: influence of smoking, gender and body mass index. Carcinogenesis 1992; 13: 2241–2247.

[51] Bailey-Wilson JE, Amos 95% CI, Pinney SM et al. A major lung cancer susceptibility locus maps to chromosome 6q23–25. Am J Hum Genet 2004; 75(3): 460–474.

[52] Ayesh R, Idle JR, Ritchie JC, Crothers MJ, Hetzel MR. Metabolic oxidation phenotypes as markers for susceptibility to lung cancer. Nature1984; 312: 169–170.

[53] Bouchardy C, Benhamou S, Dayer P. The effect of tobacco on lung cancer risk depends on CYP2D6 activity. Cancer Res 1996; 56(2): 251–253.

[54] Wiencke JK, Thurston SW, Kelsey KT, Varkonyi A, Wain JC, Mark EJ, Christiani DC. Early age at smoking initiation and tobacco carcinogen DNA damage in the lung. J Natl Cancer Inst 1999; 91(7): 614–619.

[55] Stellman SD, Muscat JE, Thompson S, Hoffmann D, Wynder EL. Risk of squamous cell carcinoma and adenocarcinoma of the lung in relation to lifetime filter cigarette smoking. Cancer 1997; 80(3): 382–388.

[56] Le Marchand L, Sivaraman L, Pierce L, Seifried A, Lum A, Wilkens LR, Lau AF. Associations of CYP1A1, GSTM1, and CYP2E1 polymorphisms with lung cancer suggest cell type specificities to tobacco carcinogens. Cancer Res 1998; 58(21): 4858–4863.

[57] Kellermann G, Shaw CR, Luyten-Kellerman M. Aryl hydrocarbon hydroxylase inducibility and bronchogenic carcinoma. N Engl J Med 1973; 289(18): 934–937.

[58] Nebert DW, McKinnon RA, Puga A. Human drug-metabolizing enzyme polymorphisms: effects on risk of toxicity and cancer. DNA Cell Biol 1996; 15: 273–280.

[59] Petersen DD, McKinney CE, Ikeya K, Smith HH, Bale AE, McBride OW, Nebert DW. Human CYP1A1 gene: cosegregation of the enzyme inducibility phenotype and an RFLP. Am J Hum Genet 1991; 48(4): 720–725.

[60] Landi MT, Bertazzi PA, Shields PG, Clark G, Lucier GW, Garte SJ, Cosma G, Caporaso NE. Association between CYP1A1 genotype, mRNA expression and enzymatic activity in humans. Pharmacogenetics 1994; 4: 242–246.

[61] Mooney LA, Bell DA, Santella RM et al. Contribution of genetic and nutritional factors to DNA damage in heavy smokers. Carcinogenesis 1997; 18(3): 503–509.

[62] Cantlay AM, Lamb D, Gillooly M, Norrman J, Morrison D, Smith CAD, Harrison DJ. Association between the CYP1A1 gene polymorphism and susceptibility to emphysema and lung cancer. Clin Mol Pathol 1995; 48: M210–M214.

[63] Ishii T, Matsuse T, Teramoto S, Matsui H, Miyao M, Hosoi T, Takahashi H, Fukuchi Y, Ouchi Y. Glutathione S-transferase P1 (GSTP1) polymorphism in patients with chronic obstructive pulmonary disease. Thorax 1999; 54: 693–696.

[64] Hayashi S, Watanabe J, Kawajiri K. High susceptibility to lung cancer analyzed in terms of combined genotypes of P450IA1 and Mu-class glutathione S-transferase genes. JPN J Cancer Res 1992; 83: 866–870.

[65] Carpenter CL, Jarvik ME, Morgenstern H, McCarthy WJ, London SJ. Mentholated cigarette smoking and lung-cancer risk. Ann Epidemiol 1999; 9(2): 114–120.

[66] Vineis P, Veglia F, Benhamou S et al. CYP1A1 T3801 C polymorphism and lung cancer: a pooled analysis of 2451 cases and 3358 controls. Int J Cancer 2003; 104(5): 650–657.

[67] Taioli E, Ford J, Trachman J, Li Y, Demopoulos R, Garte S. Lung cancer risk and CYP1A1 genotype in African Americans. Carcinogenesis 1998; 19: 813–817.

[68] Rojas M, Cascorbi I, Alexandrov K, Kriek E, Auburtin G, Mayer L, Kopp-Schneider A, Roots I, Bartsch H. Modulation of benzo[a]pyrene diolepoxide-DNA adduct levels in human white blood cells by CYP1A1, GSTM1 and GSTT1 polymorphism. Carcinogenesis 2000; 21(1): 35–41.

[69] Ariyoshi N, Miyamoto M, Umetsu Y, Kunitoh H, Dosaka-Akita H, Sawamura Y, Yokota J, Nemoto N, Sato K, Kamataki T. Genetic polymorphism of CYP2A6 gene and tobacco-induced lung cancer risk in male smokers. Cancer Epidemiol Biomarkers Prev 2002; 11(9): 890–894.

[70] Mace K, Bowman ED, Vautravers P, Shields PG, Harris CC, Pfeifer AM. Characterisation of xenobiotic-metabolising enzyme expression in human bronchial mucosa and peripheral lung tissues. Eur J Cancer 1998; 34: 914–920.

[71] Messina ES, Tyndale RF, Sellers EM. A major role for CYP2A6 in nicotine C-oxidation by human liver microsomes. J Pharmacol Exp Ther 1997; 282(3): 1608–1614.

[72] Tan W, Chen GF, Xing DY, Song CY, Kadlubar FF, Lin DX. Frequency of CYP2A6 gene deletion and its relation to risk of lung and esophageal cancer in the Chinese population. Int J Cancer 2001; 95(2): 96–101.

[73] Kitagawa K, Kunugita N, Kitagawa M, Kawamoto T. CYP2A6*6, a novel polymorphism in cytochrome p450 2A6, has a single amino acid substitution (R128Q) that inactivates enzymatic activity. J Biol Chem 2001; 276(21): 17830–17835.

[74] Kiyotani K, Fujieda M, Yamazaki H, Shimada T, Guengerich FP, Parkinson A, Nakagawa K, Ishizaki T, Kamataki T. Twenty one novel single nucleotide polymorphisms (SNPs) of the CYP2A6 gene in Japanese and Caucasians. Drug Metab Pharmacokinet 2002; 17(5): 482–487.

[75] Oscarson M, Gullsten H, Rautio A, Bernal ML, Sinues B, Dahl ML, Stengard JH, Pelkonen O, Raunio H, Ingelman-Sundberg M. Genotyping of human cytochrome P450 2A6 (CYP2A6), a nicotine C-oxidase. FEBS Lett 1998; 438(3): 201–205.

[76] Yoshida R, Nakajima M, Watanabe Y, Kwon JT, Yokoi T. Genetic polymorphisms in human CYP2A6 gene causing impaired nicotine metabolism. Br J Clin Pharmacol 2002; 54(5): 511–517.

[77] Wang H, Tan W, Hao B, Miao X, Zhou G, He F, Lin D. Substantial reduction in risk of lung adenocarcinoma associated with genetic polymorphism in CYP2A13, the most active cytochrome P450 for the metabolic activation of tobacco-specific carcinogen NNK. Cancer Res 2003; 63(22): 8057–8061.

[78] Fujieda M, Yamazaki H, Saito T et al. Evaluation of CYP2A6 genetic polymorphisms as determinants of smoking behavior and tobacco-related lung cancer risk in male Japanese smokers. Carcinogenesis 2004; 25(12): 2451–2458.

[79] Wynder EL, Hoffmann D. Smoking and lung cancer: scientific challenges and opportunities. Cancer Res 1994; 54(20): 5284–5295.

[80] London SJ, Idle JR, Daly AK, Coetzee GA. Genetic variation of CYP2A6, smoking, and risk of cancer. Lancet 1999; 353: 898–899.

[81] Loriot MA, Rebuissou S, Oscarson M, Cenee S, Miyamoto M, Ariyoshi N, Kamataki T, Hemon D, Beaune P, Stucker I. Genetic polymorphisms of cytochrome P450 2A6 in a case-control study on lung cancer in a French population. Pharmacogenetics 2001; 11(1): 39–44.

[82] Oscarson M, McLellan RA, Asp V, Ledesma M, Ruiz ML, Sinues B, Rautio A, Ingelman-Sundberg M. Characterization of a novel CYP2A7/CYP2A6 hybrid allele (CYP2A6*12) that causes reduced CYP2A6 activity. Hum Mutat 2002; 20(4): 275–283.

[83] Zhang X, Su T, Zhang QY, Gu J, Caggana M, Li H, Ding X. Genetic polymorphisms of the human CYP2A13 gene: identification of single-nucleotide polymorphisms and functional characterization of an Arg257Cys variant. J Pharmacol Exp Ther 2002; 302(2): 416–423.

[84] Crespi CL, Penman BW, Gelboin HV, Gonzalez FJ. A tobacco smoke-derived nitrosamine, 4-(methylnitrosamino)-1-(3-pyridyl)-1-butanone, is activated by multiple human cytochrome P450s including the polymorphic human cytochrome P4502D6. Carcinogenesis 1991; 12(7): 1197–1201.

[85] Fujita K, Kamataki T. Screening of organosulfur compounds as inhibitors of human CYP2A6. Drug Metab Dispos 2001; 29(7): 983–989.

[86] Fujieda M, Yamazaki H, Kiyotani K, Muroi A, Kunitoh H, Dosaka-Akita H, Sawamura Y, Kamataki T. Eighteen novel polymorphisms of the CYP2A13 gene in Japanese. Drug Metab Pharmacokinet 2003; 18(1): 86–90.

[87] Raunio H, Hakkola J, Hukkanen J, Lassila A, Paivarinta K, Pelkonen O, Anttila S, Piipari R, Boobis A, Edwards RJ. Expression of xenobiotic-metabolizing CYPs in human pulmonary tissue. Exp Toxicol Pathol 1999; 51: 412–417.

[88] Saarikoski ST, Sata F, Husgafvel-Pursiainen K, Rautalahti M, Haukka J, Impivaara O, Jarvisalo J, Vainio H, Hirvonen A. CYP2D6 ultrarapid metabolizer genotype as a potential modifier of smoking behaviour. Pharmacogenetics 2000; 10(1): 5–10.

[89] Agundez JA, Martinez C, Ladero JM, Ledesma MC, Ramos JM, Martin R, Rodriguez A, Jara C, Benitez J. Debrisoquin oxidation genotype and susceptibility to lung cancer. Clin Pharmacol Ther 1994; 55: 10–14.

[90] Hirvonen A, Husgafvel-Pursiainen K, Anttila S, Karjalainen A, Vainio H. Polymorphism in CYP1A1 and CYP2D6 genes: possible association with susceptibility to lung cancer. Environ Health Perspect 1993; 101(Suppl 3): 109–112.

[91] Rostami-Hodjegan A, Lennard MS, Woods HF, Tucker GT. Meta-analysis of studies of the CYP2D6 polymorphism in relation to lung cancer and Parkinson's disease. Pharmacogenetics 1998; 8: 227–238.

[92] Hecht SS. Recent studies on mechanisms of bioactivation and detoxification of 4-(methylnitrosamino)-1-(3-pyridyl)-1-butanone (NNK), a tobacco-specific lung carcinogen. Crit Rev Toxicol 1996; 26(2): 163–181.

[93] Pool-Zobel BL, Klein RG, Liegibel UM, Kuchenmeister F, Weber S, Schmezer P. Systemic genotoxic effects of tobacco-related nitrosamines following oral and inhalational administration to Sprague-Dawley rats. Clin Investig 1992; 70(3–4): 299–306.

[94] Ronai ZA, Gradia S, Peterson LA, Hecht SS. G to A transitions and G to T transversions in codon 12 of the Ki-ras oncogene isolated from mouse lung tumors induced by 4-(methylnitrosamino)-1-(3-pyridyl)-1-butanone (NNK) and related DNA methylating and pyridyloxobutylating agents. Carcinogenesis 1993; 14(11): 2419–2422.

[95] Lee CK, Fulp C, Bombick BR, Doolittle DJ. Inhibition of mutagenicity of N-nitrosamines by tobacco smoke and its constituents. Mutat Res 1996; 367(2): 83–92.

[96] Van Vleet TR, Bombick DW, Coulombe RA Jr. Inhibition of human cytochrome P450 2E1 by nicotine, cotinine, and aqueous cigarette tar extract in vitro. Toxicol Sci 2001; 64(2): 185–191.

[97] Gao C, Takezaki T, Wu J et al. Interaction between cytochrome P-450 2E1 polymorphisms and environmental factors with risk of esophageal and stomach cancers in Chinese. Cancer Epidemiol Biomarkers Prev 2002; 11(1): 29–34.

[98] Petruska JM, Mosebrook DR, Jakab GJ, Trush MA. Myeloperoxidase-enhanced formation of (+-)-trans-7,8-dihydroxy-7,8-dihydrobenzo[a]pyrene-DNA adducts in lung tissue in vitro: a role of pulmonary inflammation in the bioactivation of a procarcinogen. Carcinogenesis 1992; 13(7): 1075–1081.

[99] Piedrafita FJ, Molander RB, Vansant G, Orlova EA, Pfahl M, Reynolds WF. An Alu element in the myeloperoxidase promoter contains a composite SP1-thyroid hormone-retinoic acid response element. J Biol Chem 1996; 271(24): 14412–14420.

[100] Cascorbi I, Henning S, Brockmoller J, Gephart J, Meisel C, Muller JM, Loddenkemper R, Roots I. Substantially reduced risk of cancer of the aerodigestive tract in subjects with variant −463A of the myeloperoxidase gene. Cancer Res 2000; 60(3): 644–649.

[101] Dally H, Bartsch H, Risch A. Correspondence re: Feyler et al. Point: Myeloperoxidase (−463)G→A polymorphism and lung cancer risk. Cancer Epidemiol. Biomark Prev 2002; 11: 1550–1554, and Xu et al. Counterpoint: The myeloperoxidase (−463)G→A polymorphism does not decrease lung cancer susceptibility in Caucasians. Biomark Prev 2002; 11: 1555–1559. Cancer Epidemiol Biomarkers Prev 2003; 12(7): 683.

[102] Feyler A, Voho A, Bouchardy C, Kuokkanen K, Dayer P, Hirvonen A, Benhamou S. Point: myeloperoxidase −463G→A polymorphism and lung cancer risk. Cancer Epidemiol Biomarkers Prev 2002; 11(12): 1550–1554.

[103] Xu LL, Liu G, Miller DP, Zhou W, Lynch TJ, Wain JC, Su L, Christiani DC. Counterpoint: the myeloperoxidase (−463)G→A polymorphism does not decrease lung cancer susceptibility in Caucasians. Cancer Epidemiol Biomarkers Prev 2002; 11(12): 1555–1559.

[104] Schabath MB, Spitz MR, Delclos GL, Gunn GB, Whitehead LW, Wu X. Association between asbestos exposure, cigarette smoking, myeloperoxidase (MPO) genotypes, and lung cancer risk. Am J Ind Med 2002; 42(1): 29–37.

[105] Glynn TJ, Sturmer T. Lifetime cigarette smoking and colorectal cancer incidence in the Physician's Health Study I. Radiol Clin North Am 2000; 38: 453–470.

[106] Osann KE. Epidemiology of lung cancer. Curr Opin Pulm Med 1998; 4(4): 198–204.

[107] Okada F, Kawaguchi T, Habelhah H, Kobayashi T, Tazawa H, Takeichi N, Kitagawa T, Hosokawa M. Conversion of human colonic adenoma cells to adenocarcinoma cells through inflammation in nude mice. Lab Invest 2000; 80(11): 1617–1628.

[108] Staal-van den Brekel AJ, Dentener MA, Drent M, ten Velde GP, Buurman WA, Wouters EF. The enhanced inflammatory response in non-small cell lung carcinoma is not reflected in the alveolar compartment. Respir Med 1998; 92(1): 76–83.

[109] Yoshimatsu K, Altorki NK, Golijanin D, Zhang F, Jakobsson PJ, Dannenberg AJ, Subbaramaiah K. Inducible prostaglandin E synthase is overexpressed in non-small cell lung cancer. Clin Cancer Res 2001; 7(9): 2669–2674.

[110] Ryu JH, Colby TV, Hartman TE, Vassallo R. Smoking-related interstitial lung diseases: a concise review. Eur Respir J 2001; 17(1): 122–132.

[111] Rioux N, Castonguay A. Inhibitors of lipoxygenase: a new class of cancer chemopreventive agents. Carcinogenesis 1998; 19(8): 1393–1400.

[112] Smith TJ, Stoner GD, Yang CS. Activation of 4-(methylnitrosamino)-1-(3-pyridyl)-1-butanone (NNK) in human lung microsomes by cytochromes P450, lipoxygenase, and hydroperoxides. Cancer Res 1951; 55(23): 5566–5573.

[113] Murphy SE, Coletta KA. Two types of 4-(methylnitrosamino)-1-(3-pyridyl)-1-butanone hemoglobin adducts, from metabolites which migrate into or are formed in red blood cells. Cancer Res 1993; 15; 53(4): 777–783.

[114] Smith TJ, Guo Z, Hong JY, Ning SM, Thomas PE, Yang CS. Kinetics and enzyme involvement in the metabolism of 4-(methylnitrosamino)-1-(3-pyridyl)-1-butanone (NNK) in microsomes of rat lung and nasal mucosa. Carcinogenesis 1992; 13(8): 1409–1414.

[115] Vliegenthardt JFG, Veldinck GA. Lipoxygenases. In: Pryor WA (ed). Free radicals in biology. London: Academic Press, 1982, pp 29–65.

[116] Bedard LL, Smith GB, Reid KR, Petsikas D, Massey TE. Investigation of the role of lipoxygenase in bioactivation of 4-(methylnitrosamino)-1-(3-pyridyl)-1-butanone (NNK) in human lung. Chem Res Toxicol 2002; 15(10): 1267–1273.

[117] Oesch F. Mammalian epoxide hydrases: inducible enzymes catalysing the inactivation of carcinogenic and cytotoxic metabolites derived from aromatic and olefinic compounds. Xenobiotica 1973; 3(5): 305–340.

[118] Hassett C, Aicher L, Sidhu JS, Omiecinski CJ. Human microsomal epoxide hydrolase: genetic polymorphism and functional expression in vitro of amino acid variants. Hum Mol Genet 1994; 3(3): 421–428.

[119] Hassett C, Robinson KB, Beck NB, Omiecinski CJ. The human microsomal epoxide hydrolase gene (EPHX1): complete nucleotide sequence and structural characterization. Genomics 1994; 23(2): 433–442.

[120] Skoda RC, Demierre A, McBride OW, Gonzalez FJ, Meyer UA. Human microsomal xenobiotic epoxide hydrolase. Complementary DNA sequence, complementary DNA-directed expression in COS-1 cells, and chromosomal localization. J Biol Chem 1988; 263(3): 1549–1554.

[121] Zhou W, Thurston SW, Liu G, Xu LL, Miller DP, Wain JC, Lynch TJ, Su L, Christiani DC. The interaction between microsomal epoxide hydrolase polymorphisms and cumulative cigarette smoking in different histological subtypes of lung cancer. Cancer Epidemiol Biomarkers Prev 2001; 10(5): 461–466.

[122] Sandford AJ, Chagani T, Weir TD, Connett JE, Anthonisen NR, Pare PD. Susceptibility genes for rapid decline of lung function in the lung health study. Am J Respir Crit Care Med 2001; 163(2): 469–473.

[123] Tranah GJ, Giovannucci E, Ma J, Fuchs C, Hankinson SE, Hunter DJ. Epoxide hydrolase polymorphisms, cigarette smoking and risk of colorectal adenoma in the Nurses' Health Study and the Health Professionals Follow-up Study. Carcinogenesis 2004; 25(7): 1211–1218.

[124] Tiemersma EW, Bunschoten A, Kok FJ, Glatt H, de Boer SY, Kampman E. Effect of SULT1A1 and NAT2 genetic polymorphism on the association between cigarette smoking and colorectal adenomas. Int J Cancer 2004; 108(1): 97–103.

[125] Cheng SL, Yu CJ, Chen CJ, Yang PC. Genetic polymorphism of epoxide hydrolase and glutathione S-transferase in COPD. Eur Respir J 2004; 23(6): 818–824.

[126] Park SJ, Zhao H, Spitz MR, Grossman HB, Wu X. An association between NQO1 genetic polymorphism and risk of bladder cancer. Mutat Res 2003; 536(1–2):131–137.

[127] Yang P, Bamlet WR, Ebbert JO, Taylor WR, de Andrade M. Glutathione pathway genes and lung cancer risk in young and old populations. Carcinogenesis 2004; 25(10): 1935–1944.

[128] Bell DA, Taylor JA, Paulson DF, Robertson CN, Mohler JL, Lucier GW. Genetic risk and carcinogen exposure: a common inherited defect of the carcinogen-metabolism gene glutathione S-transferase M1 (GSTM1) that increases susceptibility to bladder cancer. J Natl Cancer Inst 1993;85: 1159–1164.

[129] Katoh T, Nagata N, Kuroda Y, Itoh H, Kawahara A, Kuroki N, Ookuma R, Bell DA. Glutathione S-transferase M1 (GSTM1) and T1 (GSTT1) genetic polymorphism and susceptibility to gastric and colorectal adenocarcinoma. Carcinogenesis 1996; 17: 1855–1859.

[130] Seidegard J, Pero RW, Markowitz MM, Roush G, Miller DG, Beattie EJ. Isoenzyme(s) of glutathione transferase (class Mu) as a marker for the susceptibility to lung cancer: a follow up study. Carcinogenesis 1990; 11(1): 33–36.

[131] Buch SC, Notani PN, Bhisey RA. Polymorphism at GSTM1, GSTM3 and GSTT1 gene loci and susceptibility to oral cancer in an Indian population. Carcinogenesis 2002; 23(5): 803–807.

[132] Toruner GA, Akyerli C, Ucar A, Aki T, Atsu N, Ozen H, Tez M, Cetinkaya M, Ozcelik T. Polymorphisms of glutathione S-transferase genes (GSTM1, GSTP1 and GSTT1) and bladder cancer susceptibility in the Turkish population. Arch Toxicol 2001; 75(8): 459–464.

[133] Ford JG, Li Y, O'Sullivan MM, Demopoulos R, Garte S, Taioli E, Brandt-Rauf PW. Glutathione S-transferase M1 polymorphism and lung cancer risk in African-Americans. Carcinogenesis 2000; 21(11): 1971–1975.

[134] Schneider J, Bernges U, Philipp M, Woitowitz HJ. GSTM1, GSTT1, and GSTP1 polymorphism and lung cancer risk in relation to tobacco smoking. Cancer Lett 2004; 208(1): 65–74.

[135] Slattery ML, Edwards S, Curtin K, Schaffer D, Neuhausen S. Associations between smoking, passive smoking, GSTM-1, NAT2, and rectal cancer. Cancer Epidemiol Biomarkers Prev 2003; 12(9): 882–889.

[136] Miller EA, Pankow JS, Millikan RC, Bray MS, Ballantyne CM, Bell DA, Heiss G, Li R. Glutathione-S-transferase genotypes, smoking, and their association with markers of inflammation, hemostasis, and endothelial function: the atherosclerosis risk in communities (ARIC) study. Atherosclerosis 2003; 171(2): 265–272.

[137] Vaury C, Laine R, Noguiez P, de Coppet P, Jaulin C, Praz F, Pompon D, Amor-Gueret M. Human glutathione S-transferase M1 null genotype is associated with a high inducibility of cytochrome P450 1A1 gene transcription. Cancer Res 1995; 55: 5520–5523.

[138] Bartsch H. DNA adducts in human carcinogenesis: etiological relevance and structure-activity relationship. Mutat Res 1996; 340: 67–79.

[139] Wang Y, Ichiba M, Iyadomi M, Zhang J, Tomokuni K. Effects of genetic polymorphism of metabolic enzymes, nutrition, and lifestyle factors on DNA adduct formation in lymphocytes. Ind Health 1998; 36(4): 337–346.

[140] Yang P, Wentzlaff KA, Katzmann JA et al. Alpha1-antitrypsin deficiency allele carriers among lung cancer patients. Cancer Epidemiol Biomarkers Prev 1999; 8(5): 461–465.

[141] Cai L, Yu SZ, Zhang ZF. Glutathione S-transferases M1, T1 genotypes and the risk of gastric cancer: a case-control study. World J Gastroenterol 2001; 7(4): 506–509.

[142] Bell DA, Taylor JA, Paulson DF, Robertson CN, Mohler JL, Lucier GW. Genetic risk and carcinogen exposure: a common inherited defect of the carcinogen-metabolism gene glutathione S-transferase M1 (GSTM1) that increases susceptibility to bladder cancer. J Natl Cancer Inst 1993; 85(14): 1159–1164.

[143] Engel LS, Taioli E, Pfeiffer R et al. Pooled analysis and meta-analysis of glutathione S-transferase M1 and bladder cancer: a HuGE review. Am J Epidemiol 2002; 156(2): 95–109.

[144] Glowinski IB, Radtke HE, Weber WW. Genetic variation in N-acetylation of carcinogenic arylamines by human and rabbit liver. Mol Pharmacol 1978; 14(5): 940–949.

[145] Zhou W, Liu G, Thurston SW, Xu LL, Miller DP, Wain JC, Lynch TJ, Su L, Christiani DC. Genetic polymorphisms in N-acetyltransferase-2 and microsomal epoxide hydrolase, cumulative cigarette smoking, and lung cancer. Cancer Epidemiol Biomarkers Prev 2002; 11(1): 15–21.

[146] Hou SM, Falt S, Yang K, Nyberg F, Pershagen G, Hemminki K, Lambert B. Differential interactions between GSTM1 and NAT2 genotypes on aromatic DNA adduct level and HPRT mutant frequency in lung cancer patients and population controls. Cancer Epidemiol Biomarkers Prev 2001; 10(2): 133–140.

[147] Kadlubar FF, Butler MA, Kaderlik KR, Chou HC, Lang NP. Polymorphisms for aromatic amine metabolism in humans: relevance for human carcinogenesis. Environ Health Perspect 1992; 98: 69–74.

[148] Risch A, Wallace DM, Bathers S, Sim E. Slow N-acetylation genotype is a susceptibility factor in occupational and smoking related bladder cancer. Hum Mol Genet 1995; 4(2): 231–236.

[149] Brockmoller J, Cascorbi I, Kerb R, Roots I. Combined analysis of inherited polymorphisms in arylamine N-acetyltransferase 2, glutathione S-transferases M1 and T1, microsomal epoxide hydrolase, and cytochrome P450 enzymes as modulators of bladder cancer risk. Cancer Res 1996; 56(17): 3915–3925.

[150] Marcus PM, Hayes RB, Vineis P et al. Cigarette smoking, N-acetyltransferase 2 acetylation status, and bladder cancer risk: a case-series meta-analysis of a gene-environment interaction. Cancer Epidemiol Biomarkers Prev 2000; 9(5): 461–467.

[151] Vineis P, Marinelli D, Autrup H et al. Current smoking, occupation, N-acetyltransferase-2 and bladder cancer: a pooled analysis of genotype-based studies. Cancer Epidemiol Biomarkers Prev 2001; 10(12): 1249–1252.

[152] Vatsis KP, Weber WW. Structural heterogeneity of Caucasian N-acetyltransferase at the NAT1 gene locus. Arch Biochem Biophys 1993; 301(1): 71–76.

[153] Bell DA, Badawi AF, Lang NP, Ilett KF, Kadlubar FF, Hirvonen A. Polymorphism in the N-acetyltransferase 1 (NAT1) polyadenylation signal: association of NAT1*10 allele with higher N-acetylation activity in bladder and colon tissue. Cancer Res 1995; 55(22): 5226–5229.

[154] Cascorbi I, Roots I, Brockmoller J. Association of NAT1 and NAT2 polymorphisms to urinary bladder cancer: significantly reduced risk in subjects with NAT1*10. Cancer Res 2001; 61(13): 5051–5056.

[155] Stanley LA, Coroneos E, Cuff R, Hickman D, Ward A, Sim E. Immunochemical detection of arylamine N-acetyltransferase in normal and neoplastic bladder. J Histochem Cytochem 1996; 44(9): 1059–1067.

[156] Badawi AF, Hirvonen A, Bell DA, Lang NP, Kadlubar FF. Role of aromatic amine acetyltransferases, NAT1 and NAT2, in carcinogen-DNA adduct formation in the human urinary bladder. Cancer Res 1995; 55(22): 5230–5237.

[157] Cascorbi I, Brockmoller J, Mrozikiewicz PM, Bauer S, Loddenkemper R, Roots I. Homozygous rapid arylamine N-acetyltransferase (NAT2) genotype as a susceptibility factor for lung cancer. Cancer Res 1996; 56(17): 3961–3966.

[158] Bouchardy C, Mitrunen K, Wikman H, Husgafvel-Pursiainen K, Dayer P, Benhamou S, Hirvonen A. N-acetyltransferase NAT1 and NAT2 genotypes and lung cancer risk. Pharmacogenetics 1998; 8(4): 291–298.

[159] Wikman H, Thiel S, Jager B et al. Relevance of N-acetyltransferase 1 and 2 (NAT1, NAT2) genetic polymorphisms in non-small cell lung cancer susceptibility. Pharmacogenetics 2001; 11(2): 157–168.

[160] Godschalk RW, Dallinga JW, Wikman H, Risch A, Kleinjans JC, Bartsch H, van Schooten FJ. Modulation of DNA and protein adducts in smokers by genetic polymorphisms in GSTM1, GSTT1, NAT1 and NAT2. Pharmacogenetics 2001; 11(5): 389–398.

[161] Shriver SP, Bourdeau HA, Gubish CT, Tirpak DL, Davis AL, Luketich JD, Siegfried JM. Sex-specific expression of gastrin-releasing peptide receptor: relationship to smoking history and risk of lung cancer. J Natl Cancer Inst 2000; 92(1): 24–33.

[162] Linden M, Rasmussen JB, Piitulainen E, Tunek A, Larson M, Tegner H, Venge P, Laitinen LA, Brattsand R. Airway inflammation in smokers with nonobstructive and obstructive chronic bronchitis. Am Rev Respir Dis 1993; 148(5): 1226–1232.

[163] Fera T, Abboud RT, Richter A, Johal SS. Acute effect of smoking on elastaselike esterase activity and immunologic neutrophil elastase levels in bronchoalveolar lavage fluid. Am Rev Respir Dis 1986; 133(4): 568–573.

[164] Gadek JE, Fells GA, Crystal RG. Cigarette smoking induces functional antiprotease deficiency in the lower respiratory tract of humans. Science1979; 206(4424): 1315–1316.

[165] Di Stefano A, Maestrelli P, Roggeri A, Turato G, Calabro S, Potena A, Mapp CE, Ciaccia A, Covacev L, Fabbri LM. Upregulation of adhesion molecules in the bronchial mucosa of subjects with chronic obstructive bronchitis. Am J Respir Crit Care Med 1994; 149: 803–810.

[166] Xiao D, Wang C, Du MJ, Pang BS, Zhang HY, Xiao B, Liu JZ, Weng XZ, Su L, Christiani DC. Relationship between polymorphisms of genes encoding microsomal epoxide hydrolase and glutathione S-transferase P1 and chronic obstructive pulmonary disease. Chin Med J (Engl) 2004; 117(5): 661–667.

[167] Gairola CG, Wu H, Gupta RC, Diana JN. Mainstream and sidestream cigarette smoke-induced DNA adducts in C7Bl and DBA mice. Environ Health Perspect 1993; 99: 253–255.

[168] Cheng YW, Chen CY, Lin P, Huang KH, Lin TS, Wu MH, Lee H. DNA adduct level in lung tissue may act as a risk biomarker of lung cancer. Eur J Cancer 2000; 36(11): 1381–1388.

[169] Peluso M, Airoldi L, Magagnotti C, Fiorini L, Munnia A, Hautefeuille A, Malaveille C, Vineis P. White blood cell DNA adducts and fruit and vegetable consumption in bladder cancer. Carcinogenesis 2000; 21(2): 183–187.

[170] Benhamou S, Laplanche A, Guillonneau B, Mejean A, Desgrandchamps F, Schrameck C, Degieux V, Perin F. DNA adducts in normal bladder tissue and bladder cancer risk. Mutagenesis 2003; 18(5): 445–448.

[171] Tang D, Santella RM, Blackwood AM, Young TL, Mayer J, Jaretzki A, Grantham S, Tsai WY, Perera FP. A molecular epidemiological case-control study of lung cancer. Cancer Epidemiol Biomarkers Prev 1995; 4(4): 341–346.

[172] Tang D, Phillips DH, Stampfer M et al. Association between carcinogen-DNA adducts in white blood cells and lung cancer risk in the physicians health study. Cancer Res 2001; 61(18): 6708–6712.

[173] Li D, Wang M, Cheng L, Spitz MR, Hittelman WN, Wei Q. In vitro induction of benzo(a)pyrene diol epoxide-DNA adducts in peripheral lymphocytes as a susceptibility marker for human lung cancer. Cancer Res 1996; 56(16): 3638–3641.

[174] Carmella SG, Chen M, Villalta PW, Gurney JG, Hatsukami DK, Hecht SS. Ethylation and methylation of hemoglobin in smokers and non-smokers. Carcinogenesis 2002; 23(11): 1903–1910.

[175] Ziegel R, Shallop A, Jones R, Tretyakova N. K-ras gene sequence effects on the formation of 4-(methylnitrosamino)-1-(3-pyridyl)-1-butanone (NNK)-DNA adducts. Chem Res Toxicol 2003; 16(4): 541–550.

[176] Wistuba II, Gazdar AF, Minna JD. Molecular genetics of small cell lung carcinoma. Semin Oncol 2001; 28 (Suppl 4): 3–13.

[177] Mai H, May WS, Gao F, Jin Z, Deng X. A functional role for nicotine in Bcl2 phosphorylation and suppression of apoptosis. J Biol Chem 2003; 278(3): 1886–1891.

[178] West KA, Brognard J, Clark AS, Linnoila IR, Yang X, Swain SM, Harris C, Belinsky S, Dennis PA. Rapid Akt activation by nicotine and a tobacco carcinogen modulates the phenotype of normal human airway epithelial cells. J Clin Invest 2003; 111(1): 81–90.

[179] Mathur RS, Mathur SP, Young RC. Up-regulation of epidermal growth factor-receptors (EGF-R) by nicotine in cervical cancer cell lines: this effect may be mediated by EGF. Am J Reprod Immunol 2000; 44(2): 114–120.

[180] Bodner SM, Minna JD, Jensen SM, D'Amico D, Carbone D, Mitsudomi T, Fedorko J, Buchhagen DL, Nau MM, Gazdar AF. Expression of mutant p53 proteins in lung cancer correlates with the class of p53 gene mutation. Oncogene 1992; 7(4): 743–749.

[181] Takahashi T, Nau MM, Chiba I, Birrer MJ, Rosenberg RK, Vinocour M, Levitt M, Pass H, Gazdar AF, Minna JD. P53: a frequent target for genetic abnormalities in lung cancer. Science 1989; 246(4929): 491–494.

[182] Bennett WP, Hussain SP, Vahakangas KH, Khan MA, Shields PG, Harris CC. Molecular epidemiology of human cancer risk: gene-environment interactions and p53 mutation spectrum in human lung cancer. J Pathol 1999; 187(1): 8–18.

[183] Pfeifer GP, Hainaut P. On the origin of G→T transversions in lung cancer. Mutat Res 2003; 526(1–2): 39–43.

[184] Kondo K, Tsuzuki H, Sasa M, Sumitomo M, Uyama T, Monden Y. A dose-response relationship between the frequency of p53 mutations and tobacco consumption in lung cancer patients. J Surg Oncol 1996; 61(1): 20–26.

[185] Denissenko MF, Pao A, Tang M, Pfeifer GP. Preferential formation of benzo[a]pyrene adducts at lung cancer mutational hotspots in P53. Science 1996; 274: 430–432.

[186] Denissenko MF, Chen JX, Tang MS, Pfeifer GP. Cytosine methylation determines hot spots of DNA damage in the human P53 gene. Proc Natl Acad Sci USA 1997; 94(8): 3893–3898.

[187] Olivier M, Eeles R, Hollstein M, Khan MA, Harris CC, Hainaut P. The IARC TP53 database: new online mutation analysis and recommendations to users. Hum Mutat 2002; 19(6): 607–614.

[188] Hecht SS. Tobacco smoke carcinogens and breast cancer. Environ Mol Mutagen 2002; 39(2–3): 119–126.

[189] Toyooka S, Tsuda T, Gazdar AF. The TP53 gene, tobacco exposure, and lung cancer. Hum Mutat 2003; 21(3): 229–239.

[190] Soria JC, Moon C, Wang L et al. Effects of N-(4-hydroxyphenyl)retinamide on hTERT expression in the bronchial epithelium of cigarette smokers. J Natl Cancer Inst 2001; 93(16): 1257–1263.

[191] Hainaut P, Olivier M, Pfeifer GP. TP53 mutation spectrum in lung cancers and mutagenic signature of components of tobacco smoke: lessons from the IARC TP53 mutation database. Mutagenesis 2001; 16(6): 551–553.

[192] Harris CC. Structure and function of the p53 tumor suppressor gene: clues for rational cancer therapeutic strategies. J Natl Cancer Inst 1996; 88(20): 1442–1455.

[193] Vahakangas KH, Bennett WP, Castren K, Welsh JA, Khan MA, Blomeke B, Alavanja MC, Harris CC. p53 and K-ras mutations in lung cancers from former and never-smoking women. Cancer Res 2001; 61(11): 4350–4356.

[194] Hwang SJ, Cheng LS, Lozano G, Amos 95% CI, Gu X, Strong LC. Lung cancer risk in germline p53 mutation carriers: association between an inherited cancer predisposition, cigarette smoking, and cancer risk. Hum Genet 2003; 113(3): 238–243.

[195] Paschke T. Analysis of different versions of the IARC p53 database with respect to G→T transversion mutation frequencies and mutation hotspots in lung cancer of smokers and non-smokers. Mutagenesis 2000; 15(6): 457–458.

[196] Rodin SN, Rodin AS. On the origin of p53 G:C→T: a transversions in lung cancers. Mutat Res 2002; 508(1–2): 1–19.

[197] Bernardini S, Adessi GL, Chezy E, Billerey C, Carbillet JP, Bittard H. Influence of cigarette smoking on P53 gene mutations in bladder carcinomas. Anticancer Res 2001; 21(4B): 3001–3004.

[198] Terry MB, Neugut AI, Mansukhani M, Waye J, Harpaz N, Hibshoosh H. Tobacco, alcohol, and p53 overexpression in early colorectal neoplasia. BMC Cancer 2003; 3(1): 29.

[199] Freedman AN, Michalek AM, Marshall JR, Mettlin CJ, Petrelli NJ, Zhang ZF, Black JD, Satchidanand S, Asirwatham JE. The relationship between smoking exposure and p53 overexpression in colorectal cancer. Br J Cancer 1996; 73: 902–908.

[200] LaRue H, Allard P, Simoneau M, Normand C, Pfister C, Moore L, Meyer F, Tetu B, Fradet Y. P53 point mutations in initial superficial bladder cancer occur only in tumors from current or recent cigarette smokers. Carcinogenesis 2000; 21(1): 101–106.

[201] Zhou W, Liu G, Miller DP, Thurston SW, Xu LL, Wain JC, Lynch TJ, Su L, Christiani DC. Polymorphisms in the DNA repair genes XRCC1 and ERCC2, smoking, and lung cancer risk. Cancer Epidemiol Biomarkers Prev 2003; 12(4): 359–365.

[202] Ito H, Matsuo K, Hamajima N et al. Gene-environment interactions between the smoking habit and polymorphisms in the DNA repair genes, APE1 Asp148Glu and XRCC1 Arg399Gln, in Japanese lung cancer risk. Carcinogenesis 2004; 25(8): 1395–1401.

[203] Jull BA, Plummer HK III, Schuller HM. Nicotinic receptor-mediated activation by the tobacco-specific nitrosamine NNK of a Raf-1/MAP kinase pathway, resulting in phosphorylation of c-myc in human small cell lung carcinoma cells and pulmonary neuroendocrine cells. J Cancer Res Clin Oncol 2001; 127(12): 707–717.

[204] Kumimoto H, Hamajima N, Nishimoto Y, Matsuo K, Shinoda M, Hatooka S, Ishizaki K. L-myc genotype is associated with different susceptibility to lung cancer in smokers. Jpn J Cancer Res 2002; 93(1): 1–5.

[205] Wang Q, Fan J, Wang H, Liu S. DNA damage and activation of c-ras in human embryo lung cells exposed to chrysotile and cigarette smoking solution. J Environ Pathol Toxicol Oncol 2000; 19(1–2): 13–19.

[206] Bitton A, Neuman MD, Barnoya J, Glantz SA. The p53 tumour suppressor gene and the tobacco industry: research, debate, and conflict of interest. Lancet 2005; 365(9458): 531–540.

[207] Fletcher C, Peto R. The natural history of chronic airflow obstruction. Br Med J 1977; 1: 1645–1648.

[208] Beck GJ, Doyle CA, Schachter EN. Smoking and lung function. Am Rev Respir Dis 1981; 123: 149–155.

[209] Celedon JC, Lange C, Raby BA et al. The transforming growth factor-beta1 (TGFB1) gene is associated with chronic obstructive pulmonary disease (COPD). Hum Mol Genet 2004; 13(15): 1649–1656.

[210] Laurell CB, Eriksson S. [Hypo-alpha-1-Antitrypsinemia.] Hypo-alpha-1-Antitrypsinämie. Verh Dtsch Ges Inn Med 1964; 70: 537–539.

[211] Kueppers F, Briscoe WA, Bearn AG. Hereditary deficiency of serum alpha-1-antitrypsin. Science 1964; 146: 1678–1679.

[212] Eriksson S. Pulmonary emphysema and alpha1-antitrypsin deficiency. Acta Med Scand 1964; 175: 197–205.

[213] Brantly ML, Paul LD, Miller BH, Falk RT, Wu M, Crystal RG. Clinical features and history of the destructive lung disease associated with alpha-1-antitrypsin deficiency of adults with pulmonary symptoms. Am Rev Respir Dis 1988; 138: 327–336.

[214] Janus ED, Phillips NT, Carrell RW. Smoking, lung function, and alpha1-antitrypsin deficiency. Lancet 1985; 1: 152–154.

[215] Novoradovsky A, Brantly ML, Waclawiw MA et al. Endothelial nitric oxide synthase as a potential susceptibility gene in the pathogenesis of emphysema in alpha1-antitrypsin deficiency. Am J Respir Cell Mol Biol 1999; 20: 441–447.

[216] Zenzes MT, Wang P, Casper RF. Cigarette smoking may affect meiotic maturation of human oocytes. Hum Reprod 1995; 10: 3213–3217.

[217] Hughes EG, Brennan BG. Does cigarette smoking impair natural or assisted fecundity? Fertil Steril 1996; 66: 679–689.

[218] Bolumar F, Olsen J, Boldsen J. Smoking reduces fecundity: a European multicenter study on infertility and subfecundity. The European Study Group on Infertility and Subfecundity. Am J Epidemiol 1996; 143: 578–587.

[219] Midgette AS, Baron JA. Cigarette smoking and the risk of natural menopause. Epidemiology 1990; 1: 474–480.

[220] Augood C, Duckitt K, Templeton AA. Smoking and female infertility: a systematic review and meta-analysis. Hum Reprod 1998; 13: 1532–1539.

[221] Zenzes MT. Smoking and reproduction: gene damage to human gametes and embryos. Hum Reprod Update 2000; 6(2): 122–131.

[222] Zenzes MT, Reed TE, Casper RF. Effects of cigarette smoking and age on the maturation of human oocytes. Hum Reprod 1997; 12: 1736–1741.

[223] Racowsky C, Kaufman ML. Nuclear degeneration and meiotic aberrations observed in human oocytes matured in vitro: analysis by light microscopy. Fertil Steril 1992; 58: 750–755.

[224] Zenzes MT, Puy LA, Bielecki R, Reed TE. Detection of benzo[a]pyrene diol epoxide-DNA adducts in embryos from smoking couples: evidence for transmission by spermatozoa. Mol Hum Reprod 1999; 5: 125–131.

[225] Chia SE, Xu B, Ong CN, Tsakok FM, Lee ST. Effect of cadmium and cigarette smoking on human semen quality. Int J Fertil Menopausal Stud 1994; 39: 292–298.

[226] Saaranen M, Kantola M, Saarikoski S, Vanha-Pettula T. Human seminal plasma cadmium: comparison with fertility and smoking habits. Andrologia 1989; 21: 140–145.

[227] Vine MF, Tse CK, Hu P, Truong KY. Cigarette smoking and semen quality. Fertil Steril 1996; 65: 835–842.

[228] Rubes J, Lowe X, Moore D, Perreault S, Slott V, Evenson D, Selevan SG, Wyrobek AJ. Smoking cigarettes is associated with increased sperm disomy in teenage men. Fertil Steril 1998; 70: 715–723.

[229] Lopes S, Sun JG, Jurisicova A, Meriano J, Casper RF. Sperm deoxyribonucleic acid fragmentation is increased in poor-quality semen samples and correlates with failed fertilization in intracytoplasmic sperm injection. Fertil Steril 1998; 69: 528–532.

[230] Oldereid NB, Thomassen Y, Attramadal A, Olaisen B, Purvis K. Concentrations of lead, cadmium and zinc in the tissues of reproductive organs of men. J Reprod Fertil 1993; 99: 421–425.

[231] Varga B, Zsolnai B, Paksy K, Naray M, Ungvary G. Age dependent accumulation of cadmium in the human ovary. Reprod Toxicol 1993; 7: 225–228.

[232] Zenzes MT, Krishnan S, Krishnan B, Zhang H, Casper RF. Cadmium accumulation in follicular fluid of women in vitro fertilization-embryo transfer is higher in smokers. Fertil Steril 1995; 64: 599–603.

[233] Telisman S, Jurasovic J, Pizent A, Cvitkovic P. Cadmium in the blood and seminal fluid of nonoccupationally exposed adult male subjects with regard to smoking habits. Int Arch Occup Environ Health 1997; 70: 243–248.

[234] Shamsudin AKM, Chan R. Immunocytochemical localization of benzo(a)pyrene-DNA adducts in human tissues. Hum Pathol 1988; 19: 309–315.

[235] Zenzes MT, Puy LA, Bielecki R. Immunodetection of cotinine protein in granulosa-lutein cells of women exposed to cigarette smoke. Fertil Steril 1997; 68: 76–82.

[236] Mooney LA, Santella RM, Covey L, Jeffrey AM, Bigbee W, Randall MC, Cooper TB, Ottman R, Tsai WY, Wazneh L. Decline of DNA damage and other biomarkers in peripheral blood following smoking cessation. Cancer Epidemiol Biomarkers Prev 1995; 4: 627–634.

[237] Sbrana I, Puliti A, Seidel A, Glatt H, Turchi G. Induction of chromosomal aberrations and spindle disturbances in Chinese hamster epithelial liver cells in culture by pyrene and benzo[a]pyrene quinones. Mutagenesis 1995; 10: 505–512.

[238] Matsuoka A, Ozaki M, Takeshita K, Sakamoto H, Glatt HR, Hayashi M, Sofuni T. Aneuploidy induction by benzo[a]pyrene and polyploidy induction by 7,12-dimethylbenz[a]ant hracene in Chinese hamster cell lines V79-MZ and V79. Mutagenesis 1997; 12: 365–372.

[239] MacMahon B, Trichopoulos D, Cole P, Brown J. Cigarette smoking and urinary estrogens. N Engl J Med 1982; 307: 1062–1065.

[240] Jick H, Porter J. Relation between smoking and age of natural menopause. Report from the Boston Collaborative Drug Surveillance Program, Boston University Medical Center. Lancet 1977; 1: 1354–1355.

[241] Little J, Vainio H. Mutagenic lifestyles? A review of evidence of associations between germ-cell mutations in humans and smoking, alcohol consumption and use of 'recreational' drugs. Mutat Res 1994; 313: 131–151.

[242] Fraga CG, Motchnik PA, Wyrobek AJ, Rempel DM, Ames BN. Smoking and low antioxidant levels increase oxidative damage to sperm DNA. Mutat Res 1996; 351: 199–203.

[243] Wong WY, Thomas CM, Merkus HM, Zielhuis GA, Doesburg WH, Steegers-Theunissen RP. Cigarette smoking and the risk of male factor subfertility: minor association between cotinine in seminal plasma and semen morphology. Fertil Steril 2000; 74(5): 930–935.

[244] Shen HM, Chia SE, Ni ZY, New AL, Lee BL, Ong CN. Detection of oxidative DNA damage in human sperm and the association with cigarette smoking. Reprod Toxicol 1997; 11: 675–680.

[245] Tarin JJ, Vendrell FJ, Ten J, Blanes R, van Blerkom J, Cano A. The oxidizing agent tertiary butyl hydroperoxide induces disturbances in spindle organization, c-meiosis, and aneuploidy in mouse oocytes. Mol Hum Reprod 1996; 2: 895–901.

[246] Tarin JJ. Potential effects of age-associated oxidative stress on mammalian oocytes/embryos. Mol Hum Reprod 1996; 2: 717–724.

[247] Ji BT, Shu XO, Linet MS, Zheng W, Wacholder S, Gao YT, Ying DM, Jin F. Paternal cigarette smoking and the risk of childhood cancer among offspring of nonsmoking mothers. J Natl Cancer Inst 1997; 89: 238–244.

[248] Ban S, Cologne JB, Neriishi K. Effect of radiation and cigarette smoking on expression of FUdR-inducible common fragile sites in human peripheral lymphocytes. Mutat Res 1995; 334: 197–203.

[249] Pluth JM, Ramsey MJ, Tucker JD. Role of maternal exposures and newborn genotypes on newborn chromosome aberration frequencies. Mutat Res 2000; 465: 101–111.

[250] Rowland RE, Harding KM. Increased sister chromatid exchange in the peripheral blood lymphocytes of young women who smoke cigarettes. Hereditas 1999; 131: 143–146.

[251] Shulman LP, Elias S, Tharapel AT, Li LR, Phillips OP, Simpson JL. Sister chromatid exchange frequency in directly prepared cytotrophoblasts: demonstration of in vivo deoxyribonucleic acid damage in pregnant women who smoke cigarettes. Am J Obstet Gynecol 1991; 165: 1877–1880.

[252] Chica RA de la, Ribas I, Giraldo J, Egozcue J, Fuster C. Chromosomal instability in amniocytes from fetuses of mothers who smoke. JAMA 2005; 293: 1212–1222.

[253] Dye JA, Adler KB. Effects of cigarette smoke on epithelial cells of the respiratory tract. Thorax 1994; 49(8): 825–834.

[254] BAl Steering Committee. Bronchoalveolar lavage constituents in heathy individuels, idiopathic pulmonary fibrosis, and selected comparison groups. The BAl Cooperative Group Steering Committee. Am Rev Respir Dis 1990; 141: 169–202.

[255] Hersey P, Prendergast D, Edwards A. Effects of cigarette smoking on the immune system. Follow-up studies in normal subjects after cessation of smoking. Med J Aust 1983; 2(9): 425–429.

[256] Onari K, Seyama A, Inamizu T et al. Immunological study on cigarette smokers. Part I. Serum protein pattern in smokers. Hiroshima J Med Sci1 1978; 27(2): 113–118.

[257] Warr GA, Martin RR, Sharp PM, Rossen RD. Normal human bronchial immunoglobulins and proteins: effects of cigarette smoking. Am Rev Respir Dis 1977; 116(1): 25–30.

[258] Laughter AH, Martin RR, Twomey JJ. Lymphoproliferative responses to antigens mediated by human pulmonary alveolar macrophages. J Lab Clin Med 1977; 89(6): 1326–1332.

[259] Iribarren C, Tekawa IS, Sidney S, Friedman GD. Effect of cigar smoking on the risk of cardiovascular disease, chronic obstructive pulmonary disease, and cancer in men. N Engl J Med 1999; 340(23): 1773–1780.

[260] Brown GP, Iwamoto GK, Monick MM, Hunninghake GW. Cigarette smoking decreases interleukin 1 release by human alveolar macrophages. Am J Physiol 1989; 256: C260–C264.

[261] Soliman DM, Twigg HL III. Cigarette smoking decreases bioactive interleukin-6 secretion by alveolar macrophages. Am J Physiol 1992; 263: L471–L478.

[262] Kline JN, Schwartz DA, Monick MM, Floerchinger CS, Hunninghake GW. Relative release of interleukin-1 beta and interleukin-1 receptor antagonist by alveolar macrophages. A study in asbestos-induced lung disease, sarcoidosis, and idiopathic pulmonary fibrosis. Chest 1993; 104(1): 47–53.

[263] Daniele RP, Dauber JH, Altose MD, Rowlands DT, Gorenberg DJ. Lymphocyte studies in asymptomatic cigarette smokers. A comparison between lung and peripheral blood. Am Rev Respir Dis 1977; 116(6): 997–1005.

[264] Tollerud DJ, Clark JW, Brown LM, Neuland CY, Mann DL, Pankiw-Trost LK, Blattner WA, Hoover RN. The effects of cigarette smoking on T cell subsets. A population-based survey of healthy caucasians. Am Rev Respir Dis 1989; 139(6): 1446–1451.

[265] Meliska CJ, Stunkard ME, Gilbert DG, Jensen RA, Martinko JM. Immune function in cigarette smokers who quit smoking for 31 days. J Allergy Clin Immunol 1995; 95(4): 901–910.

[266] Burrows B, Hasan FM, Barbee RA, Halonen M, Lebowitz MD. Epidemiologic observations on eosinophilia and its relation to respiratory disorders. Am Rev Respir Dis 1980; 122(5): 709–719.

[267] Sopori M. Effects of cigarette smoke on the immune system. Nat Rev Immunol 2002; 2(5): 372–377.

[268] Holt PG, Keast D. Environmentally induced changes in immunological function: acute and chronic effects of inhalation of tobacco smoke and other atmospheric contaminants in man and experimental animals. Bacteriol Rev 1977; 41: 205–216.

[269] McSharry C, Banham SW, Lynch PP, Boyd G. Antibody measurement in extrinsic allergic alveolitis. Eur J Respir Dis 1984; 65: 259–265.

[270] Andersen P, Schonheyder H. Antibodies to hen and duck antigens in poultry workers. Clin Allergy 1984; 14: 421–428.

[271] Andersen P, Pedersen OF, Bach B, Bonde GJ. Serum antibodies and immunoglobulins in smokers and nonsmokers. Clin Exp Immunol 1982; 47: 467–473.

[272] Sherrill DL, Halonen M, Burrows B. Relationships between total serum IgE, atopy, and smoking: a twenty-year follow-up analysis. J Allergy Clin Immunol 1994; 94: 954–962.

[273] Sherrill DL, Lebowitz MD, Halonen M, Barbee RA, Burrows B. Longitudinal evaluation of the association between pulmonary function and total serum IgE. Am J Respir Crit Care Med 1995; 152(1): 98–102.

[274] Chang JC, Distler SG, Kaplan AM. Tobacco smoke suppresses T cells but not antigen-presenting cells in the lung-associated lymph nodes. Toxicol Appl Pharmacol 1990; 102: 514–523.

[275] Savage SM, Donaldson LA, Cherian S, Chilukuri R, White VA, Sopori ML. Effects of cigarette smoke on the immune response. II. Chronic exposure to cigarette smoke inhibits surface immunoglobulin-mediated responses in B cells. Toxicol Appl Pharmacol 1991; 111: 523–529.

[276] Hughes DA, Haslam PL, Townsend PJ, Turner-Warwick M. Numerical and functional alterations in circulatory lymphocytes in cigarette smokers. Clin Exp Immunol 1985; 61: 459–466.

[277] Robbins CS, Dawe DE, Goncharova SI, Pouladi MA, Drannik AG, Swirski FK, Cox G, Stampfli MR. Cigarette smoke decreases pulmonary dendritic cells and impacts antiviral immune responsiveness. Am J Respir Cell Mol Biol 2004;30 (2): 202–211.

[278] Corre F, Lellouch J, Schwartz D. Smoking and leucocyte-counts. Results of an epidemiological survey. Lancet 1971; 2: 632–634.

[279] Friedman GD, Siegelaub AB, Seltzer CC, Feldman R, Collen MF. Smoking habits and the leukocyte count. Arch Environ Health 1973; 26(3): 137–143.

[280] Mili F, Flanders WD, Boring JR, Annest JL, Destefano F. The associations of race, cigarette smoking, and smoking cessation to measures of the immune system in middle-aged men. Clin Immunol Immunopathol 1991; 59(2): 187–200.

[281] Yeung MC, Buncio AD. Leukocyte count, smoking, and lung function. Am J Med 1984; 76(1): 31–37.

[282] Eeden SF van, Hogg JC. The response of human bone marrow to chronic cigarette smoking. Eur Respir J 2000; 15(5): 915–921.

[283] Vanuxem D, Sampol J, Weiller PJ, M'Barki M, Grimaud C. [Influence of chronic smoking on leukocytes]. Respiration 1984; 46(3): 258–264.

[284] Costabel U, Bross KJ, Reuter C, Ruhle KH, Matthys H. Alterations in immunoregulatory T-cell subsets in cigarette smokers. A phenotypic analysis of bronchoalveolar and blood lymphocytes. Chest 1986; 90(1): 39–44.

[285] Miller LG, Goldstein G, Murphy M, Ginns LC. Reversible alterations in immunoregulatory T cells in smoking. Analysis by monoclonal antibodies and flow cytometry. Chest 1982; 82(5): 526–529.

[286] Reinherz EL, Rubinstein A, Geha RS, Strelkauskas AJ, Rosen FS, Schlossman SF. Abnormalities of immunoregulatory T cells in disorders of immune function. N Engl J Med 1979; 301(19): 1018–1022.

[287] Corberand J, Nguyen F, Do AH, Dutau G, Laharrague P, Fontanilles AM, Gleizes B. Effect of tobacco smoking on the functions of polymorphonuclear leukocytes. Infect Immun 1979; 23(3): 577–581.

[288] Noble RC, Penny BB. Comparison of leukocyte count and function in smoking and nonsmoking young men. Infect Immun 1975; 12(3): 550–555.

[289] Bridges RB, Kraal JH, Huang LJ, Chancellor BM. Effects of tobacco smoke on chemotaxis and glucose metabolism of polymorphonuclear leukocytes. Infect Immun 1977; 15(1): 115–123.

[290] Holt PG. Immune and inflammatory function in cigarette smokers. Thorax 1987; 42(4): 241–249.

[291] Twigg HL III, Soliman DM, Spain BA. Impaired alveolar macrophage accessory cell function and reduced incidence of lymphocytic alveolitis in HIV-infected patients who smoke. AIDS 1994; 8(5): 611–618.

[292] Hagiwara E, Takahashi KI, Okubo T, Ohno S, Ueda A, Aoki A, Odagiri S, Ishigatsubo Y. Cigarette smoking depletes cells spontaneously secreting Th(1) cytokines in the human airway. Cytokine 2001; 14(2): 121–126.

[293] Luster MI, Simeonova PP, Gallucci R, Matheson J. Tumor necrosis factor alpha and toxicology. Crit Rev Toxicol 1999; 29(5): 491–511.

[294] Smith KA. Interleukin-2: inception, impact, and implications. Science 1988; 40(4856): 1169–1176.

[295] Wewers MD, Diaz PT, Wewers ME, Lowe MP, Nagaraja HN, Clanton TL. Cigarette smoking in HIV infection induces a suppressive inflammatory environment in the lung. Am J Respir Crit Care Med 1998; 158: 1543–1549.

[296] Ferson M, Edwards A, Lind A, Milton GW, Hersey P. Low natural killer-cell activity and immunoglobulin levels associated with smoking in human subjects. Int J Cancer 1979; 23(5): 603–609.

[297] Nair MP, Kronfol ZA, Schwartz SA. Effects of alcohol and nicotine on cytotoxic functions of human lymphocytes. Clin Immunol Immunopathol 1990; 54(3): 395–409.

[298] Ginns LC, Goldenheim PD, Miller LG, Burton RC, Gillick L, Colvin RB, Goldstein G, Kung PC, Hurwitz C, Kazemi H. T-lymphocyte subsets in smoking and lung cancer: Analysis of monoclonal antibodies and flow cytometry. Am Rev Respir Dis 1982; 126(2): 265–269.

[299] Herberman RB, Holden HT. Natural cell-mediated immunity. Adv Cancer Res 1978; 27: 305–377.

[300] Herberman RB, Ortaldo JR, Djeu JY, Holden HT, Jett J, Lang NP, Rubinstein M, Pestka S. Role of interferon in regulation of cytotoxicity by natural killer cells and macrophages. Ann NY Acad Sci 1980; 350: 63–71.

[301] Geng Y, Savage SM, Johnson LJ, Seagrave J, Sopori ML. Effects of nicotine on the immune response. I. Chronic exposure to nicotine impairs antigen receptor-mediated signal transduction in lymphocytes. Toxicol Appl Pharmacol 1995; 135(2): 268–278.

[302] Geng Y, Savage SM, Johnson LJ, Seagrave J, Sopori ML. Effects of nicotine on the immune response. I. Chronic exposure to nicotine impairs antigen receptor-mediated signal transduction in lymphocytes. Toxicol Appl Pharmacol 1995; 135(2): 268–278.

[303] Kalra R, Singh SP, Savage SM, Finch GL, Sopori ML. Effects of cigarette smoke on immune response: chronic exposure to cigarette smoke impairs antigen-mediated signaling in T cells and depletes IP3-sensitive Ca(2+) stores. J Pharmacol Exp Ther 2000; 293(1): 166–171.

[304] Finklea JF, Hasselblad V, Riggan WB, Nelson WC, Hammer DI, Newill VA. Cigarette smoking and hemagglutination inhibition response to influenza after natural disease and immunization. Am Rev Respir Dis 1971; 104(3): 368–376.

[305] Gruchow HW, Hoffmann RG, Marx JJ Jr, Emanuel DA, Rimm AA. Precipitating antibodies to farmer's lung antigens in a Wisconsin farming population. Am Rev Respir Dis 1981; 124(4): 411–415.

[306] Royce RA, Winkelstein W Jr. HIV infection, cigarette smoking and CD4+ T-lymphocyte counts: preliminary results from the San Francisco Men's Health Study. AIDS 1990; 4: 327–333.

[307] Clarke JR, Taylor IK, Fleming J, Williamson JD, Mitchell DM. Relation of HIV-I in bronchoalveolar lavage cells to abnormalities of lung function and to the presence of Pneumocystis pneumonia in HIV-I seropositive patients. Thorax 1993; 48: 1222–1226.

[308] Nieman RB, Fleming J, Coker RJ, Harris JR, Mitchell DM. The effect of cigarette smoking on the development of AIDS in HIV-1-seropositive individuals. AIDS 1993; 7: 705–710.

[309] Conley LJ, Bush TJ, Buchbinder SP, Penley KA, Judson FN, Holmberg SD. The association between cigarette smoking and selected HIV-related medical conditions. AIDS 1996; 10: 1121–1126.

[310] Yamaguchi E, Okazaki N, Itoh A, Abe S, Kawakami Y, Okuyama H. Interleukin 1 production by alveolar macrophages is decreased in smokers. Am Rev Respir Dis 1989; 140: 397–402.

[311] McCrea KA, Ensor JE, Nall K, Bleecker ER, Hasday JD. Altered cytokine regulation in the lungs of cigarette smokers. Am J Respir Crit Care Med 1994; 150: 696–703.

[312] Cheung SC, Nerland DE, Sonnenfeld G. Inhibition of interferon gamma production by benzene and benzene metabolites. J Natl Cancer Inst 1988; 80: 1069–1072.

[313] Carbonnelle P, Lison D, Leroy JY, Lauwerys R. Effect of the benzene metabolite, hydroquinone, on interleukin-1 secretion by human monocytes in vitro. Toxicol Appl Pharmacol 1995; 132: 220–226.

[314] Kalf GF, Renz JF, Niculescu R. p-Benzoquinone, a reactive metabolite of benzene, prevents the processing of pre-interleukins-1 alpha and -1 beta to active cytokines by inhibition of the processing enzymes, calpain, and interleukin-1 beta converting enzyme. Environ Health Perspect 1996; 104 (Suppl 6): 1251–1256.

[315] Pyatt DW, Stillman WS, Irons RD. Hydroquinone, a reactive metabolite of benzene, inhibits NF-kappa B in primary human CD4+ T lymphocytes. Toxicol Appl Pharmacol 1998; 149: 178–184.

[316] Ouyang Y, Virasch N, Hao P, Aubrey MT, Mukerjee N, Bierer BE, Freed BM. Suppression of human IL-1beta, IL-2, IFN-gamma, and TNF-alpha production by cigarette smoke extracts. J Allergy Clin Immunol 2000; 106: 280–287.

[317] Martin F, Santolaria F, Batista N, Milena A, Gonzalez-Reimers E, Brito MJ, Oramas J. Cytokine levels (IL-6 and IFN-gamma), acute phase response and nutritional status as prognostic factors in lung cancer. Cytokine 1999; 11: 80–86.

[318] Ryder MI, Saghizadeh M, Ding Y, Nguyen N, Soskolne A. Effects of tobacco smoke on the secretion of interleukin-1beta, tumor necrosis factor-alpha, and transforming growth factor-beta from peripheral blood mononuclear cells. Oral Microbiol Immunol 2002; 17(6): 331–336.

[319] Freedman DS, Flanders WD, Barboriak JJ, Malarcher AM, Gates L. Cigarette smoking and leukocyte subpopulations in men. Ann Epidemiol 1996; 6: 299–306.

[320] Schwartz J, Weiss ST. Peripheral blood leukocyte count and respiratory symptoms. Ann Epidemiol 1993; 3: 57–63.

[321] Taub DD, Anver M, Oppenheim JJ, Longo DL, Murphy WJ. T lymphocyte recruitment by interleukin-8 (IL-8). IL-8-induced degranulation of neutrophils releases potent chemoattractants for human T lymphocytes both in vitro and in vivo. J Clin Invest 1996; 97: 1931–1941.

[322] Terashima T, English D, Hogg JC, van Eeden SF. Release of polymorphonuclear leukocytes from the bone marrow by interleukin-8. Blood 1998; 92: 1062–1069.

[323] Cassatella MA. Neutrophil-derived proteins: selling cytokines by the pound. Adv Immunol 1999; 73: 369–509.

[324] Iho S, Tanaka Y, Takauji R, Kobayashi C, Muramatsu I, Iwasaki H, Nakamura K, Sasaki Y, Nakao K, Takahashi T. Nicotine induces human neutrophils to produce IL-8 through the generation of peroxynitrite and subsequent activation of NF-kappaB. J Leukoc Biol 2003; 74(5): 942–951.

[325] Mio T, Romberger DJ, Thompson AB, Robbins RA, Heires A, Rennard SI. Cigarette smoke induces interleukin-8 release from human bronchial epithelial cells. Am J Respir Crit Care Med 1997; 155: 1770–1776.

[326] Blobe GC, Schiemann WP, Lodish HF. Role of transforming growth factor beta in human disease. N Engl J Med 2000; 342(18): 1350–1358.

[327] Munger JS, Huang X, Kawakatsu H et al. The integrin alpha v beta 6 binds and activates latent TGF beta 1: a mechanism for regulating pulmonary inflammation and fibrosis. Cell 1999; 96: 319–328.

[328] Morris DG, Huang X, Kaminski N, Wang Y, Shapiro SD, Dolganov G, Glick A, Sheppard D. Loss of integrin alpha(v)beta6-mediated TGF-beta activation causes Mmp12-dependent emphysema. Nature 2003; 422(6928): 169–173.

[329] Sterner-Kock A, Thorey IS, Koli K et al. Disruption of the gene encoding the latent transforming growth factor-beta binding protein 4 (LTBP-4) causes abnormal lung development, cardiomyopathy, and colorectal cancer. Genes Dev 2002; 16 (17): 2264–2273.

[330] Silverman ES, Palmer LJ, Subramaniam V et al. Transforming growth factor-beta1 promoter polymorphism C-509T is associated with asthma. Am J Respir Crit Care Med 2004; 169: 214–219.

[331] Wang H, Liu X, Umino T, Skold CM, Zhu Y, Kohyama T, Spurzem JR, Romberger DJ, Rennard SI. Cigarette smoke inhibits human bronchial epithelial cell repair processes. Am J Respir Cell Mol Biol 2001; 25(6): 772–779.

[332] Marwick JA, Kirkham P, Gilmour PS, Donaldson K, MacNEE W, Rahman I. Cigarette smoke-induced oxidative stress and TGF-beta1 increase p21waf1/cip1 expression in alveolar epithelial cells. Ann NY Acad Sci 2002; 973: 278–283.

[333] Nakamura Y, Romberger DJ, Tate L, Ertl RF, Kawamoto M, Adachi Y, Mio T, Sisson JH, Spurzem JR, Rennard SI. Cigarette smoke inhibits lung fibroblast proliferation and chemotaxis. Am J Respir Crit Care Med 1995; 151: 1497–1503.

[334] Sakao S, Tatsumi K, Igari H, Shino Y, Shirasawa H, Kuriyama T. Association of tumor necrosis factor alpha gene promoter polymorphism with the presence of chronic obstructive pulmonary disease. Am J Respir Crit Care Med 2001; 163: 420–422.

[335] Moffatt MF, Cookson WO. Tumour necrosis factor haplotypes and asthma. Hum Mol Genet 1997; 6: 551–554.

[336] Joos L, McIntyre L, Ruan J, Connett JE, Anthonisen NR, Weir TD, Pare PD, Sandford AJ. Association of IL-1beta and IL-1 receptor antagonist haplotypes with rate of decline in lung function in smokers. Thorax 2001; 56(11): 863–866.

[337] Onoda N, Nehmi A, Weiner D, Mujumdar S, Christen R, Los G. Nicotine affects the signaling of the death pathway, reducing the response of head and neck cancer cell lines to DNA damaging agents. Head Neck 2001; 23(10): 860–870.

[338] DeMarini DM. Genotoxicity of tobacco smoke and tobacco smoke condensate: a review. Mutat Res 2004; 567(2–3): 447–474.

[339] Affatato AA, Wolfe KJ, Lopez MS, Hallberg C, Ammenheuser MM, Abdel-Rahman SZ. Effect of XPD/ERCC2 polymorphisms on chromosome aberration frequencies in smokers and on sensitivity to the mutagenic tobacco-specific nitrosamine NNK. Environ Mol Mutagen 2004; 44(1): 65–73.

[340] Carmella SG, Kagan SS, Kagan M, Foiles PG, Palladino G, Quart AM, Quart E, Hecht SS. Mass spectrometric analysis of tobacco-specific nitrosamine hemoglobin adducts in snuff dippers, smokers, and nonsmokers. Cancer Res 1990; 50(17): 5438–5445.

[341] Branner B, Kutzer C, Zwickenpflug W, Scherer G, Heller W, Richter E. Haemoglobin adducts from aromatic amines and tobacco-specific nitrosamines in pregnant smoking and non-smoking women. Biomarkers 1998; 3: 35–47.

[342] Skipper PL, Tannenbaum SR. Protein adducts in the molecular dosimetry of chemical carcinogens. Carcinogenesis 1990; 11: 507–518.

[343] Scherer G, Frank S, Riedel K, Meger-Kossien I, Renner T. Biomonitoring of exposure to polycyclic aromatic hydrocarbons of nonoccupationally exposed persons. Cancer Epidemiol Biomarkers Prev 2000; 9(4): 373–380.

[344] Bergmark E. Hemoglobin adducts of acrylamide and acrylonitrile in laboratory workers, smokers and nonsmokers. Chem Res Toxicol 1997; 10(1): 78–84.

[345] Fennell TR, MacNeela JP, Morris RW, Watson M, Thompson CL, Bell DA. Hemoglobin adducts from acrylonitrile and ethylene oxide in cigarette smokers: effects of glutathione S-transferase T1-null and M1-null genotypes. Cancer Epidemiol Biomarkers Prev 2000; 9(7): 705–712.

[346] Hecht SS. Tobacco smoke carcinogens and lung cancer. J Natl Cancer Inst 1999; 91(14): 1194–1210.

[347] Omenn GS, Goodman GE, Thornquist MDet al. Effects of a combination of beta carotene and vitamin A on lung cancer and cardiovascular disease. N Engl J Med 1996; 334(18): 1150–1155.

[348] Kawajiir K, Nakachi K, Intai K, Yoshii A, Shinoda N, Watanabe J. Identification of genetically high rist individuals to lung cancer by DNA polymorphisms of the cytochrome P-7501A1 gene. FEBS Lett 1990; 263: 131–133.

[349] Nakachi K, Imai K, Hayashi S, Kawajiri K. Polymorphisms of the CYP1A1 and glutathione S-transferase genes associated with susceptibility to lung cancer in relation to cigarette dose in a Japanese population. Cancer Res 1993; 53: 2994–2999.

[350] Okada T, Kawashima K, Fukushi S, Minakuchi T, Nishimura S. Association between a cytochrome P450 CYPIA1 genotype and incidence of lung cancer. Pharmacogenetics 1994; 4: 333–340.

[351] Nakachi K, Imai K, Hayashi S, Watanabe J, Kawajiri K. Genetic susceptibility to squamous cell carcinoma of the lung in relation to cigarette smoking dose. Cancer Res 1991; 51: 5177–5180.

[352] Garcia-Closas M, Kelsey KT, Wiencke JK, Xu X, Wain JC, Christiani DC. A case-control study of cytochrome P450 1A1, glutathione S-transferase M1, cigarette smoking and lung cancer susceptibility (Massachusetts, United States). Cancer Causes Control 1997; 8: 544–553.

[353] Sugimura H, Wakai K, Genka K et al. Association of Ile462Val (Exon 7) polymorphism of cytochrome P450 IA1 with lung cancer in the Asian population: further evidence from a case-control study in Okinawa. Cancer Epidemiol Biomarkers Prev 1998; 7: 413–417.

[354] Kiyohara C, Nakanishi Y, Inutsuka S, Takayama K, Hara N, Motohiro A, Tanaka K, Kono S, Hirohata T. The relationship between CYP1A1 aryl hydrocarbon hydroxylase activity and lung cancer in a Japanese population. Pharmacogenetics 1998; 8: 315–323.

[355] Hong YS, Chang JH, Kwon OJ, Ham YA, Choi JH. Polymorphism of the CYP1A1 and glutathione-S-transferase gene in Korean lung cancer patients. Exp Mol Med 1998; 30: 192–198.

[356] Hirvonen A, Husgafvel-Pursiainen K, Anttila S, Karjalainen A, Pelkonen O, Vainio H. PCR-based CYP2D6 genotyping for Finnish lung cancer patients. Pharmacogenetics 1993; 3:19–27.

[357] Uematsu F, Ikawa S, Kikuchi H, Sagami I, Kanamaru R, Abe T, Satoh K, Motomiya M, Watanabe M. Restriction fragment length polymorphism of the human CYP2E1 (cytochrome P450IIE1) gene and susceptibility to lung cancer: possible relevance to low smoking exposure. Pharmacogenetics 1994; 4: 58–63.

6 Rauchen und Lungenerkrankungen

Nahezu die Hälfte aller Raucherschäden spielt sich am Respirationstrakt ab und ein großer Teil endet mit Lungenkarzinomen und chronisch-obstruktive Lungenerkrankungen (COPD) tödlich[1]. In den USA sind Lungenkarzinome die am häufigsten vorkommenden Tumoren. Durch zunehmende Rauchgewohnheiten von Frauen ist der Anteil in den letzten 30 Jahren auf das Vierfache angestiegen und er wird weiter zunehmen [2].

Raucher sterben zehnmal häufiger an einer COPD als Nichtraucher. Die COPD gehört damit zu den führenden Todesursachen in den USA [3], derzeit steht sie dort an 4. Stelle in der Häufigkeit der Krankheitsursachen [4]. Von 1968 bis 1999 stieg die Zahl der erkrankten Frauen um das 3,8-Fache an, während der Zuwachs bei den Männern „nur" bei 27% lag [4].

Rauchen ist ebenfalls Hauptursache für die Zunahme kindlicher Störungen und Erkrankungen des Respirationstraktes. In den USA traten bei 8000–26.000 Kindern jährlich Neuerkrankungen an Asthma bronchiale [5] und darüber hinaus auch andere pulmonale Erkrankungen auf: Erkältungen, Bronchiolitiden sowie pulmonales hämorrhagisches Syndrom. Auf die Beeinflussung des Tabakrauchs auf Entzündungen und Immunmechanismen wird in Abschn. 5.5 näher eingegangen.

6.1 Zigarettenrauchen und Lungenkarzinom

Das Lungenkarzinom als zumeist tödlich endende Erkrankung nimmt weltweit zu. Es wird vor allem durch das Zigarettenrauchen ausgelöst, wie zahlreiche Studien aus allen Teilen der Welt belegen (Tabelle 6.1). Dabei sind 90% der Lungenkarzinome bei Männern und 79% bei Frauen auf diese Ursache zurückzuführen [6]. Umgekehrt würde das bedeuten, dass über 85% aller Lungenkarzinome bei Aufgabe des Zigarettenrauchens vermeidbar wären [7]. Ebenso gibt es gesicherte Zusammenhänge zwischen dem Passivrauchen und der Ausbildung von Lungenkarzinomen [8, 9]. Raucherinnen sind in Hinblick auf Adenokarzinome sehr viel mehr gefährdet als Männer [10]. Der Beginn der „Raucherkarriere" und die Zahl der täglich gerauchten Zigaretten sind entscheidend für das Bronchialkarzinomrisiko, wobei der Start des Rauchens in der frühen Jugend bevorzugt zu kleinzelligen Lungenkarzinomen führt (OR 3,0; 95% CI 1,1–8,4), was auch nicht durch die Aufgabe des Rauchens aufgehoben wird [11]. Demgegenüber kann der Rauchstopp die Ausbildung eines Plattenepithel- oder Adenokarzinoms reduzieren.

Tabelle 6.1. Risikoerhöhung für Raucher für die Ausbildung eines Lungenkarzinoms anhand von prospektiven Studien. Das Risiko von Nichtrauchern wurde mit 1,00 festgesetzt [186]

Population	Anzahl	Todesfälle	Zigarettenraucher
Britische Ärzte	34.000 (M)	441	14,0
	6104 (F)	27	5,0
Schwedische Studie	27.000 (M)	55	7,0
	28.000 (F)	8	4,5
Japanische Studie	122.000 (M)	940	3,76
	143.000 (F)	304	2,03
ACS 25-Staaten-Studie	358.000 (M)	2018	8,53
	483.000 (F)	439	3,53
US-Veteranen-Studie	290.000 (M)	3126	11,28
Kanadische Veteranen	78.000 (M)	331	14,20
ACS 9-Staaten-Studie	188.000 (M)	448	10,73
Kalifornische Männer (9 Berufe)	68.000 (M)	368	7,81

M Männer, *F* Frauen, *ACS* American Cancer Society.

Wurden Patienten mit einem Bronchialkarzinom nach ihren Rauchgewohnheiten befragt und mit Kontrollpatienten verglichen, ergaben sich für Raucher unterschiedlich hohe Risiken: Zigarettenraucher (OR 14,9; 95% CI 12,3–18,1), Zigarren- und Zigarilloraucher (OR 9,0; 95% CI 5,8–14,1) und Pfeifenraucher (OR 7,9; 95% CI 5,3–11,8). Dabei sind in allen drei Gruppen die Dauer und Intensität des Rauchens für die Karzinombildung mit bestimmend [12]. Der Konsum dunkler Tabaksorten erhöht das Krebsrisiko [13, 14].

Das Rauchen von filterlosen Zigaretten anstelle von Filterzigaretten ist für die Entstehung von Lungenkarzinomen nur wenig bedeutsam (Tabelle 6.2), wie anhand von Langzeitstudien gezeigt wurde. Werden lebenslang Filterzigaretten geraucht, dann reduziert sich bei Männern und Frauen die Häufigkeit von Plattenepithel-, nicht aber von Adenokarzinomen [15]. Frauen gehen bei der Karzinombildung am Respirationstrakt ein höheres Risiko als Männer ein (s. Tabelle 6.1).

Die Lungenkarzinome haben sich in allen Staaten der Welt, in denen ansteigend Zigaretten konsumiert werden, rasch vermehrt. In den USA beispielsweise erhöhte sich die Zahl dieser Tumoren seit 1950 um das 2,5-Fache [16], was auf die enorme Steigerung des Zigarettenkonsums seit dem 1. Weltkrieg bis in die 60er-Jahre zurückzuführen ist. Entsprechende Studien belegen diesen Anstieg für zahlreiche Länder [17, 18]. Allein im Jahre 1995 starben in Industrieländern 590.000 Raucher an einem Lungenkarzinom [18]. Bei der ansteigenden Mortalität ist nicht nur die zunehmende Häufigkeit, sondern auch die extreme Letalität zu betrachten, wobei sich die Behandlungserfolge nur marginal auf die 5-Jahres-Überlebensrate auswirken, wenn alle Tumortypen betrachtet werden. Einer Studie an 118.000 Kaliforniern zu-

Tabelle 6.2. Einfluss des Teergehaltes der Zigaretten und des Rauchens von filterlosen und Filterzigaretten aus drei Studien

Zielkriterium	Patienten-kollektiv	Kriterium	OR bzw. RR	Literatur
Lungen-krebsbefall	1242 Lungen-krebsfälle, 2300 Kontrollen	Lineare Dosiswirkung (cpd)	M: 1,19–2,37 F: 1,66–3,83	[188]
Lungenkrebs KI und KII	2296 (KI) und 1022 (KII), 4667 Kontrollen	Filterzigaretten	KI, M: 0,69 (95% CI 0,37–1,27); KI, F: 0,64 (95% CI 0,30–1,35)	[33, 34]
Teergehalt	1114 Lungen-krebsfälle, 1466 Kontrollen	Rauchen mit/ ohne Filter	RR: 1,6 (95% CI 0,0–2,7)	[189]
	Frankreich 1976–1980	Rauchen ohne Filter	RR: 1,6 (95% CI 0,9–2,8)	
		Raucherjahre unabhängig, hoher Teergehalt	Ohne Einfluss auf das Risiko	

OR Odds Ratio, *RR* relatives Risiko, *CI* Konfidenzintervall, *cpd* Zigaretten pro Tag, *KI, KII* histologische Klassifikation Kreyberg I und II, *M* Männer, *F* Frauen.

folge kam es zwischen 1960 und 1997 zu einem Anstieg der Todesfälle bei Männern mit Lungenkarzinom (von 1558 auf 1728), aber auch bei Frauen war eine deutliche Erhöhung (von 208 auf 806) zu verzeichnen [19]. Die Zahl der gerauchten Zigaretten korreliert sehr wohl mit der Zunahme des Risikos, an einem Lungenkarzinom zu erkranken [20, 21].

6.1.1 Zusammenhang zwischen Rauchen und Lungenkarzinom

Neben dem Zigarettenrauchen und den damit inhalierten Kanzerogenen sind für die Ausbildung eines Lungenkarzinoms folgende Faktoren bedeutsam:

- die genetische Disposition (vgl. Kap. 5),
- der Lebensstil und
- Umweltfaktoren.

Bereits in den 40er-Jahren des 20. Jahrhunderts erbrachten deutsche Untersuchungen wissenschaftliche Belege für einen Zusammenhang zwischen dem Zigarettenrauchen und der Ausbildung von Lungenkarzinomen [16] (s. Kap. 1). In den 50er-Jahren ließ sich mithilfe retrospektiver Studien zur Entstehung von Lungenkarzinomen eine gesicherte Korrelation über die Berechnung der relativen Risiken von Rauchern gegenüber dem Verhalten von Nichtrauchern nachweisen [22]. Prospektive Kohortenstudien erhärteten in den 50er- und 60er-Jahren diesen Zusammenhang, sodass 1964 ein US-amerikanisches Komitee diesen Sachverhalt in einem Bericht verbindlich veröffentlichte [23]. Dem waren Untersuchungen in verschiedenen Ländern an zahlreichen Rauchern und Nichtrauchern mit Berechnung von relativen Risiken vorausgegangen, wobei neben der Plausibilität eines ursächlichen Zusammenhangs auch die Genese der Tumorausbildung und eine Dosis-Wirkung-Beziehung mit einbezogen wurden [24]. Hinzu kamen das Alter, in dem mit dem Rauchen begonnen wurde [24, 25], die Pack years, die Tiefe der Inhalation [25] sowie der Teer- und Nikotingehalt der gerauchten Zigaretten [22, 26–28].

Trotz eines erniedrigten Teer- und Nikotingehaltes war die Karzinomhäufigkeit höher als bei Nichtrauchern. Lungenkarzinome traten zeitlich dem Beginn der Raucherkarriere folgend auf (s. Tabelle 6.1). Im Bronchialepithel von Rauchern wurden prämaligne Zellen nachgewiesen, nicht aber bei Nichtrauchern [29, 30]. Die veränderten Zellen bilden sich nach einem Rauchstopp zurück. In Abb. 6.1 und 6.2 sind Fallbeispiele eines Plattenepithel- und eines Adenokarzinoms dargestellt, deren Träger eine jahrzehntelange Raucherkarriere hinter sich hatten und an ihren Leiden auch verstarben.

Beim Vergleich einer US-amerikanischen mit einer japanischen Bevölkerungsgruppe wurden deutliche Unterschiede im Auftreten von Lungentumoren bei Rauchern beobachtet. Während die US-Amerikaner ein 40-faches Risiko aufwiesen (OR 40,0; 95% CI 21,8–79,6), lag das Risiko für die Japaner wesentlich niedriger (OR 3,5; 95% CI 1,6–7,5). Bei beiden in die Studie eingeschlossenen Populationen gab es keine Unterschiede bezüglich der Dauer des Rauchens oder der täglich gerauchten Zigaretten [31].

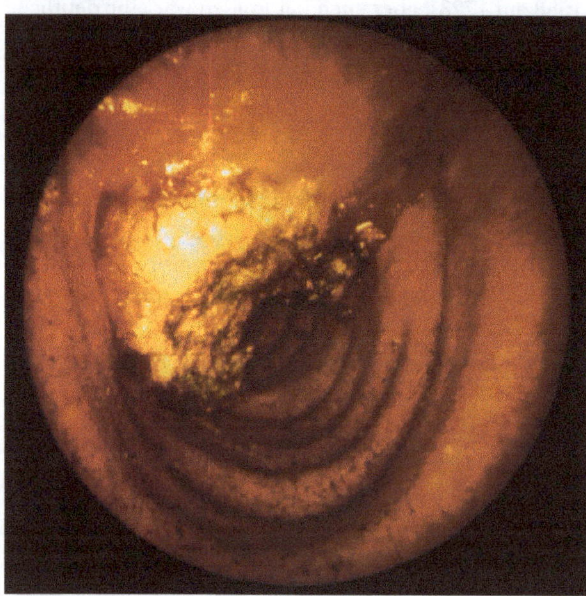

Abb. 6.1. Endoskopischer Befund eines obturierenden Bronchialkarzinoms nach bereits eingeleiteter Laserkoagulation bei einem 55-jährigem Patienten nach 25-jähriger Raucheranamnese (mit freundlicher Genehmigung von Prof. Drings, Heidelberg)

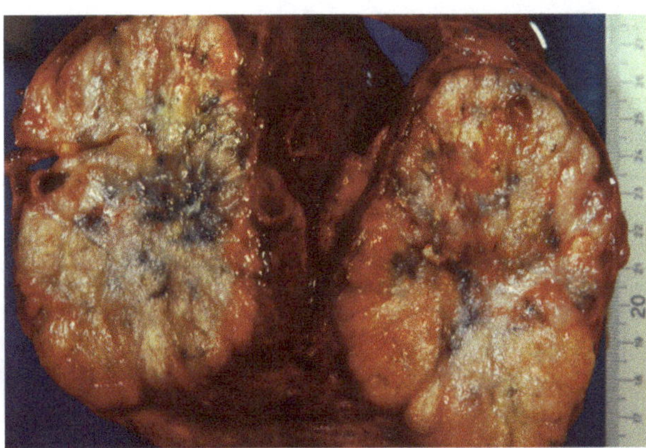

Abb. 6.2. Großes Adenokarzinom des rechten Oberlappens nach operativer Entfernung bei einem 63-jährigen Raucher (operative Entfernung von Prof. Vogt-Moykopf, Heidelberg)

In einer im Jahr 1999 veröffentlichten Studie wurde der Einfluss des Zigarrenrauchen auf die Erkrankungshäufigkeit untersucht. Dabei befanden sich in einer von 1971 bis 1995 beurteilten Gruppe von 17.774 Männern 1546 Zigarrenraucher. Das Krebsrisiko erhöhte sich auf 2,02 (OR) im oropharyngealen Bereich bzw. auf 2,14 (OR) für die Lungen [32]. Auch das Rauchen von filterlosen Zigaretten steigert das Risiko eines Lungenkarzinoms bzw. umgekehrt sinkt das Risiko für die Krebsentstehung beim Wechsel von filterlosen auf Filterzigaretten [33, 34]. Zigarettenraucher, die auf Zigarren oder Pfeife umsteigen, haben trotz des fortgeführten Rauchens etwas bessere Chancen bezüglich der Karzinombildung als bei fortgeführtem Zigarettenrauchen. Mit dem Wechsel der Tabakwaren wird allerdings nicht das verringerte Risiko der Exraucher erreicht [35].

Mentholzigaretten, die in einigen Ländern bevorzugt geraucht werden, bergen entgegen anderen Vermutungen kein *zusätzliches* Bronchialkarzinomrisiko [36].

Für Frauen ist das Rauchen ein gravierender Risikofaktor (mehr als für Männer), an einem Lungenkarzinom zu erkranken. Dabei ist eine dosisabhängige Risikozunahme (Zahl der gerauchten Zigaretten) zu beobachten.

6.1.2 Typisierung der Lungenkarzinome

Durch das Rauchen wird die Ausbildung aller Typen des Lungenkarzinoms begünstigt: Plattenepithel-, Adeno-, kleinzellige und undifferenzierte Karzinome. Bei letzteren kann der Ursprung der Zellen nicht bestimmt werden [6, 37]. Während früher die Plattenepithelkarzinome dominierten, sind es seit etwa 10 Jahren die Adenokarzinome, erst dann folgen die kleinzelligen und undifferenzierten Karzinome [38]. Als Ursache für die Veränderung des Tumortyps wird der Wechsel zu teer- und nikotinärmeren Zigarettensorten [39] sowie eine gesteigerte Inhalationstiefe und -frequenz sowie die erhöhte Exposition gegenüber Nitrosaminen gesehen [40], wodurch auch kleinere, weniger geschützte Bronchusanteile mit Bestandteilen des Rauchs in Kontakt gebracht werden.

6.1.3 Exogene Faktoren und Lungenkarzinom

Ernährungsfaktoren können für die Entstehung eines Lungenkarzinoms bedeutsam sein, wobei der Genuss carotinreicher Früchte, Gemüse und hohe Vitamin-E- und β-Carotin-Plasmaspiegel das Risiko reduzieren sollen [41]. Das β-Carotin fungiert als Antioxidans und Präkursor für Vitamin A oder Retinol. Retinoide sind für die Differenzierung von Epithelzellen zuständig und können die maligne Entartung von Epithelzellen unterdrücken [42]. Diese aus retrospektiven Studien stammenden Befunde ließen sich in prospektiven Untersuchungen, in denen nahezu 30.000 Raucher jahrelang mit Vitamin E oder β-Carotin behandelt wurden, nicht bestätigen. Unter β-Carotin kam es sogar zu einer erhöhten Karzinominzidenz (+18%). Auch die CARET-Studie endete mit der gleichen Konsequenz einer erhöhten Mortalität in der Verumgruppe [43].

Das Körpergewicht in Form des Body-Mass-Index (BMI) könnte auf die Entstehung von Karzinomen Einfluss nehmen. Raucher mit einem geringen Körpergewicht sind mehr als solche mit einem durchschnittlichen Gewicht betroffen, wenn nach einer BMI-Klassifikation der Raucher die DNS-Addukte (pro 10^8 Nukleotide) gemessen werden [44]. Raucher mit geringen Fettreserven bilden vermehrt DNS-Addukte, was zu einem erhöhten Krebsrisiko beitragen kann.

Alkohol spielt bei Rauchern für die Ausbildung eines Lungenkarzinoms keine Rolle, wie aus einer Studie an 27.111 männlichen Rauchern hervorgeht, von denen über einen Zeitraum von 7,7 Jahren 1059 an einem Lungenkarzinom erkrankten. Das relative Risiko zwischen Trinkern und Nichttrinkern lag bei 1,2 (95% CI 1,0–1,4) [45]. Der zusätzliche Alkoholkonsum spielt aber eine wichtige Rolle bei die Entstehung von Karzinomen in der Mundhöhle, im Pharynx-Larynx-Bereich und im Ösophagus; das Risiko für diese Tumoren verdoppelt sich gegenüber Rauchern ohne Alkoholabusus [46].

Stark rauchende Aidspatienten erkranken bereits in jüngerem Alter an einem Lungenkarzinom als nichtinfizierte Raucher (38 vs. 53 Jahre), wobei die Aidskranken auch stärker rauchen (40 vs. 20 Zigaretten täglich) und bevorzugt Adenokarzinome entwickeln. Bei der überwiegenden Zahl (53%) wurde das Tumorstadium T3–4 festgestellt. Das Überleben dieser Patienten war signifikant kürzer als das nichtinfizierter Patienten (5 vs. 10 Monate) [47].

Die Ausbildung eines Lungenkarzinoms bei Rauchern wird durch die *Asbestexposition* unterstützt [48], wobei das Risiko um ein Mehrfaches erhöht ist (20-fache Steigerung gegenüber nicht rauchenden Asbestarbeitern und 50-fache Steigerung gegenüber nicht rauchenden und nicht asbestexponierten Personen) [13]. Nach neueren Untersuchungen kann eine funktionstüchtige Myeloperoxidase (MPO) die durch Asbest ausgelöste Kanzerogenese modulieren: Bei Vorliegen eines G/G-Genotyps war die Verknüpfung mit der Krebsentstehung höher als bei Trägern eines A/A-Genotyps (OR 1,72; 95% CI 1,09–2,66 vs. OR 0,73; 95% CI 0,49–1,06) [49]. Rauchende G/G-Träger hatten ein höheres Karzinomrisiko als A/A- bzw. G/A-Träger (OR 2,19; 95% CI 1,16–4,11 vs. OR 1,18; 95% CI 0,58–2,38) [49].

Weitere gasförmige Stoffe tragen ebenfalls zur Entstehung eines Bronchialkarzinoms bei: Arsenverbindungen, Chlormethylether, Chrom, Nickel sowie polyzyklische aromatische Verbindungen wirken synergistisch mit dem Zigarettenrauch [50].

Auch eine Radonexposition steigert das Bronchialkarzinomrisiko durch seine Speicherung im Lungengewebe und die hochenergetische α-Strahlung [51]. Die Strahlung von Radon und seinen Abkömmlingen muss auch im Zusammenhang mit dem Uranabbau gesehen werden. Dabei kommt es durch das Zigarettenrauchen noch zu supraadditiven Effekten bezüglich der Kanzerogenese [52, 53], was für die Raucherprävention von Bedeutung ist.

Im Uranbergbau beschäftigte Raucher haben ein 10-fach erhöhtes Risiko im Vergleich zu den dort beschäftigten Nichtrauchern [51, 54]. Bereits eine Strahlung von im Erdreich gelegenen Uran kann bei Zigarettenrauchern das Risiko steigern [51]. In verschiedenen Wohngebieten werden Strahlungen von 50 bis zu 140 Bq/m^3 gemessen [55], die zu Mutationen am Gen *P53* führen und damit das Tumorrisiko erhöhen (OR 2,1; 95% CI 0,9–5,0) [55]. Bei im Uranbergbau beschäftigten Rauchern trat ein Lungenkarzinom im Mittel innerhalb von 19 Jahren auf und wurde nicht vom Beginn der Raucherkarriere oder von der Anzahl der gerauchten Zigaretten beeinflusst [56].

Letztlich steigt das Risiko, an einem Bronchialkarzinom zu erkranken, schon durch die Urbanisierung, vor allem wegen der Luftverschmutzung [21]. Jedoch wurden diese Vorstellungen durch andere Studien nicht belegt [7, 57].

Die in Zigaretten und im Zigarettenrauch enthaltenen Bakterientoxine (Lipopolysaccharide) werden in Abschn. 3.2 erwähnt.

6.2 Zigarettenrauchen und COPD

Die COPD steht weltweit an 6. Stelle der Erkrankungen, damit ist sie häufiger als das Bronchialkarzinom (Platz 10). In etwa 20 Jahren wird die zumeist rauchbedingte und zu gehäuften Rezidiven mit stationären Interventionen neigende COPD an die 3. Stelle der Erkrankungen aufgerückt sein. In Deutschland erkranken 3–4% der über 18-Jährigen, bei den 55-Jährigen sind es bereits 10–12%. Die Behandlungskosten für diese zumeist bei Rauchern auftretende Erkrankung werden in den kommenden Jahren drastisch zunehmen [58–60].

Die epidemiologische Erfassung der COPD ist wegen unterschiedlich definierter Kriterien problematisch. In den USA wird die Zahl der Erkrankten auf 14 Mio. geschätzt [61]. In den letzten Jahrzehnten ist ihre Zahl besonders bei den Frauen kontinuierlich gestiegen [61]. Die Mortalität stieg für die Frauen von 1968 bis 1999 um 382%, während sie sich für Männer im gleichen Zeitraum nur um 27% erhöhte [4]. Im Jahre 1992 starben über 90.000 Amerikaner an einer COPD. Noch erkranken mehr Männer als Frauen, aber im Zuge der steigenden Zahl von Raucherinnen wird sich das angleichen. Die Erkrankung nimmt mit zunehmendem Alter und vermehrten Rauchgewohnheiten zu.

Die chronische Bronchitis ist charakterisiert durch chronischen Husten und eine übermäßige Sputumproduktion über mindestens drei Monate bis zu mehreren Jahren. Sie kann ohne und mit begleitenden Ventilationsstörungen bestehen, die vor allem durch Lumenerweiterungen distal der terminalen Bronchioli ohne auffällige Fibrose zustande kommen. Eine chronisch-obstruktive Lungenerkrankung liegt vor, wenn zusätzlich zur chronischen Bronchitis ein Emphysem sowie Atemwegsobstruktionen bestehen.

6.2.1 Pathophysiologie der COPD

Durch das Rauchen von Zigaretten wird eine Vielzahl schädigender Effekte am Respirationstrakt ausgelöst (Tabelle 6.3):

- Verlust der Zilien und Zunahme der Schleimdrüsen in den Hauptbronchien,
- Entzündungen, Epithelveränderungen, Fibrose, Sekretstau in den peripherer gelegenen Atemwegen,
- Hypertrophie der Bronchialmuskulatur, Gefäßveränderungen und
- Destruktion der Alveolen mit Verlust der Flexibilität der Atemwege, des elastischen Rückstoßes und der Gasaustauschoberfläche.

Als Maß der Lungenfunktion dient der Atemstoßwert (forciertes Exspirationsvolumen, FEV), der inzwischen in unterschiedlichen Dimensionen genutzt wird (z. B. als FEV_1, FEV_1/FEV_6 usw.). Der Quotient FEV_1/FEV_6 dient im Rahmen spirometrischer Untersuchungen der Beurteilung des Lungenkarzinoms [14, 62, 63] und der COPD [62]. Mithilfe dieses Quotienten kann die kontinuierliche Funktionsabnahme der Lungen verfolgt und das aktuelle Risiko des Patienten vorausgesagt werden [62]. Der FEV_1-Wert wird als biologischer Marker für die Beurteilung der Progredienz der Krebserkrankung im Zusammenhang mit einer genetischen Disposition angesehen [64]. Zu ähnlichen Ergebnissen führten Untersuchungen mit dem Parameter FEF_{25-75} („forced expiratory flow") bzw. FEF_{25-75}/FVC („forced

Tabelle 6.3. Wirkungen des Rauchens auf die Lunge [187]

Veränderungen	Befunde
Zentrale Atemwege	Verlust der Zilien, Hyperplasie der Schleimdrüsen, Anstieg der Becherzellen, Regression des Zilienpseudoschichtepithels zur schuppigen Metaplasie, Carcinoma in situ und möglicherweise bronchogene Karzinome
Periphere Atemwege	Entzündung und Atrophie, Becherzellmetaplasie, schuppige Metaplasie, Schleimstau (Verstopfung), Hypertrophie der glatten Muskulatur, peribronchiale Fibrose
Alveoli und Kapillaren	Destruktion der peribronchialen Alveolen, Abnahme der kleinen Arterien, pathologische Zusammensetzung der Bronchialspülflüssigkeit, Erhöhung von IgA und IgG, Anstieg der aktivierten Makrophagen und Neutrophilen
Immunsystem	Erhöhte Anzahl von Leukozyten in der Peripherie und von Eosinophilen, erhöhte IgE-Spiegel, herabgesetzte Reaktivität auf Allergietests, herabgesetzte Reaktionen auf inhalierte Antigene

vital capacity“) bei rauchenden und nicht rauchenden COPD-Patienten, wobei das frühzeitige Einsetzen eines Funktionsverlustes der Atemfunktion zusätzlich für einen genetischen Defekt sprach [63].

Raucher weisen interindividuelle Unterschiede bezüglich der Lungenveränderungen und der funktionellen Schäden auf [65]. Veränderungen in den terminalen Lungenanteilen, der Verlust der Konsistenz der Bronchiolen durch entzündliche Vorgänge und der Abbau der Alveolen bewirken eine zunehmende Funktionseinschränkung [61, 65, 66]. Entzündliche Prozesse unterhalten die Progredienz der COPD [67].

Das Ungleichgewicht zwischen Proteasen und Antiproteasen führt zur beschleunigten Destruktion von Lungengewebe, wobei der Zigarettenrauch die proteolytische Aktivität steigert. Nach neueren Untersuchungen begünstigt das Ausmaß des α_1-Antitrypsin-Mangels (PI*Z-Genveränderung) die Ausbildung der Symptome der COPD zu einem bevorzugt frühen Zeitpunkt [68]. In weiteren Arbeiten werden die Mitbeteiligung von α_1-Antichymotrypsin, eines Vitamin D bindenden Proteins, von α_2-Makroglobulin, einer extrazellulär gelegenen Superoxiddismutase, eines TNF-α-Gens sowie eine Immunschwäche diskutiert [69]. Besonders gefährdet scheinen rauchende COPD-Patienten zu sein, wenn sie die genetische Ile38-Variante des β-Defensin 1 (hBD-1), eines im Respirationstrakt endogen antimikrobiell wirkenden Peptids, produzieren. Träger dieses Allels leiden sehr viel häufiger an chronischen Bronchitiden als Patienten ohne diesen Defekt (OR 6,1; 95% CI 2,0–8,3; $p=0{,}0012$) [70].

Neutrophile finden sich in größerer Anzahl im unteren Respirationstrakt von Rauchern, vor allem bei solchen mit einer COPD. Die Konzentration von Entzündungszellen und ihrer Produkte in den unteren Atemwegen korreliert negativ mit FEV_1 [71]. Des Weiteren verfügen Raucher über größere Elastaseaktivitäten in der Spülflüssigkeit als Nichtraucher [72], ebenso über eine auf die Hälfte verminderte α_1-Antiprotease-Aktivität [73], wahrscheinlich als Folge von Oxidationsvorgängen durch den Zigarettenrauch.

Nach Biopsieuntersuchungen exprimieren Raucher mit einer bestehenden COPD verstärkt die Adhäsionsmoleküle E-Selectin (auf den Gefäßen) und ICAM-1 (auf den basalen Epithelzellen) [74]. Die Adhäsionsmoleküle sind wichtig für die Bereitstellung von Zellen für die Entzündungsvorgänge und somit für die Pathogenese der Atemwegsobstruktion bei Rauchern. Der Entzündungsmediator Interleukin 1β (IL-1β) und das intrazellulär angesiedelte Adhäsionsmolekül sICAM-1 bewirken an Zellen von COPD-Patienten (Raucher) eine stärkere Abnahme von reduziertem Glutathion (GSH). Dies führt bei Rauchern mit einer geschädigten Lunge zu einer höheren Freisetzung der entzündungsfördernden Mediatoren als bei Rauchern ohne Lungensymptomatik [75].

Das durch Rauchen bedingte Lungenemphysem ist zentrilobulär und vornehmlich auf die oberen Lungenabschnitte begrenzt, wobei die Verbindung der Alveolen zu den Bronchioli verloren geht [61]. Eine Übersicht über die Veränderungen an der Lunge zeigt Tabelle 6.3.

Nach den Ergebnissen mehrerer Studien steigt in den Entwicklungsländern die Zahl der Frauen, die durch das Rauchen eine COPD in einem kürzeren Lebensabschnitt und mit schnellerer Progredienz entwickeln, mehr als die der Männer. In größerem Ausmaß sind Frauen aus sozioökonomisch niedrigen Schichten betroffen, die vermehrt mit Infektionen wie HIV oder Tuberkulose konfrontiert werden [76].

Das Emphysem galt bis vor wenigen Jahren als das entscheidende Kriterium für die COPD, inzwischen wird den entzündlichen und strukturellen Veränderungen in den kleineren Atemwegsabschnitten mehr Bedeutung beigemessen [65]. Anhand computertomographischer Bilder der Lungen von Patienten mit fortgeschrittener COPD wurde festgestellt, dass bei weniger als einem Drittel der Patienten mit Atemeinschränkungen auch ein nachweisbares Emphysem vorlag [77].

Die respiratorische Bronchiolitis ist selbst bei jungen Rauchern und bei Kindern von Raucherinnen das erste pathologische Zeichen einer Lungenfunktionsstörung, die ohne Obstruktion auftritt (Abb. 6.3) [78]. Bei älteren Rauchern kommen neben den Entzündungsprozessen Bindegewebsablagerungen hinzu [66]. Im Rahmen von Thorakotomien wurde eine Membranzunahme der Bronchioli (< 0,4 mm innerer Durchmesser) um 50% und der Bronchiolen um 100% nur bei Rauchern nachgewiesen. Diese Befunde korrelierten auch mit den präoperativen Befunden aus den Lungenfunktionstests [66]. Ebenso wurde bei Rauchern eine Abnahme der Wandstärke (Atrophie der Bronchien bzw. Verdünnung der Bronchialwand) festgestellt – ein möglicher Indikator für einen Atemwegskollaps [79]. Auch eine Hypertrophie der Bronchiolenmuskulatur, die zu einer Bronchoobstruktion bei Patienten mit COPD beitragen könnte, ließ sich bei Rauchern beobachten.

Eine Verstärkung der Wand von Lungenarterien vom muskulösen Typ, und hier besonders der Intima, zeigt sich bei Rauchern mit einer mittelgradigen COPD [80]. Diese Gefäßveränderungen sind mit Störungen von Ventilation und Perfusion sowie mit einer verminderten Gefäßreaktion aufgrund des geänderten Sauerstoffpartialdrucks (pO_2) verknüpft. Inwieweit diese Befunde zur Ausbildung der COPD beitragen, ist bisher unklar. Zumindest ist aber der Lungengefäßwiderstand bei Patienten mit einem Emphysem erhöht. Diese hämodynamischen Funktionsstörungen korrelieren mit der verminderten Diffusionskapazität, nicht aber mit der Bronchoobstruktion. Folgen dieser Veränderungen sind verstärkter Husten und Schleimbildung, verminderter elastischen Rückstoß, erhöhte Obstruktion bei der Exspiration, erhöhte Atemarbeit, Dyspnoe, keuchende Atmung und herabgesetzter Gasaustausch. In Langzeitstudien wurden diese Atemprobleme untersucht [81].

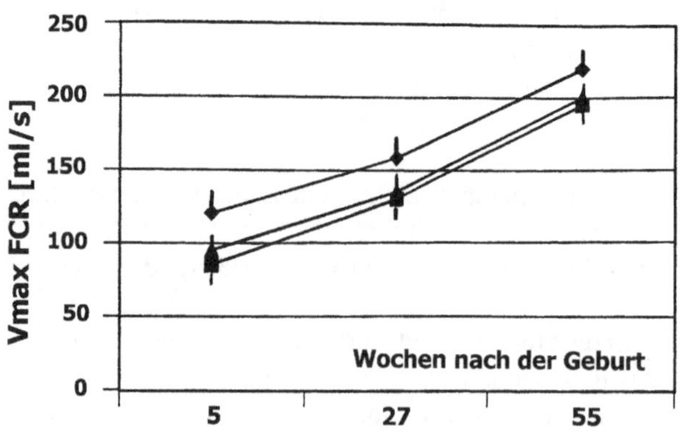

Abb. 6.3. Maximaler exspiratorischer Fluss bei funktioneller Residualkapazität (V_{max} FCR) während des ersten Lebensjahres.
♦ Gesunde Kontrollgruppe;
■ Kinder von Raucherinnen;
▲ Gesamte Gruppe [190]

Eine keuchende Atmung trat bei Rauchern am häufigsten auf, und zwar bei 11% der Männer und 9% der Frauen.

6.2.2 Wichtige Risikofaktoren der COPD

In verschiedenen retro- und prospektiven Studien an Zehntausenden von Patienten wurden Mortalität, Morbidität sowie die Lungenfunktion beurteilt [82, 83]. Bereits bei 25-jährigen Rauchern ist FEV_1 verringert und dieser Effekt nimmt mit der Zeit zu. Zwischen dem kumulativen Zigarettenverbrauch und der abnehmenden Lungenfunktion besteht ein enger Zusammenhang [84, 85]. Im Hinblick darauf waren der Teer- und Nikotingehalt der gerauchten Zigaretten, die Nutzung von Filtern und die Art des Rauchens bedeutsam, aber nicht entscheidend [86]. Zunächst verfügen die Raucher über ein normgerechtes Atemstoßvolumen; nur bei 15–30% zeigt sich innerhalb von wenigen Jahren eine FEV1-Abnahme mit den klinischen Zeichen einer Dyspnoe [61, 87].

Zu den durch Rauch ausgelösten Veränderungen kommen allergische Prozesse, die teilweise auch genetisch im Sinne einer „asthmatischen Prädisposition" determiniert sind [88]. Wichtiger Prädiktor einer rauchbedingten Verschlechterung der Lungenfunktion sind Methacholin als konstriktorisch oder β1-Mimetika als dilatatorisch wirkende Agentien [89–91]. Die Hyperreaktivität der Bronchien ist ein wichtiger Risikofaktor für eine COPD. Neben den verminderten Lungenfunktionsparametern sind der Immunglobulin-E-Spiegel sowie die Zahl der Eosinophilen und Leukozyten bei Rauchern erhöht; diese Werte normalisieren sich nach Rauchstopp wieder [90]. Wenn Rauchern eine allergische Reaktionslage bewusst wird, sind sie häufiger zum Rauchstopp bereit als Nichtallergiker [92]. Insgesamt ist aber nicht klar, ob beim Raucher die Eosinophilie oder erhöhte IgE-Spiegel Risikofaktoren oder Marker für die Lungenobstruktion sind [92, 93].

6.2.3 Berufs- und Umweltfaktoren

Zahlreiche Dämpfe, Stäube und Gase schädigen die Lungenfunktion. Die Folge ist das gehäufte Auftreten einer chronischen Bronchitis (Husten und Sputum). Auch bronchoobstruktive Reaktionen mit der Abnahme von FEV_1 sind unter exogenen Faktoren bekannt. Die Schwere der Erkrankung ist bei Zigarettenrauchern in industrialisierten Ländern deutlich ausgeprägter [94]. Selbst eine starke Luftverschmutzung oder eine Zementexposition [95] kann unabhängig von den zigarettenrauchbedingten Schäden die Erkrankung additiv beeinflussen [89].

6.3 Zigarettenrauchen und Asthma bronchiale

Das Zigarettenrauchen wirkt sich beim Asthmatiker nachteilig auf seine physische Leistungsfähigkeit aus [96]. Auch die Passivexposition gegenüber Tabakrauch (s. Kap. 10) ist vor allem für Kinder gefahrvoll und führt gehäuft zur Asthmamorbidität [5]. Asthmatikern ist daher dringend anzuraten, das Rauchen gar nicht erst zu beginnen oder es so schnell wie möglich wieder zu unterlassen.

6.3.1 Möglicher Aussagewert von Studien

Prospektive, randomisierte, doppelblinde und placebokontrollierte Studien über einen möglichen Zusammenhang von Zigarettenrauchen und Asthma bronchiale sind ethisch nicht vertretbar, sodass ausschließlich Kohorten- und Fall-Kontroll-Studien zur Verfügung stehen. In diesen Studien wurde zumeist der Umfang des Zigarettenrauchens als Parameter genutzt, jedoch sind die Angaben der Patienten oft nicht wahrheitsgemäß. Zusätzlich wurden für die Urteilsbildung der Urin- und Serumcotiningehalt, das exhalierte Kohlenmonoxid sowie die Nikotinspiegel herangezogen [97]. Dabei ist als weitere Fehlermöglichkeit festzuhalten, dass Asthmatiker mit starken Beschwerden möglicherweise weniger rauchen als Asthmatiker ohne nennenswertes Krankheitsgefühl. Auf diese Art kommt es schon zur Selektion der Raucher in dieser Krankheitsgruppe [98, 99].

Bereits die klinische Diagnose des Asthma bronchiale ist problematisch, weil Giemen und Keuchen die Diagnose um viele Jahre vorverlegen kann [100] und außerdem Überlappungen der Symptome (z. B. Keuchen, Dyspnoe, Emphysem) mit einer COPD gegeben sind. Auch eine reversible bzw. irreversible Bronchoobstruktion tritt möglicherweise bei beiden Erkrankungen auf. Stoffe, welche β_1-Adrenozeptoren stimulieren, sind weder empfindlich noch spezifisch genug, eine Diskriminierung beider Erkrankungen zu erreichen [101]. Auch die Anwendung von Histamin bzw. Methacholin zur Provokation eines Bronchospasmus ist für das Asthma bronchiale nicht spezifisch, weil die Reaktion auch bei chronischer Bronchitis, Sarkoidose, Bronchiektase oder Rhinitis auftreten kann [10, 103].

Die allergische Disposition ist bei Asthmatikern zwar nachzuweisen, jedoch sind die eingesetzten Parameter (Hauttestung, IgE-Spiegel und Eosinophile) keine verlässlichen Beurteilungskriterien: Hautreaktionen vom Soforttyp sind mit IgE-Antikörpern verknüpft [104] und fallen bei Asthmatikern häufig positiv aus [105]. Dennoch sind sie für die Diagnose des Asthma bronchiale weder empfindlich noch spezifisch [104], auch wenn Beziehungen zu einer herabgesetzten Lungenfunktion besonders bei Asthmatikern bestehen [106]. Eosinophile sind möglicherweise für die bei Asthmatikern ablaufenden Entzündungen wichtig [107].

6.3.2 Zigarettenrauchen und Asthma bronchiale bei Erwachsenen

Trotz verschiedener Studien zum möglichen Zusammenhang zwischen Asthma bronchiale und dem Zigarettenrauchen ist eine Beziehung nicht nachzuweisen [100, 108, 109]. Die NHANES-I-Studie schloss Patienten aus 100 verschiedenen Ortschaften in 38 Staaten der USA ein. Diese vor allem mit Fragebogen arbeitende, ärztlich geleitete Untersuchung an Rauchern und Nichtrauchern kam zu verschiedenen Ergebnissen:

- Männer und Frauen erkrankten gleichermaßen an Asthma, jedoch war die Inzidenz bei Frauen höher.
- Bei einem hohen Raucheranteil wurde die Diagnose in allen Altersgruppen gestellt (64,7%) [110].

Auch in einer finnischen Zwillingskohortenstudie [111] waren mehr rauchende Männer als nicht rauchende betroffen, während der Trend bei Frauen nicht signifikant ausfiel. Insgesamt war der Zusammenhang von Asthma bronchiale und Zigarettenrauchen nicht eindeutig [12, 113].

Die Reaktivität der Bronchien wurde an 98 Rauchern mithilfe der Lungenfunktionsparameter (FEV1, MEF_{75}, FEF_{25-75}) parallel zum Methacholintest geprüft. Bereits nach 12 Inhalationszügen waren alle Parameter erniedrigt, FEV1 nahm um 10% ab. Dieser Effekt korrelierte direkt mit der Vitalkapazität, dem pulmonalen Status (Asthma, Bronchitis) und dem Zigarettenverbrauch, nicht aber mit den Daten des Methacholintests [114]. Damit ist offensichtlich, dass das Zigarettenrauchen für die Prognose der Bronchitis, des Asthma bronchiale und der COPD von besonderer Bedeutung ist.

Der Vergleich der gesteigerten bronchialen Reaktivität von Rauchern mit der von Nichtrauchern ließ ohne gleichzeitig veränderte Histaminreaktion keine einheitlichen Ergebnisse erkennen. Beobachtet wurden eine verminderte Lungenfunktion bei männlichen Rauchern, die älter als 21 Jahre waren [115]. Andere Studien führten ebenfalls zu voneinander abweichenden Resultaten [113, 116]. In einer in Boston durchgeführten Untersuchung [117] an Patienten mittleren bis höheren Alters ergab sich ein gleichgerichtetes Verhalten von Rauchstatus und allergischer Disposition bei Bestimmung der Methacholinreaktion. Darüber hinaus fanden sich bei den Rauchern erhöhte IgE-Spiegel und Eosinophilenzahlen [118]. Der IgE-Spiegel nahm im Altersgang bei den Rauchern im Gegensatz zu den Nichtrauchern nicht ab.

Wie aus diesen Befunden zu erkennen ist, lässt sich trotz zahlreicher Studien wegen der verschiedenen Fehlermöglichkeiten (Bias) bisher kein sicherer Zusammenhang zwischen der Ausbildung des Asthma bronchiale und dem Zigarettenrauchen bei Erwachsenen erkennen. Bei Kindern sprechen zahlreiche Ergebnisse aus neueren Studien für eine Risikoerhöhung durch das Passivrauchen.

Abschließend sei bemerkt, dass die Wirksamkeit kurz wirkender oraler Kortikosteroide bei Rauchern deutlich eingeschränkt wird, wie Untersuchungen unter Einsatz von FEV_1und PEF („peak exspiratory flow") ergaben [119]. Auch bei Asthmaformen geringerer Ausprägung wurde die Effektivität inhalativ verabreichter Kortikosteroide verringert [120].

6.3.3 Asthma bronchiale bei Kindern

Mehr als 50 epidemiologische Studien lassen vermuten, dass Kinder, die dem Tabakrauch ausgesetzt sind, vermehrt an Atemwegserkrankungen leiden [61]. Bei diesen Kindern untersuchte Zielparameter beinhalten Atemwegssymptome wie Husten und Giemen, Atemwegsinfektionen, Neuauftreten oder Verschlechterung des

Asthma bronchiale und der Lungenfunktion, der bronchialen Reagibilität, Atopie und Anstieg der IgE-Spiegel. Zumeist wird das kindliche Passivrauchen, ausgelöst durch die Mutter, mit einigen dieser Symptome in Zusammenhang gebracht [96, 121–124] (Abb. 6.3 und 6.4). Eine eindeutige Kausalität lässt sich jedoch aufgrund äußerer Störgrößen (familiäre, sozioökonomische und Umweltbedingungen) nur schwer belegen [122].

Passivrauchen ist bei Kindern und Jugendlichen - insbesondere in Familien, in denen beide Elternteile rauchen - oft mit bronchitischen und asthmatischen Zuständen verknüpft [125]. Mehrere Studien zeigen einen Zusammenhang zwischen Passivrauchen und kindlichen obstruktiven oder nichtobstruktiven Atemwegserkrankungen; bei der spezifischen, ärztlich gestellten Diagnose „Asthma" ist dieser weniger eindeutig [126]. Je jünger die betroffenen Kinder waren, desto eindeutiger ließ sich eine Korrelation mit den bronchitischen und asthmatischen Symptomen nachweisen, was auch anhand von Krankenhauseinweisungen belegt werden konnte [126–130]. Im Gegensatz zum mütterlichen Rauchen spielt das väterliche keine signifikante Rolle. Die Anfälligkeit für Erkältungsbronchitiden und eine verminderte terminale Exspirationsflussrate korreliert direkt mit dem Cotininspiegel im Speichel [128].

In einer sozialmedizinischen Studie zeigte sich eine Beziehung zwischen mütterlichem Rauchen und ärztlich diagnostiziertem Asthma beim Kind nur bei einer mütterlichen Ausbildung von weniger als 12 Jahren [131].

Die Anwendung der Lungenfunktionsmessung, bronchialen Hyperreaktivitätsmessung und des Prick-Tests an der Haut als Atopiemarker zur Objektivierung der Diagnose Asthma ergaben unterschiedliche Aussagen über den Zusammenhang von kindlichem Asthma und Passivrauchen [97, 123, 124, 128, 132, 133]. In der Mehrzahl der Studien mit Lungenfunktionsmessung wurde ein Funktionsabfall bei passiv rauchenden Kindern beschrieben. Aus zwei Untersuchungen ergab sich kein Zusammenhang [121, 131]. Ein Einfluss des Passivrauchens auf das Ergebnis des Prick-Tests ist umstritten [131, 134, 135].

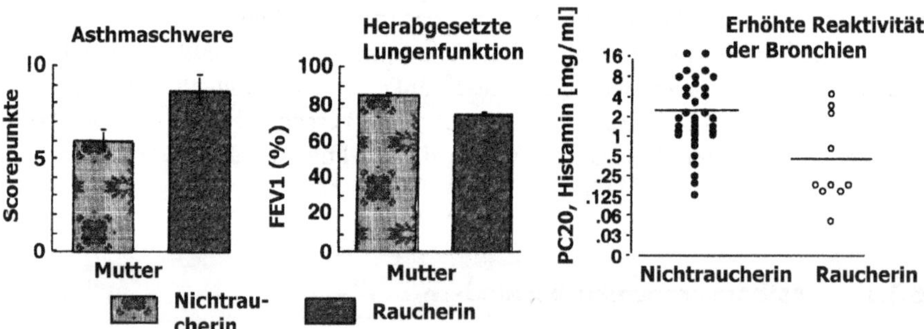

Abb. 6.4. Passivrauchen und kindliches Asthma bronchiale. Dargestellt sind der Schweregrad des Asthmas, das Ausmaß der verminderten Lungenfunktion sowie die gesteigerte Reaktivität der Bronchien auf Histamin. Studie an 94 Kindern im Alter von 7–17 Jahren mit einer Asthmaanamnese. Die Säulenpaare stehen jeweils für nicht rauchende und rauchende Mütter [145]

Die IgE-Serumspiegel und die Eosinophilie waren in einer Studie an 9-jährigen, passiv rauchenden Kindern erhöht [136], ebenso fanden sich erhöhte IgE-Konzentrationen im Nabelschnurserum bei Kindern rauchender Mütter [137, 138]. Kinder, deren Eltern während der Schwangerschaft rauchten, wiesen verstärkte Reaktionen nach einer Histaminprovokation auf [139]. Bei asthmatischen passiv rauchenden Kindern war die Bronchialreagibilität mit Provokationsmethoden durchweg erhöht [131, 132, 140, 141].

Das Passivrauchen wirkt sich auch das Asthma betroffener Kinder aus (vermehrtes Auftreten von Exazerbationen), nicht aber auf die Häufigkeit von Krankenhauseinweisungen [142, 143]. Deutlich war der Zusammenhang zwischen dem mütterlichen Rauchen (Anzahl der Zigaretten) und der Verschlechterung der Lungenfunktion zusammen mit einer erhöhten Histaminreagibilität, wobei der Effekt auf die Lungenfunktion hauptsächlich bei feuchtkaltem Wetter auftrat [141]. Bei Einschränkung des elterlichen (mütterlichen) Zigarettenkonsums verbesserten sich der kindliche Asthmastatus und die Lungenfunktion [145].

Aus diesen Ergebnissen lässt sich schließen, dass ein deutlicher Zusammenhang zwischen dem Passivrauchen und kindlichen obstruktiven und nichtobstruktiven Atemwegserkrankungen besteht, wobei die Rauchexposition die Lungenfunktion und das asthmatische Geschehen zu verschlechtern scheint. Dennoch gibt es bisher keinen überzeugenden Hinweis, dass durch das Passivrauchen Asthmaerkrankungen unmittelbar ausgelöst werden.

6.4 Bronchitis und Pneumonie

Aktives Rauchen provoziert akute Atemwegserkrankungen. Diese kommen bei Rauchern zwar nicht häufiger als bei Nichtrauchern vor, wenn sie aber auftreten, sind die unteren Atemwege häufiger beteiligt, was zu einer längeren Dauer des Hustens und häufiger nachweisbaren pathologischen Auskultationsbefunden führt [146, 147]. In einer Kohortenstudie an männlichen Collegestudenten fiel unter den Rauchern eine signifikant höhere Anzahl an Arztbesuchen vor allem aufgrund von Atemwegsbeschwerden auf [148]. Zwischen der Rauchdauer/-menge und der Anzahl der Besuche wegen Atemwegsbeschwerden ergab sich ein deutlicher Dosis-Wirkung-Zusammenhang. Die Erkältungen gingen in der Rauchergruppe häufiger mit Husten, Verschleimung, Kurzatmigkeit und Giemen einher [149]. Sie führten bei stark rauchenden Frauen zu schwereren Erkrankungsverläufen als bei Nichtraucherinnen, wenn die Anzahl der Erkrankungstage zugrunde gelegt wurde (RR 2,53; 95% CI 1,95–3,29) [150]. Auch passiv rauchende Frauen waren von dieser Komplikation betroffen (RR 1,33; 95% CI 1,18–1,51) [150].

Eine akute eosinophile Pneumonie wurde im Zusammenhang mit dem Rauchen mehrfach beschrieben. Sie kann Fallbeschreibungen zufolge bereits innerhalb von wenigen Wochen nach dem Rauchbeginn auftreten [151]. Diese Pneumonieform ließ sich in Japan bei jüngeren Menschen beobachten [152], in einem Falle trat sie wiederholt bei Neubeginn des Rauchens auf [153]. Bei den Patienten kam es zu einer Neutrophilie, die durch aus dem Lungengewebe austretendes IL-8 induziert und in einem ursächlichen Zusammenhang mit der eosinophilen Pneumonie gesehen wurde [154]. Darüber hinaus wird eine Beteiligung von IL-5, Eotaxin 1 und 2 sowie VEGF (vaskulärer endothelialer Wachstumsfaktor) an der Krankheitsentstehung diskutiert [155].

Aktives Zigarettenrauchen ist mit einem größeren Komplikationsrisiko von Pneumonien, insbesondere Influenzapneumonien, verbunden: In einer Gruppe von 250.000 Veteranen war die Sterblichkeit an Influenzapneumonie unter den Rauchern 1,78-mal höher als bei Nichtrauchern [83]. Auch die Inzidenz und der Schweregrad von Influenza A (H1N1) war bei Rauchern erhöht (30% der Nichtraucher vs. 50% der Raucher) [156]. Die Inzidenz klinischer wie auch subklinischer Infektionen war unter Rauchern während einer schweren Influenzaepidemie erhöht, wie Messungen der Antikörpertiter ergaben [157]. Dabei war der Schweregrad der Erkrankung nicht beeinflusst, jedoch zeigte der Verlauf der Antikörpertiter bei Rauchern eine verringerte Persistenz. Dies könnte einer der Gründe für die gesteigerte Empfänglichkeit für Influenzainfektionen sein [158].

6.5 Weitere durch das Zigarettenrauchen beeinflusste Lungenerkrankungen

Durch das Rauchen werden auch die respiratorische bronchiolitisassoziierte interstitielle Lungenerkrankung [159] und die pulmonale Langerhans-Zell-Granulomatose [160, 161] gefördert. Pulmonale Hämorrhagien vom Typ des Goodpasture-Syndroms sind ebenfalls signifikant mit dem Zigarettenrauchen verknüpft [162]. Frauen mit Mammakarzinom neigen als Raucherinnen häufiger zur Ausbildung von Lungenmetastasen als Nichtraucherinnen [163]. Demgegenüber tritt eine Sarkoidose [164] und eine allergische Pneumonitis seltener bei Rauchern als bei Nichtrauchern auf. Die idiopathische Lungenfibrose war häufiger bei starken Rauchern als bei Exrauchern zu finden (OR 2,3; 95% CI 1,3–3,8 vs. OR 1,9; 95% CI 1,3–2,9), wobei die Erkrankung auch nach einem plötzlichen Rauchstopp einsetzte [165]. Offensichtlich sind die Erklärungen für die unterschiedlichen Erkrankungen in den Wirkungen des Rauchens auf die Entzündungsprozesse in der Lunge, die Immunfunktion und die Gefäßpermeabilität zu suchen.

Wenn auch nicht in Europa, so spielt die Tuberkulose in Verbindung mit dem Rauchen eine eminente Rolle in Indien. In einer umfassenden Studie an Männern im Alter zwischen 25 und 69 Jahren eines städtischen (n = 27.000) und eines ländlichen Distrikts (n = 16.000) sowie 35.000 Kontrollpersonen wurden die Todesursachen in Beziehung zum Rauchen gesetzt [166], wobei die Studienteilnehmer vor allem Bidi-Zigaretten rauchten. Den Ergebnissen zufolge verdoppelt Rauchen die Mortalität (OR 2,1; 95% CI 2,0–2,2). Bei vorliegender Tuberkulose erhöhte sich diese Mortalität um ein Mehrfaches (OR 4,5; 4,0–5,0), während die Krebssterblichkeit (OR 2,1; 95% CI 1,9–2,4) eine verglichen mit Nichtrauchern geringere Rolle spielte. Rauchen fördert die Entstehung und Progredienz der Tuberkulose in diesem Kontinent erheblich, sodass aus den Daten abgeleitet werden kann, dass

- jeder (überwiegend Bidi-)Zigaretten rauchende Inder im Alter von 25–69 Jahren stirbt, und
- diese Menschen 20 Lebensjahre verlieren [166].
  In Indien sterben derzeit jährlich 700.000 Männer an den Folgen des Rauchens.

Raucher haben vermutlich ein höheres Risiko als Nichtraucher, eine Varizellenpneumonie zu entwickeln [167, 168] (Tabelle 6.4). Radiologisch kann anhand diffus interstitieller oder fleckiger Infiltrate in bis zu 20% der Erwachsenenfälle eine Pneumonie nachgewiesen werden [169], allerdings oft ohne klinische Symptome. Die pulmonale Symptomatik setzt üblicherweise in den ersten Tagen des Exanthems mit Husten, Luftnot und einer unterschiedlich stark ausgeprägten Hypoxämie ein, die durch Entzündung und Schwellung des Bronchialepithels zustande kommt [158, 170]. Die Mortalitätsrate beträgt bei unbehandelten Erwachsenen etwa 10%, erhöht sich aber bei größerer Lungenbeteiligung und Eintreten von Lungenversagen bis auf 50% [158].

Bekanntlich erkranken HIV-Infizierte gehäuft an *Pneumocystis-carinii*-Infektionen. Das Zigarettenrauchen wurde inzwischen als ein eigenständiger Risiko erhöhender Faktor (OR 4,5; 95% CI 1,27–15,6) charakterisiert [171], was Anlass genug ist, HIV-Infizierten das Rauchen angesichts der oft letal ausgehenden Infektionen strikt zu untersagen.

Tabelle 6.4. Der Einfluss von Rauchen auf Infektionserkrankungen

Infektion	Odds Ratio (95% CI)	Literatur
Pneumonie	1,88 (1,11–3,19)	[191]
Invasive Pneumokokkenerkrankung	2,60 (1,9–3,5) (24.–64. LJ)	[192]
	2,20 (1,4–3,9) (>65. LJ)	
Legionärskrankheit	7,49 (3,27–17,17)	[193]
Meningokokkeninfekt (Serogruppe C)	2,40 (0,9–6,6)	[194]
Meningokokkeninfekt der Dauerausscheider	2,79 (1,67–4,64)	
Periodonterkrankungen	2,79 (1,90–4,10) (<9 cpd)	[195–197]
	5,88 (4,03–8,58) (>30 cpd)	
Allgemeine Erkältung	1,50 (1,1–1,8)	[198]
	2,42 (1,53–3,83)	[199]
Influenza (Typ A, H1N1)	1,44 (1,03–2,01)	[156]
	2,42 (1,53–3,83)	[200]
Windpockenpneumonitis	7- bzw. 15-faches Risiko	[167, 168]
Papillomavirusinfekte	2,70 (1,70–4,30)	[201]
HIV-Infektion	3,40 (1,60–7,50)	[202]
Tuberkulose	2,17 (1,29–3,63)	[203]

CI Konfidenzintervall, *LJ* Lebensjahr, *cpd* Zigaretten pro Tag.

6.6 Mund- und Kehlkopfkarzinom

Über neun Zehntel der Mundhöhlenkarzinome bei Männern und sechs Zehntel bei Frauen werden durch das Rauchen verursacht, wobei der Alkohol als stärkster zusätzlicher Risikofaktor bekannt ist [172]. Gegenüber Nichtrauchern steigt das relative Risiko bei Rauchern auf das 2- bis 18-Fache [22], wobei eine Abhängigkeit von der Zahl der täglich gerauchten Zigaretten besteht [173]. Bereits wenige Jahre nach einem Rauchstopp sinkt das Risiko der Tumorgenese [174], und zwar um 50% nach 3- bis 5-jähriger Rauchpause [173]. Der Effekt einer Röntgenbestrahlung derartiger Tumoren sinkt erheblich, wenn die Patienten das Rauchen selbst dann nicht aufgeben [175]. Auch der Kehlkopfkrebs wird zu acht Zehntel durch das Zigarettenrauchen ausgelöst [176], wobei der kausale Zusammenhang durch zahlreiche epidemiologische und klinische Studien belegt wurde [176]. Bei dieser Tumorart besteht ebenfalls eine Beziehung zur Zahl der gerauchten Zigaretten [176]. Mit jeder Erhöhung der Pack years steigt die Häufigkeit, dass ein Larynxkarzinom bei der Erstdiagnose erst im Stadium T3–T4 erfasst wird [177]. Besonders gefahrvoll sind die in Indien häufig gerauchten Bidi-Zigaretten, die das relative Risiko für einen Kehlkopfkrebs auf das 12,68-Fache gegenüber Nichtrauchern erhöhen, wenn mehr als 20 dieser Zigaretten täglich konsumiert werden [178]. Auch beim Vergleich von Rauchern von Bidi-Zigaretten mit Rauchern herkömmlicher Zigaretten ergab sich für die Entstehung von Karzinomen in der gesamten Mundhöhle ein deutlich erhöhtes Risiko (OR 3,1; 95% CI 2,0–5,0 vs. OR 1,1; 95% CI 0,7–1,9) [179]. In einer an Frauen durchgeführten Studie wurde die Risikoerhöhung für die Ausbildung eines Larynxkarzinoms noch deutlicher [180].

Die Ursachen für die Kanzerogenese sind in dem durch Alkohol und Zigarettenrauch entstehenden Acetaldehyd zu suchen, was auch noch durch die Bakterienflora des Mundes gefördert wird [181]. Besonders gravierend für das künftige Schicksal des Rauchers ist es, wenn dieser seine Zigaretten selbst dreht, wie das in einigen Teilen der Welt noch üblich ist und auch in Deutschland aus finanziellen Gründen in zunehmendem Maße wieder aufkommt. Der Kontakt mit dem ungefilterten Rauch und seinen Inhaltsstoffen schädigt sowohl die Mund- als auch die Pharynx- und Larynxschleimhaut [74]. Dass der ungezügelte Alkoholgenuss das Risiko einer Kanzerogenese in diesem Bereich noch steigert, wurde bei starken Trinkern mit einem Konsum von 207 ml reinen Alkohols und mehr täglich (RR 9,6–28,4) gegenüber nicht trinkenden Rauchern (RR 2,6) nachgewiesen [182].

In einer größeren Studie an 2953 männlichen und 1622 weiblichen Lungenkrebspatienten litten 521 männliche und 159 weibliche Patienten gleichzeitig an einem Larynxkarzinom [183]. Ein überwiegender Teil dieser Studienteilnehmer trank bei regelmäßigem Zigarettenkonsum größere Mengen Alkohol. Zum Vergleich wurde eine nicht erkrankte Gruppe von über 14.000 Männern und Frauen herangezogen. Während das Risiko für das Larynxkarzinom deutlich erhöht war (OR 2,4; 95% CI 2,0–2,8), hatte der Alkohol auf die Ausbildung eines Lungenkarzinoms keinen Einfluss (OR 1,2; 95% CI 1,0–1,4). Im Gegensatz dazu steigerte der Alkoholgenuss als selbstständiger Faktor die Ausbildung von Kehlkopfkarzinomen (OR 5,6; 95% CI 3,7–8,6) [183].

Insgesamt gesehen muss bei der Entstehung des Larynxkarzinoms von einem kombinierten Risiko (Alkohol plus Zigarettenrauchen) ausgegangen werden [177, 184], wobei die Zahl der Pack years und die Dauer der Raucherkarriere mit der Erkrankungshäufigkeit korrelieren und beide Faktoren kombiniert zu erheblichen Risikoerhöhungen führen [184] (Abb. 6.5).

6.7 Schlussfolgerungen

- Es bestehen heute keine Zweifel mehr darüber, dass langjähriges Tabakrauchen zu Veränderungen im Respirationstrakt führt, wobei entzündliche Prozesse im Bronchialbereich und in den unteren Lungenabschnitten im Vordergrund stehen. Später ist auch die Ausbildung von Bronchialkarzinomen bei entsprechender genetischer Disposition von Bedeutung.
- Ätiologisch wichtig ist die monate- und jahrelange Exposition gegenüber verschiedenen Inhalationsprodukten des Tabaks wie Benzo[a]pyren, Nitrosamine (NNK, NNN), Lösungsmittel (Benzol, Crotonaldehyd, Formaldehyd) und Polonium-210. Wenn auch der Filter den eingeatmeten Teergehalt von Zigaretten reduzieren kann, so ist seine Rolle als Schutzfaktor vor dem Entstehen eines Bronchialkarzinoms als untergeordnet anzusehen. Trotz eines jahrelangen

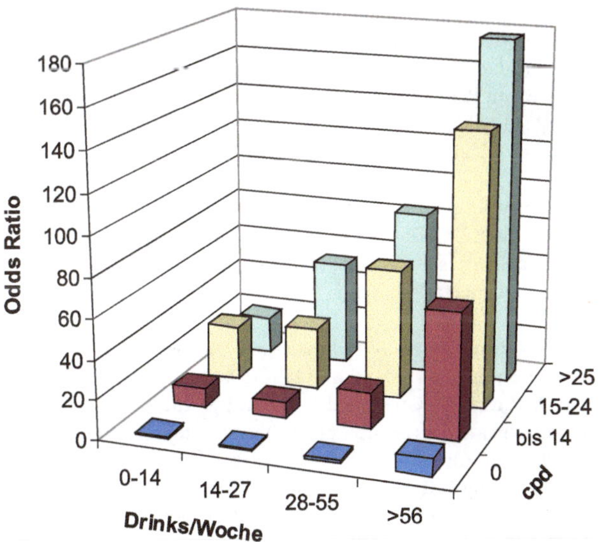

Abb. 6.5. Zunahme des Risikos (mittlere Odds Ratio) für die Ausbildung eines Kehlkopfkrebses durch das Rauchen und die Anzahl der eingenommenen Drinks (Bier, Wein, Schnaps: pro Drink 12 g Ethanol). Untersuchungen im Zeitraum von 1992–2000 in Norditalien und der Schweiz an insgesamt 543 Patienten [184]. *cpd* täglich gerauchte Zigaretten

Rauchstopps geht das Risiko nicht auf die Ebene eines Nichtrauchers zurück. Während in den USA und andeutungsweise auch in Deutschland die Zahl der Bronchialkarzinome bei Männern zurückgeht, steigt sie bei Frauen permanent an. Dabei sind diese Tumoren zu etwa 90% rauchbedingt.

- Zusammen mit den häufiger gerauchten Light-Zigaretten steigt der Anteil von Adenokarzinomen, die schlechter als Plattenepithelkarzinome zu behandeln sind.
- Nach einer groß angelegten tschechischen Studie sind Krebsvorsorgeuntersuchungen in Form von halbjährlichen Röntgen- und Sputumuntersuchungen nicht geeignet, die Mortalität zu senken [185].
- Die oft jahrelang durch das Rauchen unterhaltene COPD gewinnt sozioökonomisch zunehmend an Bedeutung, weil sie therapeutisch nur aufwändig zu beherrschen ist und noch häufiger als das Bronchialkarzinom auftritt.
- Asthmaerkrankungen, besonders bei Kindern, werden durch das Passivrauchen nicht ursächlich ausgelöst, aber durch den inhalierten Rauch unterhalten und in ihrer Progression beschleunigt. Deshalb sollten Eltern das Rauchen aufgeben, wenn mit ihnen Kleinst- und Kleinkinder im Haushalt leben.

Literatur

[1] U.S. Department Health Human Services, Public Health Services, Centres for Disease Control. PHS Document No. 46-1123, 1996.

[2] Centres for Disease Control. Morb Mortal Wkly Report 1993; 42: 857.

[3] American Thoracic Society. Standards for the diagnosis and care of patients with chronic obstructive pulmonary disease. Am Rev Respir Crit Care 1995; 152: 77–121.

[4] Kazerouni N, Alverson CJ, Redd SC, Mott JA, Mannino DM. Sex differences in COPD and lung cancer mortality trends – United States, 1968–1999. J Womens Health (Larchmt) 2004; 3(1): 7–23.

[5] Environmental Protection Agency. Respiratory health effects of passive smoking: lung cancer and other disorders. Washington, DC: US EPA, Report No. EPA/600/6-90/006F, 1992.

[6] U.S. Department Health Human Services, Public Health Services, Centres for Disease Control. Reducing the health consequences of smoking: 25 years of progress. Report of the Surgeon General. 1989.

[7] Doll R, Peto R. The causes of cancer: quantitative estimates of avoidable risks of cancer in the United States today. J Natl Cancer Inst 1981; 66(6): 1191–1308.

[8] Janerich DT, Thompson WD, Varela LR, Greenwald P, Chorost S, Tucci C, Zaman MB, Melamed MR, Kiely M, McKneally MF. Lung cancer and exposure to tobacco smoke in the household. N Engl J Med 1990; 323(10): 632–636.

[9] Wang Y, Ichiba M, Iyadomi M, Zhang J, Tomokuni K. Effects of genetic polymorphism of metabolic enzymes, nutrition, and lifestyle factors on DNA adduct formation in lymphocytes. Ind Health 1998; 36(4): 337–346.

[10] Sekine I, Nagai K, Tsugane S, Yokose T, Kodama T, Nishiwaki Y, Suzuki K, Kuriyama T. Association between smoking and tumor progression in Japanese women with adenocarcinoma of the lung. Jpn J Cancer Res 1999; 90(2): 129–135.

[11] Khuder SA, Dayal HH, Mutgi AB, Willey JC, Dayal G. Effect of cigarette smoking on major histological types of lung cancer in men. Lung Cancer 1998; 22(1): 15–21.

[12] Boffetta P, Pershagen G, Jockel KH et al. Cigar and pipe smoking and lung cancer risk: a multicenter study from Europe. J Natl Cancer Inst 1999; 91(8): 697–701.

[13] Becklake MR. Asbestos-related diseases of the lung and other organs: their epidemiology and implications for clinical practice. Am Rev Respir Dis 1976; 114(1): 187–227.

[14] Matos E, Vilensky M, Boffetta P, Kogevinas M. Lung cancer and smoking: a case-control study in Buenos Aires, Argentina. Lung Cancer 1998; 21(3): 155–163.

[15] Stellman SD, Muscat JE, Thompson S, Hoffmann D, Wynder EL. Risk of squamous cell carcinoma and adenocarcinoma of the lung in relation to lifetime filter cigarette smoking. Cancer 1997; 80(3): 382–388.

[16] Devesa SS, Silverman DT, Young JL, Pollack ES, Brown CC, Horm JW, Percy CL, Myers MH, McKay FW, Fraumeni JF. Cancer incidence and mortality trends among whites in the United States, 1947–84. J Natl Cancer Inst 1987; 79(4): 701–770.

[17] Doll R, Peto R. Cigarette smoking and bronchial carcinoma: dose and time relationships among regular smokers and lifelong non-smokers. J Epidemiol Community Health 1978; 32(4): 303–313.

[18] Peto R, Lopez AD, Boreham J, Thun M, Heath C Jr. Mortality from tobacco in developed countries: indirect estimation from national vital statistics. Lancet 1992; 339(8804): 1268–1278.

[19] Satcher D. Women and smoking. A report of the Surgeon General 2001. US Department of Health and Human Services. Washington DC: National Center for Chronic Disease Prevention and Health Promotion, 2001.

[20] Armadans-Gil L, Vaque-Rafart J, Rossello J, Olona M, Alseda M. Cigarette smoking and male lung cancer risk with special regard to type of tobacco. Int J Epidemiol 1999; 28(4): 614–619.

[21] Sastre MT, Mullet E, Sorum PC. Relationship between cigarette dose and perceived risk of lung cancer. Prev Med 1999; 28(6): 566–571.

[22] U.S. Department Health Human Services, Public Health Services, Centres for Disease Control. The health consequences of smoking: cancer. A report of the Surgeon General, 1982.

[23] U.S. Department Health Human Services, Public Health Services, Centres for Disease Control. Smoking and health. Report of the Advisory Committee to the Surgeon General, 1964.

[24] Kahn HA. The Dorn study of smoking and mortality among U.S. veterans: report on eight and one-half years of observation. Natl Cancer Inst Monogr 1966; 19: 1–125.

[25] Hammond EC. Smoking in relation to the death rates of one million men and women. Natl Cancer Inst Monogr 1966; 19: 127–204.

[26] Kunze M, Vutuc C. In: Banbury Report 3-A. Safe cigarette? Cold Spring Harbor, NY: Cold Spring Harbor Laboratory, 1980.

[27] Rimington J. The effect of filters on the incidence of lung cancer in cigarette smokers. Environ Res 1981; 24(1): 162–166.

[28] Wynder EL, Stellman SD. Comparative epidemiology of tobacco-related cancers. Cancer Res 1977; 37(12): 4608–4622.

[29] Auerbach O, Petrick TG, Stout AP, Statsinger AL, Muehsam GE, Formau JB, Gere JB. The anatomical approach to the study of smoking and bronchogenic carcinoma. Cancer 1956; 9: 76–83.

[30] Auerbach O, Gere JB, Formau JB, Petrick TG, Smolin HJ, Muehsam GE, Kassonry DY, Stout AP. Changes in the bronchial epithelium in relation to smoking and cancer of the lung. N Engl J Med 1957; 256: 97–104.

[31] Stellman SD, Takezaki T, Wang L et al. Smoking and lung cancer risk in American and Japanese men: an international case-control study. Cancer Epidemiol Biomarkers Prev 2001; 10(11): 1193–1199.

[32] Iribarren C, Tekawa IS, Sidney S, Friedman GD. Effect of cigar smoking on the risk of cardiovascular disease, chronic obstructive pulmonary disease, and cancer in men. N Engl J Med 1999; 340(23): 1773–1780.

[33] Wynder EL, Kabat GC. The effect of low-yield cigarette smoking on lung cancer risk. Cancer 1988; 62(6): 1223–1230.

[34] Zang EA, Wynder EL. Cumulative tar exposure. A new index for estimating lung cancer risk among cigarette smokers. Cancer 1992; 70(1): 69–76.

[35] Wald NJ, Watt HC. Prospective study of effect of switching from cigarettes to pipes or cigars on mortality from three smoking related diseases. BMJ 1997; 314(7098): 1860–1863.

[36] Carpenter CL, Jarvik ME, Morgenstern H, McCarthy WJ, London SJ. Mentholated cigarette smoking and lung-cancer risk. Ann Epidemiol 1999; 9(2): 114–120.

[37] Lubin JH, Blot WJ. Assessment of lung cancer risk factors by histologic category. J Natl Cancer Inst 1984; 73(2): 383–389.

[38] Kreuzer M, Kreienbrock L, Muller KM, Gerken M, Wichmann E. Histologic types of lung carcinoma and age at onset. Cancer 1999; 5(9): 1958–1965.

[39] Wynder EL, Hoffmann D. Smoking and lung cancer: scientific challenges and opportunities. Cancer Res 1994; 54(20): 5284–5295.

[40] Herning RI, Jones RT, Bachman J, Mines AH. Puff volume increases when low-nicotine cigarettes are smoked. Br Med J (Clin Res Ed) 1981; 283(6285): 187–189.

[41] Colditz GA, Stampfer MJ, Willett WC. Diet and lung cancer. A review of the epidemiologic evidence in humans. Arch Intern Med 1987; 147(1): 157–160.

[42] Peto R, Doll R, Buckley JD, Sporn MB. Can dietary beta-carotene materially reduce human cancer rates? Nature 1981; 290(5803): 201–208.

[43] Omenn GS, Goodman GE, Thornquist MD et al. Effects of a combination of beta carotene and vitamin A on lung cancer and cardiovascular disease. N Engl J Med 1996; 334(18): 1150–1155.

[44] Godschalk RW, Feldker DE, Borm PJ, Wouters EF, Van Schooten FJ. Body mass index modulates aromatic DNA adduct levels and their persistence in smokers. Cancer Epidemiol Biomarkers Prev 2002; 11(8): 790–793.

[45] Woodson K, Albanes D, Tangrea JA, Rautalahti M, Virtamo J, Taylor PR. Association between alcohol and lung cancer in the alpha-tocopherol, beta-carotene cancer prevention study in Finland. Cancer Causes Control 1999; 10(3): 219–226.

[46] Kinoshita N, Koyama Y, Yoshino K, Tanaka H, Ajiki W, Tukuma H, Oshima A. Second primary cancers occurring in patients with cancers of the mouth and meso-hypo pharynx in Japan. Nippon Koshu Eisei Zasshi 1997; 44(3): 201–206.

[47] Tirelli U, Spina M, Sandri S, Serraino D, Gobitti C, Fasan M, Sinicco A, Garavelli P, Ridolfo AL, Vaccher E. Lung carcinoma in 36 patients with human immunodeficiency virus infection. The Italian Cooperative Group on AIDS and Tumors. Cancer 2000; 88(3): 563–569.

[48] Omenn GS, Merchant J, Boatman E, Dement JM, Kuschner M, Nicholson W, Peto J, Rosenstock L. Contribution of environmental fibers to respiratory cancer. Environ Health Perspect 1986; 70: 51–56.

[49] Schabath MB, Spitz MR, Delclos GL, Gunn GB, Whitehead LW, Wu X. Association between asbestos exposure, cigarette smoking, myeloperoxidase (MPO) genotypes, and lung cancer risk. Am J Ind Med 2002; 42(1): 29–37.

[50] Coultas DB, Samet JM. Occupational lung cancer. Clin Chest Med 1992; 13(2): 341–354.

[51] Harley N, Samet JM, Cross FT, Hess T, Muller J, Thomas D. Contribution of radon and radon daughters to respiratory cancer. Environ Health Perspect 1986; 70: 17–21.

[52] Little MP, Haylock RG, Muirhead CR. Modelling lung tumour risk in radon-exposed uranium miners using generalizations of the two-mutation model of Moolgavkar, Venzon and Knudson. Int J Radiat Biol 2002; 78(1): 49–68.

[53] Lichtenstein E, Andrews JA, Lee ME, Glasgow RE, Hampson SE. Using radon risk to motivate smoking reduction: evaluation of written materials and brief telephone counselling. Tob Control 2000; 9(3): 320–326.

[54] Radford EP, Renard KG. Lung cancer in Swedish iron miners exposed to low doses of radon daughters. N Engl J Med 1984; 310(23): 1485–1494.

[55] Yngveson A, Williams C, Hjerpe A, Lundeberg J, Soderkvist P, Pershagen G. p53 Mutations in lung cancer associated with residential radon exposure. Cancer Epidemiol Biomarkers Prev 1999; 8(5): 433–438.

[56] Archer VE, Coons T, Saccomanno G, Hong DY. Latency and the lung cancer epidemic among United States uranium miners. Health Phys 2004; 87(5): 480–489.

[57] Brockmoller J, Cascorbi I, Kerb R, Sachse C, Roots I. Polymorphisms in xenobiotic conjugation and disease predisposition. Toxicol Lett 1998; 102–103: 173–183.

[58] Ely EW, Baker AM, Evans GW, Haponik EF. The distribution of costs of care in mechanically ventilated patients with chronic obstructive pulmonary disease. Crit Care Med 2000; 28(2): 408–413.

[59] Hoogendoorn M, Feenstra TL, Schermer TR, Hesselink AE, Rutten-van Molken MP. Severity distribution of chronic obstructive pulmonary disease (COPD) in Dutch general practice. Respir Med 2006; 100: 83–86.

[60] Tinkelman D, Nordyke RJ, Isonaka S, George D, DesFosses K, Nonikov D. The impact of chronic obstructive pulmonary disease on long-term disability costs. J Manag Care Pharm 2005; 11(1): 25–32.

[61] American Thoracoc Society. Cigarette smoking and health. Am J Respir Crit Care Med 1996; 153: 861–865.

[62] Enright RL, Connett JE, Bailey WC. The FEV1/FEV6 predicts lung function decline in adult smokers. Respir Med 2002; 96(6): 444–449.

[63] DeMeo DL, Carey VJ, Chapman HA, Reilly JJ, Ginns LC, Speizer FE, Weiss ST, Silverman EK. Familial aggregation of FEF(25–75) and FEF(25–75)/FVC in families with severe, early onset COPD. Thorax 2004; 59(5): 396–400.

[64] Eberly LE, Ockene J, Sherwin R, Yang L, Kuller L. Pulmonary function as a predictor of lung cancer mortality in continuing cigarette smokers and in quitters. Int J Epidemiol 2003; 32(4): 592–599.

[65] Saetta M, Finkelstein R, Cosio MG. Morphological and cellular basis for airflow limitation in smokers. Eur Respir J 1994; 7(8): 1505–1515.

[66] Wright JL, Hobson J, Wiggs BR, Pare PD, Hogg JC. Effect of cigarette smoking on structure of the small airways. Lung 1987; 165(2): 91–100.

[67] Thurlbeck WM. Pathophysiology of chronic obstructive pulmonary disease. Clin Chest Med 1990; 11(3): 389–403.

[68] Silverman EK. Genetics of chronic obstructive pulmonary disease. Novartis Found Symp 2001; 234: 45–58.

[69] Siafakas NM, Tzortzaki EG. Few smokers develop COPD. Why? Respir Med 2002; 96(8): 615–624.

[70] Matsushita I, Hasegawa K, Nakata K, Yasuda K, Tokunaga K, Keicho N. Genetic variants of human beta-defensin-1 and chronic obstructive pulmonary disease. Biochem Biophys Res Commun 2002; 291(1): 17–22.

[71] Linden M, Rasmussen JB, Piitulainen E, Tunek A, Larson M, Tegner H, Venge P, Laitinen LA, Brattsand R. Airway inflammation in smokers with nonobstructive and obstructive chronic bronchitis. Am Rev Respir Dis 1993; 148(5): 1226–1232.

[72] Fera T, Abboud RT, Richter A, Johal SS. Acute effect of smoking on elastaselike esterase activity and immunologic neutrophil elastase levels in bronchoalveolar lavage fluid. Am Rev Respir Dis 1986; 133(4): 568–573.

[73] Gadek JE, Fells GA, Crystal RG. Cigarette smoking induces functional antiprotease deficiency in the lower respiratory tract of humans. Science1979; 206(4424): 1315–1316.

[74] Di Stefano A, Maestrelli P, Roggeri A, Turato G, Calabro S, Potena A, Mapp CE, Ciaccia A, Covacev L, Fabbri LM. Upregulation of adhesion molecules in the bronchial mucosa of subjects with chronic obstructive bronchitis. Am J Respir Crit Care Med 1994; 149: 803–810.

[75] Rusznak C, Mills PR, Devalia JL, Sapsford RJ, Davies RJ, Lozewicz S. Effect of cigarette smoke on the permeability and IL-1beta and sICAM-1 release from cultured human bronchial epithelial cells of never-smokers, smokers, and patients with chronic obstructive pulmonary disease. Am J Respir Cell Mol Biol 2000; 23(4): 530–536.

[76] Varkey AB. Chronic obstructive pulmonary disease in women: exploring gender differences. Curr Opin Pulm Med 2004; 10(2): 98–103.

[77] Gelb AF, Schein M, Kuei J, Tashkin DP, Muller NL, Hogg JC, Epstein JD, Zamel N. Limited contribution of emphysema in advanced chronic obstructive pulmonary disease. Am Rev Respir Dis 1993; 147(5): 1157–1161.

[78] Niewoehner DE, Kleinerman J, Rice DB. Pathologic changes in the peripheral airways of young cigarette smokers. N Engl J Med 1974; 291(15): 755–758.

[79] Maisel JC, Silvers GW, George MS, Dart GA, Petty TL, Mitchell RS. The significance of bronchial atrophy. Am J Pathol 1972; 67(2): 371–386.

[80] Barbera JA, Riverola A, Roca J, Ramirez J, Wagner PD, Ros D, Wiggs BR, Rodriguez-Roisin R. Pulmonary vascular abnormalities and ventilation-perfusion relationships in mild chronic obstructive pulmonary disease. Am J Respir Crit Care Med 1994; 149: 423–429.

[81] Lebowitz MD, Burrows B. Quantitative relationships between cigarette smoking and chronic productive cough. Int J Epidemiol 1977; 6(2): 107–113.

[82] Doll R, Peto R. Mortality in relation to smoking: 20 years' observations on male British doctors. Br Med J 1976; 2(6051): 1525–1536.

[83] Rogot E, Murray JL. Smoking and causes of death among U.S. veterans: 16 years of observation. Public Health Rep 1980; 95(3): 213–222.

[84] Higgins MW, Enright PL, Kronmal RA, Schenker MB, Anton-Culver H, Lyles M. Smoking and lung function in elderly men and women. The Cardiovascular Health Study. JAMA 1993; 269(21): 2741–2748.

[85] Lange P, Groth S, Nyboe GJ, Mortensen J, Appleyard M, Jensen G, Schnohr P. Effects of smoking and changes in smoking habits on the decline of FEV1. Eur Respir J 1989; 2(9): 811–816.

[86] Buist AS VW. Smoking and other risk factors. In: JR Murray JN (ed) Textbook of respirtory medicine, 2nd edn. Philadelphia: W.B. Saunders, 1994, pp 1259–1287.

[87] Speizer FE, Tager IB. Epidemiology of chronic mucus hypersecretion and obstructive airways disease. Epidemiol Rev 1979; 1: 124–142.

[88] Orie NGM, Sluiter HJ, De Vries K, Tammeling GH, Witkop J. The host factor in bronchitis. In: Orie NGM, Sluiter HJ (eds) Bronchitis. Assen: Royal van Gorcum, 1961, pp 43–59.

[89] Tashkin DP, Altose MD, Connett JE, Kanner RE, Lee WW, Wise RA. Methacholine reactivity predicts changes in lung function over time in smokers with early chronic obstructive pulmonary disease. The Lung Health Study Research Group. Am J Respir Crit Care Med 1996; 153: 1802–1811.

[90] Taylor RG, Gross E, Joyce H, Holland F, Pride NB. Smoking, allergy, and the differential white blood cell count. Thorax 1985; 40(1): 17–22.

[91] Vollmer WM, Johnson LR, Buist AS. Relationship of response to a bronchodilator and decline in forced expiratory volume in one second in population studies. Am Rev Respir Dis 1985; 132(6): 1186–1193.

[92] Burrows B, Halonen M, Barbee RA, Lebowitz MD. The relationship of serum immunoglobulin E to cigarette smoking. Am Rev Respir Dis 1981; 124(5): 523–525.

[93] Dow L, Coggon D, Campbell MJ, Osmond C, Holgate ST. The interaction between immunoglobulin E and smoking in airflow obstruction in the elderly. Am Rev Respir Dis 1992; 146(2): 402–407.

[94] Garshick E, Schenker MB, Dosman JA. Occupationally induced airways obstruction. Med Clin North Am 1996; 80(4): 851–878.

[95] AbuDhaise BA, Rabi AZ, al Zwairy MA, el Hader AF, el Qaderi S. Pulmonary manifestations in cement workers in Jordan. Int J Occup Med Environ Health 1997; 10(4): 417–428.

[96] Althuis MD, Sexton M, Prybylski D. Cigarette smoking and asthma symptom severity among adult asthmatics. J Asthma 1999; 36(3): 257–264.

[97] Samet JM, Marbury MC, Spengler JD. Health effects and sources of indoor air pollution. Part I. Am Rev Respir Dis 1987; 136(6): 1486–1508.

[98] Sunyer J, Munoz A. Concentrations of methacholine for bronchial responsiveness according to symptoms, smoking and immunoglobulin E in a population-based study in Spain. Spanish Group of the European Asthma Study. Am J Respir Crit Care Med 1996; 153: 1273–1279.

[99] Troisi RJ, Speizer FE, Rosner B, Trichopoulos D, Willett WC. Cigarette smoking and incidence of chronic bronchitis and asthma in women. Chest 1995; 108(6): 1557–1561.

[100] Dodge RR, Burrows B. The prevalence and incidence of asthma and asthma-like symptoms in a general population sample. Am Rev Respir Dis 1980; 122(4): 567–575.

[101] Kesten S, Rebuck AS. Is the short-term response to inhaled beta-adrenergic agonist sensitive or specific for distinguishing between asthma and COPD? Chest 1994; 105(4): 1042–1045.

[102] Britton J. Airway hyperresponsiveness and the clinical diagnosis of asthma: histamine or history? J Allergy Clin Immunol 1992; 89: 19–22.

[103] Rogers DF, O'Connor BJ. Airway hyperresponsiveness: relation to asthma and inflammation? Thorax 1993; 48(11): 1095–1096.

[104] Anonym. Joint task force and practice parameters. J Allergy Clin Immunol 1995; 96: 707–870.

[105] Anonym. National Asthma Education Program. J Allergy Clin Immunol 1991; 88: 425–534.

[106] Sherrill DL, Lebowitz MD, Halonen M, Barbee RA, Burrows B. Longitudinal evaluation of the association between pulmonary function and total serum IgE. Am J Respir Crit Care Med 1995; 152(1): 98–102.

[107] Kay AB. Asthma and inflammation. J Allergy Clin Immunol 1991; 87(5): 893–910.

[108] Dodge R, Cline MG, Lebowitz MD, Burrows B. Findings before the diagnosis of asthma in young adults. J Allergy Clin Immunol 1994; 94(5): 831–835.

[109] Schachter EN, Doyle CA, Beck GJ. A prospective study of asthma in a rural community. Chest 1984; 85(5): 623–630.

[110] McWhorter WP, Polis MA, Kaslow RA. Occurrence, predictors, and consequences of adult asthma in NHANESI and follow-up survey. Am Rev Respir Dis 1989; 139(3): 721–724.

[111] Vesterinen E, Kaprio J, Koskenvuo M. Prospective study of asthma in relation to smoking habits among 14,729 adults. Thorax 1988; 43(7): 534–539.

[112] Flodin U, Jonsson P, Ziegler J, Axelson O. An epidemiologic study of bronchial asthma and smoking. Epidemiology 1995; 6(5): 503–505.

[113] Sunyer J, Anto JM, Sabria J, Rodrigo MJ, Roca J, Morell F, Rodriguez-Roisin R, Codina R. Risk factors of soybean epidemic asthma. The role of smoking and atopy. Am Rev Respir Dis 1992; 145(5): 1098–1102.

[114] Jensen EJ, Dahl R, Steffensen F. Bronchial reactivity to cigarette smoke in smokers: repeatability, relationship to methacholine reactivity, smoking and atopy. Eur Respir J 1998; 11(3): 670–676.

[115] Rijcken B, Schouten JP, Weiss ST, Speizer FE, van der LR. The relationship between airway responsiveness to histamine and pulmonary function level in a random population sample. Am Rev Respir Dis 1988; 137(4): 826–832.

[116] Vedal S, Enarson DA, Chan H, Ochnio J, Tse KS, Chan-Yeung M. A longitudinal study of the occurrence of bronchial hyperresponsiveness in western red cedar workers. Am Rev Respir Dis 1988; 137(3): 651–655.

[117] O'Connor GT, Sparrow D, Segal MR, Weiss ST. Smoking, atopy, and methacholine airway responsiveness among middle-aged and elderly men. The Normative Aging Study. Am Rev Respir Dis 1989; 140(6): 1520–1526.

[118] Sherrill DL, Halonen M, Burrows B. Relationships between total serum IgE, atopy, and smoking: a twenty-year follow-up analysis. J Allergy Clin Immunol 1994; 94: 954–962.

[119] Chaudhuri R, Livingston E, McMahon AD, Thomson L, Borland W, Thomson NC. Cigarette smoking impairs the therapeutic response to oral corticosteroids in chronic asthma. Am J Respir Crit Care Med 2003; 168(11): 1308–1311.

[120] Chalmers GW, Macleod KJ, Little SA, Thomson LJ, McSharry CP, Thomson NC. Influence of cigarette smoking on inhaled corticosteroid treatment in mild asthma. Thorax 2002; 57(3): 226–230.

[121] Fielding JE, Phenow KJ. Health effects of involuntary smoking. N Engl J Med 1988; 319(22): 1452–1460.

[122] Guyatt GH, Newhouse MT. Are active and passive smoking harmful? Determining causation. Chest 1985; 88(3): 445–451.

[123] Sherman CB. Health effects of cigarette smoking. Clin Chest Med 1991; 12(4): 643–658.

[124] Tager IB. Passive smoking–bronchial responsiveness and atopy. Am Rev Respir Dis 1988; 138(3): 507–509.

[125] Burchfiel CM, Higgins MW, Keller JB, Howatt WF, Butler WJ, Higgins IT. Passive smoking in childhood. Respiratory conditions and pulmonary function in Tecumseh, Michigan. Am Rev Respir Dis 1986; 133(6): 966–973.

[126] Cunningham J, O'Connor GT, Dockery DW, Speizer FE. Environmental tobacco smoke, wheezing, and asthma in children in 24 communities. Am J Respir Crit Care Med 1996; 153(1): 218–224.

[127] Stoddard JJ, Miller T. Impact of parental smoking on the prevalence of wheezing respiratory illness in children. Am J Epidemiol 1995; 141(2): 96–102.

[128] Strachan DP, Jarvis MJ, Feyerabend C. The relationship of salivary cotinine to respiratory symptoms, spirometry, and exercise-induced bronchospasm in seven-year-old children. Am Rev Respir Dis 1990; 142(1): 147–151.

[129] Taylor B, Wadsworth J. Maternal smoking during pregnancy and lower respiratory tract illness in early life. Arch Dis Child 1987; 62(8): 786–791.

[130] Wright AL, Holberg C, Martinez FD, Taussig LM. Relationship of parental smoking to wheezing and nonwheezing lower respiratory tract illnesses in infancy. Group Health Medical Associates. J Pediatr 1991; 118(2): 207–214.

[131] Martinez FD, Cline M, Burrows B. Increased incidence of asthma in children of smoking mothers. Pediatrics 1992; 89(1): 21–26.

[132] O'Connor GT, Weiss ST, Tager IB, Speizer FE. The effect of passive smoking on pulmonary function and nonspecific bronchial responsiveness in a population-based sample of children and young adults. Am Rev Respir Dis 1987; 135(4): 800–804.

[133] Tager IB, Weiss ST, Munoz A, Rosner B, Speizer FE. Longitudinal study of the effects of maternal smoking on pulmonary function in children. N Engl J Med 1983; 309(12): 699–703.

[134] Kuehr J, Fischer T, Karmous W, Meinert R, Barth R, Hermann-Kunz E, Forster J, Urbanek R. Relationship between low birth weight and symptoms in a cohort of primary school children. J Allergy Clin Immunol 1992; 90: 358–363.

[135] Soyseth V, Kongerud J, Boe J. Postnatal maternal smoking increases the prevalence of asthma but not of bronchial hyperresponsiveness or atopy in their children. Chest 1995; 107(2): 389–394.

[136] Ronchetti R, Macri F, Ciofetta G, Indinnimeo L, Cutrera R, Bonci E, Antognoni G, Martinez FD. Increased serum IgE and increased prevalence of eosinophilia in 9-year-old children of smoking parents. J Allergy Clin Immunol 1990; 86: 400–407.
[137] Magnusson CG. Maternal smoking influences cord serum IgE and IgD levels and increases the risk for subsequent infant allergy. J Allergy Clin Immunol 1986; 78: 898–904.
[138] Ownby DR, Johnson CC, Peterson EL. Maternal smoking does not influence cord serum IgE or IgD concentrations. J Allergy Clin Immunol 1991; 88(4): 555–560.
[139] Young S, Le Souef PN, Geelhoed GC, Stick SM, Turner KJ, Landau LI. The influence of a family history of asthma and parental smoking on airway responsiveness in early infancy. N Engl J Med 1991; 324(17): 1168–1173.
[140] Frischer T, Kuehr J, Meinert R, Karmaus W, Barth R, Hermann-Kunz E, Urbanek R. Relationship between low birth weight and respiratory symptoms in a cohort of primary school children. Acta Paediatr 1992; 81(12): 1040–1041.
[141] Murray AB, Morrison BJ. Passive smoking and the seasonal difference of severity of asthma in children. Chest 1988; 4(4): 701–708.
[142] Chilmonczyk BA, Salmun LM, Megathlin KN, Neveux LM, Palomaki GE, Knight GJ, Pulkkinen AJ, Haddow JE. Association between exposure to environmental tobacco smoke and exacerbations of asthma in children. N Engl J Med 1993; 328(23): 1665–1669.
[143] Evans D, Levison MJ, Feldman CH, Clark NM, Wasilewski Y, Levin B, Mellins RB. The impact of passive smoking on emergency room visits of urban children with asthma. Am Rev Respir Dis 1987; 135(3): 567–572.
[144] Weitzman M, Gortmaker S, Walker DK, Sobol A. Maternal smoking and childhood asthma. Pediatrics 1990; 85(4): 505–511.
[145] Murray AB, Morrison BJ. The decrease in severity of asthma in children of parents who smoke since the parents have been exposing them to less cigarette smoke. J Allergy Clin Immunol 1993; 91: 102–110.
[146] Aronson MD, Weiss ST, Ben RL, Komaroff AL. Association between cigarette smoking and acute respiratory tract illness in young adults. JAMA 1982, 248(2): 181–183.
[147] Boake W. A study of illnesses in a group of Cleveland families. N Engl J Med 1959; 259: 1245–1249.
[148] Peters JM, Ferris BG Jr. Smoking, pulmonary function, and respiratory symptoms in a college-age group. Am Rev Respir Dis 1967; 95(5): 774–782.
[149] Peters JM, Ferris BG Jr. Smoking and morbidity in a college-age group. Am Rev Respir Dis 1967; 95(5): 783–789.
[150] Bensenor IM, Cook NR, Lee IM, Chown MJ, Hennekens CH, Buring JE, Manson JE. Active and passive smoking and risk of colds in women. Ann Epidemiol 2001; 11(4): 225–231.
[151] Shiota Y, Kawai T, Matsumoto H, Hiyama J, Tokuda Y, Marukawa M, Ono T, Mashiba H. Acute eosinophilic pneumonia following cigarette smoking. Intern Med 2000; 39(10): 830–833.
[152] Shintani H, Fujimura M, Yasui M, Ueda K, Kameda S, Noto M, Matsuda T, Kobayashi M. Acute eosinophilic pneumonia caused by cigarette smoking. Intern Med 2000; 39(1): 66–68.
[153] Shintani H, Fujimura M, Ishiura Y, Noto M. A case of cigarette smoking-induced acute eosinophilic pneumonia showing tolerance. Chest 2000; 117(1): 277–279.
[154] Miki K, Miki M, Nakamura Y, Suzuki Y, Okano Y, Ogushi F, Ohtsuki Y, Nakayama T. Early-phase neutrophilia in cigarette smoke-induced acute eosinophilic pneumonia. Intern Med 2003; 42(9): 839–845.
[155] Grossi E, Poletti G, Poletti V. Acute eosinophilic pneumonia with respiratory failure: a case likely triggered by cigarette smoking. Monaldi Arch Chest Dis 2004; 61(1): 58–61.
[156] Kark JD, Lebiush M, Rannon L. Cigarette smoking as a risk factor for epidemic a(h1n1) influenza in young men. N Engl J Med 1982; 307(17): 1042–1046.

[157] Finklea JF, Sandifer SH, Smith DD. Cigarette smoking and epidemic influenza. Am J Epidemiol 1969; 90(5): 390–399.

[158] Feldman S. Varicella-zoster virus pneumonitis. Chest 1994; 106 (Suppl 1): 22S–27S.

[159] Yousem SA, Colby TV, Gaensler EA. Respiratory bronchiolitis-associated interstitial lung disease and its relationship to desquamative interstitial pneumonia. Mayo Clin Proc 1989; 64(11): 1373–1380.

[160] Tomashefski JF, Khiyami A, Kleinerman J. Neoplasms associated with pulmonary eosinophilic granuloma. Arch Pathol Lab Med 1991; 115(5): 499–506.

[161] Travis WD, Borok Z, Roum JH, Zhang J, Feuerstein I, Ferrans VJ, Crystal RG. Pulmonary Langerhans cell granulomatosis (histiocytosis X). A clinicopathologic study of 48 cases. Am J Surg Pathol 1993; 17(10): 971–986.

[162] Kelly PT, Haponik EF. Goodpasture syndrome: molecular and clinical advances. Medicine (Baltimore) 1994; 73(4): 171–185.

[163] Scanlon EF, Suh O, Murthy SM, Mettlin C, Reid SE, Cummings KM. Influence of smoking on the development of lung metastases from breast cancer. Cancer 1995; 75(11): 2693–2699.

[164] Valeyre D, Soler P, Clerici C, Pre J, Battesti JP, Georges R, Hance AJ. Smoking and pulmonary sarcoidosis: effect of cigarette smoking on prevalence, clinical manifestations, alveolitis, and evolution of the disease. Thorax 1988; 43(7): 516–524.

[165] Baumgartner KB, Samet JM, Stidley CA, Colby TV, Waldron JA. Cigarette smoking: a risk factor for idiopathic pulmonary fibrosis. Am J Respir Crit Care Med 1997; 155(1): 242–248.

[166] Gajalakshimi V, Peto R, Kanaka S, Jha P. Smoking and mortality from tuberculosis and other diseases in India: retrospective study of 43000 adult male death and 35000 controls. Lancet 2003; 362: 507–515.

[167] Ellis ME, Neal KR, Webb AK. Is smoking a risk factor for pneumonia in adults with chickenpox? Br Med J (Clin Res Ed) 1987; 294(6578): 1002.

[168] Grayson ML, Newton-John H. Smoking and varicella pneumonia. J Infect 1988; 16(3): 312.

[169] Kaufman R. Diagnosis and management. In: Pennington J (ed) Respiratory infections. New York: Raven Press, 1983, pp 317–328.

[170] Arvin AM. Varicella-zoster virus. Clin Microbiol Rev 1996; 9(3): 361–381.

[171] Morris A, Kingsley LA, Groner G, Lebedeva IP, Beard CB, Norris KA. Prevalence and clinical predictors of pneumocystis colonization among HIV-infected men. AIDS 2004; 18(5): 793–798.

[172] Mecklenburg RE, Greenspan D, Kleinuran DV. Tobacco effects in the mouth: A National Cancer Institute and National Institute of Dental Research Guide for Health Professionals. Washington: National Cancer Institute. NIH Publication No. 92-3330, 1992.

[173] Blot WJ, McLaughlin JK, Winn DM, Austin DF, Greenberg RS, Preston-Martin S, Bernstein L, Schoenberg JB, Stemhagen A, Fraumeni JF Jr. Smoking and drinking in relation to oral and pharyngeal cancer. Cancer Res 1988; 48(11): 3282–3287.

[174] Fletcher C, Peto R, Tinker C. The natural history of chronic Bronchitis and emphysema. Oxford: Oxford University Press, 1976.

[175] Browman GP, Wong G, Hodson I, Sathya J, Russell R, McAlpine L, Skingley P, Levine MN. Influence of cigarette smoking on the efficacy of radiation therapy in head and neck cancer. N Engl J Med 1993; 328(3): 159–163.

[176] US Department of Health and Human Services. Reducing the health consequences of smoking: 25 years of Progress. A report of the Surgeon General: executive summary. Rockville: Department of Health and Human Services. DHHS Publication No. (CDC) 89-8411, 1989.

[177] Trigg DJ, Lait M, Wenig BL. Influence of tobacco and alcohol on the stage of laryngeal cancer at diagnosis. Laryngoscope 2000; 110: 408–411.

[178] Sankaranarayanan R, Duffy SW, Nair MK, Padmakumary G, Day NE. Tobacco and alcohol as risk factors in cancer of the larynx in Kerala, India. Int J Cancer 1990; 45(5): 879–882.

[179] Rahman M, Sakamoto J, Fukui T. Bidi smoking and oral cancer: a meta-analysis. Int J Cancer 2003; 106(4): 600–604.

[180] Gallus S, Bosetti C, Franceschi S, Levi F, Negri E, La VC. Laryngeal cancer in women: tobacco, alcohol, nutritional, and hormonal factors. Cancer Epidemiol Biomarkers Prev 2003; 12(6): 514–517.

[181] Homann N, Tillonen J, Meurman JH, Rintamaki H, Lindqvist C, Rautio M, Jousimies-Somer H, Salaspuro M. Increased salivary acetaldehyde levels in heavy drinkers and smokers: a microbiological approach to oral cavity cancer. Carcinogenesis 2000; 21(4): 663–668.

[182] Muscat JE, Wynder EL. Tobacco, alcohol, asbestos, and occupational risk factors for laryngeal cancer. Cancer 1992; 69(9): 2244–2251.

[183] Zang EA, Wynder EL. Reevaluation of the confounding effect of cigarette smoking on the relationship between alcohol use and lung cancer risk, with larynx cancer used as a positive control. Prev Med 2001; 32(4): 359–370.

[184] Talamini R, Bosetti C, La Vecchia C et al. Combined effect of tobacco and alcohol on laryngeal cancer risk: a case-control study. Cancer Causes Control 2002; 13(10): 957–964.

[185] Kubik AK, Parkin DM, Zatloukal P. Czech Study on Lung Cancer Screening: post-trial follow-up of lung cancer deaths up to year 15 since enrollment. Cancer 2000; 89(Suppl 11): 2363–2368.

[186] Murin S, Hilbert J, Reilly SJ. Cigarette smoking and the lung. Clin Rev Allergy Immunol 1997; 15(3): 307–361.

[187] Sherman CB. The health consequences of cigarette smoking. Pulmonary diseases. Med Clin North Am 1992; 76(2): 355–375.

[188] Augustine A, Harris RE, Wynder EL. Compensation as a risk factor for lung cancer in smokers who switch from nonfilter to filter cigarettes. Am J Public Health 1989; 79(2): 188–191.

[189] Benhamou S, Benhamou E, Auquier A, Flamant R. Differential effects of tar content, type of tobacco and use of a filter on lung cancer risk in male cigarette smokers. J Epidemiol 1994; 23(3): 437–443.

[190] Young S, Sherrill DL, Arnott J, Diepeveen D, LeSouef PN, Landau LI. Parental factors affecting respiratory function during the first year of life. Pediatr Pulmonol 2000; 29(5): 331–340.

[191] Almirall J, Gonzalez CA, Balanzo X, Bolibar I. Proportion of community-acquired pneumonia cases attributable to tobacco smoking. Chest 1999; 116(2): 375–379.

[192] Pastor P, Medley F, Murphy TV. Invasive pneumococcal disease in Dallas County, Texas: results from population-based surveillance in 1995. Clin Infect Dis 1998; 26(3): 590–595.

[193] Straus WL, Plouffe JF, File TM Jr, Lipman HB, Hackman BH, Salstrom SJ, Benson RF, Breiman RF. Risk factors for domestic acquisition of legionnaires disease. Ohio legionnaires Disease Group. Arch Intern Med 1996; 156(15): 1685–1692.

[194] Imrey PB, Jackson LA, Ludwinski PH, England AC III, Fella GA, Fox BC, Isdale LB, Reeves MW, Wenger JD. Outbreak of serogroup C meningococcal disease associated with campus bar patronage. Am J Epidemiol 1996; 143(6): 624–630.

[195] Arbes SJ Jr, Agustsdottir H, Slade GD. Environmental tobacco smoke and periodontal disease in the United States. Am J Public Health 2001; 91(2): 253–257.

[196] Barbour SE, Nakashima K, Zhang JB, Tangada S, Hahn CL, Schenkein HA, Tew JG. Tobacco and smoking: environmental factors that modify the host response (immune system) and have an impact on periodontal health. Crit Rev Oral Biol Med 1997; 8(4): 437–460.

[197] Tomar SL, Asma S. Smoking-attributable periodontitis in the United States: findings from NHANES III. National Health and Nutrition Examination Survey. J Periodontol 2000; 71(5): 743–751.

[198] Blake GH, Abell TD, Stanley WG. Cigarette smoking and upper respiratory infection among recruits in basic combat training. Ann Intern Med 1988; 109(3): 198–202.

[199] Cohen S, Tyrrell DA, Smith AP. Negative life events, perceived stress, negative affect, and susceptibility to the common cold. J Pers Soc Psychol 1993; 64(1): 131–140.

[200] Kark JD, Lebiush M. Smoking and epidemic influenza-like illness in female military recruits: a brief survey. Am J Public Health 1981; 71(5): 530–532.

[201] Kataja V, Syrjanen S, Yliskoski M, Hippelinen M, Vayrynen M, Saarikoski S, Mantyjarvi R, Jokela V, Salonen JT, Syrjanen K. Risk factors associated with cervical human papillomavirus infections: a case-control study. Am J Epidemiol 1993; 138(9): 735–745.

[202] Burns DN, Kramer A, Yellin F, Fuchs D, Wachter H, DiGioia RA, Sanchez WC, Grossman RJ, Gordin FM, Biggar RJ,. Cigarette smoking: a modifier of human immunodeficiency virus type 1 infection? J Acquir Immun Defic Syndr 1991; 4(1): 76–83.

[203] Buskin SE, Gale JL, Weiss NS, Nolan CM. Tuberculosis risk factors in adults in King County, Washington, 1988 through 1990. Am J Public Health 1994; 84(11): 1750–1756.

7 Herz-Kreislauf-Erkrankungen und Störungen von Blutgerinnungs- und Fibrinolysevorgängen

Aktives und passives Tabakrauchen ist in zahlreichen Ländern der Welt ein wichtiger Faktor bei der Entstehung von Herz-Kreislauf-Erkrankungen und für deren Mortalität. In Deutschland erkranken jährlich 80.000–90.000 neu an koronarer Herzkrankheit, Hypertonie, peripherer arterieller Verschlusskrankheit (PAVK), Apoplexie usw. [1]. Die ersten epidemiologischen Untersuchungen, die einen Zusammenhang zwischen dem Zigarettenrauchen und der ischämischen Herzkrankheit nachwiesen, waren die Framingham-Studie und eine Studie an britischen Ärzten [2, 3]. In der Framingham-Studie wurde zusätzlich die durch das Rauchen erhöhte Apoplexiehäufigkeit festgestellt [3, 4]. Ebenso ist das Rauchen mit einem erhöhten Risiko arteriosklerotischer Gefäßveränderungen und dem Auftreten zerebraler Aneurysmen verbunden [4, 5]. Bei der koronaren Herzkrankheit (KHK) spielen aber auch andere Risikofaktoren wie die Hyperlipidämie, Hyperfibrinogenämie und Hypertonie eine wichtige Rolle, während die Entwicklung einer PAVK und eines Aortenaneurysmas weitgehend auf das Rauchen zurückzuführen ist [3, 6–8].

Bereits im Jahre 1944 wurden Befunde veröffentlicht, wonach sich die Wirkungen von Nikotin auf die Gefäße quantitativ (und qualitativ) deutlich von denen des inhalierten Zigarettenrauchs unterscheiden (Abb. 7.1) – Ergebnisse, die auch für die Entwöhnung von Rauchern mit Nikotinpräparaten bedeutsam sind [9, 10].

Nachfolgend werden zunächst Fragen der Gefäßregulation unter dem Einfluss des Tabakrauchens und von Nikotin besprochen, um dann näher auf die kardiovaskulären Erkrankungen einzugehen.

7.1 Regulation des Gefäßtonus

Tabakrauchen bewirkt eine Vielzahl von Reaktionen an der Gefäßwand. Es stimuliert adrenerge Mechanismen am Herz und Kreislauf, die aber mehr durch das Rauchen als durch Nikotin selbst ausgelöst werden (Tabelle 7.1, 7.2) [11, 12, 301]. Darüber hinaus verursacht es eine Zunahme des Laktat/Pyruvat-Quotienten sowie der Adrenalinausscheidung im Urin. Raucher zeigen in Abhängigkeit von der Zeitdauer des Rauchens eine zunehmend gestörte Mikrozirkulation an der Haut, wovon endothelabhängige wie -unabhängige Reaktionen betroffen sind [13, 302].

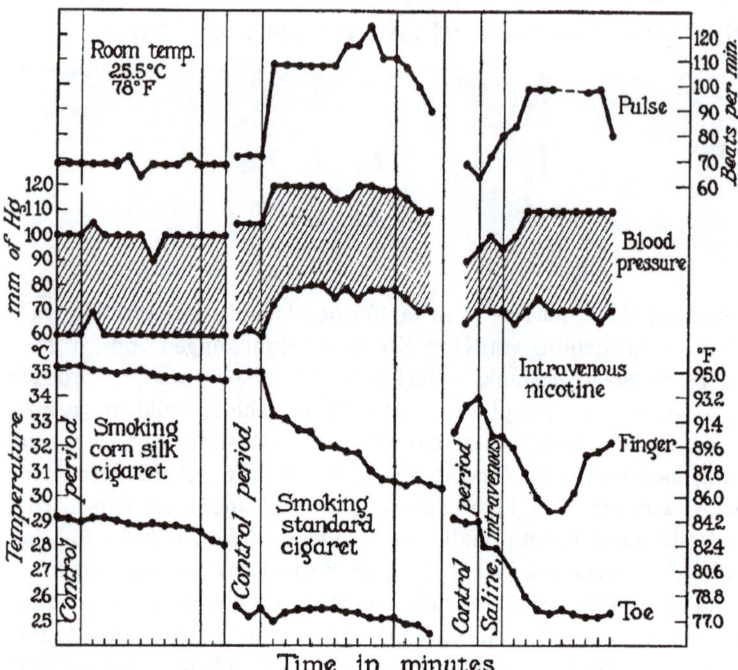

Abb. 7.1. Einfluss des Rauchens von zwei Getreidefaser- oder Standardzigaretten sowie der intravenösen Injektion von 2 mg Nikotin auf die Hauttemperatur der Extremitäten, den Blutdruck und die Herzfrequenz einer Versuchsperson [73]

Tabelle 7.1. Freisetzung von Katecholaminen durch Zigarettenrauchen. Angabe des Mittelwerts (mittlere Standardabweichung) [14]

	Noradrenalin (SD) [pg/ml]	Adrenalin (SD) [pg/ml]
Kontrollpatienten	227 (23)	44 (4)
Raucher	324 (39)	113 (27)

Tabelle 7.2. Ausscheidung von Katecholaminen im Urin bei Rauchern und nach Nikotinzufuhr (Pflaster). Mittelwert ± Standardabweichung [107]

	Plasmanikotin AUC [ng/ml/h]	Noradrenalin [µg/g Kreatinin]	Adrenalin [µg/g Kreatinin]	Dopamin [µg/g Kreatinin]
Zigarettenrauchen	451 ± 62	176 ± 23	28 ± 3	1.099 ± 86
Nikotinpflaster	356 ± 30	166 ± 25	21 ± 3	1.051 ± 87
Placebopflaster	–	172 ± 20	22 ± 2	950 ± 65
P-Wert	n. s.	< 0,06	< 0,05	< 0,05

AUC „area under the curve", *n.s.* nicht untersucht.

Wirkungen des Rauchens auf die Gefäßwand, Stoffwechselfaktoren und die Blutgerinnung

- Endotheliale Dysfunktion ↑, Dyslipidämie ↑ (HDL ↓, TG ↑, Oxo-LDL ↓) Plättchenaktivierung ↑ (präthrombotischer Status ↑)
- Hochrisikofaktoren ↑ (Fibrinogen, Homocystein, CRP)
- Insulinresistenz ↑ (Diabetes mellitus Typ II ↑)
- Stimulation der Gefäßmuskelzellen
- Gestörte Freisetzung von Stickstoffmonoxid (NO)
- Erhöhte Thrombogenität (Aktivierung der Leuko- und Thrombozyten)
- Gestörter Lipid- und Glukosemetabolismus

Diese durch adrenerge Mechanismen ausgelösten und vom Tabakrauch abhängigen Reaktionen kommen durch die Noradrenalinfreisetzung aus dem terminalen Axon zustande und können durch eine adrenerge Blockade unterbunden werden [14]. Mithilfe von Acetylcholin (ACh) lassen sich die Gefäßreaktivität bzw. die Durchblutung (Vasodilatation mit NO-Freisetzung) an einzelnen Gefäßen, die bei Rauchern deutlich herabgesetzt ist, wie auch die durch Angiotensin I vermittelte Gefäßkonstriktion messen [15]. Lisinopril, ein ACE-Hemmer, verbessert die Endothelfunktion beim chronischen Zigarettenraucher über eine erhöhte ACh-vermittelte Unterarmdurchblutung, während Natriumnitroprussid keinen Effekt auslöst [16]. Als möglicher Mechanismus wird die durch Lisinopril induzierte und durch Bradykinin vermittelte NO-Freisetzung diskutiert [16]. Für die NO-Freisetzung spielt der Endothel-NO-Synthetase- (eNOS-)Gen-Polymorphismus (A/B-Polymorphismus) eine entscheidende Rolle beim Auftreten eines akuten Myokardinfarktes. Das Risiko erhöht sich vor allem bei jüngeren Rauchern (<51 Lebensjahre) mit einem A/A-Polymorphismus unabhängig davon, ob zusätzlich ein Diabetes mellitus oder eine Hypertonie besteht [17].

Die vasokonstriktorische Nikotinwirkung an den Koronargefäßen kann durch die Abnahme der Prostazyklinspiegel (PGI2) in den Endothelzellen der Koronararterien (Koronarien) verursacht werden. Raucher weisen verglichen mit Nichtrauchern einen verminderten PGI2- und einen erhöhten 11-Dehydro-TXB2-Blutspiegel auf [18, 19]. Dennoch sind die durch das Rauchen ausgelösten Reaktionen bei der Freisetzung von Adrenalin, Noradrenalin und Dopamin unterschiedlich verglichen mit Nikotin zu bewerten, wie Tabelle 7.1 zeigt. Durch Nikotin wird quantitativ weniger Katecholamin freigesetzt als durch den Zigarettenrauch [11, 12]. Die im Urin ausgeschiedenen Katecholaminmengen unterscheiden sich nur geringfügig von denen einer Placebogruppe.

Beim Zigarettenrauchen wird Nikotin sehr schnell resorbiert, was zu einer mehr oder weniger ausgeprägten, durch Adrenalin und Noradrenalin verursachten vasokonstriktorischen Reaktion über die Stimulation von α_1-Adrenozeptoren führt. Der Gelegenheitsraucher kompensiert den vasokonstriktorischen Effekt mit der Freisetzung von NO und Prostazyklin aus dem Endothel, während beim starken Raucher dieser Mechanismus nicht mehr funktioniert. In diesem Zusammenhang ist darauf hinzuweisen, dass der Gefäßtonus über die beiden gegensätzlich wirkenden Gefäßstoffe NO˙ und $O_2^{-˙}$ geregelt wird. Stickstoffmonoxid besitzt eine Schlüsselfunktion, zumal die postokklusive Gefäßdilatation beispielsweise am Unterarm mit der NO-Produktion und -Freisetzung aus dem Endothel zusammenhängt. Das toxisch wirkende Peroxynitrit ($ONOO^-$) hat im Zusammenhang mit der Aktivierung des Renin-Angiotensin-Systems einen atherogenen Effekt [20]. NO kann freie Radikale bilden, aber auch die Guanylatcyclase in Endothelzellen und Blutplättchen aktivieren (Abb. 7.2). Die durchblutungsabhängige Dilatation der Brachialarterie wird nach Messungen an einigen Männern und Frauen nach dem Rauchen von Light-Zigaretten weniger als nach dem Rauchen herkömmlicher Zigaretten gehemmt (0,9 vs. 0,6 mg Nikotin; 12 vs. 8 mg Teer) [21].

Über die cGMP-Freisetzung wird die Gefäßdilatation und die Hemmung der Thrombozytenaggregation bewirkt. So kommt dem NO große pathogenetische Bedeutung zu:

1. Verhinderung der Thrombozytenaggregation,
2. Adhäsion von Monozyten und
3. Muskelzellproliferation an den Gefäßen.

Durch das Rauchen werden diese Prozesse über die verminderte NO-Bildung verhindert (Abb. 7.3) [22]. Tetrahydrobiopterin kann die endothelabhängige Va-

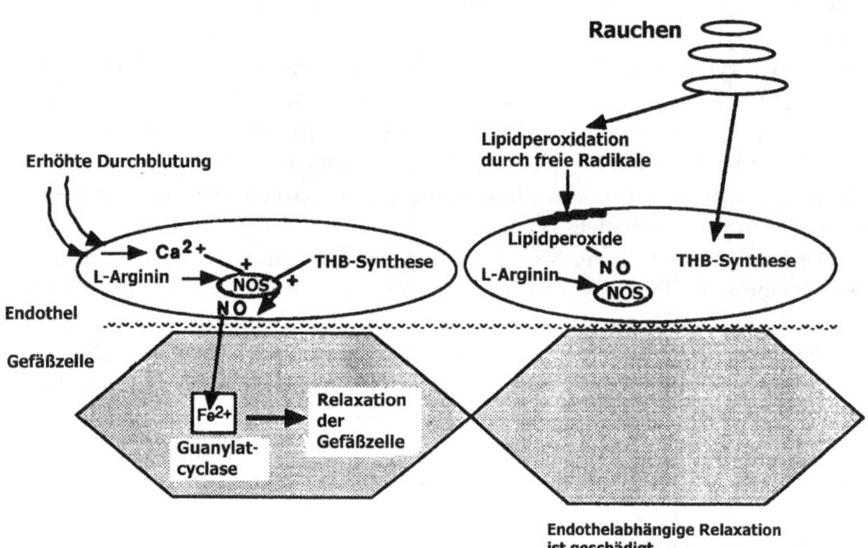

Abb. 7.2. Durch Rauchen geschädigte Gefäßrelaxation. Über eine Erhöhung von Ca^{2+} kommt es zum Anstieg der Stickstoffmonoxid- (NO-)Synthese aus L-Arginin durch die NO-Synthetase (NOS). Ein wichtiger Kofaktor ist Tetrahydrobiopterin (THB). NO penetriert in die Gefäßzelle und stimuliert die Guanylatcyclase, die ihrerseits cGMP bildet, welches vasodilatierend wirkt. Rauchen limitiert die cGMP-Entstehung. Des Weiteren fördern die im Blut gebildeten Radikale die Oxo-LDL-Bildung. Eine Abnahme von THB reduziert ebenfalls die NO-Bildung [240]

sodilatation von chronischen Rauchern verbessern, weil die Unterfunktion der NO-Synthetase III (NOSIII) zur verminderten NO-Bereitstellung führt [23]. Glyceryltrinitrat oder Natriumnitroprussid beeinflussen diese Vorgänge insofern, als sie über die NO-Bildung vasodilatierend wirken. Gleichgerichtete Effekte von LDL-Oxidation und geschädigter NOS wurden in vitro an V.-saphena-Ringen und Thrombozyten nachgewiesen [24, 25]. Sie sind auf die durch den Rauch geschädigte Tetrahydrobiopterinsynthese zurückzuführen [24, 26]. Der Effekt, der bei einer Hypercholesterinämie die Gefäßfunktion beeinträchtigt, kommt über die Oxidation von LDL zu Oxo-LDL zustande [27]. Ascorbinsäure soll als Antioxidans die rauchbedingten Gefäßreaktionen verbessern [28]. Die durch Tabakrauch ausgelöste Endothelschädigung war teilweise reversibel, wenn ein Rauchstopp über zumindest 12 Monate bestand [29, 30]. Die geschädigte Prostazyklinsynthese geht mit der erhöhten Produktion von vasokonstriktorisch wirkenden Thromboxanen (TX) einher [31]. Bei Rauchern war die NOS der Pulmonalarterien verglichen mit den Befunden bei Nichtrauchern deutlich reduziert, sodass von einer herabgesetzten eNOS-Expression ausgegangen wird, der auch eine pathogenetische Bedeutung bei der Ausbildung von Erkrankungen des Respirationstraktes zukommen soll [32].

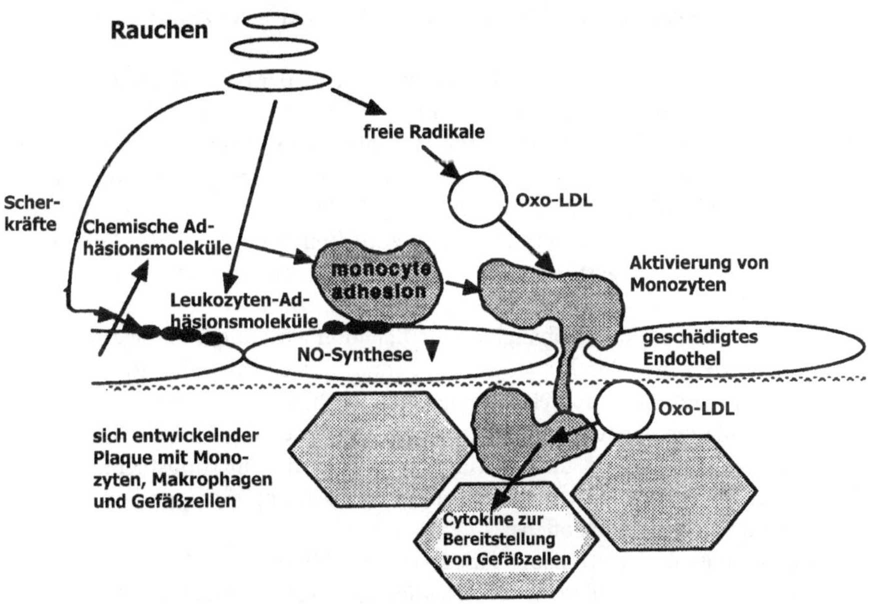

Abb. 7.3. Rauchen stimuliert die Adhäsion von Monozyten, deren Migration und Aktivierung. Die erhöhten Scherkräfte verändern die Endotheloberfläche und steigern die Adhäsionsmoleküle ICAM-1 und VCAM-1 am Endothel. Des Weiteren werden chemische Adhäsionsstoffe aus Monozyten freigesetzt, wobei die verminderte NO-Synthese die Adhäsion der Zellen an die Endothelzellen steigert. Das Endothel wird porös, sodass Oxo-LDL-Moleküle passieren können, die ihrerseits die Monozyten/Makrophagen aktivieren, die wiederum Zytokine und Wachstumsfaktoren freisetzen – ein Ausgangspunkt für die arteriosklerotischen Veränderungen am Gefäß [24]

Da Zigarettenrauch die durch ACh und Adenosindiphosphat (ADP) ausgelöste Vasorelaxation hemmt, wird eine gesteigerte Superoxidproduktion angenommen, die mit einer verminderten NO-Bioaktivität einhergeht. Gleichzeitig werden vasokonstriktorisch wirkende Eicosanoide über das Zyklooxigenasesystem gebildet [33].

7.2 Veränderungen der Endothelfunktion und Endstrombahn

Die Grundlage für die Entstehung einer Arteriosklerose mit nachfolgenden kardialen Ereignissen sind die durch das Rauchen ausgelösten Veränderungen des Gefäßtonus der Koronarien, die erhöhte Thrombozytenaggregation sowie Veränderungen der Endothelintegrität auch bei jüngeren Erwachsenen [19, 29]. Zwischen den Wirkungen von Zigarettenrauch und Nikotin lassen sich bei Beurteilung der endothelabhängigen, durch Glyceroltrinitrat ausgelösten Vasodilatation quantitative Unterschiede an Langzeitrauchern nachweisen [34]. Zigarettenrauch erzeugt Endothelveränderungen mit ultrastrukturell nachweisbaren Schäden an der Aorta und den Pulmonalgefäßen [35–37]. Zigarrenrauch führt ebenso wie Zigarettenrauch zu einer Endotheldysfunktion, was an der Brachialarterie gemessen wurde. Damit kann die Zigarre nicht als eine harmlose Alternative der Zigarette angesehen werden [38].

Der Tabakinhaltsstoff 4-(Methylnitrosamino)-1-(3-pyridyl)-1-butanon (NNK) verursacht dabei erhebliche Endothelschäden, indem er an β_1- und β_2-Adrenozeptoren mit nachfolgender Aktivierung von Arachidonsäure bindet, was Zellschäden und eine Apoptose der Endothelzellen zu Folge hat. Betarezeptorenblocker (Atenolol) können die NNK-Wirkungen verhindern [39]. Die vermehrte Oxidation durch Tabakrauch führt an Endothelzellkulturen zum Zelluntergang [40]. Aus diesen Schäden ergibt sich ein gestörter NO-Stoffwechsel mit einer Endotheldysfunktion, weil es die Plasmaspiegel von Nitraten und Nitriten sowie die der Antioxidanzien reduziert [41]. Die endothelabhängige Vasodilatation wird durch mäßiges Rauchen ebenso geschädigt wie durch starkes, was darauf hinweist, dass bei Rauchern die Endothelin-1- und die endothelabhängige NO-Synthese limitierende Faktoren für die Gefäßregulation darstellen [42]. Atorvastatin stellt den Ergebnissen einer Studie an Rauchern mit normalem Cholesterinspiegel zufolge die Funktionstüchtigkeit der Koronarien wieder her [43]. Inwieweit diese Beobachtung therapeutische Konsequenzen impliziert, ist noch offen.

An den Haut- und Unterhautgefäßen verstärkt Nikotin die durch Noradrenalin induzierte Vasokonstriktion und schädigt die endothelabhängige Vasorelaxation. Beide Reaktionen lassen sich weder durch Zyklooxigenaseabkömmlinge noch durch Nikotinrezeptorenblocker (Hexamethonium) beeinflussen [44]. Dieser Befund dürfte insbesondere für die Transplantation von Hautlappen und für die ischämische Herzkrankheit sowohl bei Rauchern als auch bei Konsumenten von Snus (s. Abschn. 2.6) bedeutsam sein [44].

Raucherbedingte Gefäßschäden werden durch eine gesteigerte Prostaglandinsynthese (8-epi-PGF2a) verursacht, sie können sich innerhalb von 1–2 Wochen nach einem Rauchstopp zurückbilden. Bei wiederholtem Rauchen steigt der PG-Spiegel wiederum an [45]. Die Steigerung von 8-epi-PGF2a wird als Schaden der Sauerstoffversorgung der Gefäße gesehen.

Über eine verminderte NO-Bereitstellung wird die Regulation des Gefäßtonus gestört. Kurzzeitige Rauchperioden verstärken die durch Endothelin 1 erzeugte Vasokonstriktion [46]. Seit längerem ist bekannt, dass die durch das Endothel vermittelte Koronardilatation durch eine bestehende Hypercholesterinämie, eine frühzeitig eintretende Arteriosklerose und/oder Hypertonie gestört wird [47–49]. Darüber hinaus reduziert Gewohnheitsrauchen die Dilatationsreserve der kleinsten Gefäße und begünstigt so die hypoxischen Schäden, welche bei Gewohnheitsrauchern lange vor dem Auftreten erkennbarer Herz-Kreislauf-Erkrankungen nachweisbar sind [50, 51]. Eine durch Bradykinin an den dorsalen Handvenen induzierte Venendilatation wurde bei Nichtrauchern wie auch bei Rauchern durch transdermal verabreichtes Nikotin unterdrückt, sodass für das Alkaloid eine Schlüsselrolle bei der Dysfunktion des Endothels eingeräumt werden muss [52]. Bei diesen Untersuchungen kam es auch zu einem leichten Blutdruckanstieg unter Nikotin.

Nach der Implantation von Bypässen (A. thoracica) wird die endothelabhängige Motilität bei Rauchern im Vergleich mit Nichtrauchern gestört, wie die Reaktivität nach Infusion von ACh (10^{-6}mmol/l) und GTN (500 µg) zeigte [53].

Die bisherige Vorstellung von der pathogenetisch bedeutsamen vasokonstriktorischen Nikotinwirkung auf die Gefäße ist durch die pathogenetisch sehr viel größere Rolle von Kohlenmonoxid (CO) und Carboxyhämoglobin (COHb) sowie von Glykoproteinen für die Veränderungen an den Gefäßen und in der Endstrombahn zu ersetzen [10].

Tierexperimentell wurde eine Gefäßneubildung (Angiogenese) unter Nikotin nachgewiesen, wodurch es auch zur Endothelproliferation kommen soll [54]. Insgesamt wurde Nikotin aufgrund dieser Arbeit eine tumorigene Wirkung nachgesagt [54]. Ob diese Ergebnisse auf den Menschen zu übertragen sind, muss geklärt werden. Jedoch sprechen analoge Untersuchungen mit Acetylcholin dafür, dass es sich um einen parasympathisch gelenkten Vorgang handelt [54–56]. Zumindest gibt es bisher keinen Anhalt für eine tumorigene Wirkung von reinem Nikotin am Menschen.

7.3 Endstrombahn und Sauerstoffversorgung

Durch fortgesetztes Rauchen wird bereits in einem Frühstadium die akrale Mikrozirkulation eingeschränkt. Der Sauerstoffpartialdruck (pO_2) am Vorfuß wurde auch ohne manifeste Makroangiopathie reduziert ($17{,}8 \pm 9{,}1$ mmHg vs. $43{,}3 \pm 10{,}5$ mmHg) [57, 58]. Gleichzeitig besteht bei Rauchern eine Reduktion der akralen Durchblutungsreserve, die sich mit Laser-Doppler-Flowmetrie in der Haut messen lässt. Rauchinhaltsstoffe führen über eine Stimulation des autonomen Nervensystems zur Konstriktion in der Gefäßperipherie [59]: Nach zehnstündiger Zigarettenabstinenz senkt das Rauchen einer Zigarette bereits in der ersten Minute die Hauttemperatur bei gleichzeitiger Abnahme der Durchblutung (Abb. 7.4).

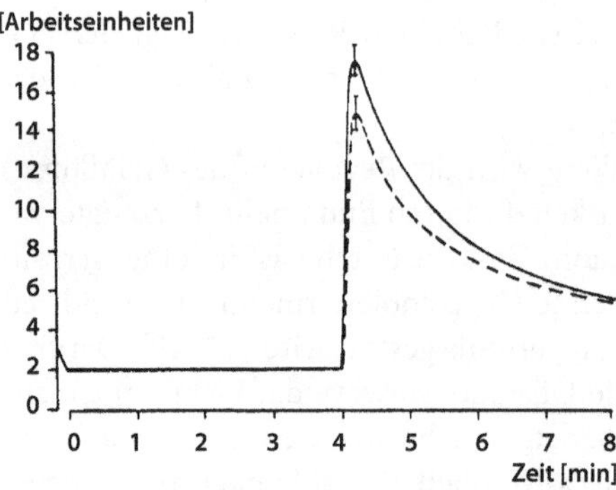

Abb. 7.4. Postischämische reaktive Hyperämie an der Haut, gemessen mithilfe der Laser-Doppler-Flowmetrie an 16 Rauchern vor (—) und nach (- -) dem Rauchen. Die *vertikalen Linien* geben die ± - Standardabweichung vom Mittelwert an [327].

Die rauchbedingten Auswirkungen auf die Endstrombahn sowie auf die Haut und O_2-Versorgung wurde am Menschen und in Tierversuchen untersucht [60–63]. Insbesondere ließen sich dramatische Reaktionen bei Rauchern unter revaskularisierenden Maßnahmen nachweisen [64, 65]. So kam es zu Hautnekrosen nach kosmetischen Gesichtsoperationen [61, 66, 67]. Diese Schädigungen wurden durch die Schadstoffe des Rauchs und durch CO ausgelöst [9]. Auch Transplantate wuchsen beim Raucher verzögert oder überhaupt nicht an [64, 68, 69].

Nach Untersuchungen mit Acetylcholin und Natriumnitroprussid wurde die Mikrozirkulation über eine endothelabhängige und -unabhängige Vasodilatation sowie über eine paradoxe Erholung der endothelabhängigen Vasodilatation durch Rauchen beeinflusst [70]. Der Durchmesser der Brachialarterie war nach Untersuchungen an 17 gesunden Probanden (Raucher, Nichtraucher, Snus-Konsumenten) unterschiedlich ausgeprägt, wobei sich besonders die endothelabhängige Durchblutung zwischen Nichtrauchern und Rauchern deutlich voneinander unterschied (Tabelle 7.3).

Die durch das Rauchen geschädigte Gefäßreaktivität führte zur Senkung der absoluten und relativen durch Acetylcholin ausgelösten Gefäßdilatation an 12 gesunden Rauchern nach erneutem Rauchen einer Zigarette, wobei die Erholungsphase verzögert wurde [71]. Dieser Effekt könnte die leichte Erhöhung des Blutdrucks erklären [71]. Zu ähnlichen Ergebnissen führen Untersuchungen an 30 gesunden Rauchern und Nichtrauchern, deren Myokarddurchblutung mit einer H215O-PET (Positronenemissionstomographie) untersucht wurde [72]. Bei in beiden Gruppen nicht zu unterscheidender Koronarreserve wurde diese unter dem Kältetest deutlich reduziert ($0{,}65 \pm 0{,}12$ vs. $0{,}87 \pm 0{,}12$ $ml \times g^{-1} \times min^{-1}$; $p < 0{,}05$) [72]. Diese Ergebnisse lassen bereits bei den 20-bis 35-Jährigen eine Beeinträchtigung der Koronarfunktion durch das Rauchen vermuten [72].

Die Gefäßreaktivität und die O_2-Versorgung der Haut und der tieferen Geweschichten lassen sich mit der Laser-Doppler-Flowmetrie und dem transkutanen O_2-Partialdruck ($tcpO_2$) mit Platinelektroden messen, wie eigene Untersuchungen zeigten [9]. Wie schon erwähnt, war auf die unterschiedlichen Wirkungen der durch Zigarettenrauch und Nikotin ausgelösten Reaktionen schon vor längerer Zeit hingewiesen worden (s. Abb. 7.1) [73]. Auch die nach ein- bis dreiminütiger Okklusion

Tabelle 7.3. Reaktion der arteriellen durchblutungsbedingten Dilatation der Brachialarterie bei Rauchern, Nichtrauchern und Snus-Konsumenten. Untersuchung an 17 gesunden Probanden [97]

	Nichtraucher	Raucher	Snus-Konsumenten	P-Wert
Durchmesser der Brachialarterien, Kontrolle (mm)	4,7 ± 0,7	4,1 ± 0,5	4,7 ± 0,5	0,24
Endothelabhängige Durchblutung (Dilatation, %)	12,2 ± 5,7	3,9 ± 5,1*	4,1 ± 0,7*	0,01
Endothelunabhängige Durchblutung (NTG-induzierte Dilatation, %)	14,8 ± 7,8	7,4 ± 3,5	11.8 ± 8,8	0,25

*Signifikanzniveau erreicht ($p < 0{,}05$)

NTG Nitroglycerin.

des Oberarms mit einer Blutdruckmanschette auftretende reaktive Hyperämie und deren Normalisierung wies Unterschiede zwischen Rauchern und Nichtrauchern auf [74, 75], wobei die reaktive Hyperämie bei Rauchern unter der von Nichtrauchern blieb (Abb. 7.5). Die Ursachen hierfür waren in der Gefäßreaktivität (NO-Bereitstellung), der Viskosität des Blutes und seinen veränderten Fließeigenschaften zu suchen [9]. Selbst nach einer 6-monatigen Beobachtung lassen sich die Unterschiede in der Gefäßreaktivität noch nachweisen (Abb. 7.6) [10, 76]. Wurde die Durchblutung an verschiedenen Gewebearealen gleichzeitig plethysmographisch gemessen, kam es zu vasokonstriktorischen Effekten am Finger, weniger an den Zehen; unbeeinflusst blieben die Stirnregion und die Ohren [75]. Der Effekt an den Fingern korrelierte nicht mit dem Nikotingehalt der Zigaretten.

Bei der vergleichenden Untersuchung der Gefäßreaktivität (Angiotensin-I- und -II-Reaktion) an männlichen Rauchern und Nichtrauchern mit der Venenverschlussplethysmographie ergab sich eine signifikante Gefäßschädigung durch Angiotensin I in der Rauchergruppe, was möglicherweise auf eine gestörte NO-Bereitstellung zurückzuführen war [15].

Die O_2-Versorgung ist mit der Durchblutung der Gewebe verbunden. Der durch das Rauchen verursachte oxidative Stress kann als Ursache für die raucherbedingten Schäden angesehen werden [77]. Nach dem Kauen eines Nikotinkaugummis wurde die Durchblutung des Fingers erst nach 45 min herabgesetzt, während dieser Effekt nach dem Rauchen einer Zigarette bereits nach 5 min auftrat [78]. Demgegenüber konnten weder nach dem Rauchen noch nach Nikotinzufuhr Veränderungen von $tcpO_2$ gemessen werden [79, 80]. Diese Berichte stehen im Gegensatz zu eigenen Langzeitergebnissen (s. Abb. 7.6), bei denen selbst nach 6-monatigem Rauchstopp noch eine verbesserte O_2-Versorgung gegenüber Rauchern nachzuweisen war [9]. Der Vergleich des $tcpO_2$ rauchender und nicht rauchender Mütter ergab eine geringere hyperämische Reaktion bei den rauchenden als bei nichtrauchenden Müttern.

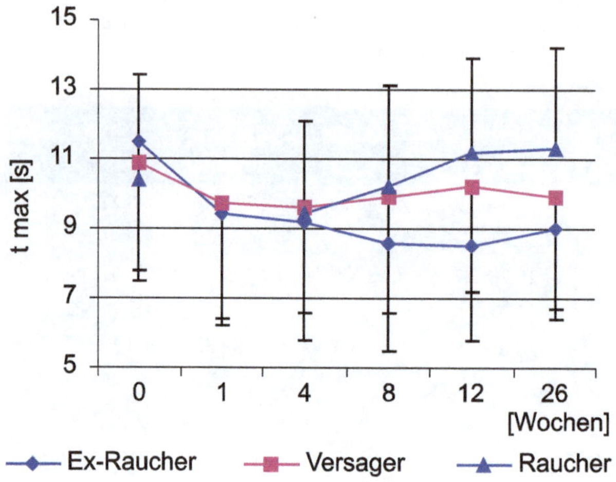

Abb. 7.5. Veränderungen der maximalen Anstiegsgeschwindigkeit (t_{max} in s) des intrakapillären Flusses der roten Blutkörperchen nach 3 min anhaltender Ischämie des Unterarms bei Exrauchern, Versagern („relapser") und Rauchern über die Studiendauer von 26 Wochen. Die *vertikalen Linien* entsprechen den jeweiligen Standardabweichungen [9]

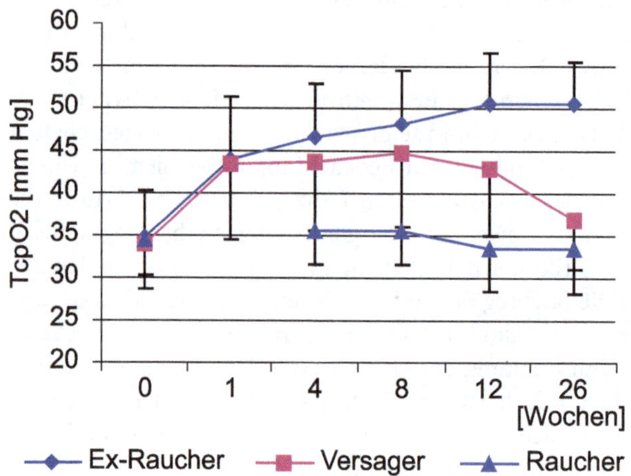

Abb. 7.6. Veränderungen des transdermalen Sauerstoffpartialdrucks bei Exrauchern, Versagern („relapser") und Rauchern über die Studiendauer von 26 Wochen [9]

Bei einer invasiven O_2-Messung nahm die O_2-Versorgung nach dem Rauchen einer Zigarette über 30–50 min ab [81]. Die Ergebnisse der eigenen Studie, die über 6 Monate angelegt war [9], sprechen für die Gefäßschädigung durch die inhalierten Abbrandprodukten des Tabaks, während Nikotin trotz widersprüchlicher Gefäßreaktionen nicht für die hypoxämischen Reaktionen verantwortlich ist. Klinische Untersuchungen an Angina-pectoris-Patienten bestätigen diese Beobachtung

Tabelle 7.4. Wirkung von Nikotinpflastern auf die Perfusion des geschädigten Myokards von Patienten mit koronarer Herzkrankheit. Messungen mit der ^{201}Tl-SPECT 3 und 6 Tage nach der täglichen Anwendung eines Nikotinpflasters [82]

	Kontrollwert (n = 36)	Nikotin-pflaster, 14 mg (n = 36)	Nikotin-pflaster, 21 mg (n = 36)	P-Wert
Perfusionsdefekt (% LV)				
gesamt	17,5 ± 10,6	12,6 ± 10,1	11,8 ± 9,9	< 0,001
Ischämie	10,1 ± 8,5	7,2 ± 6,7	6,7 ± 6,3	0,036
Kohlenmonoxid (ppm)	23,3 ± 10,5	13,8 ± 9,6	12,4 ± 8,8	< 0,001
Nikotin (ng/ml)	15,8 ± 8,3	24,2 ± 12,0	30,4 ± 10,8	< 0,001
Cotinin (ng/ml)	290 ± 137	338 ± 186	422 ± 224	< 0,002
Zigarettenkonsum (pro Tag)	31 ± 11	11 ± 10	8 ± 7	< 0,001

LV linkes Ventrikel.

(Tabelle 7.4) [82]. Letztlich spricht auch die aschfahle Gesichtsfarbe nach jahrzehntelangem Rauchen für sich [83].

Mithilfe der ^{82}Rubidium-Emissionstomographie wurden bei 8 von 13 Nichtrauchern mit KHK unter Fahrradergometerbelastung Durchblutungsdefekte registriert, die bei 6 dieser 8 Patienten auch unter dem Rauchen einer Zigarette an den gleichen Stellen auftraten. Die verminderte O_2-Bereitstellung [11, 12], die gesteigerte Plättchenaggregation zusammen mit den erhöhten Plasmafibrinogenspiegeln [6, 25, 84], die Verminderung von NO und EDRF („endothelium-derived relaxing factor") [29, 85, 86] sowie der erhöhte CO-Gehalt des Blutes [87, 88] tragen zur Myokardischämie bei.

7.4 Arteriosklerotische und entzündliche Gefäßreaktionen

Für die Entwicklung einer Gefäßsklerose war das Rauchen noch vor einer Hypertonie, dem Diabetes mellitus und der Zugehörigkeit zum männlichen Geschlecht der stärkste Risikofaktor. Das Risiko für schwere arteriosklerotische Gefäßveränderungen bei einem über 40 Jahre lang rauchenden Menschen erhöhte sich um das 3,5-Fache im Vergleich zu einem Nichtraucher. Die Pack years korrelierten mit dem Ausmaß arteriosklerotischer Veränderungen in der Arteria carotis communis [89]. In einer Studie an 2229 jüngeren Finnen wurde das Rauchverhalten (Pack years) mit der Wandstärke der A. carotis über einen Zeitraum von bis zu 21 Jahren in Beziehung gesetzt [90]. Die Daten belegen, dass in der frühen Jugend erworbene Risikofaktoren die Grundlage für die Entstehung einer Arteriosklerose bilden [90].

Die gestörte NO-Bereitstellung und Prostazyklinsynthese sind nur eine Seite der durch das Rauchen induzierten Gefäßveränderungen. Darüber hinaus spielen die erhöhte Adhäsion und Migration der Monozyten in den subendothelialen Spalt eine wichtige Rolle, sie wurden durch Zytokine und die LDL-Oxidation noch verstärkt [91]. Bei rauchenden Hypertonikern waren verschiedene Zytokine und der Plasminogenaktivator im Vergleich zu Normotonikern erhöht, was die schädigenden Gefäßreaktionen des Rauchens belegt (Abb. 7.7).

Die Leukozyten treffen auf das Endothel, wobei sie Proteine und Glykoproteine abgeben, die auf Endothelzellen einwirken(s. Abb. 7.3). Die Anheftung der Zellen wird dabei durch Adhäsionsproteine (interzelluläres Zelladhäsionsprotein, ICAM-1, und vaskuläres Zelladhäsionsprotein, VCAM-1) sowie Integrine bewirkt, wobei NO ein wichtiger Regulator für die Anheftung ist [92]. Es wurde diesbezüglich gezeigt, dass der lösliche VCAM-1-Spiegel bei Rauchern gegenüber Nichtrauchern erhöht ist ($32{,}1 \pm 21{,}6$ vs. $9{,}4 \pm 7{,}8$ ng/ml; $p < 0{,}001$). Gerade dieser Befund spricht dafür, dass Rauchen arteriosklerotische Prozesse beschleunigt [93]. Im Rahmen einer Studie an Männern und Frauen waren ICAM-1 und VCAM-1 bei beiden Geschlechtern gesteigert, nicht jedoch E-Selektin. Letzteres war vor allem bei Männern weniger als bei Frauen erhöht ($p < 0{,}0001$) [94]. Raucher beiderlei Geschlechts wiesen höhere ICAM-1- und E-Selektin-Spiegel auf als Nichtraucher, während die Zelladhäsionsmoleküle mit den Pack years korrelierten ($p < 0{,}0001$) [94]. In diese Vorstellungen reihen sich auch Befunde ein, nach denen die Wandstärke der A. brachialis bei Rauchern stärker war als bei Nichtrauchern, was sich auch in einer gestörten endothelabhängigen Dilatation äußerte [95]. Die gestörte endothelunabhängige Vasodilatation trat sowohl bei Snus-Konsumenten als auch bei Zigarettenrauchern auf [96, 97]. Die höhere Wandstärke wurde lange vor den arteriosklotischen Veränderungen sichtbar [95]. Zusätzlich zur Erhöhung der Adhäsionsmoleküle konnte bei Rauchern ein Anstieg von immunreaktivem Insulin beobachtet werden [98]. Dies zeigt, dass die gestörte Endothelfunktion auch mit einer Hyperinsulinämie einhergeht.

Nikotin beeinträchtigt die Funktion von Makrophagen und Gefäßendothelzellen. Tatsächlich bewirkten 0,06 mM Nikotin nach 24-stündiger Inkubation mit Zellen aus der Umbilikalvene In-vitro-Anstiege von TNF-α und IL-1β, während sich die Konzentrationen von IL-8 und IFN-γ nicht veränderten [99]. Auch das Adhäsionsmolekül ICAM-1 wurde innerhalb von 24 h exprimiert, die Adhäsionsmoleküle der Gefäße (sVCAM-1 und sE-Selektin) innerhalb von 9 h. Insgesamt stimulierte Nikotin die Sekretion von TNF-α und IL-1β, die ihrerseits die Expression der Adhäsionsmoleküle heraufregulierten und die Zahl der Monozyten erhöhten [99].

Das gerinnungshemmende Protein C wird bei Zigarettenrauchern in den kleinen Gefäßen aktiviert, wofür Lipidmembranen für oxidative Prozesse erforderlich sind. In einer Studie an 83 rauchenden Männern und Frauen wurde der Spiegel des aktivierten Proteins C mit dem von 103 nicht rauchenden Männern und Frauen verglichen. Die Raucher hatten ein um 23,3% niedrigeren Spiegel als die Nichtraucher ($p = 0{,}003$), wobei die Unterschiede bei den Männern deutlicher als bei den Frauen ausgeprägt waren ($p = 0{,}034$) [100]. Die Plättchenüberaktivität hängt mit der Arteriosklerose und dem Rauchen zusammen. Patienten mit peripherer und KHK wiesen nach dem Rauchen von nur 2 Zigaretten erhöhte Membran-Glykoprotein-V-Spiegel auf [101]. Somit ist dieses Protein als Arteriosklerosemarker zu nutzen, sein Spiegel kann jedoch durch das Rauchen verändert werden.

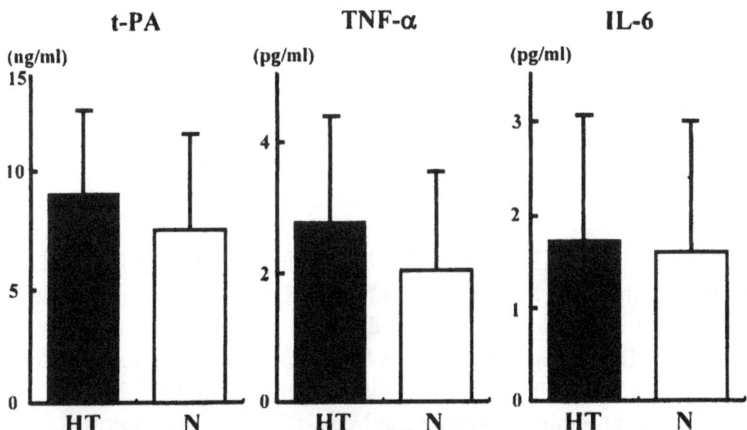

Abb. 7.7. Vergleich der Plasmaspiegel von t-PA, TNF-α und IL-6 bei Normotonikern *(N)* und Hypertonikern *(HT)* mit geringem Risiko (Hyperlipidämie, Diabetes oder Raucher) [328]. Die Hypertoniker weisen im Vergleich zu den Normotonikern erhöhte Werte für t-PA und TNF-α auf, während sich für IL-6 diese Differenz nicht darstellt

Zusätzlich korrelierte die Höhe der Fibrinogen- und Fibrinopeptid-A-Spiegel mit dem Ausmaß der gerauchten Zigaretten ($p = 0{,}042$ bzw. 0,034) [100]. Der protektive Östrogeneffekt auf die Endothelfunktion wurde bei Raucherinnen aufgehoben [102].

Durch das Rauchen gehen die antiadhäsiven Eigenschaften von Blutkomponenten verloren. Ibuprofen verringert die Adhäsion der Monozyten an den durch TNF-α stimulierten Endothelzellen aus der Nabelvene bei abnehmender Radikalenbildung [103]. An Endothelzellen aus der Nabelschnurvene konnte nachgewiesen werden, dass Rauchkondensat einen sehr schnellen Anstieg der Expression von Adhäsionsproteine (z. B. von „platelet endothelial cell adhesion molecule“, PECAM-1) auf der Oberfläche kultivierter Zellen bewirkt [104]. Ascorbinsäure soll der erhöhten Adhäsion von Monozyten bei Rauchern entgegenwirken [105].

Entzündliche Reaktionen am Endothel manifestieren sich auch durch das erhöhte Auftreten des C-reaktiven Proteins (CRP), des Adhäsionsproteins VCAM-1 und des Von-Willebrand-Faktors, wobei CRP bei Rauchern mit koronarer Herzkrankheit im Vergleich zu Nichtrauchern erhöht ist. Eine inverse Beziehung besteht zwischen der Höhe der durch Acetylcholin induzierten Zunahme der Durchblutung und dem CRP-Spiegel [106].

Durch das Rauchen (und nicht durch Nikotin) werden die proaggregatorisch wirkenden Prostanoide, die Thromboxane B2 und A2, Plättchenfaktor 4 und β-Thromboglobulin stimuliert [107, 108]. Auch die Phosphorylierung und Aktivierung verschiedener Adhäsionsmoleküle wie ICAM-1 und VCAM-1, die für die erhöhte Migration der Blutmonozyten in subendotheliale Strukturen und damit für die Atherogenese verantwortlich sind, werden durch das Rauchen gefördert. Aktivierte Proteinkinase C unterstützt die Bildung des Transkriptionsfaktors NF-κB, welcher seinerseits die Expression von Zelladhäsionsmolekülen (CAM) begünstigt. Damit werden Entzündungsvorgänge an den Endothelzellen verstärkt [104, 109–111].

Rauchen verändert auch die hämodynamischen Kräfte an der Blut-Endothel-Oberfläche [112, 113]. Ebenso wird die Konzentration der Adhäsionsmoleküle auf der Endotheloberfläche durch die hämodynamischen Kräfte negativ reguliert [114] und die Konzentration des Chemokins MCP-1 zusammen mit VCAM-1 erhöht, was für die Anheftung von Monozyten und Makrophagen am Endothel bedeutsam sein kann (s. Abb. 7.3).

Nach und nach werden die Gefäße von den Endothelzellen „befreit" [115]. Das Kollagen der subendothelialen Matrix unterstützt die Plättchenadhäsion und -aggregation, wobei es zu einer Mehrproduktion des als Mitogen für die Gefäßmuskelzellen wirkenden PDGF (plättchenabhängiger Wachstumsfaktor) kommt, dem eigentlichen Ausgangspunkt für arteriosklerotische Veränderungen [91]. Die so veränderten Gefäßzellen nehmen in großer Zahl Oxo-LDL-Moleküle auf, was weiterhin zur Freisetzung inflammatorisch wirkender Zytokine mit der Wahrscheinlichkeit des Zelltods führt.

In den letzten Jahren wurde die Rolle des Homocysteins immer wieder im Zusammenhang mit der Arterioskleroseentstehung diskutiert. Rauchen erhöhte in einer Studie an 51 gesunden Probanden deren Homocysteinplasmaspiegel und durch Rauchstopps - nicht aber durch die Reduzierung der Zigarettenmenge - wurden diese Spiegel wieder gesenkt [116].

Der I/D-Polymorphismus des *ACE*-Gens („angiotensin converting enzyme") ist mit dem Risiko eines akuten Myokardinfarktes, der Ausbildung einer Kardiomyopathie bzw. einer Herzhypertrophie und der Verdickung der A. carotis vergesellschaftet [117]. Insbesondere der D/D-Genotyp muss als Risikofaktor insbesondere der frühen Arteriosklerose in Betracht gezogen werden; er dominiert noch andere Faktoren, wie z. B. das Rauchen [117, 118].

7.5 Koronarerkrankungen und Myokardinfarkt

Epidemiologische Daten aus den USA zeigen eindeutig, dass die Aufgabe des Rauchens für alle Lebensalter, auch für Raucher nach dem 65. Lebensjahr, von Nutzen ist [2, 119–122]. Das kardiovaskuläre Risiko sinkt schneller als das für Lungenkrebserkrankungen. Für Männer und Frauen reduziert sich das Infarktrisiko innerhalb eines Jahres auf die Hälfte, das Risiko von Nichtrauchern wird innerhalb von 2–3 Jahren erreicht [123, 124]. Beispielsweise kam es bei Frauen mit einem 2-jährigen Rauchstopp zu einer 24%igen Senkung der kardialen Mortalität [125]. Raucher konnten nach einem überstandenen Myokardinfarkt mit einer 25–50%igen Risikosenkung für einen Reinfarkt rechnen, wenn sie das Rauchen aufgaben [122, 126–129]. Auch das Risiko von Rauchern, eine Restenose nach perkutaner transluminaler koronare Angioplastie (PTCA) zu erleben, war größer als bei denen, die das Rauchen aufgegeben hatten [130]. Mittlerweile wurde in einer Studie die Korrelation zwischen dem Grad des Teergehaltes und der Risikozunahme für einen Myokardinfarkt nachgewiesen (Tabelle 7.5) [323].

Tabelle 7.5. Beziehungen zwischen dem Teergehalt der Zigaretten und der Häufigkeit des Auftretens eines Myokardinfarktes. Untersuchungen an weißen und schwarzen Rauchern beiderlei Geschlechts. Vergleich mit nicht betroffenen Kontrollen [323]

Zigarettentyp	Fälle (n)	Kontrollen (n)	Odds Ratio (95% CI)[a]
Niedriger Teergehalt (<6 mg)	42	302	1,0 (Kontrolle)
Mittlerer Teergehalt (7–12 mg)	163	927	1,86 (1,21–2,87)
Hoher Teergehalt (>12 mg)	382	1456	2,21 (1,47–3,34)

[a] Daten aus der multivariablen Analyse, die Alter, Geschlecht, Rasse, BMI, KHK-Anamnese, Hypertonus, Diabetes mellitus, Hypercholesterinämie, Familienanamnese zur KHK, Belastungen innerhalb der vergangenen Jahre, Vitaminverzehr, Bildung, Raucherkarriere und Zigarettenverbrauch pro Tag (cpd) bzw. Pack years berücksichtigte. Für den gesamten Vergleich $p = 0{,}001$.

Patienten mit koronarer Herzkrankheit müssen nach einer PTCA mit einer Verkürzung der gesundheitsbezogenen Lebensqualität rechnen, wenn sie das Rauchen nach dem Eingriff nicht aufgegeben [131].

Für die Diagnose der KHK kann die mit Ultraschalluntersuchungen an der Brachialarterie ermittelte endothelabhängige Vasodilatation verwendet werden, die bei KHK-Patienten gegenüber gesunden Kontrollen deutlich erniedrigt ist. In einer multivariaten Analyse ergaben sich für KHK-Patienten (OR 1,13; 95% CI 1,05–1,23), gesunde Männer (OR 3,47; 95% CI 1,64–7,36) und für Raucher (OR 4,0; 95% CI 2,50–6,35) deutliche Unterschiede. Rauchen galt als unabhängiger Prädiktor [132].

Ein entscheidender Faktor für die Prognose der koronaren Herzkrankheit ist der Hämatokritwert [133]. Im Rahmen der NHANES-II-Studie wurden über die Jahre 1976–1992 die Todesursachen von 8896 Patienten, die zwischen dem 30. und 75. Lebensjahr starben, unter Einbeziehung des Raucherstatus beurteilt. Unter den Frauen, deren Tod durch eine KHK verursacht wurde, waren 1,3-mal mehr (95% CI 0,9–1,9) Frauen, deren Hämatokritwert im oberen anstelle im unteren Drittel lag. Da für die Männer analoge Relationen nicht hergestellt werden konnten, muss es sich um ein multifaktorielles Geschehen handeln [133].

Aus der Fülle der 4000 durch das Rauchen aufgenommenen Schadstoffe sind das CO und Glykoproteine für die raucherbedingten arteriosklerotischen Veränderungen von besonderer Bedeutung, wobei die Zigarettenmenge und die Rauchdauer auf die Schwere der Veränderungen Einfluss nehmen [134, 135].

Durch das Rauchen wird das Verhältnis O_2-Angebot zu O_2-Verbrauch gestört (bis zu 15% des Hämoglobins stehen nicht mehr für den O_2-Transport zur Verfügung), wobei die Herzfrequenz und der Blutdruck leicht ansteigen (s. Abb. 7.1) [134, 136]. Herzkatheteruntersuchungen zufolge nimmt der Durchmesser proximaler und distaler Koronarsegmente 5–15 min nach dem Rauchen einer Zigarette ab, ein sich über 30 min reversibel gestaltender Prozess. Diese Veränderungen gingen mit einer Abnahme des Koronarblutflusses bei ansteigendem Koronarwiderstand 5 min nach Rauchbeginn einher [136].

Bei Gewohnheitsrauchern steigen die Katecholaminspiegel weniger als bei Gelegenheitsrauchern an. Wie aus Tabelle 7.1 und 7.2 zu erkennen ist, unterscheidet sich der Anstieg der Katecholamine und von Dopamin nur geringfügig von dem nach Placebogabe. Auch das Auftreten von Herzrhythmusstörungen nach dem Rauchen könnte zwar auch auf die Nikotinwirkung [137], mehr aber auf die Inhalation der anderen Schadstoffe (z. B. CO, Bildung von Carboxyhämoglobin) zurückzuführen sein (Abb. 7.8) [126].

Zigarettenrauch bewirkt eine Hypoxie und damit nach Untersuchungen an menschlichen Endothelzellen aus Gefäßen der menschlichen Nabelschnur auch die Hemmung einer Angiogenese. Der wachstumshemmende Effekt wurde durch die Inhibition der Expression des Gefäßendothelwachstumsfaktors (VEGF) ausgelöst [138].

Jahrelanges gewohnheitsmäßiges Zigarettenrauchen führt unter Belastungen zur Koronarkonstriktion und mindert die Koronarreserve [139]. Bei Gewohnheitsrauchern mit koronarer Herzkrankheit senkt Zigarettenrauchen die Angina-pectoris-Schwelle. Bereits 5 min nach dem Rauchen einer Zigarette nahm die Koronardurchblutung um 7% ab und der Koronarwiderstand stieg (21%) bei gleichzeitiger Zunahme des Produktes aus Herzfrequenz und Blutdruck [140], was durch eine Koronargefäßkonstriktion und die sehr schnell einsetzende Myokardhypoxie verursacht wurde. Bei Angina-pectoris-Patienten führte Zigarettenrauchen unabhängig von der Zahl der gerauchten Zigaretten an den Koronarien zu angiographisch nachweisbaren Lumenminderungen [141, 142], wovon Patienten mit vasospastischer Angina pectoris besonders stark betroffen waren [143].

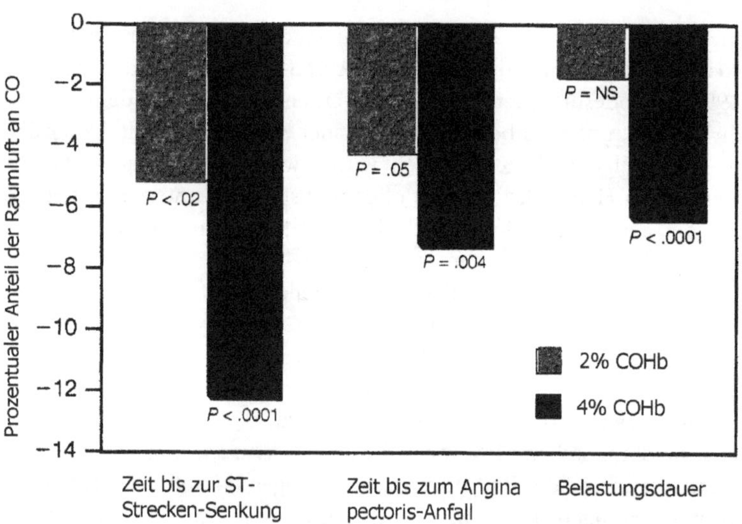

Abb. 7.8. Folgen der CO-Exposition bei Patienten mit koronarer Herzkrankheit. Die Belastungsdauer, die Zeit bis zum Auftreten eines pektanginösen Anfalls sowie die Zeit bis zur ST-Strecken-Senkung werden insgesamt beim Übergang von Raumluft auf Luft mit einem erhöhten CO-Gehalt reduziert, sodass daraus Carboxyhämoglobin- (COHb-)Werte von 2 bzw. 4% resultieren [88]

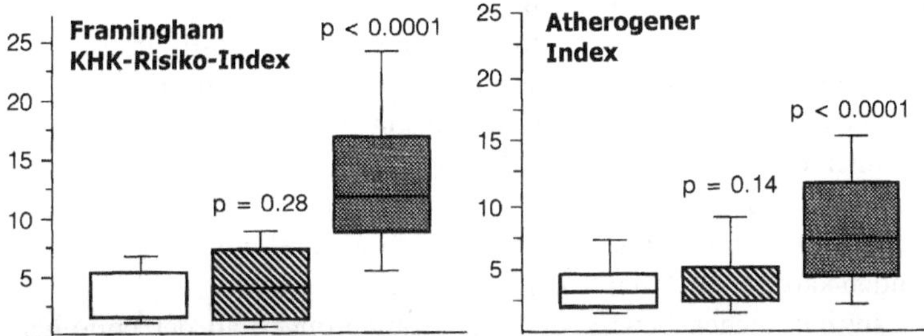

Abb. 7.9. Darstellung von Boxplots mit den 10., 25., 50., 75. und 90. Perzentilen der Indizes für kardiovaskuläre Risikofaktoren (Framingham- und atherogener Index). Die Ergebnisse von ANOVA und Fisher-Test für den Vergleich der verschiedenen Tabakanwender (Nichtraucher: *leere* Kästchen, Konsumenten von „smokeless tobacco“: *gestrichelte* Kästchen, Raucher: *punktierte* Kästchen) mit den Nichtrauchern ($p < 0{,}05$) wurden als signifikant betrachtet [144, 324–326]

Ergebnisse aus einem Teil der Framingham-Studie belegen die geringe „Schädlichkeit“ von Nikotin für den Kreislauf (Abb. 7.9) [144]. In dieser Studie wurden die kardiovaskulären Risikofaktoren bei Rauchern, Nichtrauchern und Anwendern von „smokeless tobacco“ verglichen. Der jahrelange Konsum dieses Tabaks führt weder zu einer signifikanten Erhöhung der Risikofaktoren für eine KHK noch zur Erhöhung des atherogenen Indexes (Abb. 7.9) [144].

In der TREND-Studie (Trial on Reversing Endothelial Dysfunction) wurden 54 Patienten (Raucher und Nichtraucher) im Abstand von 6 Monaten je einmal einer Koronarographie unterzogen, die Kontrolle der Koronarreaktivität erfolgte mit Acetylcholin [145, 146]. Die Ergebnisse besagen, dass die durch Langzeitrauchen geschädigte endothelabhängige Vasodilatation offensichtlich durch Tabakrauch und nicht durch Nikotin verursacht wird [85, 86, 147, 148].

In einer über 2 Jahre angelegten Studie mit angiographischen Kontrollen wurde bei Rauchern eine Progression der koronarsklerotischen Veränderungen und die Neubildung zahlreicher Gefäßläsionen nachgewiesen [149]. Die verminderte Gefäßreaktion (z. B. an der Brachialarterie) nach Raucherstopp war reversibel [147], wobei der CO-Gehalt der Exspirationsluft [150] und die Ischämieschwelle korrelierten [151]. Wenn diese Reaktion auch für die Koronararterien zutrifft, dürfte das die niedrigere Inzidenz von Reinfarkten bei Männern erklären, die das Rauchen nach einem ersten Myokardinfarkt aufgaben, im Vergleich zu denen, die weiterrauchen [82].

7.6 Nikotin und ischämische Herzkrankheit

Nikotin bewirkte bei Ratten in der Postinfarktperiode eine verzögerte Rückbildung der Veränderungen im linken Ventrikel [152]. Es ist allerdings verfrüht, diese Befunde auf den Menschen zu extrapolieren. Vielmehr müssen die inhalierten Abbrandprodukte für die Veränderungen an den Koronarien verantwortlich gemacht werden. Die Behandlung mit Nikotin anstelle des Rauchens bewirkt keine kardialen

Schäden [82, 153], da unter Nikotingaben nach dem Rauchstopp die Inhalation der Schadstoffe entfällt [154]. Zurückhaltung mit einer Nikotinsubstitution wurde nach den bisherigen Angaben bei Patienten mit Herzrhythmusstörungen, koronarer Herzkrankheit und nach apoplektischem Insult empfohlen [51, 155–157], wobei weitere Untersuchungen für die Festlegung von Kontraindikationen sinnvoll erscheinen. Die Folgen des durch das Rauchen erhöhten Carboxyhämoglobins (COHb) ähneln denen einer chronischen CO-Vergiftung [158] und führen zu vermehrt auftretenden kardiovaskulären Komplikationen.

Kurz- und Langzeitrauchen bewirken keine Veränderungen an der endothelunabhängigen Gefäßreserve. Jedoch beeinflusst Rauchen (und Passivrauchen) die Gefäßmotilität der Koronarien und die der peripheren Gefäße mit und ohne vorliegende KHK [159]. Bei 63 Patienten (Nichtraucher) mit einer stabilen Angina pectoris, bei denen eine 70%ige Stenose zumindest an einer Koronararterie nachgewiesen wurde, kam es unter Ergometerbelastung dann zu einer Senkung der ST-Strecke, wenn die zu inhalierende Raumluft mit CO so angereichert wurde, dass daraus COHb-Spiegel von 2 bzw. 4% resultierten (s. Abb. 7.8). Dabei wurden die Endpunkte Einsetzen des Angina-pectoris-Anfalls, ST-Strecken-Senkung sowie Belastungsdauer beurteilt [88]. Unter 4% COHb waren die Verkürzungen sehr viel deutlicher als unter 2% COHb ausgebildet. Liegt der COHb-Spiegel eines Rauchers über 5%, sollte er das Rauchen wegen der drohenden Folgen einer bestehenden ischämischen Herzkrankheit aufgeben.

Bei Rauchern (>20 Zigaretten pro Tag) mit einer bestehenden KHK wurde die Durchblutung mehrerer Myokardareale verbessert, wenn der Zigarettenkonsum partiell durch Nikotinpflaster (14- und 21-mg-Formen) ersetzt wurde (s. Tabelle 7.4). Bereits innerhalb von wenigen Tagen ließen sich die Perfusionsdefekte signifikant verringern. Die weniger durchbluteten Areale konnten bei abnehmendem CO-Gehalt der Exspirationsluft reduziert werden, die Belastungsfähigkeit der Patienten stieg trotz der gegenüber den Kontrollen erhöhten Nikotinspiegel bei abnehmendem Zigarettenkonsum [82]. Eine weitere Studie an 156 Rauchern (>20 Zigaretten täglich) mit einer koronaren Herzkrankheit bestätigte die Abnahme der Angina-pectoris-Anfälle unter Nikotinpräparaten bei Aufgabe des Rauchens [160]. Im Gegensatz zum Rauchen reduziert Nikotin (z. B. als Pflaster) die Oberfläche der Koronarsegmente nicht und wirkt auch nicht additiv auf den durch Sympathikusstimulation („cold pressure test") ausgelösten vasokonstriktorischen Effekt [161].

Das Risiko eines Myokardinfarktes wird durch das Zigarettenrauchen erheblich erhöht. In der GISSI-2-Studie [162] wurden die Risikofaktoren an 916 Patienten mit frischem Infarkt anhand einer multizentrischen Studie ermittelt. Im Vergleich zu Nichtrauchern stieg das relative Risiko bei Exrauchern auf 1,3 und bei Rauchern bis auf das 4,9-Fache an, wenn täglich mehr als 25 Zigaretten geraucht wurden (RR 2,0 bei <15 Zigaretten täglich; RR 3,1 bei 15–24 Zigaretten täglich). Die Dauer des Rauchens war weniger bedeutsam als das Alter des Rauchers: War der Raucher jünger als 45 Jahre, erhöhte sich das Risiko auf das 33-Fache gegenüber Nichtrauchern, während ältere Raucher geringere Risiken aufwiesen (45–54 Jahre: Risiko 7,5-fach; 55–64 Jahre: 4,4-fach; >65 Jahre: 2,5-fach) [162]. In Italien konnte etwa die Hälfte aller akuten Myokardinfarkte direkt auf das Rauchen zurückgeführt werden.

Die Rochester-Studie an 40- bis 59-jährigen Frauen zeigte ein zunehmendes Risiko für eine KHK oder für einen plötzlichen Herztod auf. Die Odds Ratio betrug bei mit Östrogenen behandelten Nichtraucherinnen 0,6 (95% CI 0,2–1,3) und stieg bei unbehandelten Raucherinnen auf 5,1 (95% CI 2,3–11,6), wobei 64% aller Myokardinfarkte und plötzlicher Herztodesfälle die Raucherinnen betrafen [163, 164]. Ebenso wurden bei Katheteruntersuchungen an 8705 Rauchern Beziehungen zwischen der Lokalisation einer Koronarsklerose und dem Rauchverhalten nachgewiesen. Dabei traten an der rechten Koronararterie häufiger Stenosen auf als an den Aa. circumflexae bzw. der Aorta descendens sinistra [165].

Nach den Ergebnissen einer Fall-Kontroll-Studie an 555 Frauen (<50. Lebensjahr) korreliert der Myokardinfarkt mit der Zahl der gerauchten Zigaretten, unabhängig davon, ob andere prädisponierende Faktoren (Gesamtcholesterin, HDL, orale Kontrazeptiva, Hochdruck, Diabetes mellitus) vorliegen [166]. Die Gefährdung der Frau wurde durch eine weitere Studie unterstrichen, wonach schon 1–5 täglich gerauchte Zigaretten das Risiko um das 2,47-Fache erhöhen [167]. Starke Raucherinnen (>40 Zigaretten täglich) erhöhen ihr Risiko um das 74,6-Fache, wobei die Einnahme von oralen Kontrazeptiva keine Risikozunahme darstellt, während eine Hypertonie und ein Diabetes mellitus das Risiko additiv verstärken [167].

In einer Studie an 5572 Risikopatienten wurde im Vergleich zu 6268 Probanden der Rückgang des Risikos geprüft, wenn das Rauchen für 1–3 Jahre aufgegeben wurde. Für Männer sank das relative Risiko von 3,5 auf 1,5 ($p < 0{,}001$) und für Frauen von 4,8 auf 1,6 ($p < 0{,}001$) [168]. Nach 4- bis 6-jährigem Rauchstopp war das Risiko mit dem von Nichtrauchern vergleichbar [168]. Der erste Myokardinfarkt trat bei Rauchern 13,8 Jahre früher als bei Nichtrauchern und 3,6 Jahre früher bei rauchenden gegenüber nicht rauchenden Frauen auf [169]. Bei 5209 Teilnehmern an der Framingham-Studie wurde nachgewiesen, dass während einer 34-jährigen Beobachtung die 45- bis 64-jährigen Raucher häufiger mit kardiovaskulären Erkrankungen konfrontiert werden als die gleichaltrigen Nichtraucher [170].

Bevölkerungsstudien belegten das erhöhte Risiko für das Auftreten von Angina pectoris, Herzinfarkt und plötzlichem Herztod bei Frauen durch das Zigarettenrauchen. In einer 1976 an 11.204 gesunden Krankenschwestern gestarteten Studie traten innerhalb von sechs Jahren 307 tödliche und nichttödliche Herzereignisse auf. Das relative Risiko betrug bei den starken Raucherinnen (>25 Zigaretten pro Tag) 5,5 für die tödlichen und 5,8 für die nichttödlichen kardialen Ereignisse sowie 2,6 für das Auftreten von Angina-pectoris-Beschwerden. Auch der Konsum von 1–14 Zigaretten täglich war noch mit einer Risikoerhöhung für das Auftreten kardialer Ereignisse auf das 2- bis 3-Fache verknüpft [171]. Aus der bereits 1951 begonnenen und über 22 Jahre geführten „British female doctor study" wurde ein gesicherter Zusammenhang ($p < 0{,}001$) zwischen Rauchen und dem Auftreten von koronaren Herzerkrankungen nachgewiesen [172]. Ähnliche Ergebnisse konnten in der über 40 Jahre geführten Studie an britischen Ärzten nachgewiesen werden [2].

Rauchen fördert ebenfalls das erhöhte Risiko für eine koronare Herzerkrankung unter einer thrombolytischen Therapie und einer PTCA. Insgesamt 456 Patienten mit einem Myokardinfarkt wurden über 12 Monate beobachtet, wobei nach den Ergebnissen einer multivariaten Analyse das Reinfarktrisiko nach einer thrombolytischen Therapie nur vom Raucherstatus abhing [174]. Das Risiko war im Vergleich zu den Nichtrauchern auf das Doppelte erhöht (p=0,04). Bei der Betrachtung von 6519 Patienten aus drei Studien mit akuten interventionspflichtigen koronaren Ereignissen (instabile Angina pectoris, Myokardinfarkt) kam es zu einer Verschlechterung des Zustandes innerhalb von 30 Tagen, wenn der Patient Raucher war. Dies traf auf 34% des Kollektivs zu [173].

Trotz des Risikos der Raucher für eine gesteigerte Reinfarktrate ist die Infarktmortalität nach einer thrombolytischen Behandlung bei Rauchern geringer als bei Nichtrauchern. Bei 2573 Patienten aus den TIMI-Studien betrug das mittlere Alter der Raucher 54 und das der Nichtraucher 62 Jahre. Die Prävalenz für Diabetes und Hypertonie sowie die 30-Tage-Mortalität lag unter der von Nichtrauchern (p<0,001). Die Raucher verfügten über einen höheren Anteil an angiographisch dokumentierten Arterien, in denen ein Gefäß infarziert war und die zudem nicht den aszendierenden linken Koronarast betrafen wie bei den Nichtrauchern (48 und 65,4% vs. 40 und 60,8%; p<0,001). Des Weiteren konnte bei den Rauchern eine bessere epikardiale Durchblutung als bei den Nichtrauchern nachgewiesen werden. Als Begründung für diese scheinbar im Widerspruch zur Infarktanamnese stehenden Beobachtungen wurde das geringer einzuschätzende Risikoprofil der Raucher angeführt [175].

Die atheromatösen Veränderungen und der Raucherstatus waren mit einer verringerten lokalen fibrinolytischen Aktivität im Myokard assoziiert. Die möglichst rasch einsetzende Fibrinolyse führte bei Rauchern zu einer geringeren 36-Tage-Mortalität als bei Nichtrauchern (9–12% vs. 24,2%) [176]. Die bei Rauchern verringerte fibrinolytische Kapazität ging mit erheblichen koronaren atheromatösen Plaques einher [177], was ebenfalls auf eine höhere fibrinolytische Effektivität bei Rauchern nach einem Herzinfarkt hinweisen könnte [177].

7.7 Systemische Gefäßveränderungen

7.7.1 Hypertonie

Rauchen oder die intravenöse Injektion von Nikotin steigerte in mehreren Untersuchungen Blutdruck, Herzfrequenz und Herzzeitvolumen. In den Extremitäten nahm die Hautdurchblutung ab, während sich die Muskeldurchblutung unterschiedlich verhielt. Letztere nahm jedoch bei sinkendem Gefäßwiderstand signifikant zu, die Durchblutung des übrigen Unterarmgewebes nicht signifikant ab [178]. Eine akute Adrenalinausschüttung durch die Nikotinanflutung könnte der Grund für die akut eintretenden hämodynamischen Veränderungen in der Gefäßperipherie [179] und an den Koronarien [180] sein. Für einen Teil der kardiovaskulären Effekte des Rauchens wurde CO verantwortlich gemacht. Diese Annahme wurde allerdings in einer Versuchsreihe an 12 gesunden Rauchern nicht bestätigt [181].

Beim Vergleich hämodynamischer Parameter nach Akutgaben von medizinischem Nikotin (Pflaster, Nasalspray) und nach dem Zigarettenrauchen führte das aus Pflaster bzw. aus Nasalspray freigesetzte Nikotin nur zu geringfügigen Veränderungen von Blutdruck und Herzfrequenz [182].

In epidemiologischen Untersuchungen wurden bei Rauchern verglichen mit Nichtrauchern keine erhöhten [183] bzw. erniedrigten Blutdruckwerte gemessen [184]. Wurden bei normotonen Rauchern Tag- und Nachtwerte vor und nach einer Woche Abstinenz berücksichtigt, ergaben sich bei 39 Probanden im Mittel nur um 3,5/2,0 mmHg erhöhte Blutdruckwerte [185]. Beim Vergleich der Werte von essenziellen Hypertonikern waren die 24-h-Blutdruckwerte von Rauchern (n = 115) und Nichtrauchern (n = 460) kaum zu unterscheiden [183]. Die Werte für die Blutdruckprofile lagen bei den Rauchern im Mittel um 7/4 mmHg über denen der Nichtraucher. Beeinflusst wurde der Blutdruck allerdings vom Polymorphismus des *ACE*-Gens (Rotterdam-Studie) [118].

Langzeitrauchen begünstigt möglicherweise die Entstehung einer renovaskulären Hypertonie [186, 187]. Rauchen war nach Diabetes mellitus, Alter und der glomerulären Filtrationsrate der stärkste Prädiktor für das Auftreten einer Niereninsuffizienz in einer über 20 Jahre laufenden Beobachtungsstudie an 2585 zunächst gesunden Personen [188]. Es kann die Entstehung einer malignen Hypertonie fördern bzw. ihre Mortalität erhöhen [189].

Für die Entwicklung der Hypertonie bei Zigarettenrauchern gibt es keine epidemiologisch verlässlichen Studien. Bei Rauchern wurden im Mittel sogar tiefere Blutdruckwerte als bei Nichtrauchern gemessen, wobei Exraucher Blutdruckwerte wie die Nichtraucher aufwiesen [123, 190], ausgenommen die diastolischen Blutdruckwerte während der Nacht, die gegenüber Nichtrauchern erhöht waren [191]. Bei Gewohnheitsrauchern kommt es nach dem Rauchen einer Zigarette zum Anstieg des Blutdrucks (6%), der Herzfrequenz (14%) und des Herzindexes (16%), während sich Schlagvolumen und peripherer Gesamtwiderstand nicht signifikant ändern. Nach Manschettenstau wird nur die Muskel-, nicht aber die Hautdurchblutung erhöht [192]. Zigarettenrauchen führt zu Störungen der linksventrikulären diastolischen Funktion, unabhängig davon, ob bei den Patienten koronarsklerotische Veränderungen bestehen oder nicht [193–195]. Transdermal verabreichtes Nikotin steigert nach 2–4 h geringfügig den diastolischen Blutdruck des Normotonikers, nicht aber den des Hypertonikers. Der gleichzeitig gemessene Thromboxan-B2-Spiegel stieg durch Nikotin bei Nichtrauchern, nicht aber bei normo- oder hypertensiven Rauchern, bei denen er ohnehin schon erhöht war [196].

An 1016 Sportlern wurde der Gebrauch von „smokeless tobacco" mit einer Kontrollgruppe ohne Tabakkonsum verglichen. Bei den Anwendern kam es wie auch bei den Kontrollen über ein Jahr zu keinen Veränderungen der systolischen Blutdruckwerte, der Herzfrequenz sowie des Gesamt- und HDL-Cholesterins. Nur die Höhe des diastolischen Blutdrucks korrelierte mit der Höhe der Nikotinplasmaspiegel. Insgesamt wurde der Einfluss von „smokeless tobacco" auf Herz-Kreislauf-Risikofaktoren als gering eingestuft [197]. Einer dänischen Studie zufolge lag der Blutdruck von Rauchern nur wenig unter dem von Nichtrauchern, wobei der „White-Coat-Effekt" bei ambulanten Blutdruckmessungen bei Rauchern geringfügiger ausgeprägt war als bei Nichtrauchern [198].

Rauchende Hypertoniker waren weniger an ihren Blutdruckwerten und an einer Behandlung interessiert als nicht rauchende Hypertoniker (Exraucher) (OR 1,25; 95% CI 1,06–1,47; p = 0,009) [199].

7.7.2 Aortenaneurysma

Aortenaneurysmen, die bevorzugt im Abdominalbereich auftreten, sind eine häufige Todesursache des alten Mannes [192]. In einer Studie an 73.451 50- bis 79-jährigen Patienten, die meist Raucher waren, wurden die Gefäßveränderungen mit Ultraschalluntersuchungen nachgewiesen. Ein größerer Teil der Aortenaneurysmen (n = 1917, 3,6%) erreichte einen Durchmesser von ≤3 cm, nur 613 (1,2%) hatten einen Durchmesser von ≤4 cm. Die dazugehörigen Odds Ratios lagen für Raucher bei 4,45 (95% CI 3,27–6,05) bzw. 5,07 (95% CI 4,24–7,31), während ein erhöhter Cholesterinspiegel nur OR von 1,29 (95% CI 1,06–1,58) und 1,54 (95% CI 1,31–1,80) ergab. Die „excess prevalence" in Verbindung mit dem Rauchen erreichte 75% für alle Aneurysmen von ≤4 cm Ausdehnung in einer von dieser Arbeitsgruppe [200] untersuchten Gesamtpopulation von 126.196 Personen. Bemerkenswert und bis heute unklar ist, warum Patienten mit einem Diabetes mellitus seltener Aortenaneurysmen als andere Patienten aufweisen (OR 0,50; 95% CI 0,39–0,65 vs. OR 0,54; 95% CI 0,44–0,65) [193–195]. Analoge Zusammenhänge zwischen Aortenaneurysmen und dem Rauchen wurden auch in kleineren Studien aufgezeigt [201, 202], wobei sich ein dreimal höheres Risiko einer Ruptur für Frauen als für Männer nachweisen ließ [203]. In jedem Fall wurde der Rauchstopp als wichtige, die Progression verzögernde Maßnahme beurteilt.

7.7.3 Periphere arterielle Durchblutungsstörungen

In den USA leiden 8–12 Mio. Menschen an einer peripheren arteriellen Verschlusskrankheit (PAVK) und 4–5 Mio. an einer Claudicatio intermittens [204]. Die PAVK gilt in Deutschland mit etwa 4,2 Mio. Erkrankungsfällen als die Hauptursache peripherer Durchblutungsstörungen. Sie ist ein Teil der generalisierten Arteriosklerose (koronare oder zerebrale Gefäßerkrankung) und wird neben dem Hauptrisikofaktor Rauchen in unterschiedlichem Maße auch durch andere Risikofaktoren gefördert. Zur Generalisierung der über Jahre bestehenden Arteriosklerose kann es infolge des Rauchens zusammen mit anderen Noxen (Hypertonus, Fettstoffwechselstörung, Diabetes mellitus) kommen, welche in manifesten Durchblutungsstörungen endet. Aufgrund unzureichender Therapiemöglichkeiten beträgt die Inzidenz der PAVK im terminalen Stadium III–IV in Deutschland jährlich ca. 100.000. Davon müssen jährlich ca. 30.000–40.000 Patienten amputiert werden, ca. 50% versterben indirekt an den Folgen einer schweren peripheren Durchblutungsstörung. Menschen, die mit dem Rauchen bis zum 16. Lebensjahr beginnen, haben ein doppelt höheres Risiko für die Ausbildung einer PAVK (OR 2,19; 95% CI 1,15–4,15) als Menschen, die nach dem 16. Lebensjahr beginnen [205].

Über drei Viertel der über 60-Jährigen mit PAVK sind Raucher oder Exraucher [206]. Außer dem Diabetes mellitus spielen andere Risikofaktoren bei der Entstehung peripherer Gefäßverschlüsse kaum eine Rolle. In Abb. 7.10a–c sind die Risikofaktoren als adjustierte Odds Ratios nach den Ergebnissen der Rotterdam-Studie aufgeführt, die ebenfalls auf eine überragende Bedeutung des Rauchens und des Diabetes mellitus hinweisen [207]. Beide Faktoren potenzieren das Risiko für Gefäßveränderungen.

Der Einfluss des Rauchens bei der PAVK steht in auffallendem Kontrast zur Entstehung der Gefäßverschlüsse am Herzen und im Gehirn, wo Rauchen erst an

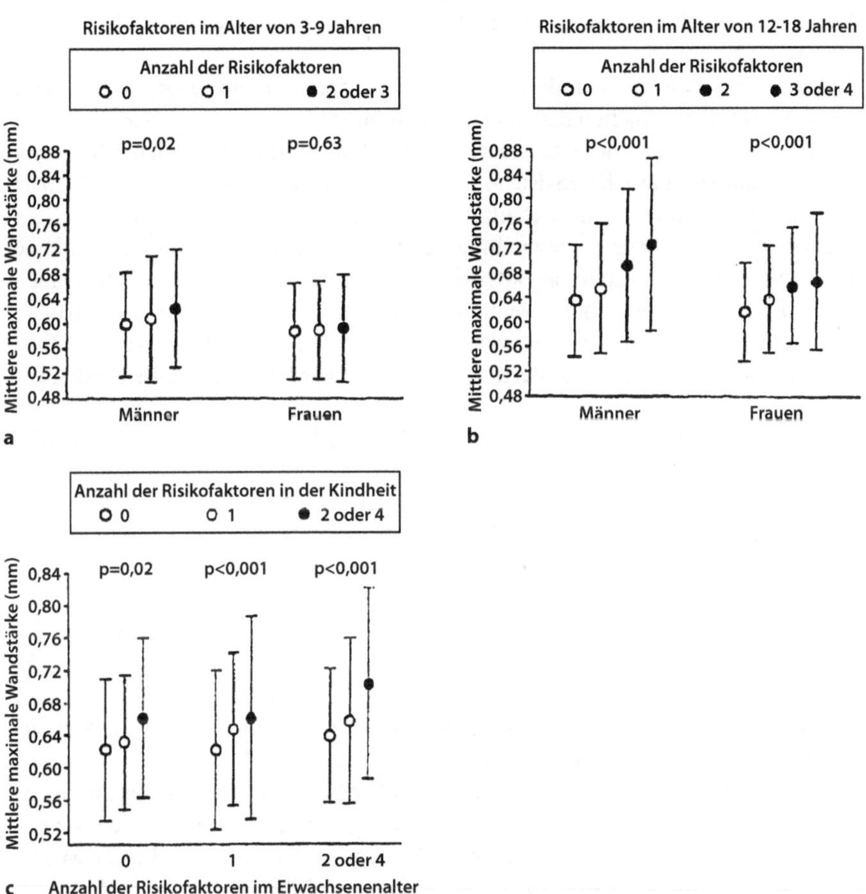

Abb. 7.10. Beziehungen zwischen der Anzahl von Risikofaktoren für die Zunahme der Wandstärke (Intima media, IMT) der A. carotis communis in der Kindheit (**a**), der Jugend (**b**) und Vergleich beider Werte mit den Daten 21 Jahre später im Erwachsenenalter (**c**). Die Risikofaktoren beinhalten Rauchen (zumeist mit Beginn des 12. Lebensjahres), die 80. Perzentile des LDL-Cholesterin-Spiegels, den systolischen Blutdruck und den Body-Mass-Index. Angabe der Mittelwerte (SD) [90]

dritter Stelle der Risikofaktoren steht. Durch das Zigarettenrauchen wird das Risiko einer PAVK um das 7-Fache gesteigert [208, 209], das Risiko einer koronaren Herzkrankheit ist dagegen nur doppelt erhöht [119, 172]. Die durch das Rauchen ausgelösten Gefäßveränderungen sind unterschiedlich zu bewerten: Bei starkem Rauchen werden die Gefäße der unteren Extremität stärker als die Koronargefäße geschädigt [210, 211].

In der PDAY-Studie wiesen Unfallopfer bereits zwischen dem 15. und 35. Lebensjahr ausgeprägte Gefäßverkalkungen auf, wenn sie rauchten und adipös waren [212]. Die Manifestation der PAVK lässt sich beim Raucher (eher endovaskuläre Arteriosklerose und proximale Lokalisation der Verschlüsse) von der bei Diabetikern unterscheiden (eher Mediasklerose und distale Gefäßverschlüsse). Rauchen plus Diabetes mellitus potenziert das Risiko für eine kombinierte Entwicklung der Gefäßveränderungen.

Neben der PAVK treten andere Gefäßerkrankungen auf, die ebenfalls im Zusammenhang mit dem Rauchen diskutiert werden müssen.

Das relative Risiko einer Claudicatio intermittens wird im Vergleich mit Nierauchern bei Rauchern um das 16-Fache erhöht [213]. Ausgeprägte Gefäßverkalkungen und Plaques traten nach Ultraschalluntersuchungen 10-mal häufiger als bei Nichtrauchern auf [214]. Zur Verdoppelung der Inzidenz kam es, wenn der Rauchbeginn vor dem 16. Lebensjahr lag oder wenn nach dem 55. Lebensjahr noch geraucht wurde. Die täglich gerauchte Anzahl von Zigaretten ist dann von untergeordneter Bedeutung [205]. Auch der Rauchstopp nach einer längeren Raucherkarriere führt nicht zum Rückgang der Veränderungen, allenfalls wird ihre Progredienz verzögert [215].

Das Bürger-Syndrom tritt zu 95–98% bei männlichen jungen Rauchern (Alter 20–40 Jahre) aus Osteuropa und Asien auf [216]. Es geht mit schubweisen segmentalen peripheren Arterien- und Venenverschlüssen durch Thromben einher, welche eine entzündliche Reaktion der Gefäßwand hervorrufen. Die Erkrankung kann ab dem 40. bis zum 50. Lebensjahr zum Stillstand kommen [216], ein konsequenter Rauchstopp kann dies unterstützen [217].

Ungeklärt ist bis heute, inwieweit Gefäßspasmen im Sinne eines Morbus Raynaud durch das Rauchen verstärkt werden und sich auch sekundär mit der Folge von Gefäßverschlüssen manifestieren können. Durch andere Grunderkrankungen wie Kollagenosen oder Verschlüsse über größere Gefäßabschnitte kann Rauchen die Durchblutungsstörungen fördern.

Der Beckenverschluss tritt bei rauchenden Frauen (19.–49. Lebensjahr) 6-mal häufiger als bei Nichtraucherinnen auf [218]. Bei gleichzeitiger Einnahme von Ovulationshemmern wird das Risiko auf das 35-Fache gesteigert [219]. Leider wurden diese Zusammenhänge bisher nur wenig untersucht [220].

7.7.4 Rauchen und apoplektischer Insult

Für spontan auftretende zerebrale Blutungen sind zahlreiche Faktoren zuständig, die den Lebensstil prägen: erhöhter systolischer und diastolischer Blutdruck, erhöhtes

LDL, erhöhter BMI, der Fibrinogengehalt im Plasma als wichtiger die Blutviskosität bestimmender Faktor und der tägliche Zigarettenkonsum. Daraus kann sich ein erniedrigter Membrangehalt an Cholesterin in den Erythrozyten ergeben, der für akute Blutungsschübe mit verantwortlich zeichnet [221].

Rauchen verändert nicht nur die Reaktivität in der Gefäßperipherie, sondern auch die Gefäße des Zentralnervensystems, wie mit der Magnetresonanztomographie gezeigt werden konnte [222]. Im Vergleich zu Nichtrauchern war die durchblutungsabhängige Dilatation der Brachialarterie bei Rauchern herabgesetzt (7,5 ± 2,7% vs. 15,5 ± 2,0%; $p = 0{,}03$), während in der A. carotis communis bei Rauchern eine Abnahme von 45,7% im Vergleich zu Nichtrauchern beobachtet wurde ($p = 0{,}02$) [222].

An den Zerebralgefäßen verursachte das Rauchen eine schnell einsetzende Vasodilatation und Mehrdurchblutung der grauen Substanz (+15,7%). Diese Mehrdurchblutung kam ohne Veränderung des O_2-Metabolismus zustande und war unter dem einmaligen Effekt einer Zigarette abgestuft bei Nichtrauchern am stärksten, bei Exrauchern in geringerem Umfang und bei Rauchern am wenigsten zu messen [223]. In einer Studie an 192 Patienten, darunter 84 Risikopatienten (Apoplexiegefahr), wurde die Zerebraldurchblutung mithilfe der ^{133}Xe-Auswaschmethode gemessen. Unter den Patienten waren 75 Raucher, die 0,5–3,5 Packungen pro Tag über 25 Jahre geraucht hatten (12,5–87,5 Pack years). Die Durchblutung der grauen Substanz war bei den Rauchern deutlich mehr eingeschränkt als bei den Nichtrauchern [224], wobei auch im Hinblick auf einen späteren apoplektischen Insult die arteriosklerotischen Gefäßveränderungen der entscheidende Faktor zu sein schienen.

In einer Kohortenstudie wurden 118.539 Frauen im Alter zwischen 30 und 55 Jahren, die weder einen Myokardinfarkt, einen apoplektischen Insult noch ein Krebsleiden erlitten, über 8 Jahre im Hinblick auf einen Schlaganfall untersucht. Bei 274 Patientinnen mit einem Apoplex konnte gegenüber Nichtraucherinnen eine Risikoerhöhung von 2,2 (1–14 Zigaretten täglich) bzw. von 3,7 (>25 Zigaretten täglich) errechnet werden. Unter den beobachteten 71 Subarachnoidalblutungen fanden sich überwiegend Raucherinnen, deren Risiko um das 9,8-Fache gegenüber Nichtraucherinnen erhöht war [225]. Damit waren jüngere Frauen als Raucherinnen besonders gefährdet.

In einer weiteren Studie an 45 Männern und 70 Frauen kam es zu einer 3-fachen (Männer) bzw. 4,7-fachen (Frauen) Risikoerhöhung für eine Blutung. Bei beiden Geschlechtern wurde eine Abhängigkeit von der Zahl der täglich gerauchten Zigaretten (cpd) beobachtet [226, 227]. Es zeigte sich, dass Rauchen das Apoplexierisiko um 37% steigert [228].

Neueren Untersuchungen zufolge besteht eine Korrelation zwischen dem Thiocyanat- (SCN^--)Plasmaspiegel und einem Apoplexierisiko (OR 3,00; 95% CI 1,06–8,48; $p < 0{,}05$), sodass der Raucherstatus eines Apoplexiepatienten mit dem SCN^--Spiegel kontrolliert werden sollte [229].

In der über 20 Jahre geführten Framingham-Herz-Studie zeigten die Untersuchungen an 4255 Teilnehmern einen dosisabhängigen Zusammenhang zwischen Rauchen und der Apoplexiehäufigkeit. Das Apoplexierisiko verdoppelte sich bei starken Rauchern (>40 cpd) im Vergleich zu mäßigen Rauchern (<10 cpd) [230].

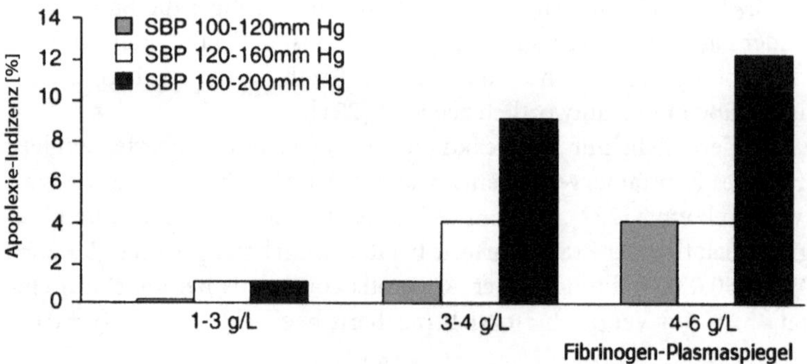

Abb. 7.11. Inzidenz des Apoplexierisikos in Abhängigkeit vom systolischen Blutdruck *(SBP)* und dem Plasmafibrinogengehalt. Ergebnisse der Gothenburg-Studie an 792 Männern im Alter von 54 Jahren, die über 13,5 Jahre beobachtet wurden [231]

Dabei war ein deutlich erhöhter Fibrinogengehalt im Blut als zusätzlicher Risikofaktor anzusehen. Auch die Gothenborg-Studie konnte eine Korrelation zwischen dem Fibrinogengehalt, dem systolischen Blutdruck und der Apoplexieinzidenz aufweisen (Abb. 7.11) [231]. Diese Ergebnisse wurden in einer 12-jährigen Studie aus Japan bestätigt, bei der sich sogar eine 2- bis 3-fache Risikoerhöhung für Männer bestimmen ließ [4]. Bei 11.539 Frauen im mittleren Lebensalter wurde ein ähnlicher Zusammenhang zwischen Rauchen und der Apoplexiehäufigkeit nachgewiesen: Raucherinnen mit 1–14 cpd hatten ein relatives Risiko von 2,2 und solche, die mehr als 25 Zigaretten täglich rauchten, ein RR von 3,7.

Auch das Passivrauchen muss für das höhere Apoplexierisiko in Betracht gezogen werden. Dem Tabakrauch („environmental tobacco smoke") ausgesetzte Nicht- und Exraucher zeigten ein erhöhtes Apoplexierisiko (OR 1,82), wobei das Risiko für Männer (OR 2,10) und Frauen (OR 1,66) in unterschiedlichem Ausmaß zunahm. Die Raucher hatten ein 4-mal höheres Apoplexierisiko im Vergleich zu den Nichtrauchern [226, 227].

Karotisstenosen traten bei Rauchern vermehrt auf (OR 4,39) [232], wobei die Hyperlipidämie als Risiko erhöhender Faktor zu betrachten war [233]. In einer Gruppe von 483 Flugzeugführern wurde das Risiko für die Entwicklung einer Karotisstenose vom Alter, dem Rauchen und einer bestehenden Hypertonie als unabhängige Faktoren bestimmt [234]. Sowohl chronische Infektionen als auch die Anzahl der täglich gerauchten Zigarettenbegünstigen die Progression der Karotisstenose [235].

7.8 Blutgerinnungs- und Fibrinolysesystem bei Rauchern

Rauchen von Zigaretten ist ein bisher unterschätzter Risikofaktor für die Beeinflussung von Blutgerinnungs- und Fibrinolysevorgängen [10, 236], die mit der Progression der Arteriosklerose und mit Herz-Kreislauf-Erkrankungen verknüpft sind [2, 237, 238].

Rauchen bewirkt einen Anstieg der Erythrozytenzahl, des Hämatokritwertes und der Blutviskosität. Die gleichzeitig damit verbundenen entzündlichen Prozesse verstärken den präthrombotischen Status [25, 239–241]. Rauchen fördert die Thrombogenität über die Aktivierung von Thrombo- und Leukozyten, verändert den Glukose- und Fettstoffwechsel und verringert die Wirksamkeit von Statinen bezüglich ihrer protektiven Wirkung bei kardiovaskulären Ereignissen [2, 10, 237, 238]. Die schädigenden Effekte des Rauchens steigen mit der Anzahl der täglich gerauchten Zigaretten, was beispielsweise für Frauen mit 25 cpd zu einer 5,5-fachen Risikoerhöhung bezüglich einer tödlich endenden Koronarerkrankung führt [2, 237, 238].

Die Aktivierung von Blutgerinnungs- (Anstieg der D-Dimere) und Entzündungsprozessen (Anstieg von IL-6) geht mit einer zunehmenden Mortalität und Funktionsminderung beim alten Menschen einher [242], sodass eine Verknüpfung der ablaufenden Prozesse anzunehmen ist.

Die hämorheologischen Eigenschaften des Blutes verschlechtern sich durch die Zunahme des Hämatokritwertes [243, 244] – offensichtlich als Kompensation für die Umbildung von bis zu 15% des Hämoglobins in Carboxyhämoglobin – und durch die abnehmende Verformbarkeit der Erythrozyten [245, 246]. Damit wird die O_2-Versorgung der Gewebe zusätzlich reduziert. Hinzu kommt, dass die Anzahl der Leukozyten [247–249], die durch CO induzierte Aggregabilität bei Thrombozyten [140], die Aktivität des Faktors XIII sowie des Von-Willebrand-Faktors [78, 249, 250] und das P-Selektin (CD62) [251] bei Rauchern erhöht sind. Raucher verfügen über eine verkürzte Halbwertszeit des Überlebens der Blutplättchen [252], wobei die Thromboxan-A2-Bildung gesteigert ist [108].

Alle diese durch das Rauchen ausgelösten Reaktionen tendieren bei Aufgabe des Rauchens und/oder bei Nikotinsubstitution zur Normalisierung.

Thrombomodulin bindet an Thrombin und Protein C und aktiviert ein Glykoprotein der Endothelzellen. Die Thrombomodulinspiegel sind beim Rauchen, bei chirurgischen Eingriffen, Diabetes mellitus, nach einem akuten Myokardinfarkt sowie einem apoplektischen Insult erhöht. Ein Zusammenhang des gestiegenen Thrombomodulinspiegels mit dem Rauchen war bisher nicht klar zu deuten [253].

7.8.1 Rauchen und Aktivierung von Thrombozyten

Die Aktivierung des Blutgerinnungssystems (mit der Folge einer Thrombose) ist für das Auftreten von akuten und chronischen Koronarereignissen bedeutsam, wobei die Wirkung des Rauchens auf die Blutplättchen am besten untersucht ist: Das Rauchen von zwei Zigaretten steigert die Plättchenaktivierung um das 100-Fache [140]. Die In-vivo-Plättchenaktivierung trat unmittelbar nach dem Rauchen von einer Zigarette auf. Die Messung erfolgte mit der Fluorescein-Isothiocyanat-Technik, bei der ein Fibrinogenantikörper an die Plättchen- und P-Selektin-Oberfläche unter flowzytometrischer Kontrolle gebunden wurde [254]. Dieses Verhalten konnte auch bei chronischen Rauchern nachgewiesen werden [254].

Rauchen steigert ebenfalls die Bildung von PDGF, der einen wesentlichen Faktor für das atherogene Wachstum der Gefäßzellen darstellt [124].

Sowohl isolierte Blutplättchen aus Blut von Rauchern als auch mit dem Serum von Rauchern inkubierte Blutplättchen von Nichtrauchern zeigten eine erhöhte spontane Aggregationsbereitschaft [255–257], was sich auch mithilfe eines Schwellenwertindex für die Plättchenaggregation (PATI) nachweisen ließ [258]. Des Weiteren wurde die NO-Bildung in Blutplättchen durch das Rauchern gehemmt und umgekehrt die Empfindlichkeit dieser Zellen auf exogen zugeführtes NO herabgesetzt, was zu einer erhöhten Aktivierung und Adhäsionsbereitschaft der Plättchen führte [25, 259].

Während Zigarettenrauchextrakte eine Plättchenaktivierung über eine erhöhte Wandspannung bewirken, verringert Nikotin die Empfindlichkeit der Thrombozyten auf Änderungen der Wandspannung. Die Plättchenaktivierung wurde über eine Faktor-X-Aktivierung (Prothrombinase) unter Fließbedingungen gemessen [260].

Plättchenaggregationsstudien in mit Thrombozyten angereichertem Plasma ließen eine erhöhte Aggregabilität bei gleichzeitig erhöhten Fibrinogenspiegeln bei Gewohnheits- im Vergleich zu Nichtrauchern erkennen ($p < 0{,}01$). An dieser Reaktion könnten die Oberflächenintegrine GPIIb/IIIa beteiligt sein [255]. Auch die durch ADP oder Adrenalin induzierte Plättchenaggregation war bei 90 Rauchern im Vergleich zu 104 Nichtrauchern deutlich erhöht [255].

Die durch Zigarettenrauch ausgelöste Plättchenaktivierung ging ebenfalls mit erhöhten Spiegeln von Thromboxan B2 (TXB2) einher, dem Abbauprodukt von TXA2. Plasma-TXB2 erhöhte sich auch bei Nichtrauchern nach dem Rauchen einer Zigarette deutlich [261]. Bei Rauchern war im Vergleich zu Nichtrauchern die Ausscheidung von 11-Dehydro-TXB2 mit dem Urin als Zeichen einer erhöhten Bildung aus Plättchen-TXA2 gesteigert. Eine gleiche Aktivierung wurde auch für den zirkulierenden Plättchenfaktor 4 und das β-Thromboglobulin – beides Faktoren aus den α-Granula der Plättchen – gemessen [107]. In einer weiteren Studie an Rauchern kam es nach dem Rauchen von drei Zigaretten nicht zu einer signifikanten Zunahme von β-Thromboglobulin [262]. Raucher weisen höhere Anteile von Thrombozyten in ihren Thromben als Nichtraucher auf [263], was auch im Zusammenhang mit dem erhöhten plättchenabhängigen Thrombinspiegel bei Rauchern zu sehen ist [264]. Passivrauchen bewirkt offensichtlich die gleichen Effekte auf die Blutplättchen wie aktives Rauchen [265]. Jedoch belegen nicht alle Studien einen Einfluss des Rauchens auf die Thrombozytenfunktion [266].

Die pathophysiologische Verbindung der Arteriosklerose mit dem thrombotischen Geschehen wird durch die langfristige Verringerung der aus Blutplättchen induzierten NO-Freisetzung bei chronischen Rauchern hergestellt. Es scheinen zirkadiane Einflüsse zu bestehen, zumal die thrombogene Aktivität in den Morgenstunden höher als zu anderen Tageszeiten ist [25, 259, 267].

Der Von-Willebrand-Faktor fungiert als Marker der Endotheldysfunktion. Er war einer Studie an etwa 6000 Rauchern zufolge im Vergleich zu Nichtrauchern erhöht ($p < 0{,}05$) [268]. In einer weiteren Untersuchung wurde der gestiegene Von-Willebrand-Faktor-Plasmaspiegel ebenfalls als Zeichen der Endothelschädigung gesehen [251]. Wie in Tabelle 7.6 dargestellt, sind der Von-Willebrand-Faktor neben Fibrinogen und der Viskosität bei Rauchern im Vergleich zu Exrauchern mit oder

Tabelle 7.6. Hämorheologische und Gerinnungsparameter (Mittelwerte ± SD) nach Rauchstopp bei 18 Versuchspersonen einschließlich Nikotinersatztherapie (NRT) [78]

	Raucher	Exraucher		P-Wert[a]
		Mit Nikotin	Ohne Nikotin	
Leukozyten (10^9/l)	9,2 ± 1,9	8,1 ± 1,7	7,9 ± 1,6	0,003
Erythrozyten (10^9/l)	964 ± 92	941 ± 41	947 ± 50	0,02
Hämoglobin (g/l)	14,4 ± 1,3	13,4 ± 1,2	13,9 ± 1,4	< 0,001
Fibrinogen (g/l)	3,7 ± 0,6	3,3 ± 0,4	3,2 ± 0,4	< 0,001
Von-Willebrand-Faktor (IE/dl)	106 ± 25	96 ± 21	85 ± 22	0,001
Viskosität (mPa/s)	1,67 ± 0,17	1,61 ± 0,12	1,59 ± 0,05	0,493

[a] Aus wiederholten Messungen (Varianzanalyse).

ohne Nikotin erhöht [78], was auf die pathogenetische Bedeutung des Tabakrauchs für die Ausbildung der Gerinnungsprozesse hinweist.

Nach den derzeitigen Analysen werden dem Zigarettenrauch die schädigenden Effekte auf die Thrombozyten angelastet, wobei strukturelle und biochemische Reaktionen des Tabakrauchs diese Effekte vorbereiten [269]. Bereits bei jugendlichen Raucherinnen im Alter von 14 bis 18 Jahren (Florence Teenager Study) war der Von-Willebrand-Faktor unabhängig von anderen ablaufenden Reaktionen erhöht [255], was mit der vermehrten Ausbildung von arteriosklerotischen Plaques bei starken jugendlichen Raucherinnen einherging [271].

7.8.2 Rauchen und Blutgerinnungsfaktoren

Die Thrombinbildung wird als ein hämostatischer Effekt des Rauchens bewertet [272]. Die Prothrombinzeit als Ausdruck der Gerinnungsbereitschaft des Blutes war einer epidemiologischen Studie zufolge bei Rauchern im Mittel um 0,2 s verglichen mit Nichtrauchern verkürzt [273].

Der Faktor XII wird als Starter der intrinsischen Blutgerinnung aktiviert, wobei auch Beziehungen zu Risikofaktoren, wie dem Rauchen, für die koronare Herzkrankheit bestanden (Tabelle 7.7) [250]. Etwa 10% der Patienten mit einer KHK weisen wie auch die Raucher deutlich erniedrigte Faktor-XII-Spiegel auf [274]. Die Prothrombinfragmente F1+2 sowie die D-Dimere werden über die intrinsische Blutgerinnungskaskade aktiviert [275].

Die Erhöhung der Thrombinspiegel bei Rauchern im Vergleich zu Nichtrauchern verweist auf einen präthrombotischen Zustand [264]. Neben dem Präkallikrein wird auch der Faktor XI durch das Rauchen aktiviert (Tabelle 7.8), wie Untersuchungen an 200 Rauchern nach einem Myokardinfarkt im Vergleich zu gesunden

Tabelle 7.7. Einfluss des Rauchverhaltens auf die Faktor-XIIa-Konzentration, angegeben in Mittelwert und Standardabweichung. Studie an 2464 männlichen Patienten [250]

	Faktor-XIIa-Konzentration (ng/ml)[a]
Nichtraucher	1,48 (0,64)
Exraucher	1,60 (0,71)
Raucher 1–9 cpd	1,57 (0,83)
Raucher >10 cpd	1,81 (0,65)
Pfeifen- u. Zigarrenraucher	1,67 (0,66)

[a] Adjustiert bezüglich des Alkoholkonsums; $p = 0{,}003$ (ANOVA)

cpd Zigaretten pro Tag.

Tabelle 7.8 Relatives Risiko für die Ausbildung eines Myokardinfarktes bei einem hohen Faktor-XI-Gehalt (oberstes Quartil der Gerinnungsaktivität FXI:C), hochmolekularem Kininogen (HK:C) und der amidolytischen Aktivität von Präkallikrein (PK:Am) im Vergleich mit dem untersten Quartil [276]

Parameter	Odds Ratio (95% CI)	Korrigierte Odds Ratio (95% CI)[a]
FXI:C	1,9 (1,0–3,8)	0,8 (0,2–2,7)
PK:Am	5,4 (2,6–11,2)	5,5 (1,3–22,5)
HK:C	2,0 (1,0–4,0)	0,3 (0,1–1,2)

[a] Logistische Regression zur Korrektur anderer Einflussfaktoren (Alter, Geschlecht, BMI, Rauchen, Diabetes mellitus, Hypertonie, Cholesterin, Fibrinogen, Leukozytenzahl, Quervernetzung zu den Faktoren XII, XI, HK, PK).

Nichtrauchern belegten [276]. Der Homocysteinblutspiegel war bei Patienten, die an einem akuten Koronarsyndrom litten, mit der Aktivierung von Faktor VIIa und der Thrombinbildung (erhöhte F1+2-Fragmente) verbunden [277].

An jungen Versuchspersonen wurde der Einfluss des Rauchens auf die Hämostase untersucht. Neben dem Anstieg von Blutdruck und Herzfrequenz kam es zur Erhöhung von Fibrinopeptid A und des Thrombin-Antithrombin- (TAT-)Komplexes [272], wobei der TAT-Komplex und die Höhe des Adrenalinplasmaspiegels korrelierten. Unverändert waren die Konzentrationen von D-Dimer, Plasminogenaktivatorinhibitor, Fibrinogen, β-Thromboglobulin und Plättchenfaktor 4.

Die Fibrinogenplasmaspiegel [107, 134, 278] und die Aktivität von Faktor VII [134] sind bei Rauchern erhöht, wobei die Steigerung des Fibrinogenspiegels von der Anzahl der gerauchten Zigaretten abhängt [278]. Die vermehrte Fibrinogenbildung zeigt sich als Risikofaktor für venöse Bypässe und Restenosen nach PTCA [279, 280]. Die Normalisierung nach Rauchstopp dauert einige Monate [10], wenn nicht einige Jahre [134]. Der RIVAGE-Studie zufolge stellt die Höhe des Plasmafibrinogenspiegels den einzigen unabhängigen Parameter für das zunehmende Risiko eines kardiovaskulären Ereignisses dar [281].

Patienten mit einer Claudicatio intermittens entwickeln während der Krampfanfälle erhebliche Mengen Thrombin, ebenso steigen auch der TAT-Komplex und die Fibrinogenabbauprodukte an [282, 283]. Die über 2 h gemessenen Plasmaspiegel lagen über denen von Nichtrauchern und Rauchern ohne eine Claudicatio intermittens. Bei diesen Thrombinanstiegen wurde der Fibrinumsatz nicht erhöht, ein Zeichen für eine defizitäre Fibrinolyse. In zwei Studien wurden bei Claudicatio-intermittens-Patienten zwar hohe TAT-Komplex- und Prothrombinfragment-F1+2-Werte gemessen, jedoch gab es keinen Anstieg unter Belastung [284, 285].

Die am meisten untersuchte Zusammenhang ist der zwischen Rauchen und erhöhtem Fibrinogen. Fibrinogen bestimmt entscheidend die Viskosität des Blutes, fungiert als Kofaktor der Plättchenaggregation und erhöht die Proliferation der glatten Gefäßmuskelzellen [269, 275, 286]. Bekanntlich steigt der Fibrinogenplasmaspiegel mit dem Lebensalter um 0,1 g/dl bei Männern und Frauen. Die bei Rauchern gemessenen Spiegel lagen deutlich über denen von Nicht- oder Exrauchern, ausgenommen bei rauchenden Frauen während der Gestationsperiode, in der keine erhöhten Fibrinogenwerte zu messen waren (Abb. 7.12a,b) [278]. Ein erhöhter Plasmafibrinogenwert wird mit Gefäßkomplikationen in Zusammenhang gebracht, wie auch eine Studie an Hypertonikern zeigte [287]. In dieser Studie waren weder Cholesterin noch Faktor VIIa oder Homocystein signifikant erhöht, was die pathogenetische Bedeutung des Fibrinogens für die Ausbildung von arteriosklerotischen Plaques und deren Folgen hervorhebt.

Der Zusammenhang zwischen Rauchen und der erhöhten Aktivität von Faktor V verweist einer Studie an 157 nichtantikoagulierten Patienten zufolge auf ein gesteigertes Apoplexierisiko, wobei Prothrombin nur geringfügig und Faktor X nicht erhöht waren [288].

Eine weitere prospektive Populationsstudie an 30.908 Erwachsenen ergab erhöhte Fibrinogenwerte bei Rauchern (Männer >Frauen) im Vergleich zu Nichtrauchern [289]. Die Altersabhängigkeit wurde von anderen Arbeitsgruppen bestätigt [290, 291].

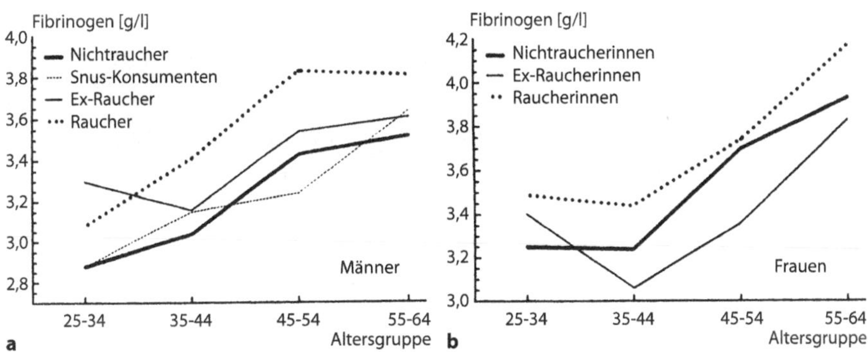

Abb. 7.12. Altersabhängige Fibrinogenplasmaspiegel, getrennt nach Geschlecht (**a** Männer, **b** Frauen) und Raucherstatus. Die bei Männern angeführten Snus-Konsumenten verwenden Tabak, der gekaut wird [278]

7.8.3 Rauchen und fibrinolytische Vorgänge

Allgemein akzeptiert ist der erhöhte Fibrinogenplasmaspiegel der Raucher bei herabgesetzter Plasminogenaktivität im Blut [262, 278], wobei das Altern zu einem zusätzlichen Anstieg führt. Damit wird die Fließfähigkeit des Blutes gesenkt, die Viskosität im Vollblut und im Plasma nehmen zu [14, 190, 244, 262].

Wenn auch einige Studien die fibrinolytische Aktivität des Blutes bei Rauchern unverändert sehen [278], so weisen die in Tabelle 7.9 und 7.10 zusammengefassten Daten insgesamt auf eine verringerte Plasminogenaktivität hin. Über die Aktivierung von Plasminogen kommt es zu einer Auflösung der frisch gebildeten Fibringerinnsel.

Nikotin selbst induziert eine durch Substanz P vermittelte Freisetzung von Gewebeplasminogenaktivator (tPA) ohne einen Effekt auf die endothelabhängige oder -unabhängige Vasodilatation [292]. Eine 2001 veröffentlichte Studie verweist auf ein verringertes fibrinolytisches Potenzial im Myokard bei Rauchern. Es gab eine inverse Korrelation zwischen den Plaques in der absteigenden linken vorderen Koronararterie und der Freisetzung von tPA ($r = -0{,}61$; $p = 0{,}003$). Dessen Freisetzung wurde durch das Rauchen erheblich blockiert [177]. Der Fibrinogenspiegel sank nach Rauchstopp innerhalb von 5 Jahren um etwa 5% [84].

Darüber hinaus ist Fibrinogen zum einen als hämorheologischer Faktor zu sehen, da die Viskosität des Blutes durch die Erhöhung zunimmt [10]. Zum anderen kann er als Entzündungsmediator betrachtet werden, weil die Adhäsion von Leukozyten an das aktivierte Endothel und die Freisetzung von Zytokinen (IL-8 und MCP-1) zu einem Zeitpunkt zunehmen [293, 294], zu dem die Plaquebildung noch gar nicht bedeutsam ist. Daher scheint die Korrelation zwischen Fibrinogenspiegel und Stärke der Karotiswand noch vor der Plaquebildung einleuchtend zu sein [295].

Tabelle 7.9. Der Einfluss des Rauchens auf Faktoren der Blutgerinnung und Fibrinolyse [262]. Die Untersuchungen wurden an je 10 Gewohnheitsrauchern (15–20 Zigaretten täglich) und Nichtrauchern durchgeführt. Die Raucher rauchten am Untersuchungstag nach 10-stündiger Pause drei Zigaretten in 30 min. Die Nichtraucher absolvierten eine „Scheininhalation“

	Nichtraucher	Raucher vorher	Raucher nachher
Fibrinogen (g/l)	2,2 ± 0,5	2,8 ± 0,5*	2,8 ± 0,5
Plasminogen (CU/ml)	2,7 ± 0,6	2,1 ± 0,4**	2,0 ± 0,5
Plasminogenaktivator (Fibrinplattenlyse, Fläche in mm^2)	10,4 ± 1,3	8,2 ± 3,2*	9,6 ± 4,5
α_2-Makroglobulin (%)	107 ± 21	100 ± 29	110 ± 29**
Faktor VIIIc (%)	83 ± 37	90 ± 31	92 ± 49
Faktor-VIII-RAg (%)	110 ± 32	104 ± 36	153 ± 74*
Antithrombin (E/ml)	18,5 ± 8	23,9 ± 6,5	25,0 ± 6,2

*$p < 0{,}05$ Student-t-Test; **$p < 0{,}02$ gepaarter t-Test.

Tabelle 7.10. Unterschiede der Einflüsse von Zigarettenrauchen und Nikotin auf hämorheologische Parameter. Ergebnisse aus klinischen Studien [10]

Parameter	Rauchen	Nikotin	Literatur
Fibrinogenplasmaspiegel	↑	↔	[78, 190, 244, 262, 278, 317–319]
Plättchenaggregation (CO-induziert)	↑	↔	[140]
Hämatokrit	↑	↔	[190, 243, 244]
Leukozytenzahl	↑	↔	[78, 248, 249]
Von-Willebrand-Faktor	↑	↔	[78, 249]
Faktor XIIa	↑	↔	[250]
Plasminogen	↓	↔	[262, 278]
Gefäßpermeabilität für Fibrinogen	↑	↔	[320–322]
Verformbarkeit der Erythrozyten	↓	↔	[245, 246]
Viskosität (Plasma, Blut)	↑	↔	[190, 243, 244, 262]
CO-Hämoglobin	↑	↔	[11]
Katecholamine im Blut und Urin	↑	↑, ↔	[107, 155]

↑ erhöht, ↓ erniedrigt oder vermindert, ↔ unverändert oder normal.

Fortgesetztes Rauchen beeinflusst einerseits das fibrinolytische und präthrombotische Geschehen über den tPA und den Gewebeplasminogeninhibitor („tissue factor pathway inhibitor“, TFPI-1) [42], während andererseits ein bei Rauchern erhöhter Plasminogenaktivatorinhibitor (PAI-1) diese Prozesse weitgehend unterdrücken kann. Die Produktion von PAI-1 wird durch den Rauchstopp normalisiert [296].

Bei Hypertonikern wird das fibrinolytische Potenzial gesenkt, was mit einem erhöhten prothrombotischen Zustand einhergeht [297].

Im Gegensatz zum Rauchen steigert Nikotin die endogene fibrinolytische Aktivität über eine Aktivierung von tPA in vivo [292].

7.8.4 Rauchen und hämorheologische Effekte

Bekanntlich führt langfristiges Rauchen zur Erhöhung des Hämatokritwertes. Dafür könnte die bei Rauchern entstehende chronische Carboxyhämoglobinämie als Ausweg aus einer sich in der Strombahnperipherie entwickelnden chronischen Hypoxämie verantwortlich sein [9]. Andererseits kommt es über eine Viskositätszunahme zusätzlich zur Abnahme des Blutflusses [298, 299].

Die MONICA-Studie mit Rauchern ergab, dass der Hämoglobinspiegel mehr bei Frauen als bei Männern ansteigt, während umgekehrt die Fibrinogenspiegel eher bei Männern als bei Frauen erhöht sind [298, 300]. Letzteres wird aus den in Abb. 7.12b an Frauen dargestellten Befunden zum Altersgang der Fibrinogenspiegel verständlich.

Fibrinogen und der Von-Willebrand-Faktor sind entscheidende Einflussgrößen für die Zunahme der Blutviskosität, zumal sich zeigte, dass ein erhöhter Von-Willebrand-Faktor die Endothelfunktion beeinträchtigt. Durch einen Rauchstopp ist die gestörte Endothelfunktion rückläufig [266, 298, 299].

7.8.5 Rolle genetisch veränderter Gerinnungsfaktoren

Rauchen führt nicht zu genetisch veränderten Blutgerinnungsfaktoren. Jedoch kann es bei Patienten mit defekten Blutgerinnungsfaktoren und entsprechendem Raucherstatus zu erheblichen Komplikationen bei kardiovaskulären Ereignissen wie einem Herzinfarkt kommen. Inzwischen wurden solche Risiken durch eine derartige Konstellation in verschiedenen klinischen Studien beschrieben [303, 304].

Zwischen dem Rauchen und dem Genotyp verschiedener Gerinnungsfaktoren scheint es Zusammenhänge zu geben. Der Apolipoproteinpolymorphismus und das Gen für Cholesterinestertransferprotein (*CTEP*) weisen Interaktionen auf [137, 305, 306]. In Gegenwart spezieller Genotypen steigt LDL-Cholesterin an und HDL-Cholesterin sinkt, beide Prozesse im Sinne einer proatherogenen Wirkung. Ebenso gibt es Raucher, bei denen der Fibrinogenplasmaspiegel deutlich ansteigt [307, 308]. Raucher mit einer seltenen Variante des *NOS*-Gens (ecNOS4a) waren vermehrt unter Patienten mit angiographisch nachweisbaren schweren Koronarstenosen zu finden [309]. Hier scheinen erhebliche Wechselwirkungen zwischen dem Rauchen und genetischen Faktoren sichtbar zu werden.

In einer Untersuchung wurden 200 Patienten, die ein kardiovaskuläres Ereignis überlebt hatten, mit einer Kontrollgruppe verglichen. Dabei konnte bei den Patienten am Glykoprotein IIIa ein P1A1/P1A2-Polymorphismus nachgewiesen werden, wobei das P1A2-Allel mit frühzeitigem Myokardinfarkt, instabiler Angina pectoris und gehäufter Reokklusion nach eine PTCA einherging. Das Risiko für den Myokardinfarkt war bei Trägern des P1A2- verglichen mit Trägern des P1A1-Allels erhöht (OR 1,84; 95% CI 1,12–3,03). Beachtlich ist, dass bei 46% der Myokardinfarkte ein Zusammentreffen des P1A2-Allels mit dem bevorzugt jüngeren Alter der Raucher registriert wurde [303].

In einer Studie an 278 Patienten mit einem überstandenen Myokardinfarkt wurde der Zusammenhang mit dem Thrombomodulin-GA/AA-Polymorphismus untersucht, wobei Träger dieses Gens ein erhöhtes Infarktrisiko aufwiesen (OR 1,6; 95% CI 1,1–2,5), wenn ein Raucherstatus vorlag, während bei Nichtrauchern mit diesem Gen keine erhöhte Infarktrate festzustellen war [310]. Insbesondere für jüngere Raucher (<45. Lebensjahr) erhöhte sich das Risiko bei vorliegendem Gen auf nahezu das 10-Fache (OR 9,8; 95% CI 4,3–22,4).

Für Faktor XII wurde ein A46C/T-Polymorphismus beschrieben, der zu unterschiedlicher Faktor-XIIa-Bildung führt und eine Bedeutung für kardiovaskuläre Erkrankungen im Sinne einer akuten Komplikation auch durch das Rauchen haben könnte [311].

Darüber hinaus gibt es eine Beziehung von frühzeitig auftretenden Myokardinfarkten und der G1691A-Mutation im Faktor-V-Gen. Bei Abwesenheit des Defektes haben Raucher ein 7-fach erhöhtes und bei dessen Vorliegen ein 12-fach erhöhtes Infarktrisiko, wobei allerdings ein seltenerer Zusammenhang mit dem Raucherstatus beobachtet wurde [303].

Eine Mutation im Bereich des Faktor-V-Gens geht mit einer Resistenz gegenüber aktiviertem Protein C (APC) einher und Raucher mit diesem Genotyp haben ein erhöhtes Infarktrisiko mit letalem Ausgang innerhalb von 30 Tagen im Vergleich zu Nichtrauchern (RR 2,9; 95% CI 1,2–7,0) [312]. Letztlich führt die sog. Faktor-V-Leiden-Mutation bei Frauen möglicherweise zu einer vorzeitigen Menopause, die ebenfalls durch eine Raucherkarriere begünstigt wird [313].

7.9 Schlussfolgerungen

- Die Störungen im komplexen Geschehen von Blutgerinnungs- und Fibrinolysevorgängen werden vor allem durch zahlreiche Inhaltsstoffe des Tabakrauchs und weniger durch das Nikotin ausgelöst. Tabakrauchen bewirkt einen präthrombotischen Zustand, indem die Aggregation der Thrombozyten auch über eine Zunahme der Glykoproteine IIb/IIIa gesteigert und die Ausschüttung von Plättchenfaktor 4 und β-Thromboglobulin in den Thrombozytengranula erhöht wird. Im Zuge der Wechselwirkungen zwischen Endothelzellen und den Reaktionen der Thrombozyten erhöhen sich neben dem Thrombomodulin als „Thrombinrezeptor“ auch der Von-Willebrand-Faktor und Adhäsionsmoleküle (z. B. PE-CAM-1).
- Bei der plasmatischen Blutgerinnung kommt es durch das Rauchen zu einer Erhöhung von Faktor XIIa und Faktor VIII sowie zu einer gesteigerten Thrombinbildung mit Zunahme der Prothrombinfragmente F1+2 und des Thrombin-Antithrombin-Komplexes. Die Fibrinogenspiegel sind bei Rauchern in jedem Lebensalter im Vergleich zu Nichtrauchern erhöht. Ebenso ist durch das Rauchen die Fibrinbildung gesteigert, was sich anhand der D-Dimere untersuchen lässt. Die erhöhte Gerinnbarkeit des Blutes wird noch durch die bei Rauchern verminderten Plasminogenspiegel unterstützt.
- Schwere Herz-Kreislauf-Ereignisse, wie Myokardinfarkte, apoplektische Insulte etc., können bei Rauchern auch durch genetisch veränderte Blutgerinnungsfaktoren ausgelöst werden (z. B. durch Polymorphismen am Glykoprotein IIIa, Thrombomodulin oder Faktor V), wie in klinisch-epidemiologischen Studien nachzuweisen war.
- Mit den in Abb. 7.13 dargestellten Zusammenhängen werden diese Vorstellungen noch einmal verdeutlicht. Der Raucher ist nur selten bereit, seine erhöhte

Gesundheitsgefährdung im Hinblick auf einen Myokardinfarkt oder ein Bronchialkarzinom zu realisieren. Beispielsweise traf dies nur auf 39 bzw. 49% der Befragten einer umfassenden Studie für beide Erkrankungen zu, wobei der Bildungsgrad einen deutlichen Einfluss hatte [314]. Trotz einer umfassenden Analyse über die Wirkungen von Nikotin auf die Ausbildung einer Arteriosklerose gibt es immer wieder gegenteilige Befunde. Tierversuche lassen vermuten, dass Nikotin die Arterioskleroseprogression beschleunigt (Aktivierung des Fettsäuremetabolismus bei herabgesetztem HDL-Turnover). Andererseits gibt es keine Befunde, die für eine Zunahme der Hypertonie oder eine Aktivierung der Plättchenaggregation sprechen [315].

- Kurzzeitmaßnahmen mit mehrwöchigen Interventionsprogrammen (physische Belastung, vorübergehender Rauchstopp) führen bei Erwachsenen mit einem erhöhten Koronarrisiko nicht zu einer Verbesserung der Endothelfunktion [316].
- Darüber hinaus ist die Aufklärungssituation in einigen Ländern sicherlich beklagenswert, weil selbst Raucher nach einem überstandenen frischen Myokardinfarkt eine nur unzureichende Aufklärung von ihren behandelnden Ärzten erfahren. Einer in Israel durchgeführten Studie zufolge waren dies dort nur 62% [169].

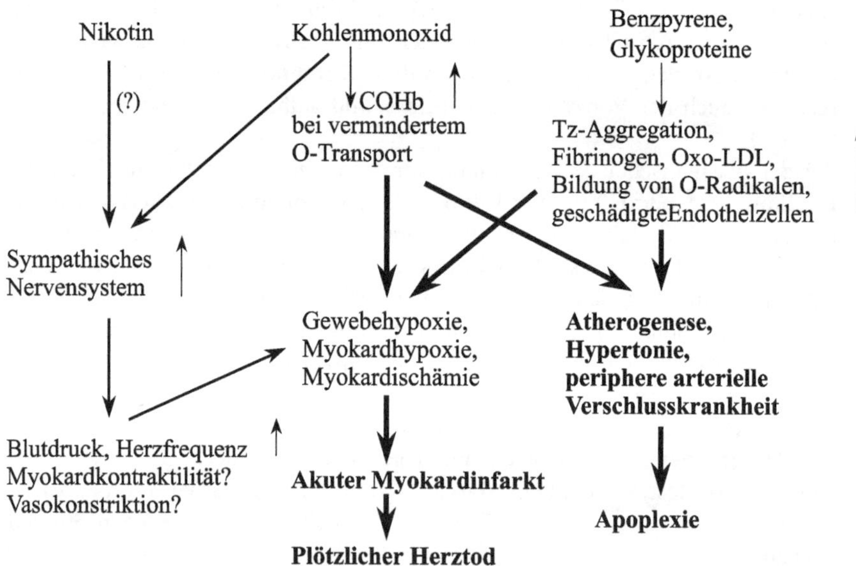

Abb. 7.13. Wirkungen von Nikotin und den Abbrandprodukten des Zigarettenrauchs [10]

Literatur

[1] Statistisches Bundesamt Deutschland. Häufigste Diagnosen bei Männern und Frauen. 18-8-2005. http://www.destatis.de/basis/d/gesu/gesutab11.php.

[2] Doll R, Peto R, Wheatley K, Gray R, Sutherland I. Mortality in relation to smoking: 40 years' observations on male British doctors. BMJ 1994; 309(6959): 901–911.

[3] Hammond EC, Garfinkel L. Coronary heart disease, stroke, and aortic aneurysm. Factors in the etiology. Arch Environ Health 1969; 19(2): 167–182.

[4] Abbott RD, Yin Y, Reed DM, Yano K. Risk of stroke in male cigarette smokers. N Engl J Med 1986; 315(12): 717–720.

[5] Adamson J, Humphries SE, Ostergaard JR, Voldby B, Richards P, Powell JT. Are cerebral aneurysms atherosclerotic? Stroke1994; 25(5): 963–966.

[6] Fitzgerald GA, Oates JA, Nowak J. Cigarette smoking and hemostatic function. Am Heart J 1988; 115: 267–271.

[7] Fowkes FG. Epidemiology of atherosclerotic arterial disease in the lower limbs. Eur J Vasc Surg 1988; 2(5): 283–291.

[8] Kannel WB, Shurtleff D. The Framingham Study. Cigarettes and the development of intermittent claudication. Geriatrics 1973; 28(2): 61–68.

[9] Haustein KO, Krause J, Haustein H, Rasmussen T, Cort N. Effects of cigarette smoking or nicotine replacement on cardiovascular risk factors and parameters of haemorrheology. J Intern Med 2002; 252: 1–10.

[10] Haustein KO. [Smoking, cardiovascular diseases and possibilities for treating nicotine dependence]. Wien Med Wochenschr 1999; 149(1): 19–24.

[11] Benowitz NL. Drug therapy. Pharmacologic aspects of cigarette smoking and nicotine addition. N Engl J Med 1988; 319(20): 1318–1330.

[12] Benowitz NL. Nicotine and coronary heart disease. Trends Cardiovasc Med 1991; 1: 315–321.

[13] Pellaton C, Kubli S, Feihl F, Waeber B. Blunted vasodilatory responses in the cutaneous microcirculation of cigarette smokers. Am Heart J 2002; 144(2): 269–274.

[14] Cryer PE, Haymond MW, Santiago JV, Shah SD. Norepinephrine and epinephrine release and adrenergic mediation of smoking-associated hemodynamic and metabolic events. N Engl J Med 1976; 295(11): 573–577.

[15] Butler R, Morris AD, Struthers AD. Cigarette smoking in men and vascular responsiveness. Br J Clin Pharmacol 2001; 52(2): 145–149.

[16] Butler R, Morris AD, Struthers AD. Lisinopril improves endothelial function in chronic cigarette smokers. Clin Sci (Lond) 2001; 101(1): 53–58.

[17] Park JE, Lee WH, Hwang TH et al. Aging affects the association between endothelial nitric oxide synthase gene polymorphism and acute myocardial infarction in the Korean male population. Korean J Intern Med 2000; 15(1): 65–70.

[18] Benowitz NL. Smoking-induced coronary vasoconstriction: implications for therapeutic use of nicotine. J Am Coll Cardiol 1993; 22(3): 648–649.

[19] Klein LW. Cigarette smoking, atherosclerosis and the coronary hemodynamic response: a unifying hypothesis. J Am Coll Cardiol 1984; 4(5): 972–974.

[20] Munzel T, Hink U, Heitzer T, Meinertz T. Role for NADPH/NADH oxidase in the modulation of vascular tone. Ann NY Acad Sci 1999; 874: 386–400.

[21] Papamichael CM, Aznaouridis KA, Stamatelopoulos KS et al. Endothelial dysfunction and type of cigarette smoked: the impact of 'light' versus regular cigarette smoking. Vasc Med 2004; 9(2): 103–105.

[22] Celermajer DS, Sorensen KE, Gooch VM et al. Non-invasive detection of endothelial dysfunction in children and adults at risk of atherosclerosis. Lancet 1992; 340(8828): 1111–1115.

[23] Heitzer T, Brockhoff C, Mayer B et al. Tetrahydrobiopterin improves endothelium-dependent vasodilation in chronic smokers : evidence for a dysfunctional nitric oxide synthase. Circ Res 2000; 86(2): E36–E41.

[24] Higman DJ, Strachan AM, Buttery L et al. Smoking impairs the activity of endothelial nitric oxide synthase in saphenous vein. Arterioscler Thromb Vasc Biol 1996; 16(4): 546–552.

[25] Ichiki K, Ikeda H, Haramaki N, Ueno T, Imaizumi T. Long-term smoking impairs platelet-derived nitric oxide release. Circulation 1996; 94(12): 3109–3114.

[26] Cosentino F, Katusic ZS. Tetrahydrobiopterin and dysfunction of endothelial nitric oxide synthase in coronary arteries. Circulation 1995; 91(1): 139–144.

[27] Heitzer T, Yla-Herttuala S, Luoma J et al. Cigarette smoking potentates endothelial dysfunction of forearm resistance vessels in patients with hypercholesterolemia. Role of oxidized LDL. Circulation 1996; 93(7): 1346–1353.

[28] Heitzer T, Just H, Munzel T. Antioxidant vitamin C improves endothelial dysfunction in chronic smokers. Circulation1996; 94(1): 6–9.

[29] Celermajer DS, Sorensen KE, Georgakopoulos D et al. Cigarette smoking is associated with dose-related and potentially reversible impairment of endothelium-dependent dilation in healthy young adults. Circulation 1993; 88: 2149–2155.

[30] Higman DJ, Strachan AM, Powell JT. Reversibility of smoking-induced endothelial dysfunction. Br J Surg 1994; 81(7): 977–978.

[31] Lassila R, Seyberth HW, Haapanen A, Schweer H, Koskenvuo M, Laustiola KE. Vasoactive and atherogenic effects of cigarette smoking: a study of monozygotic twins discordant for smoking. BMJ 1988; 297(6654): 955–957.

[32] Barbera JA, Peinado VI, Santos S, Ramirez J, Roca J, Rodriguez-Roisin R. Reduced expression of endothelial nitric oxide synthase in pulmonary arteries of smokers. Am J Respir Crit Care Med 2001; 164(4): 709–713.

[33] Raij L, DeMaster EG, Jaimes EA. Cigarette smoke-induced endothelium dysfunction: role of superoxide anion. J Hypertens 2001; 19(5): 891–897.

[34] Neunteufl T, Heher S, Kostner K et al. Contribution of nicotine to acute endothelial dysfunction in long-term smokers. J Am Coll Cardiol 2002; 39: 251–256.

[35] He JF. Morphologic and morphometric studies of pulmonary artery endothelial abnormalities in rats induced by smoking. Zhonghua Bing Li Xue Za Zhi 1991; 20(3): 165–168.

[36] Lin SJ, Hong CY, Chang MS, Chiang BN, Chien S. Long-term nicotine exposure increases aortic endothelial cell death and enhances transendothelial macromolecular transport in rats. Arterioscler Thromb 1992; 12(11): 1305–1312.

[37] Zimmerman M, McGeachie J. The effect of nicotine on aortic endothelium. A quantitative ultrastructural study. Atherosclerosis 1987; 63(1): 33–41.

[38] Sarabi M, Lind L. Short-term effects of smoking and nicotine chewing gum on endothelium-dependent vasodilation in young healthy habitual smokers. J Cardiovasc Pharmacol 2000; 35 (3): 451–456.

[39] Tithof PK, Elgayyar M, Schuller HM, Barnhill M, Andrews R. 4-(methylnitrosamino)-1-(3-pyridyl)-1-butanone, a nicotine derivative, induces apoptosis of endothelial cells. Am J Physiol Heart Circ Physiol 2001; 281(5): H1946–H1954.

[40] Bernhard D, Pfister G, Huck CW et al. Disruption of vascular endothelial homeostasis by tobacco smoke: impact on atherosclerosis. FASEB J 2003; 17(15): 2302–2304.

[41] Tsuchiya M, Asada A, Kasahara E, Sato EF, Shindo M, Inoue M. Smoking a single cigarette rapidly reduces combined concentrations of nitrate and nitrite and concentrations of antioxidants in plasma. Circulation 2002; 105(10): 1155–1157.

[42] Barua RS, Ambrose JA, Saha DC, Eales-Reynolds LJ. Smoking is associated with altered endothelial-derived fibrinolytic and antithrombotic factors: an in vitro demonstration. Circulation 2002; 106(8): 905–908.

[43] Beckman JA, Liao JK, Hurley S, Garrett LA, Chui D, Mitra D et al. Atorvastatin restores endothelial function in normocholesterolemic smokers independent of changes in low-density lipoprotein. Circ Res 2004; 95(2): 217–223.

[44] Black CE, Huang N, Neligan PC et al. Effect of nicotine on vasoconstrictor and vasodilator responses in human skin vasculature. Am J Physiol Regul Integr Comp Physiol 2001; 281(4): R1097–R1104.

[45] Chehne F, Oguogho A, Lupattelli G, Palumbo B, Sinzinger H. Effect of giving up cigarette smoking and restarting in patients with clinically manifested atherosclerosis. Prostaglandins Leukot Essent Fatty Acids 2002; 67(5): 333–339.

[46] Kiowski W, Linder L, Stoschitzky K et al. Diminished vascular response to inhibition of endothelium-derived nitric oxide and enhanced vasoconstriction to exogenously administered endothelin-1 in clinically healthy smokers. Circulation 1994; 90(1): 27–34.

[47] Brush JE Jr, Faxon DP, Salmon S, Jacobs AK, Ryan TJ. Abnormal endothelium-dependent coronary vasomotion in hypertensive patients. J Am Coll Cardiol 1992; 19(4): 809–815.

[48] Drexler H, Zeiher AM. Endothelial function in human coronary arteries in vivo. Focus on hypercholesterolemia. Hypertension 1991; 18(4 Suppl): II90–II99.

[49] Seiler C, Hess OM, Buechi M, Suter TM, Krayenbuehl HP. Influence of serum cholesterol and other coronary risk factors on vasomotion of angiographically normal coronary arteries. Circulation 1993; 88: 2139–2148.

[50] Hashimoto H. Impaired microvascular vasodilator reserve in chronic cigarette smokers – a study of post-occlusive reactive hyperemia in the human finger. Jpn Circ J 1994; 58(1): 29–33.

[51] Ottervanger JP, Festen JM, de Vries AG, Stricker BH. Acute myocardial infarction while using the nicotine patch. Chest 1995; 107(6): 1765–1766.

[52] Sabha M, Tanus-Santos JE, Toledo JC, Cittadino M, Rocha JC, Moreno H Jr. Transdermal nicotine mimics the smoking-induced endothelial dysfunction. Clin Pharmacol Ther 2000; 68(2): 167–174.

[53] Amoroso G, Mariani MA, Tio RA, Grandjean JG. Continued cigarette smoking after coronary artery bypass surgery reduces endothelium-dependent vasodilation in internal thoracic artery grafts. Ital Heart J 2001; 2(2): 139–141.

[54] Heeschen C, Jang JJ, Weis M et al. Nicotine stimulates angiogenesis and promotes tumor growth and atherosclerosis. Nat Med 2001; 7(7): 833–839.

[55] Song P, Sekhon HS, Jia Y et al. Acetylcholine is synthesized by and acts as an autocrine growth factor for small cell lung carcinoma. Cancer Res 2003; 63(1): 214–221.

[56] Song P, Sekhon HS, Proskocil B, Blusztajn JK, Mark GP, Spindel ER. Synthesis of acetylcholine by lung cancer. Life Sci 2003; 72(18–19): 2159–2168.

[57] Lentner A, Younossi H, Planz S, Wienert V. [Effect of hydrostatic pressure, environmental temperature and age, sex and smoking history on transcutaneous oxygen partial pressure measurement]. Vasa Suppl 1991; 32: 243–246.

[58] Ott A. Langzeiteffekte des Rauchens auf die Mikrozirkulation der Haut. Phlebologie 1993; 22: 128–130.

[59] Franzek UK. Transkutaner Sauerstoffpartialdruck – Messungen mit neuen Elektroden. In: Mahler F (ed). Methoden der klinischen Kapillarmikroskopie. Basel: Karger, 1986, pp 107–123.

[60] Mosely LH, Finseth F. Cigarette smoking: impairment of digital blood flow and wound healing in the hand. Hand 1977; 9(2): 97–101.

[61] Mosely LH, Finseth F, Goody M. Nicotine and its effect on wound healing. Plast Reconstr Surg 1978; 61(4): 570–575.

[62] Nolan J, Jenkins RA, Kurihara K, Schultz RC. The acute effects of cigarette smoke exposure on experimental skin flaps. Plast Reconstr Surg 1985; 75(4): 544–551.

[63] Riefkohl R, Wolfe JA, Cox EB, McCarty KS Jr. Association between cutaneous occlusive vascular disease, cigarette smoking, and skin slough after rhytidectomy. Plast Reconstr Surg 1986; 77(4): 592–595.

[64] Harris GD, Finseth F, Buncke HJ. The hazard of cigarette smoking following digital replantation. J Microsurg 1980; 1(5): 403–404.

[65] Wilson GR, Jones BM. The damaging effect of smoking on digital revascularisation: two further case reports. Br J Plast Surg 1984; 37(4): 613–614.

[66] Dardour JC, Pugash E, Aziza R. The one-stage preauricular flap for male pattern baldness: long-term results and risk factors. Plast Reconstr Surg 1988; 81(6): 907–912.

[67] Rees TD, Liverett DM, Guy CL. The effect of cigarette smoking on skin-flap survival in the face lift patient. Plast Reconstr Surg 1984; 73(6): 911–915.

[68] Craig S, Rees TD. The effects of smoking on experimental skin flaps in hamsters. Plast Reconstr Surg 1985; 75(6): 842–846.

[69] Lawrence WT, Murphy RC, Robson MC, Heggers JP. The detrimental effect of cigarette smoking on flap survival: an experimental study in the rat. Br J Plast Surg 1984; 37(2): 216–219.

[70] Dalla VL, Palombo C, Ciardetti M et al. Contrasting effects of acute and chronic cigarette smoking on skin microcirculation in young healthy subjects. J Hypertens 2004; 22(1): 129–135.

[71] Ijzerman RG, Serne EH, van Weissenbruch MM, de Jongh RT, Stehouwer CD. Cigarette smoking is associated with an acute impairment of microvascular function in humans. Clin Sci (Lond) 2003; 104(3): 247–252.

[72] Iwado Y, Yoshinaga K, Furuyama H et al. Decreased endothelium-dependent coronary vasomotion in healthy young smokers. Eur J Nucl Med Mol Imaging 2002; 29(8): 984–990.

[73] Roth GM, McDonald JB, Sheard C. The effect of smoking cigarettes and of intravenous administration of nicotine on the electrocardiogram, banal metabolic rate, cutaneous temperature, blood pressure and pulse rate of normal persons. J Am Med Ass 1944; 125: 761–767.

[74] Richardson DR. Effects of habitual tobacco smoking on reactive hyperemia in the human hand. Arch Environ Health 1985; 40(2): 114–119.

[75] Suter TW, Buzzi R, Battig K. Cardiovascular effects of smoking cigarettes with different nicotine deliveries. A study using multilead plethysmography. Psychopharmacology (Berl) 1983; 80(2): 106–112.

[76] Leow YH, Maibach HI. Cigarette smoking, cutaneous vasculature, and tissue oxygen. Clin Dermatol 1998; 16(5): 579–584.

[77] Burke A, Fitzgerald GA. Oxidative stress and smoking-induced vascular injury. Prog Cardiovasc Dis 2003; 46(1): 79–90.

[78] Blann AD, Steele C, McCollum CN. The influence of smoking and of oral and transdermal nicotine on blood pressure, and haematology and coagulation indices. Thromb Haemost 1997; 78(3): 1093–1096.

[79] Bounameaux H, Griessen M, Benedet P, Krahenbuhl B, Deom A. Nicotine induced haemodynamic changes during cigarette smoking and nicotine gum chewing: a placebo controlled study in young healthy volunteers. Cardiovasc Res 1988; 22(2): 154–158.

[80] Netscher DT, Wigoda P, Thornby J, Yip B, Rappaport NH. The hemodynamic and hematologic effects of cigarette smoking versus a nicotine patch. Plast Reconstr Surg 1995; 96(3): 681–688.

[81] Jensen JA, Goodson WH, Hopf HW, Hunt TK. Cigarette smoking decreases tissue oxygen. Arch Surg 1991; 126(9): 1131–1134.

[82] Mahmarian JJ, Moye LA, Nasser GA, Nagueh SF, Bloom MF, Benowitz NL et al. Nicotine patch therapy in smoking cessation reduces the extent of exercise-induced myocardial ischemia. J Am Coll Cardiol 1997; 30(1): 125–130.

[83] Model D. Smoker's face: an underrated clinical sign? Br Med J (Clin Res Ed) 1985; 291(6511): 1760–1762.

[84] Meade TW, Imeson J, Stirling Y. Effects of changes in smoking and other characteristics on clotting factors and the risk of ischaemic heart disease. Lancet 1987; 2(8566): 986–988.

[85] Nitenberg A, Benvenuti C, Aptecar E et al. Acetylcholine-induced constriction of angiographically normal coronary arteries is not time dependent in transplant recipients. Effects of stepwise infusion at 1, 6, 12 and more than 24 months after transplantation. J Am Coll Cardiol 1993; 22(1): 151–158.

[86] Zeiher AM, Schachinger V, Minners J. Long-term cigarette smoking impairs endothelium-dependent coronary arterial vasodilator function. Circulation 1995; 92(5): 1094–1100.

[87] Adams KF, Koch G, Chatterjee B et al. Acute elevation of blood carboxyhemoglobin to 6% impairs exercise performance and aggravates symptoms in patients with ischemic heart disease. J Am Coll Cardiol 1988; 12(4): 900–909.

[88] Allred EN, Bleecker ER, Chaitman BR et al. Short-term effects of carbon monoxide exposure on the exercise performance of subjects with coronary artery disease. N Engl J Med 1989; 321(21): 1426–1432.

[89] Whisnant JP, Homer D, Ingall TJ, Baker HL Jr, O'Fallon WM, Wievers DO. Duration of cigarette smoking is the strongest predictor of severe extracranial carotid artery atherosclerosis. Stroke 1990; 21(5): 707–714.

[90] Raitakari OT, Juonala M, Kahonen M et al. Cardiovascular risk factors in childhood and carotid artery intima-media thickness in adulthood: the Cardiovascular Risk in Young Finns Study. JAMA 2003; 290(17): 2277–2283.

[91] Davies MJ, Woolf N. Atherosclerosis: what is it and why does it occur? Br Heart J 1993; 69(1 Suppl): S3–11.

[92] Tsao PS, Lewis NP, Alpert S, Cooke JP. Exposure to shear stress alters endothelial adhesiveness. Role of nitric oxide. Circulation 1995; 92(12): 3513–3519.

[93] Cavusoglu Y, Timuralp B, Us T et al. Cigarette smoking increases plasma concentrations of vascular cell adhesion molecule-1 in patients with coronary artery disease. Angiology 2004; 55(4): 397–402.

[94] Demerath E, Towne B, Blangero J, Siervogel RM. The relationship of soluble ICAM-1, VCAM-1, P-selectin and E-selectin to cardiovascular disease risk factors in healthy men and women. Ann Hum Biol 2001; 28(6): 664–678.

[95] Esen AM, Barutcu I, Acar M et al. Effect of smoking on endothelial function and wall thickness of brachial artery. Circ J 2004; 68(12): 1123–1126.

[96] Rohani M, Agewall S. Oral snuff impairs endothelial function in healthy snuff users. J Intern Med 2004; 255(3): 379–383.

[97] Granberry MC, Smith ES III, Troillett RD, Eidt JF. Forearm endothelial response in smokeless tobacco users compared with cigarette smokers and nonusers of tobacco. Pharmacotherapy 2003; 23(8): 974–978.

[98] Winkelmann BR, Boehm BO, Nauck M et al. Cigarette smoking is independently associated with markers of endothelial dysfunction and hyperinsulinaemia in nondiabetic individuals with coronary artery disease. Curr Med Res Opin 2001; 17(2): 132–141.

[99] Wang Y, Wang L, Ai X et al. Nicotine could augment adhesion molecule expression in human endothelial cells through macrophages secreting TNF-alpha, IL-1beta. Int Immunopharmacol 2004; 4(13): 1675–1686.

[100] Fernandez JA, Gruber A, Heeb MJ, Griffin JH. Protein C. Pathway impairment in nonsymptomatic cigarette smokers. Blood Cells Mol Dis 2002; 29(1): 73–82.

[101] Blann AD, Lanza F, Galajda P et al. Increased platelet glycoprotein V levels in patients with coronary and peripheral atherosclerosis – the influence of aspirin and cigarette smoking. Thromb Haemost 2001; 86(3): 777–783.

[102] Garcia-Fernandez R, Perez-Velasco JG, Concepcion-Millan A, Sosa S, Navaroli F, Garcia-Barreto D. Estrogen does not prevent endothelial dysfunction caused by cigarette smoking. Clin Cardiol 2004; 27(2): 71–73.

[103] Zapolska-Downar D, Naruszewicz M, Zapolski-Downar A, Markiewski M, Bukowska H, Millo B. Ibuprofen inhibits adhesiveness of monocytes to endothelium and reduces cellular oxidative stress in smokers and non-smokers. Eur J Clin Invest 2000; 30(11): 1002–1010.
[104] Shen Y, Rattan V, Sultana C, Kalra VK. Cigarette smoke condensate-induced adhesion molecule expression and transendothelial migration of monocytes. Am J Physiol 1996; 270: H1624–H1633.
[105] Weber C, Erl W, Weber K, Weber PC. Increased adhesiveness of isolated monocytes to endothelium is prevented by vitamin C intake in smokers. Circulation 1996; 93(8): 1488–1492.
[106] Anderson R, Dart AM, Starr J, Shaw J, Chin-Dusting JP. Plasma C-reactive protein, but not protein S, VCAM-1, von Willebrand factor or P-selectin, is associated with endothelium dysfunction in coronary artery disease. Atherosclerosis 2004; 172(2): 345–351.
[107] Benowitz NL, Fitzgerald GA, Wilson M, Zhang Q. Nicotine effects on eicosanoid formation and hemostatic function: comparison of transdermal nicotine and cigarette smoking. J Am Coll Cardiol 1993; 22(4): 1159–1167.
[108] Nowak J, Murray JJ, Oates JA, Fitzgerald GA. Biochemical evidence of a chronic abnormality in platelet and vascular function in healthy individuals who smoke cigarettes. Circulation 1987; 76(1): 6–14.
[109] Weber C, Erl W. Modulation of vascular cell activation, function, and apoptosis: role of antioxidants and nuclear factor-kappa B. Curr Top Cell Regul 2000; 36: 217–235.
[110] Zhang S, Day IN, Ye S. Microarray analysis of nicotine-induced changes in gene expression in endothelial cells. Physiol Genomics 2001; 5(4): 187–192.
[111] Zhang S, Day I, Ye S. Nicotine induced changes in gene expression by human coronary artery endothelial cells. Atherosclerosis 2001; 154(2): 277–283.
[112] Caro CG, Lever MJ, Parker KH, Fish PJ. Effect of cigarette smoking on the pattern of arterial blood flow: possible insight into mechanisms underlying the development of arteriosclerosis. Lancet 1987; 2(8549): 11–13.
[113] Ernst E, Matrai A, Schmolzl C, Magyarosy I. Dose-effect relationship between smoking and blood rheology. Br J Haematol 1987; 65(4): 485–487.
[114] Resnick N, Gimbrone MA Jr. Hemodynamic forces are complex regulators of endothelial gene expression. FASEB J 1995; 9(10): 874–882.
[115] Sbarbati R, de Boer M, Marzilli M, Scarlattini M, Rossi G, van Mourik JA. Immunologic detection of endothelial cells in human whole blood. Blood 1991; 77(4): 764–769.
[116] Stein JH, Bushara M, Bushara K, McBride PE, Jorenby DE, Fiore MC. Smoking cessation, but not smoking reduction, reduces plasma homocysteine levels. Clin Cardiol 2002; 25(1): 23–26.
[117] Jeng JR. Carotid thickening, cardiac hypertrophy, and angiotensin converting enzyme gene polymorphism in patients with hypertension. Am J Hypertens 2000; 13: 111–119.
[118] Schut AF, Sayed-Tabatabaei FA, Witteman JC et al. Smoking-dependent effects of the angiotensin-converting enzyme gene insertion/deletion polymorphism on blood pressure. J Hypertens 2004; 22(2): 313–319.
[119] Doll R, Peto R. Mortality in relation to smoking: 20 years' observations on male British doctors. Br Med J 1976; 2: 1525–1536.
[120] LaCroix AZ, Lang J, Scherr P et al. Smoking and mortality among older men and women in three communities. N Engl J Med 1991; 324(23): 1619–1625.
[121] Rosenberg L, Kaufman DW, Helmrich SP, Shapiro S. The risk of myocardial infarction after quitting smoking in men under 55 years of age. N Engl J Med 1985; 313(24): 1511–1514.
[122] US Department of Health and Human Services. The health benefits of smoking cessation: A Report of the Surgeon General. Public Health Service, Center for Disease Control, Office on Smoking and Health. DHHS Publication No. 908416, 1990.
[123] Seltzer CC. Effect of smoking on blood pressure. Am Heart J 1974; 87(5): 558–564.
[124] Shah PK, Helfant RH. Smoking and coronary artery disease. Chest 1988; 94(3): 449–452.

[125] Kawachi I, Colditz GA, Stampfer MJ et al. Smoking cessation in relation to total mortality rates in women. A prospective cohort study. Ann Intern Med 1993; 119(10): 992–1000.

[126] Aberg A, Bergstrand R, Johansson S et al. Cessation of smoking after myocardial infarction. Effects on mortality after 10 years. Br Heart J 1983; 49(5): 416–422.

[127] Daly LE, Mulcahy R, Graham IM, Hickey N. Long term effect on mortality of stopping smoking after unstable angina and myocardial infarction. Br Med J (Clin Res Ed) 1983; 287(6388): 324–326.

[128] Hallstrom AP, Cobb LA, Ray R. Smoking as a risk factor for recurrence of sudden cardiac arrest. N Engl J Med 1986; 314(5): 271–275.

[129] Sparrow D, Dawber TR. The influence of cigarette smoking on prognosis after a first myocardial infarction. A report from the Framingham study. J Chronic Dis 1978; 31(6–7): 425–432.

[130] Galan KM, Deligonul U, Kern MJ, Chaitman BR, Vandormael MG. Increased frequency of restenosis in patients continuing to smoke cigarettes after percutaneous transluminal coronary angioplasty. Am J Cardiol 1988; 61(4): 260–263.

[131] Taira DA, Seto TB, Ho KK et al. Impact of smoking on health-related quality of life after percutaneous coronary revascularization. Circulation 2000; 102: 1369–1374.

[132] Jambrik Z, Venneri L, Varga A, Rigo F, Borges A, Picano E. Peripheral vascular endothelial function testing for the diagnosis of coronary artery disease. Am Heart J 2004; 148(4): 684–689.

[133] Brown DW, Giles WH, Croft JB. Hematocrit and the risk of coronary heart disease mortality. Am Heart J 2001; 142(4): 657–663.

[134] McBride PE. The health consequences of smoking. Cardiovascular diseases. Med Clin North Am 1992; 76(2): 333–353.

[135] McGill HC Jr. The cardiovascular pathology of smoking. Am Heart J 1988; 115: 250–257.

[136] Quillen JE, Rossen JD, Oskarsson HJ, Minor RL Jr., Lopez AG, Winniford MD. Acute effect of cigarette smoking on the coronary circulation: constriction of epicardial and resistance vessels. J Am Coll Cardiol 1993; 22(3): 642–647.

[137] Glisic S, Savic I, Alavantic D. Apolipoprotein B gene DNA polymorphisms (EcoRI and MspI) and serum lipid levels in the Serbian healthy population: interaction of rare alleles and smoking and cholesterol levels. Genet Epidemiol 1995; 12(5): 499–508.

[138] Michaud SE, Menard C, Guy LG, Gennaro G, Rivard A. Inhibition of hypoxia-induced angiogenesis by cigarette smoke exposure: impairment of the HIF-1alpha/VEGF pathway. FASEB J 2003; 17(9): 1150–1152.

[139] Klein LW, Pichard AD, Holt J, Smith H, Gorlin R, Teichholz LE. Effects of chronic tobacco smoking on the coronary circulation. J Am Coll Cardiol 1983; 1: 421–426.

[140] Pittilo RM, Clarke JM, Harris D et al. Cigarette smoking and platelet adhesion. Br J Haematol 1984; 58(4): 627–632.

[141] Maouad J, Fernandez F, Barrillon A, Gerbaux A, Gay J. Diffuse or segmental narrowing (spasm) of the coronary arteries during smoking demonstrated on angiography. Am J Cardiol 1984; 53(2): 354–355.

[142] Maouad J, Fernandez F, Hebert JL, Zamani K, Barrillon A, Gay J. Cigarette smoking during coronary angiography: diffuse or focal narrowing (spasm) of the coronary arteries in 13 patients with angina at rest and normal coronary angiograms. Cathet Cardiovasc Diagn 1986; 12(6): 366–375.

[143] Sugiishi M, Takatsu F. Cigarette smoking is a major risk factor for coronary spasm. Circulation 1993; 87(1): 76–79.

[144] Bolinder G. Smokeless tobacco – a less harmful alternative? In: Bollinger CT, Fagerstrom KO (eds) The tobacco epidemic. Basel: Karger, 1997, pp 199–212.

[145] Mancini GB, Henry GC, Macaya C et al. Angiotensin-converting enzyme inhibition with quinapril improves endothelial vasomotor dysfunction in patients with coronary artery disease. The TREND (Trial on Reversing Endothelial Dysfunction) Study. Circulation 1996; 94(3): 258–265.

[146] Pepine CJ, Schlaifer JD, Mancini GB, Pitt B, O'Neill BJ, Haber HE. Influence of smoking status on progression of endothelial dysfunction. TREND Investigators. Trial on Reversing Endothelial Dysfunction. Clin Cardiol 1998; 21(5): 331–334.

[147] Celermajer DS, Adams MR, Clarkson P et al. Passive smoking and impaired endothelium-dependent arterial dilatation in healthy young adults. N Engl J Med 1996; 334(3): 150–154.

[148] Voors AA, Oosterga M, Buikema H. Dose-response relation between cigarette consumption and endothelial function. J Am Coll Cardiol 1997; 29(Suppl A): 263A–264A.

[149] Waters D, Lesperance J, Gladstone P et al. Effects of cigarette smoking on the angiographic evolution of coronary atherosclerosis. A Canadian Coronary Atherosclerosis Intervention Trial (CCAIT). CCAIT Study Group. Circulation 1996; 94(4): 614–621.

[150] Jarvis MJ, Belcher M, Vesey C, Hutchison DC. Low cost carbon monoxide monitors in smoking assessment. Thorax 1986; 41(11): 886–887.

[151] Anderson EW, Andelman RJ, Strauch JM, Fortuin NJ, Knelson JH. Effect of low-level carbon monoxide exposure on onset and duration of angina pectoris. A study in ten patients with ischemic heart disease. Ann Intern Med 1973; 79(1): 46–50.

[152] Villarreal FJ, Hong D, Omens J. Nicotine-modified postinfarction left ventricular remodeling. Am J Physiol 1999; 276: H1103–H1106.

[153] Joseph AM, Norman SM, Ferry LH et al. The safety of transdermal nicotine as an aid to smoking cessation in patients with cardiac disease. N Engl J Med 1996; 335(24): 1792–1798.

[154] Murray RP, Bailey WC, Daniels K et al. Safety of nicotine polacrilex gum used by 3,094 participants in the Lung Health Study. Lung Health Study Research Group. Chest 1996; 109(2): 438–445.

[155] Dacosta A, Guy JM, Tardy B et al. Myocardial infarction and nicotine patch: a contributing or causative factor? Eur Heart J 1993; 14(12): 1709–1711.

[156] Fredrickson PA, Hurt RD, Lee GM et al. High dose transdermal nicotine therapy for heavy smokers: safety, tolerability and measurement of nicotine and cotinine levels. Psychopharmacology (Berl) 1995; 122(3): 215–222.

[157] Jackson M. Cerebral arterial narrowing with nicotine patch. Lancet 1993; 342(8865): 236–237.

[158] Stewart RD, Stewart RS, Stamm W, Seelen RP. Rapid estimation of carboxyhemoglobin level in fire fighters. JAMA 1976; 235(4): 390–392.

[159] Czernin J, Waldherr C. Cigarette smoking and coronary blood flow. Prog Cardiovasc Dis 2003; 45(5): 395–404.

[160] Working Group for the Study of Transdermal Nicotine in Patients with Coronary artery disease. Nicotine replacement therapy for patients with coronary artery disease. Arch Intern Med 1994; 154(9): 989–995.

[161] Nitenberg A, Antony I. Effects of nicotine gum on coronary vasomotor responses during sympathetic stimulation in patients with coronary artery stenosis. J Cardiovasc Pharmacol 1999; 34: 694–699.

[162] Negri E, La Vecchia C, Nobili A, D'Avanzo B, Bechi S. Cigarette smoking and acute myocardial infarction. A case-control study from the GISSI-2 trial. GISSI-EFRIM Investigators. Eur J Epidemiol 1994; 10(4): 361–366.

[163] Beard CM, Kottke TE, Annegers JF, Ballard DJ. The Rochester Coronary Heart Disease Project: effect of cigarette smoking, hypertension, diabetes, and steroidal estrogen use on coronary heart disease among 40- to 59-year-old women, 1960 through 1982. Mayo Clin Proc 1989; 64(12): 1471–1480.

[164] Rosenberg L, Palmer JR, Shapiro S. Decline in the risk of myocardial infarction among women who stop smoking. N Engl J Med 1990; 322(4): 213–217.

[165] Vander ZR, Lemp GF, Hughes JP et al. The effect of cigarette smoking on the pattern of coronary atherosclerosis. A case-control study. Chest 1988; 94(2): 290–295.

[166] Rosenberg L, Kaufman DW, Helmrich SP, Miller DR, Stolley PD, Shapiro S. Myocardial infarction and cigarette smoking in women younger than 50 years of age. JAMA 1985; 253(20): 2965–2969.

[167] Dunn NR, Faragher B, Thorogood M et al. Risk of myocardial infarction in young female smokers. Heart 1999; 82(5): 581–583.

[168] McElduff P, Dobson A, Beaglehole R, Jackson R. Rapid reduction in coronary risk for those who quit cigarette smoking. Aust NZ J Public Health 1998; 22(7): 787–791.

[169] Weiner P, Waizman J, Weiner M, Rabner M, Magadle R, Zamir D. Smoking and first acute myocardial infarction: age, mortality and smoking cessation rate. Isr Med Assoc J 2000; 2(6): 446–449.

[170] Freund KM, Belanger AJ, D'Agostino RB, Kannel WB. The health risks of smoking. The Framingham Study: 34 years of follow-up. Ann Epidemiol 1993; 3(4): 417–424.

[171] Willett WC, Green A, Stampfer MJ et al. Relative and absolute excess risks of coronary heart disease among women who smoke cigarettes. N Engl J Med 1987; 317(21): 1303–1309.

[172] Doll R, Gray R, Hafner B, Peto R. Mortality in relation to smoking: 22 years' observations on female British doctors. Br Med J 1980; 280: 967–971.

[173] Cho L, Bhatt DL, Wolski K, Lincoff M, Topol EJ, Moliterno DJ. Effect of smoking status and abciximab use on outcome after percutaneous coronary revascularization: Pooled analysis from EPIC, EPILOG, and EPISTENT. Am Heart J 2001; 141(4): 599–602.

[174] Rivers JT, White HD, Cross DB, Williams BF, Norris RM. Reinfarction after thrombolytic therapy for acute myocardial infarction followed by conservative management: incidence and effect of smoking. J Am Coll Cardiol 1990; 16(2): 340–348.

[175] Angeja BG, Kermgard S, Chen MS et al. The smoker's paradox: insights from the angiographic substudies of the TIMI trials. J Thromb Thrombolysis 2002; 13(3): 133–139.

[176] Purcell IF, Newall N, Farrer M. Lower cardiac mortality in smokers following thrombolysis for acute myocardial infarction may be related to more effective fibrinolysis. QJM 1999; 92(6): 327–333.

[177] Newby DE, McLeod AL, Uren NG et al. Impaired coronary tissue plasminogen activator release is associated with coronary atherosclerosis and cigarette smoking: direct link between endothelial dysfunction and atherothrombosis. Circulation 2001; 103(15): 1936–1941.

[178] Weber F, Anlauf M, Serdarevic M. Noninvasive, quantitative determination of muscle blood flow in man by a combination of venous-occlusion plethysmography and computed tomography. Basic Res Cardiol 1988; 83(3): 327–341.

[179] Trap-Jensen J, Carlsen JE, Svendsen TL, Christensen NJ. Cardiovascular and adrenergic effects of cigarette smoking during immediate non-selective and selective beta adrenoceptor blockade in humans. Eur J Clin Invest 1979; 9(3): 181–183.

[180] Winniford MD, Wheelan KR, Kremers MS et al. Smoking-induced coronary vasoconstriction in patients with atherosclerotic coronary artery disease: evidence for adrenergically mediated alterations in coronary artery tone. Circulation 1986; 73(4): 662–667.

[181] Zevin S, Saunders S, Gourlay SG, Jacob P, Benowitz NL. Cardiovascular effects of carbon monoxide and cigarette smoking. J Am Coll Cardiol 2001; 38(6): 1633–1638.

[182] Benowitz NL, Hansson A, Jacob P III. Cardiovascular effects of nasal and transdermal nicotine and cigarette smoking. Hypertension 2002; 39(6): 1107–1112.

[183] Verdecchia P, Schillaci G, Borgioni C et al. Cigarette smoking, ambulatory blood pressure and cardiac hypertrophy in essential hypertension. J Hypertens 1995; 13(10): 1209–1215.

[184] Boersma E, Keil U, De BD et al. Blood pressure is insufficiently controlled in European patients with established coronary heart disease. J Hypertens 2003; 21(10): 1831–1840.

[185] Minami J, Ishimitsu T, Matsuoka H. Is it time to regard cigarette smoking as a risk factor in the development of sustained hypertension? Am J Hypertens 1999; 12: 948–949.

[186] Mackay A, Brown JJ, Cumming AM, Isles C, Lever AF, Robertson JI. Smoking and renal artery stenosis. Br Med J 1979; 2(6193): 770.

[187] Nicholson JP, Teichman SL, Alderman MH, Sos TA, Pickering TG, Laragh JH. Cigarette smoking and renovascular hypertension. Lancet 1983; 2(8353): 765–766.

[188] Fox CS, Larson MG, Leip EP, Culleton B, Wilson PW, Levy D. Predictors of new-onset kidney disease in a community-based population. JAMA 2004; 291(7): 844–850.

[189] Isles CG, Lim KG, Boulton-Jones M et al. Factors influencing mortality in malignant hypertension. J Hypertens 1985; 3(3) (Suppl): S405–S407.

[190] Gudmundsson M, Bjelle A. Plasma, serum and whole-blood viscosity variations with age, sex, and smoking habits. Angiology 1993; 44(5): 384–391.

[191] Green MS, Jucha E, Luz Y. Blood pressure in smokers and nonsmokers: epidemiologic findings. Am Heart J 1986; 111(5): 932–940.

[192] Kool MJ, Hoeks AP, Struijker Boudier HA, Reneman RS, Van Bortel LM. Short- and long-term effects of smoking on arterial wall properties in habitual smokers. J Am Coll Cardiol 1993; 22(7): 1881–1886.

[193] Berlin I, Cournot A, Renout P, Duchier J, Safar M. Peripheral haemodynamic effects of smoking in habitual smokers. A methodological study. Eur J Clin Pharmacol 1990; 38(1): 57–60.

[194] Kyriakides ZS, Kremastinos DT, Rentoukas E, Mavrogheni S, Kremastinos DI, Toutouzas P. Acute effects of cigarette smoking on left ventricular diastolic function. Eur Heart J 1992; 13(6): 743–748.

[195] Stork T, Eichstadt H, Mockel M, Bortfeldt R, Muller R, Hochrein H. Changes of diastolic function induced by cigarette smoking: an echocardiographic study in patients with coronary artery disease. Clin Cardiol 1992; 15(2): 80–86.

[196] Tanus-Santos JE, Toledo JC, Cittadino M, Sabha M, Rocha JC, Moreno H Jr. Cardiovascular effects of transdermal nicotine in mildly hypertensive smokers. Am J Hypertens 2001; 14: 610–614.

[197] Siegel D, Benowitz N, Ernster VL, Grady DG, Hauck WW. Smokeless tobacco, cardiovascular risk factors, and nicotine and cotinine levels in professional baseball players. Am J Public Health 1992; 82(3): 417–421.

[198] Mikkelsen KL, Wiinberg N, Hoegholm A et al. Smoking related to 24-h ambulatory blood pressure and heart rate: a study in 352 normotensive Danish subjects. Am J Hypertens 1997; 10: 483–491.

[199] Gulliford MC. Low rates of detection and treatment of hypertension among current cigarette smokers. J Hum Hypertens 2001; 15(11): 771–773.

[200] Lederle FA, Johnson GR, Wilson SE et al. The aneurysm detection and management study screening program: validation cohort and final results. Aneurysm Detection and Management Veterans Affairs Cooperative Study Investigators. Arch Intern Med 2000; 160(10): 1425–1430.

[201] Powell JT, Brown LC. The natural history of abdominal aortic aneurysms and their risk of rupture. Acta Chir Belg 2001; 101(1): 11–16.

[202] Vardulaki KA, Walker NM, Day NE, Duffy SW, Ashton HA, Scott RA. Quantifying the risks of hypertension, age, sex and smoking in patients with abdominal aortic aneurysm. Br J Surg 2000; 87(2): 195–200.

[203] Brown LC, Powell JT. Risk factors for aneurysm rupture in patients kept under ultrasound surveillance. UK Small Aneurysm Trial Participants. Ann Surg 1999; 230: 289–296.

[204] Treat-Jacobson D, Walsh ME. Treating patients with peripheral arterial disease and claudication. J Vasc Nurs 2003; 21(1): 5–14.

[205] Planas A, Clara A, Marrugat J et al. Age at onset of smoking is an independent risk factor in peripheral artery disease development. J Vasc Surg 2002; 35(3): 506–509.

[206] Barretto S, Ballman KV, Rooke TW, Kullo IJ. Early-onset peripheral arterial occlusive disease: clinical features and determinants of disease severity and location. Vasc Med 2003; 8(2): 95–100.

[207] Meijer WT, Grobbee DE, Hunink MG, Hofman A, Hoes AW. Determinants of peripheral arterial disease in the elderly: the Rotterdam study. Arch Intern Med 2000; 160(19): 2934–2938.

[208] Heliovaara M, Karvonen MJ, Vilhunen R, Punsar S. Smoking, carbon monoxide, and atherosclerotic diseases. Br Med J 1978; 1: 268–270.

[209] Hughson WG, Mann JI, Tibbs DJ, Woods HF, Walton I. Intermittent claudication: factors determining outcome. Br Med J 1978; 1: 1377–1379.

[210] Fowkes FG, Housley E, Riemersma RA et al. Smoking, lipids, glucose intolerance, and blood pressure as risk factors for peripheral atherosclerosis compared with ischemic heart disease in the Edinburgh Artery Study. Am J Epidemiol 1992; 135(4): 331–340.

[211] Price JF, Mowbray PI, Lee AJ, Rumley A, Lowe GD, Fowkes FG. Relationship between smoking and cardiovascular risk factors in the development of peripheral arterial disease and coronary artery disease: Edinburgh Artery Study. Eur Heart J 1999; 20: 344–353.

[212] McGill HC Jr, McMahan CA, Herderick EE et al. Effects of coronary heart disease risk factors on atherosclerosis of selected regions of the aorta and right coronary artery. PDAY Research Group. Pathobiological Determinants of Atherosclerosis in Youth. Arterioscler Thromb Vasc Biol 2000; 20(3): 836–845.

[213] Cole CW, Hill GB, Farzad E et al. Cigarette smoking and peripheral arterial occlusive disease. Surgery 1993; 114(4): 753–756.

[214] Valentine RJ, Guerra R, Stephan P, Scoggins E, Clagett GP, Cohen J. Family history is a major determinant of subclinical peripheral arterial disease in young adults. J Vasc Surg 2004; 39(2): 351–356.

[215] Wittlinger T, Kroger K. [Role of lipid lowering therapy in patients with peripheral arterial occlusive disease]. Herz 2004; 29(1): 12–16.

[216] Borner C, Heidrich H. Long-term follow-up of thrombangitis obliterans. Vasa 1998; 27(2): 80–86.

[217] Roncon-Albuquerque R, Serrao P, Vale-Pereira R, Costa-Lima J, Roncon-Albuquerque R Jr. Plasma catecholamines in Buerger's disease: effects of cigarette smoking and surgical sympathectomy. Eur J Vasc Endovasc Surg 2002; 24(4): 338–343.

[218] Van Den Bosch MA, Kemmeren JM, Tanis BC et al. The RATIO study: oral contraceptives and the risk of peripheral arterial disease in young women. J Thromb Haemost 2003; 1(3): 439–444.

[219] Coccheri S, Cosmi B. Atherothrombosis and the pill: what ratio(nale) for the RATIO studies? J Thromb Haemost 2003; 1(3): 418–420.

[220] Leng GC, Fowkes FG, Lee AJ, Dunbar J, Housley E, Ruckley CV. Use of ankle brachial pressure index to predict cardiovascular events and death: a cohort study. BMJ 1996; 313(7070): 1440–1444.

[221] Zhou JF, Wang JY, Luo YE, Chen HH. Influence of hypertension, lipometabolism disorders, obesity and other lifestyles on spontaneous intracerebral hemorrhage. Biomed Environ Sci 2003; 16(3): 295–303.

[222] Wiesmann F, Petersen SE, Leeson PM et al. Global impairment of brachial, carotid, and aortic vascular function in young smokers: direct quantification by high-resolution magnetic resonance imaging. J Am Coll Cardiol 2004; 44(10): 2056–2064.

[223] Mathew RJ, Wilson WH. Substance abuse and cerebral blood flow. Am J Psychiatry 1991; 148(3): 292–305.

[224] Rogers RL, Meyer JS, Shaw TG, Mortel KF, Hardenberg JP, Zaid RR. Cigarette smoking decreases cerebral blood flow suggesting increased risk for stroke. JAMA 1983; 250(20): 2796–2800.

[225] Colditz GA, Bonita R, Stampfer MJ et al. Cigarette smoking and risk of stroke in middle-aged women. N Engl J Med 1988; 318(15): 937–941.

[226] Bonita R. Cigarette smoking, hypertension and the risk of subarachnoid hemorrhage: a population-based case-control study. Stroke 1986; 17(5): 831–835.

[227] Bonita R, Duncan J, Truelsen T, Jackson RT, Beaglehole R. Passive smoking as well as active smoking increases the risk of acute stroke. Tob Control 1999; 8(2): 156–160.

[228] Bonita R, Scragg R, Stewart A, Jackson R, Beaglehole R. Cigarette smoking and risk of premature stroke in men and women. Br Med J (Clin Res Ed) 1986; 293(6538): 6–8.

[229] Wang H, Sekine M, Yokokawa H et al. The relationship between new stroke onset and serum thiocyanate as an indicator to cigarette smoking. J Epidemiol 2001; 11(5): 233–237.

[230] Wolf PA, D'Agostino RB, Kannel WB, Bonita R, Belanger AJ. Cigarette smoking as a risk factor for stroke. The Framingham Study. JAMA 1988; 259(7): 1025–1029.

[231] Kannel WB. Influence of fibrinogen on cardiovascular disease. Drugs 1997; 54 (Suppl 3): 32–40.

[232] Mineva PP, Manchev IC, Hadjiev DI. Prevalence and outcome of asymptomatic carotid stenosis: a population-based ultrasonographic study. Eur J Neurol 2002; 9(4): 383–388.

[233] Djousse L, Myers RH, Province MA et al. Influence of apolipoprotein E, smoking, and alcohol intake on carotid atherosclerosis: National Heart, Lung, and Blood Institute Family Heart Study. Stroke 2002; 33(5): 1357–1361.

[234] Weber F. Risk factors for subclinical carotid atherosclerosis in healthy men. Neurology 2002; 59(4): 524–528.

[235] Kiechl S, Werner P, Egger G et al. Active and passive smoking, chronic infections, and the risk of carotid atherosclerosis: prospective results from the Bruneck Study. Stroke 2002; 33(9): 2170–2176.

[236] Tsiara S, Elisaf M, Mikhailidis DP. Influence of smoking on predictors of vascular disease. Angiology 2003; 54(5): 507–530.

[237] Giovino GA. Epidemiology of tobacco use in the United States. Oncogene 2002; 21(48): 7326–7340.

[238] Myers AH, Rosner B, Abbey H et al. Smoking behavior among participants in the nurses' health study. Am J Public Health 1987; 77(5): 628–630.

[239] Glantz SA, Parmley WW. Passive smoking and heart disease. Epidemiology, physiology, and biochemistry. Circulation 1991; 83(1): 1–12.

[240] Powell JT. Vascular damage from smoking: disease mechanisms at the arterial wall. Vasc Med 1998; 3(1): 21–28.

[241] Smith CJ, Fischer TH. Particulate and vapor phase constituents of cigarette mainstream smoke and risk of myocardial infarction. Atherosclerosis 2001; 158(2): 257–267.

[242] Cohen HJ, Harris T, Pieper CF. Coagulation and activation of inflammatory pathways in the development of functional decline and mortality in the elderly. Am J Med 2003; 114(3): 180–187.

[243] Dal Bianco P, Zeiler K, Baumgartner C, Kollegger H, Oder W, Deecke L. Use of nicotine–a risk factor for stroke?. Wien Klin Wochenschr 1989; 101(20): 687–694.

[244] Feher MD, Rampling MW, Brown J et al. Acute changes in atherogenic and thrombogenic factors with cessation of smoking. J R Soc Med 1990; 83(3): 146–148.

[245] Salbas K. Effect of acute smoking on red blood cell deformability in healthy young and elderly non-smokers, and effect of verapamil on age- and acute smoking-induced change in red blood cell deformability. Scand J Clin Lab Invest 1994; 54(6): 411–416.

[246] Salbas K, Gurlek A, Akyol T. In vitro effect of nicotine on red blood cell deformability in untreated and treated essential hypertension. Scand J Clin Lab Invest 1994; 54(8): 659–663.

[247] Blann AD. The acute influence of smoking on the endothelium. Atherosclerosis 1992; 96(2–3): 249–250.

[248] Calori G, D'Angelo A, Della VP et al. The effect of cigarette-smoking on cardiovascular risk factors: a study of monozygotic twins discordant for smoking. Thromb Haemost 1996; 75(1): 14–18.

[249] Thomas GA, Davies SV, Rhodes J, Russell MA, Feyerabend C, Sawe U. Is transdermal nicotine associated with cardiovascular risk? J R Coll Physicians Lond 1995; 29(5): 392–396.

[250] Miller GJ, Esnouf MP, Burgess AI, Cooper JA, Mitchell JP. Risk of coronary heart disease and activation of factor XII in middle-aged men. Arterioscler Thromb Vasc Biol 1997; 17(10): 2103–2106.

[251] Casey RG, Joyce M, Roche-Nagle G, Cox D, Bouchier-Hayes DJ. Young male smokers have altered platelets and endothelium that precedes atherosclerosis. J Surg Res 2004; 116(2): 227–233.

[252] Fuster V, Chesebro JH, Frye RL, Elveback LR. Platelet survival and the development of coronary artery disease in the young adult: effects of cigarette smoking, strong family history and medical therapy. Circulation 1981; 63(3): 546–551.

[253] Califano F, Giovanniello T, Pantone P et al. Clinical importance of thrombomodulin serum levels. Eur Rev Med Pharmacol Sci 2000; 4(3): 59–66.

[254] Nair S, Kulkarni S, Camoens HM, Ghosh K, Mohanty D. Changes in platelet glycoprotein receptors after smoking–a flow cytometric study. Platelets 2001; 12(1): 20–26.

[255] Fusegawa Y, Goto S, Handa S, Kawada T, Ando Y. Platelet spontaneous aggregation in platelet-rich plasma is increased in habitual smokers. Thromb Res 1999; 93(6): 271–278.

[256] Rival J, Riddle JM, Stein PD. Effects of chronic smoking on platelet function. Thromb Res 1987; 45(1): 75–85.

[257] Blache D. Involvement of hydrogen and lipid peroxides in acute tobacco smoking-induced platelet hyperactivity. Am J Physiol 1995; 268: H679–H685.

[258] Inoue T, Hayashi M, Uchida T, Takayanagi K, Hayashi T, Morooka S. Significance of platelet aggregability immediately after blood sampling and effect of cigarette smoking. Platelets 2001; 12(7): 415–418.

[259] Sawada M, Kishi Y, Numano F, Isobe M. Smokers lack morning increase in platelet sensitivity to nitric oxide. J Cardiovasc Pharmacol 2002; 40(4): 571–576.

[260] Rubenstein D, Jesty J, Bluestein D. Differences between mainstream and sidestream cigarette smoke extracts and nicotine in the activation of platelets under static and flow conditions. Circulation 2004; 109(1): 78–83.

[261] Mehta P, Mehta J. Effects of smoking on platelets and on plasma thromboxane-prostacyclin balance in man. Prostaglandins Leukot Med 1982; 9(2): 141–150.

[262] Belch JJ, McArdle BM, Burns P, Lowe GD, Forbes CD. The effects of acute smoking on platelet behaviour, fibrinolysis and haemorheology in habitual smokers. Thromb Haemost 1984; 51(1): 6–8.

[263] Hasdai D, Holmes DR Jr, Criger DA et al. Cigarette smoking status and outcome among patients with acute coronary syndromes without persistent ST-segment elevation: effect of inhibition of platelet glycoprotein IIb/IIIa with eptifibatide. The PURSUIT trial investigators. Am Heart J 2000; 139(3): 454–460.

[264] Hioki H, Aoki N, Kawano K et al. Acute effects of cigarette smoking on platelet-dependent thrombin generation. Eur Heart J 2001; 22(1): 56–61.

[265] Schmid P, Karanikas G, Kritz H et al. Passive smoking and platelet thromboxane. Thromb Res 1996; 81(4): 451–460.

[266] Blann A, Bignell A, McCollum C. Von Willebrand factor, fibrinogen and other plasma proteins as determinants of plasma viscosity. Atherosclerosis 1998; 139(2): 317–322.

[267] Ikeda H, Takajo Y, Murohara T et al. Platelet-derived nitric oxide and coronary risk factors. Hypertension 2000; 35(4): 904–907.

[268] Kumari M, Marmot M, Brunner E. Social determinants of von Willebrand factor: the Whitehall II study. Arterioscler Thromb Vasc Biol 2000; 20(7): 1842–1847.

[269] Mikhailidis DP, Barradas MA, Maris A, Jeremy JY, Dandona P. Fibrinogen mediated activation of platelet aggregation and thromboxane A2 release: pathological implications in vascular disease. J Clin Pathol 1985; 38(10): 1166–1171.

[270] Prisco D, Fedi S, Brunelli T et al. The influence of smoking on von Willebrand factor is already manifest in healthy adolescent females: the Floren-teen (Florence Teenager) Study. Int J Clin Lab Res 1999; 29(4): 150–154.

[271] Wechsler H, Rigotti NA, Gledhill-Hoyt J, Lee H. Increased levels of cigarette use among college students: a cause for national concern. JAMA 1998; 280(19): 1673–1678.

[272] Kimura S, Nishinaga M, Ozawa T, Shimada K. Thrombin generation as an acute effect of cigarette smoking. Am Heart J 1994; 128(1): 7–11.

[273] Freedman DS, Byers T, Barboriak JJ et al. The relation of prothrombin times to coronary heart disease risk factors among men aged 31–45 years. Am J Epidemiol 1992; 136(5): 513–524.

[274] Halbmayer WM, Haushofer A, Radek J, Schon R, Deutsch M, Fischer M. Prevalence of factor XII (Hageman factor) deficiency among 426 patients with coronary heart disease awaiting cardiac surgery. Coron Artery Dis 1994; 5(5): 451–454.

[275] Yarnell JW, Sweetnam PM, Rumley A, Lowe GD. Lifestyle factors and coagulation activation markers: the Caerphilly Study. Blood Coagul Fibrinolysis 2001; 12(8): 721–728.

[276] Merlo C, Wuillemin WA, Redondo M et al. Elevated levels of plasma prekallikrein, high molecular weight kininogen and factor XI in coronary heart disease. Atherosclerosis 2002; 161(2): 261–267.

[277] Al Obaidi MK, Philippou H, Stubbs PJ et al. Relationships between homocysteine, factor VIIa, and thrombin generation in acute coronary syndromes. Circulation 2000; 101(4): 372–377.

[278] Eliasson M, Asplund K, Evrin PE, Lundblad D. Relationship of cigarette smoking and snuff dipping to plasma fibrinogen, fibrinolytic variables and serum insulin. The Northern Sweden MONICA Study. Atherosclerosis 1995; 113(1): 41–53.

[279] Montalescot G, Ankri A, Vicaut E, Drobinski G, Grosgogeat Y, Thomas D. Fibrinogen after coronary angioplasty as a risk factor for restenosis. Circulation 1995; 92(1): 31–38.

[280] Wiseman S, Kenchington G, Dain R et al. Influence of smoking and plasma factors on patency of femoropopliteal vein grafts. BMJ 1989; 299(6700): 643–646.

[281] Mazoyer E, Drouet L, Soria C et al. Risk factors and outcomes for atherothrombotic disease in French patients: the RIVAGE study. Risque Vasculaire Group d'Etude. Thromb Res 1999; 95: 163–176.

[282] Burns P, Wilmink T, Fegan C, Bradbury AW. Exercise in claudicants is accompanied by excessive thrombin generation. Eur J Vasc Endovasc Surg 2003; 26(2): 150–155.

[283] Mustonen P, Lepantalo M, Lassila R. Physical exertion induces thrombin formation and fibrin degradation in patients with peripheral atherosclerosis. Arterioscler Thromb Vasc Biol 1998; 18(2): 244–249.

[284] De Buyzere M, Philippe J, Duprez D, Baele G, Clement DL. Coagulation system activation and increase of D-dimer levels in peripheral arterial occlusive disease. Am J Hematol 1993; 43(2): 91–94.

[285] Herren T, Stricker H, Haeberli A, Do DD, Straub PW. Fibrin formation and degradation in patients with arteriosclerotic disease. Circulation 1994; 90(6): 2679–2686.

[286] Naito M, Hayashi T, Kuzuya M, Funaki C, Asai K, Kuzuya F. Effects of fibrinogen and fibrin on the migration of vascular smooth muscle cells in vitro. Atherosclerosis 1990; 83(1): 9–14.

[287] Lechi C, Gaino S, Zuliani V et al. Elevated plasma fibrinogen levels in patients with essential hypertension are related to vascular complications. Int Angiol 2003; 22(1): 72–78.

[288] Demarmels Biasiutti F., Berger D, Mattle HP, Lammle B, Wuillemin WA. Hemostatic risk factors in ischemic stroke. Thromb Haemost 2003; 90(6): 1094–1099.

[289] Cullen P, Schulte H, Assmann G. Smoking, lipoproteins and coronary heart disease risk. Data from the Munster Heart Study (PROCAM). Eur Heart J 1998; 19(11): 1632–1641.

[290] Nascetti S, Elosua R, Pena A, Covas MI, Senti M, Marrugat J. Variables associated with fibrinogen in a population-based study: interaction between smoking and age on fibrinogen concentration. Eur J Epidemiol 2001; 17(10): 953–958.

[291] Tuut M, Hense HW. Smoking, other risk factors and fibrinogen levels. evidence of effect modification. Ann Epidemiol 2001; 11(4): 232–238.

[292] Pellegrini MP, Newby DE, Maxwell S, Webb DJ. Short-term effects of transdermal nicotine on acute tissue plasminogen activator release in vivo in man. Cardiovasc Res 2001; 52(2): 321–327.

[293] Languino LR, Plescia J, Duperray A et al. Fibrinogen mediates leukocyte adhesion to vascular endothelium through an ICAM-1-dependent pathway. Cell 1993; 73(7): 1423–1434.

[294] Qi J, Kreutzer DL. Fibrin activation of vascular endothelial cells. Induction of IL-8 expression. J Immunol 1995; 155(2): 867–876.

[295] Joensuu T, Salonen R, Winblad I, Korpela H, Salonen JT. Determinants of femoral and carotid artery atherosclerosis. J Intern Med 1994; 236(1): 79–84.

[296] Simpson AJ, Gray RS, Moore NR, Booth NA. The effects of chronic smoking on the fibrinolytic potential of plasma and platelets. Br J Haematol 1997; 97(1): 208–213.

[297] Poli KA, Tofler GH, Larson MG et al. Association of blood pressure with fibrinolytic potential in the Framingham offspring population. Circulation 2000; 101(3): 264–269.

[298] Ernst E. Haemorheological consequences of chronic cigarette smoking. J Cardiovasc Risk 1995; 2(5): 435–439.

[299] Rampling MW. Haemorheological disturbances in hypertension: the influence of diabetes and smoking. Clin Hemorheol Microcirc 1999; 21(3–4): 183–187.

[300] Ernst E, Koenig W, Matrai A, Filipiak B, Stieber J. Blood rheology in healthy cigarette smokers. Results from the MONICA project, Augsburg. Arteriosclerosis 1988; 8(4): 385–388.

[301] Rigotti NA, Pasternak RC. Cigarette smoking and coronary heart disease: risks and management. Cardiol Clin 1996; 14(1): 51–68.

[302] Bondjers G, Hansson G, Olsson G, Pettersson K. Smoking, catecholamines and their effects on endothelial cell integrity. Adv Exp Med Biol 1990; 273: 51–59.

[303] Ardissino D, Mannucci PM, Merlini PA et al. Prothrombotic genetic risk factors in young survivors of myocardial infarction. Blood 1999; 94(1): 46–51.

[304] Wang XL, Wang J, McCredie RM, Wilcken DE. Polymorphisms of factor V, factor VII, and fibrinogen genes. Relevance to severity of coronary artery disease. Arterioscler Thromb Vasc Biol 1997; 17(2): 246–251.

[305] Freeman DJ, Griffin BA, Holmes AP et al. Regulation of plasma HDL cholesterol and subfraction distribution by genetic and environmental factors. Associations between the TaqI B RFLP in the CETP gene and smoking and obesity. Arterioscler Thromb 1994; 14(3): 336–344.

[306] Reilly SL, Ferrell RE, Kottke BA, Sing CF. The gender-specific apolipoprotein E genotype influence on the distribution of plasma lipids and apolipoproteins in the population of Rochester, Minnesota. II. Regression relationships with concomitants. Am J Hum Genet 1992; 51(6): 1311–1324.

[307] Behague I, Poirier O, Nicaud V et al. Beta fibrinogen gene polymorphisms are associated with plasma fibrinogen and coronary artery disease in patients with myocardial infarction. The ECTIM Study. Etude Cas-Témoins sur l'Infarctus du Myocarde. Circulation 1996; 93(3): 440–449.

[308] Thomas AE, Green FR, Kelleher CH et al. Variation in the promoter region of the beta fibrinogen gene is associated with plasma fibrinogen levels in smokers and non-smokers. Thromb Haemost 1991; 65(5): 487–490.

[309] Wang XL, Sim AS, Badenhop RF, McCredie RM, Wilcken DE. A smoking-dependent risk of coronary artery disease associated with a polymorphism of the endothelial nitric oxide synthase gene. Nat Med 1996; 2(1): 41–45.

[310] Li YH, Chen JH, Tsai WC et al. Synergistic effect of thrombomodulin promoter - 33G/A polymorphism and smoking on the onset of acute myocardial infarction. Thromb Haemost 2002; 87(1): 86–91.

[311] Ishii K, Oguchi S, Murata M et al. Activated factor XII levels are dependent on factor XII 46C/T genotypes and factor XII zymogen levels, and are associated with vascular risk factors in patients and healthy subjects. Blood Coagul Fibrinolysis 2000; 11(3): 277–284.

[312] Holm J, Hillarp A, Zoller B, Erhardt L, Berntorp E, Dahlback B. Factor V Q506 (resistance to activated protein C) and prognosis after acute coronary syndrome. Thromb Haemost 1999; 81(6): 857–860.

[313] Van Asselt KM, Kok HS, Peeters PH et al. Factor V Leiden mutation accelerates the onset of natural menopause. Menopause 2003; 10(5): 477–481.

[314] Ayanian JZ, Cleary PD. Perceived risks of heart disease and cancer among cigarette smokers. JAMA 1999; 281(11): 1019–1021.

[315] Kilaru S, Frangos SG, Chen AH et al. Nicotine: a review of its role in atherosclerosis. J Am Coll Surg 2001; 193(5): 538–546.

[316] Jodoin I, Bussieres LM, Tardif JC, Juneau M. Effect of a short-term primary prevention program on endothelium-dependent vasodilation in adults at risk for atherosclerosis. Can J Cardiol 1999; 15: 83–88.

[317] Iso H, Shimamoto T, Sato S, Koike K, Iida M, Komachi Y. Passive smoking and plasma fibrinogen concentrations. Am J Epidemiol 1996; 144(12): 1151–1154.

[318] Kannel WB, D'Agostino RB, Belanger AJ. Fibrinogen, cigarette smoking, and risk of cardiovascular disease: insights from the Framingham Study. Am Heart J 1987; 113(4): 1006–1010.

[319] Lowe GD, Fowkes FG, Dawes J, Donnan PT, Lennie SE, Housley E. Blood viscosity, fibrinogen, and activation of coagulation and leukocytes in peripheral arterial disease and the normal population in the Edinburgh Artery Study. Circulation 1993; 87(6): 1915–1920.

[320] Allen DR, Browse NL, Rutt DL. Effects of cigarette smoke, carbon monoxide and nicotine on the uptake of fibrinogen by the canine arterial wall. Atherosclerosis 1989; 77(1): 83–88.

[321] Allen DR, Browse NL, Rutt DL, Butler L, Fletcher C. The effect of cigarette smoke, nicotine, and carbon monoxide on the permeability of the arterial wall. J Vasc Surg 1988; 7(1): 139–152.

[322] Marshall M, Hess H. Acute effects of low carbon monoxide concentrations on blood rheology, platelet function, and the arterial wall in the minipig (author's transl). Res Exp Med (Berl) 1981; 178(3): 201–210.

[323] Sauer WH, Berlin JA, Strom BL, Miles C, Carson JL, Kimmel SE. Cigarette yield and the risk of myocardial infarction in smokers. Arch Intern Med 2002; 162(3): 300–306.

[324] Bolinder G, Noren A, de FU, Wahren J. Smokeless tobacco use and atherosclerosis: an ultrasonographic investigation of carotid intima media thickness in healthy middle-aged men. Atherosclerosis 1997; 132(1): 95–103.

[325] Bolinder G, Noren A, de Faire U, Wahren J. Long-term use of smokeless tobacco and physical performance in middle-aged men. Eur J Clin Invest 1997; 27(5): 427–433.

[326] Bolinder G, de Faire U. Ambulatory 24-h blood pressure monitoring in healthy, middle-aged smokeless tobacco users, smokers, and nontobacco users. Am J Hypertens 1998; 11(10): 1153–1163.

[327] Tur E, Yosipovitch G, Oren-Vulfs S. Chronic and acute effects of cigarette smoking on skin blood flow. Angiology 1992; 43(4): 328–335.

[328] Furumoto T, Saito N, Dong J, Mikami T, Fujii S, Kitabatake A. Association of cardiovascular risk factors and endothelial dysfunction in Japanese hypertensive patients: implications for early atherosclerosis. Hypertens Res 2002; 25(3): 475–480.

[329] Pechacek TF, Babb S. How acute and reversible are the cardiovascular risks of secondhand smoke? BMJ 2004; 328(7446): 980–983.

8 Einfluss des Rauchens auf weitere Organsysteme

8.1 Zentralnervensystem

Über die Zahl der Tabaktoten weltweit und besonders in der Europäischen Union wird in Kap. 2 berichtet [1]. Mehrere Studien machen allerdings deutlich, dass eine unverhältnismäßig hohe Zahl psychisch kranker Menschen im Vergleich zu anderen demographischen Gruppen raucht [2–4]. In den USA ist der Zigarettenverbrauch bei diesen Personen verdoppelt (Tabelle 8.1) [5]. Vor allem bei Patienten mit bipolaren Erkrankungen, Depressionen, Schizophrenie und Panikattacken wurde ein erhöhter Zigarettenkonsum nachgewiesen [6–11]. Insgesamt gesehen scheint der Rauchstopp bei psychisch kranken Menschen schwieriger zu sein als bei anderen Patientengruppen [3, 12, 13].

Tabelle 8.1. Raucherstatus von Patienten mit psychiatrischen Erkrankungen (definiert nach DSM-III-R [169]) in den vorausgegangenen Monaten. Vergleich zu einer Population ohne psychiatrische Erkrankungen

Diagnose (4 Wochen vorher)	US-Bevölkerung (%)	Derzeitige Raucher (%)	Exraucher (%)	Rauchstopp (%)
Keine psychiatrische Erkrankung	50,7	22,5	39,1	42,5
Agoraphobie	1,3	48,1***	63,2***	23,2**
Paniksyndrom	1,4	42,6****	63,5***	32,9
Depression	4,9	44,7***	60,4***	26,0****
Panikattacken	2,0	46,4***	66,1***	29,8**
Alkoholabusus, -abhängigkeit	2,6	56,1***	67,5***	16,9***
Arzneimittelabusus, -abhängigkeit	1,0	67,9***	87,5***	22,4*
Manisch-depressive Erkrankung	0,9	60,6***	81,8***	25,9
Nichtaffektive Psychosen	0,2	45,3	45,3	0

*χ^2, $p \leq 0{,}01$, **$p \leq 0{,}05$, ***$p \leq 0{,}0001$, ****$p \leq 0{,}01$ (signifikante Unterschiede im Vergleich zu Personen ohne psychiatrische Erkrankung).

In einem von der Firma J. Reynolds verfassten Geheimpapier von 1981 wird eindeutig zum Ausdruck gebracht, dass wegen einer stimmungsaufhellenden Wirkung und einer positiven Anregung geraucht wird [14]. Daraus wurde geschlussfolgert, dass Menschen für die Beseitigung depressiver Symptome Zigaretten rauchen. Diese helfen, einen „Kick zu erzeugen" und „Probleme zu überdenken". Zigaretten werden des Weiteren zur „Reduzierung von Sorgen", „zur Steigerung der Selbstkontrolle", zur „Beruhigung" und zur Verbesserung im Umgang mit „Stresszuständen" geraucht. Die Tabakwerbung steigerte das Rauchverhalten von Jugendlichen und Erwachsenen [15], jedoch existieren nur wenige Daten über das Rauchverhalten von psychisch kranken Menschen.

Entscheidend für den potenziellen Raucher ist die Beeinflussung der Stimmung. Bereits bei der morgendlichen Zigarette kann eine deutliche stimmungsaufhellende Wirkung vor allem bei stark abhängigen Rauchern eintreten [16]. Darüber hinaus zeigen stark abhängige Raucher eine maximale Hemmung der Spontanaktivität für 3 h und mäßig abhängige Raucher für 2 h, wobei die Raucher deutlichen Tagesschwankungen (zirkadiane Rhythmik) der Spontanaktivität ausgesetzt sind (Abb. 8.1) [16]. Auf der Basis kognitiver Tests zeigen Raucher mehr als Nichtraucher größere emotionale Reaktionen (boshaft, rebellisch, inkompetent, zu Schweißausbrüchen neigend) [17]. Dabei ist unwahrscheinlich, dass weder Nikotin noch unterschiedliche kognitive Effekte für die sich ausbildende Ängstlichkeit, Unzufriedenheit oder aggressive Stimmung zuständig sind, wie sie bei Rauchern gefunden wurden [17].

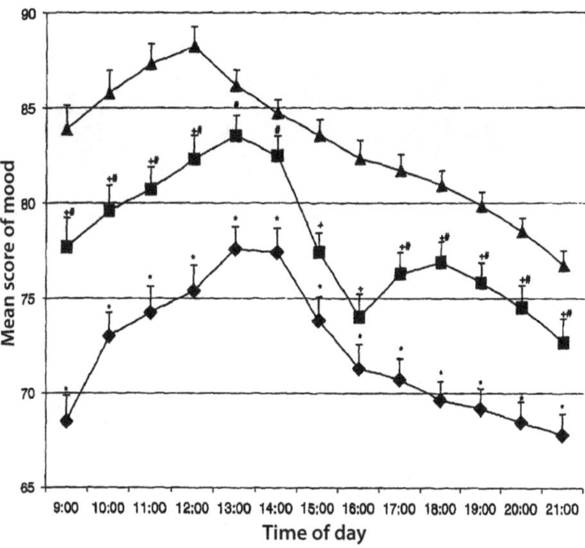

Abb. 8.1. Zirkadiane Stimmungsschwankungen bei hoch abhängigen Rauchern (♦), gering abhängigen Rauchern (▪) sowie Nichtrauchern (▲). Die senkrechten Linien zeigen die Standardfehler des Mittelwerts (SEM) [16].

Beachtenswert ist allerdings, dass sich ein Rauchverbot (Tabakentzug) nachteilig für das Personal von Flugzeugen (Piloten) wegen einer abnehmenden Flugsicherheit auswirkt [18].

8.1.1 Wahrnehmungsstörungen

Nach Ergebnissen von Langzeitstudien wird das Risiko von Wahrnehmungsstörungen durch das Rauchen gesteigert, während ein mäßiger Alkoholgenuss dem entgegenwirkt. Mithilfe einer beim hirnorganischen Psychosyndrom genutzten Befragungsskala wurden im Abstand von einem Jahr Untersuchungen an 889 Patienten durchgeführt [19]. Diese zeigten, dass entgegen früheren Ergebnissen Rauchen im Gegensatz zu Alkohol die Wahrnehmungsstörungen (RR 3,7; 95% CI 1,1–12,3) unabhängig von Geschlecht, Alkoholgenuss, Bildungsgrad, Art der Beschäftigung, depressiven Reaktionslagen und der anfänglichen Wahrnehmungsbereitschaft erhöht. Damit sollten insbesondere ältere Personen das Rauchen im Hinblick auf die zunehmende Einschränkung der Wahrnehmungsbereitschaft aufgeben [19, 36].

Die Worterkennung war bei älteren Rauchern unter Nikotin eher verzögert als bei jüngeren und älteren Nichtrauchern [20]. Auf die intravenöse Injektion von 0,8 mg Nikotin im Vergleich zu Placebo reagierten gesunde Versuchspersonen mit einer verkürzten Reaktionszeit im Sinne einer beschleunigten Informationsverarbeitung [21]. Des Weiteren war die Reaktionszeit bei Rauchern und bei Rauchern mit einer erzwungenen 12-stündigen Rauchpause im Vergleich zu Nichtrauchern beim Gedächtnistests verkürzt. Das heißt, durch Nikotin wurden verschiedene Effekte der mit dem Gedächtnis verknüpften Wahrnehmungs- und motorischen Leistungen des Arbeitsgedächtnisses verbessert, was u. U. auch mit der cholinergen Nikotinwirkung verbunden sein kann [22, 23].

Im Rahmen einer MRT-Studie (funktionelle Magnetresonanztomographie) wurden die Wirkungen von Nikotin (0,75–2,25 mg/70 kg Körpergewicht i.v.) an 16 Zigarettenrauchern untersucht. Unter der ansteigenden Nikotinmenge veränderten sich Verhaltensparameter wie das Gefühl des Mitgerissenwerdens und des „High-Seins". Nach den MRT-Analysen sind durch Nikotin der Nucleus accumbens, die Amygdala, das Cingulum und das Frontalhirn betroffen. [24].

In einer japanischen Langzeitstudie an 3429 Teilnehmern wurde die Verarbeitung kognitiver Inhalte bei Rauchern verfolgt [25]. Bei Langzeitrauchern dieser Population war die Verarbeitung derartiger Inhalte nach dem CASI-Score (Cognitive Abilities Screening Instrument) deutlich eingeschränkt (OR 1,36; 95% CI 1,03–1,80). Der Rauchstopp hatte einen nachweisbaren Einfluss, hob aber den Effekt verglichen mit Nichtrauchern nicht auf. Insgesamt wurde durch das Rauchen eine Korrelation mit der kognitiven Informationsverarbeitung beobachtet [25]. Auch bei 45 rauchenden Versuchspersonen (durchschnittlich 16 Zigaretten pro Tag) veränderten sich Angst, Stimmung und Aufmerksamkeit nicht [26]. Diesen Zusammenhang bestreitet eine über vier Jahre geführte Studie [27].

8.1.2 Beeinflussung kognitiver Leistungen

Bei Anwendung z. B. des Block Design oder Free Recall Test zeigt sich, dass Raucher kognitive Reize schlechter als Nichtraucher verarbeiten. Dabei werden schwierige Aufgaben schlechter bewältigt als leichtere [28]. Einer Studie an 7 freiwilligen Probanden zufolge wird die Reaktionszeit für kognitive und motorische Leistungen durch das Rauchen einer nikotinhaltigen (im Gegensatz zu einer entnikotinisierten) Zigarette verlängert [29]. Die Aufmerksamkeit in alltäglichen Situationen soll bei Rauchern etwas höher sein als bei Nichtrauchern [30]. Tabelle 8.2 zeigt eine Übersicht über die Ergebnisse mehrerer Studien zur Beeinflussung nikotinassoziierter Erkennungsprozesse bei gesunden Menschen.

Nikotin soll das Abarbeiten von Aufgaben, für die eine besondere Aufmerksamkeit gefordert wird, verbessern. Dazu war offensichtlich eine erfolgreiche Filterung voneinander abweichender Informationen wichtig. Ein größerer negativer Initialeffekt zeigte sich bei rauchenden Teilnehmern im Vergleich zu „Scheinrauchern". Es wird vermutet, dass Nikotin diese Filterung begünstigt, woraus eine selektive Aufmerksamkeit resultiert [31].

Nikotinpflaster können die psychischen Effekte der Zigarette teilweise ersetzen, indem sie eine beruhigende Wirkung und auch ein Glücksgefühl erzeugen sowie die Aufmerksamkeit und Gedächtnisfunktionen (Wiederholung von Wortlisten) steigern [32]. Nikotin verbessert kognitive Leistungen nicht nur nach dem Rauchstopp, es scheint auch eine Leistungssteigerung bei Gesunden und bei Kranken (Morbus Alzheimer) sowie bei hyperaktiven Kindern und Jugendlichen zu bewirken [33, 34].

Anderen Untersuchungen zufolge werden Lernprozesse und die Aufmerksamkeit nachteilig beeinflusst, wobei unklar ist, ob diese Veränderungen über die Wahrnehmung oder durch eine beeinträchtigte Motorik zustande kommen. So ergab sich in einer Studie an 1927 Rauchern und Nichtrauchern im mittleren Alter (40–70 Lebensjahre) eine dosisabhängige (täglich gerauchte Zigaretten) Verschlechterung bei Wahrnehmungstests (verbale Lerntests, Worterkennung) [35].

Mithilfe der Registrierung von ereignisevozierten Potenzialen, der Reaktionszeit und der Prüfung des Arbeitsgedächtnisses sollte eine Klärung herbeigeführt werden (Worterkennung). Die Raucher wurden während des Rauchens und nach 12-stündigem Entzug untersucht. Sie zeigten ein gesteigertes Reaktionsvermögen für in den Tests neu auftauchende Wörter und zugleich eine erleichterte Reaktion des motorischen Teils des Arbeitsgedächtnisses. Unter dem über 12 h anhaltenden unfreiwilligen Rauchentzug kam es zu verzögerten Reaktionen, wie sie auch bei Nichtrauchern auftraten, sodass letztendlich von einer fördernden Wirkung des Nikotins auf das Arbeitsgedächtnis auszugehen ist [22].

In einer kleineren Studie wurden 27 gesunde Versuchspersonen beiderlei Geschlechts aufgenommen, um die Aufmerksamkeit vor und nach einem Rauchstopp zu prüfen [37]. Bei den kognitiven Tests (Buchstabenwiederholungstest, Silbenerkennung, visuelle Tests) zeigte sich, dass es durch den Rauchstopp zu einer Beeinträchtigung der Kurzzeitgedächtnisleistungen und der allgemeinen

Tabelle 8.2. Beeinflussung nikotinassoziierter Erkennungsprozesse bei gesunden Menschen im Sinne der Steigerung der Erkenntnisfähigkeit. Beobachtungen bei Rauchern und Nichtrauchern [190]

Symptom	Befund	Literatur
Ausdauernde Aufmerksamkeit (1)	Akutes Rauchen verbessert die Antwortzeit auf RVIP und DSST bei 12 Rauchern	[191]
	Rauchentzug für 24 h erhöht die Reaktionszeit sowie die Kommissionsfehler auf CPT	[192]
	Nikotin transdermal (21 mg/24 h) verbessert die Trefferrate, was verbunden ist mit einer Steigerung der aufgabeninduzierten Aktivierung von ZNS-Regionen, wie visuelles Erwachen, Aufmerksamkeit und motorische Aktivierung im parietalen Cortex, Thalamus, Caudatum und okzipitalen Cortex	[193]
Sensomotorisches Gitter (2)	Rauchstopp senkt und akutes Rauchen steigert PPI von Schreckreaktionen	[194, 195]
	Psychomotorische Geschwindigkeit und Flexibilität in der Wahrnehmung bei Rauchern verzögert (n = 1927) im Vergleich zu Nichtrauchern	[35]
	Akutes Rauchen nikotinreicher Zigaretten hemmt im Vergleich zu nikotinfreien Zigaretten die PPI nach Rauchstopp	[196, 197]
Verbales Lernen (3)	Rauchstopp verlangsamt die Reaktionen bei einem Buchstabenerkennungstest, erneutes Rauchen führt die Werte zu Kontrollwerten	[196]
Nichtverbales Lernen (3)	Akutes Rauchen (1–2 Zigaretten) wirkt sich nachteilig auf die Lösung arithmetischer Aufgaben bei Rauchern und Nichtrauchern aus	[198]
Verarbeitung (1)	Tabakentzug (24 h) verlängert die Reaktionszeiten von einer Reihe von Parametern wie Aufmerksamkeit, Erinnerungsvermögen, Arbeitsgedächtnis und Geschwindigkeit des Überlegens	[199]
	Eine niedrige Nikotindosis (7 mg/24 h) verbessert die Reaktionszeit bei Erwachsenen	[200]
Arbeitsgedächtnis (3)	Morgendliches Rauchen nach nächtlicher Abstinenz beeinträchtigt das aktive Raumgedächtnis bei Rauchern	[201]
	Raucher zeigen Defizite im Arbeitsgedächtnis unabhängig von einer Nikotingabe (Kaugummi)	[202]
	Eine verlängerte Rauchpause (8 Wochen) verbessert das Raumgedächtnis bei nicht psychiatrischen Patienten	[137]
Leitungsfunktion (3)	Bei Rauchern werden Prozesse logischen Überlegens durch einen Rauchstopp nicht beeinträchtigt, sind jedoch verbessert, wenn der Betreffende irgendwann geraucht hat	[196]

(1) stark beweisend, *(2)* mäßig beweisend, *(3)* wenig beweisend, *(4)* gering beweisend; *RVIP* Rapid Visual Information Processing, *DSST* Digit Symbol Substitution Test, *CPT* Continuous Performance Test *PPI* „prepulse inhibition".

Aufmerksamkeit kommt. Jedoch betraf dies nicht alle Kurzzeitgedächtnisleistungen [37]. Mäßiges Rauchen wurde im Hinblick auf kognitive Leistungen bei älteren Erwachsenen als unschädlich [38] und bei Menschen mittleren Alters als sich wenig nachteilig auswirkend [39] betrachtet. Bei älteren Menschen führte Rauchen sogar zur Einschränkung kognitiver Leistungen (OR 3,7; 95% CI 1,1–12,3), wobei der Alkoholgenuss ausgeklammert werden konnte [19]. Einer weiteren Studie zufolge hatte das Langzeitrauchen keine Auswirkungen auf kognitive Leistungen [40], während starkes Rauchen (>20 cpd) zu deren Abnahme im Alter führte [41].

Die Qualität kognitiver Prozesse wurde auf der Basis von Potenzialmessungen (evozierte und ereignisbezogene Potenziale, gemessen mit N1-, P2-, N2- und P300-Potenzialen) durch das Rauchen nicht beeinflusst [42]. Diese Vorstellungen fanden in einer über 3 Jahre geführten Studie eine ähnliche Interpretation [43]. Im Gegensatz zum Rauchen beeinflusst Nikotin (Kauen eines 4-mg-Kaugummis) verschiedene EEG-Komponenten, wobei sich die υ- und α-Frequenz steigert und die δ-Aktivität vermindert. Allerdings verändern sich weder die Reaktionszeit noch ereignisbezogene Hirnpotenziale, wie das bei Zigarettenrauchern nachzuweisen war [44].

Auch auf einen lexikalischen Entscheidungstest (Entscheidung, ob eine Buchstabenfolge ein Wort darstellt oder nicht) reagierten Raucher schneller und vollständiger als Scheinraucher [45, 46]. Anderen Angaben zufolge hat das Zigarettenrauchen keinen negativen Einfluss auf das Lösen einfacher Auffassungsaufgaben, während die Bewältigung komplexerer Aufgaben durch das Rauchen nachweisbar nachteilig beeinflusst wird [47]. Zurückbleibende Effekte des Rauchens bestanden vor allem in einer Retardierung von Erkennungsprozessen beim älteren Erwachsenen [48], während dieser negative Effekt bei Exrauchern und Nichtrauchern nicht beobachtet wurde. Auch die visuelle Informationsverarbeitung war im Vergleich zu Placebo unter einem 4-mg-Kaugummi sowie nach dem Zigarettenrauchen gesteigert, während das selbst beobachtete Gefühl von „Wachsamkeit und Energie“ beim Zigarettenrauchen höher bewertet wurde als nach dem Verzehr eines Nikotinkaugummis [49].

Das Erinnerungsvermögen (Liste von 20 Wörtern) wurde bei Rauchern von Zigaretten mit unterschiedlichem Nikotingehalt geprüft. Raucher stärkerer Zigarettensorten wiesen ein besseres Rückerinnerungsvermögen als Konsumenten schwächerer Zigarettensorten auf [50]. Beim Lösen schwierigerer Aufgaben ändern jugendliche Raucher ihr Rauchverhalten dadurch, dass sie mehr Züge pro Zigarette und auch tiefer inhalieren. Frauen reagieren auf den Konzentrationstest stärker als die männlichen Versuchspersonen [51]. Raucher mit geringem Bildungsgrad wurden in Hinblick auf das aktuelle Lern- und Merkvermögen einem Test unterzogen. Dabei hatte das Rauchen von Zigaretten mit einem geringen (0,7 mg) und mittlerem Nikotingehalt (1,3 mg) nur einen Effekt auf das Merkvermögen, wobei die Schwierigkeit der Aufgaben von untergeordneter Bedeutung war. Das serielle Lernen führt bei Rauchern mehr zur Steigerung des Langzeit- als des Kurzzeitgedächtnisses [52].

Einfluss des Rauchens (Nikotins) und Folgen der Abstinenz

Rauchen (Nikotin)

- Steigerung des Gedächtnisses und der Aufmerksamkeit [143]
- Steigerung der Bewegungsleistung [203–205]
- Erhöhung der Muskelkraft
- Anxiolytische und antidepressive Eigenschaften [206]
- Mögliche Verbesserung der Adaptation an Stresssituationen [207]
- Steigerung kognitiver Leistungen (Tabakabstinenz senkt diese) [201]

Abstinenz

- Verlangsamung der Reaktionszeit bzw. Verringerung der Treffsicherheit bei Erkennungstests [45, 46, 199, 208–212]
- Beeinträchtigung der Genauigkeit von kognitiven Tests [196]
- Verzögerung bei der Wiederholung von Wortsilben [199]
- Verzögerung bei der Lösung von Rechenaufgaben [199]
- Verzögerung bei der Buchstabensuche [196]
- Allmähliche Senkung der Stimmungslage [213, 214]

Der durch das Rauchen ausgelöste anxiolytische Effekt hängt von der positiven Ablenkung des Rauchers ab [53]. Nur diejenigen Raucher, die in eine Ablenkung einbezogen werden, verspüren auch eine anxiolytische Wirkung durch eine Zigarette mit hoher Nikotinausbeute. Fühlen sich die Raucher unter diesen Zigaretten nicht abgelenkt, wird die anxiolytische Wirkung sogar ins Gegenteil verkehrt [53]. Daher ist anzunehmen, dass Nikotin - und nicht die Verhaltensaspekte oder die sensorischen Reaktionen - für die Ablenkung sorgt und zur Linderung der Angst bzw. Beklemmung führt [53]. Im Gegensatz dazu wirkt Nikotin unter Laborbedingungen eher anxiogen [54].

8.1.3. Beeinträchtigung der intellektuellen Entwicklung des Kindes

Mehrere Studien zeigen auf, dass die intellektuelle Entwicklung bei den Kindern beeinträchtigt wird, deren Mütter während der Schwangerschaft nachweislich geraucht haben, bzw. dass dieser schädigende Effekt bei passiv rauchenden Kindern geringer ausgeprägt ist [55, 56]. Für kognitive und sprachliche Leistungen fanden sich widersprüchliche Ergebnisse [57–59]. Bei durch Tabakrauch geschädigten Kindern wurden nachweislich vermehrt Auffälligkeiten im Verhalten beobachtet [57, 60–64]. Diese äußerten sich in einer gesteigerten Aggressivität [23, 60, 61–63, 65] und erhöhten Neigung zur Drogen- und Nikotinabhängigkeit [63, 66]. In zweiter Linie wurden depressive und ängstliche Reaktionen beschrieben, was für Jungen mehr zutraf als für Mädchen [55, 62, 67]. Selbstverständlich ist der Wert der Aussage für das kindliche Verhalten vom gewählten Test abhängig (Child Behavior Check List, Child Problem Behavior Index, Home Observation for Measurement of the Environment etc.) [64, 65, 68]. In zwei Studien ließ sich ein bevorzugt hyperaktives Verhalten mit gleichzeitig auftretenden Aufmerksamkeitsstörungen bei Kindern nachweisen, deren Mütter während der Schwangerschaft geraucht hatten [59, 69] (vgl. Abschn. 8.1.9.). Ebenso trat einer Studie zufolge eine sog. idiopathische mentale Retardierung bei solchen Kindern auf, die dem Rauch während der Schwangerschaft und anschließend als Passivraucher ausgesetzt waren im Vergleich zu einer nicht tabakrauchexponierten Kontrollgruppe (OR 1,9; 95% CI 1,0–3,4) [70]. An 152 unter den gleichen Bedingungen lebenden 13- bis 16-jährigen Kindern wurde im Rahmen einer Längsschnittstudie ein verstärkt auftretendes Element von Impulsivität bei einem stabilen Arbeitsgedächtnis auf der Basis verschiedener Test (Wechsler Intelligence Scale für Kinder, Wisconsin Card Sorting Test, Continuous Performance Test, Stroop-Test) nachgewiesen [71]. Hatten die Mütter Marihuana konsumiert, ließ sich unter diesen Tests eine gleichmäßige Aufmerksamkeit bei den Kindern beobachten [71].

In einer 1999 erschienenen Studie wurde der langjährige Nikotinkonsum als eine Art der Selbstmedikation beschrieben, um mit den Folgen einer belasteten Kindheit zurechtzukommen: Wer in der Kindheit schweren Belastungen ausgesetzt war, stehe auch im Erwachsenenalter unter vermehrtem Stress [72]. In der retrospektiven Kohortenstudie wurden 9215 Personen mit einem durchschnittlichen Alter von 55,3 bzw. 58,1 Jahren anhand eines Fragebogens befragt, welchen Belastungen sie während der Kindheit ausgesetzt waren: emotionaler, körperlicher und sexueller Missbrauch, eine geschlagene Mutter, Trennung oder Scheidung der Eltern oder Aufwachsen im gleichen Haushalt mit einer drogensüchtigen, geisteskranken oder zu einer unbedingten Gefängnisstrafe verurteilten Person. Der erfasste Zusammenhang zwischen Zigarettenkonsum und belasteter Kindheit war eindeutig. Es bestand ein

- 5,1-fach größeres Risiko, bereits vor dem 14. Lebensjahr zu rauchen,
- 3,1-fach größeres Risiko, zu einem späteren Zeitpunkt mit dem Rauchen zu beginnen, sowie
- 2,8-fach größeres Risiko, auch zum Zeitpunkt der Befragung noch Raucher/in zu sein [72].

Eine frühzeitige Erfassung dieser Kindheitsbelastungen und die gezielte Behandlung der Betroffenen könnte zur Reduzierung des Rauchens beitragen.

In zwei großen Studien wurde das kriminelle Verhalten von Kindern untersucht, deren Mütter während der Schwangerschaft geraucht hatten [73, 74]. In beiden Studien traten gehäuft Straftaten bei diesen Kindern auf. Eine Studie war als Kohortenstudie an 5636 Männern angelegt, die vorwiegend Wiederholungs- und Gewalttäter waren und doppelt so viele Raucher wie Nichtraucher unter ihnen aufwiesen. Kombiniert betrachtet mit prädisponierenden Faktoren wie Alter der Mutter unter 20 Jahren, alleinerziehend, ungewollte Schwangerschaft und kindliche Entwicklungsverzögerung ergab sich für Gewaltdelikte eine 9-fache und für Wiederholungstaten eine 14-fache Häufung. Die gewaltfreien Taten waren nicht mit dem mütterlichen Rauchen zu korrelieren [73]. Auch in einer zweiten Studie an 4169 Männern ließen sich Beziehungen zwischen Gewaltdelikten und dem mütterlichen Rauchen besonders im 3. Trimenon aufgezeigen [74]. Hier wurden begleitende Faktoren wie Kindesablehnung durch die werdende Mutter, der sozioökonomische Status, das mütterliche Alter, Komplikationen während der Schwangerschaft, die Strafanamnese des Vaters sowie eine psychiatrische Anamnese der Eltern berücksichtigt.

Die emotionale Intelligenz, die Fähigkeit zur korrekten Wahrnehmung, Bewertung und Beantwortung von Emotionen, wurde an 416 Schülern der 6. Klassenstufe (Mädchenanteil 53%, mittleres Alter 11,3 Lebensjahre) mithilfe der gekürzten Version einer Multifactor Emotional Intelligence Scale (MEIS) geprüft und mit dem Raucherstatus korreliert [75]. Schüler mit hoher emotionaler Intelligenz waren leichter versucht, im darauf folgenden Jahr zu rauchen, wenn sie bereits zu den Probierern gerechnet wurden, als Schüler mit einer geringer ausgeprägten emotionalen Intelligenz, die sehr viel öfter auch angebotene Zigaretten zurückwiesen [75]. Damit bestehen Beziehungen zwischen der emotionalen Intelligenz und der Bereitschaft zu Rauchen, was für Prophylaxeprogramme von besonderer Bedeutung sein sollte.

Bei 131 Kindern im Alter von 9 bis 12 Jahren wurde ein verringertes Sprachvermögen (gemessen mit einem Sprachscore) durch das Passivrauchen nach der Geburt nachgewiesen [76].

Plausible Erklärungen für eine Korrelation Gewaltdelikt und mütterliches Rauchen gibt es bisher nicht, jedoch ist der soziale und Bildungsstatus der Eltern von besonderer Bedeutung, weil in einigen Ländern (England, Norwegen) bevorzugt Menschen mit geringen Schulabschlüssen rauchen. Unter diesem Aspekt ist künftig das gesamte soziale Umfeld des Kindes in die Bewertung entsprechender Befunde mit einzubeziehen, weil ansonsten voreilige, nicht gerechtfertigte Schlussfolgerungen mit erheblichem sozialen und politischen Zündstoff gezogen werden könnten.

8.1.4 Persönlichkeitsprofil des Rauchers und genetische Faktoren für das Rauchverhalten

In einer von 1991 bis 1995 durchgeführten Studie an 12.057 Teilnehmern wurde nachgewiesen, dass Menschen mit psychischen Erkrankungen ein um 30% erhöhtes Risiko für verstärktes Rauchen aufweisen (OR 1,29; 95% CI 1,16–1,43). Dabei ist dieser Effekt gerade bei jüngeren Erwachsenen noch stärker ausgeprägt. [77]. Für junge Menschen ist das sehr problematisch, weil sie stark abhängig werden können. Ein Jahr nach Einsetzen einer psychischen Erkrankung rauchen diese Patienten eine zunehmende Anzahl von Zigaretten [77]. Die Vererbung des Rauchens konnte mithilfe einer Analyse von drei aufeinander folgenden Generationen beobachtet werden. Die Daten sprechen für eine mendelsche Vererbung, die durch familiäre Faktoren beeinflusst wird [78].

Den Ergebnissen der Zwillingsforschung zufolge resultiert die Komorbidität der Depression mit dem erhöhten Rauchen aus familiären genetisch bedingten Faktoren [79]. Eine genetische Studie untersuchte Beziehungen zwischen dem Auftreten von Neurosen und dem Rauchverhalten (Menge der gerauchten Zigaretten, Abhängigkeit, Motivation zu Rauchen). Dabei konnten Assoziationen mit Polymorphismen des 5-HT-Transportergens nachgewiesen werden [80, 81]. Eine weitere Studie, die 72 autistische Patienten berücksichtigte, kam zu ähnlichen Ergebnissen [82].

Die allgemeine Interpretation des intensiveren Rauchverhaltens von Patienten mit psychischen Erkrankungen wird in dem Versuch einer „Selbstbehandlung" ihrer Symptome gesehen [83, 84]. Diese Erkrankungen ermutigen zum Rauchen wegen eines vermuteten kausalen Zusammenhangs beider Faktoren bei depressiven Jugendlichen [8, 11, 85] und bei solchen Jugendlichen mit einer anderen Gemütserkrankung [85]. Raucher zeigen auch ein erhöhtes Risiko für Panikattacken und verschiedene Angsterkrankungen in den späteren Jugendjahren oder dem beginnenden Erwachsenenalter gegenüber Nicht- oder Exrauchern [8, 86]. Rauchen schizophrene Patienten, riskieren sie die Induktion neuer Episoden [11].

Bei Rauchern wurden Züge einer vermehrten Extroversion im Vergleich zu Nichtrauchern beobachtet [87]. Die Tabakabhängigkeit und deren Entzugserscheinungen waren gehäuft mit neurotischen Störungen verknüpft. Diese wurden in einem Übersichtsartikel in Verbindung mit dem Rauchen beschrieben: neurotische Persönlichkeitszüge (Depression, Angst, allgemeine Erregbarkeit), gestörte soziale Reaktionen (impulsive Reaktionen, Hang zu asozialen Stimuli, geringer Hang zur Gewissenhaftigkeit, begrenzte Kompromissfähigkeit) sowie ein geringerer sozioökonomischer Status [88].

Die psychosozialen Eigenschaften von Jugendlichen, die das Rauchen beginnen, wurden in einer 6. und kontrollierend in einer 8. Klassenstufe in Kanada untersucht [89]. Als Charakteristika waren Einstellungen und Verhaltensweisen zum Rauchen zu finden, die insbesondere das Rauchen der Freunde, das Geschlecht und auftretenden Stress betrafen. In der 6. Klassenstufe waren unter den Jungen mehr Raucher als unter den Mädchen, wobei erstere sich vor allem an den rauchenden Menschen ihrer Umgebung orientierten. In der 8. Klassenstufe begannen die Jungen mit dem Rauchen aus bevorzugt persönlichen Gründen (Überwindung eigener Schwierigkeiten, soziale Integration, Selbstachtung, Erwerb eigener Fertigkeiten), aber auch als Zeichen der Konformität mit der Umgebung oder des Widerspruchs. Die wichtigsten Gründe für die Mädchen zum Rauchstart waren Anpassung an die Umgebung und Widerstand (Protest). Das regelmäßige Rauchen begann immer mit einer Probierphase in einer Peergruppe, zu der oft Kinder mit depressiven Verstimmungen und Angstgefühlen gehören [90]. Bei den weiblichen Jugendlichen war zumeist der Bezug zu depressiven Verstimmungen und Angstreaktionen herzustellen [91]. Andere für rauchende Jugendliche relevante depressive Symptome waren Gefühl von Unglück, Mutlosigkeit, Hoffnungslosigkeit über die Zukunft sowie Einschlafstörungen [91].

8.1.5 Depression

8.1.5.1 Raucherprävalenz

Die Raucherprävalenz ist unter den an Depressionen leidenden Menschen höher als unter der Normalbevölkerung [5], aber niedriger als unter den Schizophreniepatienten. In den vergangenen Jahren wuchs das Interesse an der These einer Komorbidität zwischen dem Auftreten depressiver Zeichen und dem steigenden Zigarettenkonsum, wie er vor allem bei Jugendlichen zu beobachten war (Tabelle 8.3) [4, 6, 79, 92, 93]. Zeichen der Depression und klinische Äquivalente für eine Depression fanden sich häufiger bei Rauchern als Nichtrauchern (OR zwischen 2,1 und 5,7) [6, 79, 94–96]. Raucherinnen wiesen häufiger eine Depression als Männer auf [97]. Bei den Patienten mit Depressionen gab es keine Geschlechtsdifferenzen bezüglich der Raucherprävalenz [6]. Unter 272 neuseeländischen Raucherinnen (Alter >20 Jahre) litten 63,2% unter psychiatrisch relevanten Erkrankungen, während nur 22,7% psychiatrisch unauffällig waren. In einer an 3200 Patienten durchgeführten Studie wiesen 74% dieses Klientels anamnestisch zumindest eine Episode einer größeren depressiven Verstimmung auf, wenn sie Raucher waren, während 53% der psychisch unauffälligen und gesunden Studienteilnehmer zumeist nur einmal geraucht hatten [6].

8.1.5.2 Eigenschaften einer Raucherpersönlichkeit

Es gibt persönlichkeitsabhängige Unterschiede im Rauchverhalten. So ist beispielsweise die Abhängigkeit bei Rauchern mit depressiver Grundstimmung stärker ausgeprägt [98]. Dabei wird von einer stimulierenden Wirkung (positiv korrelierend mit dem Grad der Abhängigkeit), Beruhigung (unabhängig vom Grad der Abhängigkeit) sowie einer Bewältigung der negativen emotionalen Situation ausgegangen. Depressive Raucher zeigen neben dem höheren Grad der Abhängigkeit auch eine verringerte Lebensfreude (Anhedonie). Nur bei Rauchern treten gehäuft depressive Episoden im Frühjahr auf, die bei Nichtrauchern nicht beobachtet wurden [99]. Raucher beiderlei Geschlechts weisen eine höhere Suizidrate als Nichtraucher unter

Tabelle 8.3. Nikotinabhängigkeit bei 1265 Jugendlichen mit oder ohne derzeitige Depression. Absolute und prozentuale Häufigkeit (%) sowie Angabe der Odds Ratios mit dem 95%-Konfidenzintervall [68]

Variable	Depression (%)	Keine Depression (%)	OR (95% CI)
Gesamtkollektiv	90 (20,0)	857 (5,1)	4,6 (2,5–8,4)
Männer	26 (23,1)	447 (5,2)	5,5 (2,0–15,1)
Frauen	64 (18,9)	410 (5,1)	4,3 (2,0–9,2)

Klinikbedingungen auf. Vorangegangene Suizidversuche waren in der Anamnese bei Rauchern doppelt so hoch wie bei Nichtrauchern. Ebenso fanden sich bei Rauchern 1,43-mal öfter als bei Nichtrauchern mittelschwer bis schwer fixierte Suizidgedanken [100]. Auch aus diesem Befund wird eine Beziehung zwischen Rauchen und einer Depression abgeleitet, die letztlich zu einer höheren Raucherprävalenz bei diesen Patienten führt [101, 102]. Diese Beziehung trifft auch für Jugendliche zu [103].

Der Faktor Rauchen beeinflusst depressive Patienten auch, weniger wirksame Bewältigungsstrategien („cognitive coping strategies") aufzubauen. Dieses ist insbesondere im Rahmen verhaltenstherapeutischer Maßnahmen bei depressiven Hochrisikopatienten zu berücksichtigen [104]. Beziehungen zwischen psychiatrisch relevanten Störungen (Stimmung, Angst, Anzeichen einer Stoffabhängigkeit) und dem therapeutischen Erfolg im Zuge einer Kombinationsbehandlung mit Fluoxetin und Verhaltenstherapie wurde ausgeschlossen. So konnte eine Relation zwischen Stimmung und unzureichendem Behandlungsergebnis nur bei Rauchern ohne psychiatrische Symptome nachgewiesen werden [105].

An 252 Patienten mit Depressionen, depressiven Episoden und bipolaren Störungen (Raucher und Nichtraucher) wurden verschiedene Tests (Hamilton Rating Scale for Depression, Beck Depression Inventory, Profile of Modd Status) durchgeführt. Dabei korrelierten bei den Rauchern nach der Hamilton Rating Scale die Zeichen einer Schlaflosigkeit mit der Zahl der gerauchten Zigaretten [106]. Diese Patienten klagen vermehrt über Erschöpfungszustände, sodass hier der Faktor Rauchen im Sinne eines Rauchstopps und der Erhöhung der Lebensqualität angesprochen werden sollte [106].

8.1.5.3 Gründe für den erhöhten Zigarettenkonsum

Immer wieder wird diskutiert, ob die zahlreichen im Tabak enthaltenen psychoaktiven Stoffe mit Nikotin und den nikotinergen Acetylcholinrezeptoren interagieren und damit zu einer Steigerung der Freisetzung von Neurotransmittern führen. Die Sekretion zahlreicher Transmitter (Noradrenalin, Serotonin, Dopamin, Acetylcholin, γ-Aminobuttersäure und Glutamat) wird durch die Bindung von Nikotin an zentrale nikotinerge Rezeptoren erhöht. Eine durch fortgesetztes Rauchen veränderte Bildung und Sekretion von Serotonin (5-HT) wurde ebenfalls in Erwägung gezogen [107].

Zigarettenrauch interagiert mit der Aktivität von Monoaminoxidase B (MAO-B), welche für den 5-HT-, Dopamin- und Noradrenalinabbau im Gehirn verantwortlich ist [108, 109]. Möglicherweise reagiert MAO-B sehr empfindlich auf Peroxidationsprozesse und dadurch auf oxidativen Stress mit neurodegenerativen Manifestationen [110, 111]. Die Funktionseinschränkung und Hemmung beider MAO-Formen scheinen beim Raucher die Tendenz zu depressiven Reaktionen auszulösen [112, 113]. Raucher mit einer Depression weisen geringere Noradrenalinkonzentrationen in Ruhe auf als Nichtraucher ohne Depressionen [97]. So kann der Tabakrauch als MAO-Hemmer aufgefasst werden. Im Gegensatz zu früheren Annahmen bleibt die MAO-Aktivität bei Menschen mit Depression oder dem Risiko einer solchen, sodass das Enzym auch nicht als Marker für eine Depression genutzt werden kann [97].

8.1.5.4 Komorbidität zwischen Rauchen und Depression

Die mehrfach beschriebene Komorbidität zwischen depressiven Erkrankungen und dem gehäuften Rauchen (s. Tabelle 8.3) kann durch soziale, familiäre und individuelle Risikofaktoren zustande kommen - eine Hypothese, die mehrfach im Schrifttum beschrieben wurde [69, 92, 105, 114–117]. In einer Längsschnittstudie an jüngeren Menschen zwischen dem 21. und 30. Lebensjahr entwickelten nur 4,8% der Nichtraucher, aber 12% der Raucher (20 cpd) Symptome einer Depression [118, 119].

Eine andere Hypothese entstammt der Selbstmedikationstheorie bei einem erhöhten Substanzgebrauch [2, 7, 120, 121]. Der vermehrte Zigarettenkonsum könnte eine Möglichkeit zur Abmilderung der depressiven Symptome und der Stresssituationen sein [79, 103, 122, 123]. Belegt ist auch, dass der Zigarettenverbrauch bei Patienten zwischen dem 14. und 18. Lebensjahr unverhältnismäßig ansteigt [96, 104], verbunden mit einem gehäuften Auftreten depressiver Symptome in dieser Altersgruppe [105, 117, 124, 125]. Diese Beobachtungen wurden in einer Langzeitstudie an 1265 Patienten im Alter von 16 Jahren bestätigt, wobei zwischen der Erkrankung und der erhöhten Nikotinabhängigkeit ein starker Zusammenhang bestand (OR 4,6; 95% CI 2,5–8,4) [126].

In einer dritten Hypothese werden auch andere Inhaltsstoffe des Tabakrauchs für die Auslösung depressiver Symptome im Sinne eines toxischen Effektes verantwortlich gemacht [118].

8.1.6 Schizophrenie

8.1.6.1 Prävalenz

In der Bevölkerung gibt es 30–40% Raucher. Unter den an Schizophrenie Erkrankten sind starke Raucher nicht ungewöhnlich [2]. Die Prävalenz des Rauchens wird bei diesen Erkrankungen auf 62–81% geschätzt [12, 124, 127] und die Beziehung zur paranoiden Form ist teilweise nachzuweisen [7, 120, 124, 127]. Bevorzugt junge Männer unter den an Schizophrenie leidenden Rauchern weisen die schwersten Formen der Erkrankung auf, die mit einem frühzeitigen Einsetzen und häufiger erforderlichen Krankenhausaufenthalten einhergehen [120]. Schizophrene und Patienten mit schizoaffektiven Störungen sind einer neueren Untersuchung zufolge mehr suizidgefährdet als bisher angenommen [128], wobei die Komponente Rauchen eine gewisse Rolle spielen könnte. Über die kognitiven Leistungen von Patienten mit Schizophrenie und anderen psychischen Erkrankungen im Zusammenhang mit dem Rauchen informiert Tabelle 8.4.

Tabelle 8.4. Nikotinassoziierte Prozesse bei der geistigen Verarbeitung von Informationen im Falle von verschiedenen psychischen Erkrankungen [190]

Erkrankung	Befunde	Literatur
ADHD	*Aufmerksamkeit* (1): Nikotinpflaster verbessert die CPT-Reaktion und die Trefferquote bei Jugendlichen mit ADHD (R >NR)	[215, 216]
	Klinische Ergebnisse: Nikotin steigert die Leistungsbereitschaft im POMS-Test	[215, 216]
	Nikotinpflaster verringern die Symptome in Connors' Beurteilungsskala bei Lernproblemen und Überaktivität bei Kindern und Jugendlichen mit ADHD	[178]
Morbus Alzheimer (AD)	*Aufmerksamkeit* (1): Nikotin i.v. (0,125–0,5 mg/kg/h) verbessert dosisabhängig die Wiedergabe von Wörtern bei Nichtrauchern mit einem Optimum bei der Nikotindosis von 0,25 mg/kg/h	[217]
	Nikotinpflaster verbessert die Leistungen im CPT durch Rückgang der Fehler (Auslassungen) nach einem Tag, des Weiteren wird die Variabilität in der Reaktionszeit bei AD-Patienten verringert	[218]
	AD-Patienten zeigen verbesserte Leistungen bei einem Flickerfusionstest unter i.v. infundiertem Nikotin im Vergleich zu einer Kontrollgruppe, ebenso verbessertes Unterscheidungsvermögen und verringerte Reaktionszeiten	[219]
	Lernen und Gedächtnis (2): Nikotinpflaster verkürzt die Untersuchungsdauer im Vergleich mit Placebo bei AD-Patienten	[220]
	Leitungsfunktion (3): Nikotinpflaster verbessert nicht die Leistungen im DRS- verglichen mit dem PLA-Test bei potenziellen AD-Patienten	[220]
	Psychomotorische Leistungen (2–3): Nikotin s.c. verbessert das Klopfen mit den Fingern bei AD-Patienten	[221]
Morbus Parkinson (MP)	*Aufmerksamkeit* (1): i.v. infundiertes Nikotin (bis zu 1,25 µg/kg/min) im Vergleich zu NaCl steigert dosisabhängig die Reaktionszeit, Verarbeitungsgeschwindigkeit und verringert Folgefehler	[166]
	Klinische Ergebnisse (2–3): Die Langzeitgabe von 14 mg Nikotin pro Tag verbessert die extrapyramidalen Symptome im Vergleich zu Placebo	[166]
	Nikotinpflaster verändern das Zeitgehen, motorische Fertigkeiten, den Handtremor oder depressive Symptome bei nicht rauchenden MP-Patienten nicht signifikant	[222]
	Nikotinpflaster verschlechtert die motorische Aktivität 12 h nach Gabe bei 16 MP-Patienten im Vergleich zu Placebo	[223

Tabelle 8.4. *(continued)* Nikotinassoziierte Prozesse bei der geistigen Verarbeitung von Informationen im Falle von verschiedenen psychischen Erkrankungen [190]

Erkrankung	Befunde	Literatur
Schizophrenie	*Aufmerksamkeit* (1): Raucher zeigen eine erhöhte Aufmerksamkeitszunahme (Treffer im CPT-Test) unter der wiederholten Gabe von 14-mg-Pflaster beim Vergleich mit gesunden Kontrollen	[224]
	Rauchen verbessert nach einem Rauchstopp die Ergebnisse des CPT und des Aufmerksamkeitsindex bei Schizophrenen im Vergleich zu gesunden, rauchenden Kontrollen. Die Ergebnisse lassen sich mit Mecamylamin blockieren	[190]
	Nikotin verbessert den Aufmerksamkeitsindex bei schizophrenen Rauchern, kein Effekt auf Lernen, Gedächtnis, Sprache oder Verarbeitung visueller Effekte. Eine tachyphylaktische Nikotinwirkung wurde beobachtet	[225]
	Sensorische Aufmerksamkeit (1): Durch Schallreiz (PSO) ausgelöste evozierte Potenziale werden durch Nikotin oder Zigarettenrauchen vorübergehend verbessert. Diese Reaktionen werden über den α_7-nAChR vermittelt[a]	[226, 227]
	Nikotin (R, NR) verbessert die ruckartigen Augenbewegungen in einem Augentest („smooth pursuit eye movement task“) nur bei Schizophreniepatienten	[224, 228–231]
	Lernen und Gedächtnis (2): Schizophreniepatienten reagieren auf Haloperdol mit einer dosisabhängigen Verschlechterung der Gedächtnisleitungen (z. B. verlängerte Reaktionszeit), während Nikotin diese Effekte beheben kann	[232]
	Arbeitsgedächtnis (1): Nikotingaben verbessern die Ergebnisse in der ANAM-Testbatterie	[138]
	Klinische Ergebnisse (2): In einer Gruppe schizophrener Patienten wurden die negativen Auswirkungen der Erkrankung durch das Rauchen größerer Zigarettenmengen deutlich verbessert, verglichen mit denikotinisierten Zigaretten. Diese Veränderungen waren unabhängig von der gerauchten Zigarettensorte, ebenso wurden weder Angst noch Depression beseitigt	[138]
	Schizophreniepatienten zeigen verringerte Symptome einer durch Haloperidol induzierten Bradykinesie bzw. Steifigkeit unter der Gabe von 21 mg Nikotinpflaster im Vergleich zu Placebo	[233]

[a]Vgl. Kap. 4,

(1) stark beweisend, *(2)* mäßig beweisend, *(3)* wenig beweisend, *(4)* gering beweisend,

ADHD hyperkinetisches Syndrom, ANAM Automated Neuropsychological Assessment Metrics, CGI allgemeine klinische Besserung, *CPT* Continuous Performance Test, *DRS* Skala zum Abschätzen der Demenz, *ERP* Ereignisbezognes Potenzial (EEG), *MMN* „mismatch negativity“, *POMS* Profile of Mood States, *RVIP* Test zur schnellen Verarbeitung von Sehtests, *VSWM* Visuospatial Working Memory, *R* Raucher, *NR* Nichtraucher.

8.1.6.2 Gründe für den erhöhten Zigarettenkonsum

Veränderungen am α_7-nACh-Rezeptor waren mit psychotischen Reaktionen verknüpft – am deutlichsten ausgeprägt mit schizoaffektiven Typen, schwächer bei bipolaren Typen und am schwächsten mit schizophrenen Störungen – wobei das Rauchen bei schizophrenen Patienten am verbreitetsten war. Das Craving konnte nicht als Folge einer Rezeptorveränderung gesehen werden, zumal solche Veränderungen weder bei Rauchern noch Nichtrauchern beobachtet wurden [129]. Reversible Änderungen von Potenzialen, die durch Ereignisse evoziert wurden, ließen die Frage aufkommen, ob die Hirnfunktionen durch das Rauchen verändert werden [130]. Die bei Schizophrenen beobachtete Enthemmung könnte durch das Rauchen beeinflusst werden und dazu beitragen, dass auch ein gehemmtes Verhalten annähernd normalisiert wird [131].

Drei Beobachtungen wurden in Verbindung mit dem Rauchverhalten von Schizophrenen gemacht:

1. Sie hatten größere Schwierigkeiten, das Rauchen aufzugeben.
2. Das Rauchen wurde oftmals nach Ausbrechen der Psychose verstärkt.
3. In zahlreichen Fällen begannen die späteren Patienten ihre Raucherkarriere bereits in früher Jugend, und zwar vor dem Rauchbeginn der normalen Population und vor Ausbruch der Psychose.

Daraus wurde die Hypothese generiert, dass der frühe Rauchbeginn ein Hinweis für den späteren Ausbruch der Krankheit sein könnte, wenn zugleich eine familiäre Disposition für eine schizophrene Disposition vorliegt [118].

Wie auch bei Depressionen, Alkoholismus und Phobien wurde eine herabgesetzte tabakinduzierte MAO-Aktivität in den Thrombozyten von schizophrenen Patienten nachgewiesen. Diese Eigenschaft ist kein Marker für die Ausbildung einer schizophrenen Erkrankung [119]. Demgegenüber könnte im pathogenetischen Sinn die abnormale Expression des neuronalen α_7-nAChR und eine abnormale Funktion dieser Genfamilie auf eine Schizophrenie hindeuten [132]. Ein weiterer Hinweis für die veränderten α_7-nAChR bei Schizophrenen ist, dass Nikotin die Proliferation von neuroendokrinem pulmonalem Gewebe nicht stimuliert, welches durch diesen Rezeptor bei gesunden Personen aktiviert wird (gemessen anhand der Sekretion von bombesinähnlichen Peptiden durch das neuroendokrine Gewebe) [133]. Dieses Verhalten könnte übrigens ein Grund für das seltenere Auftreten von Lungenkarzinomen bei Schizophrenen sein.

8.1.6.3 Ausmaß des Zigarettenkonsums

Das Ausmaß des Rauchens korreliert mit der Schwere der durch die Schizophrenie verursachten kognitiven Störungen (s. Tabelle 8.4), sodass das Rauchen in einigen Fällen als Selbstbehandlung anzusehen war, wobei die dopaminerge Neurotransmission in präfrontalen Bereichen des Zentralnervensystems gesteigert wurde [121]. Anderen Ergebnissen zufolge korrelierte der Schweregrad der psychotischen

Symptome nicht mit der Zahl der gerauchten Zigaretten, wohl aber mit nichtpsychotischen neurotischen oder angstbezogenen Symptomen [124]. Die Hypothese einer Selbstbehandlung wurde durch eine Studie aus Neuseeland an Frauen gestützt. Die Raucherinnen wiesen einen höheren Grad der Verbesserung verschiedener Merkmale psychiatrischer Symptome als Nichtraucherinnen auf [96], wobei Rauchen als stimmungsaufhellend und als Hilfe für die Bewältigung der Tagesaufgaben gesehen wurde. Der Tabakkonsum wird auch in Beziehung zum Ausmaß an Bewegungsstörungen (Dyskinesien) bevorzugt im Nacken- und oberen Körperbereich gesehen, deren auslösender Faktor in der durch Nikotin ausgelösten Dopaminsekretion zu sehen ist [134]. Bei bipolaren Erkrankungen ist das Suizidrisiko relativ stark ausgeprägt, was durch den Pessimismus der Patienten, ihre impulsiv-aggressiven Eigenschaften und die Eigenschaft des Substanzmissbrauchs einschließlich des Tabakrauchens unterstützt wird [135]. Sowohl eine Pharmakotherapie mit Antidepressiva als auch der Raucherstatus können die Suizidrate deutlich reduzieren.

Bei schwereren Erkrankungsformen der Schizophrenie, die episodenweise mit Antipsychotika behandelt werden, traten bei Rauchern häufiger psychopathologische Reaktionen als bei Nichtrauchern auf (beurteilt mit verschiedenen Bewertungstabellen wie Verbal Positive, Paranoia und Loss of Function) [126]. Dieser Effekt war jedoch nur bis zu 30 Tage nach Abbruch einer Therapie mit Antipsychotika nachzuweisen. Andererseits war der durch Neuroleptika induzierte Morbus Parkinson seltener bei schizophrenen Rauchern zu sehen, wobei ein starker Tabakkonsum die Symptome milderte [7, 13]. Bei Schizophreniepatienten, die erhebliche Defizite in mehreren Tests aufwiesen (Wisconsin Card Sorting Test, Visuospatial Working Memory, Stroop Color Word Test, Continuous Performance Test), ergaben sich größere Schwierigkeiten, das Rauchen einzustellen, als bei einer nicht rauchenden Kontrollgruppe, wobei die antipsychotische Behandlung aller Patienten keinen Einfluss auf diese Ergebnisse hatte [136].

Durch das Rauchen wurde das räumliche Sehen bei Schizophrenen nach Untersuchungen mit dem Visuospatial Working Memory gefördert [137]. Auch ließen sich bei Schizophrenen vorübergehend einige negative Symptome vermindern (getestet mit Positive and Negative Symptom Scale, Scale for Assessment of Negative Symptoms, Automated Neuropsychological Assessment Metrics etc.), wobei Nikotinnasalspray diese Funktion übernehmen konnte [138].

Diese Befunde könnten eine Erklärung für den oft übermäßig hohen Zigarettenkonsum sein [138].

8.1.7 Formen der Demenz und Rauchen

Nach zahlreichen vorangegangenen Untersuchungen ergab sich eine Beziehung zwischen dem Zigarettenrauchen und den depressiven Erkrankungen, wie auch eine im Jahr 2004 veröffentlichte Längsschnittstudie belegte [139]. Die Behandlung mit einem Rauchstopp sollte zunächst verhaltenstherapeutisch versucht werden, wobei allerdings nur ein Teil der Patienten erreicht wird [140].

Die Befunde über die Wirkungen von Nikotin auf das zentrale Nervensystem sind teilweise widersprüchlich, so soll das Rauchen sowohl anxiolytisch als auch anregend wirken. Nikotin verbessert die Anzahl der wiederholten Wörter (32 Items), was möglicherweise durch die Funktion des Nikotins, verschiedene Erkennungsprozesse zu unterstützen, gefördert wird [141]. Man vermutet, dass Nikotin die Aufmerksamkeit sowie kognitive und psychomotorische Funktionen verbessert [142, 143]. Derartige Spekulationen werden gestützt, weil Morbus-Alzheimer-Patienten einen Verlust von nikotinergen Acetylcholinrezeptoren sowie zumindest postmortal eine Verringerung der Nikotinbindung an kortikale nAChR aufweisen [144–146]. Der Verlust von α_4-Untereinheiten scheint ein Charakteristikum für neurodegenerative Demenzerkrankungen, nicht aber für Demenzerkrankungen des vaskulären Typs zu sein [147]. Die cholinergen Nikotineffekte könnten somit eine günstige Wirkung beim Morbus Alzheimer zeigen. Daher kamen auch die Hoffnungen der Tabakindustrie, das Rauchen bei Morbus-Alzheimer-Patienten empfehlen zu können. Diese Vorstellungen ließen sich durch verschiedene Studien [19, 148, 149] und Übersichtsarbeiten [150] nicht bestätigen. Eine dieser Studie ergab nur negative Ergebnisse, sodass die Frage nach der Wirksamkeit von Nikotin bei Morbus Alzheimer vorerst unbeantwortet bleibt [151–154] (Tabelle 8.5). In einer anderen Untersuchung an 238 Alzheimer-Patienten wurde ebenfalls keine signifikante Beziehung zwischen dem Raucher- und dem kognitiven Status nachgewiesen [148]. Vereinzelte Studien zeigten eine inverse Korrelation der Erkrankung mit dem Rauchen, obwohl Artefakte diese Untersuchungen beeinflusst haben können [155]. Die in Tierversuchen nachgewiesenen neuroprotektiven Nikotinwirkungen ließen sich nicht auf den Menschen übertragen [156].

Tabelle 8.5. Rauchen und sein Einfluss auf Demenzerkrankungen: Ergebnisse aus vier Studien. Angabe der Odds Ratios mit dem 95%-Konfidenzintervall

Raucherstatus	Beobachtete Jahre	Morbus Alzheimer		Verschiedene Demenzformen		Literatur
	(n)	Fälle (n)	OR (95% CI)	Fälle (n)	OR (95% CI)	
R[a] vs. NR	3	34	1,1 (0,5–2,4)	46	1,4 (0,8–2,7)	[32]
R vs. NR	3	76	0,7 (0,3–1,4)	–	–	[234]
R vs. NR	2	277	1,74 (1,21–2,50)	400	1,39 (1,03–1,89)	[67]
R[b] vs. NR	47	370	0,99 (0,78–1,25)	473	0,96 (0,78–1,18)	[155][c]

[a]Nicht einbezogen wurden Raucher, die < 5 Zigaretten täglich rauchten und vor 10–20 Jahren das Rauchen aufgegeben hatten,

[b]derzeitige Raucher,

[c]Studie an britischen Ärzten, wobei der Raucherstatus während der letzten 10–15 Lebensjahre berücksichtigt wurde.

Rauchen (Nikotin) soll über einen antidemenziellen Effekt verfügen, obwohl es dafür keine gesicherten Beweise gibt [32, 157]. Andererseits verstärkt Rauchen die Gefahr eines apoplektischen Insultes wegen seiner Wirkungen auf die Mikrozirkulation und die Gefäße [158]. So wird sogar vermutet, dass vaskulär bedingte Demenzformen mit dem Langzeitrauchen zusammenhängen [155, 159]. Die prospektive EURODEM-Studie an britischen Ärzten jenseits des 65. Lebensjahres beruht auf dieser Annahme und Ergebnisse liegen inzwischen vor [67, 155]. Es wird angenommen, dass durch das Rauchen die frühzeitigen Demenzformen mehr als die später auftretenden begünstigt werden. Dies legt die Vermutung nahe, dass Nikotin den Ausbruch und Verlauf von psychotischen Erkrankungen beeinflussen könnte. Daher sollte auch einer 2-jährigen Follow-up-Studie zufolge das Rauchen bei Demenzpatienten unterbleiben [160]. Die Ergebnisse der Doll-Studie [155] zeigen allerdings keinen Zusammenhang zwischen dem Rauchen und irgendeiner Demenzform (RR 0,86; 95% CI 0,55–1,34).

Aus den in Tabelle 8.5 zusammengefassten Daten ergibt sich kein protektiver Effekt des Rauchens für irgendeine Demenzform beim Menschen. Im Gegenteil, es muss angenommen werden, dass Rauchen den vorzeitigen Ausbruch einer Demenz oder eines Morbus Alzheimer [153] begünstigt.

8.1.8 Rauchen und Morbus Parkinson

Verschiedenen epidemiologischen Studien zufolge wirkt sich das Rauchen nachteilig auf die Entwicklung eines Morbus Parkinson aus [161]. In einer über 30 Jahre durchgeführten Studie wurden die Rauchgewohnheiten der Patienten untersucht und mit denen von Nichtrauchern verglichen. Für rauchende Frauen ergab sich eine Odds Ratio von 0,4 (95% CI 0,2–0,7) und für rauchende Männer von 0,3 (95% CI 0,1–0,8). Bei beiden Geschlechtern nahm das Ausmaß der Korrelation mit dem Zeitpunkt der Aufgabe des Rauchens ab, stieg aber mit der Anzahl der täglich gerauchten Zigaretten und den Pack years an [162]. So bestand eine inverse Korrelation zwischen dem Rauchen und der Inzidenz eines Morbus Parkinson für beide Geschlechter [162]. Diese Daten wurden in einer Metaanalyse bestätigt [163]. Nach der EUROPARKINSON Study Group verstärken eine familiäre Disposition und Rauchgewohnheiten insbesondere für ältere Menschen (>75 Lebensjahre) das Risiko für die Ausbildung eines Morbus Parkinson (OR 17,6; 95% CI 1,9–160,5) [164]. Allerdings unterstützen auch Tierversuche wegen des durch Nikotin ausgelösten dopaminergen Effektes eher die These einer protektiven Wirkung. Nach neuerlich durchgeführten Versuchen an Mäusen und Ratten kann die L-Form von Nikotin an Parkinsonismus-Modellen (ausgelöst durch Diethyldithiocarbamat oder durch Metamphetamin) neuroprotektiv wirken [165]. Auch erste Untersuchungen am Menschen bestätigen, dass Nikotingaben (langsame intravenöse Infusion und anschließende Gabe von Nikotinpflastern) zu einer Verbesserung der extrapyramidalen Funktion, der Reaktionszeit und der Gangsicherheit führen [166]. Insgesamt kommt es aber nicht zu einer verstärkten Progression der Erkrankung durch das Rauchen [167].

Der durch Neuroleptika induzierte Parkinsonismus geht bei Rauchern mit höheren Neuroleptikadosen einher [168]. Offensichtlich werden beim Raucher durch die Induktion Arzneimittel abbauender Enzyme in der Leber die unerwünschten Wirkungen von Neuroleptika reduziert.

8.1.9 Hyperkinetisches Syndrom (ADHD)

Das hyperkinetische Syndrom („attention deficit/hyperactivity disorder", ADHD) betrifft in verschiedenen Industrienationen 5% der Schulkinder [169]. In einer Untersuchung an 280 Kindern konnten Belege dafür gesammelt werden, dass das Rauchen während der Schwangerschaft mit verantwortlich ist. Dabei rauchten die Mütter, tranken Alkohol oder nahmen verschiedene Arzneimittel ein (Tabelle 8.6) [170]. Fehlregulationen der noradrenergen und dopaminergen Transmitter wurden teilweise als Ursache genannt [171] und nikotinerge Acetylcholinrezeptoren als mitbeteiligte Faktoren erkannt [172]. Kinder mit einer ADHD sind mehr als andere gefährdet, das Rauchen frühzeitiger zu beginnen bzw. größere Mengen Zigaretten zu konsumieren [173, 174]. Der Zusammenhang zwischen mütterlichem Rauchen während der Schwangerschaft und ADHD beim Kind [173] ist mittlerweile auch in Tierversuchen bestätigt worden [175–177].

In einer Studie an 10 Kindern mit ADHD wurde das Verhalten (Lernen, Hyperaktivität) mithilfe der Conners Parent Rating Scale geprüft. Unter Nikotin kam es zu deutlichen Besserungen der Hyperaktivität und der Lernergebnisse [178], jedoch waren die durch die Nikotinpräparate ausgelösten unerwünschten Wirkungen deutlich ausgeprägt, obwohl sie nicht als schwerwiegend zu beurteilen waren. Derzeitig würde die Nikotinbehandlung von ADHD-Kindern an den unerwünschten Nebenwirkungen scheitern. In einer weiteren Studie wurden die Wirkungen von Nikotin mit denen von Methylphenidat bei Jugendlichen mit ADHD verglichen. Hier waren die hemmenden Wirkungen von Nikotin auf das Verhalten der acht Jugendlichen

Tabelle 8.6. Zunahme des Risikos für die Ausbildung eines hyperkinetischen Syndroms durch Schädigungen während der Schwangerschaft [170]

Noxe	Odds Ratio (95% CI)	Signifikanz (p)
Zigarettenrauchen	2,1 (1,1–4,1)	0,02
Alkohol	2,5 (1,1–5,5)	0,03
Arzneimittel	0,8 (0,3–2,0)	0,6
Gestörtes Sozialverhalten der Kinder	8,5 (3,1–23,5)	0,01
Mütterliche Depression	1,8 (0,9–3,4)	0,1
ADHD der Eltern	6,6 (3,2–13,9)	<0,01

ADHD hyperkinetisches Syndrom.

beiderlei Geschlechts gleich gut wie die von Methylphenidat [179]. Dieser Befund gibt auch eine Erklärung, warum Heranwachsende mit ADHD stärkere Raucher sind als nicht erkrankte. In einer weiteren Studie ergaben sich bei rauchenden Jugendlichen mit ADHD unter Anwendung verschiedener Tests höhere Punktwerte im Sinne einer Verhaltensenthemmung und antisozialen Persönlichkeit im Vergleich zu den Nichtrauchern [180].

Interessante Differenzen bezüglich des Rauchens und Alkoholkonsums ergab eine Studie an 109 ADHD-Fällen: Kinder mit einem höheren Intelligenzquotienten und guten schulischen Leistungen rauchten und nahmen die ersten alkoholischen Drinks zu einem früheren Zeitpunkt als Kinder mit geringeren Leistungen [181].

8.1.10 Panikattacken

Panik und Panikattacken wachsen aus einem ständigen Angstgefühl, das natürlicherweise für die Abwehr von drohenden Gefahren genutzt wird. Sie entwickeln sich unabhängig von anderen psychischen Erkrankungen, wobei neben generalisierten Angststörungen sog. Panikstörungen (spontane, angst- bzw. situationsbedingte Panikattacken) und auch Phobien (Agoraphobien, soziale und spezifische Phobien) auftreten können.

Im Zuge von Entzugserscheinungen nach einem gewollten oder ungewollten Rauchstopp wurden mehrfach Angstgefühle beschrieben, die den Imperativ für die Wiederaufnahme des Rauchens darstellen. Diese Angstgefühle können über mehrere Wochen nach dem Rauchstopp auftreten bzw. lange anhalten [182–184]. Daher waren diese Patienten nur schwer zu entwöhnen [185]. Die Ursachen für dieses Verhalten könnten in verstärkten Entzugserscheinungen zu sehen sein, auch wenn

Tabelle 8.7. Beziehungen zwischen den Persönlichkeitsmerkmalen, der Anamnese von Panikattacken und dem Rauchverhalten (Raucher vs. Nichtraucher) im mittleren Lebensalter [235]

Charaktereigenschaft	Patienten ohne Panikattacken		Patienten mit Panikattacken	
	NR (n = 651)	R (n = 1478)	NR (n = 28)	R (n = 118)
	OR	OR (95% CI)	OR (95% CI)	OR (95% CI)
Übereinstimmung	1,0	1,1 (0,9–1,3)	0,5 (0,2–1,0)	1,2 (0,7–2,1)
Neurotischer Zustand	1,0	1,2 (0,98–1,4)	1,8 (0,8–4,0)	4,0* (2,5–6,4)
Offenheit gegenüber Experimenten	1,0	1,1 (0,9–1,4)	0,5 (0,2–1,1)	1,5 (0,9–2,3)
Extroversion	1,0	1,0 (0,8–1,2)	0,7 (0,3–1,4)	1,0 (0,7–1,6)
Gewissenskonflikte	1,0	0,7* (0,5–0,9)	0,6 (0,2–1,7)	0,9 (0,5–1,5)

*$p < 0{,}01$.

R Raucher, *NR* Nichtraucher.

scheinbar paradoxerweise ein verstärkter Wunsch nach einem Rauchstopp bestand [186], wie einer Studie an 127 jugendlichen Rauchern zu entnehmen war.

Der Raucherstatus kann mit der Ausbildung von Panikattacken in Zusammenhang gebracht werden [8, 187, 188] (Tabelle 8.7). Dabei ist inzwischen bekannt, dass das Rauchen einer oder mehrerer Zigaretten einer solchen Attacke vorausgehen kann. Demgegenüber gibt es auch Aussagen von Betroffenen, dass der Rauchstopp zu Attacken führen kann [8]. In diesem Sinne wurde über zwei Patienten berichtet, die im Rahmen eines achtwöchigen Tabakentzugs (Studie) derartige Attacken erlebten [189].

Literatur

[1] Peto R, Lopez AD, Boreham J, Thun M, Heath C, Doll R. Mortality from smoking worldwide. Br Med Bull 1996; 52(1): 12–21.

[2] Leon J de, Dadvand M, Canuso C, White AO, Stanilla JK, Simpson GM. Schizophrenia and smoking: an epidemiological survey in a state hospital. Am J Psychiatry 1995; 152(3): 453–455.

[3] Hughes JR, Hatsukami DK, Mitchell JE, Dahlgren LA. Prevalence of smoking among psychiatric outpatients. Am J Psychiatry 1986; 143(8): 993–997.

[4] Hughes JR. Genetics of smoking: A brief review. Behav Ther 1986; 17: 335–345.

[5] Lasser K, Boyd JW, Woolhandler S, Himmelstein DU, McCormick D, Bor DH. Smoking and mental illness: A population-based prevalence study. JAMA 2000; 284(20): 2606–2610.

[6] Glassman AH, Helzer JE, Covey LS, Cottler LB, Stetner F, Tipp JE, Johnson J. Smoking, smoking cessation, and major depression. JAMA 1990; 264(12): 1546–1549.

[7] Goff DC, Henderson DC, Amico E. Cigarette smoking in schizophrenia: relationship to psychopathology and medication side effects. Am J Psychiatry 1992; 149(9): 1189–1194.

[8] Breslau N, Klein DF. Smoking and panic attacks: an epidemiologic investigation. Arch Gen Psychiatry 1999; 56(12): 1141–1147.

<[9] Breslau N. Psychiatric comorbidity of smoking and nicotine dependence. Behav Genet 1995; 25(2): 95–101.

[10] Gonzalez-Pinto A, Gutierrez M, Ezcurra J, Aizpuru F, Mosquera F, Lopez P, de Leon J. Tobacco smoking and bipolar disorder. J Clin Psychiatry 1998; 59(5): 225–228.

[11] Kelly C, McCreadie RG. Smoking habits, current symptoms, and premorbid characteristics of schizophrenic patients in Nithsdale, Scotland. Am J Psychiatry 1999; 156(11): 1751–1757.

[12] Addington J, el Guebaly N, Campbell W, Hodgins DC, Addington D. Smoking cessation treatment for patients with schizophrenia. Am J Psychiatry 1998; 155(7): 974–976.

[13] Ziedonis DM, George TP. Schizophrenia and nicotine use: report of a pilot smoking cessation program and review of neurobiological and clinical issues. Schizophr Bull 1997; 23(2): 247–254.

[14] Nordine R. Segmentation study: overview. http://galen.library.ucsf.edu/tobacco/mangini/html/c/039/otherpages/index.html, 1981.

[15] Siegel M. Mass media antismoking campaigns: a powerful tool for health promotion. Ann Intern Med 1998; 129(2): 128–132.

[16] Adan A, Prat G, Sanchez-Turet M. Effects of nicotine dependence on diurnal variations of subjective activation and mood. Addiction 2004; 99(12): 1599–1607.

[17] File SE, Dinnis AK, Heard JE, Irvine EE. Mood differences between male and female light smokers and nonsmokers. Pharmacol Biochem Behav 2002; 72(3): 681–689.

[18] Giannakoulas G, Katramados A, Melas N, Diamantopoulos I, Chimonas E. Acute effects of nicotine withdrawal syndrome in pilots during flight. Aviat Space Environ Med 2003; 74(3): 247–251.

[19] Cervilla JA, Prince M, Mann A. Smoking, drinking, and incident cognitive impairment: a cohort community based study included in the Gospel Oak project. J Neurol Neurosurg Psychiatry 2000; 68(5): 622–626.

[20] Knott VJ, Harr A, Mahoney C. Smoking history and aging-associated cognitive decline: An event-related brain potential study. Neuropsychobiology 1999; 40(2): 95–106.

[21] Le Houezec J, Halliday R, Benowitz NL, Callaway E, Naylor H, Herzig K. A low dose of subcutaneous nicotine improves information processing in non-smokers. Psychopharmacology (Berl) 1994; 114(4): 628–634.

[22] Pineda JA, Herrera C, Kang C, Sandler A. Effects of cigarette smoking and 12-h abstention on working memory during a serial-probe recognition task. Psychopharmacology (Berl) 1998; 139(4): 311–321.

[23] Witte EA, Davidson MC, Marrocco RT. Effects of altering brain cholinergic activity on covert orienting of attention: comparison of monkey and human performance. Psychopharmacology (Berl) 1997; 132(4): 324–334.

[24] Stein EA, Pankiewicz J, Harsch HH, Cho JK, Fuller SA, Hoffmann RG, Hawkins M, Rao SM, Bandettini PA, Bloom AS. Nicotine-induced limbic cortical activation in the human brain: a functional MRI study. Am J Psychiatry 1998; 155(8): 1009–1015.

[25] Galanis DJ, Petrovitch H, Launer LJ, Harris TB, Foley DJ, White LR. Smoking history in middle age and subsequent cognitive performance in elderly Japanese-American men. The Honolulu-Asia Aging Study. Am J Epidemiol 1997; 145(6): 507–515.

[26] Herbert M, Foulds J, Fife-Schaw C. No effect of cigarette smoking on attention or mood in non-deprived smokers. Addiction 2001; 6(9): 349–1356.

[27] Ford AB, Mefrouche Z, Friedland RP, Debanne SM. Smoking and cognitive impairment: a population-based study. J Am Geriatr Soc 1996; 44(8): 905–909.

[28] Hill RD, Nilsson LG, Nyberg L, Backman L. Cigarette smoking and cognitive performance in healthy Swedish adults. Age Ageing 2003; 32(5): 548–550.

[29] Marzilli TS, Hutcherson AB. Nicotine deprivation effects on the dissociated components of simple reaction time. Percept Mot Skills 2002; 94): 985–995.

[30] Rusted JM, Caulfield D, King L, Goode A. Moving out of the laboratory: does nicotine improve everyday attention? Behav Pharmacol 2000; 11(7–8): 621–629.

[31] Rodway P, Dienes Z, Schepman A. The effects of cigarette smoking on negative priming. Exp Clin Psychopharmacol 2000; 8(1): 104–111.

[32] Wang HX, Fratiglioni L, Frisoni GB, Viitanen M, Winblad B. Smoking and the occurrence of Alzheimer's disease: cross-sectional and longitudinal data in a population-based study. Am J Epidemiol 1999; 149(7): 640–644.

[33] Levin ED, Conners CK, Silva D, Hinton SC, Meck WH, March J, Rose JE. Transdermal nicotine effects on attention. Psychopharmacology (Berl) 1998; 140(2): 135–141.

[34] Levin ED, Rezvani AH. Development of nicotinic drug therapy for cognitive disorders. Eur J Pharmacol 2000; 393(1–3): 141–146.

[35] Kalmijn S, van Boxtel MP, Verschuren MW, Jolles J, Launer LJ. Cigarette smoking and alcohol consumption in relation to cognitive performance in middle age. Am J Epidemiol 2002; 156(10): 936–944.

[36] Woodward M. Is compulsory restriction of tar yield of cigarettes a worthwhile public health policy? Am J Prev Med 2001; 21(4): 284–290.

[37] Hirshman E, Rhodes DK, Zinser M, Merritt P. The effect of tobacco abstinence on recognition memory, digit span recall, and attentional vigilance. Exp Clin Psychopharmacol 2004; 12(1): 76–83.

[38] Schinka JA, Vanderploeg RD, Rogish M, Graves AB, Mortimer JA, Ordoric PI. Effects of the use of alcohol and cigarettes on cognition in elderly adults. J Int Neuropsychol Soc 2002; 8(6): 811–818.

[39] Schinka JA, Vanderploeg RD, Rogish M, Ordorica PI. Effects of alcohol and cigarette use on cognition in middle-aged adults. J Int Neuropsychol Soc 2002; 8(5): 683–690.

[40] Razani J, Boone K, Lesser I, Weiss D. Effects of cigarette smoking history on cognitive functioning in healthy older adults. Am J Geriatr Psychiatry 2004; 12(4): 404–411.

[41] Richards M, Jarvis MJ, Thompson N, Wadsworth ME. Cigarette smoking and cognitive decline in midlife: evidence from a prospective birth cohort study. Am J Public Health 2003; 93(6): 994–998.

[42] Ascioglu M, Dolu N, Golgeli A, Suer C, Ozesmi C. Effects of cigarette smoking on cognitive processing. Int J Neurosci 2004; 114(3): 381–390.

[43] Chen WT, Wang PN, Wang SJ, Fuh JL, Lin KN, Liu HC. Smoking and cognitive performance in the community elderly: a longitudinal study. J Geriatr Psychiatry Neurol 2003; 16(1): 18–22.

[44] Michel C, Hasenfratz M, Nil R, Battig K. Cardiovascular, electrocortical, and behavioral effects of nicotine chewing gum. Klin Wochenschr 1988; 66(Suppl 11): 72–79.

[45] Hale CR, Gentry MV, Meliska CJ. Effects of cigarette smoking on lexical decision-making. Psychol Rep 1999; 4(1): 117–120.

[46] Houlihan ME, Pritchard WS, Robinson JH. Effects of smoking/nicotine on performance and event-related potentials during a short-term memory scanning task. Psychopharmacology (Berl) 2001; 156(4): 388–396.

[47] Spilich GJ, June L, Renner J. Cigarette smoking and cognitive performance. Br J Addict 1992; 87(9): 1313–1326.

[48] Hill RD. Residual effects of cigarette smoking on cognitive performance in normal aging. Psychol Aging 1989; 4(2): 251–254.

[49] Parrott AC, Winder G. Nicotine chewing gum (2 mg, 4 mg) and cigarette smoking: comparative effects upon vigilance and heart rate. Psychopharmacology (Berl) 1989; 97(2): 257–261.

[50] Peeke SC, Peeke HV. Attention, memory, and cigarette smoking. Psychopharmacology (Berl) 1984; 84(2): 205–216.

[51] Rose JE, Ananda S, Jarvik ME. Cigarette smoking during anxiety-provoking and monotonous tasks. Addict Behav 1983; 8(4): 353–359.

[52] Mangan GL. The effects of cigarette smoking on verbal learning and retention. J Gen Psychol 1983; 108: 203–210.

[53] Kassel JD, Unrod M. Smoking, anxiety, and attention: support for the role of nicotine in attentionally mediated anxiolysis. J Abnorm Psychol 2000; 109(1): 161–166.

[54] West R, Hajek P. What happens to anxiety levels on giving up smoking? Am J Psychiatry 1997; 154(11): 1589–1592.

[55] Makin J, Fried PA, Watkinson B. A comparison of active and passive smoking during pregnancy: long-term effects. Neurotoxicol Teratol 1991; 13(1): 5–12.

[56] Olds DL, Henderson CR Jr, Tatelbaum R. Intellectual impairment in children of women who smoke cigarettes during pregnancy. Pediatrics 1994; 93(2): 221–227.

[57] Fergusson DM, Lloyd M. Smoking during pregnancy and its effects on child cognitive ability from the ages of 8 to 12 years. Paediatr Perinat Epidemiol 1991; 5(2): 189–200.

[58] Fogelman KR, Manor O. Smoking in pregnancy and development into early adulthood. BMJ 1988; 297(6658): 1233–1236.

[59] Naeye RL, Peters EC. Mental development of children whose mothers smoked during pregnancy. Obstet Gynecol 1984; 64(5): 601–607.

[60] Fergusson DM, Horwood LJ, Lynskey MT. Maternal smoking before and after pregnancy: effects on behavioral outcomes in middle childhood. Pediatrics 1993; 92(6): 815–822.

[61] McGee R, Stanton WR. Smoking in pregnancy and child development to age 9 years. J Paediatr Child Health 1994; 30(3): 263–268.

[62] Orlebeke JF, Knol DL, Verhulst FC. Increase in child behavior problems resulting from maternal smoking during pregnancy. Arch Environ Health 1997; 52(4): 317–321.

[63] Weissman MM, Warner V, Wickramaratne PJ, Kandel DB. Maternal smoking during pregnancy and psychopathology in offspring followed to adulthood. J Am Acad Child Adolesc Psychiatry 1999; 38(7): 892–899.

[64] Williams GM, O'Callaghan M, Najman JM, Bor W, Andersen MJ, Richards D, Chunley U. Maternal cigarette smoking and child psychiatric morbidity: a longitudinal study. Pediatrics 1998; 102(1): e11.

[65] Weitzman M, Gortmaker S, Sobol A. Maternal smoking and behavior problems of children. Pediatrics 1992; 90(3): 342–349.

[66] Kandel DB, Wu P, Davies M. Maternal smoking during pregnancy and smoking by adolescent daughters. Am J Public Health 1994; 84(9): 1407–1413.

[67] Launer LJ, Andersen K, Dewey ME et al. Rates and risk factors for dementia and Alzheimer's disease: results from EURODEM pooled analyses. EURODEM Incidence Research Group and Work Groups. European Studies of Dementia. Neurology 1999; 52(1): 78–84.

[68] Fergusson DM, Lynskey MT, Horwood LJ. Comorbidity between depressive disorders and nicotine dependence in a cohort of 16-year-olds. Arch Gen Psychiatry 1996; 53(11): 1043–1047.

[69] Milberger S, Biederman J, Faraone SV, Jones J. Further evidence of an association between maternal smoking during pregnancy and attention deficit hyperactivity disorder: findings from a high-risk sample of siblings. J Clin Child Psychol 1998; 27(3): 352–358.

[70] Drews CD, Murphy CC, Yeargin-Allsopp M, Decoufle P. The relationship between idiopathic mental retardation and maternal smoking during pregnancy. Pediatrics 1996; 97(4): 547–553.

[71] Fried PA, Watkinson B. Differential effects on facets of attention in adolescents prenatally exposed to cigarettes and marihuana. Neurotoxicol Teratol 2001; 23(5): 421–430.

[72] Anda RF, Croft JB, Felitti VJ, Nordenberg D, Giles WH, Williamson DF, Giovino GA. Adverse childhood experiences and smoking during adolescence and adulthood. JAMA 1999; 282(17): 1652–1658.

[73] Brennan PA, Grekin ER, Mednick SA. Maternal smoking during pregnancy and adult male criminal outcomes. Arch Gen Psychiatry 199; 56: 215–219.

[74] Rasanen P, Hakko H, Isohanni M, Hodgins S, Jarvelin MR, Tiihonen J. Maternal smoking during pregnancy and risk of criminal behavior among adult male offspring in the Northern Finland 1966 Birth Cohort. Am J Psychiatry 1999; 156(6): 857–862.

[75] Trinidad DR, Unger JB, Chou CP, Azen SP, Johnson CA. Emotional intelligence and smoking risk factors in adolescents: interactions on smoking intentions. J Adolesc Health 2004; 34(1): 46–55.

[76] Fried PA, Watkinson B, Siegel LS. Reading and language in 9- to 12-year olds prenatally exposed to cigarettes and marijuana. Neurotoxicol Teratol 1997; 19(3): 171–183.

[77] Ismail K, Sloggett A, De Stavola B. Do common mental disorders increase cigarette smoking? Results from five waves of a population-based panel cohort study. Am J Epidemiol 2000; 152(7): 651–657.

[78] Cheng LS, Swan GE, Carmelli D. A genetic analysis of smoking behavior in family members of older adult males. Addiction 2000; 95(3): 427–435.

[79] Kendler KS, Neale MC, MacLean CJ, Heath AC, Eaves LJ, Kessler RC. Smoking and major depression. A causal analysis. Arch Gen Psychiatry 1993; 50(1): 36–43.

[80] Hu S, Brody CL, Fisher C et al. Interaction between the serotonin transporter gene and neuroticism in cigarette smoking behavior. Mol Psychiatry 2000; 5(2): 181–188.

[81] Lerman C, Caporaso NE, Audrain J, Main D, Boyd NR, Shields PG. Interacting effects of the serotonin transporter gene and neuroticism in smoking practices and nicotine dependence. Mol Psychiatry 2000; 5(2): 189–192.
[82] Zhong N, Ye L, Ju W, Brown WT, Tsiouris J, Cohen I. 5-HTTLPR variants not associated with autistic spectrum disorders. Neurogenetics 1999; 2(2): 129–131.
[83] Addington J. Group treatment for smoking cessation among persons with schizophrenia. Psychiatr Serv 1998; 49(7): 925–928.
[84] Carmody TP. Affect regulation, nicotine addiction, and smoking cessation. J Psychoactive Drugs 1989; 21(3): 331–342.
[85] Wu LT, Anthony JC. Tobacco smoking and depressed mood in late childhood and early adolescence. Am J Public Health 1999; 89(12): 1837–1840.
[86] Johnson JG, Cohen P, Pine DS, Klein DF, Kasen S, Brook JS. Association between cigarette smoking and anxiety disorders during adolescence and early adulthood. JAMA 2000; 284(18): 2348–2351.
[87] Yoshimura K. The psychological characteristics of tobacco dependence in a rural area of Japan. J Epidemiol 2000; 10(4): 271–279.
[88] Batra A. Tobacco use and smoking cessation in the psychiatric patient. Fortschr Neurol Psychiatr 2000; 68(2): 80–92.
[89] Koval JJ, Pederson LL, Mills CA, McGrady GA, Carvajal SC. Models of the relationship of stress, depression, and other psychosocial factors to smoking behavior: a comparison of a cohort of students in grades 6 and 8. Prev Med 2000; 30(6): 463–477.
[90] Patton GC, Carlin JB, Coffey C, Wolfe R, Hibbert M, Bowes G. Depression, anxiety, and smoking initiation: a prospective study over 3 years. Am J Public Health 1998; 88(10): 1518–1522.
[91] Wang MQ, Fitzhugh EC, Westerfield RC, Eddy JM. Predicting smoking status by symptoms of depression for U.S. adolescents. Psychol Rep 1994; 75(2): 911–914.
[92] Breslau N, Kilbey MM, Andreski P. Nicotine dependence and major depression. New evidence from a prospective investigation. Arch Gen Psychiatry 1993; 50(1): 31–35.
[93] Glassman AH. Cigarette smoking: implications for psychiatric illness. Am J Psychiatry 1993; 150(4): 546–553.
[94] Anda RF, Williamson DF, Escobedo LG, Mast EE, Giovino GA, Remington PL. Depression and the dynamics of smoking. A national perspective. JAMA 1990; 264(12): 1541–1545.
[95] Breslau N, Kilbey M, Andreski P. Nicotine dependence, major depression, and anxiety in young adults. Arch Gen Psychiatry 1991; 48(12): 1069–1074.
[96] Romans SE, McNoe BM, Herbison GP, Walton VA, Mullen PE. Cigarette smoking and psychiatric morbidity in women. Aust N Z J Psychiatry 1993; 27(3): 399–404.
[97] Berlin I, Spreux-Varoquaux O, Said S, Launay JM. Effects of past history of major depression on smoking characteristics, monoamine oxidase-A and -B activities and withdrawal symptoms in dependent smokers. Drug Alcohol Depend 1997; 45(1–2): 31–37.
[98] Carton S, Jouvent R, Widlocher D. Nicotine dependence and motives for smoking in depression. J Subst Abuse 1994; 6(1): 67–76.
[99] D'Mello DA, Flanagan C. Seasons and depression: the influence of cigarette smoking. Addict Behav 1996; 21(5): 671–674.
[100] Black DW, Zimmerman M, Coryell WH. Cigarette smoking and psychiatric disorder in a community sample. Ann Clin Psychiatry 1999; 11(3): 129–136.
[101] Breslau N, Peterson EL, Schultz LR, Chilcoat HD, Andreski P. Major depression and stages of smoking. A longitudinal investigation. Arch Gen Psychiatry 1998; 55(2): 161–166.
[102] Covey LS, Glassman AH, Stetner F. Cigarette smoking and major depression. J Addict Dis 1998; 17(1): 35–46.
[103] Brown RA, Lewinsohn PM, Seeley JR, Wagner EF. Cigarette smoking, major depression, and other psychiatric disorders among adolescents. J Am Acad Child Adolesc Psychiatry 1996; 35(12): 1602–1610.

[104] Rabois D, Haaga DA. Cognitive coping, history of depression, and cigarette smoking. Addict Behav 1997; 22(6): 789–796.

[105] Keuthen NJ, Niaura RS, Borrelli B, Goldstein M, DePue J, Murphy C, Gastfriend D, Reiter SR, Abrams D. Comorbidity, smoking behavior and treatment outcome. Psychother Psychosom 2000; 69(5): 244–250.

[106] Patten CA, Gillin JC, Golshan S, Wolter TD, Rapaport M, Kelsoe J. Relationship of mood disturbance to cigarette smoking status among 252 patients with a current mood disorder. J Clin Psychiatry 2001; 62(5): 319–324.

[107] Balfour DJ, Ridley1 DL. The effects of nicotine on neural pathways implicated in depression: a factor in nicotine addiction? Pharmacol Biochem Behav 2000; 66(1): 79–85.

[108] Quattrocki E, Baird A, Yurgelun-Todd D. Biological aspects of the link between smoking and depression. Harv Rev Psychiatry 2000; 8(3): 99–110.

[109] Fowler JS, Volkow ND, Wang GJ et al. Neuropharmacological actions of cigarette smoke: brain monoamine oxidase B (MAO B) inhibition. J Addict Dis 1998; 17(1): 23–34.

[110] Fowler JS, Volkow ND, Logan J, Pappas N, King P, MacGregor R, Shea C, Garza V, Gatley SJ. An acute dose of nicotine does not inhibit MAO B in baboon brain in vivo. Life Sci 1998; 63(2): L19–L23.

[111] Fowler JS, Volkow ND, Wang GJ et al. Brain monoamine oxidase A inhibition in cigarette smokers. Proc Natl Acad Sci U S A 1996; 93(24): 14065–14069.

[112] Berlin I, Said S, Spreux-Varoquaux O, Launay JM, Olivares R, Millet V, Lecrubier Y, Puech AJ. A reversible monoamine oxidase A inhibitor (moclobemide) facilitates smoking cessation and abstinence in heavy, dependent smokers. Clin Pharmacol Ther 1995; 58(4): 444–452.

[113] Berlin I, Said S, Spreux-Varoquaux O, Olivares R, Launay JM, Puech AJ. Monoamine oxidase A and B activities in heavy smokers. Biol Psychiatry 1995; 38(11): 756–761.

[114] Angold A. Childhood and adolescent depression. I. Epidemiological and aetiological aspects. Br J Psychiatry 1988; 152: 601–617.

[115] Conrad KM, Flay BR, Hill D. Why children start smoking cigarettes: predictors of onset. Br J Addict 1992; 87(12): 1711–1724.

[116] Fleming JE, Offord DR. Epidemiology of childhood depressive disorders: a critical review. J Am Acad Child Adolesc Psychiatry 1990; 29(4): 571–580.

[117] Rutter M, Izard CE, Read PB. Depression in young people. Developmental and clinical perspectives. New York: Guildford Press, 1986.

[118] Leon J de. Smoking and vulnerability for schizophrenia. Schizophr Bull 1996; 22(3): 405–409.

[119] Pomerleau CS, Marks JL, Pomerleau OF. Who gets what symptom? Effects of psychiatric cofactors and nicotine dependence on patterns of smoking withdrawal symptomatology. Nicotine Tob Res 2000; 2(3): 275–280.

[120] Ebeling H, Moilanen I, Linna SL, Tirkkonen T, Ebeling T, Piha J, Kumpulainen K, Rasanen E, Tamminen T, Almqvist F. Smoking and drinking habits in adolescence – links with psychiatric disturbance at the age of 8 years. Eur Child Adolesc Psychiatry 1999; 8(Suppl 4): 68–76.

[121] Taiminen TJ, Salokangas RK, Saarijarvi S, Niemi H, Lehto H, Ahola V, Syvalahti E. Smoking and cognitive deficits in schizophrenia: a pilot study. Addict Behav 1998; 23(2): 263–266.

[122] Breslau N, Johnson EO. Predicting smoking cessation and major depression in nicotine-dependent smokers. Am J Public Health 2000; 90(7): 1122–1127.

[123] Curtin L, Brown RA, Sales SD. Determinants of attrition from cessation treatment in smokers with a history of major depressive disorder. Psychol Addict Behav 2000; 14(2): 134–142.

[124] Herran A, de Santiago A, Sandoya M, Fernandez MJ, Diez-Manrique JF, Vazquez-Barquero JL. Determinants of smoking behaviour in outpatients with schizophrenia. Schizophr Res 2000; 41(2): 373–381.

[125] Gilbert DG, Crauthers DM, Mooney DK, McClernon FJ, Jensen RA. Effects of monetary contingencies on smoking relapse: influences of trait depression, personality, and habitual nicotine intake. Exp Clin Psychopharmacol 1999; 7(2): 174–181.

[126] Apud JA, Egan MF, Wyatt RJ. Effects of smoking during antipsychotic withdrawal in patients with chronic schizophrenia. Schizophr Res 2000; 46(2–3): 119–127.

[127] Combs DR, Advokat C. Antipsychotic medication and smoking prevalence in acutely hospitalized patients with chronic schizophrenia. Schizophr Res 2000; 46(2–3): 129–137.

[128] Potkin SG, Alphs L, Hsu C, Krishnan KR, Anand R, Young FK, Meltzer H, Green A. Predicting suicidal risk in schizophrenic and schizoaffective patients in a prospective two-year trial. Biol Psychiatry 2003; 54(4): 444–452.

[129] Stassen HH, Bridler R, Hagele S, Hergersberg M, Mehmann B, Schinzel A, Weisbrod M, Scharfetter C. Schizophrenia and smoking: evidence for a common neurobiological basis? Am J Med Genet 2000; 96(2): 173–177.

[130] Anokhin AP, Vedeniapin AB, Sirevaag EJet al. The P300 brain potential is reduced in smokers. Psychopharmacology (Berl) 2000; 149(4): 409–413.

[131] Dervaux A, Bayle FJ, Laqueille X, Bourdel MC, Le Borgne MH, Olie JP, Krebs MO. Nicotine use in schizophrenia and disinhibition. Psychiatry Res 2004; 128(3): 229–234.

[132] Leonard S, Breese C, Adams C, Benhammou K, Gault J, Stevens K, Lee M, Adler L, Olincy A, Ross R, Freedman R. Smoking and schizophrenia: abnormal nicotinic receptor expression. Eur J Pharmacol 2000; 393(1–3): 237–242.

[133] Olincy A, Leonard S, Young DA, Sullivan B, Freedman R. Decreased bombesin peptide response to cigarette smoking in schizophrenia. Neuropsychopharmacology 1999; 20(1): 52–59.

[134] Yassa R, Lal S, Korpassy A, Ally J. Nicotine exposure and tardive dyskinesia. Biol Psychiatry 1987; 22(1): 67–72.

[135] Oquendo MA, Galfalvy H, Russo S, Ellis SP, Grunebaum MF, Burke A, Mann JJ. Prospective study of clinical predictors of suicidal acts after a major depressive episode in patients with major depressive disorder or bipolar disorder. Am J Psychiatry 2004; 161(8): 1433–1441.

[136] Dolan SL, Sacco KA, Termine A, Seyal AA, Dudas MM, Vessicchio JC, Wexler BE, George TP. Neuropsychological deficits are associated with smoking cessation treatment failure in patients with schizophrenia. Schizophr Res 2004; 70(2–3): 263–275.

[137] George TP, Vessicchio JC, Termine A, Sahady DM, Head CA, Pepper WT, Kosten TR, Wexler BE. Effects of smoking abstinence on visuospatial working memory function in schizophrenia. Neuropsychopharmacology 2002; 26(1): 75–85.

[138] Smith RC, Singh A, Infante M, Khandat A, Kloos A. Effects of cigarette smoking and nicotine nasal spray on psychiatric symptoms and cognition in schizophrenia. Neuropsychopharmacology 2002; 27(3): 479–497.

[139] Brook JS, Schuster E, Zhang C. Cigarette smoking and depressive symptoms: a longitudinal study of adolescents and young adults. Psychol Rep 2004; 95(1): 159–166.

[140] Brown RA, Kahler CW, Niaura R, Abrams DB, Sales SD, Ramsey SE, Goldstein MG, Burgess ES, Miller IW. Cognitive-behavioral treatment for depression in smoking cessation. J Consult Clin Psychol 2001; 69(3): 471–480.

[141] Warburton DM, Mancuso G. Evaluation of the information processing and mood effects of a transdermal nicotine patch. Psychopharmacology (Berl) 1998; 135(3): 305–310.

[142] Sherwood N. Effects of cigarette smoking on performance in a simulated driving task. Neuropsychobiology 1995; 32: 161–165.

[143] Mancuso G, Warburton DM, Melen M, Sherwood N, Tirelli E. Selective effects of nicotine on attentional processes. Psychopharmacology (Berl) 1999; 146: 199–204.

[144] Giacobini E. Cholinergic receptors in human brain: effects of aging and Alzheimer disease. J Neurosci Res 1990; 27(4): 548–560.

[145] Whitehouse PJ, Martino AM, Antuono PG, Lowenstein PR, Coyle JT, Price DL, Kellar KJ. Nicotinic acetylcholine binding sites in Alzheimer's disease. Brain Res 1986; 371(1): 146–151.

[146] Nordberg A, Hartvig P, Lilja A, Viitanen M, Amberla K, Lundqvist H, Andersson Y, Ulin J, Winblad B, Langstrom B. Decreased uptake and binding of 11C-nicotine in brain of Alzheimer patients as visualized by positron emission tomography. J Neural Transm Park Dis Dement Sect 1990; 2(3): 215–224.

[147] Martin-Ruiz C, Court J, Lee M, Piggott M, Johnson M, Ballard C, Kalaria R, Perry R, Perry E. Nicotinic receptors in dementia of Alzheimer, Lewy body and vascular types. Acta Neurol Scand Suppl 2000; 176: 34–41.

[148] Debanne SM, Rowland DY, Riedel TM, Cleves MA. Association of Alzheimer's disease and smoking: the case for sibling controls. J Am Geriatr Soc 2000; 48(7): 800–806.

[149] Lopez-Arrieta JM, Rodriguez JL, Sanz F. Efficacy and safety of nicotine on Alzheimer's disease patients (Cochrane Review). Cochrane Database Syst Rev 2001; 2: CD001749.

[150] Fratiglioni L, Wang HX. Smoking and Parkinson's and Alzheimer's disease: review of the epidemiological studies. Behav Brain Res 2000; 113(1–2): 117–120.

[151] Czyzewski K, Pfeffer A, Wasiak B, Luczywek E, Golebiowski M, Styczynska M, Barcikowska M. [Vascular risk factors in demented elderly: analysis of Alzheimer Clinic materials]. Neurol Neurochir Pol 2001; 35(3): 405–413.

[152] Ott A, Slooter AJ, Hofman A, van Harskamp F, Witteman JC, Van Broeckhoven C, van Duijn CM, Breteler MM. Smoking and risk of dementia and Alzheimer's disease in a population-based cohort study: the Rotterdam Study. Lancet 1998; 351(9119): 1840–1843.

[153] Kukull WA. The association between smoking and Alzheimer's disease: effects of study design and bias. Biol Psychiatry 2001; 49(3): 194–199.

[154] Tyas SL, Pederson LL, Koval JJ. Is smoking associated with the risk of developing Alzheimer's disease? Results from three Canadian data sets. Ann Epidemiol 2000; 10(7): 409–416.

[155] Doll R, Peto R, Boreham J, Sutherland I. Smoking and dementia in male British doctors: prospective study. BMJ 2000; 320(7242): 1097–1102.

[156] Perry E, Martin-Ruiz C, Lee M et al. Nicotinic receptor subtypes in human brain ageing, Alzheimer and Lewy body diseases. Eur J Pharmacol 2000; 393(1–3): 215–222.

[157] Brayne C. Smoking and the brain. BMJ 2000; 320(7242): 1087–1088.

[158] Gorelick PB, Sacco RL, Smith DB et al. Prevention of a first stroke: a review of guidelines and a multidisciplinary consensus statement from the National Stroke Association. JAMA 1999; 281(12): 1112–1120.

[159] Skoog I. Risk factors for vascular dementia: a review. Dementia 1994; 5(3–4): 137–144.

[160] Juan D, Zhou DH, Li J, Wang JY, Gao C, Chen M. A 2-year follow-up study of cigarette smoking and risk of dementia. Eur J Neurol 2004; 11(4): 277–282.

[161] Baron JA. Cigarette smoking and Parkinson's disease. Neurology 1986; 36(11): 1490–1496.

[162] Hernan MA, Zhang SM, Rueda-deCastro AM, Colditz GA, Speizer FE, Ascherio A. Cigarette smoking and the incidence of Parkinson's disease in two prospective studies. Ann Neurol 2001; 50(6): 780–786.

[163] Sugita M, Izuno T, Tatemichi M, Otahara Y. Meta-analysis for epidemiologic studies on the relationship between smoking and Parkinson's disease. J Epidemiol 2001; 11(2): 87–94.

[164] Elbaz A, Manubens-Bertran JM, Baldereschi M, Breteler MM, Grigoletto F, Lopez-Pousa S, Dartigues JF, Alperovitch A, Rocca WA, Tzourio C. Parkinson's disease, smoking, and family history. EUROPARKINSON Study Group. J Neurol 2000; 247(10): 793–798.

[165] Maggio R, Riva M, Vaglini F, Fornai F, Molteni R, Armogida M, Racagni G, Corsini GU. Nicotine prevents experimental parkinsonism in rodents and induces striatal increase of neurotrophic factors. J Neurochem 1998; 71(6): 2439–2446.

[166] Kelton MC, Kahn HJ, Conrath CL, Newhouse PA. The effects of nicotine on Parkinson's disease. Brain Cogn 2000; 43(1–3): 274–282.

[167] Alves G, Kurz M, Lie SA, Larsen JP. Cigarette smoking in Parkinson's disease: influence on disease progression. Mov Disord 2004; 9(9): 1087–1092.

[168] Decina P, Caracci G, Sandik R, Berman W, Mukherjee S, Scapicchio P. Cigarette smoking and neuroleptic-induced parkinsonism. Biol Psychiatry 1990; 28(6): 502–508.

[169] American Psychiatric Association. Diagnostic and Statistical Manual of Mental Disorders (DSM-IV), 4th edn. Washington, DC: American Psychiatric Association, 1994.

[170] Mick E, Biederman J, Faraone SV, Sayer J, Kleinman S. Case-control study of attention-deficit hyperactivity disorder and maternal smoking, alcohol use, and drug use during pregnancy. J Am Acad Child Adolesc Psychiatry 2002; 41(4): 378–385.

[171] Zametkin AJ, Liotta W. The neurobiology of attention-deficit/hyperactivity disorder. J Clin Psychiatry 1998; 59 (Suppl 7): 17–23.

[172] Coger RW, Moe KL, Serafetinides EA. Attention deficit disorder in adults and nicotine dependence: psychobiological factors in resistance to recovery? J Psychoactive Drugs 1996; 28(3): 229–240.

[173] Milberger S, Biederman J, Faraone SV, Wilens T, Chu MP. Associations between ADHD and psychoactive substance use disorders. Findings from a longitudinal study of high-risk siblings of ADHD children. Am J Addict 1997; 6(4): 318–329.

[174] Pomerleau OF, Downey KK, Stelson FW, Pomerleau CS. Cigarette smoking in adult patients diagnosed with attention deficit hyperactivity disorder. J Subst Abuse 1995; 7(3): 373–378.

[175] Fang MA, Frost PJ, Iida-Klein A, Hahn TJ. Effects of nicotine on cellular function in UMR 106–01 osteoblast-like cells. Bone 1991; 12(4): 283–286.

[176] Johns JM, Walters PA, Zimmerman LI. The effects of chronic prenatal exposure to nicotine on the behavior of guinea pigs (Cavia porcellus). J Gen Psychol 1993; 120(1): 49–63.

[177] Newman MB, Shytle RD, Sanberg PR. Locomotor behavioral effects of prenatal and postnatal nicotine exposure in rat offspring. Behav Pharmacol 1999; 10(6–7): 699–706.

[178] Shytle RD, Silver AA, Wilkinson BJ, Sanberg PR. A pilot controlled trial of transdermal nicotine in the treatment of attention deficit hyperactivity disorder. World J Biol Psychiatry 2002; 3(3): 150–155.

[179] Potter AS, Newhouse PA. Effects of acute nicotine administration on behavioral inhibition in adolescents with attention-deficit/hyperactivity disorder. Psychopharmacology (Berl) 2004; 176(2): 182–194.

[180] Dinn WM, Aycicegi A, Harris CL. Cigarette smoking in a student sample: neurocognitive and clinical correlates. Addict Behav 2004; 29(1): 107–126.

[181] Molina BS, Pelham WE. Substance use, substance abuse, and LD among adolescents with a childhood history of ADHD. J Learn Disabil 2001; 34(4): 333–342.

[182] Barlow DH. Anxiety and its disorders: the nature and treatment of anxiety and panic, 2nd edn. New York: Guilford Press, 2002.

[183] Clark DM. A cognitive approach to panic. Behav Res Ther 1986; 24(4): 461–470.

[184] Reiss S. An expectancy model of fear, anxiety, and panic. Clin Psychol Rev 1991; 11: 141–153.

[185] Zvolensky MJ, Schmidt NB, McCreary BT. The impact of smoking on panic disorder: an initial investigation of a pathoplastic relationship. J Anxiety Disord 2003; 17(4): 447–460.

[186] Zvolensky MJ, Baker KM, Leen-Feldner E, Bonn-Miller MO, Feldner MT, Brown RA. Anxiety sensitivity: association with intensity of retrospectively-rated smoking-related withdrawal symptoms and motivation to quit. Cogn Behav Ther 2004; 33(3): 114–125.

[187] Amering M, Bankier B, Berger P, Griengl H, Windhaber J, Katschnig H. Panic disorder and cigarette smoking behavior. Compr Psychiatry 1999; 40(1): 35–38.

[188] Pohl R, Yeragani VK, Balon R, Lycaki H, McBride R. Smoking in patients with panic disorder. Psychiatry Res 1992; 43(3): 253–262.

[189] Vessicchio JC, Termine A, George TP. Smoking cessation and panic attacks: a report of 2 cases. J Clin Psychiatry 2002; 63(7): 594–595.

[190] Sacco KA, Bannon KL, George TP. Nicotinic receptor mechanisms and cognition in normal states and neuropsychiatric disorders. J Psychopharmacol 2004; 18(4): 457–474.

[191] Petrie RX, Deary IJ. Smoking and human information processing. Psychopharmacology (Berl) 1989; 99(3): 393–396.

[192] Hatsukami D, Fletcher L, Morgan S, Keenan R, Amble P. The effects of varying cigarette deprivation duration on cognitive and performance tasks. J Subst Abuse 1989; 1(4): 407–416.

[193] Lawrence NS, Ross TJ, Stein EA. Cognitive mechanisms of nicotine on visual attention. Neuron 2002; 36(3): 539–548.

[194] Duncan E, Madonick S, Chakravorty S, Parwani A, Szilagyi S, Efferen T, Gonzenbach S, Angrist B, Rotrosen J. Effects of smoking on acoustic startle and prepulse inhibition in humans. Psychopharmacology (Berl) 2001; 156(2–3): 266–272.

[195] Kumari V, Checkley SA, Gray JA. Effect of cigarette smoking on prepulse inhibition of the acoustic startle reflex in healthy male smokers. Psychopharmacology (Berl) 1996; 128(1): 54–60.

[196] Bell SL, Taylor RC, Singleton EG, Henningfield JE, Heishman SJ. Smoking after nicotine deprivation enhances cognitive performance and decreases tobacco craving in drug abusers. Nicotine Tob Res 1999; 1(1): 45–52.

[197] Hutchison KE, Niaura R, Swift R. The effects of smoking high nicotine cigarettes on prepulse inhibition, startle latency, and subjective responses. Psychopharmacology (Berl) 2000; 150(3): 244–252.

[198] Sakurai Y, Kanazawa I. Acute effects of cigarettes in non-deprived smokers on memory, calculation and executive functions. Hum Psychopharmacol 2002; 17(7): 369–373.

[199] Snyder FR, Davis FC, Henningfield JE. The tobacco withdrawal syndrome: performance decrements assessed on a computerized test battery. Drug Alcohol Depend 1989; 23(3): 259–266.

[200] Davranche K, Audiffren M. Effects of a low dose of transdermal nicotine on information processing. Nicotine Tob Res 2002; 4(3): 275–285.

[201] Park S, Knopick C, McGurk S, Meltzer HY. Nicotine impairs spatial working memory while leaving spatial attention intact. Neuropsychopharmacology 2000; 22(2): 200–209.

[202] Ernst M, Matochik JA, Heishman SJ, Van Horn JD, Jons PH, Henningfield JE, London ED. Effect of nicotine on brain activation during performance of a working memory task. Proc Natl Acad Sci U S A 2001; 98(8): 4728–4733.

[203] DiChiara G. Role of dopamine in the behavioural actions of nicotine related to addiction. Eur J Pharmacol 2000; 393(1–3): 295–314.

[204] Heishman SJ, Snyder FR, Henningfield JE. Performance, subjective, and physiological effects of nicotine in non-smokers. Drug Alcohol Depend 1993; 34(1): 11–18.

[205] Stolerman IP, Jarvis MJ. The scientific case that nicotine is addictive. Psychopharmacology (Berl) 1995; 117(1): 2–10.

[206] Dursun SM, Kutcher S. Smoking, nicotine and psychiatric disorders: evidence for therapeutic role, controversies and implications for future research. Med Hypotheses 1999; 52(2): 101–109.

[207] Nesse RM, Berridge KC. Psychoactive drug use in evolutionary perspective. Science 1997; 278(5335): 63–66.

[208] Ernst M, Heishman SJ, Spurgeon L, London ED. Smoking history and nicotine effects on cognitive performance. Neuropsychopharmacology 2001; 25(3): 313–319.

[209] Ilan AB, Polich J. Tobacco smoking and memory scanning: behavioral and event-related potential effects. Nicotine Tob Res 1999; 1(3): 233–240.

[210] Roth N, Lutiger B, Hasenfratz M, Battig K, Knye M. Smoking deprivation in "early" and "late" smokers and memory functions. Psychopharmacology (Berl) 1992; 106(2): 253–260.

[211] Tait R, Martin-Iverson M, Michie PT, Dusci L. The effects of cigarette consumption on the Sternberg visual memory search paradigm. Addiction 2000; 95(3): 437–446.

[212] Williams DG. Effects of cigarette smoking on immediate memory and performance in different kinds of smoker. Br J Psychol 1980; 71(1): 83–90.

[213] Parrott AC, Garnham NJ, Wesnes K. Cigarette smoking and abstinence comparative effects upon cognitive task performance and mood state over 24 hours. Hum Psychopharmacol 1996; 11: 391–400.

[214] Parrott AC, Garnham NJ. Comparative mood states and cognitive skills of cigarette smokers, deprived smokers and nonsmokers. Hum Psychopharmacol Clin Exp 1998; 13: 367–376.

8.2 Sinnesorgane

8.2.1 Augenerkrankungen

Im Gegensatz zu den Ohren sind die Augen durch das Rauchen sehr viel mehr gefährdet als bisher angenommen. Zahlreiche Augenerkrankungen können im Sinne eines erhöhten Risikos bei den Rauchern im Zusammenwirken mit anderen Risikofaktoren verstärkt auftreten. Der Pupillendurchmesser des Rauchers ist unmittelbar nach dem Rauchen einer Zigarette etwas geringer als der des Nichtrauchers nach Rauchen einer „Scheinzigarette" [1].

Für den Bereich der Augen gibt es kaum Studien, welche die Wirkungen des Nikotins von denen des inhalierten Rauchs differenzieren. Offensichtlich spielt eine über Jahrzehnte andauernde chronische Hypoxämie beim Raucher eine entscheidende pathogenetische Rolle. So wundert es auch nicht, dass die Zahl der Augenerkrankungen unter dem Zigarettenrauchen nicht nur quantitativ zunimmt, sondern auch weitere Augenerkrankungen mit dem Rauchen in Zusammenhang gebracht werden [2]. Dazu zählen neben der diabetischen Retinopathie und dem Weitwinkelglaukom die häufig zur Erblindung führende Makuladegeneration, der Morbus Basedow sowie die Linsentrübung (Kataraktentstehung).

Rauchen beeinträchtigt die Tränenproduktion, was zum „trockenen Auge" führen kann. Bei elektrophoretischen Untersuchungen wurde eine Abnahme des Proteingehaltes (Albumin, Lysozym, Lipocalin, IgA) der Tränenflüssigkeit festgestellt [3]. Ebenso war die Zeit bis zum Abbruch des Tränenflüssigkeitsfilms bei Rauchern deutlich verkürzt und es traten vermehrt Reizerscheinungen an der Cornea auf, sodass insgesamt ein schädigender Einfluss des Rauchens auf die Augenoberfläche gesehen wird [4].

Ein bisher nicht bearbeitetes Problem sind die Veränderungen der Farbdiskriminierung bei Rauchern. Eine sehr wenig differenzierte Untersuchungstechnik mit dem Roth-28-Hue-Test könnte für eine verringerte Unterscheidung von Rot-Grün sprechen [5].

8.2.1.1 Diabetische Retinopathie

Wie auch bei anderen Komplikationen eines Diabetes mellitus vom Typ I oder II sind die glykosylierten Proteine einschließlich des Hämoglobins von besonderer pathogenetischer Bedeutung. Diese werden in verschiedenen Organen abgelagert, unter ihnen in der Gefäßwand, der Niere und der Retina [6]. Nach neueren Untersuchungen beeinflusst Rauchen die Glykosylierungsvorgänge [6]. Es hemmt aber auch die Aktivität einer für die Signaltransformation verantwortlichen niedermolekularen Tyrosinphosphatase (ACP1), die u. a. für die Ausbildung der diabetischen Retinopathie verantwortlich gemacht wird [7].

Bereits in einer älteren Studie an 181 Diabetikern mit einer diabetischen Retinopathie wurde nachgewiesen, dass die Progression der Erkrankung bei Rauchern in

Abhängigkeit von den Pack years und mit der Dauer der diabetischen Erkrankung zunimmt [8, 9], wobei Männer mehr als Frauen betroffen sein sollen [9, 10]. Dieser Zusammenhang konnte in Studien an größeren Patientenzahlen nicht bestätigt werden [11–13]. Vielmehr wurde angenommen, dass durch das Rauchen beim Auftreten von Glykohämoglobin weniger die Retinopathie als die Nephropathie gefördert wird [12, 14]. Eine weitere Studie ließ nur einen Zusammenhang bei Männern vermuten, bei denen die Erkrankung bereits in jungen Jahren auftrat [15]. Dabei ist zu berücksichtigen, dass die Aussagen zur Zuordnung (Retino- oder Nephropathie) auch von den eingesetzten statistischen Modellen abhängig sind [16]. Neben dem frühen Auftreten eines Typ-I-Diabetes sind das Rauchen und die genetische Veranlagung zur Hypertonie wichtige Faktoren für die Ausbildung von Mikrozirkulationsstörungen [17].

Auch in der EURODIAB-IDDM-Studie wurde nur bei einem frühzeitig auftretenden insulinabhängigen Diabetes mellitus zusammen mit einer genetischen Komponente für eine Hypertonie bei Rauchern eine erhöhtes Risiko für die Ausbildung einer diabetischen Retinopathie gesehen [17].

8.2.1.2 Katarakt und Linsentrübung

Nach Tierversuchen an kultivierten Rattenlinsen mit erhaltenen Stoffwechsel- und Abwehrleistungen wurde der Einfluss von Tabakrauch mithilfe einer ^{86}Rubidium-Technik (Rubidium imitiert das Verhalten von Kalium) geprüft. Dabei wurden die Rauchpartikel aktiv in die Linse transportiert und nicht über eine erhöhte Permeabilität aufgenommen. In den Linsen zeigten sich histologisch nachweisbare Befunde wie Hyperplasie, Hypertrophie und Neubildung von Epithelzellen [18]. Zusätzlich reichern sich die aus dem Zigarettenrauch inhalierten Schwermetalle Kupfer, Blei und Cadmium in der Linse an und sind möglicherweise für die Kataraktbildung mit verantwortlich [19]. Auch die inhalierten Nitrosegase und Stickstoffmonoxid, die in der vorderen Augenkammer zusammen mit entzündlichen Prozessen vermehrt zu finden sind, führen zu Veränderungen von α-Kristallen im Sinne von oxidativen Schäden, die sich als erhöhte Fluoreszens darstellen [20]. Des Weiteren blockiert Zigarettenrauch die Zytochrom-C-Oxidase in der Mitochondrienfraktion der Epithelzellen der Linse, wodurch es zu einem deutlichen Abfall von bereitzustellendem Adenosintriphosphat kommt [21].

Eine klinische Studie an 838 Fährleuten prüfte das Auftreten von Trübungen im Linsenkörper oder an der Außenschicht. Dabei ergab sich bei den Rauchern ein dosisabhängiger Zusammenhang zwischen Linsenkörpertrübung und den Pack years [22], was durch andere Studien bestätigt wurde [13, 23–25]. Bei Rauchstopp bilden sich diese Linsentrübungen teilweise zurück [22]. In einer über mehr als 10 Jahre angelegten prospektiven Studie an 17.824 Ärzten, bei denen innerhalb von fünf Jahren 557 Katarakte auftraten, wurde nachgewiesen, dass sich bei starken Rauchern (>20 cpd) das Risiko eines Kataraktes gegenüber Nichtrauchern verdoppelte (RR 2,16; 95% CI 1,46–3,20), wobei sich vor allem eine Sklerose des Linsenkörpers beobachten ließ (RR 2,24; 95% CI 1,81–3,53) [26]. Exraucher entwickelten vermehrt einen posterioren subkapsulären Katarakt (RR 1,44), während Raucher (< 20 cpd) kein erhöhtes Kataraktrisiko aufwiesen [26]. Bei Pfeifenrauchern war die Kataraktbildung im Linsenkörper stärker ausgeprägt (OR 3,1; 95% CI 1,5–8,2) als bei Zigarettenrauchern [27]. Der Rindenstar (Cataracta corticalis) wird nach einer Erhebung an 10.293 Teilnehmern mehr durch das Zigarettenrauchen gefördert (OR 1,65; 95% CI 1,10–2,59), während Zigarrenraucher im Vergleich zu Nichtrauchern mehr zu einem Kernkatarakt (Cataracta nuclearis) neigen (OR 1,55; 95% CI 1,16–2,01) [28]. Andererseits wurde in einer umfassenden chinesischen Studie die bevorzugte Ausbildung von Kernkatarakten bei Zigarettenrauchern beschrieben, wobei Frauen häufiger als Männer betroffen waren [29].

Ein zusätzlicher mäßiger Alkoholgenuss (≤4 Drinks pro Tag) wirkt sich abschwächend aus, während exzessiver Alkoholgenuss die Wirkung des Zigarettenrauchens verstärkt (OR 3,9; 95% CI 0,9–16,6) [27, 30]. Beim Diabetiker auftretende Katarakte werden durch zusätzliches Rauchen nicht signifikant beeinflusst [31]. Die Kataraktoperationen (Extraktion des Linsenkörpers) sind bei Raucherinnen durch das gehäufte Auftreten von Komplikationen gefährdet [32].

Die Linsentrübung wird einer Studie an 1045 Patienten zufolge sowohl durch langjähriges Zigarettenrauchen (OR 2,52; 95% CI 1,52–4,12) als auch durch Zigarren- und Pfeiferauchen (OR 2,47; 95% CI 1,2–5,11) verstärkt, während die Alterungsprozesse bei Nichtrauchern von geringerem Einfluss sind (OR 1,22; 95% CI 1,19–1,26) [33]. Insgesamt gilt eine 30-jährige Raucherkarriere als ein wichtiger prognostischer Faktor für die Kataraktbildung [34]. Weitere Studien bestätigten diesen Zusammenhang [35]. Ein langjähriger Rauchstopp verringert die Ausbildung eines Katarakts, wie Untersuchungen an 20.907 US-amerikanischen Ärzten ergaben [36].

8.2.1.3 Morbus Basedow

Die bei einer Hyperthyreose (M. Basedow, Graves-Krankheit) gehäuft auftretende Ophthalmopathie wird durch die Freisetzung von Interleukin 1 (IL-1) entscheidend beeinflusst [37], wobei das Rauchen die Bildung von IL-1, aber auch von IFN-γ und TNF-α erhöht [37, 38]. In einer Studie wurde der Einfluss des Rauchens auf den IL-1-Serumspiegel und den IL-1-Rezeptor-Antagonisten allerdings bestritten [39]. Des Weiteren werden Wachstumsfaktoren aktiviert, die in die Orbita eindringen und zu einer vermehrten Synthese von Glykosaminoglykanen führen, die ihrerseits für die Ödembildung und eine venöse Stauung sorgen. Vor Ort wird die Proliferation von Fibroblasten und Adipozyten angeregt und dabei hat der Zigarettenrauch eine wichtige Funktion [40]. Das Rauchen verstärkt die Ophthalmopathie (RR 2,4; 95% CI 1,12–5,18), wobei sich diese Komplikation bei Europäern sehr viel häufiger als bei Asiaten zeigt [41]. Diese Ergebnisse wurden durch eine in Taiwan durchgeführte Studie bestätigt [42]. Das Rauchen fördert auch das Fortschreiten der Erkrankung. Die Effektivität einer antithyreoidalen Behandlung [43, 44], Radiotherapie, Glukokortikoidtherapie [45], immunsuppressiven Behandlung [46] sowie von Thyroxingaben [47] wird durch das Rauchen herabgesetzt bzw. durch den Rauchstopp verbessert [46].

8.2.1.4 Makuladegeneration

Die mit zunehmendem Alter auftretende Makuladegeneration führt insbesondere in den USA bei Tausenden von Patienten zur Erblindung, wobei die therapeutischen Einflussmöglichkeiten nur gering sind [48]. Inzwischen wird angenommen, dass diese Erkrankung durch das kombinierte Einwirken von genetischen und Umweltfaktoren entsteht [49]. Veränderungen am Chromosom 16p12 werden dafür angeschuldigt [50]. Andererseits legten Tierversuche die Vermutung nahe, dass Nikotin eine Wachstumssteigerung der Gefäßmuskelzellen der Choreoidea induziert [51]. Daher ist es nicht verwunderlich, wenn mehrere Studien einen Zusammenhang zum Zigarettenrauchen herzustellen versuchten. In einer Metaanalyse, die auf drei Studien basiert, wurden Daten von 14.752 Patienten mit einer altersbedingten Makuladegeneration ausgewertet. Da die Population aus drei Kontinenten stammte, ergaben sich geographische Unterschiede in der Erkrankungshäufigkeit, während keine Geschlechtsdifferenzen bestanden [52]. Auch aus dieser Analyse geht eindeutig der schädigende Einfluss des Rauchens auf die Erkrankung hervor.

Das Risiko einer Makuladegeneration war verknüpft mit dem Zigarettenrauchen und einem erhöhten Cholesterinplasmaspiegel [53]. Während die Korrelation zwischen Raucherinnen und der altersbedingten Makuladegeneration eine Odds Ratio von 2,50 (95% CI 1,01–6,20) aufwies, betrug sie bei Rauchern 3,29 (95% CI 1,03–10,50). In beiden Fällen überwog die exsudative Form dieser Erkrankung [54]. Die Pigmentdichte der Makula war bei Rauchern sehr viel geringer als bei Nichtrauchern (OR 0,16 vs. 0,34; $p < 0,0001$). Pigmentdichte und Pack years korrelierten invers [55]. Auch Untersuchungen an 6174 Personen, die älter als 55 Jahre waren, zeigten bei den Rauchern im Vergleich zu Nichtrauchern eine 6,6-fache Risikoerhöhung (>10 Pack years) und eine 3,2-fache Erhöhung bei den Exrauchern. Arteriosklerotische Veränderungen waren ohne Einfluss auf die Makuladegeneration [56]. Bei Frauen steigt das Risiko dieser Erkrankung auf das 2,2-Fache im Vergleich zu Nichtraucherinnen an [57], sie sind seltener betroffen als Männer [58]. Hervorzuheben ist, dass sich das Risiko bei Überschreiten von 20 cpd drastisch erhöht [59] und sich zusätzlich Gefäßeinsprossungen nachweisen lassen [60]. Auch die selten auftretende hereditäre Optikusneuropathie, die bei Männern häufiger als bei Frauen auftritt, wird neuerdings mit dem Rauchen in Verbindung gebracht [61].

8.2.1.5 Glaukom

Genetische Faktoren sind offensichtlich für die Ausbildung eines primären Weit- und Engwinkelglaukoms mit verantwortlich. Inzwischen sind das Gen Myocilin für das Weitwinkelglaukom und Optineurin für das Engwinkelglaukom aufgedeckt worden [62]. Die genetischen Faktoren wirken additiv beim Zusammentreffen mehrer Noxen (Hypertonie, Rauchen), wie sich für das Weitwinkelglaukom nachweisen ließ [62].

Eine auf sieben Berichten basierenden Metaanalyse ergab das gehäufte Auftreten des Weitwinkelglaukoms bei Rauchern (OR 1,37; 95% CI 1,0–1,87) verglichen mit Exrauchern (OR 1,03; 95% CI 0,77–1,38) [63]. Des Weiteren wurden 83 Patienten mit gesichertem Glaukom und 121 Glaukomverdachtsfälle mit 237 gesunden Kontrollen verglichen. Dabei nahm für die Raucher das Risiko gegenüber Nichtrauchern zu (OR 2,9; 95% CI1,3–6,6), das aber niedriger war als das Vorliegen einer Hypertonie (OR 5,8; 95% CI 2,2–15) [64]. Eine weitere Studie belegte, dass neben der Familienanamnese (OR 20,2) eine bestehende Hypertonie (OR 3,58) und das Rauchen (OR 10,8) entscheidende pathogenetische Faktoren darstellen [62]. Bei diesen Berechnungen wurden zusätzliche Befunde wie Myopie und beginnender Diabetes mellitus berücksichtigt.

Bei 11 Glaukom- und 8 gesunden Patienten wurden die Wirkungen des Nikotins auf die Gefäße vergleichend untersucht. Trotz leicht herabgesetzter Flussgeschwindigkeiten im Winkelbereich ergaben sich keine signifikanten Unterschiede [65].

In wenigen Studien wird der Zusammenhang zwischen Glaukomen und Rauchen bestritten [66, 67].

8.2.1.6 Strabismus

In eine multizentrische Studie wurden 377 Neugeborene eingeschlossen, deren Mütter rauchten. Die Untersuchung der Kinder ergab eine Risikozunahme für die Ausbildung eines Strabismus convergens, nicht aber eines Strabismus divergens (OR 1,8; 95% CI 1,1–2,8), wobei besonders Kinder mit einem Geburtsgewicht unter 2500 g (OR 8,2; 95% CI 1,1–62,7) oder < 3500 g (OR 5,6; 95% CI 2,1–15,4) betroffen waren. Das Risiko vergrößert sich, wenn die Mutter auch nach der Schwangerschaft in Gegenwart des Kindes raucht [68].

8.2.1.7 Augentumoren

Es ist fraglich, ob überhaupt eine kausale Beziehung zwischen Augentumoren und Rauchen besteht. Allenfalls sind Basalzellkarzinome der Augenlider auf das Zigarettenrauchen zurückzuführen, wobei diese Tumorform bevorzugt bei Frauen und weniger bei Männern nachzuweisen war (OR 2,87 vs. 1,30; statistisch nicht signifikant) [69]. Die Frage, ob das Rauchen von der Uvea ausgehende Melanome begünstigt, ist bisher nicht geklärt. Jedoch ergaben sich nach Strahlentherapie bei Nichtrauchern und Rauchern innerhalb von drei Jahren keine Unterschiede in der Progression [70].

8.2.1.8 Netzhautablösung

In einer Studie an 198 Patienten mit Netzhautablösung wurde nach einem Bezug zum Rauchen gesucht. Die Ergebnisse zeigten eine altersabhängige Risikoerhöhung durch eine bestehende Myopie, das Rauchen wirkte Risiko verringernd (RR 0,5; 95% CI 0,3–0,8) [71].

8.2.2 Ohren

Nikotin beeinflusst wie cholinerge Mechanismen die Diskriminierung von Hörreizen bei Nichtrauchern, nicht aber bei Rauchern, wie in einer Studie an wenigen Probanden gezeigt wurde [72]. Inwieweit dieser Befund arbeitsmedizinische Konsequenzen hat, müssen weitere Untersuchungen ergeben.

Das Schrifttum weist nur wenige Arbeiten über den Einfluss des Rauchens auf das Gehör auf. Es kann davon ausgegangen werden, dass die Durchblutung des Mittel- und Innerohrs mit dem des zentralen Nervensystems zu vergleichen ist und hypoxämische Zustände zusammen mit der veränderten Mikrozirkulation (erhöhtes Fibrinogen etc.) in einem Kausalzusammenhang mit den sich daraus ergebenden Schäden stehen [73]. Nach einer Untersuchung an 163 Patienten mit plötzlichem Hörverlust wiesen die Raucher signifikant mehr Risikofaktoren auch für die koronare Herzkrankheit auf als eine gesunde Kontrollgruppe [74]. Auch bei 2348 lärmgeschädigten Patienten war der Anteil an Rauchern signifikant höher als der von Nichtrauchern (OR 1,39 vs. 1,27; p = 0,02 bzw. 0,002), wobei sich sogar Beziehungen zur Anzahl der Pack years nachweisen ließen [75]. In einer weiteren Untersuchungsserie wurde ebenfalls das Gehör von Rauchern und Nichtrauchern unter Berücksichtigung zusätzlicher Einflussfaktoren verglichen. Die Raucher wiesen 1,69-mal häufiger Hörschäden als Nichtraucher auf [76]. Aber auch für Passivraucher, die mit einem Raucher zusammenlebten, ergab sich eine Risikozunahme für einen Gehörschaden (OR 1,94; 95% CI 1,01–3,74) gegenüber nichtexponierten Personen [74]. Ob insbesondere im Hochfrequenzbereich bevorzugt Schäden auftreten, ist bisher nicht vollständig geklärt [77].

In einer in Japan über fünf Jahre geführten und 2000 veröffentlichten Studie war bei Rauchern auch der Niedrigtonbereich bei längerfristiger Exposition betroffen [78]. Dabei wurden im Vergleich Rauchergruppe gegenüber einer Nichtrauchergruppe Hörverluste von 30 dB bei 1000 Hz und von 40 dB bei 4000 Hz nachgewiesen. Die Odds Ratios betrugen für die Raucher 1,21 (95% CI 0,65–2,25; 1–20 cpd), 1,35 (95% CI 0,70–2,61; 21–31 cpd), 1,82 (95% CI 0,98–3,38; >31 cpd) und für die Nichtraucher 1,12 (95% CI 0,57–2,17) [78]. Beziehungen zwischen dem Cotininserumspiegel und dem Grad des Hörverlustes sind einer anderen Studie zufolge nicht zu finden [79]. Wenn Arbeiter in einer lauten Umgebung über mehr als 5 Jahre arbeiten, steigt das Risiko für einen Hörschaden um das 3- bis 5-Fache; bei Rauchern ist es noch verstärkt [80]. Rauchen und jahrelange Geräuschbelästigungen wirken auf den Gehörverlust additiv, nicht aber interaktiv [81]. Bei lärmexponierten Arbeitern der japanischen Metallbranche war der Zusammenhang mit dem Raucherstatus der Arbeiter hoch (Exraucher: OR 3,16; 95% CI 1,04–9,62; starke Raucher: 3,39; 95% CI 1,05–11,01) [82]. Gefördert wurde die Schädigung des Gehörs noch durch ablaufende arteriosklerotische Prozesse.

Die in den USA häufig eingesetzten Myringoplastiken wurden bei Rauchern im Vergleich zu Nichtrauchern in ihren Heilungschancen deutlich beeinträchtigt [83].

Zum Zusammenhang Otitis media und Rauchen wird in Abschnitt 10.3.3 Stellung bezogen.

8.2.3 Nase

Die Nase als Riechorgan wurde bisher kaum unter dem Aspekt des Rauchens untersucht, obwohl bekannt ist, dass Rauchen den Geruchssinn deutlich einschränkt, und dass Raucher nach einem mehrwöchigen bis -monatigen Rauchstopp wieder in der Lage sind, Blumenduft oder feinere Gerüche wahrzunehmen [86]. Schon altersbedingt kann das Geruchsvermögen abnehmen, jedoch wurde diese Abnahme durch das Rauchen (mehr bei Männern als bei Frauen im Vergleich zu Nichtrauchern) verstärkt (OR 1,92; 95% CI 1,65–2,19) [84]. Rauchende Patienten hatten nach operativen Eingriffen wegen einer chronischen Sinusitis ein größeres Riechdefizit als nicht rauchende [85].

Besonders zu erwähnen ist sicher, dass der Geruchssinn von Kindern, die kontinuierlich dem Passivrauchen ausgesetzt sind, herabgesetzt wird [87, 88].

Literatur

[1] Lie TC, Domino EF. Effects of tobacco smoking on the human pupil. Int J Clin Pharmacol Ther 1999; 37: 184–188.

[2] Solberg Y, Rosner M, Belkin M. The association between cigarette smoking and ocular diseases. Surv Ophthalmol 1998; 42(6): 535–547.

[3] Grus FH, Sabuncuo P, Augustin A, Pfeiffer N. Effect of smoking on tear proteins. Graefes Arch Clin Exp Ophthalmol 2002; 240(11): 889–892.

[4] Satici A, Bitiren M, Ozardali I, Vural H, Kilic A, Guzey M. The effects of chronic smoking on the ocular surface and tear characteristics: a clinical, histological and biochemical study. Acta Ophthalmol Scand 2003; 81(6): 583–587.

[5] Bimler D, Kirkland J. Multidimensional scaling of D15 caps: color-vision defects among tobacco smokers? Vis Neurosci 2004; 21(3): 445–448.

[6] Nicholl ID, Bucala R. Advanced glycation endproducts and cigarette smoking. Cell Mol Biol (Noisy-le-grand) 1998; 44(7): 1025–1033.

[7] Magrini A, Bottini N, Nicotra M, Cosmi E, Bottini E, Bergamaschi A. Smoking and the genetics of signal transduction: an association study on retinopathy in type 1 diabetes. Am J Med Sci 2002; 324(6): 310–313.

[8] Paetkau ME, Boyd TA, Winship B, Grace M. Cigarette smoking and diabetic retinopathy. Diabetes 1977; 26(1): 46–49.

[9] Walker JM, Cove DH, Beevers DG, Dodson PM, Leatherdale BA, Fletcher RF, Wright AD. Cigarette smoking, blood pressure and the control of blood glucose in the development of diabetic retinopathy. Diabetes Res 1985; 2(4): 183–186.

[10] Eadington DW, Patrick AW, Collier A, Frier BM. Limited joint mobility, Dupuytren's contracture and retinopathy in type 1 diabetes: association with cigarette smoking. Diabet Med 1989; 6(2): 152–157.

[11] Klein R, Klein BE, Davis MD. Is cigarette smoking associated with diabetic retinopathy? Am J Epidemiol 1983; 118(2): 228–238.

[12] Telmer S, Christiansen JS, Andersen AR, Nerup J, Deckert T. Smoking habits and prevalence of clinical diabetic microangiopathy in insulin-dependent diabetics. Acta Med Scand 1984; 215(1): 63–68.

[13] West S, Munoz B, Schein OD, Vitale S, Maguire M, Taylor HR, Bressler NM. Cigarette smoking and risk for progression of nuclear opacities. Arch Ophthalmol 1995; 113(11): 1377–1380.

[14] Chase HP, Garg SK, Marshall G, Berg CL, Harris S, Jackson WE, Hamman RE. Cigarette smoking increases the risk of albuminuria among subjects with type I diabetes. JAMA 1991; 265(5): 614–617.

[15] Moss SE, Klein R, Klein BE. Cigarette smoking and ten-year progression of diabetic retinopathy. Ophthalmology 1996; 103(9): 1438–1442.

[16] Muhlhauser I, Bender R, Bott U, Jorgens V, Grusser M, Wagener W, Overmann H, Berger M. Cigarette smoking and progression of retinopathy and nephropathy in type 1 diabetes. Diabet Med 1996; 13(6): 536–543.

[17] Karamanos B, Porta M, Songini M, Metelko Z, Kerenyi Z, Tamas G, Rottiers R, Stevens LK, Fuller JH. Different risk factors of microangiopathy in patients with type I diabetes mellitus of short versus long duration. The EURODIAB IDDM Complications Study. Diabetologia 2000; 43(3): 348–355.

[18] Rao CM, Qin C, Robison WG Jr, Zigler JS Jr. Effect of smoke condensate on the physiological integrity and morphology of organ cultured rat lenses. Curr Eye Res 1995; 14(4): 295–301.

[19] Cekic O. Effect of cigarette smoking on copper, lead, and cadmium accumulation in human lens. Br J Ophthalmol 1998; 82(2): 186–188.

[20] Paik DC, Dillon J. The Nitrite/alpha crystallin reaction: a possible mechanism in lens matrix damage. Exp Eye Res 2000; 70(1): 73–80.

[21] Balog Z, Sikic J, Vojnikovic B, Balog S. Senile cataract and the absorption activity of cytochrome C oxidase. Coll Antropol 2001; 25 (Suppl): 33–36.

[22] West S, Munoz B, Emmett EA, Taylor HR. Cigarette smoking and risk of nuclear cataracts. Arch Ophthalmol 1989; 107(8): 1166–1169.

[23] Flaye DE, Sullivan KN, Cullinan TR, Silver JH, Whitelocke RA. Cataracts and cigarette smoking. The City Eye Study. Eye 1989; 3: 379–384.

[24] Hiller R, Sperduto RD, Podgor MJ et al. Cigarette smoking and the risk of development of lens opacities. The Framingham studies. Arch Ophthalmol 1997; 115(9): 1113–1118.

[25] Klein BE, Klein R, Linton KL, Franke T. Cigarette smoking and lens opacities: the Beaver Dam Eye Study. Am J Prev Med 1993; (1): 27–30.

[26] Christen WG, Manson JE, Seddon JM, Glynn RJ, Buring JE, Rosner B, Hennekens CH. A prospective study of cigarette smoking and risk of cataract in men. JAMA 1992; 268(8): 989–993.

[27] Cumming RG, Mitchell P. Alcohol, smoking, and cataracts: the Blue Mountains Eye Study. Arch Ophthalmol 1997; 115(10): 1296–1303.

[28] Krishnaiah S, Vilas K, Shamanna BR, Rao GN, Thomas R, Balasubramanian D. Smoking and its association with cataract: results of the Andhra Pradesh eye disease study from India. Invest Ophthalmol Vis Sci 2005; 46(1): 58–65.

[29] Tsai SY, Hsu WM, Cheng CY, Liu JH, Chou P. Epidemiologic study of age-related cataracts among an elderly Chinese population in Shih-Pai, Taiwan. Ophthalmology 2003; 110(6): 1089–1095.

[30] Klein BE, Klein RE, Lee KE. Incident cataract after a five-year interval and lifestyle factors: the Beaver Dam eye study. Ophthalmic Epidemiol 1999; 6(4): 247–255.

[31] Janghorbani MB, Jones RB, Allison SP. Incidence of and risk factors for cataract among diabetes clinic attenders. Ophthalmic Epidemiol 2000; 7(1): 13–25.

[32] Hankinson SE, Willett WC, Colditz GA, Seddon JM, Rosner B, Speizer FE, Stampfer MJ. A prospective study of cigarette smoking and risk of cataract surgery in women. JAMA 1992; 268(8): 994–998.

[33] Arnarsson A, Jonasson F, Sasaki H, Ono M, Jonsson V, Kojima M, Katoh N, Sasaki K. Risk factors for nuclear lens opacification: the Reykjavik Eye Study. Dev Ophthalmol 2002; 35: 12–20.

[34] McCarty CA, Nanjan MB, Taylor HR. Attributable risk estimates for cataract to prioritize medical and public health action. Invest Ophthalmol Vis Sci 2000; 41(12): 3720–3725.

[35] Foster PJ, Wong TY, Machin D, Johnson GJ, Seah SK. Risk factors for nuclear, cortical and posterior subcapsular cataracts in the Chinese population of Singapore: the Tanjong Pagar Survey. Br J Ophthalmol 2003; 87(9): 1112–1120.

[36] Christen WG, Glynn RJ, Ajani UA, Schaumberg DA, Buring JE, Hennekens CH, Manson JE. Smoking cessation and risk of age-related cataract in men. JAMA 2000; 284(6): 713–716.

[37] Hofbauer LC, Muhlberg T, Konig A, Heufelder G, Schworm HD, Heufelder AE. Soluble interleukin-1 receptor antagonist serum levels in smokers and nonsmokers with Graves' ophthalmopathy undergoing orbital radiotherapy. J Clin Endocrinol Metab 1997; 82(7): 2244–2247.

[38] Mann K. Risk of smoking in thyroid-associated orbitopathy. Exp Clin Endocrinol Diabetes 1999; 107(Suppl 5): S164–S167.

[39] Salvi M, Dazzi D, Pellistri I, Neri F, Wall JR. Classification and prediction of the progression of thyroid-associated ophthalmopathy by an artificial neural network. Ophthalmology 2002; 109(9): 1703–1708.

[40] Bartalena L, Tanda ML, Piantanida E, Lai A. Oxidative stress and Graves' ophthalmopathy: in vitro studies and therapeutic implications. Biofactors 2003; 19(3–4): 155–163.

[41] Tellez M, Cooper J, Edmonds C. Graves' ophthalmopathy in relation to cigarette smoking and ethnic origin. Clin Endocrinol (Oxf) 1992; 36(3): 291–294.

[42] Chen YL, Chang TC, Chen CJ. Influence of smoking on Graves' disease with or without ophthalmopathy and nontoxic nodular goiter in Taiwan. J Formos Med Assoc 1994; 93(1): 40–44.

[43] Hegedius L, Brix TH, Vestergaard P. Relationship between cigarette smoking and Graves' ophthalmopathy. J Endocrinol Invest 2004 March; 27(3): 265–271.

[44] Kimball LE, Kulinskaya E, Brown B, Johnston C, Farid NR. Does smoking increase relapse rates in Graves' disease? J Endocrinol Invest 2002;25(2): 152–157.

[45] Bartalena L, Martino E, Marcocci C, Bogazzi F, Panicucci M, Velluzzi F, Loviselli A, Pinchera A. More on smoking habits and Graves' ophthalmopathy. J Endocrinol Invest 1989; 12(10): 733–737.

[46] Wiersinga WM, Bartalena L. Epidemiology and prevention of Graves' ophthalmopathy. Thyroid 2002; 12(10): 855–860.

[47] Glinoer D, de Nayer P, Bex M. Effects of l-thyroxine administration, TSH-receptor antibodies and smoking on the risk of recurrence in Graves' hyperthyroidism treated with antithyroid drugs: a double-blind prospective randomized study. Eur J Endocrinol 2001; 144(5): 475–483.

[48] Chan D. Cigarette smoking and age-related macular degeneration. Optom Vis Sci 1998; 75(7): 476–484.

[49] Hyman L, Neborsky R. Risk factors for age-related macular degeneration: an update. Curr Opin Ophthalmol 2002; 13(3): 171–175.

[50] Schmidt S, Scott WK, Postel EA et al. Ordered subset linkage analysis supports a susceptibility locus for age-related macular degeneration on chromosome 16p12. BMC Genet 2004; 5(1): 18.

[51] Suner IJ, Espinosa-Heidmann DG, Marin-Castano ME, Hernandez EP, Pereira-Simon S, Cousins SW. Nicotine increases size and severity of experimental choroidal neovascularization. Invest Ophthalmol Vis Sci 2004; 45(1): 311–317.

[52] Smith W, Assink J, Klein R, Mitchell P, Klaver CC, Klein BE, Hofman A, Jensen S, Wang JJ, de Jong PT. Risk factors for age-related macular degeneration: Pooled findings from three continents. Ophthalmology 2001; 108(4): 697–704.

[53] Risk factors for neovascular age-related macular degeneration. The Eye Disease Case-Control Study Group. Arch Ophthalmol 1992; 110(12): 1701–1708.

[54] Klein R, Klein BE, Linton KL, DeMets DL. The Beaver Dam Eye Study: the relation of age-related maculopathy to smoking. Am J Epidemiol 1993; 137(2): 190–200.

[55] Hammond BR Jr, Wooten BR, Snodderly DM. Cigarette smoking and retinal carotenoids: implications for age-related macular degeneration. Vision Res 1996; 36(18): 3003–3009.

[56] Vingerling JR, Hofman A, Grobbee DE, de Jong PT. Age-related macular degeneration and smoking. The Rotterdam Study. Arch Ophthalmol 1996; 114(10): 1193–1196.

[57] Seddon JM, Willett WC, Speizer FE, Hankinson SE. A prospective study of cigarette smoking and age-related macular degeneration in women. JAMA 1996; 276(14): 1141–1146.

[58] Klein R, Klein BE, Moss SE. Relation of smoking to the incidence of age-related maculopathy. The Beaver Dam Eye Study. Am J Epidemiol 1998; 147(2): 103–110.

[59] Christen WG, Glynn RJ, Manson JE, Ajani UA, Buring JE. A prospective study of cigarette smoking and risk of age-related macular degeneration in men. JAMA 1996; 276(14): 1147–1151.

[60] Tamakoshi A, Yuzawa M, Matsui M, Uyama M, Fujiwara NK, Ohno Y. Smoking and neovascular form of age related macular degeneration in late middle aged males: findings from a case-control study in Japan. Research Committee on Chorioretinal Degenerations. Br J Ophthalmol 1997; 81(10): 901–904.

[61] Tsao K, Aitken PA, Johns DR. Smoking as an aetiological factor in a pedigree with Leber's hereditary optic neuropathy. Br J Ophthalmol 1999; 83(5): 577–581.

[62] Fan BJ, Leung YF, Wang N, Lam SC, Liu Y, Tam OS, Pang CP. Genetic and environmental risk factors for primary open-angle glaucoma. Chin Med J (Engl) 2004; 117(5): 706–710.

[63] Bonovas S, Filioussi K, Tsantes A, Peponis V. Epidemiological association between cigarette smoking and primary open-angle glaucoma: a meta-analysis. Public Health 2004; 118(4): 256–261.

[64] Wilson MR, Hertzmark E, Walker AM, Childs-Shaw K, Epstein DL. A case-control study of risk factors in open angle glaucoma. Arch Ophthalmol 1987; 105(8): 1066–1071.

[65] Rojanapongpun P, Drance SM. The effects of nicotine on the blood flow of the ophthalmic artery and the finger circulation. Graefes Arch Clin Exp Ophthalmol 1993; 231(7): 371–374.

[66] Kang JH, Pasquale LR, Rosner BA, Willett WC, Egan KM, Faberowski N, Hankinson SE. Prospective study of cigarette smoking and the risk of primary open-angle glaucoma. Arch Ophthalmol 2003; 121(12): 1762–1768.

[67] Quigley HA, West SK, Rodriguez J, Munoz B, Klein R, Snyder R. The prevalence of glaucoma in a population-based study of Hispanic subjects: Proyecto VER. Arch Ophthalmol 2001; 119(12): 1819–1826.

[68] Hakim RB, Tielsch JM. Maternal cigarette smoking during pregnancy. A risk factor for childhood strabismus. Arch Ophthalmol 1992; 110(10): 1459–1462.

[69] Wojno TH. The association between cigarette smoking and basal cell carcinoma of the eyelids in women. Ophthal Plast Reconstr Surg 1999; 15(6): 390–392.

[70] Egan KM, Gragoudas ES, Seddon JM, Walsh SM. Smoking and the risk of early metastases from uveal melanoma. Ophthalmology 1992; 99(4): 537–541.

[71] Austin KL, Palmer JR, Seddon JM, Glynn RJ, Rosenberg L, Gragoudas ES, Kaufman DW, Shapiro S. Case-control study of idiopathic retinal detachment. Int J Epidemiol 1990; 19(4): 1045–1050.

[72] Harkrider AW, Hedrick MS. Acute effect of nicotine on auditory gating in smokers and non-smokers. Hear Res 2005; 202(1–2): 114–128.

[73] Hesch RD. Therapeutic considerations in vascular diseases of the inner ear. HNO 1982; 30(10): 365–374.

[74] Friedrich G. Etiology and pathogenesis of sudden deafness. Laryngol Rhinol Otol (Stuttg) 1985; 64(2): 62–66.

[75] Barone JA, Peters JM, Garabrant DH, Bernstein L, Krebsbach R. Smoking as a risk factor in noise-induced hearing loss. J Occup Med 1987; 29(9): 741–745.

[76] Cruickshanks KJ, Klein R, Klein BE, Wiley TL, Nondahl DM, Tweed TS. Cigarette smoking and hearing loss: the epidemiology of hearing loss study. JAMA 1998; 279(21): 1715–1719.

[77] Cunningham DR, Vise LK, Jones LA. Influence of cigarette smoking on extra-high-frequency auditory thresholds. Ear Hear 1983; 4(3): 162–165.

[78] Nakanishi N, Okamoto M, Nakamura K, Suzuki K, Tatara K. Cigarette smoking and risk for hearing impairment: a longitudinal study in Japanese male office workers. J Occup Environ Med 2000; 42(11): 1045–1049.

[79] Nondahl DM, Cruickshanks KJ, Dalton DS, Schubert CR, Klein BE, Klein R, Tweed TS. Serum cotinine level and incident hearing loss: a case-control study. Arch Otolaryngol Head Neck Surg 2004; 130(11): 1260–1264.

[80] Palmer KT, Griffin MJ, Syddall HE, Coggon D. Cigarette smoking, occupational exposure to noise, and self reported hearing difficulties. Occup Environ Med 2004; 61(4): 340–344.

[81] Uchida Y, Nakashimat T, Ando F, Niino N, Shimokata H. Is there a relevant effect of noise and smoking on hearing? A population-based aging study. Int J Audiol 2005; 44(2): 86–91.

[82] Nomura K, Nakao M, Yano E. Hearing loss associated with smoking and occupational noise exposure in a Japanese metal working company. Int Arch Occup Environ Health 2005; 78(3): 178–184.

[83] Onal K, Uguz MZ, Kazikdas KC, Gursoy ST, Gokce H. A multivariate analysis of otological, surgical and patient-related factors in determining success in myringoplasty. Clin Otolaryngol 2005; 30(2): 115–120.

[84] Murphy C, Schubert CR, Cruickshanks KJ, Klein BE, Klein R, Nondahl DM. Prevalence of olfactory impairment in older adults. JAMA 2002; 288(18): 2307–2312.

[85] Sugiyama K, Matsuda T, Kondo H, Mitsuya S, Hashiba M, Murakami S, Baba S. Postoperative olfaction in chronic sinusitis: smokers versus nonsmokers. Ann Otol Rhinol Laryngol 2002; 111(11): 1054–1058.

[86] Haustein KO, Voigt M, Haustein H, Meigen C. Die Behandlung der Tabakabhängigkeit mit Nikotin – Erfahrungen aus dem Raucherberatungszentrum Erfurt. Z Allg Med 2004; 80(4): 108–112.

[87] Nageris B, Braverman I, Hadar T, Hansen MC, Frenkiel S. Effects of passive smoking on odour identification in children. J Otolaryngol 2001 October; 30(5): 263–265.

[88] Nageris B, Hadar T, Hansen MC. The effects of passive smoking on olfaction in children. Rev Laryngol Otol Rhinol (Bord) 2002; 123(2): 89–91.

8.3 Zahnbereich und Mundhöhle

Über den Zusammenhang zwischen Tabakrauchen und der oralen Gesundheit berichtete 2003 eine Arbeitsgruppe der Europäischen Union. In diesem Dokument wurden zahlreiche Aspekte ausführlich dargestellt [1]. Demnach führt Tabakkonsum (z. B. auch Kautabak) zu Irritationen der Schleimhäute, da diese mit einer Vielzahl von Chemikalien in Berührung kommen. Betroffen sind neben dem Kauapparat die Lippen, die Zunge und der gesamte Schleimhautbereich der Mundhöhle. Beachtlich ist, dass sich in den letzten zehn Jahren die Zahnärzte verstärkt für die Raucherschäden in ihrem Bereich interessieren. Die Veränderungen im Bronchialtrakt und in den Lungen einschließlich Kehlkopf werden in Kapitel 6 besprochen.

8.3.1 Zahn- und Gingivabereich

Zigarettenrauchen führt zu Veränderungen in der Mundhöhle, so z. B. an der Schleimhaut in Form einer Gingivitis [2, 3], und zum gehäuften Zahnverlust [2, 4–6]. Des Weiteren kommt es bei Rauchern verglichen mit Nichtrauchern zu stärkeren Furkationsdefekten an den Molaren, die mit einem Rückgang der Gingiva und des Attachements der Zähne verbunden sind [7].

Immer wieder wurde die Frage einer Durchblutungsänderung der Gingiva als Ausgangspunkt für weitere Schleimhautschäden unter dem Rauchen diskutiert. Im Akutversuch induzierte Rauchen eine leichte Hyperämie im gingivalen Bereich wie auch an der Stirn, während im Bereich des Daumens ein vasokonstriktorischer Effekt beobachtet wurde [8] (Abb. 8.2). Inwieweit Rauchen die Durchblutung der Gingiva unter Langzeitbedingungen verändert, bleibt Spekulation [8]. Die Sulkustiefe nimmt durch das Rauchen zu, wie in mehreren Studien nachgewiesen werden konnte [9, 10]. Einer weiteren Untersuchung zufolge waren Blutungen in diesem Bereich bei Rauchern seltener als bei Nichtrauchern (OR 0,56; 95% CI 0,45–0,70 vs. OR 5,7; 95% CI 4,3–7,6) [11], wobei es keine Unterschiede zwischen dem Ober- und Unterkieferbereich gab. Untersuchungen an 304 jungen Kaukasiern wiesen deutliche Unterschiede im Verhalten von Plaqueindex, Blutungsindex, Sondierungstiefe und Stützgewebeverlust bei Rauchern im Vergleich zu Nichtrauchern auf [12] (Tabelle 8.8). Folglich lassen sich aus diesen Veränderungen erhebliche Konsequenzen für die Zahngesundheit ableiten.

Erkrankungen des Periodonts treten unverhältnismäßig häufig bei Rauchern auf [13–16]. In den USA sind 80% dieser Erkrankungen bei Erwachsenen mit dem Rauchen in Zusammenhang zu bringen [17]. Für die entzündlichen Reaktionsabläufe ist die tabakrauchassoziierte Steigerung von Interleukinen (IL-1β, IL-6, IL-8) bei frühzeitigem Rauchbeginn bedeutsam, während der IL-4-Spiegel signifikant gesenkt wird [18]. Die akute ulzeröse Gingivitis ist seit über 50 Jahren als Folge des Rauchens bekannt [2]. Einerseits stehen dabei lokale Schäden durch Teerkondensat und andere Abrauchprodukte, andererseits die Förderung der Plaquebildung durch bakterielle Besiedlung im Vordergrund [19]. Eine Vielzahl von dabei ablaufenden Prozessen ist noch ungeklärt. Gesichert ist aber im Sinne einer verminderten Ab-

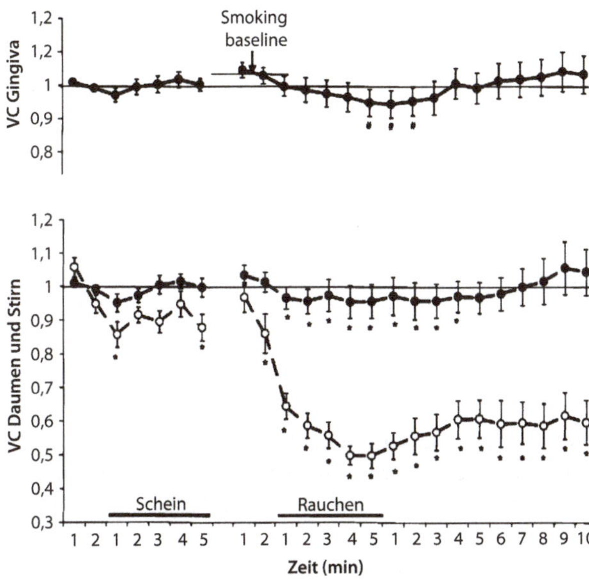

Abb. 8.2. Der Einfluss des Rauchs einer Zigarette auf den Blutfluss in der Gingiva *(oben)* im Vergleich zur Stirn und zum Daumen *(unten)*. Dem Rauchen wurde eine Sitzung des Scheinrauchens (nicht angezündete Zigarette) vorgeschaltet. Signifikante Unterschiede zwischen den Kurven der Gefäßleitung („vascular conductance", VC) sind mit * markiert [8]. Mittelwerte (n = 13), SD, p < 0,05

Tabelle 8.8. Indikatoren für den oralen Gesundheitszustand bei Rauchern und Nichtrauchern. Die statistischen Berechnungen wurden mit dem ANOVA-Test durchgeführt [12]

Indikator	Raucher	Nichtraucher	Signifikanz (p)
Plaqueindex	27,19 ± 15,93	35,78 ± 12,17	< 0,0001
Blutungsindex	40,17 ± 9,46	44,67 ± 6,53	< 0,0001
Sondierungstiefe	1,68 ± 0,49	1,56 ± 0,36	< 0,049
Stützgewebeverlust	1,82 ± 0,44	1,64 ± 0,32	< 0,001

wehr, dass Raucher einen verminderten IgA- und IgG-Antikörper-Gehalt im Speichel aufweisen [20]. Darüber hinaus soll Nikotin die Proliferation von Osteoblasten in vitro hemmen [4, 21] und die Durchblutung des Zahnfleisch mindern [4, 22], was aber durch weitere Untersuchungen belegt werden müsste.

Für das Auftreten von entzündlichen Gingivaveränderungen gewinnt die bakterielle Besiedlung zunehmendes Interesse. In einer umfassenden Studie wurden in der Mundhöhle von Rauchern zahlreiche Bakterienstämme nachgewiesen, wobei sich das Spektrum der Erreger zu dem von Nichtrauchern unterschied, verursacht durch eine stärkere Kolonisation in den größeren Gingivataschen (>4 mm) der Raucher. Dabei war der Oberkiefer- mehr als der Unterkieferbereich betroffen [23].

Wird das periodontale Ligament nach einer frischen Zahnextraktion untersucht, findet sich in vitro eine verminderte Adhäsionskapazität bei Rauchern im Vergleich zu Nichtrauchern, was auf eine deutlich verzögerte Regeneration des Periodonts hinweist [24]. Bei Erwachsenen ist die Elastaseaktivität des Speichels bei vorliegender Periodontitis signifikant gesteigert, bei Rauchern allerdings deutlich herabgesetzt [25]. Ob sich aus diesem Befund Beziehungen zu den Veränderungen des Halteapparates ergeben, muss in künftigen Arbeiten geklärt werden. Raucherinnen in der Postmenopause verlieren bei vorliegender Periodontitis zu größeren Anteilen Knochensubstanz im Alveolarbereich mit gleichzeitiger Abnahme der Knochendichte als Nichtraucherinnen mit dem gleichen Erkrankungsmuster der Zähne [26].

Ex-vivo-Untersuchungen an frisch entnommenen Fibroblasten aus gesundem Gingivagewebe ergaben einen Wachstumsstillstand unter Acrolein und Acetaldehyd, zwei im Tabakrauch enthaltenen Stoffen [27]. Mithilfe der Immunfluoreszenz wurde das Zytoskelett (Tubulin, Actin, Vimentinfilamente) der Zellen untersucht, wobei es durch beide Stoffe zu einer dosisabhängigen Hemmung der Adhäsion und Lebensfähigkeit dieser Zellen kam. Die Zellstruktur wurde im Sinne eines zytotoxischen Effektes zerstört [27].

Gesichert ist bei Rauchern die vermehrte Zahnsteinbildung [28], die zur erhöhten bakteriellen Besiedlung der Mundhöhle und im Gingivabereich mit allen ihren Folgen führt [22].

Rauchen begünstigt die Verfärbung der Zähne und Abrasionsvorgänge, insbesondere bei Pfeifenrauchern oder Nutzern von Kautabak. Letztlich führen derartige Veränderungen zusammen mit Zahnverlust zu Okklusionsstörungen [29]. Verfärbungen der Zähne wurden bei Rauchern objektiviert und diese waren selbst mit den Zahnveränderungen unzufrieden [30]. Diese Verhältnisse sind in den USA häufiger als in Europa anzutreffen, zumal dort 10–16 Mio. US-Amerikaner „smokeless tobacco" konsumieren [31], um das Rauchen von Zigaretten zu umgehen. An Kindern bewirkt der mütterliche Rauch (Passivrauchen) eine Risikoerhöhung für die Ausbildung kariöser Veränderungen am kindlichen Gebiss, wie ein Vergleich mit nichtexponierten Kindern zeigte (OR 1,54 vs. 1,06; $p < 0,05$) [32].

8.3.2 Mundhöhle

Dem Speichel von Rauchern wird in jüngster Zeit besondere Beachtung geschenkt, da er über kanzerogene Potenzen verfügen soll. Lymphozyten aus menschlichem Blut wurden mit dem Speichel von Rauchern inkubiert und nur 15% der Zellen überlebten 80 min, was möglicherweise auf die Anwesenheit von Acrolein oder Crotonaldehyd zurückzuführen ist [33]. Die Hypothese von der Krebs erzeugenden Wirkung des Speichels wurde durch Untersuchungen über das Redoxpotenzial des Speichels von Rauchern ergänzt. Eisenionen des Speichels katalysieren die Reduktion von H_2O_2 zu O_2^--Radikalen im Sinne der Haber-Weiss-Reaktion, die dann zu reaktiven OH^--Radikalen umgewandelt werden [34]. Der in der Mundhöhle nachweisbaren Peroxidase kommt bei antioxidativen Prozessen eine besondere Bedeutung zu. Bereits das Rauchen einer Zigarette führt zu einer deutlichen Aktivitätsabnahme des Enzyms um 42,5%, die 30 min später mit dem kontinuierlichen Speichelfluss ausgeglichen wird [35]. Bei einem Zigarettenverbrauch von 20 Zigaretten pro Tag sinkt die Enzymaktivität erheblich, sodass kein Schutz gegenüber den schädlichen Wirkungen von Thiocyanat- und OH-Radikalen gegenüber Metallionen mit erheblichem Redoxpotenzial besteht [35, 36]. Auch die Aktivität der Laktatdehydrogenase, Aspartataminotransferase und Amylase wird neben dem Glutathiongehalt des Speichels durch Zigarettenrauch reduziert, sodass damit auch der Schutz gegenüber der Radikalenbildung im Mundbereich geringer ist [37].

Eine italienische Studie zeigte, dass nahezu 51% der Raucher eine weitgehend belegte Zunge besitzen ($p < 0{,}0001$), was möglicherweise auch der mangelnden Mundhygiene angelastet werden kann [38]. Bei Rauchern kann eine Melanose der Zunge (schwarze Haarzunge) und der Mundschleimhaut als Folge einer Pigmentierung basaler Keratinozyten auftreten [29]. Diese Veränderungen sind bei Rauchstopp reversibel. Pfeifenraucher weisen als Folge der thermischen Schäden des Rauchs oft eine Stomatitis oder Leucokeratitis palatii auf [23], die selten in eine Präkanzerose übergeht.

Ein typisches Beispiel war Sigmund Freud, der bei einem täglichen Zigarrenkonsum von 20 Stück über 13 Jahre unter Leukoplakien und Karzinomrezidiven im Mundbereich litt und deswegen auch mehrfach operiert werden musste. Er rauchte trotz Tragen einer Ober- und Unterkieferteilprothese unverändert bis zu seinem Tode weiter.

8.3.3 Karzinome der Lippen und Mundhöhle

Über neun Zehntel der Mundhöhlenkarzinome bei Männern und sechs Zehntel der Karzinome bei Frauen werden durch das Rauchen verursacht. Alkohol ist als ein noch stärkerer zusätzlicher Risikofaktor bekannt [15]. Gegenüber Nichtrauchern stieg das relative Risiko bei Rauchern auf das 2- bis 18-Fache [4, 22, 39], wobei eine Abhängigkeit von der Zahl der täglich gerauchten Zigaretten bestand [40]. Eine Studie an 57 kubanischen Raucherinnen mit Karzinomen des Mundbereichs und Pharynx sowie 200 Nichtraucherinnen zeigte, dass das Risiko für ein solches Karzinom erheblich erhöht ist, wenn >30 cpd (OR 20,8; 95% CI 8,9–48,3) bzw. 4 Zigarren täglich (OR 20,5) geraucht werden [41]. In einer aus Südspanien stammenden Studie wurde als zusätzliche Noxe die Insolation bei der Entstehung des Lippenkarzinoms betrachtet. Fortgesetztes Rauchen und langzeitiger Alkoholkonsum steigerten das Risiko erheblich (OR 23,6; 95% CI 3,9–142,0), wobei die (frühzeitige) Sonnenexposition vor allem bei Arbeiten im Freien ebenfalls zu dieser Risikoerhöhung beitrug (OR 11,9; 95% CI 1,3–108,9) [42].

Bei Rauchern von Bidi-Zigaretten war das Karzinomrisiko sehr viel deutlicher nachzuweisen als bei Zigarettenrauchern (OR 3,1; 95% CI 2,0–5,0 vs. OR 1,1; 95% CI 0,7–1,8) oder Nichtrauchern [43].

Epitheliale Atypien wurden zu einem großen Anteil bei Rauchern und Toombak-Verbrauchern unter einer Auswahl von Afrikanern ($n = 400$) beobachtet, wobei die Zahl der Abhängigen bei den Rauchern noch über denen der Schnupftabaknutzer lag (OR 4,0; 95% CI 1,2–12,3 vs. OR 3,0; 95% CI 0,91–9,7) [44]. Schuppige Zellen sind bei Cannabis-Konsumenten häufiger als bei Rauchern anzutreffen [45]. Darüber hinaus lässt sich bei starken Rauchern eine P53-Überexpression mit dysplastischen Zellveränderungen im Mundschleimhautbereich beobachten [46]. Orale Leukoplakien treten bekanntermaßen bei Rauchern gehäuft auf, wobei sogar eine dosisabhängige Korrelation mit den täglich gerauchten Zigaretten nachzuweisen war [47].

Auf genetischer Ebene scheint es Assoziationen zwischen der Entwicklung von Karzinomen der Mundhöhle und den Glutathion-S-Transferase- (GST-)Polymorphismen zu geben (s. auch Kap. 5) [48].

Bereits wenige Jahre nach einem Rauchstopp sinkt das Risiko einer Tumorgenese [49], und zwar um 50% nach 3- bis 5-jähriger Rauchpause [40].

Der Effekt einer Röntgenbestrahlung derartiger Tumoren wird erheblich verringert, wenn die Patienten das Rauchen auch dann nicht aufgeben [50].

Die Ursachen für die Kanzerogenesse sind in dem durch Alkohol und Zigarettenrauch entstehenden Acetaldehyd zu suchen [51]. Der Zusammenhang zwischen Alkoholabusus und Krebsrisiko wird in Abschnitt 6.6 näher erläutert.

Literatur

[1] Allard R, Angelopoulos AP, Ainami A et al. Tobacco and oral health. Stomatologie 2003; 100(4): 79–86.

[2] Johnson GK, Slach NA. Impact of tobacco use on periodontal status. J Dent Educ2001; 65(4): 313–321.

[3] Pindborg J. Tobacco and gingivitis: II. Correlation between consumption of tobacco, ulceromembranous gingivitis and calculus. J Dent Res 1949; 28: 460–463.

[4] Ahlqwist M, Bengtsson C, Hollender L, Lapidus L, Osterberg T. Smoking habits and tooth loss in Swedish women. Community Dent Oral Epidemiol 1989; 17(3): 144–147.

[5] Holm G. Smoking as an additional risk for tooth loss. J Periodontol 1994; 65(11): 996–1001.

[6] Osterberg T, Mellstrom D. Tobacco smoking: a major risk factor for loss of teeth in three 70-year-old cohorts. Community Dent Oral Epidemiol 1986; 14(6): 367–370.

[7] Kerdvongbundit V, Wikesjo UM. Effect of smoking on periodontal health in molar teeth. J Periodontol 2000; 71(3): 433–437.

[8] Mavropoulos A, Aars H, Brodin P. Hyperaemic response to cigarette smoking in healthy gingiva. J Clin Periodontol 2003; 30(3): 214–221.

[9] Susin C, Valle P, Oppermann RV, Haugejorden O, Albandar JM. Occurrence and risk indicators of increased probing depth in an adult Brazilian population. J Clin Periodontol 2005; 32(2): 123–129.

[10] Van der Weijden GA, Timmerman MF. A systematic review on the clinical efficacy of subgingival debridement in the treatment of chronic periodontitis. J Clin Periodontol 2002; 29 (Suppl 3): 55–71.

[11] Dietrich T, Bernimoulin JP, Glynn RJ. The effect of cigarette smoking on gingival bleeding. J Periodontol 2004; 75(1): 16–22.

[12] Machuca G, Rosales I, Lacalle JR, Machuca C, Bullon P. Effect of cigarette smoking on periodontal status of healthy young adults. J Periodontol 2000; 71(1): 73–78.

[13] Bartecchi CE, MacKenzie TD, Schrier RW. The human costs of tobacco use (1). N Engl J Med 1994; 330(13): 907–912.

[14] Locker D, Leake JL. Risk indicators and risk markers for periodontal disease experience in older adults living independently in Ontario, Canada. J Dent Res 1993; 72(1): 9–17.

[15] Mecklenburg RE, Greenspan D, Kleinuran DV. Tobacco effects in the mouth: A National Cancer Institute and National Institute of Dental Research Guide for Health Professionals. Washington, National Cancer Institute, NIH Publication No 92-3330, 1992.

[16] Reducing the health consequences of smoking: 25 years of progress: A report of the Surgeon General: executive summary. Rockville: Department of Health and Human Services, 1989.

[17] U.S. Public Health Service. National Institute of Dental Research (NIDR). Oral health of United States adults: national findings. Bethesda, MD: NIDR, 1987.

[18] Kamma JJ, Giannopoulou C, Vasdekis VG, Mombelli A. Cytokine profile in gingival crevicular fluid of aggressive periodontitis: influence of smoking and stress. J Clin Periodontol 2004; 31(10): 894–902.

[19] Kenney EB, Kraal JH, Saxe SR, Jones J. The effect of cigarette smoke on human oral polymorphonuclear leukocytes. J Periodontal Res 1977; 12(4): 227–234.

[20] De Stefani E, Oreggia F, Rivero S, Fierro L. Hand-rolled cigarette smoking and risk of cancer of the mouth, pharynx, and larynx. Cancer 1992; 70(3): 679–682.

[21] Fang MA, Frost PJ, Iida-Klein A, Hahn TJ. Effects of nicotine on cellular function in UMR 106-01 osteoblast-like cells. Bone 1991; 12(4): 283–286.

[22] Clarke NG, Shephard BC, Hirsch RS. The effects of intra-arterial epinephrine and nicotine on gingival circulation. Oral Surg Oral Med Oral Pathol 1981; 52(6): 577–582.

[23] Haffajee AD, Socransky SS. Relationship of cigarette smoking to the subgingival microbiota. J Clin Periodontol 2001; 28(5): 377–388.

[24] Gamal AY, Bayomy MM. Effect of cigarette smoking on human PDL fibroblasts attachment to periodontally involved root surfaces in vitro. J Clin Periodontol 2002; 29(8): 763–770.

[25] Pauletto NC, Liede K, Nieminen A, Larjava H, Uitto VJ. Effect of cigarette smoking on oral elastase activity in adult periodontitis patients. J Periodontol 2000; 71(1): 58–62.

[26] Payne JB, Reinhardt RA, Nummikoski PV, Dunning DG, Patil KD. The association of cigarette smoking with alveolar bone loss in postmenopausal females. J Clin Periodontol 2000; 27(9): 658–664.

[27] Poggi P, Rota MT, Boratto R. The volatile fraction of cigarette smoke induces alterations in the human gingival fibroblast cytoskeleton. J Periodontal Res 2002; 37(3): 230–235.

[28] Tobacco use and the periodontal patient. J Periodontol 1996; 67(1): 51–56.

[29] Regazi J, Scuibba J. Oral pathology: clinical-pathologic correlations, 2nd edn. Philadelphia: W.B. Saunders, 1993, pp 162–163.

[30] Alkhatib MN, Holt RD, Bedi R. Smoking and tooth discoloration: findings from a national cross-sectional study. BMC Public Health 2005; 5(1): 27.

[31] McGowan J, Ship J. Fighting the use of smokeless tobacco. J Pract Hygiene 1996; 5: 29–32.

[32] Williams SA, Kwan SY, Parsons S. Parental smoking practices and caries experience in preschool children. Caries Res 2000; 34(2): 117–122.

[33] Hasnis E, Reznick AZ, Pollack S, Klein Y, Nagler RM. Synergistic effect of cigarette smoke and saliva on lymphocytes – the mediatory role of volatile aldehydes and redox active iron and the possible implications for oral cancer. Int J Biochem Cell Biol 2004; 36(5): 826–839.

[34] Hershkovich O, Oliva J, Nagler RM. Lethal synergistic effect of cigarette smoke and saliva in an in vitro model: does saliva have a role in the development of oral cancer? Eur J Cancer 2004; 40(11): 1760–1767.

[35] Reznick AZ, Klein I, Eiserich JP, Cross CE, Nagler RM. Inhibition of oral peroxidase activity by cigarette smoke: in vivo and in vitro studies. Free Radic Biol Med 2003; 34(3): 377–384.

[36] Reznick AZ, Hershkovich O, Nagler RM. Saliva – a pivotal player in the pathogenesis of oropharyngeal cancer. Br J Cancer 2004; 91(1): 111–118.

[37] Zappacosta B, Persichilli S, Mordente A, Minucci A, Lazzaro D, Meucci E, Giardina B. Inhibition of salivary enzymes by cigarette smoke and the protective role of glutathione. Hum Exp Toxicol 2002; 21(1): 7–11.

[38] Campisi G, Margiotta V. Oral mucosal lesions and risk habits among men in an Italian study population. J Oral Pathol Med 2001; 30(1): 22–28.

[39] U.S. Department of Health and Human Services. The Health consequences of smoking: cancer. A report of the Surgeon General. U.S. Department of Health and Human Services, Public Health Service, Assistant Secretary for Health, Office on Smoking and Health, 1982.

[40] Blot WJ, McLaughlin JK, Winn DM, Austin DF, Greenberg RS, Preston-Martin S, Bernstein L, Schoenberg JB, Stemhagen A, Fraumeni JF Jr. Smoking and drinking in relation to oral and pharyngeal cancer. Cancer Res 1988; 48(11): 3282–3287.

[41] Garrote LF, Herrero R, Reyes RM, Vaccarella S, Anta JL, Ferbeye L, Munoz N, Franceschi S. Risk factors for cancer of the oral cavity and oro-pharynx in Cuba. Br J Cancer 2001; 85(1): 46–54.

[42] Perea-Milla LE, Minarro-Del Moral RM, Martinez-Garcia C, Zanetti R, Rosso S, Serrano S, Aneiros JF, Jimenez-Puente A, Redondo M. Lifestyles, environmental and phenotypic factors associated with lip cancer: a case-control study in southern Spain. Br J Cancer 2003; 88(11): 1702–1707.

[43] Rahman M, Sakamoto J, Fukui T. Bidi smoking and oral cancer: a meta-analysis. Int J Cancer 2003; 106(4): 600–604.

[44] Ahmed HG, Idris AM, Ibrahim SO. Study of oral epithelial atypia among Sudanese tobacco users by exfoliative cytology. Anticancer Res 2003; 23(2C): 1943–1949.

[45] Darling MR, Learmonth GM, Arendorf TM. Oral cytology in cannabis smokers. SADJ 2002; 57(4): 132–135.

[46] Ayan N, Ayan I, Alatli C, Guler SD, Dalkilic C, Cinar F, Dogan O. P53 overexpression in normal oral mucosa of heavy smokers. J Exp Clin Cancer Res 2000; 19(4): 525–529.

[47] Banoczy J, Gintner Z, Dombi C. Tobacco use and oral leukoplakia. J Dent Educ 2001; 65(4): 322–327.

[48] Buch SC, Notani PN, Bhisey RA. Polymorphism at GSTM1, GSTM3 and GSTT1 gene loci and susceptibility to oral cancer in an Indian population. Carcinogenesis 2002 May; 23(5): 803–807.

[49] Fletcher C, Peto R, Tinker C. The natural history of chronic bronchitis and emphesema. Oxford: University Press, 1976.

[50] Browman GP, Wong G, Hodson I, Sathya J, Russell R, McAlpine L, Skingley P, Levine MN. Influence of cigarette smoking on the efficacy of radiation therapy in head and neck cancer. N Engl J Med 1993; 328(3): 159–163.

[51] Homann N, Tillonen J, Meurman JH, Rintamaki H, Lindqvist C, Rautio M, Jousimies-Somer H, Salaspuro M. Increased salivary acetaldehyde levels in heavy drinkers and smokers: a microbiological approach to oral cavity cancer. Carcinogenesis 2000; 21(4): 663–668.

8.4 Endokrine Drüsen und Lipidstoffwechsel

Nachfolgend werden unter der Rubrik „Endokrinium" nur die Schilddrüse und der Inselapparat besprochen, die Sexualhormone produzierenden Drüsen sind dem Abschnitt Urogenitaltrakt (8.6) zugeordnet.

8.4.1 Schilddrüse

Schon vor über 10 Jahren wurde empfohlen, bei Schilddrüsenerkrankungen das Rauchen einzustellen [1]. Ebenso kam es zu negativen Auswirkungen auf die fetale (kindliche) Schilddrüse durch die rauchende Mutter bzw. durch das Passivrauchen. Die Ergebnisse einer dänischen Studie in zwei unterschiedlich ausgeprägten Iodmangelgebieten machen die Unterschiede zwischen Nichtrauchern und Rauchern deutlich [2] (Abb. 8.3).

Das Tabakrauchen bewirkt an der Schilddrüse

- eine Wachstumshemmung der Thyreozyten,
- eine Funktionseinschränkung der Schilddrüse und
- eine Hemmung immunologischer Prozesse, die auch mit der Schilddrüse gekoppelt sind [3].

Sowohl die durch das Rauchen anfallenden [4, 5] als auch durch die Nahrung aufgenommenen Thiocyanate [6] bewirken chemische Reaktionen mit dem Iod, dessen Konzentration dadurch im Organismus reduziert wird. Aber auch andere Inhaltsstoffe des Tabakrauchs werden als schädigende Agenzien diskutiert [7–10].

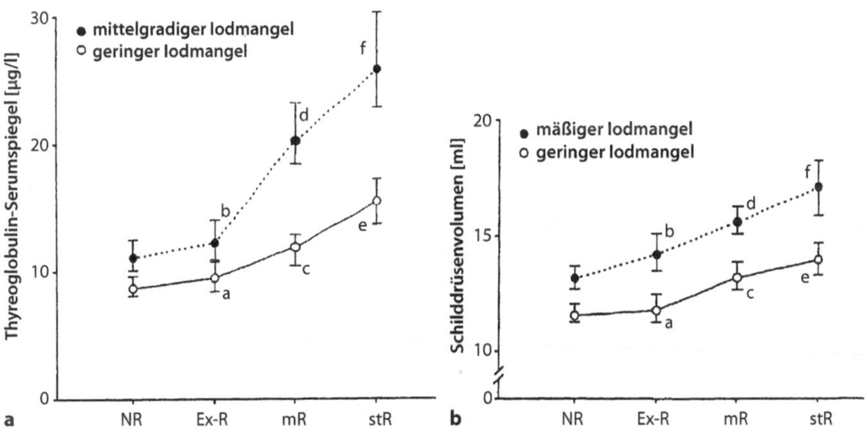

Abb. 8.3. Beziehungen zwischen dem Rauchen und dem Thyreoglobulin-Serumspiegel (**a**) sowie zum Schilddrüsenvolumen (**b**) in zwei dänischen Regionen mit mäßigem und geringem Iodmangel. Angegeben sind die Mittelwerte (95% SD). *NR* Nichtraucher, *Ex-R* Exraucher, *mR* mäßige Raucher, *stR* starke Raucher [105]

Das hormonelle Regulationssystem wird durch das Rauchen gestört. Dabei kommt den Inhaltsstoffen des Tabakrauchs und nicht dem Nikotin eine entscheidende Bedeutung zu [11]. In vorangegangenen Tierversuchen war bereits eine fehlende Beeinflussung der Sekretion von Thyronin (T3), Thyroxin (T4) und Thyreotropin (TSH) nachgewiesen worden [12]. In einer Studie an 1555 Teilnehmern lagen die TSH-Spiegel bei Rauchern deutlich unter denen bei Exrauchern und Nichtrauchern (p = 0,05 bzw. p = 0,01) [13]. Der NHANES-III-Studie zufolge senkt Rauchen die TSH-Sekretion und die Schilddrüsenautoantikörper werden verringert [14].

8.4.1.1 Morbus Basedow

In einer fallkontrollierten Studie an Zwillingen erhöhte Rauchen das Risiko von Schilddrüsenerkrankungen (OR 3,0; 95% CI 1,4–6,6) [15]. Die Schwere der Erkrankung korreliert mit der Anzahl der täglich gerauchten Zigaretten, wobei nach den Daten der Studie die Autoimmunhyperthyreose (M. Basedow) am deutlichsten bei monozygoten Zwillingen auftrat [15]. Dieser Befund wurde durch eine dänische Studie bestätigt [16], der zufolge 28% der Nichtraucher, 43% der Raucher und 29% der Exraucher von einem M. Basedow betroffen waren. In einer Medline-Analyse von 25 Studien wurde diese Beziehung bestätigt, wobei sich ein Zusammenhang von M. Basedow und Rauchern im Vergleich zu Nichtrauchern zeigte (OR 3,3; 95% CI 2,09–5,22); für Exraucher war das Erkrankungsrisiko deutlich reduziert (OR 1,41; 95% CI 0,77–2,58). Ein thyreotoxischer Exophthalmus birgt bei Rauchern ein noch größeres Risiko (OR 4,40; 95% CI 2,88–6,73). Frauen sind mehr betroffen als Männer [17]. Ein Zusammenhang zur Hashimoto-Thyreoiditis und einer postpartalen Schilddrüsendysfunktion wurde festgestellt, während eine Hypothyreose nicht mit dem Raucherstatus korrelierte [17]. Des Weiteren wurde in der SHIP-Studie an über 4300 Erwachsenen unterschiedlichen Alters nachgewiesen, dass Rauchen zusammen mit einem Iodmangel die Ausbildung einer euthyreoten Struma fördert [18].

Rauchende Schwangere sind nach der Geburt des Kindes mehr gefährdet, an einer Post-partum-Thyreoiditis zu erkranken als Nichtraucherinnen, was möglicherweise auf Veränderungen im mütterlichen Immunsystem nach Beendigung der Schwangerschaft zurückzuführen ist [19]. Auf den Einfluss des Tabakrauchens auf die endokrine Orbitopathie wird im Abschnitt 8.2.1.3 hingewiesen.

8.4.1.2 Hypo- und Hyperthyreose

Rauchende Frauen mit subklinischer Hypothyreose haben höhere TSH-Werte als Nichtraucherinnen [20]. Hypothyreosen treten bei Rauchern häufiger als bei Nichtrauchern auf. Die Rezidivgefahr einer Hyperthyreose bei M. Basedow ist für Männer, wenn sie Tabak konsumieren, deutlich erhöht (OR 11,1; 95% CI 1,25–98,5) [21, 22], wobei eine genetische Komponente eine Rolle spielen kann.

8.4.2 Diabetes mellitus

Diabetiker neigen bereits durch ihre Grunderkrankung zu Komplikationen. In den vergangenen 25 Jahren sind zahlreiche mit dem Rauchen im Zusammenhang stehende Befunde veröffentlicht worden, die sowohl den Patienten als auch den behandelnden Arzt „nachdenklich" stimmen sollten, wenn der Patient das Rauchen nicht einstellt. Besonders durch das Rauchen geförderte Komplikationen sind

- zunehmende Insulinresistenz [23],
- geschädigte Glukosetoleranz nach i.v.-Glukosegaben [24],
- Mikroangiopathie der Nieren mit zunehmender Albuminurie und
- zunehmende Progression verschiedener Herz-Kreislauf-Erkrankungen wie Arteriosklerose u. a. an den Koronararterien (koronare Herzkrankheit, Myokardinfarkt, apoplektischer Insult) [25, 26], der Hypertonie [27, 28] und der peripheren arteriellen Verschlusskrankheit [26, 29, 30].

Die Insulinresistenz ihrerseits beeinträchtigt

1. die Freisetzung von freien Fettsäuren und von Glycerin [31],
2. die Verwertbarkeit von Muskelglykogen [31, 32],
3. die zirkulierenden Katecholamine [32],
4. den Laktatspiegel [31, 33] und
5. den insulinabhängigen Glukosestoffwechsel [24, 34].

Ein insulinresistenter Glukosestoffwechsel kann als Voraussetzung für einen Erwachsenendiabetes angesehen werden [24, 35]. Das längerfristige Rauchen von >15 cpd verdoppelt das Risiko für die Ausbildung eines Diabetes im Vergleich zum Nichtrauchen [36]. Es liegt auf der Hand, dass sich die Behandlung des Diabetes mellitus bei Rauchern aufgrund der herabgesetzten Insulinempfindlichkeit schwieriger als bei Nichtrauchern gestaltet. Bei Rauchern erholt sich die Muskulatur nach physischen Belastungen langsamer als bei Nichtrauchern, was auf eine verzögerte Glukoseaufnahme zurückzuführen ist, die mit der verringerten Insulinempfindlichkeit und der Glukosefreisetzung aus Glykogen im Zusammenhang steht [37].

Untersuchungen in den Niederlanden, den USA und aus Japan zufolge gilt Zigarettenrauchen aber auch als Risikofaktor für die Entwicklung eines Diabetes mellitus Typ 2 [36–41], nur eine Kohortenstudie aus Großbritannien bestätigte diese Annahme nicht [42]. Ob ethnische oder methodische Unterschiede (in der Charakterisierung eines Diabetikers) eine Rolle für diese Unterschiede spielen, bleibt offen. Wie aus den in Tabelle 8.9 zusammengefassten Ergebnissen einer Studie an einem großen Patientengut hervorgeht, gibt es eine statistisch gesicherte Beziehung zwischen den Pack years und dem Risiko, einen Typ-2-Diabetes zu entwickeln [65].

Die diabetische Neuropathie war bisher weniger Gegenstand von Untersuchungen im Zusammenhang mit dem Rauchen. Jedoch kommt es bei Diabetikern mit einer autonomen Neuropathie durch das Rauchen zu stärkeren vasokonstriktorischen Reaktionen als bei Diabetikern ohne Neuropathie oder bei einer gesunden Kontrollgruppe [43], vorausgesetzt man akzeptiert die gemessenen Temperatursenkungen als Korrelat für die Durchblutung.

Tabelle 8.9. Angabe des relativen Risikos (RR) für die Ausbildung eines Diabetes mellitus Typ 2 in Abhängigkeit von den Pack years [65]

Pack years	Personenjahre gesamt	Typ-2-Diabetes-Fälle	RR altersadaptiert[b] (95% CI)	RR multivariat[a, c] (95% CI)
0	13266	79	1,00	1,00
0,1–20,0	15132	93	1,12 (0,82–1,69)	1,22 (0,89–1,67)
20,1–30,0	12980	120	1,56 (1,17–1,81)	1,57 (1,16–2,11)
30,1–40,0	5332	47	1,44 (1,00–2,64)	1,55 (1,06–2,26)
>40,0	3854	42	1,69 (1,15–2,49)	1,73 (1,15–2,60)

[a]Berücksichtigt wurden Alter, BMI, Alkoholgenuss, physische Aktivität, Familienanamnese, Nüchternglukosespiegel, Gesamtcholesterin, Triglyzeride, HDL-Cholesterin und Hämatokrit,

[b]p = 0,0008 für den Trend,

[c]p = 0,0008 für den Trend.

Bei Typ-1-Diabetikern, die durch das Rauchen eine frühzeitige Sterblichkeit zeigen [44], treten frühzeitig arteriosklerotische Veränderungen an den großen Gefäßen auf. Im strömenden Blut erhöhen sich die Adhäsionsproteine (CAM), die letztlich die Funktionstüchtigkeit des Endothels beeinflussen und damit das Risiko von Herz-Kreislauf-Erkrankungen fördern [45–47]. Untersuchungen zum Verhalten des zirkulierenden interzellulären Adhäsionsmolekül (cICAM) an rauchenden Typ-1-Diabetikern ohne Makroangiopathie im Vergleich zur gesunden Kontrollgruppe ergaben erhöhte Plasmaspiegel, wobei die Raucher mit >10 cpd die höchsten Plasmaspiegel (+25%) aufwiesen [48].

8.4.2.1 Insulinresistenz

Rauchen beeinflusst die Insulinwirkung sowohl an gesunden Personen [24, 49] als auch an nicht insulinpflichtigen Diabetikern (NIDDM) [50] nachteilig. Darüber hinaus sind nichtdiabetische Raucher verglichen mit Nichtrauchern insulinresistent und weisen eine Hyperinsulinämie auf [51–54]. Raucher zeigen typische Zeichen eines Insulinresistenzsyndroms. Die Abweichungen vom normalen Stoffwechsel sind mit den Rauchgewohnheiten verknüpft [51]. Durch die kompensatorische Hyperinsulinämie wird die Arterioskleroseprogression direkt und indirekt gefördert [55]. Eine Studie an 28 nichtadipösen NIDDM-Rauchern, deren Befunde mit 12 NIDDM-Nichtrauchern verglichen wurden, ergab deutliche Unterschiede bezüglich des Insulinplasmaspiegels und der zirkulierenden C-Peptide. Die Glukoseplasmaspiegel unterschieden sich nicht, als diese Patienten nach Nahrungskarenz einer Glukosebelastung unterzogen wurden (Abb. 8.4). Der einmalige insulinbedingte Glukoseverbrauch war von der Anzahl der gerauchten Zigaretten abhängig (Abb. 8.5). Auch der Nüchternglukosespiegel und Glykohämoglobin (HbA_{1c}) waren

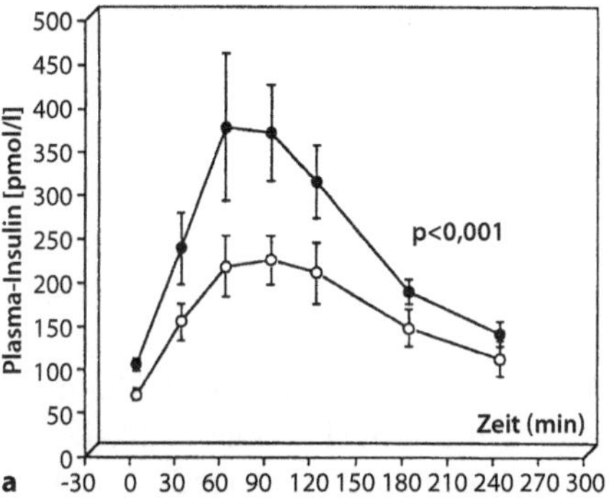

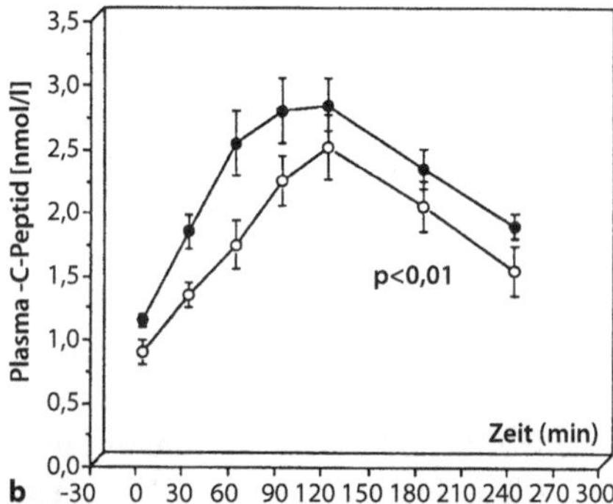

Abb. 8.4. Insulin- (**a**) und C-Peptid-Plasmaspiegel (**b**) bei nüchternen NIDDM-Patienten und Effekt einer oralen Glukosebelastung mit 75 g Glukose [55]. ○ Nichtraucher; ● Raucher

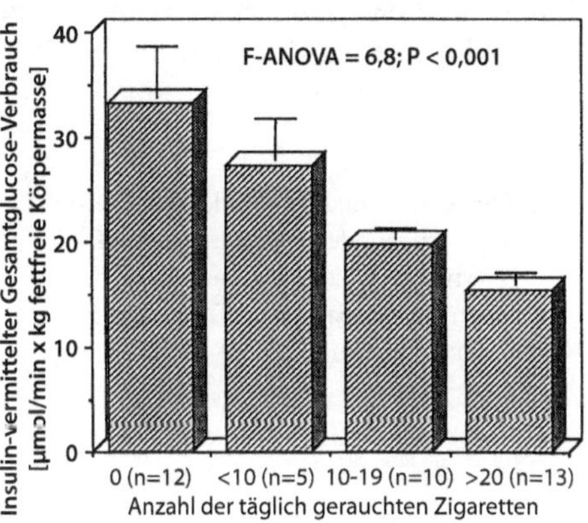

Abb. 8.5. Beziehungen zwischen dem insulinvermittelten Glukoseverbrauch und der Anzahl der gerauchten Zigaretten [55]

bei Rauchern im Vergleich zu Nichtrauchern erhöht [55], was die Bereitschaft dieser Patienten zeigt, häufiger diabetische Komplikationen zu entwickeln [56].

8.4.2.2 *Diabetische Nephropathie*

Die diabetische Retinopathie ist nicht zwingend mit dem Rauchen in Verbindung zu bringen, was kontrovers diskutiert wird (s. Abschn. 8.2.1). Demgegenüber wurde in einer einjährigen prospektiven Studie die Progression der Nephropathie bei 53% der Raucher und bei 33% der Exraucher nachgewiesen, während nur 11% der Nichtraucher ein derartiges Krankheitsbild aufwiesen [57]. Ähnliche Ergebnisse fanden sich bei Rauchern, die ihr Rauchverhalten selbst beurteilten [58].

In zahlreichen Studien ließ sich beobachten, dass das Rauchen die Progression der diabetischen Nephropathie beschleunigt [58–64]. Wie aus Abb. 8.6 zu entnehmen ist, war die Lebenszeit besonders bei rauchenden dialysepflichtigen Diabetikern im Endstadium einer Nephropathie verkürzt [65].

Die diabetische Nephropathie ist vor allem durch eine abnehmende Ausscheidungsfunktion charakterisiert. Diese basiert auf Gefäßschädigungen, die durch den Diabetes mellitus verursacht werden. Zusätzlich beschleunigt ein Nierenschaden bei Typ-2-Diabetikern die Progression der Arteriosklerose, was sich anhand der Intima-Media-Stärke der Arteria carotis beurteilen lässt [66]. Während das Alter und die eingeschränkte Kreatininclearance zu einer Wandverstärkung der Karotiden führen ($p \leq 0{,}001$), beeinflussen die Dauer der diabetischen Erkrankung und der Raucherstatus die Femoralarterie ($p < 0{,}0001$) [66].

Ein erstes Anzeichen für die Nephropathie ist eine einsetzende Mikroalbuminurie [62, 67, 68]. Darüber hinaus tauchen im Plasma vermehrt freie Radikale auf. Die Albuminausscheidung wird bereits bei insulinbehandelten Diabetikern durch die raucherbedingte glomeruläre Hyperfiltration ausgelöst [62], wobei die Filtration mit der Zahl der gerauchten Zigaretten korreliert (Abb. 8.7). Daher ist heute neben dem Koronarsystem die Niere als zweites Risikoorgan für raucherbedingte Schäden zu sehen. Zigarettenrauchen fördert die Progression der Nephropathie sowohl bei Typ-1- als auch Typ-2-Diabetikern [69]. Für die Entstehung einer diabetischen Ne-

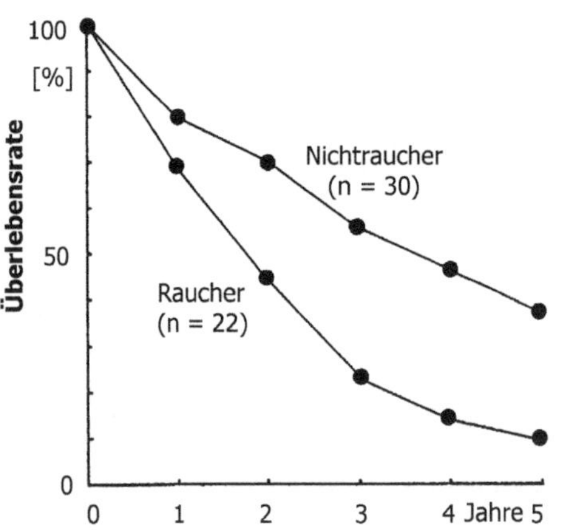

Abb. 8.6. Fünfjahresüberlebensrate von nicht rauchenden und rauchenden Diabetikern, die sich wegen einer fortgeschrittenen Nephropathie der Dialysebehandlung unterziehen mussten [65]

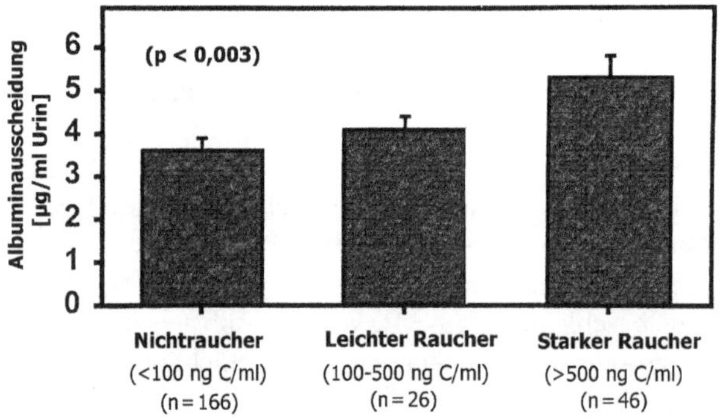

Abb. 8.7. Mittlere nächtliche Albuminausscheidung im Urin bei Typ-1-Diabetikern, klassifiziert nach den Rauchgewohnheiten [67]

phropathie wurden aufgrund von Untersuchungen an 574 40- bis 60-jährigen Patienten, die einen Diabetes mellitus Typ 2 aufwiesen, der leicht erhöhte Blutdruck, das leicht erhöhte Gesamtcholesterin und HbA_{1c} als Risikofaktoren erkannt [70].

Rauchen jugendliche Typ-1-Diabetiker, steigen die Mortalität und die Krankenhauseinweisungen einschließlich der Behandlungstage an. Diese Patienten geben an, sich „schlecht" zu fühlen. Da diese „ungenauen Angaben" der Diabetiker zu ihrem Rauchverhalten zu unsicheren Ergebnissen führen, ist die Kontrolle der Raucher über das Cotinin im Urin sinnvoll [71]. Nach den in Abb. 8.7 dargestellten Ergebnissen korreliert der Raucherstatus von Typ-1-Diabetikern mit dem Grad der renalen Albuminausscheidung, wenn vorangehend eine Zuordnung nach dem ausgeschiedenen Cotinin erfolgt [71].

Bei rauchenden Typ-1-Diabetikern ist der Blutdruck je nach Zahl der gerauchten Zigaretten erhöht [61, 72], jedoch bleiben diese Befunde nicht unwidersprochen [71]. Demgegenüber erwies sich auch das Passivrauchen bei Kindern und Erwachsenen als nachteilig für die Progression des Diabetes mellitus (z. B. Messung von HbA_{1c}) [73].

Insgesamt gesehen kann der Arzt die Diabetiker beider Geschlechter nur ernsthaft ermahnen, das Rauchen aufzugeben, da es nachweislich die Progression der Erkrankung beschleunigt, wie große Studien gezeigt haben [40, 74].

8.4.3 Lipid- und Cholesterinstoffwechsel

Die Höhe des Triglyzerid- und des Gesamtcholesterin-Plasmaspiegels ist besonders von den Ernährungsgewohnheiten, aber auch von genetischen Faktoren, dem Körpergewicht und dem Alkoholkonsum abhängig. Da Exraucher die Ernährung häufig auf vermehrt pflanzliche Kost umstellen, normalisieren sich die Cholesterin- und Lipidwerte unter diesen Ernährungsgewohnheiten [75]. Änderungen der Lebensgewohnheiten, selbst wenn sie über wenige Monate erfolgen, können bei koronaren Risikopatienten zu deutlichen Reaktionen im Vergleich zu Kontrollpatienten führen, wenn die Odds Ratios in Betracht gezogen werden: Fettreduktion (OR 2,15; 95% CI 1,30–3,56), erhöhte körperliche Aktivität (OR 1,89; 95% CI 1,07–3,36) und Rauchstopp (OR 1,77; 95% CI 0,76–4,14) [76].

Raucher wiesen verglichen mit Nichtrauchern in den meisten epidemiologischen Studien [77, 78] erhöhte Triglyzeridkonzentrationen [79] auf, die sich in Langzeitstudien nicht bestätigen ließen [80–83]. Rauchen erhöht das zirkulierende atherogene LDL-Cholesterin über eine beschleunigte Fettumwandlung des HDL-Cholesterins und eine verzögerte Clearance des LDL-Cholesterins aus dem Plasmakompartiment [84]. Allgemein gilt für Raucher ein erhöhtes LDL- und ein erniedrigtes HDL-Cholesterin [79, 85].

In einer neueren Studie, in der die Energieaufnahme und der Grundumsatz bei 205 Frauen und 141 Männern bestimmt wurden, war bei Rauchern im Vergleich zu Nichtrauchern eine höhere Energieaufnahme aus Fett (29 vs. 26%), eine geringere Aufnahme aus Kohlenhydraten (50 vs. 54%) und eine geringere Aufnahme von Ascorbinsäure (11 vs. 16 mg) zu beobachten [86].

Aus einer in Westfalen an mehreren tausend Frauen und Männern durchgeführten epidemiologischen Untersuchung geht hervor, dass ein erniedrigter HDL-Cholesterin-Plasmaspiegel (< 0,907 mmol/l bei Männern, < 1,166 mmol/l bei Frauen) zu etwa 10% häufiger bei Rauchern als bei Exrauchern oder Nichtrauchern zu finden ist [87]. Das HDL-Cholesterin von 166 Zigarettenrauchern war verglichen mit 312 Nichtrauchern erniedrigt (0,76 vs. 0,81 mmol/l), die Triglyzeridspiegel waren erhöht (1,92 vs. 1,71 mmol/l) [88]. Gestiegene Triglyzerid- und Gesamtcholesterinspiegel wurden auch in anderen Studien bei Rauchern im Vergleich zu Nicht- und Exrauchern nachgewiesen [34, 89, 96].

Die in einer Metaanalyse verarbeiteten Studien an Jugendlichen im Alter von 8–19 Jahren ergaben Zusammenhänge der Blutlipid- und Cholesterinfraktionen bei Rauchern und Nichtrauchern; sie weisen in die gleiche Richtung wie die Ergebnisse bei Erwachsenen [77]. Der unter reduziertem Rauchen gemessene Thiocyanatplasmaspiegel als Parameter für das Rauchen korrelierte invers mit dem HDL-Cholesterin, es ergaben sich signifikant inverse Korrelationen mit HDL-Cholesterin und der Hautfaltenstärke, nicht aber mit LDL-Cholesterin und den Triglyzeriden [81]. Je weniger geraucht wurde, desto stärker stieg HDL-Cholesterin an.

Durch das Rauchen während der Schwangerschaft unterschieden sich die verschiedenen Lipidparameter der Neugeborenen rauchender Mütter signifikant von denen der nicht rauchenden:

- erniedrigtes HDL (21 vs. 26 mg/dl),
- erhöhter Gesamtcholesterin/HDL-Cholesterin-Quotient (4,7 vs. 3,7 mmol/l),
- erniedrigtes Apolipoprotein A1 (105 vs. 129 mg/dl) und
- erhöhter ApoB/ApoA1-Quotient (0,44 vs. 0,3).

Bei den Müttern waren die gleichen Veränderungen nachzuweisen [97].

Die deletären Folgen für die Koronarien bei Erwachsenen werden durch die beim Raucher veränderten HDL-Cholesterin- und Apolipoprotein-A1-Werte erklärt [75].

Vorstellungen, mit Antioxidanzien (Ascorbinsäure, α-Tocopherol) den erhöhten, durch das Rauchen ausgelösten Spiegel von oxidiertem LDL zu verringern oder die Superoxid-Anionen-Produktion der Leukozyten blockieren zu können, haben sich verschiedenen Studien zufolge weitgehend nicht erfüllt [98]. Das Gleiche gilt für den Versuch, die erhöhten Plasmaspiegel von löslichem interzellulären Adhäsionsmolekül-1 (sICAM-1) oder die Antikörper gegen oxidiertes LDL zu verringern [99].

Unter einer Entwöhnungsbehandlung mit Nikotinpräparaten bei Aufgabe des Rauchens erhöhen sich die Triglyzeride und das HDL-Cholesterin, während die LDL-Cholesterin-Spiegel sinken [85, 100, 101]. Die Triglyzeridplasmaspiegel nach Rauchstopp wurden unterschiedlich beurteilt: einerseits unveränderte Werte [80, 83, 102, 103] und andererseits Abfall um 17,2% nach 6-wöchigem Rauchstopp [82]. Das Gesamtcholesterin stieg geringfügig (um 2,2%) an [104], das HDL-Cholesterin deutlicher (20–30%) [82, 104]. Das Ausmaß des HDL-Anstiegs korrelierte mit der Art der Diät, wobei eine fettreiche Diät das HDL-Cholesterin schneller steigerte als eine fettarme Kost [104].

Literatur

[1] Cooper DS. Tobacco and Graves' disease. Smoking gun or smoke and mirrors? JAMA 1993; 269; 518–519.

[2] Knudsen N, Bulow I, Laurberg P, Perrild H, Ovesen L, Jorgensen T. High occurrence of thyroid multinodularity and low occurrence of subclinical hypothyroidism among tobacco smokers in a large population study. J Endocrinol 2002; 175(3): 571–576.

[3] Quadbeck B, Eckstein AK, Tews S, Walz M, Hoermann R, Mann K, Gieseler R. Maturation of thyroidal dendritic cells in Graves' disease. Scand J Immunol 2002; 55: 612–620.

[4] Erdogan MF. Thiocyanate overload and thyroid disease. Biofactors 2003; 19(3–4): 107–111.

[5] Hegedus L. Thyroid size determined by ultrasound. Influence of physiological factors and non-thyroidal disease. Dan Med Bull 1990; 37(3): 249–263.

[6] Dorea JG. Maternal thiocyanate and thyroid status during breast-feeding. J Am Coll Nutr 2004; 23(2): 97–101.

[7] Eckstein A, Quadbeck B, Mueller G, Rettenmeier AW, Hoermann R, Mann K, Steuhl P, Esser J. Impact of smoking on the response to treatment of thyroid associated ophthalmopathy. Br J Ophthalmol 2003; 87; 773–776.

[8] Miller LG, Goldstein G, Murphy M, Ginns LC. Reversible alterations in immunoregulatory T cells in smoking. Analysis by monoclonal antibodies and flow cytometry. Chest 1982; 82: 526–529.

[9] Salvi M, Pedrazzoni M, Girasole G, Giuliani N, Minelli R, Wall JR, Roti E. Serum concentrations of proinflammatory cytokines in Graves' disease: effect of treatment, thyroid function, ophthalmopathy and cigarette smoking. Eur J Endocrinol 2000; 143: 197–202.

[10] Schlienger JL, Grunenberger F, Vinzio S, Goichot B. [Smoking and the thyroid]. Ann Endocrinol (Paris) 2003; 64: 309–315.

[11] Chen WJ, Kelly RB. Effect of prenatal or perinatal nicotine exposure on neonatal thyroid status and offspring growth in rats. Life Sci 2005; 76(11): 1249–1258.

[12] Colzani R, Fang SL, Alex S, Braverman LE. The effect of nicotine on thyroid function in rats. Metabolism1998; 47(2): 154–157.

[13] Ericsson UB, Lindgarde F. Effects of cigarette smoking on thyroid function and the prevalence of goitre, thyrotoxicosis and autoimmune thyroiditis. J Intern Med 1991; 229(1): 67–71.

[14] Belin RM, Astor BC, Powe NR, Ladenson PW. Smoke exposure is associated with a lower prevalence of serum thyroid autoantibodies and thyrotropin concentration elevation and a higher prevalence of mild thyrotropin concentration suppression in the third National Health and Nutrition Examination Survey (NHANES III). J Clin Endocrinol Metab 2004; 89(12): 6077–6086.

[15] Brix TH, Hansen PS, Kyvik KO, Hegedus L. Cigarette smoking and risk of clinically overt thyroid disease: a population-based twin case-control study. Arch Intern Med 2000; 160(5): 661–666.

[16] Vestergaard P, Rejnmark L, Weeke J, Hoeck HC, Nielsen HK, Rungby J, Laurberg P, Mosekilde L. Smoking as a risk factor for Graves' disease, toxic nodular goiter, and autoimmune hypothyroidism. Thyroid 2002;12: 69–75.

[17] Vestergaard P. Smoking and thyroid disorders – a meta-analysis. Eur J Endocrinol 2002; 146: 153–161.

[18] Volzke H, Robinson DM, Schminke U, Ludemann J, Rettig R, Felix SB, Kessler C, John U, Meng W. Thyroid function and carotid wall thickness. J Clin Endocrinol Metab 2004; 89(5): 2145–2149.

[19] Fung HY, Kologlu M, Collison K, John R, Richards CJ, Hall R, McGregor AM. Postpartum thyroid dysfunction in Mid Glamorgan. Br Med J (Clin Res Ed) 1988; 296: 241–244.

[20] Muller B, Zulewski H, Huber P, Ratcliffe JG, Staub JJ. Impaired action of thyroid hormone associated with smoking in women with hypothyroidism. N Engl J Med 19952; 333(15): 964–969.

[21] Glinoer D, de NP, Bex M. Effects of l-thyroxine administration, TSH-receptor antibodies and smoking on the risk of recurrence in Graves' hyperthyroidism treated with antithyroid drugs: a double-blind prospective randomized study. Eur J Endocrinol 2001; 144: 475–483.

[22] Kimball LE, Kulinskaya E, Brown B, Johnston C, Farid NR. Does smoking increase relapse rates in Graves' disease? J Endocrinol Invest 2002; 25: 152–157.

[23] Oshida Y, Yamanouchi K, Hayamizu S, Sato Y. Long-term mild jogging increases insulin action despite no influence on body mass index or VO2 max. J Appl Physiol 1989; 66(5): 2206–2210.

[24] Frati AC, Iniestra F, Ariza CR. Acute effect of cigarette smoking on glucose tolerance and other cardiovascular risk factors. Diabetes Care 1996; 19(2): 112–118.

[25] Colditz GA, Bonita R, Stampfer MJ, Willett WC, Rosner B, Speizer FE, Hennekens CH. Cigarette smoking and risk of stroke in middle-aged women. N Engl J Med 1988; 318(15): 937–941.

[26] McGill HC Jr. The cardiovascular pathology of smoking. Am Heart J 1988; 115: 250–257.

[27] Freestone S, Ramsay LE. Effect of coffee and cigarette smoking on the blood pressure of untreated and diuretic-treated hypertensive patients. Am J Med 1982; 73(3): 348–353.

[28] Reaven GM. Role of insulin resistance in the pathophysiology of non-insulin dependent diabetes mellitus. Diabetes Metab Rev 1993; 9 (Suppl 1): 5S–12S.

[29] Bokemark L, Wikstrand J, Fagerberg B. Intact insulin, insulin propeptides, and intima-media thickness in the femoral artery in 58-year-old clinical healthy men – the Atherosclerosis and Insulin Resistance Study. Angiology 2001; 52(4): 237–245.

[30] Fowkes FG, Housley E, Riemersma RA, Macintyre CC, Cawood EH, Prescott RJ, Ruckley CV. Smoking, lipids, glucose intolerance, and blood pressure as risk factors for peripheral atherosclerosis compared with ischemic heart disease in the Edinburgh Artery Study. Am J Epidemiol 1992; 135(4): 331–340.

[31] Colberg SR, Casazza GA, Horning MA, Brooks GA. Metabolite and hormonal response in smokers during rest and sustained exercise. Med Sci Sports Exerc 1995; 27(11): 1527–1534.

[32] Colberg SR, Casazza GA, Horning MA, Brooks GA. Increased dependence on blood glucose in smokers during rest and sustained exercise. J Appl Physiol 1994; 76(1): 26–32.

[33] Neese RA, Benowitz NL, Hoh R, Faix D, LaBua A, Pun K, Hellerstein MK. Metabolic interactions between surplus dietary energy intake and cigarette smoking or its cessation. Am J Physiol 1994; 267: E1023–E1034.

[34] Jensen EX, Fusch C, Jaeger P, Peheim E, Horber FF. Impact of chronic cigarette smoking on body composition and fuel metabolism. J Clin Endocrinol Metab 1995; 80(7): 2181–2185.

[35] Rothman DL, Shulman RG, Shulman GI. 31P nuclear magnetic resonance measurements of muscle glucose-6-phosphate. Evidence for reduced insulin-dependent muscle glucose transport or phosphorylation activity in non-insulin-dependent diabetes mellitus. J Clin Invest 1992; 89(4): 1069–1075.

[36] Rimm EB, Chan J, Stampfer MJ, Colditz GA, Willett WC. Prospective study of cigarette smoking, alcohol use, and the risk of diabetes in men. BMJ 1995; 310(6979): 555–559.

[37] Price TB, Krishnan-Sarin S, Rothman DL. Smoking impairs muscle recovery from exercise. Am J Physiol Endocrinol Metab 2003; 285(1): E116–E122.

[38] Feskens EJ, Kromhout D. Cardiovascular risk factors and the 25-year incidence of diabetes mellitus in middle-aged men. The Zutphen Study. Am J Epidemiol 1989; 130(6): 1101–1108.

[39] Kawakami N, Takatsuka N, Shimizu H, Ishibashi H. Effects of smoking on the incidence of non-insulin-dependent diabetes mellitus. Replication and extension in a Japanese cohort of male employees. Am J Epidemiol 1997; 145(2): 103–109.

[40] Rimm EB, Manson JE, Stampfer MJ, Colditz GA, Willett WC, Rosner B, Hennekens CH, Speizer FE. Cigarette smoking and the risk of diabetes in women. Am J Public Health 1993; 83(2): 211–214.

[41] Uchimoto S, Tsumura K, Hayashi T, Suematsu C, Endo G, Fujii S, Okada K. Impact of cigarette smoking on the incidence of Type 2 diabetes mellitus in middle-aged Japanese men: the Osaka Health Survey. Diabet Med 1999; 16(11): 951–955.

[42] Perry IJ, Wannamethee SG, Walker MK, Thomson AG, Whincup PH, Shaper AG. Prospective study of risk factors for development of non-insulin dependent diabetes in middle aged British men. BMJ 1995; 310(6979): 560–564.

[43] Fushimi H, Inoue T, Yamada Y, Matsuyama Y, Kameyama M. Profound vasoconstrictive effect of cigarette smoking in diabetics with autonomic neuropathy. Diabetes Res Clin Pract 1992; 16(3): 191–195.

[44] Gay EC, Cai Y, Gale SM, Baron A, Cruickshanks KJ, Kostraba JN, Hamman RF. Smokers with IDDM experience excess morbidity. The Colorado IDDM Registry. Diabetes Care 1992; 15(8): 947–952.

[45] Celermajer DS, Sorensen KE, Georgakopoulos D, Bull C, Thomas O, Robinson J, Deanfield JE. Cigarette smoking is associated with dose-related and potentially reversible impairment of endothelium-dependent dilation in healthy young adults. Circulation 1993; 88: 2149–2155.

[46] Cominacini L, Fratta PA, Garbin U, Davoli A, De Santis A, Campagnola M, Rigoni A, Zenti MG, Moghetti P, Lo CV. Elevated levels of soluble E-selectin in patients with IDDM and NIDDM: relation to metabolic control. Diabetologia 1995; 38(9): 1122–1124.

[47] Ridker PM, Hennekens CH, Roitman-Johnson B, Stampfer MJ, Allen J. Plasma concentration of soluble intercellular adhesion molecule 1 and risks of future myocardial infarction in apparently healthy men. Lancet 1998; 351(9096): 88–92.

[48] Zoppini G, Targher G, Cacciatori V, Guerriero A, Muggeo M. Chronic cigarette smoking is associated with increased plasma circulating intercellular adhesion molecule 1 levels in young type 1 diabetic patients. Diabetes Care 1999; 22(11): 1871–1874.

[49] Attvall S, Fowelin J, Lager I, Von Schenck H, Smith U. Smoking induces insulin resistance–a potential link with the insulin resistance syndrome. J Intern Med 1993; 233(4): 327–332.

[50] Epifano L, Di Vincenzo A, Fanelli C, Porcellati F, Perriello G, De Feo P, Motolese M, Brunetti P, Bolli GB. Effect of cigarette smoking and of a transdermal nicotine delivery system on glucoregulation in type 2 diabetes mellitus. Eur J Clin Pharmacol 1992; 43(3): 257–263.

[51] Eliasson B, Attvall S, Taskinen MR, Smith U. The insulin resistance syndrome in smokers is related to smoking habits. Arterioscler Thromb 1994; 14(12): 1946–1950.

[52] Facchini FS, Hollenbeck CB, Jeppesen J, Chen YD, Reaven GM. Insulin resistance and cigarette smoking. Lancet 1992; 339(8802): 1128–1130.

[53] Janzon L, Berntorp K, Hanson M, Lindell SE, Trell E. Glucose tolerance and smoking: a population study of oral and intravenous glucose tolerance tests in middle-aged men. Diabetologia 1983; 25(2): 86–88.

[54] Ronnemaa T, Ronnemaa EM, Puukka P, Pyorala K, Laakso M. Smoking is independently associated with high plasma insulin levels in nondiabetic men. Diabetes Care 1996; 19(11): 1229–1232.

[55] Targher G, Alberiche M, Zenere MB, Bonadonna RC, Muggeo M, Bonora E. Cigarette smoking and insulin resistance in patients with noninsulin-dependent diabetes mellitus. J Clin Endocrinol Metab 1997; 82(11): 3619–3624.

[56] Diabetes Control and Complications Trial (DCCT). The absence of a glycemic threshold for the development of long-term complications: the perspective of the Diabetes Control and Complications Trial. Diabetes 1996; 45(10): 1289–1298.

[57] Sawicki PT, Didjurgeit U, Muhlhauser I, Bender R, Heinemann L, Berger M. Smoking is associated with progression of diabetic nephropathy. Diabetes Care 1994; 17(2): 126–131.

[58] Chase HP, Garg SK, Marshall G, Berg CL, Harris S, Jackson WE, Hamman RE. Cigarette smoking increases the risk of albuminuria among subjects with type I diabetes. JAMA 1991; 265(5): 614–617.

[59] Biesenbach G, Janko O, Zazgornik J. Similar rate of progression in the predialysis phase in type I and type II diabetes mellitus. Nephrol Dial Transplant 1994; 9(8): 1097–1102.

[60] Christiansen JS. Cigarette smoking and prevalence of microangiopathy in juvenile-onset insulin-dependent diabetes mellitus. Diabetes Care 1978; 1(3): 146–149.

[61] Couper JJ, Staples AJ, Cocciolone R, Nairn J, Badcock N, Henning P. Relationship of smoking and albuminuria in children with insulin-dependent diabetes. Diabet Med 1994; 11(7): 666–669.

[62] Ekberg G, Grefberg N, Larsson LO, Vaara I. Cigarette smoking and glomerular filtration rate in insulin-treated diabetics without manifest nephropathy. J Intern Med 1990; 228(3): 211–217.

[63] Norden G, Nyberg G. Smoking and diabetic nephropathy. Acta Med Scand 1984; 215(3): 257–261.

[64] Stegmayr B, Lithner F. Tobacco and end stage diabetic nephropathy. Br Med J (Clin Res Ed) 1987; 295(6598): 581–582.

[65] Biesenbach G, Zazgornik J. Influence of smoking on the survival rate of diabetic patients requiring hemodialysis. Diabetes Care 1996; 19(6): 625–628.

[66] Ishimura E, Shoji T, Emoto M, Motoyama K, Shinohara K, Matsumoto N, Taniwaki H, Inaba M, Nishizawa Y. Renal insufficiency accelerates atherosclerosis in patients with type 2 diabetes mellitus. Am J Kidney Dis 2001; 38 (Suppl 1): S186–S190.

[67] Ikeda Y, Suehiro T, Takamatsu K, Yamashita H, Tamura T, Hashimoto K. Effect of smoking on the prevalence of albuminuria in Japanese men with non-insulin-dependent diabetes mellitus. Diabetes Res Clin Pract 1997; 36(1): 57–61.

[68] Leonard MB, Lawton K, Watson ID, Patrick A, Walker A, MacFarlane I. Cigarette smoking and free radical activity in young adults with insulin-dependent diabetes. Diabet Med 1995; 12(1): 46–50.

[69] Biesenbach G, Grafinger P, Janko O, Zazgornik J. Influence of cigarette-smoking on the progression of clinical diabetic nephropathy in type 2 diabetic patients. Clin Nephrol 1997; 48(3): 146–150.

[70] Ravid M, Brosh D, Ravid-Safran D, Levy Z, Rachmani R. Main risk factors for nephropathy in type 2 diabetes mellitus are plasma cholesterol levels, mean blood pressure, and hyperglycemia. Arch Intern Med 1998; 158(9): 998–1004.

[71] Holl RW, Grabert M, Heinze E, Debatin KM. Objective assessment of smoking habits by urinary cotinine measurement in adolescents and young adults with type 1 diabetes. Reliability of reported cigarette consumption and relationship to urinary albumin excretion. Diabetes Care 1998; 21(5): 787–791.

[72] Hansen HP, Rossing K, Jacobsen P, Jensen BR, Parving HH. The acute effect of smoking on systemic haemodynamics, kidney and endothelial functions in insulin-dependent diabetic patients with microalbuminuria. Scand J Clin Lab Invest 1996; 56(5): 393–399.

[73] Hargrave DR, McMaster C, O'Hare MM, Carson DJ. Tobacco smoke exposure in children and adolescents with diabetes mellitus. Diabet Med 1999; 16: 31–34.

[74] Ford ES, Malarcher AM, Herman WH, Aubert RE. Diabetes mellitus and cigarette smoking. Findings from the 1989 National Health Interview Survey. Diabetes Care 1994; 17(7): 688–692.

[75] Richard F, Marecaux N, Dallongeville J, Devienne M, Tiem N, Fruchart JC, Fantino M, Zylberberg G, Amouyel P. Effect of smoking cessation on lipoprotein A-I and lipoprotein A-I:A-II levels. Metabolism 1997; 46(6): 711–715.

[76] Steptoe A, Kerry S, Rink E, Hilton S. The impact of behavioral counseling on stage of change in fat intake, physical activity, and cigarette smoking in adults at increased risk of coronary heart disease. Am J Public Health 2001; 91(2): 265–269.

[77] Craig WY, Palomaki GE, Haddow JE. Cigarette smoking and serum lipid and lipoprotein concentrations: an analysis of published data. BMJ 1989; 298(6676): 784–788.

[78] Criqui MH, Wallace RB, Heiss G, Mishkel M, Schonfeld G, Jones GT. Cigarette smoking and plasma high-density lipoprotein cholesterol. The Lipid Research Clinics Program Prevalence Study. Circulation 1980; 62: IV70–IV76.

[79] Imamura H, Teshima K, Miyamoto N, Shirota T. Cigarette smoking, high-density lipoprotein cholesterol subfractions, and lecithin: cholesterol acyltransferase in young women. Metabolism 2002; 51(10): 1313–1316.

[80] Prieme H, Nyyssonen K, Gronbaek K, Klarlund M, Loft S, Tonnesen P, Salonen JT, Poulsen HE. Randomized controlled smoking cessation study: transient increase in plasma high density lipoprotein but no change in lipoprotein oxidation resistance. Scand J Clin Lab Invest 1998; 58(1): 11–18.

[81] Rabkin SW. Effect of cigarette smoking cessation on risk factors for coronary atherosclerosis. A control clinical trial. Atherosclerosis 1984; 53(2): 173–184.

[82] Stubbe I, Eskilsson J, Nilsson-Ehle P. High-density lipoprotein concentrations increase after stopping smoking. Br Med J (Clin Res Ed) 1982; 284(6328): 1511–1513.

[83] Terres W, Becker P, Rosenberg A. Changes in cardiovascular risk profile during the cessation of smoking. Am J Med 1994; 97(3): 242–249.

[84] Hojnacki JL, Mulligan JJ, Cluette JE, Kew RR, Stack DJ, Huber GL. Effect of cigarette smoke and dietary cholesterol on plasma lipoprotein composition. Artery 1981; 9(4): 285–304.

[85] Haustein KO, Krause J, Haustein H, Rasmussen T, Cort N. Comparison of the effects of combined nicotine replacement therapy vs. cigarette smoking in males. Nicotine Tob Res 2003; 5(2): 195–203.

[86] Tonstad S, Gorbitz C, Sivertsen M, Ose L. Under-reporting of dietary intake by smoking and non-smoking subjects counselled for hypercholesterolaemia. J Intern Med 1999; 245(4): 337–344.

[87] Assmann G, Schulte H, Schriewer H. The effects of cigarette smoking on serum levels of HDL cholesterol and HDL apolipoprotein A-I. Findings of a prospective epidemiological study on employees of several companies in Westphalia, West Germany. J Clin Chem Clin Biochem 1984; 22(6): 397–402.

[88] Hughes K, Choo M, Kuperan P, Ong CN, Aw TC. Cardiovascular risk factors in relation to cigarette smoking: a population-based survey among Asians in Singapore. Atherosclerosis 1998; 137(2): 253–258.

[89] Butowski P, Winder A. The early cardiovascular toll of cigarette smoking in dyslipidaemic patients in the United Kingdom. Eur J Med Res 1998; 3(4): 189–193.

[90] Cuesta C, Sanchez-Muniz FJ, Garcia-La Cuesta A, Garrido R, Castro A, San Felix B, Domingo A. Effects of age and cigarette smoking on serum concentrations of lipids and apolipoproteins in a male military population. Atherosclerosis 1989; 80(1): 33–39.

[91] Glueck CJ, Heiss G, Morrison JA, Khoury P, Moore M. Alcohol intake, cigarette smoking and plasma lipids and lipoproteins in 12–19-year-old children. The Collaborative Lipid Research Clinics Prevalence Study. Circulation 1981; 64 (Suppl): III-48–III-56.

[92] Halfon ST, Green MS, Heiss G. Smoking status and lipid levels in adults of different ethnic origins: the Jerusalem Lipid Research Clinic Program. Int J Epidemiol 1984; 13(2): 177–183.

[93] Razay G, Heaton KW. Smoking habits and lipoproteins in British women. QJM 1995; 88(7): 503–508.

[94] Shaten BJ, Kuller LH, Neaton JD. Association between baseline risk factors, cigarette smoking, and CHD mortality after 10.5 years. MRFIT Research Group. Prev Med 1991; 20(5): 655–659.

[95] Vincelj J, Sucic M, Bergovec M, Sokol I, Mirat J, Romic Z, Lajtman Z, Bergman-Markovic B, Bozikov V. Serum total, LDL, HDL cholesterol and triglycerides related to age, gender and cigarette smoking in patients with first acute myocardial infarction. Coll Antropol 1997; 21(2): 517–524.

[96] Whitehead TP, Robinson D, Allaway SL. The effects of cigarette smoking and alcohol consumption on blood lipids: a dose-related study on men. Ann Clin Biochem 1996; 33: 99–106.

[97] Iscan A, Yigitoglu MR, Ece A, Ari Z, Akyildiz M. The effect of cigarette smoking during pregnancy on cord blood lipid, lipoprotein and apolipoprotein levels. Jpn Heart J 1997; 38(4): 497–502.

[98] Fuller CJ, May MA, Martin KJ. The effect of vitamin E and vitamin C supplementation on LDL oxidizability and neutrophil respiratory burst in young smokers. J Am Coll Nutr 2000; 19(3): 361–369.

[99] van Tits LJ, de Waart F, Hak-Lemmers HL, van Heijst P, de Graaf J, Demacker PN, Stalenhoef AF. Effects of alpha-tocopherol on superoxide production and plasma intercellular adhesion molecule-1 and antibodies to oxidized LDL in chronic smokers. Free Radic Biol Med 2001; 30(10): 1122–1129.

[100] Allen SS, Hatsukami D, Gorsline J. Cholesterol changes in smoking cessation using the transdermal nicotine system. Transdermal Nicotine Study Group. Prev Med 1994; 23(2): 190–196.

[101] Ludviksdottir D, Blondal T, Franzon M, Gudmundsson TV, Sawe U. Effects of nicotine nasal spray on atherogenic and thrombogenic factors during smoking cessation. J Intern Med 1999; 246: 61–66.

[102] Lagrue G, Grimaldi B, Martin C, Demaria C, Jacotot B. [Nicotine gum and lipid profile]. Pathol Biol (Paris) 1989; 37(8): 937–939.

[103] Masarei JR, Puddey IB, Vandongen R, Beilin LJ, Lynch WJ. Effect of smoking cessation on serum apolipoprotein A-I and A-II concentrations. Pathology 1991; 23(2): 98–102.

[104] Quensel M, Soderstrom A, Agardh CD, Nilsson-Ehle P. High density lipoprotein concentrations after cessation of smoking: the importance of alterations in diet. Atherosclerosis 1989; 75(2–3): 189–193.

[105] Knudsen N, Bulow I, Laurberg P, Ovesen L, Perrild H, Jorgensen T. Association of tobacco smoking with goiter in a low-iodine-intake area. Arch Intern Med 2002; 162: 439–443.

8.5 Gastrointestinaltrakt

In einer älteren prospektiven Studie an 456 Patienten wurden zwar Beziehungen zwischen Magen-Darm-Erkrankungen und der Einnahme von Acetylsalicylsäure oder nichtsteroidalen Antirheumatika (NSAR), aber keine Beziehungen zum Rauchen oder Alkohol gefunden [1]. Demgegenüber hat sich gezeigt, dass Rauchen die Motilität des Gastrointestinaltraktes über Veränderungen des Blutglukosespiegels beeinflusst, indem das vom Magen sezernierte Motilin im Gegensatz zu Nichtrauchern erhöht wird [2].

8.5.1 Ösophaguskarzinom

Karzinome des Ösophagus sind die am häufigsten nach den Lungenkarzinomen auftretenden raucherbedingten Tumoren [3, 4]. Bei einer gastroösophagealen Refluxkrankheit sollte das Rauchen im Sinne einer Karzinomprophylaxe im Ösophagusbereich wegen des gesteigerten Säurerefluxes unterbleiben [5].

Prämaligne Schleimhautläsionen (Barrett-Ösophagus) treten bei Rauchern häufiger als bei Nichtrauchern auf. Das Karzinomrisiko steigt bei starken Rauchern um das 2,5- bis 3-Fache (OR 2,4; 95% CI 1,7–3,4) im Vergleich zu Nichtrauchern an [6], wobei oft der kardianahe Übergang betroffen ist.

Als eine mögliche Ursache wird ein UDP-Glucuronyltransferase-1A7-(UGT1A7-) System diskutiert, welches Tabakkanzerogene entgiftet, bei verschiedenen Patienten genetisch verändert ist und bei starken Rauchern häufiger zu Karzinomen als bei mäßigen Rauchern führt (OR 6,1; 95% CI1,5–25 vs. OR 3,7; 95% CI 1,1–12) [7].

Ösophagustumoren können durch Kontaktkanzerogene entstehen. Diese werden in den oberen und unteren Atemwegen kondensiert und auf die Ösophagusschleimhaut transportiert, wo sie zu Neoplasien führen [8].

Das Risiko erhöht sich mit zunehmender Raucherkarriere und sinkt nach einem Rauchstopp, was eine US-amerikanischen Studie bestätigte (OR 2,1), wobei Filterzigaretten etwas weniger gefahrvoll als filterlose Zigaretten sind [9]. In einer multiethnischen Studie wurde das Zigarettenrauchen für die Entstehung eines Ösophaguskarzinoms höher bewertet als für kardianahe und distale Magenkarzinome (OR 2,80; 95% CI 1,8–4,3 vs. OR 2,12; 95% CI 1,5–3,1 vs. OR 1,50; 95% CI 1,1–2,1) [10]. Die in den 90er-Jahren des vorigen Jahrhunderts in den USA beobachteten Fälle von Ösophaguskarzinomen waren zu vier Fünftel auf das Rauchen zurückzuführen. Der Alkoholgenuss verstärkt die kanzerogene Wirkung [11, 12]. Das Risiko eines Rauchers, ein Ösophaguskarzinom im distalen Bereich zu entwickeln, liegt über dem von Exrauchern (OR 2,3; 95% CI 1,4–3,9 vs. OR 1,9; 95% CI 1,2–3,0). Zigarrenraucher sind im Hinblick auf die Entwicklung eines Ösophaguskarzinoms ebenfalls gefährdet (OR = 1,8; 95% CI 0,9–3,7) [13]. Trinker (>4 Glas Whisky täglich) haben ebenfalls ein erhöhtes Risiko (OR 2,3; 95% CI 1,3–4,3), wobei ein additiver Effekt von Alkohol und Rauchen zu erwarten ist [14]. Insgesamt gesehen konkurrieren Tabakrauch und hoher Alkoholkonsum bei der Ausbildung von Ösophaguskarzinomen miteinander, wobei territoriale Unterschiede für die Beurteilung der Ursachen zu berücksichtigen sind. In Taiwan beispielsweise ist der übermäßige Alkoholgenuss als größter Risikofaktor (OR 13,9) anzusehen [15].

8.5.2 Magen-Darm-Trakt

8.5.2.1 Magenulzera

Magenulzera sind bevorzugt mit dem Rauchen verbunden. Das Schrifttum der 50er- bis 80er-Jahre weist eine Fülle von Arbeiten auf. Nach einer Metaanalyse ließen sich 24% aller Ulcera ventriculi auf NSAR, 48% auf *Helicobacter pylori* (Hp) und 23% auf das Zigarettenrauchen zurückführen [16]. Bei Raucherinnen war das Risiko für die Entstehung eines Magengeschwürs verdoppelt und betrug anteilig 20% [17]. Eine größere polnische Studie in acht verschiedenen Regionen unterstreicht diese Ergebnisse [18], wohingegen andere Autoren das Rauchen im Gegensatz zum Hp-Befall nicht als eigenständigen Faktor für die Ulkusbildung ansehen [19]. Daten zur Entstehung von peptischen und Duodenalgeschwüren in Abhängigkeit von der Zahl gerauchter Zigaretten und dem Sozialstatus der Raucher sind in Tabelle 8.10 aufgeführt [20]. Danach waren am meisten die Menschen mit geringem Bildungsgrad betroffen.

Zwischen dem Zigarettenrauchen und dem Befall mit Hp gibt es eine Korrelation auf der Basis endoskopischer Untersuchungen [21], sodass eine erhöhte Empfindlichkeit für den Erreger angenommen wird. Bei Rauchern liegen die Pepsinogen-I-Serumspiegel deutlich über denen von Nichtrauchern, wenn der Hp-IgG-Titer (Antikörper gegen Hp) seronegativ ist. Nur wenn die Titer erhöht sind, zeigt sich der Pepsinogen-I-Spiegel bei Rauchern erniedrigt, sodass eine Beziehung zwischen der Pepsinogensekretion und dem Hp-Befall auch bei Rauchern angenommen werden kann [22]. Für eine taiwanesische Population wurde ein Zusammentreffen von Hp-Infektionen, der Blutgruppe 0 und dem Raucherstatus bei Patienten mit Ma-

Tabelle 8.10. Rauchen und die Entstehung von peptischen und Duodenalgeschwüren in einer chinesischen Population (Shanghai). Vergleich mit einer Nichtrauchergruppe [20]. Angegeben sind die Odds Ratios mit dem 95%-Konfidenzintervall

	Arbeiter	Verwaltungsmitarbeiter
	OR (95% CI)	OR (95% CI)
Peptisches Geschwür (< 15 cpd)	3,85 (2,29–6,48)	1,24 (0,65–2,39)
Peptisches Geschwür (> 15 cpd)	5,30 (3,10–9,05)	1,47 (0,66–3,27)
Duodenalgeschwür (< 15 cpd)	3,38 (1,97–5,79)	1,36 (0,68–2,72)
Duodenalgeschwür (> 15 cpd)	4,34 (2,49–7,57)	1,36 (0,57–3,22)

cpd Zigaretten pro Tag.

gengeschwüren nachgewiesen [23]. Einer israelischen Studie zufolge sind für die Ausbildung von Duodenalgeschwüren insbesondere der Hp-Befall, das Rauchen, das männliche Geschlecht und der Immigrantenstatus bedeutsam [24]. Durch Hp oder Rauchen ausgelöste Gastritiden gehen mit verminderten Konzentrationen des epidermalen intragastralen Wachstumsfaktor einher (EGF), der im Falle einer Ulkusbildung im Mukosabereich auftritt und vermehrt gebildet wird, für ein Duodenalulkus aber ohne pathogenetische Bedeutung ist [25]. Aus Tierversuchen ist auf eine Beeinflussung der EGF-bedingten Angiogenese und Ulkusheilung durch das Rauchen zu schließen [26]. Hinzu kommt, dass durch das Rauchen auch die Durchblutung der Mukosa sowie die Bildung von NO über die Hemmung der NO-Synthetase beeinflusst wird [27].

In einer Studie an 5967 dyspeptischen Patienten waren 76% der Raucher, aber nur 67% der Nichtraucher mit Hp infiziert. Auch das Risiko für die Ausbildung eines Ulcus gastroduodenale war bei den Rauchern gegenüber den Nichtrauchern erhöht [28]. Eine aus Spanien stammende Untersuchung an Hp-positiven Patienten zeigte keine Korrelation mit dem Alkoholkonsum oder Rauchen [29]. Auch für dyspeptische Beschwerden ist das Rauchen kein zusätzlicher Risikofaktor [30]. Werden Raucher einer Hp-Eradikationsbehandlung unterworfen, führt das Rauchen nach erfolgreicher Therapie nicht zum vermehrten Auftreten von Rezidiven [31].

Duodenalgeschwüre werden ebenfalls durch das Rauchen ausgelöst. Auch Rezidive von Ulzera und Blutungen treten hier häufiger als bei Ex- oder Nichtrauchern auf (63,3 vs. 31,2 vs. 34,5%). Blutungen traten bei Rauchern, nicht aber unter Nikotin auf [32]. Eine Ursache für die rauchbedingte Entstehung von Duodenalulzera ist die Hemmung der Bikarbonatsekretion aus der Duodenalmukosa, die durch die Säurezufuhr aus dem Magen ausgelöst wird [33]. Darüber hinaus wird der Pepsinogen-I-Serumspiegel bei Rauchern auf der Basis einer erhöhten Pepsinsekretionskapazität gesteigert [34].

In Tierversuchen war die Wirksamkeit von Cimetidin durch gleichzeitiges Zigarettenrauchen abgeschwächt, weil seine Absorption deutlich eingeschränkt wurde [35]. Für die Behandlung mit Omeprazol ist der Raucherstatus des Patienten mit Magenulkus nicht bedeutsam [36]. Dies gilt auch für Patienten mit Duodenalulzera [37, 38].

8.5.2.2 Karzinome des Magens

Nach einer internationalen Betrachtung, die das Tabakrauchen und den übermäßigen Alkoholgenuss als wichtigste Risikofaktoren ansieht, liegt die Inzidenz von Magenkarzinomen in afrikanischen Ländern bei 5,7, in Asien und Ozeanien bei 7,0, in Amerika bei 16,0 und in Europa bei 26,0 pro 100.000 Einwohner [39]. Einer umfangreichen Feldstudie (32.906 Teilnehmer) zufolge rauchen 61% der Patienten mit Magenkarzinom, während es bei den Kontrollpersonen nur 41% sind [40]. *Helicobacter pylori* wurde serologisch bei 82% der Karzinompatienten und nur bei 49% der Kontrollpersonen nachgewiesen. Das Risiko eines Magenkarzinoms war bei Hp-positiven Rauchern 11-mal höher als bei Hp-negativen Nichtrauchern [40].

In einer europaweit durchgeführten Studie zum Auftreten von Magenkarzinomen (Tabelle 8.11) wurden die Daten von 521.468 Patienten aus zehn Ländern über 10 Jahre bis 2002 berücksichtigt [41]. In dieser Zeit wurden 305 Fälle von Magenkrebs diagnostiziert, von denen 274 in die Auswertung eingingen. Nach den Daten stieg das Risiko einer Krebsentstehung mit der Intensität des Rauchens bereits nach 10 Jahren. Karzinome im Kardiabereich traten bei den starken Rauchern häufiger auf.

In einer polnischen Studie an 741 Magenkarzinompatienten ergab sich beim Vergleich mit einer Kontrollgruppe für Raucher filterloser Zigaretten eine Risikozunahme für kardianahe Karzinome (OR 3,72; 95% CI 1,35–10,25) [42]. Auch andere Autoren fanden bei Rauchern ein erhöhtes Risiko bevorzugt für Tumoren im unteren Ösophagus/Kardiabereich [6, 14, 43–45], wobei auch die Anzahl der täglich gerauchten Zigaretten bedeutsam für die Risikoerhöhung war [44]. Bei Rauchern mit mehr als 80 Pack years traten bevorzugt Plattenepithelkarzinome auf (OR 16,9; 95% CI 4,1–69,1) [46], wobei das Risiko mit dem Body-Mass-Index konform ging: je höher die Anzahl der Pack years und der BMI, desto größer das Risiko. Aber auch für Adenokarzinome im distalen Magenbereich und für sich diffus ausbreitende Magenkarzinome kommt das Rauchen als Risikofaktor infrage [45].

Unter den Patienten mit Adenokarzinomen des Dünndarms und mit Darmkarzinoiden, die bereits ein Ulkusleiden durchgemacht hatten (n = 36) und mit 52 gesunden Kontrollen verglichen wurden, hatten Raucher ein erhöhtes Risiko (OR 4,6; 95% CI 11,0–20,7) [47], sodass ein kausaler Zusammenhang anzunehmen war.

In den meisten Studien war das Risiko durch den gleichzeitigen Alkoholgenuss (Spirituosen) noch erhöht [6]. In einer aus Russland kommenden Untersuchung wurde dem starken Wodkagenuss eine potenzierende Wirkung auf die Entstehung kardianaher Karzinome bei Männern im Vergleich zu Frauen zugeschrieben (OR 3,4; 95% CI 1,2–10,2 vs. OR 1,5; 95% CI 1,0–2,3) [48]. Karzinome tiefer gelegener Dünndarmabschnitte werden zwar mit dem Rauchen in Zusammenhang gebracht, jedoch gibt es dafür keine Studien [49].

Tabelle 8.11. Lokalisation des Magenkarzinoms (Kardia vs. nicht Kardia) bei Rauchern und Nichtrauchern. Ergebnisse der EPIC-Studie. Angabe der Hazard Ratio (HR) und 95%-Konfidenzintervall unter Berücksichtigung der Kovariaten (Alter, Beobachtungsdauer, Geschlecht, diätetische Faktoren, Alkohol, BMI, Qualifizierungsgrad) [41]

Rauchertyp	Anzahl der Fälle	Kardia (ICD C16.0)	Anzahl der Fälle	Nicht Kardia (ICD C16.1–C16.6)
	[n]	HR (95% CI)	[n]	HR (95% CI)
Nieraucher	13	1,00	32	1,00
Gelegenheitsraucher	28	2,02 (0,99–4,41)	48	1,74 (1,06–2,88)
Exraucher	12	1,19 (0,51–2,77)	27	1,62 (0,92–2,85)
Raucher	16	4,10 (1,76–9,57)	21	1,94 (1,05–3,60)
Gesamt	69		128	

Beim Vergleich der kanzerogenen Wirkung von Tabak, Snus und Alkohol auf den Ösophagus und die Kardia bewirkt nur das Rauchen dosisabhängig ein vermehrtes Auftreten von Adenokarzinomen der Kardia (OR 4,2; 95% CI 2,5–7,0) [44], während extensiver Alkoholgenuss, nicht aber Snus, die Ausbildung von Plattenepithelkarzinomen im Ösophagusbereich fördert (OR 23,1; 95% CI 9,6–56,0) [44].

8.5.3 Pankreaserkrankungen

Zigarettenrauchen ist für die Entwicklung der chronischen Pankreatitis [50] und des Pankreaskarzinoms von Bedeutung. Inzwischen wird auch dem Cadmium eine kokarzinogene Wirkung nicht nur bei Karzinomen im Harntrakt, sondern auch für das Pankreas zugesprochen, in dem es bevorzugt gespeichert wird [51]. In den USA gehören Pankreaskarzinome mit ihrer infausten Prognose zu den häufigsten Krebserkrankungen [52]. Rauchen ist neben Alkohol, Kaffee und Fett ein wichtiger auslösender Faktor [53]. Darum verwundert es nicht, dass neben Nikotin und Cotinin auch die Abbauprodukte NNN und NNK in der Pankreasflüssigkeit von Rauchern nachzuweisen sind. So wurden bei Rauchern z. B. mittlere NNK-Konzentrationen von 88,7 ng/ml Pankreasflüssigkeit gefunden, während bei Nichtrauchern der mittlere Wert bei 12,4 ng/ml lag [54]. Diese Nitrosamine werden für die Kanzerogenese in diesem Bereich mit verantwortlich gemacht [55]. Tabakrauch initiiert das pankreatische *H-RAS*-Onkogen und erhöht damit die Mutationsrate des Pankreasgewebes [56]. Darüber hinaus haben Patienten mit chronischer Pankreatitis ein 16-mal gesteigertes Risiko für die Ausbildung eines Pankreaskarzinoms.

Nach Aussagen der WHO stieg die Häufigkeit von Pankreaskarzinomen in der EU von 1980 bis 1999 von 7,2 auf 7,5/100.000 an. In den frühen 90er-Jahren war der Anstieg dieser Erkrankung bei Frauen besonders bemerkenswert (4,7/100.000 Einwohner) [57], wobei als Risikofaktoren nicht nur das Rauchen, sondern auch die Ernährung in Betracht zu ziehen waren. Unter anderem werden auch Mutationen des Gens *K-RAS* für die Kanzerogenese an diesem Organ verantwortlich gemacht. Deren Auslöser sind Alkohol, organische Chlorverbindungen und Rauchen [58]. Mehreren prospektiven Studien zufolge verdoppelt sich durch das Rauchen das Risiko für die Tumorentstehung bei beiden Geschlechtern (OR 2,36; 95% CI 1,53–3,63) [59, 60–64]. Die Karzinome treten gehäuft familiär auf, wobei das Rauchen als unabhängiger Faktor gilt und vor allem jüngere Menschen und mehr Männer als Frauen (< 50. Lebensjahr) eine Lebensdekade eher als Nichtraucher betroffen sind (OR 5,2 bzw. OR 7,6) [65]. Unter mehr als 40 täglich gerauchten Zigaretten erhöht sich das Risiko auf das 5-Fache. Erst nach einem 10- bis 15-jährigen Rauchstopp wird das Risiko eines Nichtrauchers bezüglich der Ausbildung eines Tumors erreicht [59]. Inzwischen wurde in einer italienischen Studie nachgewiesen, dass Zigarettenraucher in einer Gruppe von Patienten mit chronischer Pankreatitis 17,3-mal häufiger und unter den Pankreaskarzinomen 5,3-mal häufiger vertreten sind als Nichtraucher [66]. Weitere Studien zeigten ähnliche Ergebnisse [61, 67–70]. In den USA könnte durch einen Rauchstopp ein Viertel der Todesfälle durch Pankreaskarzinome vermieden werden [69].

Auch das Zigarrenrauchen führt zu einem erhöhten Auftreten von Pankreaskarzinomen, vor allem wenn der Rauch inhaliert wird (RR 2,7; 95% CI 1,5–4,8) [13]. Beim Rauchen von mehr als 1 Zigarre täglich besteht ein erhöhtes Karzinomrisiko (OR 1,8; 95% CI 0,8–4,2) und bei Langzeit-Zigarrenrauchern steigt das Risiko noch etwas mehr an (OR 1,9; 95% CI 0,9–3,9) [71]. Auch Konsumenten von „smokeless tobacco" weisen bei jahrelangem Gebrauch ein erhöhtes Risiko für die Ausbildung eines Pankreaskarzinoms auf (OR 1,5; 95% CI 0,1–4,0) [71].

8.5.4 Leber und Gallenwege

Bei Patienten mit chronischer Hepatitis C wird der Rauchstopp zur Verhinderung eines hepatozellulären Karzinoms empfohlen [72], zumal sich bei einem hohen Zigarettenverbrauch (40 cpd) ein hohes Erkrankungsrisiko abzeichnet (OR 2,5) [73].

Die primäre sklerosierende Cholangitis (PSC), eine Lebererkrankung mit unbekannter Genese, verhält sich zum Rauchen wie die ulzeröse Colitis, mit der die PSC auch gemeinsam auftritt [74–77]. Der „protektive Effekt des Rauchens" war bei Patienten mit dieser Cholangitisform stärker ausgeprägt, wenn keine begleitende ulzeröse Colitis vorlag. Die Ursachen für diesen Effekt liegen im Dunklen.

8.5.5 Darmerkrankungen

In den Ländern der nördlichen Erdhalbkugel werden jährlich immer mehr Menschen von chronischen Darmerkrankungen befallen: 1,4 Mio. in den USA und 2,2 Mio. in Europa zu Beginn des 21. Jahrhunderts, mit steigender Tendenz [78]. Je nach geographischer Lage sind Umwelteinflüsse für die Ausbildung eines Morbus Crohn oder einer chronischen Colitis ulcerosa besonders bedeutsam, jedoch stellen sich das Rauchen und eine Appendektomie als bedeutendste Faktoren dar [78]. Während sich Rauchen bei M. Crohn als progressionsfördernd zeigt, sind die Daten für Colitis ulcerosa nicht eindeutig: Verschiedene Studien legten bisher nahe, dass unter Rauchern das Risiko, an Colitis ulcerosa zu erkranken, geringer ist als unter Nichtrauchern (Tabelle 8.12).

Tabelle 8.12. Zusammenhang zwischen chronischen Darmerkrankungen (Colitis ulcerosa und Morbus Crohn) und dem Raucherstatus (Raucher, Exraucher vs. Nieraucher) nach einer Metaanalyse [114]. Angabe der Odds Ratio (95% CI)

Raucherstatus	Morbus Crohn	Colitis ulcerosa
	OR (95% CI)	OR (95% CI)
Nichtraucher	1,0	1,0
Raucher vs. Nichtraucher	2,0 (1,65–2,47)	0,41 (0,34–0,48)
Exraucher vs. Nichtraucher	1,8 (1,33–2,51)	1,64 (1,36–1,98)

8.5.5.1 Morbus Crohn

Die in ihren Ursachen bis heute weitgehend ungeklärte Erkrankung tritt bei 100–140 pro 100.000 Einwohner auf (in Deutschland etwa 115.000 Patienten). In Europa raucht etwa die Hälfte aller Morbus-Crohn-Patienten, allerdings mehr Frauen als Männer [79–81]. Beziehungen zwischen dem Rauchen, anderen Lebensstilfaktoren und chronisch-entzündlichen Darmerkrankungen (CED) werden immer deutlicher, wobei dies mehr für Frauen als für Männer gilt [81–85].

Rauchen beeinflusst den Verlauf des Morbus Crohn nach der überwiegenden Zahl von Studien ungünstig [85, 86]. Rauchende Morbus-Crohn-Patienten erleben mehr Rezidive und benötigen öfter eine medikamentöse Therapie mit Immunsuppressiva und Glukokortikoiden als Ex- oder Nichtraucher [79, 82] (Abb. 8.8). Bei Raucherinnen wird die postoperative Rezidivrate häufiger als bei Männern beobachtet [83], des Weiteren finden sich vermehrt perianale Manifestationen [83]. Es zeigte sich, dass unter den Patienten, die sich wegen eines Morbus Crohn einem operativen Eingriff unterziehen müssen, Exraucher 11-mal seltener einen Rückfall erleben als Raucher [86]. Die Einnahme oraler Kontrazeptiva steigert nach einer kanadischen Studie das Rezidivrisiko um das Dreifache (RR 3,0; 95% CI 1,5–5,9) [84].

Jüngere Morbus-Crohn-Patienten zeigen gehäuft psychopathologische Auffälligkeiten, wie generalisierte Angstzustände oder Agoraphobie, und entwickeln Panikattacken, die möglicherweise durch das Rauchen noch gefördert werden [87]. Auch in einem deutschen Patientengut wurde neben extraintestinalen und analen Symptomen eine erhöhte psychische Komorbidität bei Rauchern im Vergleich zu Nichtrauchern beobachtet [88].

Sowohl die Colitis ulcerosa als auch der Morbus Crohn können gehäuft familiär auftreten, wobei dem Rauchen für die Entwicklung der Erkrankungen eine wichtige Rolle bei genetisch prädisponierten Patienten zukommt [89, 90]. In welchem Aus-

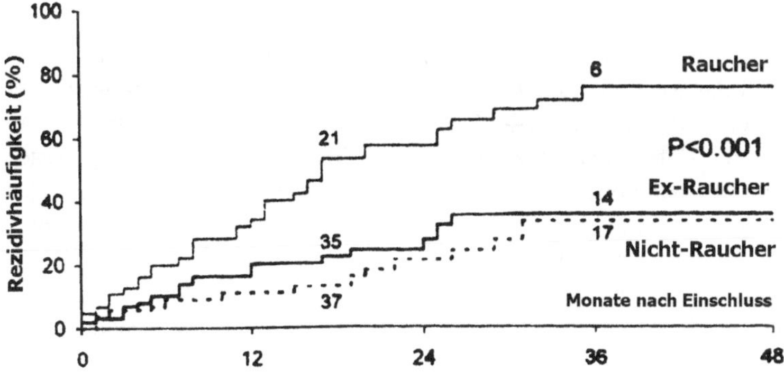

Abb. 8.8. Verlaufskurve des Rezidivrisikos bei Morbus-Crohn-Patienten in Korrelation mit ihrem Raucherstatus nach Kaplan-Meier ($p < 0{,}001$) [82]

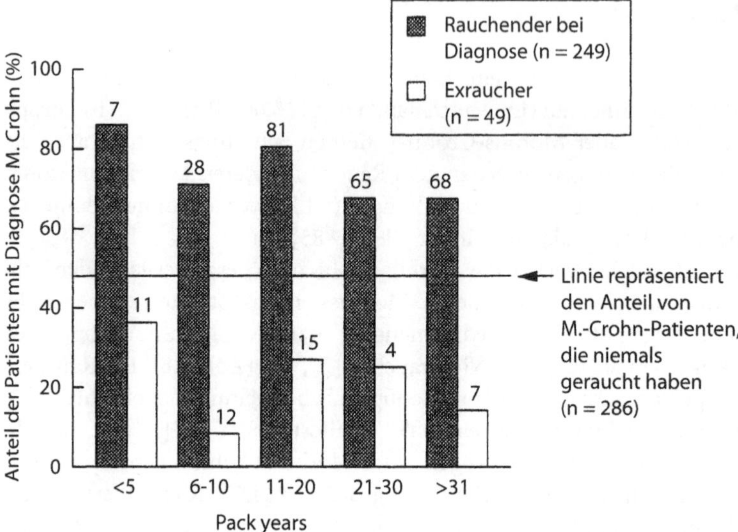

Abb. 8.9. Untersuchungen an Zwillingen mit entzündlichen Darmerkrankungen (Morbus Crohn) und der Einfluss des Rauchens (Pack years) auf die Erkrankung. Exraucher wurden definiert als Patienten, die ein Jahr konsequent nicht geraucht hatten. Die Zahlen über den Säulen geben die Anzahl der untersuchten Patienten an [89]

maß der Tabakrauch Immunprozesse beeinflusst, muss im Einzelnen noch untersucht werden. Jedoch wurde bei Untersuchungen an Zwillingen mit Morbus Crohn gezeigt, dass die Raucher auch in Abhängigkeit von den Pack years häufiger als die Exraucher betroffen waren (Abb. 8.9).

In Biopsiematerial aus Darmmukosa war die Synthese von IL-1β- und IL-8 deutlich verringert. Dies lässt den Schluss zu, dass Zigarettenrauchen das Immunsystem des Magen-Darm-Traktes negativ beeinflusst [83].

Nach übereinstimmender Meinung vieler Studien erhöht das Passivrauchen der Eltern das Risiko für ihre Kinder erheblich, in späteren Jahren eine CED zu entwickeln. Während das Risiko kolorektaler Neoplasien bei Morbus Crohn gegenüber der Normalbevölkerung als um das 4- bis 20-Fache erhöht angegeben wird [24, 34], ist es nach neueren Daten auch bei zusätzlicher positiver Familienanamnese wegen weiterhin offener Fragen noch nicht exakt quantifizierbar [1]. Nach einer 8-jährigen Beobachtungszeit konnte bei Patienten mit Morbus Crohn nachgewiesen werden, dass Rauchen die Progression der Erkrankung und seine Komplikationen (Fistel- und Strikturenbildung) fördert [91]. Die Schwere der Erkrankung (langjähriger Krankheitsverlauf, Strikturen, Fisteln und rechtsseitiger Kolonbefall) steigern das Risiko eines kolorektalen Karzinoms.

8.5.5.2 Colitis ulcerosa

Die Colitis ulcerosa ist eine Erkrankung, die vorwiegend Nichtraucher und Exraucher betrifft. Es wurde mehrfach konstatiert, dass Rauchen einen protektiven Effekt bei dieser Erkrankung ausübt (s. Tab. 8.12) [89]. Auch Tierversuche konnte dies belegen [92]. Bei der experimentell erzeugten Colitis konnte Passivrauch immunregulatorisch über Zytokine vermittelte Prozesse beeinflussen [92]. Im Zusammenhang mit einer Appendektomie erwies sich das Rauchen gegenüber dem Nichtrauchen als zusätzlicher Risikofaktor für diese Erkrankung (Hazard Ratio [HR] 3,19; 95% CI 1,52–6,68 vs. HR 2,61; 95% CI 1,54–4,44) [93].

Tatsächlich führte bei 30 Colitis-ulcerosa-Patienten eine über sechs Wochen anhaltende Rauchphase (>20 cpd) bei 50% der Patienten zu einer Verbesserung der Symptome, während bei 10 Patienten (< 10 cpd) keine Besserung eintrat [94]. Diese Beobachtungen wurden in weiteren Untersuchungen bestätigt [95, 96]. So war die Häufigkeit von Krankenhauseinweisungen bei rauchenden Patienten herabgesetzt [97] und nach einer französischen Studie konnte der Steroidverbrauch verringert werden [98]. Eine andere Studie ergab, dass rauchende Colitis-ulcerosa-Patienten nachweislich leichtere Krankheitsverläufe, seltenere Hospitalisierungen und operative Eingriffe als die Nichtraucher haben, sich bezüglich des Verbrauchs von Immunsuppressiva und Kortikosteroiden aber keine Unterschiede zeigen [99]. Diese positiv erscheinenden stehen einigen anderslautenden Ergebnissen gegenüber [100–103]. Insgesamt kann daraus keine verallgemeinernde Therapieempfehlung abgeleitet werden.

8.5.5.3 Darmkarzinome

Bei Raucherinnen treten relativ häufig Karzinome im Kolon-Rektum-Bereich auf [104, 105]. Sie benötigen jedoch eine Entwicklungszeit von 35 Jahren [106]. In einer Kohortenstudie wurde das Rauchverhalten im Hinblick auf die Entstehung dieses Karzinomtyps untersucht [107], nachdem bereits zwei kleine Fall-Kontroll-Studien publiziert worden waren [108, 109]. In einer 2003 veröffentlichten Langzeitkohortenstudie wurden tödlich endende kolorektale Karzinome bei Raucherinnen häufiger als bei Nichtraucherinnen beobachtet (RR 1,31; 95% CI 0,98–1,74) [110]. Die Ergebnisse wurden durch eine aus China stammende Untersuchung gestützt, nach der regelmäßige Raucher ein erhöhtes Risiko für die Ausbildung eines Karzinoms im Kolon-Rektum-Bereich haben (OR 1,44; 95% CI 1,00–2,06) [111]. Einer japanischen Studie zufolge birgt übermäßiger Alkoholgenuss (300 g pro Woche) ein größeres Risiko für die Ausbildung kolorektaler Karzinome als Rauchen (OR 3,0; 95% CI 1,8–5,1 vs. OR 1,4; 95% CI 1,1–1,8) [112]. Auch der regelmäßige Alkoholkonsum wurde als Ursache erkannt (OR 1,42; 95% CI 1,09–1,85) [111], wobei von einer gegenseitigen Beeinflussung der Noxen auszugehen ist. Von großem Einfluss war in einigen Populationen ein genetischer Defekt der Aldehyddehydrogenase 2 (ALDH2), der bei rauchenden Trinkern (>60 ml täglich) das Risiko für kolorektale Karzinome deutlich erhöht (OR 9,9; 95% CI 2,9–34,1 vs. OR 4,7; 95% CI 1,9–11,5) [113].

Literatur

[1] Gaillard C, Borel GA, de Peyer R, Loizeau E. [Peptic lesions of the upper digestive tract and drugs. Prospective study]. Schweiz Med Wochenschr 1984; 114(2): 56–57.

[2] Hanson M, Almer LO, Ekman R, Janzon L, Trell E. Motilin response to a glucose load aberrant in smokers. Scand J Gastroenterol 1987; 22(7): 809–812.

[3] Boring CC, Squires TS, Tong T. Cancer statistics, 1991. CA Cancer J Clin 1991; 41(1): 19–36.

[4] Okumura T, Aruga H, Inohara H, Matsunaga T, Shiozaki H, Kobayashi K, Kubo K, Yoshida J. Endoscopic examination of the upper gastrointestinal tract for the presence of second primary cancers in head and neck cancer patients. Acta Otolaryngol 1993; 501(Suppl): 103–106.

[5] Pandolfino JE, Kahrilas PJ. Smoking and gastro-oesophageal reflux disease. Eur J Gastroenterol Hepatol 2000; 12(8): 837–842.

[6] Gammon MD, Schoenberg JB, Ahsan H et al. Tobacco, alcohol, and socioeconomic status and adenocarcinomas of the esophagus and gastric cardia. J Natl Cancer Inst 1997; 89(17): 1277–1284.

[7] Zheng Z, Park JY, Guillemette C, Schantz SP, Lazarus P. Tobacco carcinogen-detoxifying enzyme UGT1A7 and its association with orolaryngeal cancer risk. J Natl Cancer Inst 2001; 93: 1411–1418.

[8] Newcomb PA, Carbone PP. The health consequences of smoking. Cancer. Med Clin North Am 1992; 76(2): 305–331.

[9] Brown LM, Silverman DT, Pottern LM, Schoenberg JB, Greenberg RS, Swanson GM, Liff JM, Schwartz AG, Hayes RB, Blot WJ. Adenocarcinoma of the esophagus and esophagogastric junction in white men in the United States: alcohol, tobacco, and socioeconomic factors. Cancer Causes Control 1994; 5(4): 333–340.

[10] Wu AH, Wan P, Bernstein L. A multiethnic population-based study of smoking, alcohol and body size and risk of adenocarcinomas of the stomach and esophagus (United States). Cancer Causes Control 2001; 12(8): 721–732.

[11] Castellsague X, Munoz N, De Stefani E, Victora CG, Castelletto R, Rolon PA, Quintana MJ. Independent and joint effects of tobacco smoking and alcohol drinking on the risk of esophageal cancer in men and women. Int J Cancer 1999; 82: 657–664.

[12] Johnson N. Tobacco use and oral cancer: a global perspective. J Dent Educ 2001; 65(4): 328–339.

[13] Shapiro JA, Jacobs EJ, Thun MJ. Cigar smoking in men and risk of death from tobacco-related cancers. J Natl Cancer Inst 2000; 92(4): 333–337.

[14] Kabat GC, Ng SK, Wynder EL. Tobacco, alcohol intake, and diet in relation to adenocarcinoma of the esophagus and gastric cardia. Cancer Causes Control 1993; 4(2): 123–132.

[15] Lee CH, Lee JM, Wu DC, Hsu HK, Kao EL, Huang HL, Wang TN, Huang MC, Wu MT. Independent and combined effects of alcohol intake, tobacco smoking and betel quid chewing on the risk of esophageal cancer in Taiwan. Int J Cancer 2005; 113(3): 475–482.

[16] Kurata JH, Nogawa AN. Meta-analysis of risk factors for peptic ulcer. Nonsteroidal antiinflammatory drugs, Helicobacter pylori, and smoking. J Clin Gastroenterol 1997; 24(1): 2–17.

[17] Anda RF, Williamson DF, Escobedo LG, Remington PL. Smoking and the risk of peptic ulcer disease among women in the United States. Arch Intern Med 1990; 150(7): 1437–1441.

[18] Schabowski J. Is there a territorial differentiation in the prevalence of peptic ulcer among rural population in Poland? Ann Agric Environ Med 2001; 8(1): 57–62.

[19] Parasher G, Eastwood GL. Smoking and peptic ulcer in the Helicobacter pylori era. Eur J Gastroenterol Hepatol 2000; 12(8): 843–853.

[20] Wang JY, Liu SB, Chen SY, Dobson A. Risk factors for peptic ulcer in Shanghai. Int J Epidemiol 1996; 25(3): 638–643.

[21] Bateson MC. Cigarette smoking and Helicobacter pylori infection. Postgrad Med J 1993; 69(807): 41–44.

[22] Tatemichi M, Kabuto M, Tsugane S. Effect of smoking on serum pepsinogen I level depends on serological status of Helicobacter pylori. Jpn J Cancer Res 2001; 92(3): 243–248.

[23] Chang YT, Wu MS, Shun CT, Lin MT, Chang MC, Lin JT. Association of polymorphisms of interleukin-1 beta gene and Helicobacter pylori infection with the risk of gastric ulcer. Hepatogastroenterology 2002; 49(47): 1474–1476.

[24] Moshkowitz M, Brill S, Konikoff FM, Averbuch M, Arber N, Halpern Z. Additive deleterious effect of smoking on gastroduodenal pathology and clinical course in Helicobacter pylori-positive dyspeptic patients. Isr Med Assoc J 2000; 2(12): 892–895.

[25] Lynch DA, Mapstone NP, Lewis F, Pentith J, Axon AT, Dixon MF, Quirke P. Serum and gastric luminal epidermal growth factor in Helicobacter pylori-associated gastritis and peptic ulcer disease. Helicobacter 1996; 1(4): 219–226.

[26] Ma L, Wang WP, Chow JY, Yuen ST, Cho CH. Reduction of EGF is associated with the delay of ulcer healing by cigarette smoking. Am J Physiol Gastrointest Liver Physiol 2000; 278(1): G10–G17.

[27] Ma L, Chow JY, Cho CH. Cigarette smoking delays ulcer healing: role of constitutive nitric oxide synthase in rat stomach. Am J Physiol 1999; 276: G238–G248.

[28] Konturek SJ, Bielanski W, Plonka M, Pawlik T, Pepera J, Konturek PC, Czarnecki J, Penar A, Jedrychowski W. Helicobacter pylori, non-steroidal anti-inflammatory drugs and smoking in risk pattern of gastroduodenal ulcers. Scand J Gastroenterol 2003; 38(9): 923–930.

[29] Martin-de-Argila C, Boixeda D, Canton R, Mir N, de Rafael L, Gisbert J, Arocena C, Garcia PA. Helicobacter pylori infection in a healthy population in Spain. Eur J Gastroenterol Hepatol 1996; 8(12): 1165–1168.

[30] Talley NJ, Evans JM, Fleming KC, Harmsen WS, Zinsmeister AR, Melton LJ III. Nonsteroidal antiinflammatory drugs and dyspepsia in the elderly. Dig Dis Sci 1995;40(6): 1345–1350.

[31] Chan FK, Sung JJ, Lee YT, Leung WK, Chan LY, Yung MY, Chung SC. Does smoking predispose to peptic ulcer relapse after eradication of Helicobacter pylori? Am J Gastroenterol 1997; 92(3): 442–445.

[32] Di Mario F, Battaglia G, Leandro G, Dotto P, Dal Bo N, Salandin S, Ferrana M, Grassi SA, Vianello F. Risk factors of duodenal ulcer bleeding: the role of smoking and nicotine. Ital J Gastroenterol 1994; 26(8): 385–391.

[33] Ainsworth MA, Hogan DL, Koss MA, Isenberg JI. Cigarette smoking inhibits acid-stimulated duodenal mucosal bicarbonate secretion. Ann Intern Med 1993; 119(9): 882–886.

[34] Malesci A, Basilico M, Bersani M, Bonato C, Ballarin E, Ronchi G. Serum pepsinogen I elevation in cigarette smokers. Scand J Gastroenterol 1988; 23(5): 602–606.

[35] Eto K, Gomita Y, Furuno K, Yao K, Moriyama M, Araki Y. Influences of cigarette smoke inhalation on pharmacokinetics of cimetidine in rats. Drug Metabol Drug Interact 1991; 9(2): 103–114.

[36] Chen SP, Bei L, Wen SH. [Study on omeprazole 20 mg twice weekly in prevention of duodenal ulcer relapse]. Zhonghua Nei Ke Za Zhi 1993; 32(8): 538–541.

[37] Borsch G, Schmidt G, Wegener M, Sandmann M, Adamek R, Leverkus F, Reitemeyer E. Campylobacter pylori: prospective analysis of clinical and histological factors associated with colonization of the upper gastrointestinal tract. Eur J Clin Invest 1988; 18(2): 133–138.

[38] Clodi PH. [Nicotine and the gastrointestinal tract]. Wien Med Wochenschr 1988; 138(6–7): 132–134.

[39] Lunet N, Barros H. Helicobacter pylori infection and gastric cancer: facing the enigmas. Int J Cancer 2003; 106(6): 953–960.
[40] Siman JH, Forsgren A, Berglund G, Floren CH. Tobacco smoking increases the risk for gastric adenocarcinoma among Helicobacter pylori-infected individuals. Scand J Gastroenterol 2001; 36(2): 208–213.
[41] Gonzalez CA, Pera G, Agudo A et al. Smoking and the risk of gastric cancer in the European Prospective Investigation Into Cancer and Nutrition (EPIC). Int J Cancer 2003; 107(4): 629–634.
[42] Jedrychowski W, Boeing H, Wahrendorf J, Popiela T, Tobiasz-Adamczyk B, Kulig J. [Tobacco smoking and alcohol consumption as risk factors for stomach cancer in different locations and histologic types]. Przegl Epidemiol 1992; 46(4): 357–367.
[43] Ji BT, Chow WH, Yang G, McLaughlin JK, Gao RN, Zheng W, Shu XO, Jin F, Fraumeni JF Jr, Gao YT. The influence of cigarette smoking, alcohol, and green tea consumption on the risk of carcinoma of the cardia and distal stomach in Shanghai, China. Cancer 1996; 77(12): 2449–2457.
[44] Lagergren J, Bergstrom R, Lindgren A, Nyren O. The role of tobacco, snuff and alcohol use in the aetiology of cancer of the oesophagus and gastric cardia. Int J Cancer 2000; 85(3): 340–346.
[45] Ye W, Ekstrom AM, Hansson LE, Bergstrom R, Nyren O. Tobacco, alcohol and the risk of gastric cancer by sub-site and histologic type. Int J Cancer 1999; 83(2): 223–229.
[46] Vaughan TL, Davis S, Kristal A, Thomas DB. Obesity, alcohol, and tobacco as risk factors for cancers of the esophagus and gastric cardia: adenocarcinoma versus squamous cell carcinoma. Cancer Epidemiol Biomarkers Prev 1995; 4(2): 85–92.
[47] Chen CC, Neugut AI, Rotterdam H. Risk factors for adenocarcinomas and malignant carcinoids of the small intestine: preliminary findings. Cancer Epidemiol Biomarkers Prev 1994; 3(3): 205–207.
[48] Zaridze D, Borisova E, Maximovitch D, Chkhikvadze V. Alcohol consumption, smoking and risk of gastric cancer: case-control study from Moscow, Russia. Cancer Causes Control 2000; 11(4): 363–371.
[49] Neugut AI, Jacobson JS, Suh S, Mukherjee R, Arber N. The epidemiology of cancer of the small bowel. Cancer Epidemiol Biomarkers Prev 1998; 7(3): 243–251.
[50] Lin Y, Tamakoshi A, Hayakawa T, Ogawa M, Ohno Y. Cigarette smoking as a risk factor for chronic pancreatitis: a case-control study in Japan. Research Committee on Intractable Pancreatic Diseases. Pancreas 2000; 21(2): 109–114.
[51] Schwartz GG, Reis IM. Is cadmium a cause of human pancreatic cancer? Cancer Epidemiol Biomarkers Prev 2000; 9(2): 139–145.
[52] Greenlee RT, Murray T, Bolden S, Wingo PA. Cancer statistics, 2000. CA Cancer J Clin 2000; 50(1): 7–33.
[53] Ghadirian P, Simard A, Baillargeon J. Tobacco, alcohol, and coffee and cancer of the pancreas. A population-based, case-control study in Quebec, Canada. Cancer 1991; 67(10): 2664–2670.
[54] Prokopczyk B, Hoffmann D, Bologna M et al. Identification of tobacco-derived compounds in human pancreatic juice. Chem Res Toxicol 2002; 15(5): 677–685.
[55] Risch HA. Etiology of pancreatic cancer, with a hypothesis concerning the role of N-nitroso compounds and excess gastric acidity. J Natl Cancer Inst 2003; 95(13): 948–960.
[56] Chowdhury P, Rayford PL. Smoking and pancreatic disorders. Eur J Gastroenterol Hepatol 2000; 12(8): 869–877.
[57] Levi F, Lucchini F, Negri E, La VC. Pancreatic cancer mortality in Europe: the leveling of an epidemic. Pancreas 2003; 27(2): 139–142.
[58] Li D. Molecular epidemiology of pancreatic cancer. Cancer J 2001; 7(4): 259–265.
[59] Gordis L, Gold EB. Epidemiology of pancreatic cancer. World J Surg 1984; 8(6): 808–821.

[60] Bonelli L, Aste H, Bovo P et al. Exocrine pancreatic cancer, cigarette smoking, and diabetes mellitus: a case-control study in northern Italy. Pancreas 2003; 27(2): 143–149.

[61] Chiu BC, Lynch CF, Cerhan JR, Cantor KP. Cigarette smoking and risk of bladder, pancreas, kidney, and colorectal cancers in Iowa. Ann Epidemiol 2001; 11(1): 28–37.

[62] Lin Y, Tamakoshi A, Kawamura T, Inaba Y, Kikuchi S, Motohashi Y, Kurosawa M. A prospective cohort study of cigarette smoking and pancreatic cancer in Japan. Cancer Causes Control 2002; 13(3): 249–254.

[63] Schenk M, Schwartz AG, O'Neal E, Kinnard M, Greenson JK, Fryzek JP, Ying GS, Garabrant DH. Familial risk of pancreatic cancer. J Natl Cancer Inst 2001; 93(8): 640–644.

[64] Villeneuve PJ, Johnson KC, Hanley AJ, Mao Y. Alcohol, tobacco and coffee consumption and the risk of pancreatic cancer: results from the Canadian Enhanced Surveillance System case-control project. Canadian Cancer Registries Epidemiology Research Group. Eur J Cancer Prev 2000; 9(1): 49–58.

[65] Rulyak SJ, Lowenfels AB, Maisonneuve P, Brentnall TA. Risk factors for the development of pancreatic cancer in familial pancreatic cancer kindreds. Gastroenterology 2003; 124(5): 1292–1299.

[66] Talamini G, Bassi C, Falconi M et al. Alcohol and smoking as risk factors in chronic pancreatitis and pancreatic cancer. Dig Dis Sci 1999; 44(7): 1303–1311.

[67] Band PR, Spinelli JJ, Threlfall WJ, Fang R, Le ND, Gallagher RP. Identification of occupational cancer risks in British Columbia. Part I: Methodology, descriptive results, and analysis of cancer risks, by cigarette smoking categories of 15,463 incident cancer cases. J Occup Environ Med 1999; 41(4): 224–232.

[68] Bray I, Brennan P, Boffetta P. Projections of alcohol- and tobacco-related cancer mortality in Central Europe. Int J Cancer 2000; 87(1): 122–128.

[69] Fuchs CS, Colditz GA, Stampfer MJ, Giovannucci EL, Hunter DJ, Rimm EB, Willett WC, Speizer FE. A prospective study of cigarette smoking and the risk of pancreatic cancer. Arch Intern Med 1996; 156(19): 2255–2260.

[70] Harnack LJ, Anderson KE, Zheng W, Folsom AR, Sellers TA, Kushi LH. Smoking, alcohol, coffee, and tea intake and incidence of cancer of the exocrine pancreas: the Iowa Women's Health Study. Cancer Epidemiol Biomarkers Prev 1997; 6(12): 1081–1086.

[71] Alguacil J, Silverman DT. Smokeless and other noncigarette tobacco use and pancreatic cancer: a case-control study based on direct interviews. Cancer Epidemiol Biomarkers Prev 2004; 13(1): 55–58.

[72] Mori M, Hara M, Wada I, Hara T, Yamamoto K, Honda M, Naramoto J. Prospective study of hepatitis B and C viral infections, cigarette smoking, alcohol consumption, and other factors associated with hepatocellular carcinoma risk in Japan. Am J Epidemiol 2000; 151(2): 131–139.

[73] Kuper H, Tzonou A, Kaklamani E, Hsieh CC, Lagiou P, Adami HO, Trichopoulos D, Stuver SO. Tobacco smoking, alcohol consumption and their interaction in the causation of hepatocellular carcinoma. Int J Cancer 2000; 85(4): 498–502.

[74] Loftus EV Jr, Sandborn WJ, Tremaine WJ, Mahoney DW, Zinsmeister AR, Offord KP, Melton LJ III. Primary sclerosing cholangitis is associated with nonsmoking: a case-control study. Gastroenterology 1996; 110(5): 1496–1502.

[75] Schrumpf E, Abdelnoor M, Fausa O, Elgjo K, Jenssen E, Kolmannskog F. Risk factors in primary sclerosing cholangitis. J Hepatol 1994; 21(6): 1061–1066.

[76] van Erpecum KJ, Smits SJ, van de Meeberg PC, Linn FH, Wolfhagen FH, vanBerge-Henegouwen GP, Algra A. Risk of primary sclerosing cholangitis is associated with nonsmoking behavior. Gastroenterology 1996; 110(5): 1503–1506.

[77] Wiesner RH, Grambsch PM, Dickson ER, Ludwig J, MacCarty RL, Hunter EB, Fleming TR, Fisher LD, Beaver SJ, LaRusso NF. Primary sclerosing cholangitis: natural history, prognostic factors and survival analysis. Hepatology 1989; 10(4): 430–436.

[78] Loftus EV Jr. Clinical epidemiology of inflammatory bowel disease: Incidence, prevalence, and environmental influences. Gastroenterology 2004; 126(6): 1504–1517.

[79] Cosnes J, Carbonnel F, Beaugerie L, Le QY, Gendre JP. Effects of cigarette smoking on the long-term course of Crohn's disease. Gastroenterology 1996; 110(2): 424–431.

[80] Hodgson HJ, Bhatti MA. Smoking and quality of life in Crohn's disease – as many questions answered as unanswered. Eur J Gastroenterol Hepatol 1996; 8(11): 1067–1069.

[81] Sicilia B, Lopez MC, Arribas F, Lopez ZJ, Sierra E, Gomollon F. Environmental risk factors and Crohn's disease: a population-based, case-control study in Spain. Dig Liver Dis 2001; 33(9): 762–767.

[82] Cosnes J, Beaugerie L, Carbonnel F, Gendre JP. Smoking cessation and the course of Crohn's disease: an intervention study. Gastroenterology 2001; 120(5): 1093–1099.

[83] Sher ME, Bank S, Greenberg R, Sardinha TC, Weissman S, Bailey B, Gilliland R, Wexner SD. The influence of cigarette smoking on cytokine levels in patients with inflammatory bowel disease. Inflamm Bowel Dis 1999; 5(2): 73–78.

[84] Timmer A, Sutherland LR, Martin F. Oral contraceptive use and smoking are risk factors for relapse in Crohn's disease. The Canadian Mesalamine for Remission of Crohn's Disease Study Group. Gastroenterology 1998; 114(6): 1143–1150.

[85] Yamamoto T, Keighley MR. Smoking and disease recurrence after operation for Crohn's disease. Br J Surg 2000; 87(4): 398–404.

[86] Travis S. Azathioprine for prevention of postoperative recurrence in Crohn's disease. Eur J Gastroenterol Hepatol 2001; 13(11): 1277–1279.

[87] Johnson JG, Cohen P, Pine DS, Klein DF, Kasen S, Brook JS. Association between cigarette smoking and anxiety disorders during adolescence and early adulthood. JAMA 2000; 284(18): 2348–2351.

[88] Goischke HK. Tabakabusus und die Raucherentwöhnung bei Morbus Crohn. In: Haustein K-O: Rauchen und Krebs – Frau und Rauchen – Probleme der medikamentösen Raucherentwöhnung. Weinheim: Organon-Verlag B. Conventz, 2004, S 131–142.

[89] Bridger S, Lee JC, Bjarnason I, Jones JE, Macpherson AJ. In siblings with similar genetic susceptibility for inflammatory bowel disease, smokers tend to develop Crohn's disease and non-smokers develop ulcerative colitis. Gut 2002; 51(1): 21–25.

[90] Brignola C, Belloli C, Ardizzone S, Astegiano M, Cottone M, Trallori G. The relationship between heritability and smoking habits in Crohn's disease. Italian Cooperative Study Group. Am J Gastroenterol 2000; 95(11): 3171–3175.

[91] Picco MF, Bayless TM. Tobacco consumption and disease duration are associated with fistulizing and stricturing behaviors in the first 8 years of Crohn's disease. Am J Gastroenterol 2003; 98(2): 363–368.

[92] Ko JK, Sham NF, Guo X, Cho CH. Beneficial intervention of experimental colitis by passive cigarette smoking through the modulation of cytokines in rats. J Investig Med 2001; 49(1): 21–29.

[93] Manguso F, Sanges M, Staiano T et al. Cigarette smoking and appendectomy are risk factors for extraintestinal manifestations in ulcerative colitis. Am J Gastroenterol 2004; 99(2): 327–334.

[94] Rudra T, Motley R, Rhodes J. Does smoking improve colitis? Scand J Gastroenterol (Suppl) 1989; 170: 61–63.

[95] Green JT, Rhodes J, Ragunath K, Thomas GA, Williams GT, Mani V, Feyerabend C, Russell MA. Clinical status of ulcerative colitis in patients who smoke. Am J Gastroenterol 1998; 93(9): 1463–1467.

[96] Russel MG, Nieman FH, Bergers JM, Stockbrugger RW. Cigarette smoking and quality of life in patients with inflammatory bowel disease. South Limburg IBD Study Group. Eur J Gastroenterol Hepatol 1996; 8(11): 1075–1081.

[97] Boyko EJ, Perera DR, Koepsell TD, Keane EM, Inui TS. Effects of cigarette smoking on the clinical course of ulcerative colitis. Scand J Gastroenterol 1988; 23(9): 1147–1152.

[98] Mokbel M, Carbonnel F, Beaugerie L, Gendre JP, Cosnes J. [Effect of smoking on the long-term course of ulcerative colitis]. Gastroenterol Clin Biol 1998; 22(11): 858–862.

[99] Odes HS, Fich A, Reif S et al. Effects of current cigarette smoking on clinical course of Crohn's disease and ulcerative colitis. Dig Dis Sci 2001; 46(8): 1717–1721.

[100] Benoni C, Nilsson A. Smoking habits in patients with inflammatory bowel disease. Scand J Gastroenterol 1984; 19(6): 824–830.

[101] Holdstock G, Savage D, Harman M, Wright R. Should patients with inflammatory bowel disease smoke? Br Med J (Clin Res Ed) 1984; 288(6414): 362.

[102] Medina C, Vergara M, Casellas F, Lara F, Naval J, Malagelada JR. Influence of the smoking habit in the surgery of inflammatory bowel disease. Rev Esp Enferm Dig 1998; 90(11): 771–778.

[103] Moum B, Ekbom A, Vatn MH, Aadland E, Sauar J, Lygren I, Schulz T, Stray N, Fausa O. Clinical course during the 1st year after diagnosis in ulcerative colitis and Crohn's disease. Results of a large, prospective population-based study in southeastern Norway, 1990–93. Scand J Gastroenterol 1997; 32(10): 1005–1012.

[104] Heineman EF, Zahm SH, McLaughlin JK, Vaught JB. Increased risk of colorectal cancer among smokers: results of a 26-year follow-up of US veterans and a review. Int J Cancer 1994; 59(6): 728–738.

[105] Newcomb PA, Storer BE, Marcus PM. Cigarette smoking in relation to risk of large bowel cancer in women. Cancer Res 1995; 55(21): 4906–4909.

[106] Giovannucci E. An updated review of the epidemiological evidence that cigarette smoking increases risk of colorectal cancer. Cancer Epidemiol Biomarkers Prev 2001; 10(7): 725–731.

[107] Terry P, Ekbom A, Lichtenstein P, Feychting M, Wolk A. Long-term tobacco smoking and colorectal cancer in a prospective cohort study. Int J Cancer 2001; 91(4): 585–587.

[108] LeMarchand L, Wilkens LR, Kolonel LN, Hankin JH, Lyu LC. Associations of sedentary lifestyle, obesity, smoking, alcohol use, and diabetes with the risk of colorectal cancer. Cancer Res 1997; 57(21): 4787–4794.

[109] Slattery ML, Potter JD, Friedman GD, Ma KN, Edwards S. Tobacco use and colon cancer. Int J Cancer 1997; 70(3): 259–264.

[110] Limburg PJ, Vierkant RA, Cerhan JR, Yang P, Lazovich D, Potter JD, Sellers TA. Cigarette smoking and colorectal cancer: long-term, subsite-specific risks in a cohort study of postmenopausal women. Clin Gastroenterol Hepatol 2003; 1(3): 202–210.

[111] Ho JW, Lam TH, Tse CW et al. Smoking, drinking and colorectal cancer in Hong Kong Chinese: a case-control study. Int J Cancer 2004; 109(4): 587–597.

[112] Otani T, Iwasaki M, Yamamoto S, Sobue T, Hanaoka T, Inoue M, Tsugane S. Alcohol consumption, smoking, and subsequent risk of colorectal cancer in middle-aged and elderly Japanese men and women: Japan Public Health Center-based prospective study. Cancer Epidemiol Biomarkers Prev 2003; 12(12): 1492–1500.

[113] Takeshita T, Morimoto K, Yamaguchi N, Watanabe S, Todoroki I, Honjo S, Nakagawa K, Kono S. Relationships between cigarette smoking, alcohol drinking, the ALDH2 genotype and adenomatous types of colorectal polyps in male self-defense force officials. J Epidemiol 2000; 10(6): 366–371.

[114] Calkins BM. A meta-analysis of the role of smoking in inflammatory bowel disease. Dig Dis Sci 1989; 34(12): 1841–1854.

8.6 Urogenitaltrakt

Die Niere gehört neben der Lunge und dem Herz zu den wichtigsten Zielorganen für rauchbedingte Schäden. Für den Erhalt der Nierenfunktion mit zunehmendem Alter ist das Rauchen kontraproduktiv, weil eine bereits bestehende Hypertonie neben Gefäßerkrankungen zusammen mit dem Rauchen kleine und größere Nierengefäße auch bei Patienten ohne bestehenden Diabetes mellitus schädigt [1]. Schon 1907 erteilte der deutsche Arzt Hesse seinen Patienten mit einer Schrumpfniere den Rat, das Rauchen aufzugeben [2].

Untersuchungen am Myokard und den Nierengefäßen zeigten parallel rauchbedingte Veränderungen bezüglich der Stärkezunahme der Intima, wobei sich keine Korrelationen mit den Pack years, wohl aber für die Nieren mit dem Alter und den Rauchgewohnheiten ergaben [3]. Biomarker für die Funktionsdiagnostik der Nieren wie die Bestimmung von Mikroalbumin, N-Acetyl-β-D-Glukosamidase (NAG) und Alaninaminopeptidase (AAP) haben sich bisher wegen der intraindividuellen Schwankung nicht bewährt [4]. Während das einmalige (akute) Rauchen ohne Einfluss auf die renale Albuminausscheidung war [5], kam es bei diabetischen Veränderungen schon zu einer Zunahme der Mikroalbuminurie (s. Abschn. 8.4.2.2.).

Die durch das Rauchen ausgelöste Steigerung von Blutdruck und Herzfrequenz wird durch die Mehrsekretion von Arginin-Vasopressin und Adrenalin ausgelöst, während die glomeruläre Filtrationsrate bei gleichzeitig zunehmendem renalen Widerstand sinkt [6] (Abb. 8.10). Insgesamt reagieren Nichtraucher auf Nikotingaben intensiver als Raucher, was auf eine verringerte Reaktion im Sinne einer Tachyphylaxie bei jahrelangem Rauchen schließen lässt [6, 7].

Eine stressbedingte Harninkontinenz entwickelt sich bevorzugt bei Rauchern trotz eines erhöhten Sphinktertonus, wobei die gleichzeitig permanent auftretenden Hustenstöße diese Veränderungen am M. sphincter vesicae noch begünstigten [8].

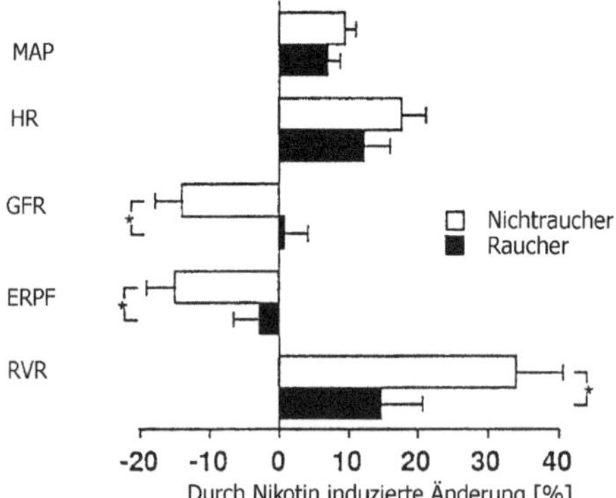

Abb. 8.10. Durch Nikotin induzierte mittlere prozentuale Änderungen des mittleren arteriellen Blutdrucks *(MAP)*, der Herzfrequenz *(HR)*, der glomerulären Filtrationsrate *(GFR)*, des effektiven renalen Plasmaflusses *(ERPF)* und des renalen Gesamtwiderstandes *(RVR)* bei 9 Rauchern und 10 Nichtrauchern nach Gabe eines 4-mg-Kaugummis für 30 min [6]

Die Entstehung von Tumoren der Nieren und der ableitenden Harnwege ist verknüpft mit genetischen Defekten an Schadstoff abbauenden Enzymen (Zytochrom-P450-System, N-Acetyltransferasen NAT1 und NAT2) [9] und der Akkumulation von Schwermetallen wie z. B. von Cadmium. Besonders bei Männern, aber auch bei Frauen, treten gehäuft und in Abhängigkeit von den Pack years u. a. Karzinome der Nieren, der Blase und im Genitalbereich auf, wie eine Studie aus Finnland [10] und eine 26-Jahres-Studie [11] zeigten.

8.6.1 Schadstoffe und Induktoren

Zu den verschiedenen Schadstoffen und Induktoren des Krebswachstums zählen Cadmium, Benzo[a]pyren, Nitrosamine und Aminobiphenyl-Addukte. Die Langzeitexposition in der chemischen und petrochemischen Industrie verstärkt neben dem Rauchen das Risiko von Blasenkarzinomen [12]. Das kanzerogen wirkende Acetonitril wird mit dem Zigarettenrauch inkorporiert und schädigt bevorzugt die Blasenschleimhaut [13]. Ein weiteres Problem sind Infektionen mit dem Papillomavirus, welches im Zusammenhang mit dem Rauchen für die Entstehung von Cervixkarzinomen verantwortlich ist. Am Epithel der Harnwege kommt es durch das Rauchen zum 4-fachen Anstieg kleinkerniger Zellen. Hierbei besteht kein Unterschied zu Exrauchern, sodass die Bildung von Klonen derartiger Zellverbände angenommen werden kann [14]. Über die Ursachen des Urothelkarzinoms ist wenig bekannt. In einer in Westberlin von 1990–1995 durchgeführten Studie wurde nachgewiesen, dass das Risiko für derartige Krebsfälle durch das Rauchen mehr ansteigt (OR 3,46; 95% CI 2,50–4,78) als durch eine bereits beendete Raucherkarriere (OR 1,51; 95% CI 1,09–2,81) [15].

Ein in der Plasmamembran der Nierenzellen befindlicher Gewebefaktor gilt als Initiator von Blutgerinnungsvorgängen bei malignen Tumoren, insbesondere in kritischen Fällen hinsichtlich der Angiogenese. Dieser Faktor wird auch in den Urin ausgeschieden, jedoch wird dies weder durch das Alter noch durch das Rauchen beeinflusst [16].

Raucher, die mehr als 10 g Tabak täglich konsumieren, scheiden im Sinne eines Nierenschadens mehr β-Hexosaminidase als Nichtraucher aus [17].

8.6.2 Nierenkarzinome

Bei der Beurteilung der Nierenkrebshäufigkeit in Mitteleuropa steht die frühere Tschechoslowakei zu Beginn der 90er-Jahre an erster Stelle mit 8,37 Nierenkrebsfällen pro 100.000 Einwohner (1990–1994). Diese Zahl stieg noch an und erreichte in den Jahren 2000–2004 eine Quote von 10,38 Fällen/100.000 Einwohner. Einer in Los Angeles durchgeführten Studie an 1204 Patienten zufolge lassen sich die bei 21% der Männer und 11% der Frauen auftretenden Nierenkarzinome auf das Rauchen zurückführen [18]. Der Alkohol- und Zigarettenkonsum werden als wichtigste

Faktoren genannt [19]. Eine multivariate Analyse von 133 histologisch gesicherten Nierenkarzinomen zeigte, dass 26% der Tumoren durch das Rauchen, aber nur 3% durch genetische Faktoren verursacht wurden [20]. Nach einer Studie an Koreanern fördert eine bestehende Hypertonie (>160 mmHg systolisch) das Risiko eines Nierenkarzinoms im Vergleich zu Rauchern ohne Hypertonus (RR 8,18; 95% CI 3,13–21,36; vs. RR 2,80; 95% CI 1,64–4,79) [21]. Rauchen und Hypertonus gelten auch nach der Multiple Risk Factor Intervention Trial als die Faktoren, die für das Entstehen eines Nierenkarzinoms verantwortlich sind [22].

Einer skandinavischen Studie zufolge waren Rauchen und Übergewicht zusammen an 40% aller Nierenkarzinome beteiligt [23]. Bei einem Zigarettenkonsum von weniger als 40 Pack years stieg das Karzinomrisiko auf das 2,3-Fache (OR 2,3; 95% CI 1,5–5,1) im Vergleich zu Nichtrauchern [24]. Rauchen und die gleichzeitige Einnahme von Laxanzien oder Analgetika (Anilide oder Pyrazolone) erhöhten das Risiko für ein Karzinom im Nierenbecken (OR 6,20; 95% CI 2,04–18,81, vs. OR 3,22; 95% CI 2,29–4,52) oder in den ableitenden Harnwegen gegenüber dem Rauchen allein [25]. Ein parallel bestehender β-Carotin-Mangel erhöht das Karzinomrisiko zusätzlich. Beginnt der Jugendliche vor dem 18. Lebensjahr zu rauchen, verdoppelt sich sein Risiko bezüglich eines Nierenbeckenkarzinoms, während ein Nierenzellkarzinom erst nach einer 25-jährigen Raucherkarriere beobachtet wurde [26]. In einer 2001 publizierten Studie ließen sich Nierenkarzinome bei Männern (OR 1,8; 95% CI 1,2–2,8) häufiger als bei Frauen (OR 1,2; 95% CI 0,8–1,8) nachweisen [27]. Bei einem jungen Mann, der jahrelang intensiv Marihuana rauchte, wurde ein von den Papillen ausgehendes Nierenkarzinom festgestellt [28].

8.6.3 Blasenkarzinome

Die Ursachen für Blasenkarzinome sind in genetisch bedingten Veränderungen verschiedener Schlüsselenzyme und in der Ausscheidung von Abbrandprodukten über die Nieren zu sehen. Auch die Expression der COX2-mRNS scheint eine Rolle zu spielen; sie war bei Patienten mit Blasenkarzinom bei gleichzeitig zunehmender PGE2-Synthese auf das Doppelte erhöht, was wiederum im Zusammenhang mit dem Rauchen zu sehen ist [29]. Veränderungen am Chromosom 9 wurden bei rauchbedingten Blasenkarzinomen beschrieben [30]. Die Hälfte aller Nieren- und Blasenkarzinome des Mannes waren auf das Rauchen zurückzuführen. Das Risiko für ein Blasenkarzinom stieg in Abhängigkeit von der Rauchdauer und der Pack years (OR 1,96; 95% CI 1,48–2,61 für 20 Raucherjahre vs. OR 5,57; 95% CI 4,18–7,44 für 60 Raucherjahre) [31]. Bei rauchenden Frauen ist das Karzinomrisiko höher als bei Männer [32, 33], wobei ein bestehender Diabetes mellitus das Risiko noch steigert [33]. Geben Patienten das Rauchen auf, kommt es zu einer etwa 30%igen Risikoabnahme innerhalb von etwa 4 Jahren [31].

Einer Studie in Italien zufolge gehen 46% der Blasenkarzinome auf das Konto des Rauchens [34]. Das Risiko ist bei rauchenden Männern zwischen 3- und 7-mal höher als bei nicht rauchenden [27, 35–37]. Bei den Frauen ließen sich 37% der

Blasen- und 12% der Nierenkarzinome auf das Rauchen zurückführen [38, 39], wobei eine Odds Ratio von 2,4 (95% CI 1,5–4,0) bzw. 2,8 (95% CI 1,2–6,3) gemessen wurde [36]. Neben jahrelangem Rauchen (OR 2,87) waren vor allem Schadstoffe aus der chemischen Industrie (OR 3,01) als entscheidende Ursachen in einer an 110 Frauen mit Blasenkarzinom durchgeführten Untersuchung anzusehen, wobei die Hormonersatztherapie noch einen zusätzlichen Risikofaktor darstellen könnte [40]. Gehäufter Kaffeegenuss wird als zusätzlicher Risikofaktor erwähnt [41].

In einer Fall-Kontroll-Studie wurde bereits vor 20 Jahren eine Risikoerhöhung durch das Rauchen für Männer (RR 4,8; 95% CI 2,4–9,3) und Frauen (OR 1,7; 95% CI 1,0–2,7) ermittelt, wobei das Ausmaß des Rauchens das Risiko der Kanzerogenese beeinflusste [42, 43]. Insbesondere tief inhalierende und starke Zigarettenraucher (≥ 2 Pack years) erhöhen ihr Risiko um das 7-Fache, während das Rauchen von Zigarren keinen Einfluss auf die Entstehung von Blasentumoren nimmt [44]. Übergangsepithelkarzinome („transitional cell carcinomas", TCC) treten ebenfalls bevorzugt bei Rauchern auf. Dabei ist Militärpersonal gefährdeter als andere Bevölkerungsgruppen [45].

Auch die therapeutischen Ergebnisse beim Blasenkarzinom hängen vom Rauchstopp ab [46]. Es wurden Unterschiede zwischen Zigaretten- (OR 3,5; 95% CI 2,9–4,2), Pfeifen- (OR 1,9; 95% CI 1,2–3,1) und Zigarrenrauchern (OR 2,3; 95% CI 1,6–3,5) nachgewiesen, wobei die Dauer des Zigarren- oder Zigarettenrauchens keinen Einfluss auf die Inzidenz eines Karzinoms hatte [47]. Nicht-TCC waren vor allem bei Rauchern nachzuweisen, wobei die extrem starken Raucher noch mehr gefährdet waren (OR 3,61; 95% CI 2,08–6,28, vs. OR 7,01; 95% CI 3,60–13,66) [48]. Ob Carotinoide einen (wie auch immer gearteten) Schutz vor der Entstehung eines Blasenkarzinoms bei Rauchern darstellen, bleibt trotz der angeführten Daten fraglich [49].

8.6.4 Cervixkarzinome

Cervixkarzinome und zervikale intraepitheliale Neoplasien (Stadium III) können zu einem großen Anteil als rauchbedingt angesehen werden [50–56], wie auch Studien aus verschiedenen Ländern bzw. Erdteilen zeigen [57, 58]. Hinzu kommt die besondere pathogenetische Bedeutung des humanen Papillomavirus für die Ausbildung des Cervixkarzinoms [59]. Papillomainfektionen mit schuppigen Metaplasien wurden bei jungen Raucherinnen gehäuft beobachtet (OR 1,67; 95% CI 1,12–2,48) [60]. Genetische Polymorphismen der Zytochrome CYP2D6 und CYP2E1 und des Glutathion-S-Transferase-Systems (GSTM1) spielen bei der Entstehung von Cervixkarzinomen wahrscheinlich eine Rolle [56–61].

Das Rauchen ist ein unabhängiger Faktor [62], der auch mit den gerauchten Pack years korreliert und das Risiko bis zum 12-Fachen ansteigen lässt [63]. In einer im US-Staate Utah durchgeführten Fall-Kontroll-Studie an einer größeren Population erhöhte sich das Karzinomrisiko je nach den Pack years. Die Odds Ratio betrug bei den Gelegenheitsraucherinnen 2,21 (95% CI 1,44–3,39), bei den Frauen mit mehr als 5 Pack years 3,42 (95% CI 2,10–5,57) [64]. Ein Drittel aller 1993 neu entdeckten

Cervixkarzinome war auf das Rauchen zurückzuführen [64, 65]. Auch bei diesen Tumoren wirken die über das Cervixepithel ausgeschiedenen Abbauprodukte des Rauchs als Induktoren [65, 66]. Nikotin und Cotinin werden in Abhängigkeit von den gerauchten Zigaretten über den Cervixschleim abgesondert [67], was auch bei Passivraucherinnen zu beobachten ist. Insbesondere lässt sich das aus dem Tabak stammende Nitrosamin NNK nachweisen, welches im Cervixschleim 3-mal häufiger als bei Nichtraucherinnen auftritt. Auch bei Nichtraucherinnen konnte NNK aufgrund von Umweltverschmutzung festgestellt werden [68]. Ein Rauchstopp vermindert das Ausmaß und die Ausbreitung von Cervixkarzinomen [69].

8.6.5 Prostatahyperplasie und -karzinome

Krankheitssymptome der unteren Harnwege treten bei Rauchern und Nichtrauchern in den verschiedenen Altersstufen gleichermaßen auf. Neben dem Rauchen fördern vor allem häufig durchgeführte handwerkliche Freizeitbeschäftigungen (Malerarbeiten, Bearbeiten von Möbeln, Umgang mit Öl und Fetten, Pestiziden und anderen Schädlingsbekämpfungsmittel) die Entstehung von Prostatakarzinomen [70]. Der Symptomscore korrelierte bei 40- bis 49-jährigen Männern mit den Pack years, wobei häufiger Infektionen des Harntraktes beobachtet wurden [71]. Der Alkoholgenuss geht deutlicher mit der Entwicklung einer benignen Prostatahyperplasie (BPH) einher als das gleichzeitige Zigarettenrauchen. Bei mehr als 35 Zigaretten pro Tag ergab sich eine Risikozunahme (OR 1,45; 95% CI 1,07–1,97). Mäßiger Alkoholgenuss ohne Rauchen wirkt sich günstig auf die BPH aus [72].

Prostatakarzinome gehörten zunächst nicht zu den in erster Linie durch das Rauchen ausgelösten Tumoren [73]. In einer aus den USA stammenden Studie an Ärzten erhöhte sich durch das Langzeitrauchen das Risiko für die Ausbildung eines Prostatakarzinoms nur geringfügig [74]. Dies zeigten auch andere Follow-up-Studien [75–77], denen zufolge eine leichte Risikoerhöhung um 18% auftrat. Bei Patienten mit hormonrefraktärem Prostatakarzinom war die mittlere Überlebenszeit je nach Raucherstatus verkürzt. Sie betrug 11 Monate bei Rauchern und 35 Monate bei Nichtrauchern ($p < 0,00001$) [78]. Bei erheblichem Zigarettenverbrauch (>40 Zigaretten täglich) stieg das relative Risiko auf 51 bzw. 80% an [77]. In einer an über 340.000 Männern durchgeführten Studie ergaben sich Risikozunahmen um 21% (≤25 Zigaretten täglich) bzw. um 45% (≤26 Zigaretten täglich), sodass das Zigarettenrauchen nun auch für diese Tumorart als Risikofaktor anzusehen ist [79]. Eine kanadische Studie belegt bei Rauchern eine Zunahme des Prostatakrebses (OR 2,31; 95% CI 1,09–4,89), wobei ein erhöhter Body-Mass-Index die Risikozunahme fördert [80]. Die Daten wurden durch eine weitere Studie an 753 Rauchern im Vergleich zu Nichtrauchern bestätigt (OR 1,4; 95% CI 1,0–2,0) [81]. Auch die Metastasierung außerhalb der Prostata wird bei jüngeren Rauchern (<55 Lebensjahre) begünstigt [82]. Ein erhöhter Leptinspiegel könnte für das Prostatawachstum und die Angiogenese bedeutsam sein, zumal Prostatagewebe Leptinrezeptoren enthält [83].

8.6.6 Fertilitätsstörungen

In der Literatur gibt es mehrere Anhaltspunkte, dass das Rauchen sowohl die männliche als auch die weibliche Fertilität schädigt, weil die aus dem Zigarettenrauch stammenden Kanzerogene und Mutagene die Keimbahn erreichen [84, 85] und dort zu Schäden am genetischen Apparat führen (s. Abschn. 5.4). Jüngere Raucher sind ebenso wie vor allem vorübergehend oder langfristig in der petrochemischen Industrie Beschäftigte in Hinblick auf Fertilitätsstörungen gefährdet [86].

Infertilität ist auf Störungen der Ovulation (bei etwa 20% der Paare), des uterotubalen Transports (bei etwa 30% der Paare), der Migration der Samenzelle (bei 10%) und auf weitere andrologische Probleme (bei 30% der Paare) zurückzuführen [87]. Bereits Lickint stellte in den 30er-Jahren des vorigen Jahrhunderts fest, dass Ehepaare mit einem dringenden Kinderwunsch als Nichtraucher 2–3 Monate bis zur Schwangerschaft benötigen, während Raucherehepaare dafür 18 und mehr Monate warten mussten, wobei vor einer erfolgreichen Schwangerschaft auch noch Fehlgeburten auftraten [88]. Spätere Untersuchungen zum Zeitpunkt einer Befruchtung zeigten einen erheblichen Einfluss durch den Lebensstil. Das heißt bei Ehepaaren, die Zigaretten und Alkohol konsumierten, war gegenüber solchen mit einem gesundheitsbewussten Leben eine Schwangerschaft um das 7,3-Fache verzögert [89]. Auch eine japanischen Studie deutete bereits eine verlängerte Zeit bis zum Erreichen einer Schwangerschaft bei Raucherinnen an [90].

Die erektile Dysfunktion wurde in den vergangenen Jahren mehrfach unter dem Blickwinkel des Rauchens betrachtet. Die Durchblutung wird adrenerg und cholinerg reguliert und Stickstoffmonoxid trägt vasodilatierend unabhängig vom Vegetativum zur Erektion bei. Die NO-Synthese kann durch verschiedene Erkrankungen (Hypertonie, Diabetes, Arteriosklerose) sowie durch das Rauchen gestört werden. In zahlreichen Studien wurde die erektile Dysfunktion auf das Rauchen bezogen [91–108], jedoch enthielten nur fünf dieser Studien eine Kontrollgruppe [97, 100, 101, 105, 107]. Darüber hinaus gab es keine randomisierte kontrollierte Studie. Eine an 4462 US-Kriegsveteranen (Vietnam) durchgeführte Untersuchung zeigte eine Impotenz bei Nichtrauchern von 2,2%, bei Exrauchern von 2,0% und bei Rauchern von 3,7% (OR 1,5; 95% CI 1,0–2,2; $p=0{,}005$) [100]. Da Rauchen nicht nur verschiedene Erkrankungen fördert, sondern auch die antioxidativen Effekte reduziert, ist eine Wechselwirkung mit NO anzunehmen [96, 97, 108]. Nach den Daten der umfassendsten Studie [100] erwartet Raucher im mittleren Alter eine erektile Dysfunktion von 5% (40-jährig) bis zu 15% (70-jährig) [91]. Bei einem täglichen Konsum von mehr als 10 Zigaretten wird die Andropause (analog zur Menopause) deutlich vorverlegt [106].

Beim Mann verringern sich durch das Rauchen die Samenqualität und die Spermakonzentration, ebenso wurden vermehrt DNS-Brüche in den Zellen beobachtet [109]. Die Motilität und Morphologie der Samenzellen werden verändert [110] (Tabelle 8.13). Ebenso kommt es zu einer Retention von Zytoplasma (Tröpfchenbildung) in den Spermazellen, was als Zeichen der Infertilität gewertet wird [111]. Es zeigt sich eine erhöhte Zahl apoptotischer Spermatozyten im Ejakulat. Der Erfolg einer In-vitro-Fertilisation (IVF) ist bei Rauchern im Vergleich zu Nichtrauchern

Tabelle 8.13. Sperma- und Samenqualität bei Rauchern. Berechnung der Standardabweichung mit Student- oder Welch-t-Test [110]

	Raucher	Nichtraucher	Signifikanz (p)
Zahl der Probanden (n)	655	1131	
Alter	32,3 ± 5,5	33,2 ± 5,6	0,0010
Mittlere Spermadichte (*10^6 Zellen/ml)	67,7 ± 65,9	79,9 ± 75,0	0,0004
Probenvolumen (ml)	3,6 ± 1,7	3,7 ± 1,7	0,2311
Spermagesamtzahl (*10^6 Zellen)	229,4 ± 251,5	278,1 ± 264,2	0,0001
Progressive Motilität (%)	37,1 ± 18,6	38,7 ± 17,7	0,0710
Anzahl beweglicher Spermien (*10^6 Zellen)	105,6 ± 132,7	126,6 ± 136,8	0,0016
Morphologie (% normale Formen)	21,2 ± 14,6	23,7 ± 15,5	0,0007
Vitalität (%)	43,3 ± 19,8	44,1 ± 19,9	0,4122
pH-Wert	7,5 ± 0,3	7,4 ± 0,2	0,0001
Zitratkonzentration (µmol/l)	86,7 ± 57,3	111,7 ± 303,1	0,0072
Fruktosekonzentration (µmol/l)	52,2 ± 38,6	53,8 ± 40,5	0,4132

deutlich herabgesetzt. Vor der IVF fanden sich weniger reife Follikel (12,3 vs. 16,2) und eine geringere Anzahl von Eizellen (7,3 vs. 10,9), was darauf schließen lässt, dass auch die hormonelle Stimulation bei Rauchern weniger erfolgreich ist als bei Nichtrauchern [112]. Darüber hinaus ergab sich eine negative Korrelation zwischen der Dauer des Rauchens und dem Fertilisationserfolg [112]. Untersuchungen an 139 Männern zeigten, dass auch die intrazytoplasmatische Injektion von Spermazellen (ICSI) davon betroffen war (ICSI: OR 2,95; IVF: OR 2,65), wobei auch das Rauchen der Frau zu diesem schlechten Ergebnis beitrug [113]. DNS-Schäden an den Spermazellen, die durch Addukte ausgelöst wurden und 1,35mal häufiger als bei Nichtrauchern auftraten, waren eine der Ursachen für diese herabgesetzte Fertilität [114].

Mehrfach brachte man oxidativen Stress bei Rauchern mit einer Fertilitätsstörung in Verbindung. In einer Studie wurde in der Samenflüssigkeit die gesamte antioxidative Kapazität vermessen, die im Zusammenhang mit einer Infertilität bei Rauchern auch höher als bei Nichtrauchern war [115].

Diese Beziehungen lassen sich bei gesunden Männern besser nachweisen als bei solchen mit bestehenden Fertilitätsstörungen. Beobachtungen zufolge treten die Veränderungen bereits bei Rauchern ab einem Alter von 22 Jahren auf [116]. Dies wurde in einer klinischen Studie an Ehepaaren jedoch nicht bestätigt [117]. In einer Untersuchung an jungen Soldaten aus Tschechien kam es durch das Rauchen zu Veränderungen an den Spermien, u. a. zu Aggregatbildungen von X- und Y-Chromosom, zur herabgesetzten linearen Spermabewegung sowie zu Verformungen am Kopf der Zellen (Abb. 8.11) [118]. Eine umfassende Studie an 1104 Männern (517

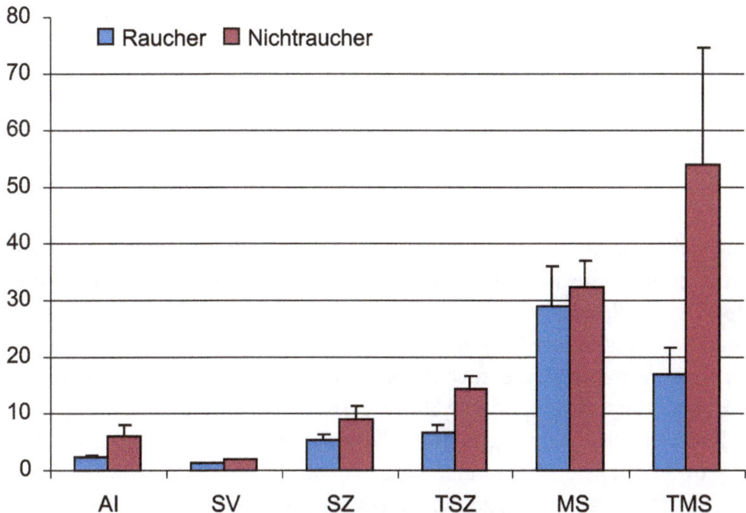

Abb. 8.11. Spermaanalyse von Rauchern (n = 10) und Nichtrauchern (n = 15) [118]. *AI* Abstinenzintervall in Tagen ($p < 0{,}02$), *SV* Samenvolumen (ml), *SZ* Samenzellen (10^7/ml), *TSZ* Gesamtzahl der Spermien pro Probe (10^7/ml; $p < 0{,}001$), *MS* bewegliche Spermien (%), *TMS* Gesamtzahl der beweglichen Spermien (10^6/ml; $p < 0{,}02$). Die p-Werte geben die Signifikanz Raucher vs. Nichtraucher an

Nichtraucher, 109 Ex-Raucher, 478 Raucher) mit einer mindestens seit 12 Monaten bekannten Fertilitätsstörung führte für die Raucher zu folgenden Ergebnissen:

- Sie waren jünger ($p < 0{,}0001$),
- sie verfügten über ein vermehrtes Auftreten von runden Zellen in ihren Ejakulaten ($p = 0{,}003$) und
- sie hatten einen höheren Anteil mit $>10^6$ Leukozyten/ml Ejakulat ($p < 0{,}001$) [119].

Die Dichte der Spermien und ihre Motilität gelten als entscheidende Parameter für die Beurteilung der Fertilität des Mannes [120]. Die Raucher wurden zum Rauchstopp aufgefordert, um der Infertilität zu begegnen, jedoch waren nur diejenigen erfolgreich, die einen niedrigeren Testosteronspiegel aufwiesen als die nicht entwöhnungswilligen Raucher ($p < 0{,}001$) [119].

Bei Raucherinnen war der Zeitpunkt der Konzeption verglichen mit Nichtraucherinnen im Mittel um 5,1 gegenüber 4,3 Monate verzögert [121]. Da Cotinin in die Follikelflüssigkeit übergeht, wurde zunächst auch ein Einfluss des Nikotinmetaboliten auf die Tuben bei normalem Ovulationszyklus ablehnend diskutiert [122, 123]. Inwieweit Cotinin die Spermazellen beeinflusst, ist eine offene Frage. Die Stärke der Zona pellucida von Ei- und Embryonalzellen war bei Nichtraucherinnen signifikant geringer als die von Raucherinnen (aktiv und passiv), jedoch verdünnte sich die Wand der Zona pellucida von Raucherinnen innerhalb von 48 Stunden nach Einbringen der Zellen in ein Kulturmedium [124].

In einer Kohortenstudie an 499 Frauen wurde die Ovarialfunktion und Fertilität geprüft, Dabei war bei Raucherinnen die durch Gonadotropin stimulierte Ovarialfunktion im Vergleich zu Nichtraucherinnen herabgesetzt [125]. Der zunehmende Zigarettenkonsum korrelierte invers mit dem Östradiolserumspiegel sowie der Anzahl von Oozyten und Embryonen. Dies zeigt, dass sich das Rauchen nachteilig auf die Implantation und den Fortgang der Schwangerschaft auswirkt [125].

Die erhöhte Fehlgeburtenrate bei Raucherinnen wird darüber hinaus auf Cadmium und polyaromatische Kohlenwasserstoffe zurückgeführt, welche die Differenzierung der Trophoblasten beeinflussen [126]. Inwieweit auch Nikotin derartige Wirkungen hat, wird diskutiert (s. Kap. 9). Ob der gleichzeitige Kaffeegenuss die Fertilität beeinflusst, war nach Untersuchungen an 11.888 Frauen nicht eindeutig zu klären [127]. Eine weitere diesbezügliche Studie verneint einen nachteiligen Einfluss des mäßigen Rauchens, Kaffeetrinkens und Alkoholgenusses auf die Fruchtbarkeit [128], jedoch wurden hier nur 259 Frauen berücksichtigt.

Insgesamt gesehen muss der Frage der Fertilitätsstörungen durch das Rauchen weiter nachgegangen werden, da die vorgelegten Studien mehrere Fehler (Bias) enthalten. Der allgemeine Lebensstil der an Infertilität leidenden Raucher und die gleichzeitig existierenden Alkoholprobleme wurden in den meisten Studien zu „unscharf" berücksichtigt. Darüber hinaus kam eine „gerichtete" Auswahl von Patienten dadurch zustande, dass nur diese wegen ihrer Probleme ärztlichen Rat suchten [129, 130].

Literatur

[1] Bleyer AJ, Shemanski LR, Burke GL, Hansen KJ, Appel RG. Tobacco, hypertension, and vascular disease: risk factors for renal functional decline in an older population. Kidney Int 2000; 57(5): 2072–2079.

[2] Hesse E. Der Einfluß des Rauchens auf den Kreislauf. Dtsch Arch Klin Med 1907; 89: 565–575.

[3] Black HR, Zeevi GR, Silten RM, Walker Smith GJ. Effect of heavy cigarette smoking on renal and myocardial arterioles. Nephron 1983; 34(3): 173–179.

[4] Stengel B, Watier L, Chouquet C, Cenee S, Philippon C, Hemon D. Influence of renal biomarker variability on the design and interpretation of occupational or environmental studies. Toxicol Lett 1999; 106(1): 69–77.

[5] Hansen HP, Rossing K, Jacobsen P, Jensen BR, Parving HH. The acute effect of smoking on systemic haemodynamics, kidney and endothelial functions in insulin-dependent diabetic patients with microalbuminuria. Scand J Clin Lab Invest 1996; 56(5): 393–399.

[6] Halimi JM, Philippon C, Mimran A. Contrasting renal effects of nicotine in smokers and non-smokers. Nephrol Dial Transplant 1998 April; 13(4): 940–944.

[7] Ritz E, Benck U, Franek E, Keller C, Seyfarth M, Clorius J. Effects of smoking on renal hemodynamics in healthy volunteers and in patients with glomerular disease. J Am Soc Nephrol 1998; 9(10): 1798–1804.

[8] Bump RC, McClish DM. Cigarette smoking and pure genuine stress incontinence of urine: a comparison of risk factors and determinants between smokers and nonsmokers. Am J Obstet Gynecol 1994; 170(2): 579–582.

[9] Cascorbi I, Roots I, Brockmoller J. Association of NAT1 and NAT2 polymorphisms to urinary bladder cancer: significantly reduced risk in subjects with NAT1*10. Cancer Res 2001; 61(13): 5051–5056.

[10] Koskimaki J, Hakama M, Huhtala H, Tammela TL. Association of smoking with lower urinary tract symptoms. J Urol 1998; 159(5): 1580–1582.

[11] Nordlund LA, Carstensen JM, Pershagen G. Cancer incidence in female smokers: a 26-year follow-up. Int J Cancer 1997; 73(5): 625–628.

[12] Ugnat AM, Luo W, Semenciw R, Mao Y. Occupational exposure to chemical and petrochemical industries and bladder cancer risk in four western Canadian provinces. Chronic Dis Can 2004; 25(2): 7–15.

[13] Pinggera GM, Lirk P, Bodogri F, Herwig R, Steckel-Berger G, Bartsch G, Rieder J. Urinary acetonitrile concentrations correlate with recent smoking behaviour. BJU Int 2005; 95(3): 306–309.

[14] Lehucher-Michel MP, Di Giorgio C, Amara YA, Laget M, Botta A. The micronucleus assay in human exfoliated urothelial cells: effect of smoking. Mutagenesis 1995; 10(4): 329–332.

[15] Helmert U, Bronder E, Klimpel A, Molzahn M, Pommer W. Risikofaktoren für das Urothelkarzinom: Trinkmenge, Rauchen und andere lebensstilbezogene Risikofaktoren – Ergebnisse der Berliner Urothelstudie (BUS). Gesundheitswesen 2000; 62(5): 270–274.

[16] Lwaleed BA, Bass PS, Francis JL. Urinary tissue factor: a potential marker of disease. J Pathol 1999; 188(1): 3–8.

[17] Hultberg B, Isaksson A, Brattstrom L, Israelsson B. Elevated urinary excretion of beta-hexosaminidase in smokers. Eur J Clin Chem Clin Biochem 1992; 30(3): 131–133.

[18] Yuan JM, Castelao JE, Gago-Dominguez M, Yu MC, Ross RK. Tobacco use in relation to renal cell carcinoma. Cancer Epidemiol Biomarkers Prev 1998; 7(5): 429–433.

[19] Bray I, Brennan P, Boffetta P. Projections of alcohol- and tobacco-related cancer mortality in Central Europe. Int J Cancer 2000; 87(1): 122–128.

[20] Tavani A, Pregnolato A, Violante A, La Vecchia C, Negri E. Attributable risks for kidney cancer in northern Italy. Eur J Cancer Prev 1997; 6(2): 195–199.

[21] Choi MY, Jee SH, Sull JW, Nam CM. The effect of hypertension on the risk for kidney cancer in Korean men. Kidney Int 2005; 67(2): 647–652.

[22] Coughlin SS, Neaton JD, Randall B, Sengupta A. Predictors of mortality from kidney cancer in 332,547 men screened for the Multiple Risk Factor Intervention Trial. Cancer 1997; 79(11): 2171–2177.

[23] Lindblad P. Epidemiology of renal cell carcinoma. Scand J Surg 2004; 93(2): 88–96.

[24] Mellemgaard A, Engholm G, McLaughlin JK, Olsen JH. Risk factors for renal cell carcinoma in Denmark. I. Role of socioeconomic status, tobacco use, beverages, and family history. Cancer Causes Control 1994; 5(2): 105–113.

[25] Pommer W, Bronder E, Klimpel A, Helmert U, Greiser E, Molzahn M. Urothelial cancer at different tumour sites: role of smoking and habitual intake of analgesics and laxatives. Results of the Berlin Urothelial Cancer Study. Nephrol Dial Transplant 1999; 14(12): 2892–2897.

[26] McCredie M, Stewart JH. Risk factors for kidney cancer in New South Wales, Australia. II. Urologic disease, hypertension, obesity, and hormonal factors. Cancer Causes Control 1992; 3(4): 323–331.

[27] Chiu BC, Lynch CF, Cerhan JR, Cantor KP. Cigarette smoking and risk of bladder, pancreas, kidney, and colorectal cancers in Iowa. Ann Epidemiol 2001; 11(1): 28–37.

[28] Moiche Bokobo P, Atxa de la Presa MA, Cuesta AJ Transitional cell carcinoma in a young heavy marihuana smoker. Carcinoma de celulas transicionales en un joven fumador severo de marihuana. Arch Esp Urol 2001; 54(2): 165–167.

[29] Badawi AF, Habib SL, Mohammed MA, Abadi AA, Michael MS. Influence of cigarette smoking on prostaglandin synthesis and cyclooxygenase-2 gene expression in human urinary bladder cancer. Cancer Invest 2002; 20(5–6): 651–656.

[30] Zhang ZF, Shu XM, Cordon-Cardo C et al. Cigarette smoking and chromosome 9 alterations in bladder cancer. Cancer Epidemiol Biomarkers Prev 1997; 6(5): 321–326.

[31] Brennan P, Bogillot O, Cordier S et al. Cigarette smoking and bladder cancer in men: a pooled analysis of 11 case-control studies. Int J Cancer 2000; 86(2): 289–294.

[32] Castelao JE, Yuan JM, Skipper PL, Tannenbaum SR, Gago-Dominguez M, Crowder JS, Ross RK, Yu MC. Gender- and smoking-related bladder cancer risk. J Natl Cancer Inst 2001; 93(7): 538–545.

[33] Tripathi A, Folsom AR, Anderson KE. Risk factors for urinary bladder carcinoma in postmenopausal women. The Iowa Women's Health Study. Cancer 2002; 95(11): 2316–2323.

[34] D'Avanzo B, La Vecchia C, Negri E, Decarli A, Benichou J. Attributable risks for bladder cancer in northern Italy. Ann Epidemiol 1995; 5(6): 427–431.

[35] Chyou PH, Nomura AM, Stemmermann GN. A prospective study of diet, smoking, and lower urinary tract cancer. Ann Epidemiol 1993; 3(3): 211–216.

[36] Nomura A, Kolonel LN, Yoshizawa CN. Smoking, alcohol, occupation, and hair dye use in cancer of the lower urinary tract. Am J Epidemiol 1989; 130(6): 1159–1163.

[37] Sturgeon SR, Hartge P, Silverman DT, Kantor AF, Linehan WM, Lynch C, Hoover RN. Associations between bladder cancer risk factors and tumor stage and grade at diagnosis. Epidemiology 1994; 5(2): 218–225.

[38] Brinton LA, Fraumeni JF Jr. Epidemiology of uterine cervical cancer. J Chronic Dis 1986; 39(12): 1051–1065.

[39] US Department of Health and Human Services. Reducing the health consequences of smoking: 25 years of progress: a report of the surgeon general. Washington: Public Health Service, Centers of Disease Control, Center for Chronic Disease Prevention and Health Promotion, Office on Smoking and Health, 1989.

[40] Pelucchi C, La Vecchia C, Negri E, Dal Maso L, Franceschi S. Smoking and other risk factors for bladder cancer in women. Prev Med 2002; 35(2): 114–120.

[41] Piper JM, Matanoski GM, Tonascia J. Bladder cancer in young women. Am J Epidemiol 1986; 123(6): 1033–1042.

[42] Vineis P, Frea B, Uberti E, Ghisetti V, Terracini B. Bladder cancer and cigarette smoking in males: a case-control study. Tumori 1983; 69(1): 17–22.

[43] Vineis P, Segnan N, Costa G, Terracini B. Evidence of a multiplicative effect between cigarette smoking and occupational exposures in the aetiology of bladder cancer. Cancer Lett 1981; 14(3): 285–290.

[44] Morrison AS, Buring JE, Verhoek WG, Aoki K, Leck I, Ohno Y, Obata K. An international study of smoking and bladder cancer. J Urol 1984; 131(4): 650–654.

[45] Thompson IM, Peek M, Rodriguez FR. The impact of cigarette smoking on stage, grade and number of recurrences of transitional cell carcinoma of the bladder. J Urol 1987 March; 137(3): 401–403.

[46] Fleshner N, Garland J, Moadel A, Herr H, Ostroff J, Trambert R, O'Sullivan M, Russo P. Influence of smoking status on the disease-related outcomes of patients with tobacco-associated superficial transitional cell carcinoma of the bladder. Cancer 1999; 86(11): 2337–2345.

[47] Pitard A, Brennan P, Clavel J, Greiser E, Lopez-Abente G, Chang-Claude J, Wahrendorf J, Serra C, Kogevinas M, Boffetta P. Cigar, pipe, and cigarette smoking and bladder cancer risk in European men. Cancer Causes Control 2001; 12(6): 551–556.

[48] Fortuny J, Kogevinas M, Chang-Claude J et al. Tobacco, occupation and non-transitional-cell carcinoma of the bladder: an international case-control study. Int J Cancer1999; 80: 44–46.

[49] Nomura AM, Lee J, Stemmermann GN, Franke AA. Serum vitamins and the subsequent risk of bladder cancer. J Urol 2003; 170: 1146–1150.

[50] Coker AL, Rosenberg AJ, McCann MF, Hulka BS. Active and passive cigarette smoke exposure and cervical intraepithelial neoplasia. Cancer Epidemiol Biomarkers Prev 1992; 1(5): 349–356.

[51] Daly SF, Doyle M, English J, Turner M, Clinch J, Prendiville W. Can the number of cigarettes smoked predict high-grade cervical intraepithelial neoplasia among women with mildly abnormal cervical smears? Am J Obstet Gynecol 1998; 179(2): 399–402.

[52] Gram IT, Austin H, Stalsberg H. Cigarette smoking and the incidence of cervical intraepithelial neoplasia, grade III, and cancer of the cervix uteri. Am J Epidemiol 1992; 135(4): 341–346.

[53] Kanetsky PA, Gammon MD, Mandelblatt J et al. Cigarette smoking and cervical dysplasia among non-Hispanic black women. Cancer Detect Prev 1998; 22(2): 109–119.

[54] Licciardone JC, Wilkins JR III, Brownson RC, Chang JC. Cigarette smoking and alcohol consumption in the aetiology of uterine cervical cancer. Int J Epidemiol 1989; 18(3): 533–537.

[55] Roteli-Martins CM, Panetta K, Alves VA, Siqueira SA, Syrjanen KJ, Derchain SF. Cigarette smoking and high-risk HPV DNA as predisposing factors for high-grade cervical intraepithelial neoplasia (CIN) in young Brazilian women. Acta Obstet Gynecol Scand 1998; 77(6): 678–682.

[56] Warwick AP, Redman CW, Jones PW, Fryer AA, Gilford J, Alldersea J, Strange RC. Progression of cervical intraepithelial neoplasia to cervical cancer: interactions of cytochrome P450 CYP2D6 EM and glutathione s-transferase GSTM1 null genotypes and cigarette smoking. Br J Cancer 1994; 70(4): 704–708.

[57] Au WW. Life style, environmental and genetic susceptibility to cervical cancer. Toxicology 2004; 198(1–3): 117–120.

[58] Steckley SL, Pickworth WB, Haverkos HW. Cigarette smoking and cervical cancer: Part II: a geographic variability study. Biomed Pharmacother 2003; 57(2): 78–83.

[59] Sierra-Torres CH, Tyring SK, Au WW. Risk contribution of sexual behavior and cigarette smoking to cervical neoplasia. Int J Gynecol Cancer 2003; 13(5): 617–625.

[60] Moscicki AB, Hills N, Shiboski S et al. Risks for incident human papillomavirus infection and low-grade squamous intraepithelial lesion development in young females. JAMA 2001; 285(23): 2995–3002.

[61] Warwick A, Sarhanis P, Redman C, Pemble S, Taylor JB, Ketterer B, Jones P, Alldersea J, Gilford J, Yengi L. Theta class glutathione S-transferase GSTT1 genotypes and susceptibility to cervical neoplasia: interactions with GSTM1, CYP2D6 and smoking. Carcinogenesis 1994; 15(12): 2841–2845.

[62] Lyon JL, Gardner JW, West DW, Stanish WM, Hebertson RM. Smoking and carcinoma in situ of the uterine cervix. Am J Public Health 1983; 73(5): 558–562.

[63] Trevathan E, Layde P, Webster LA, Adams JB, Benigno BB, Ory H. Cigarette smoking and dysplasia and carcinoma in situ of the uterine cervix. JAMA 1983; 250(4): 499–502.

[64] Slattery ML, Robison LM, Schuman KL, French TK, Abbott TM, Overall JC Jr, Gardner JW. Cigarette smoking and exposure to passive smoke are risk factors for cervical cancer. JAMA 1989; 261(11): 1593–1598.

[65] Sasson IM, Haley NJ, Hoffmann D, Wynder EL, Hellberg D, Nilsson S. Cigarette smoking and neoplasia of the uterine cervix: smoke constituents in cervical mucus. N Engl J Med 1985; 312(5): 315–316.

[66] Brinton LA, Schairer C, Haenszel W, Stolley P, Lehman HF, Levine R, Savitz DA. Cigarette smoking and invasive cervical cancer. JAMA 1986; 255(23): 3265–3269.
[67] McCann MF, Irwin DE, Walton LA, Hulka BS, Morton JL, Axelrad CM. Nicotine and cotinine in the cervical mucus of smokers, passive smokers, and nonsmokers. Cancer Epidemiol Biomarkers Prev 1992; 1(2): 125–129.
[68] Prokopczyk B, Cox JE, Hoffmann D, Waggoner SE. Identification of tobacco-specific carcinogen in the cervical mucus of smokers and nonsmokers. J Natl Cancer Inst 1997; 89(12): 868–873.
[69] Szarewski A, Jarvis MJ, Sasieni P, Anderson M, Edwards R, Steele SJ, Guillebaud J, Cuzick J. Effect of smoking cessation on cervical lesion size. Lancet 1996; 347(9006): 941–943.
[70] Sharpe CR, Siemiatycki J, Parent ME. Activities and exposures during leisure and prostate cancer risk. Cancer Epidemiol Biomarkers Prev 2001; 10(8): 855–860.
[71] Haidinger G, Temml C, Schatzl G, Brossner C, Roehlich M, Schmidbauer CP, Madersbacher S. Risk factors for lower urinary tract symptoms in elderly men. For the Prostate Study Group of the Austrian Society of Urology. Eur Urol 2000; 37(4): 413–420.
[72] Platz EA, Rimm EB, Kawachi I, Colditz GA, Stampfer MJ, Willett WC, Giovannucci E. Alcohol consumption, cigarette smoking, and risk of benign prostatic hyperplasia. Am J Epidemiol 1999; 149(2): 106–115.
[73] Meigs JB, Mohr B, Barry MJ, Collins MM, McKinlay JB. Risk factors for clinical benign prostatic hyperplasia in a community-based population of healthy aging men. J Clin Epidemiol 2001; 54(9): 935–944.
[74] Lotufo PA, Lee IM, Ajani UA, Hennekens CH, Manson JE. Cigarette smoking and risk of prostate cancer in the physicians' health study (United States). Int J Cancer 2000; 87(1): 141–144.
[75] Hsing AW, McLaughlin JK, Schuman LM, Bjelke E, Gridley G, Wacholder S, Chien HT, Blot WJ. Diet, tobacco use, and fatal prostate cancer: results from the Lutheran Brotherhood Cohort Study. Cancer Res 1990; 50(21): 6836–6840.
[76] Hsing AW, McLaughlin JK, Hrubec Z, Blot WJ, Fraumeni JF Jr. Tobacco use and prostate cancer: 26-year follow-up of US veterans. Am J Epidemiol 1991; 133(5): 437–441.
[77] Mantel N. Re: Tobacco use and prostate cancer: 26-year follow-up of US veterans. Am J Epidemiol 1992; 135(3): 327–328.
[78] Oefelein MG, Resnick MI. Association of tobacco use with hormone refractory disease and survival of patients with prostate cancer. J Urol 2004; 171: 2281–2284.
[79] Coughlin SS, Neaton JD, Sengupta A. Cigarette smoking as a predictor of death from prostate cancer in 348,874 men screened for the Multiple Risk Factor Intervention Trial. Am J Epidemiol 1996; 143(10): 1002–1006.
[80] Sharpe CR, Siemiatycki J. Joint effects of smoking and body mass index on prostate cancer risk. Epidemiology 2001; 12(5): 546–551.
[81] Plaskon LA, Penson DF, Vaughan TL, Stanford JL. Cigarette smoking and risk of prostate cancer in middle-aged men. Cancer Epidemiol Biomarkers Prev 2003; 12(7): 604–609.
[82] Roberts WW, Platz EA, Walsh PC. Association of cigarette smoking with extraprostatic prostate cancer in young men. J Urol 2003; 169(2): 512–516.
[83] Stattin P, Soderberg S, Hallmans G, Bylund A, Kaaks R, Stenman UH, Bergh A, Olsson T. Leptin is associated with increased prostate cancer risk: a nested case-referent study. J Clin Endocrinol Metab 2001; 86(3): 1341–1345.
[84] Vine MF. Smoking and male reproduction: a review. Int J Androl 1996; 19(6): 323–337.
[85] Zenzes MT. Smoking and reproduction: gene damage to human gametes and embryos. Hum Reprod Update 2000; 6(2): 122–131.
[86] Wang SL, Wang XR, Chia SE, Shen HM, Song L, Xing HX, Chen HY, Ong CN. A study on occupational exposure to petrochemicals and smoking on seminal quality. J Androl 2001; 22(1): 73–78.

[87] Brugo-Olmedo S, Chillik C, Kopelman S. Definition and causes of infertility. Reprod Biomed Online 2001; 2(1): 41–53.

[88] Lickint F. Tabak und Organismus: Handbuch der gesamten Tabakkunde. Stuttgart: Hippokrates-Verlag, 1939, S 881–891.

[89] Hassan MA, Killick SR. Negative lifestyle is associated with a significant reduction in fecundity. Fertil Steril 2004; 81(2): 384–392.

[90] Arakawa C, Yoshinaga J, Mizumoto Y, Abe M. [Preliminary study on measurement of human fecundity applicability of time to pregnancy with Japanese subjects]. Nippon Koshu Eisei Zasshi 2003; 50(5): 414–419.

[91] Feldman HA, Goldstein I, Hatzichristou DG, Krane RJ, McKinlay JB. Impotence and its medical and psychosocial correlates: results of the Massachusetts Male Aging Study. J Urol 1994; 151(1): 54–61.

[92] Fletcher EC, Martin RJ. Sexual dysfunction and erectile impotence in chronic obstructive pulmonary disease. Chest 1982; 81(4): 413–421.

[93] Haddock J, Burrows C. The role of the nurse in health promotion: an evaluation of a smoking cessation program in surgical pre-admission clinics. J Adv Nurs 1997; 26(6): 1098–1110.

[94] Hirshkowitz M, Karacan I, Howell JW, Arcasoy MO, Williams RL. Nocturnal penile tumescence in cigarette smokers with erectile dysfunction. Urology 1992; 39(2): 101–107.

[95] Juenemann KP, Lue TF, Luo JA, Jadallah SA, Nunes LL, Tanagho EA. The role of vasoactive intestinal polypeptide as a neurotransmitter in canine penile erection: a combined in vivo and immunohistochemical study. J Urol 1987; 138(4): 871–877.

[96] Kharitonov SA, Robbins RA, Yates D, Keatings V, Barnes PJ. Acute and chronic effects of cigarette smoking on exhaled nitric oxide. Am J Respir Crit Care Med 1995; 152(2): 609–612.

[97] Kiowski W, Linder L, Stoschitzky K, Pfisterer M, Burckhardt D, Burkart F, Buhler FR. Diminished vascular response to inhibition of endothelium-derived nitric oxide and enhanced vasoconstriction to exogenously administered endothelin-1 in clinically healthy smokers. Circulation 1994; 90(1): 27–34.

[98] Kiowski W, Linder L, Erne P. Vascular effects of endothelin-1 in humans and influence of calcium channel blockade. J Hypertens (Suppl) 1994; 12(1): S21–S26.

[99] Kosch SG, Curry RW Jr, Kuritzky L. Evaluation and treatment of impotence: a pragmatic approach addressing organic and psychogenic components. Fam Pract Res J 1988; 7(3): 162–174.

[100] Mannino DM, Klevens RM, Flanders WD. Cigarette smoking: an independent risk factor for impotence? Am J Epidemiol 1994; 140(11): 1003–1008.

[101] Mersdorf A, Goldsmith PC, Diederichs W, Padula CA, Lue TF, Fishman IJ, Tanagho EA. Ultrastructural changes in impotent penile tissue: a comparison of 65 patients. J Urol 1991; 145(4): 749–758.

[102] Muller SC, el-Damanhoury H, Ruth J, Lue TF. Hypertension and impotence. Eur Urol 1991; 19(1): 29–34.

[103] Rajfer J, Aronson WJ, Bush PA, Dorey FJ, Ignarro LJ. Nitric oxide as a mediator of relaxation of the corpus cavernosum in response to nonadrenergic, noncholinergic neurotransmission. N Engl J Med 1992; 326(2): 90–94.

[104] Rosen MP, Greenfield AJ, Walker TG, Grant P, Dubrow J, Bettmann MA, Fried LE, Goldstein I. Cigarette smoking: an independent risk factor for atherosclerosis in the hypogastric-cavernous arterial bed of men with arteriogenic impotence. J Urol 1991; 145(4): 759–763.

[105] Shabsigh R, Fishman IJ, Schum C, Dunn JK. Cigarette smoking and other vascular risk factors in vasculogenic impotence. Urology 1991; 38(3): 227–231.

[106] Tan RS, Philip PS. Perceptions of and risk factors for andropause. Arch Androl 1999; 43(3): 227–233.

[107] Vidal Moreno JF, Moreno PB, Jimenez Cruz JF. [Assessment of tobacco impact on penile vascularization with echo-Doppler and intracavernous injection]. Actas Urol Esp 1996; 20(4): 365–371.

[108] Xie Y, Garban H, Ng C, Rajfer J, Gonzalez-Cadavid NF. Effect of long-term passive smoking on erectile function and penile nitric oxide synthase in the rat. J Urol 1997; 157(3): 1121–1126.

[109] Belcheva A, Ivanova-Kicheva M, Tzvetkova P, Marinov M. Effects of cigarette smoking on sperm plasma membrane integrity and DNA fragmentation. Int J Androl 2004; 27(5): 296–300.

[110] Kunzle R, Mueller MD, Hanggi W, Birkhauser MH, Drescher H, Bersinger NA. Semen quality of male smokers and nonsmokers in infertile couples. Fertil Steril 2003; 79(2): 287–291.

[111] Mak V, Jarvi K, Buckspan M, Freeman M, Hechter S, Zini A. Smoking is associated with the retention of cytoplasm by human spermatozoa. Urology 2000; 56(3): 463–466.

[112] Crha I, Hruba D, Fiala J, Ventruba P, Zakova J, Petrenko M. The outcome of infertility treatment by in-vitro fertilisation in smoking and non-smoking women. Cent Eur J Public Health 2001; 9(2): 64–68.

[113] Zitzmann M, Rolf C, Nordhoff V, Schrader G, Rickert-Fohring M, Gassner P, Behre HM, Greb RR, Kiesel L, Nieschlag E. Male smokers have a decreased success rate for in vitro fertilization and intracytoplasmic sperm injection. Fertil Steril 2003; 79 (Suppl 3): 1550–1554.

[114] Horak S, Polanska J, Widlak P. Bulky DNA adducts in human sperm: relationship with fertility, semen quality, smoking, and environmental factors. Mutat Res 2003; 537(1): 53–65.

[115] Saleh RA, Agarwal A, Sharma RK, Nelson DR, Thomas AJ Jr. Effect of cigarette smoking on levels of seminal oxidative stress in infertile men: a prospective study. Fertil Steril 2002; 78(3): 491–499.

[116] Vine MF, Tse CK, Hu P, Truong KY. Cigarette smoking and semen quality. Fertil Steril 1996; 65(4): 835–842.

[117] Dunphy BC, Barratt CL, von Tongelen BP, Cooke ID. Male cigarette smoking and fecundity in couples attending an infertility clinic. Andrologia 1991; 23(3): 223–225.

[118] Rubes J, Lowe X, Moore D, Perreault S, Slott V, Evenson D, Selevan SG, Wyrobek AJ. Smoking cigarettes is associated with increased sperm disomy in teenage men. Fertil Steril 1998; 70(4): 715–723.

[119] Trummer H, Habermann H, Haas J, Pummer K. The impact of cigarette smoking on human semen parameters and hormones. Hum Reprod 2002; 17(6): 1554–1559.

[120] Chia SE, Lim ST, Tay SK, Lim ST. Factors associated with male infertility: a case-control study of 218 infertile and 240 fertile men. BJOG 2000; 107(1): 55–61.

[121] Joesoef MR, Beral V, Aral SO, Rolfs RT, Cramer DW. Fertility and use of cigarettes, alcohol, marijuana, and cocaine. Ann Epidemiol 1993; 3(6): 592–594.

[122] Sterzik K, Strehler E, De Santo M, Trumpp N, Abt M, Rosenbusch B, Schneider A. Influence of smoking on fertility in women attending an in vitro fertilization program. Fertil Steril 1996; 65(4): 810–814.

[123] Wong WY, Thomas CM, Merkus HM, Zielhuis GA, Doesburg WH, Steegers-Theunissen RP. Cigarette smoking and the risk of male factor subfertility: minor association between cotinine in seminal plasma and semen morphology. Fertil Steril 2000; 74(5): 930–935.

[124] Shiloh H, Lahav-Baratz S, Koifman M, Ishai D, Bidder D, Weiner-Meganzi Z, Dirnfeld M. The impact of cigarette smoking on zona pellucida thickness of oocytes and embryos prior to transfer into the uterine cavity. Hum Reprod 2004; 19(1): 157–159.

[125] Van Voorhis BJ, Dawson JD, Stovall DW, Sparks AE, Syrop CH. The effects of smoking on ovarian function and fertility during assisted reproduction cycles. Obstet Gynecol 1996; 88(5): 785–791.

[126] Shiverick KT, Salafia C. Cigarette smoking and pregnancy I: ovarian, uterine and placental effects. Placenta 1999; 20(4): 265–272.

[127] Olsen J. Cigarette smoking, tea and coffee drinking, and subfecundity. Am J Epidemiol 1991; 133(7): 734–739.

[128] Florack EI, Zielhuis GA, Rolland R. Cigarette smoking, alcohol consumption, and caffeine intake and fecundability. Prev Med 1994; 23(2): 175–180.

[129] Marinelli D, Gaspari L, Pedotti P, Taioli E. Mini-review of studies on the effect of smoking and drinking habits on semen parameters. Int J Hyg Environ Health 2004; 207(3): 185–192.

[130] Tielemans E, Burdorf A, te Velde E, Weber R, van Kooij R, Heederik D. Sources of bias in studies among infertility clients. Am J Epidemiol 2002; 156(1): 86–92.

8.7 Störungen des Stützgewebes

Seit mehreren Jahren wird ein Zusammenhang zwischen dem Rauchen und Störungen des Mineralstoffwechsels vermutet [1]. In letzter Zeit wurden Studien veröffentlicht, die einen signifikanten Einfluss des jahrzehntelangen Rauchens auf den Calciumstoffwechsel und damit auf die Knochendichte aufzeigen. Schlüsselhormone sind dabei 25-Hydroxyvitamin D (25-OH-D) und Parathormon (PTH) [2–6]. Ebenso werden Nebennierenrinden-, Hypophysenvorderlappen- und Schilddrüsenhormone beeinträchtigt [7–9].

Im Vordergrund klinischer Studien standen in den vergangenen Jahren die rauchbedingten Schäden bei Frauen. Nach Untersuchungen an Ratten zu urteilen, hat Nikotin keine nachteiligen Folgen in Bezug auf die Knochendichte und Frakturbereitschaft [10]. Werden Ratten mit extrem hohen Nikotininfusionen (2,5-fach höhere Spiegel als beim Raucher) behandelt, kommt es zwar nicht zu Veränderungen der Serumspiegel von Calcium, 25-OH-D und 1,25-Dihydroxyvitamin D (1,25-$[OH]_2$-D), jedoch zur Erhöhung der Serumphosphat- und PTH-Spiegel [11]. Auch die Funktion der Nebenschilddrüse wurde in Tierversuchen durch Tabakrauch gesteigert [12]. Es ist denkbar, dass verschiedene Inhaltsstoffe des Tabakrauchs wie Cadmium, Hydroxychinone, Thiocyanat und Nitrosamine den Calciumhaushalt beeinflussen [13–15].

Wie im Abschnitt 5.2.1.12 beschrieben, verursacht Tabakrauch die Hemmung von Antiproteasen. Dadurch kommt es zur vermehrten Sekretion von proteolytischen Enzymen aus den Neutrophilen, die auch in die alveolären Kapillaren des Knorpelgewebes der Zwischenwirbelscheiben eindringen und dort möglicherweise eine allmähliche Lockerung der Zwischenwirbelscheiben und des Bänderapparates mit konsekutiver Instabilität der unteren Wirbelsäule bewirken. Zumindest könnte diese Hypothese die bei Rauchern gehäuft auftretenden Rückenschmerzen erklären [16].

8.7.1 Vitamin-D- und Östrogenhaushalt

Rauchen bewirkt eine Abnahme von 25-OH-D, Osteocalcin [17] und Parathormon (PTH), die nicht mit anderen Lebensgewohnheiten zu erklären ist [18]. Der abnehmende PTH-Spiegel wird offensichtlich nicht durch unterschiedliche Calcium- oder Phosphatserumspiegel beeinflusst [19]. Das Verhalten von Rauchern gegenüber Nichtrauchern kann bezüglich der Einnahme von Kaffee, Alkohol, Vitamin D sowie der physischen Aktivitäten stark voneinander abweichen [20], wobei die verringerte Calciumeinnahme zum Anstieg von 1,25-$(OH)_2$-D auch über eine Absenkung des Östrogenspiegels führen könnte [18, 21]. Der vermehrte Östrogenabbau kommt über die Induktion einer 2-Hydroxylierung am Östradiol in der Leber zustande (gesteigerte Bildung von 2-OH-Östrogenen) [22], wobei Rauchen die Wirksamkeit oral applizierter Östrogene stärker beeinflusst als die parenteral verabreichter [23]. Östrogene werden in der Leber des Rauchers beschleunigt abgebaut, was zu einem erniedrigten PTH-Spiegel führen kann. Ebenso könnte der erhöhte Cadmiumgehalt in den Nieren zur Abnahme von 1,25-$(OH)_2$-D beitragen [24, 25]. Als Folge des herabgesetzten 1,25-$(OH)_2$-D würde vermindert Calcium resorbiert [26, 27] und in den Knochen aufgenommen. Der bei Rauchern verringerte Osteocalcinspiegel bedingt eine herabgesetzte Osteoblastenaktivität, was bei In-vitro-Versuchen nachgewiesen wurde [28]. Natürlich nimmt die Knochendichte nach Jahrzehnten gerechnet signifikant auch ohne Rauchen ab, wobei 25-OH-D und die Knochendichte korrelieren [29, 30]. Einer dänischen Studie zufolge sind bei 50% der Rauchern die 25-OH-D- und 1,25-$(OH)_2$-D-Spiegel um 10% und der PTH-Spiegel um etwa 20% erniedrigt [18], wie auch eine andere Untersuchung bestätigte [17]. Hierbei waren die alkalische Phosphatase des Knochens und das mit dem Urin ausgeschiedene Hydroxyprolin durch fortgeführtes Rauchen nicht verändert [17].

Nikotin steigert nach In-vitro-Untersuchungen an menschlichen Knochenzellen die alkalische Phosphatase sowie die Protein- und Kollagensynthese in Dosen, wie sie auch bei Rauchern im Plasma auftreten. Demgegenüber hat Tabakrauchkondensat eine hemmende Wirkung auf diese Parameter [31]. Auch die Fibronektinsynthese an osteoblastenähnlichen Zellen und chemotaktische Prozesse werden durch Tabakrauch inhibiert [32]. Die Schlussfolgerung, Nikotinpräparate für eine gesteigerte Knochenheilung einsetzen zu können, war sicherlich vorschnell.

8.7.2 Osteoporose

Trotz mehrerer Studien [20, 33–35] bleibt der Zusammenhang zwischen Osteoporose und Zigarettenrauchen bei Frauen ein widersprüchliches Problem. Einige Studien hatten einen nachteiligen Effekt des Rauchens bei jungen Frauen festgestellt, während andere, an Frauen in der Prä- und Postmenopause durchgeführte Untersuchungen keine Verbindung mit der Osteoporose oder der Häufigkeit von Frakturen zeigten [36–41]. Weitere Studien lehnten einen Zusammenhang zwischen der Raucherkarriere und Knochenveränderungen im Sinne einer Osteoporose oder gehäuft auftretenden Frakturen ab [34, 42, 43]. Eine Metaanalyse, die 29 Studien berücksichtigte, verneinte weitgehend eine Relation mit Veränderungen der Knochendichte in der Prämenopause. Der in der Postmenopause auftretende jährliche Knochenverlust lag bei Raucherinnen um 0,2% über dem von Nichtraucherinnen. Die Häufigkeit von Hüftfrakturen überstieg die von Nichtraucherinnen um 17% bei den 60-jährigen und um 108% bei 90-jährigen Raucherinnen [44]. In der OFELY-Studie wurde der Raucherstatus der Frauen kaum berücksichtigt, weshalb es dazu auch keine Aussagen gab [45]. Einer weiteren Untersuchung zufolge führt das Rauchen zu zunehmender Osteoporose durch die abnehmende Mineraldichte aufgrund herabgesetzter Calciumaufnahme und zu einem sekundären Hyperparathyreoidismus bei gesteigerter Knochenresorption [46]. Die verringerte Knochendichte wird bei Rauchern immer wieder diskutiert [47].

Die Osteoporose wird anhand der Knochendichte beurteilt und ist Ursache für das gehäufte Auftreten von Oberschenkelhalsfrakturen [48]. Zusammenhänge konnten auch zwischen der Knochendichte der Hüftknochen bei älteren Männern und dem Raucherstatus beobachtet werden, wobei die Knochendichte als alleiniger Hinweis für die Mortalität angesehen wurde [49]. Bei der Bestimmung der Knochendichte mit der Dualenergie-Röntgenabsorptiometrie am Gesamtkörper, an den Hüften und im Lendenwirbelbereich ergab sich unter Einbeziehung von Ultraschallmessungen am Calcaneus und den Phalangen eine geringere Knochendichte bei Rauchern verglichen mit Nichtrauchern an den Hüftknochen ($p < 0{,}05$) und für den Gesamtkörper ($p < 0{,}01$) [50].

Bereits in den 80er-Jahren wurde ein Zusammenhang zwischen Knochendichte und dem Rauchen nachgewiesen [51–54]. Als Fazit war ein mäßiger Effekt des Zigarettenrauchens auf die Abnahme der Knochendichte von prä- und postmenopausalen Frauen zu erkennen. Die Zahl der täglich gerauchten Zigaretten korrelierte in etwa mit der Knochendichte [55]. Diese Korrelation war unabhängig vom Körpergewicht. Auch eine größere Studie (544 Männer und 822 Frauen) wies eine verminderte Knochendichte des Femurs bei Raucherinnen im Vergleich zu Nichtraucherinnen nach [35], wobei Rauchen und Knochendichte miteinander korrelierten. Verformungen der Wirbelsäule ließen sich bei stark rauchenden Asiaten in Verbindung mit herabgesetztem BMI und schwerer körperlicher Arbeit feststellen [56, 57].

Rauchen schwächt die Hormonersatztherapie (HRT) mit Östrogenen zur Osteoporoseprophylaxe, während es die Wirkungen von Raloxifen nicht beeinflusst [58]. Raucherinnen mit einem geringen Body-Mass-Index haben selbst unter einer HRT ein erhöhtes Risiko für den Knochenabbau [59]. Der durch das Alter erhöhte Interleukin-6-Spiegel ist pathogenetisch bedeutsam, zumal er durch das Rauchen zusätzlich erhöht wird [60].

Untersuchungen an 63- bis 73-jährigen Männern und Frauen, die seit ihrer Geburt in einer ländlichen Gegend in England lebten und ein kardiovaskuläres bzw. Osteoporoserisiko aufwiesen, wurden bezüglich der Rauchgewohnheiten mit einer Kontrollgruppe verglichen [43]. Die Daten weisen auf eine verringerte Knochendichte bei rauchenden Männern und Frauen hin (Abb. 8.12), wobei die Wirbelsäule mehr als der Schenkelhals betroffen waren. Körperbau, Trinkgewohnheiten und die physische Aktivität ergaben keinen Zusammenhang mit der abnehmenden Körperdichte (Abb. 8.13) [43].

Auch in der Framingham Osteoporosis Study wurde über einen Zeitraum von vier Jahren ein Verlust an Knochendichte insbesondere bei Männern im Trochanterbereich nachgewiesen, der u. a. auch auf das Rauchen zurückzuführen war [61].

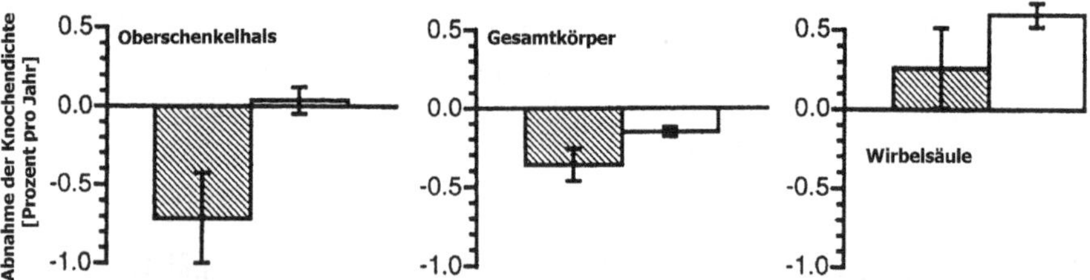

Abb. 8.12. Adjustierte mittlere Veränderung der Knochendichte an Schenkelhals, Gesamtkörper und Wirbelsäule bei Rauchern ($n = 31$, *gestrichelte Säulen*) und Nichtrauchern ($n = 354$, *leere Säulen*). Die Knochendichte wurde bezüglich Körpergewicht, Alter, Geschlecht, Ernährungsstatus (Calcium + Vitamin D oder Placebo) und Calciumeinnahme korrigiert. Es zeigten sich statistisch gesicherte Unterschiede zwischen Rauchern und Nichtrauchern am Schenkelhals ($p < 0{,}02$) und am Gesamtkörper ($p < 0{,}05$) [68]

Der erniedrigte Body-Mass-Index ist, wenn es sich um Magersucht handelt, ein Risikofaktor für die Abnahme der Knochendichte. Magere Frauen weisen eine sehr viel geringere Knochendichte als beleibtere Frauen auf [62], was durch das Zigarettenrauchen noch unterstützt wird [53, 63, 64], durch eine Hormonsubstitution aber abgeschwächt werden kann [65].

Eine in Dänemark durchgeführte Studie an 2015 Frauen vor der Menopause zeigte deutliche Unterschiede zwischen Raucherinnen, Exraucherinnen und Nichtraucherinnen, indem die Knochenmasse der Lendenwirbelsäule ($p = 0{,}012$), des Femurhalses ($p = 0{,}001$) und des gesamten Körpers ($p < 0{,}001$) bei Raucherinnen reduziert war, jedoch in relativ geringem Ausmaß (1,6, 2,9 bzw. 1,9%). Frauen mit einem hohen Anteil an Körperfett waren von den Knochenveränderungen nicht betroffen [17].

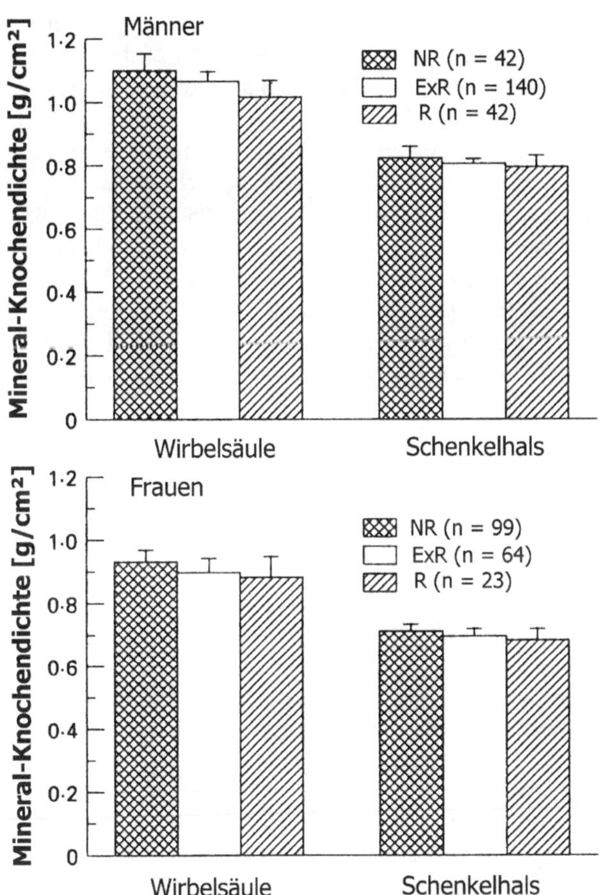

Abb. 8.13. Zigarettenrauchen und Knochendichte bei Männern *(oben)* und Frauen *(unten)*. Mittelwerte und 95%-Konfidenzintervalle halbiert [24]. *NR* Nichtraucher, *ExR* Exraucher, *R* Raucher

8.7.3 Hüftfrakturen

Rauchen begünstigt Hüftfrakturen auf der Basis einer Osteoporose [33, 34, 51, 66–71]. Einige Untersuchungen konnten diesen Zusammenhang nicht bestätigten [72, 73]. Ein dosisabhängiger Effekt (Anzahl der gerauchten Zigaretten) lässt sich bisher schwer verifizieren. Insbesondere der steigende Zigarettenkonsum jüngerer Frauen ist dabei problematisch [74].

In einer Kohortenstudie an 121.701 Krankenschwestern im Alter von 30 bis 55 Jahren wurden die Rauchgewohnheiten, der postmenopausale Östrogenverbrauch und Erkrankungen im Abstand von zwei Jahren mit Fragebögen über insgesamt 12 Jahre ermittelt. Der Raucheranteil lag bei 31%, der der Exraucher bei 26%. Es wurden 377 Hüftfrakturen bei einem mittleren Alter 60 Jahren festgestellt. Das relative Risiko betrug 1,3 (95% CI 1,0–1,7) für alle Raucherinnen und 1,6 (95% CI 1,1–2,3) für die Frauen, die mehr als 25 Zigaretten täglich rauchten. Wurde der Status der Menopause eingerechnet, sanken die Risiken in beiden Gruppen auf 1,2 bzw. 1,4. Das Risiko für Exraucherinnen lag nicht über dem von Nichtrauchern, wobei sogar bei einer Rauchpause von 10 Jahren das Risiko der Exraucher unter das der konsequenten Nichtraucher sank [63].

In einer dänischen Studie an 13.393 Frauen und 17.379 Männern stieg das Risiko einer Hüftfraktur bei den rauchenden Frauen auf das 1,36-Fache (95% CI 1,12–1,65) und bei den rauchenden Männern auf das 1,59-Fache (95% CI 1,04–2,43), jeweils im Vergleich zu den Nichtrauchern. Geschlechtsdifferenzen bestanden demnach nicht. Ein fünfjähriger Rauchstopp reduzierte das Frakturrisiko bei Männern, nicht aber bei Frauen bereits deutlich [75, 76]. Zu ähnlichen Ergebnissen führte eine Studie aus dem Libanon, der zufolge rauchende Frauen nach der Menopause besonders gefährdet sind [77]. Zwischen Schenkelhalsfrakturen und solchen in Trochanternähe ergaben sich Unterschiede: Raucher erlitten häufiger Trochanter- (OR 1,48; 95% CI 1,12–1,95) als Schenkelhalsfrakturen (OR 1,22; 95% CI 0,98–1,52). Die HRT reduzierte bei Frauen die Trochanter- (OR 0,55; 95% CI 0,33–0,92) mehr als die Schenkelhalsfrakturen (OR 1,00; 95% CI 0,71–1,39) [78].

Beziehungen zwischen vermindertem Körpergewicht und dem Rauchen werden immer wieder angeführt [33, 35, 79] und auch die dänische Studie bestätigte diese [63]. Da vor allem Frauen in immer jüngerem Alter zu rauchen beginnen, ist das Problem der osteoporotischen Frakturen entsprechend ernst zu nehmen [80].

8.7.4 Implantate und Wundheilung

Eine Studie an Patienten mit offenen Tibiafrakturen zeigte, dass deren Heilungschancen durch das Rauchen deutlich verschlechtert waren [81]. Tierversuchen zufolge kommt es auch in der Umgebung von Titanimplantaten zu Störungen der Einheilung, wenn die Tiere Tabakrauch ausgesetzt werden [82, 83]. Bei ihnen ließ sich aber keine abnehmende Knochendichte nachweisen.

Literatur

[1] Gudmundsson JA, Ljunghall S, Bergquist C, Wide L, Nillius SJ. Increased bone turnover during gonadotropin-releasing hormone superagonist-induced ovulation inhibition. J Clin Endocrinol Metab 1987; 65(1): 159–163.

[2] Landin-Wilhelmsen K, Wilhelmsen L, Lappas G, Rosen T, Lindstedt G, Lundberg PA, Wilske J, Bengtsson BA. Serum intact parathyroid hormone in a random population sample of men and women: relationship to anthropometry, life-style factors, blood pressure, and vitamin D. Calcif Tissue Int 1995; 56(2): 104–108.

[3] Mellstrom D, Johansson C, Johnell O, Lindstedt G, Lundberg PA, Obrant K, Schoon IM, Toss G, Ytterberg BO. Osteoporosis, metabolic aberrations, and increased risk for vertebral fractures after partial gastrectomy. Calcif Tissue Int 1993; 53(6): 370–377.

[4] Ortego-Centeno N, Munoz-Torres M, Hernandez-Quero J, Jurado-Duce A, de la Higuera Torres-Puchol. Bone mineral density, sex steroids, and mineral metabolism in premenopausal smokers. Calcif Tissue Int 1994; 55(6): 403–407.

[5] Ortego-Centeno N, Munoz-Torres M, Jodar E, Hernandez-Quero J, Jurado-Duce A, de la Higuera Torres-Puchol. Effect of tobacco consumption on bone mineral density in healthy young males. Calcif Tissue Int 1997; 60(6): 496–500.

[6] Scragg R, Khaw KT, Murphy S. Life-style factors associated with winter serum 25-hydroxyvitamin D levels in elderly adults. Age Ageing 1995; 24(4): 271–275.

[7] Fisher CL, Mannino DM, Herman WH, Frumkin H. Cigarette smoking and thyroid hormone levels in males. Int J Epidemiol 1997; 26(5): 972–977.

[8] Kirschbaum C, Scherer G, Strasburger CJ. Pituitary and adrenal hormone responses to pharmacological, physical, and psychological stimulation in habitual smokers and nonsmokers. Clin Invest 1994; 72(10): 804–810.

[9] Salvini S, Stampfer MJ, Barbieri RL, Hennekens CH. Effects of age, smoking and vitamins on plasma DHEAS levels: a cross-sectional study in men. J Clin Endocrinol Metab 1992; 74(1): 139–143.

[10] Syversen U, Nordsletten L, Falch JA, Madsen JE, Nilsen OG, Waldum HL. Effect of lifelong nicotine inhalation on bone mass and mechanical properties in female rat femurs. Calcif Tissue Int 1999; 65(3): 246–249.

[11] Iwaniec UT, Fung YK, Akhter MP, Haven MC, Nespor S, Haynatzki GR, Cullen DM. Effects of nicotine on bone mass, turnover, and strength in adult female rats. Calcif Tissue Int 2001; 68(6): 358–364.

[12] Yano R, Hayakawa D, Emura S, Chen H, Ozawa Y, Taguchi H, Shoumura S. Effects of cigarette smoke exposure on the ultrastructure of the golden hamster parathyroid gland. Histol Histopathol 2002; 17(2): 375–381.

[13] Chiba M, Masironi R. Toxic and trace elements in tobacco and tobacco smoke. Bull World Health Organ 1992; 70(2): 269–275.

[14] Orrenius S, McConkey DJ, Bellomo G, Nicotera P. Role of Ca2+ in toxic cell killing. Trends Pharmacol Sci 1989; 10(7): 281–285.

[15] Smith CJ, Livingston SD, Doolittle DJ. An international literature survey of "IARC Group I carcinogens" reported in mainstream cigarette smoke. Food Chem Toxicol 1997; 35(10–11): 1107–1130.

[16] Fogelholm RR, Alho AV. Smoking and intervertebral disc degeneration. Med Hypotheses 2001; 56(4): 537–539.

[17] Hermann AP, Brot C, Gram J, Kolthoff N, Mosekilde L. Premenopausal smoking and bone density in 2015 perimenopausal women. J Bone Miner Res 2000; 15(4): 780–787.

[18] Brot C, Jorgensen NR, Sorensen OH. The influence of smoking on vitamin D status and calcium metabolism. Eur J Clin Nutr 1999; 53(12): 920–926.

[19] Spangler JG. Smoking and hormone-related disorders. Prim Care 1999; 26(3): 499–511.

[20] Kiel DP, Zhang Y, Hannan MT, Anderson JJ, Baron JA, Felson DT. The effect of smoking at different life stages on bone mineral density in elderly men and women. Osteoporos Int 1996; 6(3): 240–248.

[21] van Hoof HJ, van der Mooren MJ, Swinkels LM, Rolland R, Benraad TJ. Hormone replacement therapy increases serum 1,25-dihydroxyvitamin D: A 2-year prospective study. Calcif Tissue Int 1994; 55(6): 417–419.

[22] Michnovicz JJ, Hershcopf RJ, Naganuma H, Bradlow HL, Fishman J. Increased 2-hydroxylation of estradiol as a possible mechanism for the anti-estrogenic effect of cigarette smoking. N Engl J Med 1986; 315(21): 1305–1309.

[23] Geisler J, Omsjo IH, Helle SI, Ekse D, Silsand T, Lonning PE. Plasma oestrogen fractions in postmenopausal women receiving hormone replacement therapy: influence of route of administration and cigarette smoking. J Endocrinol 1999; 162: 265–270.

[24] Ewers U, Brockhaus A, Dolgner R, Freier I, Turfeld M, Engelke R, Jermann E. [Blood lead and blood cadmium concentrations in 55–66-year-old women fron different areas of Nordrhein-Westfalen–chronological trends during 1982–1988]. Zentralbl Hyg Umweltmed 1990; 189(5): 405–418.

[25] Kido T, Nogawa K, Yamada Y, Honda R, Tsuritani I, Ishizaki M, Yamaya H. Osteopenia in inhabitants with renal dysfunction induced by exposure to environmental cadmium. Int Arch Occup Environ Health 1989; 61(4): 271–276.

[26] Krall EA, Dawson-Hughes B. Smoking and bone loss among postmenopausal women. J Bone Miner Res 1991; 6(4): 331–338.

[27] Krall EA, Dawson-Hughes B. Smoking increases bone loss and decreases intestinal calcium absorption. J Bone Miner Res 1999; 14(2): 215–220.

[28] Fang MA, Frost PJ, Iida-Klein A, Hahn TJ. Effects of nicotine on cellular function in UMR 106–01 osteoblast-like cells. Bone 1991; 12(4): 283–286.

[29] Khaw KT, Sneyd MJ, Compston J. Bone density parathyroid hormone and 25-hydroxyvitamin D concentrations in middle aged women. BMJ 1992; 305(6848): 273–277.

[30] Martinez ME, del Campo MT, Sanchez-Cabezudo MJ, Garcia JA, Sanchez Calvin MT, Torrijos A, Coya J, Munuera L. Relations between calcidiol serum levels and bone mineral density in postmenopausal women with low bone density. Calcif Tissue Int 1994; 55(4): 253–256.

[31] Gullihorn L, Karpman R, Lippiello L. Differential effects of nicotine and smoke condensate on bone cell metabolic activity. J Orthop Trauma 2005; 19(1): 17–22.

[32] Liu XD, Zhu YK, Umino T, Spurzem JR, Romberger DJ, Wang H, Reed E, Rennard SI. Cigarette smoke inhibits osteogenic differentiation and proliferation of human osteoprogenitor cells in monolayer and three-dimensional collagen gel culture. J Lab Clin Med 2001; 137(3): 208–219.

[33] Cummings SR, Nevitt MC, Browner WS, Stone K, Fox KM, Ensrud KE, Cauley J, Black D, Vogt TM. Risk factors for hip fracture in white women. Study of Osteoporotic Fractures Research Group. N Engl J Med 1995; 332(12): 767–773.

[34] Forsen L, Bjorndal A, Bjartveit K, Edna TH, Holmen J, Jessen V, Westberg G. Interaction between current smoking, leanness, and physical inactivity in the prediction of hip fracture. J Bone Miner Res 1994; 9(11): 1671–1678.

[35] Hollenbach KA, Barrett-Connor E, Edelstein SL, Holbrook T. Cigarette smoking and bone mineral density in older men and women. Am J Public Health 1993 September; 83(9): 1265–1270.

[36] Laitinen K, Valimaki M, Keto P. Bone mineral density measured by dual-energy X-ray absorptiometry in healthy Finnish women. Calcif Tissue Int 1991; 48(4): 224–231.

[37] Mazess RB, Barden HS. Bone density in premenopausal women: effects of age, dietary intake, physical activity, smoking, and birth-control pills. Am J Clin Nutr 1991; 53(1): 132–142.

[38] Sowers MR, Clark MK, Hollis B, Wallace RB, Jannausch M. Radial bone mineral density in pre- and perimenopausal women: a prospective study of rates and risk factors for loss. J Bone Miner Res1992; 7(6): 647–657.

[39] Elders PJ, Netelenbos JC, Lips P, Khoe E, van Ginkel FC, Hulshof KF, van der Stelt PF. Perimenopausal bone mass and risk factors. Bone Miner 1989; 7(3): 289–299.

[40] Hemenway D, Colditz GA, Willett WC, Stampfer MJ, Speizer FE. Fractures and lifestyle: effect of cigarette smoking, alcohol intake, and relative weight on the risk of hip and forearm fractures in middle-aged women. Am J Public Health 1988; 78(12): 1554–1558.

[41] Tuppurainen M, Kroger H, Honkanen R, Puntila E, Huopio J, Saarikoski S, Alhava E. Risks of perimenopausal fractures – a prospective population-based study. Acta Obstet Gynecol Scand 1995; 74(8): 624–628.

[42] Bauer DC, Browner WS, Cauley JA, Orwoll ES, Scott JC, Black DM, Tao JL, Cummings SR. Factors associated with appendicular bone mass in older women. The Study of Osteoporotic Fractures Research Group. Ann Intern Med 1993; 118(9): 657–665.

[43] Egger P, Duggleby S, Hobbs R, Fall C, Cooper C. Cigarette smoking and bone mineral density in the elderly. J Epidemiol Community Health 1996; 50(1): 47–50.

[44] Law MR, Hackshaw AK. A meta-analysis of cigarette smoking, bone mineral density and risk of hip fracture: recognition of a major effect. BMJ 1997; 315(7112): 841–846.

[45] Albrand G, Munoz F, Sornay-Rendu E, DuBoeuf F, Delmas PD. Independent predictors of all osteoporosis-related fractures in healthy postmenopausal women: the OFELY study. Bone 2003; 32(1): 78–85.

[46] Rapuri PB, Gallagher JC, Balhorn KE, Ryschon KL. Smoking and bone metabolism in elderly women. Bone 2000; 27(3): 429–436.

[47] Ward KD, Klesges RC. A meta-analysis of the effects of cigarette smoking on bone mineral density. Calcif Tissue Int 2001; 68(5): 259–270.

[48] Cooper C, Wickham C. Cigarette smoking and the risk of age-related fractures. Oxford: Oxford University Press, 1990, pp 93–100.

[49] Trivedi DP, Khaw KT. Bone mineral density at the hip predicts mortality in elderly men. Osteoporos Int 2001; 12(4): 259–265.

[50] Gerdhem P, Obrant KJ. Effects of cigarette-smoking on bone mass as assessed by dual-energy X-ray absorptiometry and ultrasound. Osteoporos Int 2002; 13(12): 932–936.

[51] Law M. Smoking and osteoporosis. Oxford: Oxford University Press, 1990, pp 83–92.

[52] Jensen GF. Osteoporosis of the slender smoker revisited by epidemiologic approach. Eur J Clin Invest 1986; 16(3): 239–242.

[53] Johnell O, Nilsson BE. Life-style and bone mineral mass in perimenopausal women. Calcif Tissue Int 1984; 36(4): 354–356.

[54] Sowers MR, Wallace RB, Lemke JH. Correlates of mid-radius bone density among postmenopausal women: a community study. Am J Clin Nutr 1985; 41(5): 1045–1053.

[55] Slemenda CW, Hui SL, Longcope C, Johnston CC, Jr. Cigarette smoking, obesity, and bone mass. J Bone Miner Res 1989; 4(5): 737–741.

[56] Lau EM, Chan YH, Chan M, Woo J, Griffith J, Chan HH, Leung PC. Vertebral deformity in Chinese men: prevalence, risk factors, bone mineral density, and body composition measurements. Calcif Tissue Int 2000; 66(1): 47–52.

[57] Lau EM, Suriwongpaisal P, Lee JK, Das DS, Festin MR, Saw SM, Khir A, Torralba T, Sham A, Sambrook P. Risk factors for hip fracture in Asian men and women: the Asian osteoporosis study. J Bone Miner Res 2001; 16(3): 572–580.

[58] Chapurlat RD, Ewing SK, Bauer DC, Cummings SR. Influence of smoking on the antiosteoporotic efficacy of raloxifene. J Clin Endocrinol Metab 2001; 86(9): 4178–4182.

[59] Komulainen M, Kroger H, Tuppurainen MT, Heikkinen AM, Honkanen R, Saarikoski S. Identification of early postmenopausal women with no bone response to HRT: results of a five-year clinical trial. Osteoporos Int 2000; 11(3): 211–218.

[60] Straub RH, Hense HW, Andus T, Scholmerich J, Riegger GA, Schunkert H. Hormone replacement therapy and interrelation between serum interleukin-6 and body mass index in postmenopausal women: a population-based study. J Clin Endocrinol Metab 2000; 85(3): 1340–1344.

[61] Hannan MT, Felson DT, Dawson-Hughes B, Tucker KL, Cupples LA, Wilson PW, Kiel DP. Risk factors for longitudinal bone loss in elderly men and women: the Framingham Osteoporosis Study. J Bone Miner Res 2000; 15(4): 710–720.

[62] Slemenda CW. Cigarettes and the skeleton. N Engl J Med 1994; 330(6): 430–431.

[63] Cornuz J, Feskanich D, Willett WC, Colditz GA. Smoking, smoking cessation, and risk of hip fracture in women. Am J Med 1999; 106(3): 311–314.

[64] Jones G, Scott FS. A cross-sectional study of smoking and bone mineral density in premenopausal parous women: effect of body mass index, breastfeeding, and sports participation. J Bone Miner Res 1999; 14(9): 1628–1633.

[65] Bjarnason NH, Christiansen C. The influence of thinness and smoking on bone loss and response to hormone replacement therapy in early postmenopausal women. J Clin Endocrinol Metab 2000; 85(2): 590–596.

[66] Riggs BL, Melton LJ III. The prevention and treatment of osteoporosis. N Engl J Med 1992; 327(9): 620–627.

[67] Aloia JF, Cohn SH, Vaswani A, Yeh JK, Yuen K, Ellis K. Risk factors for postmenopausal osteoporosis. Am J Med 1985; 78(1): 95–100.

[68] Kreiger N, Hilditch S. Re: Cigarette smoking and estrogen-dependent diseases. Am J Epidemiol 1986; 123(1): 200.

[69] Paganini-Hill A, Chao A, Ross RK, Henderson BE. Exercise and other factors in the prevention of hip fracture: the Leisure World study. Epidemiology 1991; 2(1): 16–25.

[70] Seeman E, Melton LJ, III, O'Fallon WM, Riggs BL. Risk factors for spinal osteoporosis in men. Am J Med 1983; 75(6): 977–983.

[71] Wickham CA, Walsh K, Cooper C, Barker DJ, Margetts BM, Morris J, Bruce SA. Dietary calcium, physical activity, and risk of hip fracture: a prospective study. BMJ 1989; 299(6704): 889–892.

[72] Felson DT, Kiel DP, Anderson JJ, Kannel WB. Alcohol consumption and hip fractures: the Framingham Study. Am J Epidemiol 1988; 128(5): 1102–1110.

[73] Holbrook TL, Barrett-Connor E, Wingard DL. Dietary calcium and risk of hip fracture: 14-year prospective population study. Lancet 1988; 2(8619): 1046–1049.

[74] Rockville M. Smoking and health, a national status report: A Report to Congress. Department of Health and Human Services, 1987.

[75] Hoidrup S, Prescott E, Sorensen TI, Gottschau A, Lauritzen JB, Schroll M, Gronbaek M. Tobacco smoking and risk of hip fracture in men and women. Int J Epidemiol 2000; 29(2): 253–259.

[76] Hoidrup S, Prescott EI, Sorensen TI, Gottschau A, Lauritzen JB, Schroll M, Gronbaek MN. [Tobacco smoking and risk of hip fracture in men and women. Results from the Hovedstadens Center for Prospective Population Studies.] Tobaksrygning og risiko for hoftebrud hos maend og kvinder. Resultater fra Hovedstadens Center for Prospektive Befolkningsstudier. Ugeskr Laeger 2001; 163(40): 5532–5536.

[77] Baron JA, Farahmand BY, Weiderpass E, Michaelsson K, Alberts A, Persson I, Ljunghall S. Cigarette smoking, alcohol consumption, and risk of hip fracture in women. Arch Intern Med 2001; 161(7): 983–988.

[78] Michaelsson K, Weiderpass E, Farahmand BY, Baron JA, Persson PG, Ziden L, Zetterberg C, Ljunghall S. Differences in risk factor patterns between cervical and trochanteric hip fractures. Swedish Hip Fracture Study Group. Osteoporos Int 1999; 10: 487–494.

[79] Willett W, Stampfer MJ, Bain C, Lipnick R, Speizer FE, Rosner B, Cramer D, Hennekens CH. Cigarette smoking, relative weight, and menopause. Am J Epidemiol 1983; 117(6): 651–658.

[80] Fielding JE. Smoking and women: tragedy of the majority. N Engl J Med 1987; 317(21): 1343–1345.

[81] Adams CI, Keating JF, Court-Brown CM. Cigarette smoking and open tibial fractures. Injury 2001;32(1): 61–65.

[82] Nociti Junior FH, Cesar Neto JB, Carvalho MD, Sallum EA, Sallum AW. Intermittent cigarette smoke inhalation may affect bone volume around titanium implants in rats. J Periodontol 2002; 73(9): 982–987.

[83] Nociti FH Jr, Cesar NJ, Carvalho MD, Sallum EA. Bone density around titanium implants may be influenced by intermittent cigarette smoke inhalation: a histometric study in rats. Int J Oral Maxillofac Implants 2002; 17(3): 347–352.

8.8 Haut und Schleimhaut

Die durch das Rauchen ausgelösten Hautveränderungen sind vielfältig und reichen von entzündlichen, allergischen Veränderungen bis hin zu malignen Fehlbildungen. Von besonderer Bedeutung sind dabei die kanzerogenen und mitogenen Eigenschaften des Tabakrauchs sowie seine Fähigkeit zur Radikalenbildung.

Nikotin reagiert mit dem mukokutanen Gewebe. Dort befinden sich verschiedene nikotinerge Acetylcholinrezeptor-Subtypen, die von den Keratinozyten [1–3], Fibroblasten, Endothelzellen [4], Melanozyten [5] und Lymphozyten [6] gebildet werden. Auf diese Weise entsteht in den Keratinozyten über eine Ca^{2+}-vermittelte Sekretion Filagrin, welches die Hauttextur verbessert [7]. Nikotin kann das Gleichgewicht zwischen Zellproliferation, Wachstumsstillstand und Apoptose beeinträchtigen, was aber nichts mit einer das Tumorwachstum fördernden Wirkung zu tun haben muss [8]. Bekanntlich steigert Tabakrauch die Lipidperoxidation im Hautgewebe, wobei die Wirkung von Antioxidanzien gehemmt wird [9]. Inwieweit dieser Befund pathogenethische Bedeutung hat, bleibt vorerst offen. Des Weiteren wirkt Tabakrauch in Abhängigkeit von einer gleichzeitig applizierten UV-Strahlendosis phototoxisch, was die Hautalterung und die Kanzerogenese unterstützt [10].

Die Inhaltsstoffe des Tabaks und die während der Verbrennung freigesetzten Schadstoffe sind primär fähig, Hämoglobinaddukte zu bilden. Die polyzyklischen Kohlenwasserstoffe gefährden neben den Lungen vor allem die Haut und Schleimhäute. Am auffälligsten sind bei Rauchern:

- die gelbe Verfärbung der Finger,
- die Faltenbildung, bevorzugt an der Gesichtshaut von Frauen,
- präkanzeröse Schäden und Plattenepithelkarzinome der Lippen und an der Mundschleimhaut,
- eine verzögerte Wundheilung [11],
- epitheliale Atypien im Mundhöhlenbereich [12] sowie
- ein gehäuftes und vorzeitiges Absterben von Hauttransplantaten [13–15].

8.8.1 Hautveränderungen

Bereits vor 150 Jahren wurde bei Beurteilungen vonseiten der Versicherungen festgestellt, dass Raucher einen blassgelben Teint und eine faltige Haut aufweisen [16]. Um die gleiche Zeit wurden dieselben Symptome bei Rauchern aus den Reihen englischer Offiziere beobachtet, die an der Eroberung Indiens teilgenommen hatten [17]. Die Alterung der Haut war durch das Rauchen und die Sonneneinstrahlung begünstigt worden [18, 19]. Die Haut von Zigarettenrauchern wurde als blasse, dicke Haut mit einem gräulichen Farbton ohne veränderte Pigmentierung charakterisiert. Im Wangenbereich waren teilweise das gesamte Hautareal überziehende Falten zu beobachten. Einer Untersuchung zufolge verfügten 79% der Raucherinnen und nur 19% der Nichtraucherinnen über eine derartige Haut [19]. Zigarettenrauchen ist ein von anderen Noxen unabhängig wirkender Faktor (OR 2,72; 95% CI 1,32–3,21; $p<0,05$) [20–22]. Dabei sind starke Raucher (>50 Pack years) mehr als weniger starke betroffen. Die Risikozunahme der Faltenbildung im Gesicht ist abhängig von der Nikotindosis, jedoch spielten auch der Body-Mass-Index, der Alkoholkonsum sowie die Sonnenexposition (insgesamt >50.000 Stunden) neben Alter und Geschlecht eine entscheidende Rolle [20]. In einer Studie an Koreanern war die Faltenbildung bei beiden Geschlechtern gleich, jedoch eher bei Frauen anzutreffen (OR 3,7). Dabei war das Rauchen neben dem Altern und der Insolation ein eigenständiger Faktor für die Faltenbildung, nicht aber für die möglicherweise gleichzeitige Depigmentierung [23].

Ob allergische Ekzeme durch das Rauchen gefördert werden, ist noch unklar. Mit Passivrauch belastete Kinder reagieren gehäuft mit atopischen Ekzemen [24, 25], obwohl es bisher noch keine schlüssigen Belege für einen Zusammenhang zwischen diesen Hautveränderungen und dem Rauchen gibt [26], insbesondere wenn die Immunglobuline als Marker genutzt werden. Einer weiteren Studie zufolge sind diejenigen Kinder gehäuft von allergischen Hautveränderungen betroffen, deren Eltern bereits Allergiker sind und gleichzeitig rauchen (OR 1,97; 95% CI 1,23–3,16). Prädisponierte Kinder entwickeln auch allergische Reaktionen gegenüber Hausstaub und Hausstaubmilben, was mit dem Cotininspiegel im Urin als Zeichen der Rauchbelastung und dem Prick-Test für die Allergiebereitschaft gezeigt werden konnte (OR 3,10; 95% CI 1,63–5,90) [27].

Im Hinblick auf eine Dermatosklerose sind Raucher insofern gegenüber Nichtrauchern benachteiligt, als sie sehr viel häufiger Wundrevisionen erleben (OR 4,5; 95% CI 1,1–18,3) oder ihnen Vasodilatanzien intravenös verabreicht werden müssen (OR 3,8; 95% CI 1,1–12,9) [28]. Demgegenüber gibt es keine signifikanten Unterschiede im Kreislauf- und Lipidprofil der Patienten [29].

Die Entstehung der Hautveränderungen ist den Abrauchprodukten mit ihren Wirkungen auf die Epidermis und Dermis über die Blutversorgung zuzuschreiben. Im Gesicht spielt die verringerte Feuchtigkeit des Stratum corneum eine wichtige Rolle [30]. An den Lippen sind die mechanische Beanspruchung durch das Zuspitzen des Mundes und der Kontakt zu den Abbrandprodukten beim Rauchen zu diskutieren. Des Weiteren tritt bei Rauchern unabhängig von der Insolation eine Elastose auf, wie Hautbiopsien ergaben [31]. Dabei waren die Anzahl und Stärke der elastischen Fasern wie bei Rauchern erhöht, die gleichzeitig an durch das Rauchen ausgelösten Lungenerkrankungen litten. Zigarettenrauch steigert die Elastaseaktivität der Neutrophilen im Plasma [32, 33] und dabei wird der α_1-Proteinase-Inhibitor inaktiviert [34]. Dieses Missverhältnis ist möglicherweise nicht nur für die Lungenveränderungen bei Rauchern zuständig, sondern wirkt sich auch an der Haut aus. Des Weiteren wird die für die Vernetzung von Elastin erforderliche Lysyloxidase durch Tabakrauch gehemmt [35], was zur Entstehung eines nicht funktionstüchtigen Elastins führt. Über die Bildung von Radikalen kommt es ebenfalls zur Inaktivierung dieses Enzyms und des α_1-Proteinase-Inhibitors [36, 37]. Die Verringerung der Plasmaspiegel von Retinol sowie α- und β-Carotin bei Rauchern sei nur am Rande erwähnt [38]. Darüber hinaus spielt die bei Rauchern veränderte Mikrozirkulation eine zusätzlich schädigende Rolle.

Inwieweit die Alopezie mit dem Rauchen in Verbindung zu bringen ist, blieb bisher ungeklärt. Natürlich erreichen die Rauchabbrandprodukte auch die Haarfollikel, wo sie Addukte bilden und die DNS schädigten [39]. An tabakrauchexponierten C57BL/6-Mäusen konnte eine Alopezie mit vorangehender Ergrauung der Haare nachgewiesen werden [39]. Durch den Rauch ausgelöste Durchblutungsstörungen in der Haut könnten den Haarausfall noch begünstigen [40].

Diskutiert werden immer wieder orale verruköse Leukoplakien im Zusammenhang mit dem Rauchen, die sich zu Plattenepithelkarzinomen im Gingivabereich ausweiten [41, 42]. In einer Studie waren jedoch unter den Patienten mit Leukoplakien nur 23,3% Raucher [41]. Eine Untersuchung an iranischen Textilarbeitern zeigte das gehäufte Auftreten von Leukoplakien ($p < 0,001$) und eines Lichen ruber planus bei Rauchern [43].

Die Acne vulgaris wird älteren Berichten zufolge kaum durch das Rauchen beeinflusst [44]. Man vermutet sogar, dass Nikotin oder ein anderer Inhaltsstoff des Tabakrauchs eine antiinflammatorische Wirkung entfaltet. Erst in einer 2001 veröffentlichten Studie an 896 Patienten wurde nachgewiesen, dass die Akneprävalenz bei Rauchern deutlich höher als bei Nichtrauchern ist (40,8 vs. 25,2%; OR 2,04, 95% CI 1,40–2,99). Dabei korrelierte der Schweregrad der Erkrankung mit der Zahl der gerauchten Zigaretten ($p = 0,001$) [45]. Bei einer atoxischen Dermatitis jedoch konnte keine Verbindung mit dem Rauchen nachgewiesen werden (OR 1,1; 95% CI 0,65–1,86; $p = 0,8$) [46].

8.8.2 Psoriasis

Ein Zusammenhang zwischen der Psoriasis und dem Rauchen wird kontrovers diskutiert. Allerdings zeigte sich eine Beziehung der Psoriasis zum Nierenkarzinom [47–49]. In einer epidemiologischen Studie aus Norwegen wurde ein Zusammenhang der Schuppenflechte mit dem Rauchen gesehen [50]. Die Schwierigkeit bei allen diesen epidemiologischen Studien bestand darin, dass der lange Verlauf der Erkrankung nicht sauber von den über Jahrzehnte andauernden Rauchgewohnheiten zu trennen war. Fall-Kontroll- und Kohortenstudien konnten eine Risikoerhöhung durch das Rauchen nachweisen (OR 2,7; 95% CI 1,44–5,42; OR 2,1; 95% CI 1,1–4,0; OR 3,3; 95% CI 1,4–7,9) [52–54], nur eine Untersuchung bestätigte diese Ergebnisse nicht [55]. Bei Rauchern, die an einer Psoriasis leiden, treten bevorzugt pustulöse Schäden auf (OR 10,5; 95% CI 3,3–33,5). Da die Anlage dieser Erkrankung vererbt werden kann, kommt es nachweislich zu einer additiven Risikoerhöhung, wenn diese Patienten noch rauchen (OR 18,8; 95% CI 6,4–54,8) [57]. Rauchen erhält die Psoriasis, sodass ein Rauchstopp bei diesen Patienten dringend zu fordern ist. Eine Behandlung mit Nikotinpräparaten wirkt sich nicht oder nur geringfügig auf die Hauteffloreszenzen aus [58].

8.8.3 Hauttumoren

Das Kaposi-Sarkom als eine von lymphatischen Endothelzellen ausgehende Tumorform ist mit Herpes- und HIV-Viren vergesellschaftet. Dennoch kam es bei Rauchern verglichen mit Nichtrauchern zu einem geringeren Auftreten dieser Sarkome (OR 0,23; 95% CI 0,12–0,44), während beispielsweise die Anwendung von Kortikosteroiden zu einer deutlichen Steigerung der Sarkombildung führte [59].

Die Entstehung von Plattenepithelkarzinomen der Haut in Verbindung mit dem Rauchen wird kontrovers diskutiert. Die mit immunologischen Veränderungen einhergehende palmoplantare Pustulose wurde bei 56 von 59 Patienten mit dem Rauchen in Verbindung gebracht, wobei das Rauchen vor dem Auftreten der Veränderungen begonnen wurde [60]. Basaliome entstehen bei Frauen im mittleren bis höheren Alter, wobei die Zahl der Pack years ($p = 0{,}045$) eine Rolle spielt. Jedoch hatten sich diese Frauen zumeist auch Sonnenbrände bis hin zur Blasenbildung zugezogen ($p = 0{,}028$) oder Solarien besucht [61]. Einer anderen Studie zufolge gehen die in mediterranen Ländern durch das über 20 Jahre absolvierte Sonnenbaden auftretenden Basaliome mit Strahlenkeratosen oder sonnenbedingten Leberflecken einher, wobei andere Lebensgewohnheiten, auch das Rauchen, unbeteiligt sind. Demnach sind die aufgenommene Menge an UV-Strahlen und eine genetische Disposition für die Ausbildung von Basaliomen verantwortlich [62].

Ein möglicher Zusammenhang zwischen Rauchen und Plattenepithelkarzinomen der Haut wurde vor allem bei Männern im Alter von über 60 Jahren gesehen (RR 2,01; 95% CI 1,21–3,34), wobei die Anzahl der täglich gerauchten Zigaretten und die Dauer des Rauchens neben der Intensität der Sonneninsolation für die Karzinomentstehung entscheidend waren [63]. Gegenteilig wurde eine Studie an 73.366 Krankenschwestern diskutiert, bei der Basaliome vor allem bei Frauen mit roter, blonder oder brünetter Haarfarbe auftraten, sehr viel seltener bei schwarzhaarigen Frauen. Zusammenhänge bestanden mit starker Insolation während der Jugend sowie der Anzahl schwerer Sonnenbrände während der folgenden Lebensjahre, keinesfalls aber mit dem Zigarettenrauchen [64]. Eine Fall-Kontroll-Studie von 1992 an 88 Männern widerlegte eine Korrelation zwischen Rauchen und Hautkarzinomen [65].

Auch die Entstehung von Melanomen wurde nicht mit dem Zigarettenrauchen in Verbindung gebracht [66], wohl aber Hautkrebsformen im Anogenitalbereich (Vulva, Vagina, Cervix, Anus, Penis) [64]. Das Risiko zur Ausbildung eines Peniskarzinoms stieg bei Zigarettenrauchern (>10 Zigaretten täglich) auf das Doppelte [67] bzw. auf das 3-Fache (>45 Pack years) [68]. Mehr als 50% der Frauen mit einem Karzinom in der Analgegend waren Raucherinnen [69], wobei sich das Risiko gegenüber Nichtraucherinnen auf das 7,7-Fache erhöhte [70]. Karzinome der Vulva wurden bei einem täglichen Konsum von 10–20 Zigaretten über mehr als 20 Jahre beobachtet [71–73].

Bei 183 nierentransplantierten Patienten, die mit Immunsuppressiva behandelt wurden, zeigten sich vermehrt Plattenepithelkarzinome der Haut. Diese Patienten waren gleichzeitig Träger eines inzwischen genetisch bekannten Defekt, des GSTM1*0-Genotyps. Für sie ergab sich ein hohes Risiko durch UV-Bestrahlung (OR 8,4; $p = 0{,}012$) und Rauchen (OR 4,8; $p = 0{,}021$). Beide Faktoren wirkten synergistisch, wobei sich die Zeit zwischen Transplantation und Auftreten des Tumors verkürzte [74].

Lippenkarzinome treten einigen Studien zufolge bei Rauchern zumeist in Verbindung mit starker Insolation auf [75, 76], andere Arbeiten zeigen keinen Zusammenhang [77]. Der Tod von 196 starken Rauchern (15 Pack years), die an einem Melanom (Stadium I) verstorben waren, wurde hinsichtlich einer Wechselbeziehung beurteilt, wobei 13 weitere Faktoren in eine multivariate Cox-Analyse eingeschlossen wurden. Rauchen wurde als unerwünschter prognostischer Marker angesehen (p = 0,0065), wobei die Tumordicke deutlich höher als bei Nichtrauchern war [78].

8.8.4 Mammatumoren

Veränderungen der weiblichen Brust im Zusammenhang mit dem Rauchen werden erst seit wenigen Jahren mit dem Rauchen in Zusammenhang gebracht, obwohl dieser noch nicht geklärt ist [79, 80]. In Untersuchungen an Mäusen bewirkten BPDE (Anti-7,8-dihydroxy-9,10-epoxy-7,8,9,10-tetrahydrobenzo[a]pyren) innerhalb von 30 Wochen sowie BcPDE (Anti-3,4-Dihydroxy-1,2-epoxy-1,2,3,4-tetrahydrobenzo [c]phenanthren) innerhalb von 22 Wochen bei etwa 80% der Tiere nach einmaliger Injektion die Ausbildung von Mammatumoren [79].

Bei Frauen mit hereditärem Mamma- und Ovarialkarzinom lassen sich das *BRCA1*- und *BRCA2*-Gen nachweisen, die als Suppressorgene wirken. Bei Raucherinnen ergeben sich nach bisherigen Untersuchungen keine Wechselwirkungen mit beiden Genen [81]. Das Glutathion-S-Transferase-System stellt im Falle des vorliegenden 0-Genotyps bei Frauen, die mit jungen Jahren zu rauchen beginnen, ein Risiko für die Ausbildung eines Mammakarzinoms dar (OR 2,9; 95% CI 1,0–8,8) [82]. Im Zusammenhang mit der Entgiftung von Arylaminen durch die N-Acetyltransferase 2 (Typ langsamer Acetylierer) könnten auch Bestandteile des Tabakrauchs zur Disposition stehen, wie an einer Studie an 110 Raucherinnen nachgewiesen wurde [83]. Dieser Zusammenhang wurde jedoch von anderer Seite bestritten [84].

Histologisch gesicherte Fibroadenome treten einer kanadischen Studie zufolge bei Raucherinnen seltener als bei Nichtraucherinnen auf (RR 0,66; 95% CI 0,40–1,10). Es ließ sich sogar eine inverse Korrelation insofern nachweisen, als bei geringerem Tabakkonsum das Risiko etwas höher lag (RR 0,49; 95% CI 0,24–0,98) [85]. Der Zusammenhang zwischen dem Entstehen eines Mammakarzinoms und Rauchen war nicht eindeutig zu belegen. Bei 2569 Frauen mit einem histologisch gesicherten malignen Tumor lag die Odds Ratio für nicht rauchende Frauen gegenüber Raucherinnen bei 0,84 (95% CI 0,7–1,0) und gegenüber Exraucherinnen bei 1,14 (95% CI 0,9–1,4). Es ergab sich auch keine Zunahme der Karzinomhäufigkeit beim Vergleich mit der Anzahl der gerauchten Zigaretten [86]. Ähnliche Ergebnisse waren bereits in einer älteren US-amerikanischen Studie an 4720 Frauen mit Mammakarzinom gezeigt worden (OR 1,2; 95% CI 1,1–1,3) [87]. Neuere Untersuchungen sind dem Autor nicht bekannt. Bei genetisch belasteten Familien war das Risiko für ein Mammakarzinom um das 2,4-Fache bei Raucherinnen im Vergleich zu Nichtraucherinnen erhöht (95% CI 1,2–5,1) [88].

Ein erhöhtes Krebsrisiko fand sich bei jungen Frauen, die innerhalb von fünf Jahren nach Beginn der Menarche zu rauchen begannen (> 20 Zigaretten täglich) und gleichzeitig schwanger waren (OR 1,69; 95% CI 1,13–2,51) bzw. bei Nullipara, die mehr als 20 Zigaretten pro Tag (OR 7,08; 95% CI 1,63–30,8) oder mehr als 20

Pack years (OR 7,48; 95% CI 1,59–35,2) rauchten [89]. In die gleiche Richtung wiesen Untersuchungen an Frauen, die im Alter von 10–14 Jahren ihre Raucherkarriere starteten (OR 1,5; 95% CI 0,9–2,5) [90] oder während der ersten Schwangerschaft rauchten (OR 2,7; 95% CI 1,1–6,3) [91]. Passivrauch und der Genuss alkoholischer Getränke in dieser Zeit war ohne Einfluss auf die spätere Ausbildung eines Mammakarzinoms [90]. Demgegenüber bestand für Frauen, die ein Kind ausgetragen hatten und inzwischen in der Postmenopause waren, kein Risiko, an einem tabakassoziierten Mammakarzinom zu erkranken (OR 0,49; 95% CI 0,27–0,89) [89]. Ob Passivrauchen ein Risiko für ein Mammakarzinom darstellt, bleibt vorerst hypothetisch [92]. Eine 2004 erschienene Studie aus China gab jedoch den Hinweis, dass Frauen, die täglich bis zu fünf Stunden am Arbeitsplatz dem Tabakrauch ausgesetzt waren, ein erhöhtes Risiko aufwiesen (OR 1,6; 95% CI 1,0–2,4; für den Trend p = 0,02) [3].

Eine bisher nicht bedachte Frage ist, ob „smokeless tobacco“ (Snus) das Risiko für ein Mammakarzinom erhöht. Einer Studie an Frauen aus North Carolina zufolge waren jüngere Frauen im Gegensatz zu älteren bei Dauerkonsum dieses Tabakproduktes gefährdet (OR 7,79; 95% CI 1,05–66,0). Das lässt darauf schließen, dass die Wirkung von „smokeless tobacco“ ebenfalls mit Gesundheitsgefahren verbunden ist [94].

Literatur

[1] Grando SA, Horton RM, Pereira EF, Diethelm-Okita BM, George PM, Albuquerque EX, Conti-Fine BM. A nicotinic acetylcholine receptor regulating cell adhesion and motility is expressed in human keratinocytes. J Invest Dermatol 1995; 105: 774–781.

[2] Grando SA, Horton RM, Mauro TM, Kist DA, Lee TX, Dahl MV. Activation of keratinocyte nicotinic cholinergic receptors stimulates calcium influx and enhances cell differentiation. J Invest Dermatol 1996; 107: 412–418.

[3] Nguyen VT, Hall LL, Gallacher G, Ndoye A, Jolkovsky DL, Webber RJ, Buchli R, Grando SA. Choline acetyltransferase, acetylcholinesterase, and nicotinic acetylcholine receptors of human gingival and esophageal epithelia. J Dent Res 2000; 79(4): 939–949.

[4] Macklin KD, Maus AD, Pereira EF, Albuquerque EX, Conti-Fine BM. Human vascular endothelial cells express functional nicotinic acetylcholine receptors. J Pharmacol Exp Ther 1998; 287: 435–439.

[5] Buchli R, Ndoye A, Rodriguez JG, Zia S, Webber RJ, Grando SA. Human skin fibroblasts express m2, m4, and m5 subtypes of muscarinic acetylcholine receptors. J Cell Biochem 1999; 74: 264–277.

[6] Kawashima K, Fujii T. Extraneuronal cholinergic system in lymphocytes. Pharmacol Ther 2000; 86(1): 29–48.

[7] Nguyen VT, Ndoye A, Hall LL, Zia S, Arredondo J, Chernyavsky AI, Kist DA, Zelickson BD, Lawry MA, Grando SA. Programmed cell death of keratinocytes culminates in apoptotic secretion of a humectant upon secretagogue action of acetylcholine. J Cell Sci 2001;114: 1189–1204.

[8] Heeschen C, Jang JJ, Weis M, Pathak A, Kaji S, Hu RS, Tsao PS, Johnson FL, Cooke JP. Nicotine stimulates angiogenesis and promotes tumor growth and atherosclerosis. Nat Med 2001; 7(7): 833–839.

[9] Pelle E, Miranda EP, Fthenakis C, Mammone T, Marenus K, Maes D. Cigarette smoke-induced lipid peroxidation in human skin and its inhibition by topically applied antioxidants. Skin Pharmacol Appl Skin Physiol 2002; 15(1): 63–68.

[10] Placzek M, Kerkmann U, Bell S, Koepke P, Przybilla B. Tobacco smoke is phototoxic. Br J Dermatol 2004; 150(5): 991–993.

[11] Scabbia A, Cho KS, Sigurdsson TJ, Kim CK, Trombelli L. Cigarette smoking negatively affects healing response following flap debridement surgery. J Periodontol 2001; 72(1): 43–49.

[12] Ahmed HG, Idris AM, Ibrahim SO. Study of oral epithelial atypia among Sudanese tobacco users by exfoliative cytology. Anticancer Res 2003; 23(2C): 1943–1949.

[13] Goldminz D, Bennett RG. Cigarette smoking and flap and full-thickness graft necrosis. Arch Dermatol 1991; 127(7): 1012–1015.

[14] Partsch B, Jochmann W, Partsch H. [Tobacco and the skin]. Wien Med Wochenschr 1994; 144(22–23): 565–568.

[15] Wolf R, Lo Schiavo A, Ruocco V. Smoking out the skin. J Appl Cosmetol 1995; 13: 1–14.

[16] Solly S. Clinical lectures on paralysis. Lancet 1856; (2): 641–643.

[17] Martin J. Effects of tobacco in Europeans in India. Lancet 1857; 1: 226.

[18] Guinot C, Malvy DJ, Ambroisine L et al. Relative contribution of intrinsic vs extrinsic factors to skin aging as determined by a validated skin age score. Arch Dermatol 2002; 138(11): 1454–1460.

[19] Ippen M, Ippen H. Approaches to a prophylaxis of skin aging. J Soc Cosmet Chem 1965; 16: 305–308.

[20] Ernster VL, Grady D, Miike R, Black D, Selby J, Kerlikowske K. Facial wrinkling in men and women, by smoking status. Am J Public Health 1995; 85(1): 78–82.

[21] Koh JS, Kang H, Choi SW, Kim HO. Cigarette smoking associated with premature facial wrinkling: image analysis of facial skin replicas. Int J Dermatol 2002; 41(1): 21–27.

[22] Model B. Smokers' face: an underrated clinical sign? Br Med J 1985; 291: 1760–1762.

[23] Chung JH, Lee SH, Youn CS, Park BJ, Kim KH, Park KC, Cho KH, Eun HC. Cutaneous photodamage in Koreans: influence of sex, sun exposure, smoking, and skin color. Arch Dermatol 2001; 137(8): 1043–1051.

[24] Samet MJ, Wang SS. Environmental tobacco smoke. In: Spengler JD, Samet MJ, McCarthy JF (eds) Indoor air quality handbook. New York: MacGraw-Hill, 2005.

[25] US Environmental Protection Agency. Respiratory health effects of passive smoking: lung cancer and other disorders. [EPA/600/6-90/006F]. Washington DC: US Environmental Protection Agency, 1992.

[26] Strachan DP, Cook DG. Health effects of passive smoking. 5. Parental smoking and allergic sensitisation in children. Thorax 1998; 53(2): 117–123.

[27] Kramer U, Lemmen CH, Behrendt H, Link E, Schafer T, Gostomzyk J, Scherer G, Ring J. The effect of environmental tobacco smoke on eczema and allergic sensitization in children. Br J Dermatol 2004; 150(1): 111–118.

[28] Harrison BJ, Silman AJ, Hider SL, Herrick AL. Cigarette smoking as a significant risk factor for digital vascular disease in patients with systemic sclerosis. Arthritis Rheum 2002; 46(12): 3312–3316.

[29] Ho M, Veale D, Eastmond C, Nuki G, Belch J. Macrovascular disease and systemic sclerosis. Ann Rheum Dis 2000; 59(1): 39–43.

[30] Wolf R, Tur E, Wolf D. The effect of smoking on skin moisture and on surface lipids. Int J Cosmet 1992; 14: 83–88.

[31] Allen HB, Johnson BL, Diamond SM. Smoker's wrinkles? JAMA 1973; 225(9): 1067–1069.

[32] Hind CR, Joyce H, Tennent GA, Pepys MB, Pride NB. Plasma leucocyte elastase concentrations in smokers. J Clin Pathol 1991; 44(3): 232–235.

[33] Weitz JI, Crowley KA, Landman SL, Lipman BI, Yu J. Increased neutrophil elastase activity in cigarette smokers. Ann Intern Med 1987; 107(5): 680–682.

[34] Pryor WA, Dooley MM, Church DF. The inactivation of alpha-1-proteinase inhibitor by gas-phase cigarette smoke: protection by antioxidants and reducing species. Chem Biol Interact 1986; 57(3): 271–283.

[35] Laurent P, Janoff A, Kagan HM. Cigarette smoke blocks cross-linking of elastin in vitro. Am Rev Respir Dis 1983; 127(2): 189–192.

[36] Janoff A. Elastase in tissue injury. Annu Rev Med 1985; 36: 207–216.

[37] Kramps JA, van Twisk C, Klasen EC, Dijkman JH. Interactions among stimulated human polymorphonuclear leucocytes, released elastase and bronchial antileucoprotease. Clin Sci (Colch)1988; 75(1): 53–62.

[38] Peng YM, Peng YS, Lin Y, Moon T, Roe DJ, Ritenbaugh C. Concentrations and plasma-tissue-diet relationships of carotenoids, retinoids, and tocopherols in humans. Nutr Cancer 1995; 23(3): 233–246.

[39] D'Agostini F, Balansky R, Pesce C, Fiallo P, Lubet RA, Kelloff GJ, de Flora S. Induction of alopecia in mice exposed to cigarette smoke. Toxicol Lett 2000; 114(1–3): 117–123.

[40] Dalla Vecchia L, Palombo C, Ciardetti M, Porta A, Milani O, Kozakova M, Lucini D, Pagani M. Contrasting effects of acute and chronic cigarette smoking on skin microcirculation in young healthy subjects. J Hypertens 2004; 22(1): 129–135.

[41] Bagan JV, Jimenez Y, Sanchis JM, Poveda R, Milian MA, Murillo J, Scully C. Proliferative verrucous leukoplakia: high incidence of gingival squamous cell carcinoma. J Oral Pathol Med 2003; 32(7): 379–382.

[42] Banoczy J, Gintner Z, Dombi C. Tobacco use and oral leukoplakia. J Dent Educ 2001; 65(4): 322–327.

[43] Jahanbani J. Prevalence of oral leukoplakia and lichen planus in 1167 Iranian textile workers. Oral Dis 2003; 9(6): 302–304.

[44] Mills CM, Peters TJ, Finlay AY. Does smoking influence acne? Clin Exp Dermatol 1993; 18: 100–101.

[45] Schafer T, Nienhaus A, Vieluf D, Berger J, Ring J. Epidemiology of acne in the general population: the risk of smoking. Br J Dermatol 2001; 145(1): 100–104.

[46] Mills CM, Srivastava ED, Harvey IM, Swift GL, Newcombe RG, Holt PJ, Rhodes J. Cigarette smoking is not a risk factor in atopic dermatitis. Int J Dermatol 1994; 33: 33–34.

[47] Lindegard B. Diseases associated with psoriasis in a general population of 159,200 middle-aged, urban, native Swedes. Dermatologica 1986; 172(6): 298–304.

[48] Olsen JH, Moller H, Frentz G. Malignant tumors in patients with psoriasis. J Am Acad Dermatol 1992; 27: 716–722.

[49] Stern RS, Lange R. Cardiovascular disease, cancer, and cause of death in patients with psoriasis: 10 years prospective experience in a cohort of 1,380 patients. J Invest Dermatol 1988; 91(3): 197–201.

[50] Kavli G, Forde OH, Arnesen E, Stenvold SE. Psoriasis: familial predisposition and environmental factors. Br Med J (Clin Res Ed) 1985; 291(6501): 999–1000.

[51] Mills CM, Srivastava ED, Harvey IM, Swift GL, Newcombe RG, Holt PJ, Rhodes J. Smoking habits in psoriasis: a case control study. Br J Dermatol 1992; 127(1): 18–21.

[52] Naldi L, Parazzini F, Brevi A, Peserico A, Veller FC, Grosso G, Rossi E, Marinaro P, Polenghi MM, Finzi A. Family history, smoking habits, alcohol consumption and risk of psoriasis. Br J Dermatol 1992; 127(3): 212–217.

[53] O'Doherty CJ, MacIntyre C. Palmoplantar pustulosis and smoking. Br Med J (Clin Res Ed) 1985; 291(6499): 861–864.

[54] Poikolainen K, Reunala T, Karvonen J. Smoking, alcohol and life events related to psoriasis among women. Br J Dermatol 1994; 130(4): 473–477.

[55] Poikolainen K. Alcohol intake: A risk factor for psoriasis in young and middle-aged men? Br Med J 1990; 300: 780–783.

[56] Naldi L, Peli L, Parazzini F. Association of early-stage psoriasis with smoking and male alcohol consumption: evidence from an Italian case-control study. Arch Dermatol 1999; 135: 1479–1484.

[57] Naldi L. Cigarette smoking and psoriasis. Clin Dermatol 1998; 16(5): 571–574.

[58] Gourlay SG, Forbes A, Marriner T, McNeil JJ. Predictors and timing of adverse experiences during transdermal nicotine therapy. Drug Saf 1999; 20: 545–555.

[59] Goedert JJ, Vitale F, Lauria C et al. Risk factors for classical Kaposi's sarcoma. J Natl Cancer Inst 2002; 94(22): 1712–1718.

[60] Eriksson MO, Hagforsen E, Lundin IP, Michaelsson G. Palmoplantar pustulosis: a clinical and immunohistological study. Br J Dermatol 1998; 138(3): 390–398.

[61] Boyd AS, Shyr Y, King LE Jr. Basal cell carcinoma in young women: an evaluation of the association of tanning bed use and smoking. J Am Acad Dermatol 2002; 46(5): 706–709.

[62] Corona R, Dogliotti E, D'Errico M et al. Risk factors for basal cell carcinoma in a Mediterranean population: role of recreational sun exposure early in life. Arch Dermatol 2001; 137(9): 1162–1168.

[63] Karagas MR, Stukel TA, Greenberg ER, Baron JA, Mott LA, Stern RS. Risk of subsequent basal cell carcinoma and squamous cell carcinoma of the skin among patients with prior skin cancer. Skin Cancer Prevention Study Group. JAMA 1992; 267(24): 3305–3310.

[64] Hunter DJ, Colditz GA, Stampfer MJ, Rosner B, Willett WC, Speizer FE. Risk factors for basal cell carcinoma in a prospective cohort of women. Ann Epidemiol 1990; 1(1): 13–23.

[65] Kune GA, Bannerman S, Field B, Watson LF, Cleland H, Merenstein D, Vitetta L. Diet, alcohol, smoking, serum beta-carotene, and vitamin A in male nonmelanocytic skin cancer patients and controls. Nutr Cancer 1992; 18(3): 237–244.

[66] Osterlind A, Tucker MA, Stone BJ, Jensen OM. The Danish case-control study of cutaneous malignant melanoma. IV. No association with nutritional factors, alcohol, smoking or hair dyes. Int J Cancer 1988; 42(6): 825–828.

[67] Daling JR, Sherman KJ, Hislop TG, Maden C, Mandelson MT, Beckmann AM, Weiss NS. Cigarette smoking and the risk of anogenital cancer. Am J Epidemiol 1992; 135(2): 180–189.

[68] Hellberg D, Valentin J, Eklund T, Nilsson S. Penile cancer: is there an epidemiological role for smoking and sexual behaviour? Br Med J (Clin Res Ed) 1987; 295(6609): 1306–1308.

[69] Maden C, Sherman KJ, Beckmann AM, Hislop TG, Teh CZ, Ashley RL, Daling JR. History of circumcision, medical conditions, and sexual activity and risk of penile cancer. J Natl Cancer Inst 1993; 85(1): 19–24.

[70] Daniel H. Cause of anal cancer. J Am Med Assoc 1985; 254: 358–363.

[71] Mabuchi K, Bross DS, Kessler II. Epidemiology of cancer of the vulva. A case-control study. Cancer 1985; 55(8): 1843–1848.

[72] Newcomb PA, Weiss NS, Daling JR. Incidence of vulvar carcinoma in relation to menstrual, reproductive, and medical factors. J Natl Cancer Inst 1984; 73(2): 391–396.

[73] Smith JB, Fenske NA. Cutaneous manifestations and consequences of smoking. J Am Acad Dermatol 1996; 34: 717–732.

[74] Ramsay HM, Harden PN, Reece S, Smith AG, Jones PW, Strange RC, Fryer AA. Polymorphisms in glutathione S-transferases are associated with altered risk of nonmelanoma skin cancer in renal transplant recipients: a preliminary analysis. J Invest Dermatol 2001; 117(2): 251–255.

[75] Ashley FL, McConnell DV, Machida R, Sterling HE, Galloway D, Grazer F. Carcinoma of the lip. A comparison of five year results after irradiation and surgical therapy. Am J Surg 1965; 110(4): 549–551.

[76] Ratzkowski E, Hochman A, Buchner A, Michman J. Cancer of the lip; review of 167 cases. Oncology 1966; 20(2): 129–144.

[77] Spitzer WO, Hill GB, Chambers LW, Helliwell BE, Murphy HB. The occupation of fishing as a risk factor in cancer of the lip. N Engl J Med 1975; 293(9): 419–424.

[78] Koh HK, Sober AJ, Day CL Jr, Lew RA, Fitzpatrick TB. Cigarette smoking and malignant melanoma. Prognostic implications. Cancer 1984; 53(11): 2570–2573.

[79] Hecht SS. Tobacco smoke carcinogens and breast cancer. Environ Mol Mutagen 2002; 39(2–3): 119–126.

[80] Lash TL, Aschengrau A. A null association between active or passive cigarette smoking and breast cancer risk. Breast Cancer Res Treat 2002; 75(2): 181–184.

[81] Ghadirian P, Lubinski J, Lynch H et al. Smoking and the risk of breast cancer among carriers of BRCA mutations. Int J Cancer 2004; 110(3): 413–416.

[82] Zheng T, Holford TR, Zahm SH, Owens PH, Boyle P, Zhang Y, Wise JP Sr, Stephenson LP, Ali-Osman F. Cigarette smoking, glutathione-s-transferase M1 and t1 genetic polymorphisms, and breast cancer risk (United States). Cancer Causes Control 2002; 13(7): 637–645.

[83] Alberg AJ, Daudt A, Huang HY, Hoffman SC, Comstock GW, Helzlsouer KJ, Strickland PT, Bell DA. N-acetyltransferase 2 (NAT2) genotypes, cigarette smoking, and the risk of breast cancer. Cancer Detect Prev 2004; 28(3): 187–193.

[84] Delfino RJ, Smith C, West JG, Lin HJ, White E, Liao SY, Gim JS, Ma HL, Butler J, Anton-Culver H. Breast cancer, passive and active cigarette smoking and N-acetyltransferase 2 genotype. Pharmacogenetics 2000; 10(5): 461–469.

[85] Rohan TE, Miller AB. A cohort study of cigarette smoking and risk of fibroadenoma. J Epidemiol Biostat 1999; 4: 297–302.

[86] Braga C, Negri E, La Vecchia C, Filiberti R, Franceschi S. Cigarette smoking and the risk of breast cancer. Eur J Cancer Prev 1996; 5: 159–164.

[87] Chu SY, Stroup NE, Wingo PA, Lee NC, Peterson HB, Gwinn ML. Cigarette smoking and the risk of breast cancer. Am J Epidemiol 1990; 131: 244–253.

[88] Couch FJ, Cerhan JR, Vierkant RA, Grabrick DM, Therneau TM, Pankratz VS, Hartmann LC, Olson JE, Vachon CM, Sellers TA. Cigarette smoking increases risk for breast cancer in high-risk breast cancer families. Cancer Epidemiol Biomarkers Prev 2001; 10(4): 327–332.

[89] Band PR, Le ND, Fang R, Deschamps M. Carcinogenic and endocrine disrupting effects of cigarette smoke and risk of breast cancer. Lancet 2002; 360(9339): 1044–1049.

[90] Marcus PM, Newman B, Millikan RC, Moorman PG, Baird DD, Qaqish B. The associations of adolescent cigarette smoking, alcoholic beverage consumption, environmental tobacco smoke, and ionizing radiation with subsequent breast cancer risk (United States). Cancer Causes Control 2000; 11(3): 271–278.

[91] Innes KE, Byers TE. Smoking during pregnancy and breast cancer risk in very young women (United States). Cancer Causes Control 2001; 12(2): 179–185.

[92] Coyle YM. The effect of environment on breast cancer risk. Breast Cancer Res Treat 2004; 84(3): 273–288.

[93] Shrubsole MJ, Gao YT, Dai Q, Shu XO, Ruan ZX, Jin F, Zheng W. Passive smoking and breast cancer risk among non-smoking Chinese women. Int J Cancer 2004; 110(4): 605–609.

[94] Spangler JG, Michielutte R, Bell RA, Dignan MB. Association between smokeless tobacco use and breast cancer among Native-American women in North Carolina. Ethn Dis 2001; 11(1): 36–43.

8.9 Hämatopoetisches System

Erst im Jahre 1986 wurde ein möglicher Zusammenhang zwischen Rauchen und Leukämie geäußert [1], was nicht nur die Leukämieformen im Kindes-, sondern auch im Erwachsenenalter betraf [2, 3]. Benzol gilt als einer gefährlichsten Induktoren für verschiedene Leukämieformen [4]. Es erschienen mehrere Kohorten- [5–7] und Fall-Kontroll-Studien [2, 8], die sich mit diesem Problem beschäftigten. Demnach bewirkt Zigarettenrauchen eine etwa 50%ige Risikosteigerung für eine Leukämie [5, 9]. Dosisabhängige Schäden (Anzahl der Zigaretten pro Tag, Pack years) wurden vor allem für die akute myeloische Leukämie angegeben [3, 6, 8].

Genetische Schäden an der NAT2-Acetylierung [10] oder am Zytochrom-P450-System (CYP1A1, CYP2D6 oder CYP2C19) [11] hatten keinen Einfluss auf die Entstehung von akuten myeloischen oder lymphatischen Leukämieformen. Diese Daten werden inzwischen durch fortführende Untersuchungen an verschiedenen Enzymen mit genetischen Defekten, welche Xenobiotika verstoffwechseln (NQO1, CYP1A1*2B, GSTM1, GSTT1 etc.), differenzierter gesehen (s. Abschn. 5.2.1), da genetische Abnormitäten die Ausbildung einer akuten myeloischen Leukämie fördern [12]. Es versteht sich von selbst, dass Stammzelltransplantationen bei rauchenden Patienten mit chronischer myeloischer Leukämie weniger zufriedenstellende Ergebnisse bringen [13].

Diese Beobachtungen sind sehr widersprüchlich und andere Untersuchungen fanden keinen Zusammenhang zwischen Rauchen und Leukämie [14–21]. In einer über 20 Jahre geführten Follow-up-Studie an mehr als 17.500 weißen Männern wurde ein erhöhtes Risiko für lymphatische Leukämien (RR 2,7) und andere Leukämieformen (RR 1,5) bei langjährigen Rauchern im Vergleich zu Nichtrauchern errechnet [22]. Weitere Studien bestätigen ein erhöhtes Risiko für erwachsene Männer und Frauen, an verschiedenen Leukämieformen zu erkranken (OR 1,5; 95% CI 1,1–2,0 bzw. OR 1,4; 95% CI 1,0–1,9) [2]. In die Sieben-Tage-Adventisten-Studie wurden 34.000 Teilnehmer eingeschlossen, die bekanntlich aus religiösen Gründen nicht rauchen. Exraucher (Raucher vor dem Eintritt in die Sekte) hatten ein doppeltes Leukämie- und dreifaches Myelomrisiko, wobei das Risiko mit der Anzahl der täglich gerauchten Zigaretten anstieg. Das größte Risiko ergab sich für die myeloischen Leukämien (RR 2,24; 95% CI 0,91–5,53) [7]. In einer aus Norwegen stammenden Studie an 26.000 Männern und Frauen wurde für zahlreiche Tumorarten ein Zusammenhang mit dem Rauchen gesehen, für die Leukämie hingegen nicht [23]. Anderen Untersuchungen zufolge spielen z. B. für die Entwicklung einer akuten myeloischen Leukämie die Trinkgewohnheiten eine sehr viel größere Rolle als das Rauchen [24].

In einer Studie an 339 männlichen und 304 weiblichen Patienten mit akuter myeloischer Leukämie traf die Erkrankung mehr männliche als weibliche Raucher ($p < 0,0001$), wobei die Raucher geringere Leukozytenzahlen im strömenden Blut als die Nichtraucher aufwiesen. Die Remissionsraten waren bei Rauchern und Nichtrauchern gleich, die symptomfreien Intervalle (>20 Pack years bzw. Rauchdauer >30 Jahre; $p = 0,03$) und die Lebensdauer ($p = 0,02$) bei den Rauchern aber verkürzt [25]. Bei diesen Erkrankungsformen hat das Rauchen eine deletäre Wirkung.

An chinesischen Männern, die um ein Mehrfaches häufiger als ihre Frauen rauchen (< 1% der jungen Frauen rauchen [26, 27]), wurde das Verhalten in der Zeit vor der Befruchtung untersucht [28], nachdem bereits Studien zum Einfluss des mütterlichen Rauchens veröffentlicht worden waren [29–33]. Auch hier waren die Ansichten kontrovers: Einige Studien nahmen eine Verbindung an [33–38], nach anderen gab es keinen kausalen Zusammenhang zwischen mütterlichem Rauchen während der Schwangerschaft und der Entwicklung einer kindlichen Leukämie [32, 39–48]. Der Studie von Ji et al. [28] zufolge gibt es eine deutliche Korrelation zwischen den väterlichen Rauchgewohnheiten (> 5 Pack years) vor der Befruchtung und der später einsetzenden Krebsentwicklung bei Kindern vor Erreichen des 5. Lebensjahrs (Tabelle 8.14). Verglichen mit den Kindern, deren Väter nie geraucht hatten, wiesen Kinder rauchender Väter bei folgenden Karzinomen erhöhte Odds Ratios auf:

- akute lymphatische Leukämie (OR 3,8; 95% CI 1,3–12,3),
- akute myeloische Leukämie (OR 2,3),
- Lymphom (OR 4,5; 95% CI 1,2–16,8),
- Non-Hodgkin-Lymphom (OR 1,2; 95% CI 1,0–1,4) [16] sowie
- Hirntumor (OR 2,7; 95% CI 0,8–9,9).

Auch andere Krebserkrankungen (OR 1,7; 95% CI 1,2–2,5) treten häufiger auf als bei nicht rauchenden Vätern. Weitere Studien ergaben, dass für untergewichtige Kinder, deren Mütter während der Schwangerschaft rauchten, ein erhöhtes Risiko

Tabelle 8.14. Altersabhängige Odds Ratios (95%-Konfidenzintervall) für kindliche Krebsfälle in Abhängigkeit von den Rauchgewohnheiten des Vaters vor der Befruchtung (Shanghai-Studie) [28]

Rauchgewohnheiten	Zeitpunkt der Krebsdiagnose (Alter)	
	0–4 Jahre OR (95% CI)	5–9 Jahre OR (95% CI)
Zigaretten (Anzahl/Tag)		
< 10	2,1 (1,2–3,5)	1,0 (0,5–2,1)
10–14	1,6 (0,9–2,7)	0,8 (0,4–1,6)
≥ 15	2,5 (1,4–4,5)	0,7 (0,3–1,6)
p (Trend)	0,004	0,38
Dauer (Jahre)		
< 5	1,7 (0,9–3,2)	0,8 (0,3–1,7)
5–9	1,5 (0,9–2,6)	1,1 (0,5–2,1)
≥ 10	2,3 (1,4–3,8)	0,9 (0,4–2,0)
p (Trend)	0,0002	0,92
Pack years		
≤ 2	1,6 (1,0–2,7)	0,7 (0,3–1,7)
> 2 – < 5	1,8 (1,8–3,1)	1,0 (0,5–2,1)
≥ 5	3,5 (1,8–6,6)	0,7 (0,3–1,6)
p (Trend)	0,0002	0,71

für Hirntumoren [49] und eine akute Leukämie [50] besteht. Als Ursache werden rauchbedingte Schäden (Bildung von DNS-Addukten [51]) an den Spermienzellen [34, 36, 52], aber auch der Übertritt der Rauchbestandteile über die Plazenta in den Feten [53–55] diskutiert. Eine andere Arbeitsgruppe sah nach Untersuchungen an 2359 Leukämiefällen (akut lymphatisch oder myeloisch) keinen Zusammenhang zwischen der Entstehung einer akuten Leukämie und der Raucheranamnese der Eltern während der Schwangerschaft (OR 1,04; 95% CI 0,91–1,19) [56].

Anhand von Modellrechnungen und Lebenstafeln wurde eine Verbindung mit der Benzolinhalation durch den Zigarettenrauch hergestellt, wobei im Ergebnis Benzol und damit das Rauchen für 10–50% der Fälle verantwortlich gemacht wurde [4]. Vorangegangene Untersuchungen belegten erhöhte Urinspiegel von Abbauprodukten des Benzols wie Katechin, Hydrochinon und trans,trans-Muconsäure bei Rauchern im Vergleich zu Nichtrauchern [57].

Insgesamt gesehen kann ein Zusammenhang zwischen den Rauchgewohnheiten und der Entstehung von Tumoren des hämatopoetischen Systems eher als gesichert angesehen werden.

Literatur

[1] Austin H, Cole P. Cigarette smoking and leukemia. J Chronic Dis 1986; 39(6): 417–421.

[2] Brownson RC, Chang JC, Davis JR. Cigarette smoking and risk of adult leukemia. Am J Epidemiol 1991; 134(9): 938–941.

[3] Brownson RC, Novotny TE, Perry MC. Cigarette smoking and adult leukemia. A meta-analysis. Arch Intern Med 1993; 153(4): 469–475.

[4] Korte JE, Hertz-Picciotto I, Schulz MR, Ball LM, Duell EJ. The contribution of benzene to smoking-induced leukemia. Environ Health Perspect 2000; 108(4): 333–339.

[5] Garfinkel L, Boffetta P. Association between smoking and leukemia in two American Cancer Society prospective studies. Cancer 1990; 65(10): 2356–2360.

[6] Kinlen LJ, Rogot E. Leukaemia and smoking habits among United States veterans. BMJ 1988; 297(6649): 657–659.

[7] Mills PK, Newell GR, Beeson WL, Fraser GE, Phillips RL. History of cigarette smoking and risk of leukemia and myeloma: results from the Adventist health study. J Natl Cancer Inst 1990; 82(23): 1832–1836.

[8] Severson RK, Davis S, Heuser L, Daling JR, Thomas DB. Cigarette smoking and acute non-lymphocytic leukemia. Am J Epidemiol 1990; 132(3): 418–422.

[9] McLaughlin JK, Hrubec Z, Linet MS, Heineman EF, Blot WJ, Fraumeni JF Jr. Cigarette smoking and leukemia. J Natl Cancer Inst 1989; 81(16): 1262–1263.

[10] Rollinson S, Roddam P, Willett E, Roman E, Cartwright R, Jack A, Morgan GJ. NAT2 acetylator genotypes confer no effect on the risk of developing adult acute leukemia: a case-control study. Cancer Epidemiol Biomarkers Prev 2001; 10(5): 567–568.

[11] Roddam PL, Rollinson S, Kane E, Roman E, Moorman A, Cartwright R, Morgan GJ. Poor metabolizers at the cytochrome P450 2D6 and 2C19 loci are at increased risk of developing adult acute leukaemia. Pharmacogenetics 2000; 10(7): 605–615.

[12] Bowen DT, Frew ME, Rollinson S, Roddam PL, Dring A, Smith MT, Langabeer SE, Morgan GJ. CYP1A1*2B (Val) allele is overrepresented in a subgroup of acute myeloid leukemia patients with poor-risk karyotype associated with NRAS mutation, but not associated with FLT3 internal tandem duplication. Blood 2003; 101(7): 2770–2774.

[13] Chang G, Orav EJ, McNamara T, Tong MY, Antin JH. Depression, cigarette smoking, and hematopoietic stem cell transplantation outcome. Cancer 2004; 101(4): 782–789.

[14] Cartwright RA, Darwin C, McKinney PA, Roberts B, Richards ID, Bird CC. Acute myeloid leukemia in adults: a case-control study in Yorkshire. Leukemia 1988; 2(10): 687–690.

[15] Schuz J, Kaatsch P, Kaletsch U, Meinert R, Michaelis J. Association of childhood cancer with factors related to pregnancy and birth. Int J Epidemiol 1999; 8: 31–639.

[16] Stagnaro E, Ramazzotti V, Crosignani P et al. Smoking and hematolymphopoietic malignancies. Cancer Causes Control 2001; 12(4): 325–334.

[17] Doll R, Peto R. Mortality in relation to smoking: 20 years' observations on male British doctors. Br Med J 1976; 2(6051): 1525–1536.

[18] Flodin U, Fredriksson M, Persson B, Axelson O. Chronic lymphatic leukaemia and engine exhausts, fresh wood, and DDT: a case-referent study. Br J Ind Med 1988; 45(1): 33–38.

[19] Kabat GC, Augustine A, Hebert JR. Smoking and adult leukemia: a case-control study. J Clin Epidemiol 1988; 41(9): 907–914.

[20] Spitz MR, Fueger JJ, Newell GR, Keating MJ. Leukemia and cigarette smoking. Cancer Causes Control 1990; 1(2): 195–196.

[21] Hirayama T. Smoking and mortality. Basel, Switzerland: S. Karger, 1990, pp 28–59.

[22] Linet MS, McLaughlin JK, Hsing AW, Wacholder S, Co-Chien HT, Schuman LM, Bjelke E, Blot WJ. Cigarette smoking and leukemia: results from the Lutheran Brotherhood Cohort Study. Cancer Causes Control 1991; 2(6): 413–417.

[23] Engeland A, Andersen A, Haldorsen T, Tretli S. Smoking habits and risk of cancers other than lung cancer: 28 years' follow-up of 26,000 Norwegian men and women. Cancer Causes Control 1996; 7(5): 497–506.

[24] Shu XO, Ross JA, Pendergrass TW, Reaman GH, Lampkin B, Robison LL. Parental alcohol consumption, cigarette smoking, and risk of infant leukemia: a Childrens Cancer Group study. J Natl Cancer Inst 1996; 88(1): 24–31.

[25] Chelghoum Y, Danaila C, Belhabri A, Charrin C, Le QH, Michallet M, Fiere D, Thomas X. Influence of cigarette smoking on the presentation and course of acute myeloid leukemia. Ann Oncol 2002; 13(10): 1621–1627.

[26] Deng J. [The prevalence of the cigarette smoking habit among 110,000 adult residents in the Shanghai urban area]. Zhonghua Yu Fang Yi Xue Za Zhi 1985; 19(5): 271–274.

[27] Gong YL, Koplan JP, Feng W, Chen CH, Zheng P, Harris JR. Cigarette smoking in China. Prevalence, characteristics, and attitudes in Minhang district. JAMA 1995; 274(15): 1232–1234.

[28] Ji BT, Shu XO, Linet MS, Zheng W, Wacholder S, Gao YT, Ying DM, Jin F. Paternal cigarette smoking and the risk of childhood cancer among offspring of nonsmoking mothers. J Natl Cancer Inst 1997; 89(3): 238–244.

[29] Golding J, Paterson M, Kinlen LJ. Factors associated with childhood cancer in a national cohort study. Br J Cancer 1990; 62(2): 304–308.

[30] Li FP, Jamison DS, Meadows AT. Questionnaire study of cancer etiology in 503 children. J Natl Cancer Inst 1986; 76(1): 31–36.

[31] Stjernfeldt M, Berglund IX, Lindsten J, Ludvigsson J. Maternal smoking during pregnancy and the risk of childhood cancer. Lancet 1986; 1(8494): 1350–1352.

[32] Pershagen G, Ericson A, Otterblad-Olausson P. Maternal smoking in pregnancy: does it increase the risk of childhood cancer? Int J Epidemiol 1992; 21(1): 1–5.

[33] Stjernfeldt M, Berglund K, Lindsten J, Ludvigsson J. Maternal smoking and irradiation during pregnancy as risk factors for child leukemia. Cancer Detect Prev 1992; 16(2): 129–135.

[34] Grufferman S, Delzell ES, Maile MC, Michalopoulos G. Parents' cigarette smoking and childhood cancer. Med Hypotheses 1983; 12(1): 17–20.

[35] John EM, Savitz DA, Sandler DP. Prenatal exposure to parents' smoking and childhood cancer. Am J Epidemiol 1991; 133(2): 123–132.

[36] Sorahan T, Lancashire R, Prior P, Peck I, Stewart A. Childhood cancer and parental use of alcohol and tobacco. Ann Epidemiol 1995; 5(5): 354–359.

[37] Sorahan T, Lancashire RJ, Hulten MA, Peck I, Stewart AM. Childhood cancer and parental use of tobacco: deaths from 1953 to 1955. Br J Cancer 1997; 75(1): 134–138.

[38] Stjernfeldt M, Berglund K, Lindsten J, Ludvigsson J. Maternal smoking during pregnancy and risk of childhood cancer. Lancet 1986; 1(8494): 1350–1352.

[39] Birch JM, Hartley AL, Teare MD, Blair V, McKinney PA, Mann JR, Stiller CA, Draper GJ, Johnston HE, Cartwright RA. The inter-regional epidemiological study of childhood cancer (IRESCC): case-control study of children with central nervous system tumours. Br J Neurosurg 1990; 4(1): 17–25.

[40] Buckley JD, Sather H, Ruccione K, Rogers PC, Haas JE, Henderson BE, Hammond GD. A case-control study of risk factors for hepatoblastoma. A report from the Childrens Cancer Study Group. Cancer 1989; 64(5): 1169–1176.

[41] Bunin GR, Meadows AT, Emanuel BS, Buckley JD, Woods WG, Hammond GD. Pre- and postconception factors associated with sporadic heritable and nonheritable retinoblastoma. Cancer Res 1989; 49(20): 5730–5735.

[42] Gold EB, Leviton A, Lopez R, Gilles FH, Hedley-Whyte ET, Kolonel LN, Lyon JL, Swanson GM, Weiss NS, West D. Parental smoking and risk of childhood brain tumors. Am J Epidemiol 1993; 137(6): 620–628.

[43] Howe GR, Burch JD, Chiarelli AM, Risch HA, Choi BC. An exploratory case-control study of brain tumors in children. Cancer Res 1989; 49(15): 4349–4352.

[44] Magnani C, Pastore G, Luzzatto L, Terracini B. Parental occupation and other environmental factors in the etiology of leukemias and non-Hodgkin's lymphomas in childhood: a case-control study. Tumori 1990; 76(5): 413–419.

[45] Severson RK, Buckley JD, Woods WG, Benjamin D, Robison LL. Cigarette smoking and alcohol consumption by parents of children with acute myeloid leukemia: an analysis within morphological subgroups – a report from the Childrens Cancer Group. Cancer Epidemiol Biomarkers Prev 1993; 2(5): 433–439.

[46] Shu XO, Gao YT, Brinton LA, Linet MS, Tu JT, Zheng W, Fraumeni JF Jr. A population-based case-control study of childhood leukemia in Shanghai. Cancer 1988; 62(3): 635–644.

[47] Tredaniel J, Boffetta P, Little J, Saracci R, Hirsch A. Exposure to passive smoking during pregnancy and childhood, and cancer risk: the epidemiological evidence. Paediatr Perinat Epidemiol 1994; 8(3): 233–255.

[48] Steensel-Moll HA, Valkenburg HA, Vandenbroucke JP, van Zanen GE. Are maternal fertility problems related to childhood leukaemia? Int J Epidemiol 1985; 14(4): 555–559.

[49] Michaelis J, Kaletsch U, Kaatsch P. [Epidemiology of childhood brain tumors.] Epidemiologie von Hirntumoren im Kindesalter. Zentralbl Neurochir 2000; 61(2): 80–87.

[50] Kane EV, Roman E, Cartwright R, Parker J, Morgan G. Tobacco and the risk of acute leukaemia in adults. Br J Cancer 1999; 81: 1228–1233.

[51] Fraga CG, Motchnik PA, Wyrobek AJ, Rempel DM, Ames BN. Smoking and low antioxidant levels increase oxidative damage to sperm DNA. Mutat Res 1996; 351(2): 199–203.

[52] Little J, Vainio H. Mutagenic lifestyles? A review of evidence of associations between germ-cell mutations in humans and smoking, alcohol consumption and use of 'recreational' drugs. Mutat Res 1994; 313(2–3): 131–151.

[53] Bottoms SF, Kuhnert BR, Kuhnert PM, Reese AL. Maternal passive smoking and fetal serum thiocyanate levels. Am J Obstet Gynecol 1982; 144(7): 787–791.

[54] Hauth JC, Hauth J, Drawbaugh RB, Gilstrap LC III, Pierson WP. Passive smoking and thiocyanate concentrations in pregnant women and newborns. Obstet Gynecol 1984; 63(4): 519–522.

[55] Van Vunakis H, Langone JJ, Milunsky A. Nicotine and cotinine in the amniotic fluid of smokers in the second trimester of pregnancy. Am J Obstet Gynecol 1974; 120(1): 64–66.

[56] Brondum J, Shu XO, Steinbuch M, Severson RK, Potter JD, Robison LL. Parental cigarette smoking and the risk of acute leukemia in children. Cancer 1999; 85(6): 1380–1388.

[57] Ong CN, Lee BL, Shi CY, Ong HY, Lee HP. Elevated levels of benzene-related compounds in the urine of cigarette smokers. Int J Cancer 1994; 59(2): 177–180.

8.10 Zusammenfassung

- Neben den vor allem am Herz-Kreislauf-System und Respirationstrakt auftretenden Raucherschäden sind auch die Nierenveränderungen, insbesondere bei Diabetikern, als gravierende Beeinträchtigung der Gesundheit zu bedenken.
- Bei jugendlichen Rauchern kommt es zu Fertilitätsstörungen, deren Folgen einschließlich kindlicher Tumorerkrankungen bisher nicht abzusehen sind.
- Ebenso sind die Osteoporose und die bei rauchenden Alkoholikern im oropharyngealen Bereich auftretenden Karzinome bekannte Folgen des Tabakkonsums.
- Das Mammakarzinom dagegen weist keine eindeutigen Beziehungen zum Rauchen auf.

9 Rauchen und Schwangerschaft

Dass Rauchen während der Schwangerschaft zu Schädigungen des Feten führt, ist allgemein bekannt. Vergleicht man dieses Risiko mit anderen Gefahren in der Perinatalperiode, dann überwiegen die Raucherschäden deutlich. Dabei schädigen die Abbrandprodukte des Tabaks mehr als das Nikotin. Allerdings bleibt bisher offen, welcher Anteil embryo- und fetotoxischer Effekte dem Nikotin und welcher den Abbrandprodukten zufällt. Dieses Problem ist bedeutsam, weil in den 90er-Jahren über 10% der Frauen in der Bundesrepublik Deutschland während der Schwangerschaft weiterrauchten (Tabelle 9.1). Die niedrigsten Raucherinnen-Anteile finden sich in Sachsen, Thüringen und Bayern. Neuere Zahlen liegen für Deutschland bisher nicht vor, jedoch gibt es Schätzungen, dass etwa 20% aller Frauen während der Schwangerschaft weiterrauchen [1].

Im Jahre 1997 rauchten 13,2% aller schwangeren Frauen der USA (n = 3.004.616) [2]. Zwischen den verschiedenen Bundesstaaten schwankten die Raucheranteile von 2,4 (New York City) bis 26,2% (West Virginia). Bis zum Jahre 2010 wird bei 30% der Frauen mit einem Rauchstopp während des 1. Trimenons gerechnet [3]. In einer von zahlreichen Studien kam es unter sozioökonomisch schlecht gestellten Frauen mit Beginn einer Schwangerschaft bei 28% zum spontanen Rauch- und bei 80% zum Alkoholstopp, 25% der Frauen hörten mit beidem auf und nur 15% waren zu keiner diesbezüglichen Verhaltensänderung bereit [4]. Als Gründe für den spontanen Rauchstopp werden von den Frauen der plötzlich als unangenehm empfundene Geruch und Geschmack der Zigarette angegeben [5]. Jedoch rauchen 73% der Schwangeren nach drei Monaten post partum wieder, wenn diese Aversion verschwunden ist [5]. Demgegenüber sind finanzielle Probleme (Preis der Zigarette) von geringerer Bedeutung [6].

Dass bei Raucherinnen bis zur Konzeption abhängig von der täglich gerauchten Zigarettenmenge signifikant mehr Zeit vergeht als bei Nichtraucherinnen [7], wird in Abschn. 8.6.6 näher erörtert.

Weiterhin ist von großem Interesse, welche Wirkungen Kohlenmonoxid auf den Embryo und Feten hat, weil der CO-Gehalt des Blutes von Raucherinnen auch bei den Herz-Kreislauf-Wirkungen eine pathogenetische Rolle spielt. Eine Studie beschreibt CO-Messungen auf der Basis von Eigenberichten der Schwangeren über ihren Raucherstatus während der Schwangerschaft, wobei beachtliche CO-Gehalte in der Atemluft beim Rauchen von mehr als 11 Zigaretten pro Tag gemessen wurden [8]. Diese Daten belegen, dass ebenso hohe CO-Spiegel im strömenden Blut auftreten. Das Blut Neugeborener von rauchenden Müttern war signifikant mehr

Tabelle 9.1. Perinatalerhebung der Jahre 1995–1997 und 1998–2000 mit dem darin angegebenen Anteil von Raucherinnen (n) während der Schwangerschaft im Zuge der Mutterschaftsvorsorge [1]

	1995–1997		1998–2000	
	Anzahl [n]	Anteil [%]	Anzahl [n]	Anteil [%]
Schleswig-Holstein	15.665	45,3	–	–
Hamburg	–	–	5204	20,9
Bremen	1646	18,3	–	–
Niedersachsen	12.454	16,5	23.491	17,7
Nordrhein-Westfalen[a)]	45.789	38,8	–	–
Hessen	21.276	12,2	–	–
Rheinland-Pfalz	19.956	38,9	–	–
Baden-Württemberg	–	–	–	–
Bayern	12.679	11,3	11.983	14,1
Berlin	14.373	16,8	–	–
Saarland	5694	41,0	–	–
Mecklenburg-Vorpommern	4243	44,4	5063	23,7
Brandenburg	6279	16,8	7525	18,0
Sachsen-Anhalt	7650	16,4	8521	18,0
Thüringen	5891	13,3	3916	12,5
Sachsen	6845	8,9	5584	9,9
Bundesrepublik Deutschland	180.440	20,3		

[a] Ausschließlich für den Bereich Westfalen-Lippe.

mit polychloriertem Biphenylen (PCB) und mit Hexachlorbenzol (HCB) angereichert als das von Neugeborenen der Mütter, die Passivrauch ausgesetzt waren oder überhaupt keinen Kontakt zu Tabakrauch hatten [9]. Damit ist die kindliche Schadstoffbelastung bereits zum Zeitpunkt der Geburt erwiesen [9].

Das Gewicht rauchender Schwangerer war verglichen mit Nichtraucherinnen deutlich erniedrigt (OR 1,34; 95% CI 0,73–2,67), wobei die Kalorienzufuhr bei den Müttern von untergeordneter Bedeutung war [10]. Demgegenüber korrelierte der mütterliche Plasmaleptinspiegel – Leptin ist ein wichtiges Stoffwechselhormon, das mit Adipositas in Verbindung gebracht wird – nicht mit dem kindlichen Untergewicht [11].

Insgesamt spielt der sozioökonomische Status der schwangeren Frauen hinsichtlich der Häufigkeit des Auftretens von Geburtskomplikationen, die mit den schädigenden Faktoren Zigarettenrauchen und Alkohol zusammenhängen, eine bedeutende Rolle [12–15].

9.1 Effekte des Rauchens auf die Plazenta

Die Abortrate bei rauchenden Schwangeren kann bis auf 33% ansteigen [16–19]. An der Plazenta von Raucherinnen wurden synzytiale Nekrosen und eine verstärkte Trophoblastmembran in den ersten Schwangerschaftswochen beschrieben [20]. Während dieser Periode wachsen Stammzellen zur Bildung des Synzytiums oder von Zellverbänden zusammen, die in den Uterus einwachsen. Tierversuchen zufolge stört das Rauchen diese Vorgänge. Die Marker Östriol, Östradiol, menschliches Choriongonadotropin (hCG) und Plazentalaktogen sind bei Raucherinnen erniedrigt [21–33]. Die Größe der Plazenta ist unabhängig vom Raucherstatus der Schwangeren (bei 55%iger Varianz) [24].

Die 15α-Hydroxylierung von Östradiol in der Plazenta wird durch das Rauchen gesteigert und es treten vermehrt 6α- und 7α-, besonders auch 15α-Hydroxyöstradiol auf [25]. Über die biologische Bedeutung dieses Metabolismus wird derzeitig noch spekuliert. Ebenso ist die Aktivität der Plazentaaromatase durch das Rauchen vermindert [26, 27].

Die Plazenta schützt offensichtlich auch vor Oxidanzien. Es hat sich gezeigt, dass die Plasmaspiegel von Vitamin A ($p < 0{,}005$), Vitamin E ($p < 0{,}05$), β-Carotin ($p < 0{,}0001$) einschließlich der antioxidativen Gesamtaktivität ($p < 0{,}05$) bei Neugeborenen von Raucherinnen deutlich unter denen von Nichtraucherinnen liegen [28].

Vergleichende Untersuchungen von Plazentagewebe rauchender und nicht rauchender Frauen, die durch Messung der Cotiningewebespiegel objektiviert wurden, ergaben erhöhte Hämatokrit- und Cadmiumwerte im Plazentablut bei den Raucherinnen [29]. Des Weiteren waren die Kapillaroberfläche im Bereich der fetalen Gefäße sowie die absoluten und relativen Volumina der fetalen Kapillaren erniedrigt, was eher als Folge eines herabgesetzten Kapillardurchmessers und weniger der Kapillarlänge zu sehen ist [29]. Trotz des erhöhten Hämatokritwertes kommt es zu einem hypoxischen Stress für den Feten, sodass angenommen werden muss, dass es sich um eine „Alles-oder-Nichts-Reaktion“ anstelle eines von der Zigarettenmenge abhängigen Effektes handelt [29]. Die Plazenta von Raucherinnen ist bereits im ersten Trimenon kleiner als die von Nichtraucherinnen, was durch einen erhöhten Perfusionswiderstand verursacht wird. Dieser Zustand bleibt auch im zweiten Trimenon bestehen. So können mit einer dreidimensionalen Sonographie Rückschlüsse auf die durch das Rauchen geschädigte Trophoblasteneinsprossung gezogen werden [30].

Rauchen während der Schwangerschaft geht mit einem 2,6- bis 4,4-mal höheren Risiko einer Placenta praevia als Nichtrauchen einher [31].

Wenn Frauen stark rauchen (>20 cpd), kommt es zu Defekten an den sich frei bewegenden Zotten bei Abwesenheit von Zytotrophoblasten-Stammzellen und einer abnormal starken Verdünnung des Synzytiums. Die Zytotrophoblasten heften sich nur teilweise an der Uteruswand an [32]. Letztlich verursacht das Rauchen eine Abnahme des Mitosepotentials von Zytotrophoblasten und erhöht damit die Gefahr eines Aborts [33]. Bei weiteren Untersuchungen zeigte sich eine rauchinduzierte Unterbrechung der plazentaren Sauerstoffregulation, die für die Zytotrophoblastendifferenzierung des Plazentagewebes von Bedeutung ist [34].

Das Passivrauchen verursacht an der Plazenta qualitativ die gleichen Schäden wie aktives Rauchen [34].

Die toxischen Effekte von Cadmium auf die Trophoblasten sind bereits vielfach beschrieben worden [35–41] Dabei wird Cadmium als besonders toxische Komponente des Tabakrauchs angesehen [42–44]. Gerade die Konzentration dieses Schwermetalls steigt in Abhängigkeit von den täglich gerauchten Zigaretten sowohl im mütterlichen Blut generell als auch in der Umbilikalvene an [45].

Die Choriongonadotropin-Sekretion war in diesem Zusammenhang reduziert und die Trophoblastenproliferation durch Wechselwirkungen mit Calmodulin gehemmt [40]. Möglicherweise beeinflussen Nikotin, Cadmium und die Kohlenwasserstoffe auch die Östrogensynthese und deren Metabolismus sowie die Lutealfunktion [46]. Isolierte zottige Stammarterien aus der Plazenta von Raucherinnen (≥15 cpd) reagierten in vitro mit einer verminderten Spannungsentwicklung auf Endothelin 1 im Vergleich zu Gefäßen von Nichtraucherinnen, während der maximale vasokonstriktorische Effekt auf Endothelin 1 stärker ausgeprägt war [47]. Aus den Versuchen wird abgeleitet, dass die mechanischen Eigenschaften der Gefäße von Raucherinnen verändert und hierin auch die Ursachen für die veränderte plazentare Durchblutung mit der Konsequenz eines reduzierten Geburtsgewichtes zu sehen sind [47].

Bei der durch das Rauchen verursachten Zunahme des Cadmiumspiegels wird der Hämatokritwert erhöht und die feingewebliche Struktur der Plazenta (kleinere Intervillarräume, Abnahme des fetalen Kapillarvolumens) verändert, sodass daraus hypoxische Zustände mit abnehmendem O_2-Transfer resultieren [29]. Die plazentaren Rezeptoren für den epidermalen Wachstumsfaktor (EGF), der ein starkes Mitogen für Trophoblasten darstellt, werden reduziert [46, 48–50].

Andere Untersucher sprechen dem CO und Blei eine entscheidende schädigende Rolle zu [51]. Bei Messungen der Konzentrationen von Cadmium, Zink und Kupfer im Plazentagewebe von Frauen aus Finnland, Estland und St. Petersburg [52] ergaben sich bereits innerhalb des ersten Trimenons deutlich erhöhte Cd^{2+}-, Cu^{2+}- und Pb^{2+}-Konzentrationen in der Plazenta [53], wobei der Cu^{2+}-Spiegel und das Geburtsgewicht der Säuglinge negativ korrelierten [52]. Die höchsten Cd^{2+}-Konzentrationen wurden bei den in St. Petersburg lebenden Frauen nachgewiesen [52].

Der durch Benzo[a]pyren ausgelöste Verlust von EGF-Rezeptoren ist nicht nur mit der verminderten Trophoblastenproliferation und hCG-Sekretion verknüpft [54], sondern auch mit einer verminderten *c-MYC*- (Protoonkogen) und einer zunehmenden *TGFB2*-Expression [55]. Somit ist der Tabakrauch in der Lage, die Trophoblastgenexpression über EGF-Rezeptoren, c-MYC (Herunterregulierung) und TGFB1 (Heraufregulierung) zu schädigen. Zusätzlich kommt es durch die mit dem Rauchen erzeugte Hypoxie (s. u.) zu einem reduzierten Trophoblastenwachstum [46, 56].

Inhalierte Tabakprodukte wie Cadmium und Benzo[a]pyren sind spezifisch auf die Uteruszotten wirkende Gifte, die zur Hypoxämie des Feten beitragen und zu Aborten führen [29]. Wie bereits erwähnt verfügen die Plazenten von Raucherinnen morphologischen Analysen zufolge über geringere absolute und relative Volumina von fetalen Kapillaren als die von Nichtraucherinnen [57], des Weiteren über ein geringeres Verhältnis von Kapillaroberfläche zu Volumen sowie eine verstärkte Trophoblastenkomponente der villösen Membranen [29]. Diese Veränderungen beeinträchtigen nicht das Gewicht der Plazenta [29]. Der Cadmiumgehalt der Plazenten korrelierte mit dem Raucherstatus (15,5 ± 1,60 bei Raucherinnen vs. 11,3 ± 0,84 ng/g Feuchtgewicht bei Nichtraucherinnen) [29]. Beim Vergleich des mittleren Cadmiumgehalts der Plazenten in verschiedenen Staaten waren in Polen, Schweden und Finnland höhere Werte (100–300 ng/g Trockengewicht) als z.B. in Tschechien nachzuweisen (18 ng/g Trockengewicht) [58].

Der Progesterongehalt der Plazenta wird durch das mütterliche Rauchen deutlich herabgesetzt [59] und in Tierversuchen wurde die Synthese auch anderer Steroidhormone (Östradiol, Testosteron) beeinträchtigt [60].

An tragenden Affen ließ sich nachweisen, dass durch die Rauchexposition die Gefahr einer pulmonalen Hypertonie verstärkt wird. Dieser Effekt kommt offensichtlich durch Nikotin und die in den pulmonalen Gefäßen der Mutter und des Feten sich ausbildenden nikotinergen Acetylcholinrezeptoren (α_7-nAChR) zustande. Die Affen erhielten vom 26. bis zum 134. Tag der Tragzeit täglich 1 mg Nikotin/kg Körpergewicht. Bei der Aufarbeitung der Gewebe wurde eine signifikante Zunahme der Tunica adventitia der Atemwege nachgewiesen, wobei die Kollagen-I- und -III-RNS sowie die Proteinsynthese in allen Gefäßen der Atemwege anstiegen, nicht aber in der Tunica media [61]. Das Acetylcholin synthetisierende Enzym Cholinacetyltransferase nimmt ebenfalls im Endothel und in den Fibroblasten zu [61]. Damit konnte belegt werden, dass Nikotin transplazentar penetriert und das Bindegewebe und die pulmonalen Gefäße der fetalen Lunge verändert [61].

Die Hämodynamik des Feten wurde durch das Rauchen einer Zigarette in ultrasonographischen Doppler-Untersuchungen an der Nabelschnurarterie nicht verändert, es kam nur zu einem Anstieg der mütterlichen Herzfrequenz um 5 Schläge/min [62]. Rauchen beeinflusst die Gefäßmuskulatur der Plazenta, wobei die Durchmesser der fetalen Kapillaren in den Zotten verringert werden, sodass der Gas- und Nährstofftransport eine deutliche Unterernährung des Feten zur Folge hat [45].

Auch die alveoläre Hypoxie wird immer wieder als wichtiger schädigender Faktor angesehen. Sie kann zu einem verringerten Geburtsgewicht führen. Bei Feten rauchender Mütter werden in diesem Zusammenhang erhöhte Hämatokritwerte festgestellt, die auf eine Unterversorgung mit Sauerstoff hinweisen [63].

9.2 Schwangerschaftskomplikationen

Seit Beginn der 60er-Jahre erschienen zahlreiche Studien über die perinatale Mortalität unter dem Einfluss des Rauchens [64, 65] (Tabelle 9.2). Dabei war die Mortalität in den verschiedenen Stadien der Schwangerschaft erhöht (Tabelle 9.3).

Auch die Analyse elf weiterer Studien zeigte einen Anstieg des Risikos für die perinatale Sterblichkeit bei rauchenden Frauen im Vergleich zu nicht rauchenden (OR 1,33; 95% CI 1,27–1,40) [66]. Die in Tabelle 9.4 zusammengefassten Ergebnisse weisen ebenfalls auf die Zunahme von Schwangerschaftskomplikationen bei starken Raucherinnen hin [65]. Die Ergebnisse aus den Untersuchungen im Bundesstaat Missouri (Tabelle 9.5 und 9.6) lassen die Gefahren insbesondere im Hinblick auf den höheren Zigarettenkonsum (>10 cpd) erkennen.

Tabelle 9.2. Folgen des Tabakkonsums [64, 65, 107]

Folgeschäden	Risiko (OR)	% aller Fälle	Häufigkeit pro Jahr
Tabakinduzierte Aborte	1,32	3–8	19.000–141.000
Säuglinge mit erniedrigtem Geburtsgewicht	1,99	11–21	32.000–61.000
Kindliche Todesfälle durch perinatale Schäden	1,23	3–8	1900–4800
Plötzlicher Kindstod (SIDS)	2,98	22–41	1200–2200

Tabelle 9.3. Perinatale Komplikationen bei mütterlichem Tabakgebrauch

	OR	CI (95%)	Literatur
Frühgeburt	1,2	1,1–1,4	[271]
Frühzeitige Ruptur von Membranen	2,8	1,7–4,6	[272]
Erniedrigtes Geburtsgewicht	2,02[a]		[78]
Intrauterine Wachstumshemmung	2,68	1,52–4,68	[273]
Placenta praevia	1,9	1,8–2,0	[86]
Plazentaruptur	1,9	1,5–2,8	[274]
SIDS	4,0[a]	3,28–5,11	[275, 276]

[a]Relatives Risiko.

Tabelle 9.4. Korrigierte Odds Ratios und 95%ige Konfidenzintervalle für den Einfluss des Rauchens nach den Ergebnissen an 362.261 Geburten in Bundesstaat Missouri von 1979 bis 1983 [65, 277]

Mortalität	Gerauchte Menge	
	(<1 Packung täglich) OR (25% CI)	(>1 Packung täglich) OR (25% CI)
Gesamt	1,25 (1,13–1,39)	1,56 (1,37–1,77)
Fetal	1,36 (1,16–1,59)	1,62 (1,34–1,97)
Neonatal	1,14 (0,97–1,34)	1,42 (1,16–1,74)
Postneonatal	1,28 (1,01–1,62)	1,71 (1,29–2,28)
Multipara		
Gesamt	1,30 (1,20–1,41)	1,30 (1,19–1,42)
Fetal	1,21 (1,06–1,38)	1,15 (0,99–1,34)
Neonatal	1,22 (1,07–1,39)	1,18 (1,02–1,36)
Postneonatal	1,64 (1,40–1,93)	1,83 (1,54–2,18)

Tabelle 9.5. Rauchen und Häufigkeit perinataler Komplikationen. Nach der Ontario Perinatal Mortality Study [64, 78]

Komplikation	Raucherin (Pack years täglich/1000 Geburten)			
	Nichtraucherin	< 1 Pack year	>1 Pack year	χ2
Perinatale Mortalität	23,3	28,0	33,4	27,8*
Plazentaruptur	16,1	20,6	28,9	47,3*
Placenta praevia	6,4	8,2	13,1	28,6*

* $p < 0{,}0001$; Cochrans Chi-Quadrat-Test für Trends.

Tabelle 9.6. Schwangerschaftskomplikationen in Abhängigkeit von der Dauer der Raucherkarriere. Daten aus dem Collaborative Perinatal Project des National Institute of Neurological and Communicative Disorders and Stroke [64, 79, 80]

Schwangerschafts-komplikation	Häufigkeit der Komplikation pro 1000 Geburten			
	Nichtraucherin	Anzahl der Raucherjahre bei Raucherin		
		1–6	7–13	>13
Plazentaruptur	17 (359)			
1–10 cpd		18 (155)	25 (90)*	32 (42)*
>10 cpd		22 (92)*	30 (131)*	36 (69)*
Placenta praevia	5 (109)			
1–10 cpd		4 (27)	9 (31)*	19 (25)*
>10 cpd		5 (21)	11 (48)*	20 (38)*

* $p < 0{,}05$; absolute Fallanzahl in Klammer, *cpd* täglich gerauchte Zigaretten.

Seit einigen Jahren ist es erwiesen, dass Frauen, die während der Schwangerschaft rauchen, zu einem großen Anteil mindergewichtige und -wüchsige Kinder bei teilweise verkürzten Schwangerschaft (Frühgeburten) gebären und/oder häufiger als nicht rauchende Schwangere Aborte durch die vorzeitige Plazentalösung zu erwarten haben (s. Tabelle 9.3) [67]. Andererseits war der Gewichtsindex (Gewicht vs. Körperlänge) bei zahlreichen Neugeborenen leicht erhöht, wenn die Mütter während der Schwangerschaft rauchten [68].

Inzwischen wurden in einer Studie Korrelationen des bis zu 500 g verringerten Geburtsgewichts mit der Aktivität der Enzyme CYP1A1 und GSTT1 herausgefunden [69]. Genetische Veränderungen an beiden Enzymsystemen reduzieren das Geburtsgewicht, wie Tabelle 9.7 zeigt, sodass ein Zusammenhang zwischen den genetischen Veränderungen, der daraus resultierenden metabolischen Kapazität und

Tabelle 9.7 Einfluss der genetischen Aberration von *CYP1A1* und *GSTT1* auf das Geburtsgewicht Neugeborener von 174 Raucherinnen und 567 Nichtraucherinnen [69]

Enzymsystem	Genetische Konstellation	Anzahl [n]	Geburtsgewichts-reduktion ± SD [g]	OR (95% CI)
CYP1A1	Fehlend		−377 ± 89	2,1 (1,2–3,7)
CYP1A1	AA	75	−252 ± 111	1,3 (0,6–2,6)
CYP1A1	AA/aa	43 (AA), 6 (aa)	−520 ± 124	3,2 (1,6–6,4)
GSTT1	Vorhanden		−285 ± 99	1,7 (0,9–3,2)
GSTT1	Fehlend		−642 ± 154	3,5 (1,5–8,3)
CYP1A1 & GSTT1	AA/aa & fehlend		−1285 ± 234	p < 0,001

dem Zigarettenrauchen anzunehmen ist. Bei Nichtraucherinnen kam es trotz nachteiliger genetischer Konstellation nicht zu reduzierten Geburtsgewichten.

Ein Oligohydramnion im Zusammenhang mit der vorzeitigen Ruptur der Membranen wurde bei rauchenden Müttern häufiger beobachtet als bei Nichtraucherinnen [70]. Dabei ist der Einfluss des Rauchens auf die Aktivität verschiedener membranständiger Enzyme (ALAT, γ-GT, Trehalase) von Bedeutung [70].

Die tabakassoziierte Frühgeburtlichkeit ist seit 1957 bekannt [71], wobei Kinder mit einem Geburtsgewicht von unter 2.500 g relativ häufig sind. Rauchende Schwangere gebären zweimal häufiger ihre Kinder vor der 36. Schwangerschaftswoche als Nichtraucherinnen [72]. Wie aus Abb. 9.1 hervorgeht, bleiben die Wachstumskurven der Neugeborenen von rauchenden Schwangeren kontinuierlich unter denen von Nichtraucherinnen [1]. In einer Studie an 30.596 Neugeborenen wurde geprüft, inwieweit Alkohol und Rauchen Einfluss auf die Geburten vor der 37. Schwangerschaftswoche hatten (OR 1,2; 95% CI 1,1–1,4) [73]. Eine umfassende Studie aus Schweden an 300.000 Kindern zeigte, dass 1% der Kinder vor der 32. Woche und 4,2% vor der 33.–36. Woche geboren wurden [74]. Stellten Schwangere das Rauchen während des 1. Trimenons ein, sank die Gefahr der Frühgeburtlichkeit signifikant [75].

Die Ruptur der Plazenta tritt bei 0,5–4% aller Geburten auf und ist mit einer 21%igen perinatalen Mortalität verknüpft [76, 77]. Wenn auch ein Zusammenhang zum Rauchen vermutet wurde, kam es erst durch die Ontario Perinatal Mortality Study (s. Tabelle 9.5) zu einem Beleg für diese Annahme. Während die perinatale Mortalität bei Nichtraucherinnen in den USA bei 2,33% lag, war sie bei Raucherinnen auf 3,34% der Geburten erhöht [78]. Dafür waren zu 50% Blutungen der rauchenden Schwangeren im dritten Trimenon verantwortlich zu machen. Den Untersuchungen von Naeye im Rahmen des Collaborative Perinatal Project [79, 80] zufolge kommt eine Plazentaruptur bei Raucherinnen viel häufiger vor (s. Tabelle 9.6), wobei schon unter 10 Zigaretten pro Tag über weniger als 6 Jahre genügen. Werden mehr als 10 cpd über mindestens 13 Jahre geraucht, treten pro 1000 Geburten 36

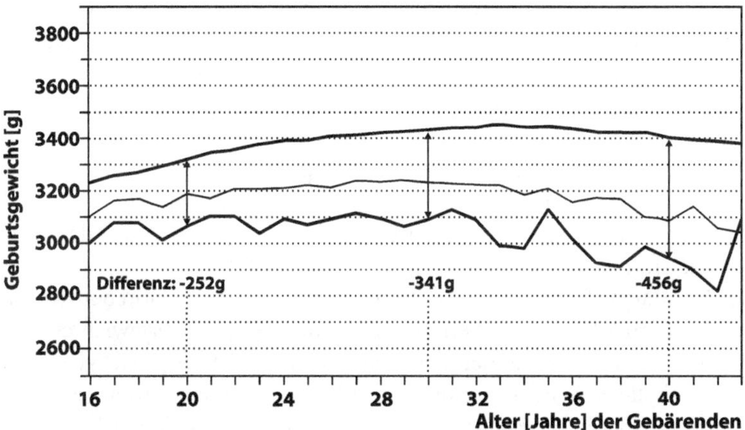

Abb. 9.1. Entwicklung des Geburtsgewichtes bei Kindern von Nichtraucherinnen *(obere Linie)* und Raucherinnen (6–10 Zigaretten pro Tag, *mittlere Linie*; 21–60 cpd, *untere Linie*). Die Daten wurde in Abhängigkeit vom Alter der Gebärenden errechnet [1]

gegenüber 17 (Nichtraucherinnen) Plazentarupturen auf [80]. Die Untersuchungen der Plazenten von Raucherinnen ergaben vermehrt auftretende deziduale Nekrosen am Plazentarand, dem Ausgangspunkt für ihre Loslösung. Nach einer umfangreichen Metaanalyse erhöht sich das Risiko durch das Rauchen auf 15–25% [81], wobei eine gleichzeitig bestehende Hypertonie dieses Risiko verstärkt [82]. Die Ursache für die Plazentaruptur durch das Zigarettenrauchen ist in einer verminderten Durchblutung der uteroplazentaren Einheit zu sehen [83, 84].

Die Placenta praevia tritt einmal pro 100–200 Schwangerschaften auf [85]. Neben zahlreichen anderen Risiken ist auch das Rauchen anzuführen [78]. In den erwähnten Studien (s. Tabelle 9.3 und 9.6) wurden nicht vom Alter der Patientinnen beeinflusste Häufigkeiten angeführt. Eine im Bundesstaat Washington von 1983–1987 durchgeführte Studie wie auch eine weitere Untersuchung zeigten, dass das Risiko für Raucherinnen deutlich über dem von Nichtraucherinnen liegt (OR 1,9; 95% CI 1,5–2,8) [86, 87]. Dem über 18 Jahre geführten schwedischen Geburtenregister (2 Mio. Geburten) zufolge ergab sich bei den 2345 Fällen von Placenta praevia für die Raucherinnen eine Odds Ratio von 1,53 (95% CI 1,40–1,67), die sich dosisabhängig auf eine Odds Ratio von 1,72 (95% CI 1,53–1,94) bei >10 cpd erhöhte [88, 89].

Bei 30.681 Frauen kam es während der letzten 28 Schwangerschaftswochen zu 307 Plazentalösungen (ca. 1%). Jede Schachtel täglich gerauchter Zigaretten erhöhte die Gefahr der Plazentalösung um 40% (OR 1,39; 95% CI 1,09–1,79) mit gleichzeitiger Zunahme der perinatalen Sterblichkeit. Gleichzeitig kam es mit einer partiellen Plazentalösung zur intrauterinen Wachstumsverzögerung und zu Missbildungen [90].

Die Präeklampsie trat bemerkenswerterweise bei starken Raucherinnen seltener als bei Nichtraucherinnen auf (11,3 vs. 13,0%; OR 0,85; 95% CI 0,73–0,99), jedoch waren die Geburtsgewichte sehr viel niedriger (OR 1,85; 95% CI 1,55–2,20) [91]. Analoge Befunde wurden bei Frauen aus Lateinamerika und der Karibik erhoben [92]. In eine andere Richtung weisen Beobachtungen, nach denen die Präeklampsie bei Raucherinnen etwas häufiger als bei Nichtraucherinnen auftritt (19,4 vs. 17,1%), insbesondere bei Schwangeren, die sich bevorzugt zu Hause aufhalten (19,6 vs. 14,3%). Auf keinen Fall ließ sich mit diesen Daten eine „Schutzwirkung" des Rauchens für die Entstehung einer Präeklampsie nachweisen [93].

In einer in Westfalen durchgeführten Studie an 227.791 Neugeborenen wurde eindeutig ein Zusammenhang zwischen der Abnahme des Geburtsgewichtes und dem Zigarettenkonsum während der Schwangerschaft (>10 cpd) nachgewiesen [94] (Übersicht Tabelle 9.8). Ebenso fanden sich bei rauchenden Afroamerikanerinnen, die zu den unteren Einkommensschichten gehörten, gehäuft Kinder mit vermindertem Geburtsgewicht (< 2500 g) und vorzeitige Geburten (< 37. Schwangerschaftswoche). Hier betrugen die Odds Ratios 1,89 (95% CI 1,15–3,13) für mäßige Raucherinnen gegenüber 1,74 (95% CI 1,00–3,02) für Nichtraucherinnen und 3,03 (95% CI 1,90–4,86) für starke Raucherinnen versus 2,60 (95% CI 1,55–4,35)

Tabelle 9.8. Schwangerschaftsrisiken, verursacht durch Zigarettenrauchen

Risiken	Ergebnisse	Literatur
Vorzeitige Plazentalösung (30.681 Schwangerschaften)	Bei ca. 1%; OR 1,39	[69, 79, 255]
Reduktion des Geburtsgewichtes	–200 bis –300 g	[69, 95, 111, 112, 234, 278–281]
Reduktion von Geburtsgewicht, Körpergröße und BMI (227.791 Geburten)	–239 g, –1,41 cm, –0,6 kg/m^2	[94]
Reduktion von Geburtsgewicht, Körpergröße und Kopfumfang (1011 Schwangerschaften)	–205 g, –1,28 cm; –0,38 cm Kopfumfang (>10 Zigaretten täglich)	[282]
Plötzlicher Kindstod (SIDS)	Risikoerhöhung um das 2,2- bis 8,4-Fache je nach Studie, u. a. auch abhängig von der Zahl der gerauchten Zigaretten	[108, 155, 189, 195–202, 283, 284]
Spontanaborte bzw. Fehlbildungen (12.914 Schwangerschaften, 10.523 Lebendgeburten)	1,7-fach (Spontanaborte) bzw. 2,3-fach (Fehlbildungen)	[109]
Spontanaborte (R vs. NR)	OR 1,78 (95% CI 1,27–2,49) bei Multipara (R) vs. OR 0,55 (95% CI 0,34–0,91) bei Studentinnen	[285]

R Raucher, *NR* Nichtraucher.

für Nichtraucherinnen [95]. Einer schwedischen Studie an rauchenden Schwangeren zufolge sind Jungen von der intrauterin beurteilten Wachstumsretardierung (Scheitelbeindurchmesser, subkapsuläre Fettzunahme) signifikant häufiger und in stärkerem Maße als Mädchen betroffen. Auch nach der Geburt war die Schädelzirkumferenz der Jungen geringer als die der Mädchen [96].

In weiteren Untersuchungen waren das Abortrisiko [97, 98] und die perinatale Sterblichkeit bei rauchenden Schwangeren [99] erhöht. Die Zahl der Totgeburten insgesamt hing auch vom sozioökonomischen Status der Schwangeren ab, wie eine umfassende Studie aus Schweden zeigte [100]. Derartige Ereignisse traten bei sog. „Blaukittel-“ häufiger als bei „Weißkittelarbeiterinnen“ (Angestellten) auf (Abb. 9.2). Rauchen als unabhängiger Faktor erhöhte das Risiko für Totgeburten zusätzlich [100].

Bei rauchenden Schwangeren war sowohl die mütterliche als auch die fetale Herzfrequenz erhöht. Ebenso wurde eine leichte Steigerung des mütterlichen Blutdrucks, aber eine leichte Abnahme des Verhältnisses systolischer/diastolischer Blutdruck in den uterinen Arterien beobachtet [101]. Dabei waren die fetalen hämodynamischen Parameter durch Nikotin nicht verändert [101]. Die Variabilität der Herzfrequenz während des Geburtsvorganges (bis zu 4 h post partum) war bei Kindern von rauchenden Müttern sehr viel mehr eingeschränkt als die bei Kinder von nicht rauchenden Müttern, was mit dem Cotiningehalt des Nabelschnurvenenbluts

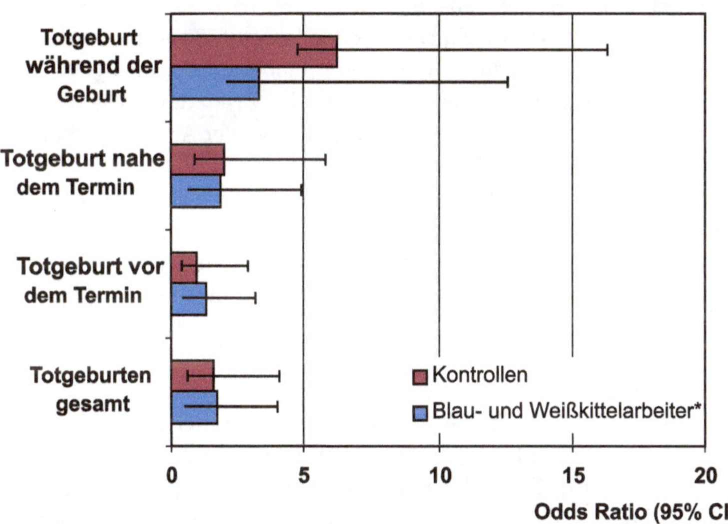

Abb. 9.2. Sozioökonomischer Status und Odds Ratios für auftretende Totgeburten bei Blau- und Weißkittelarbeitern (*Angestellte im unteren finanziellen Bereich) sowie bei Kontrollpersonen. Die OR der Weißkittelarbeiter im oberen finanziellen und Bildungsbereich) wurden auf 1,0 gesetzt. Signifikante Unterschiede (p = 0,004, 0,009 und 0,033) ergaben sich für drei der vier Gruppen mit Ausnahme der Totgeburten vor dem Termin (p = 0,23). Die OR wurden adjustiert nach Alter, Land der Geburt, Body-Mass-Index, Körpergröße und Raucherstatus [100]

korrelierte [102]. Dieser Befund besagt, dass Neugeborene von Raucherinnen zu einem geringeren Teil in der Lage sind, maximale Steigerungen der Herzfrequenz für das Erreichen von höchstmöglichen Minutenvolumina zur Gefahrenabwehr zu erbringen, als Kinder von Nichtraucherinnen [102].

Der häufig nachzuweisende O_2-Mangel ist auf die erhöhte CO-Konzentration im Blut von Raucherinnen zurückzuführen [103], die mit einer vermehrten Bildung von Carboxyhämoglobin einhergeht. Für die pathogenetische Bedeutung von CO sprechen Fälle von CO-Intoxikation während der Schwangerschaft, die mit der Geburt missgebildeter Kinder endeten (s. Abschn. 9.5.).

Der Ferritingehalt im Nabelblut zeigte sich bei Raucherinnen gegenüber Nichtraucherinnen reduziert (94 vs. 163 ng/ml), sodass sich daraus ein Eisenmangel bei den Kindern entwickeln könnte [104].

Die Verklebung der fetalen Alveolen war bei rauchenden Frauen signifikant größer als bei nicht rauchenden ($p < 0{,}001$). Als deren Ursache wurden verringerte Kräfte in den Alveolen verantwortlich gemacht, die zu dieser Verklebung führen [105].

9.3 Durch das Rauchen möglicherweise verursachte Missbildungen

Durch das Tabakrauchen verursachte Missbildungen wurden lange Zeit verneint, beispielsweise durch eine von der Tabakindustrie finanzierte Studie [106]. Auch nach der Aufarbeitung von 288.067 Geburten aus den Jahren 1980–1983 wurde kein Zusammenhang zwischen Missbildungen und dem Rauchen festgestellt (OR 0,98) [107]. In den Tabellen 9.2 und 9.3 sind die Risiken des Zigarettenrauchens während der Schwangerschaft zusammengefasst, wobei die Zahl der Aborte erheblichen Schwankungen unterworfen war [108].

Jedoch müssen Frauen, die während der Schwangerschaft rauchen, mit embryo- und fetotoxischen Reaktionen beim Neugeborenen rechnen. In einer Erhebung an 12.914 Schwangerschaften und 10.523 Lebendgeburten wurde nachgewiesen, dass das Risiko von Spontanaborten bzw. Fehlbildungen bei rauchenden Müttern auf das 1,7-Fache bzw. 2,3-Fache im Vergleich zu Nichtraucherinnen ansteigt [109]. Zu einem ähnlichen Ergebnis kam eine gleichzeitig publizierte Studie, der zufolge für Raucherinnen (>20 cpd täglich) das Missbildungsrisikos um das 1,6-Fache erhöht ist [110]. Das Geburtsgewicht der Kinder ist herabgesetzt [111–114], wobei sogar eine Abhängigkeit von den täglich gerauchten Zigaretten mehrfach belegt wurde [10]. Frühgeburten treten häufiger auf [73, 115], möglicherweise bedingt durch Reifungsstörungen der Plazenta auf der Basis eines intrauterinen O_2-Mangels. In diesem Zusammenhang wurde in einer prospektiv an 19.117 Kindern geführten Studie auch die Erniedrigung des Intelligenzquotienten von betroffenen Kindern diskutiert [116, 117], und zwar dann, wenn keine anderen neurologischen Ausfälle vorlagen. In einer britischen Untersuchung konnten bei 9-jährigen Kindern, deren Mütter während der Schwangerschaft geraucht hatten, gegenüber einer Kontrollgruppe keine kognitiven Funktionsausfälle nachgewiesen werden [118].

Ein im Schrifttum mehrfach diskutiertes Problem ist das fragliche gehäufte Auftreten eines Down-Syndroms. Einige Studien [119–123] ließen dabei keine Häufung unter Raucherinnen im Vergleich zu Nichtraucherinnen erkennen (Tabelle 9.9). Untersuchungen zu möglichen brauchbaren Markern (PAPP-A, β-hCG, AFP) für eine Früherkennung von Missbildungen verliefen ebenfalls negativ [122]. Allerdings wird durch starkes Rauchen eventuell die Komorbidität im Sinne zusätzlicher Missbildungen (Fallot-Tetralogie, Vorhofseptum- ohne Kammerseptumdefekte) erhöht [124]. Weitere Studien, in denen das mütterliche α-Fetoprotein (AFP) und β-hCG als Marker mit einbezogen wurden, bestätigten diese Angaben [125]. In einer anderen Untersuchung an 23.668 Schwangerschaften war der AFP-Gehalt bei Raucherinnen gegenüber Nichtraucherinnen um 3% erhöht, der Gehalt von unkonjugiertem Östriol (uE3) um 3% und der von hCG um 23% erniedrigt [126, 127]. Rauchen beeinflusst auch den bei Trisomie 21 eingesetzten Triple-Test (Werte von AFP, E3 und β-hCG), wobei hier insbesondere β-hCG herabgesetzt ist [122, 128, 129].

Die gemessenen Veränderungen reichen jedoch nicht aus, um eine Prävalenz für das Down-Syndrom zu erkennen, sodass Messungen dieser Art für die Vorhersage eines Defektes nicht gerechtfertigt sind [126]. Andere Untersucher kamen mit AFP-Bestimmungen (Anstieg um 21%) zu entgegengesetzten Ergebnissen [130]. In einer schwedischen Studie an 1.117.021 Geburten wurde kein Zusammenhang bei den Multipara gesehen, bei Primipara war er nicht restlos auszuschließen [131]. Dass rauchende Mütter etwas seltener Kinder mit einem Down-Syndrom gebären als nicht rauchende, dürfte demnach als Zufall gewertet werden [119]. Die Ausbildung von Neuralrohrdefekten wurde kontrovers diskutiert [132, 133], ist aber eher unwahrscheinlich.

Auch die Entstehung von Kiefer-Gaumen-Spalten wurde immer wieder aus dem Blickwinkel des Rauchens betrachtet (s. Tabelle 9.9) [134, 135]. Einige Arbeitsgruppen lehnten diesen Zusammenhang ab. In einer 1999 erschienenen Studie wurden mit zunehmenden Zigarettenverbrauch steigende Risiken (OR 1,07–1,85) für die Ausbildung von Lippen-Gaumen-Spalten angegeben, jedoch ließen sich keine Beziehungen zwischen der Art der Missbildung und den Rauchgewohnheiten erkennen [136]. Eine in Maryland in den Jahren 1992–1996 durchgeführte Untersuchung ergab keine statistisch zu sichernde Korrelation zwischen Rauchen und Kiefer-Gaumen-Spalte, obwohl der Marker TGF-α eine leicht gehäufte Veränderung am C2-Allel erkennen ließ [137].

Andere Studien belegten den Zusammenhang zwischen Rauchen während der Schwangerschaft und der Ausbildung von Kiefer-Gaumen- oder Lippenspalten bei den Kindern [134, 135]. Eine US-amerikanische Studie zeigte auf, dass das Rauchen von mehr als 20 Zigaretten pro Tag zu einem erhöhten Risiko führt (OR 2,1 bzw. 2,2 für beide Spaltbildungen). Das bedeutet eine Risikosteigerung um das 3- bzw. 11-Fache im Vergleich zu Nichtraucherinnen [138]. In einer an nahezu 3,9 Mio. Geburten in den USA durchgeführten Untersuchung fanden sich 2207 Kinder mit Lippen-Gaumen-Spalten, wobei sich gegenüber gesunden Kindern für die Raucherinnen eine 55%ige Risikozunahme für diesen Defekt ergab. Dabei spielten zusätzliche Einflussfaktoren wie mütterlicher Bildungsgrad, Alter, Rasse und weitere Erkrankungen wie Diabetes oder Hypertonie eine wichtige Rolle. Unter deren

Tabelle 9.9. Missbildungen, die durch das Zigarettenrauchen möglicherweise verursacht werden

Fehlbildung	Untersuchte Gruppe	Risiko bzw. Odds Ratio	Literatur
Missbildungen	86.000 bzw. 288.067 Geburten	Kein Zusammenhang zum Rauchen (OR 0,98)	[106, 108]
Kiefer-Gaumen- bzw. Kiefer-Gaumen-Lippen-Spalten		3- bzw. 11-fache Erhöhung des Risikos	[134, 138]
Lippen-Kiefer-Spalte	3.891.494 Lebendgeburten	OR 1,55 (95% CI 1,23–1,95) bzw. 1,78 (95% CI 1,22–2,59) je nach cpd	[139]
Mikrozephalie, Kiefer-Gaumen-Spalten, Klumpfuß	3284 Geburten + 4500 Kontrollen	Zusammenhang gesichert	[150]
Kiefer-Gaumen-Spalten		6,16- bzw. 8,69-fache Risikozunahme bei Raucherinnen	[141]
Kiefer-Gaumen-Spalten	1.002.742 Geburten	OR 1,16 (Lippenspalten), 1,29 (Gaumenspalten)	[286]
Lippen-Gaumen- und Gaumenspalten	Metaanalyse 1966–1996	OR 1,29 (Lippen-Gaumen-Spalten) bzw. 1,32 (Gaumenspalten)	[287]
Vorhofseptumdefekte		Kein Zusammenhang zum Rauchen	[151]
Einventrikelherz	3572 Geburten	OR 2,4 (95% CI 1,1–5,1)	[288]
Ventrikelseptumdefekte	122 Defekte	Tabak (?), Marihuana (!)	[289]
Down-Syndrom	1.117.021 Geburten	Kein Zusammenhang bei Multipara, aber bei Primipara nicht auszuschließen	[290]
Gliedmaßendefekte bzw. Verkürzung der Gliedmaßen	1.575.904 bzw. 1.109.299 Geburten (610 Säuglinge)	OR 1,26–1,70	[131, 291, 292]
Gliedmaßendefekte bei vorliegendem *MSX1*-Polymorphismus	92 Geburten vs. 180 Kontrollen	Homozygote Variante: OR 1,3 (95% CI 0,5–3,4) bzw. 1,5 (95% CI 0,7–3,5)	[293]
Urogenitaltraktmissbildungen	118 Geburten und 369 Kontrollen	OR 2,3	[152]
Polyzystische Nieren	1.117.021 Geburten	OR 1,22	[153]
Aortopulmonale Septumdefekte		OR 1,9	[292]
Kraniosynostosen		Erhöhtes Risiko durch Höhenaufenthalt	[294, 295]
Gastroschisis	Kinder von Müttern <25. Jahren	OR 2,0	[56]

cpd täglich gerauchte Zigaretten.

Berücksichtigung konnte eine dosisabhängige Beziehung zum Rauchen aufgezeigt werden: Die Odds Ratios lagen bei 1,50 (1–10 cpd), 1,55 (11–20 cpd) und 1,78 (>20 cpd) [139]. Kiefer-Gaumen-Spalten traten bei denjenigen Kindern auf, die das seltenere C2-Allel von TGF-α aufwiesen und deren Mütter mehr als 10–20 Zigaretten rauchten (Risikozunahme um das 6,16- bzw. 8,69-Fache) [140–141]. Inzwischen werden auch Zusammenhänge zwischen den Polymorphismen von *CYP1A1* und *GSTT1**0 vermutet [142] (s. Abschn. 5.2.). Während für Polymorphismen von *CYP1A1* derartige Beziehungen nicht nachgewiesen wurden, bestand für Kinder rauchender Mütter, die über einen *GSTT1**0-Defekt verfügten, ein mehrfach erhöhtes Risiko für die Ausbildung einer Kiefer-Gaumen-Spalte (OR 3,2; 95% CI 0,9–11,6) [142]. Hatten Mutter und Fetus diesen Gendefekt, steigerte sich das Risiko nochmals (OR 4,9; 95% CI 0,7–36,9) [142].

Als brauchbare Marker erwiesen sich TGF-α *(TGFA)*, TGF-β3 *(TGFB3)*, Retinolsäurerezeptor *(RARA)* und das Protoonkogen *BCL-3*, wobei die Zuordnung der verschiedenen Spaltbildungen zu den Genen *TGFA*, *TGFB3* und *MSX1* möglicherweise voreilig war [143]. Das Gleiche gilt für den Befund, dass der Genuss von Multivitaminsäften während der Schwangerschaft mit dem *TGFA*-Gen interferiert [144]. Ein Zusammenhang zwischen Rauchen und dem Auftreten dieses Gendefekts wurde nicht nachgewiesen.

Weitere Fehlbildungen bei Neugeborenen, wie veränderte Gliedmaßen und Funktionsstörungen der quer gestreiften Muskulatur, treten mit einer Häufigkeit zwischen 1,1 und 1,9% auf [145–146], wie eine Untersuchung in vier polnischen Distrikten zeigte [147]. Ein Zusammenhang mit dem Rauchen ist weniger wahrscheinlich als mit umweltbedingten Schäden. Fraglich bleibt ebenso, ob Neuralrohrdefekte während der Schwangerschaft vermehrt entstehen [148]. Schwerwiegende Defekte, die ebenfalls mit dem Rauchen in Verbindung gebracht werden, sind Veränderungen im Sinne einer Holoprosenzephalie, wobei das Stirnhirn zusammen mit den mittleren Gesichtsanteilen betroffen ist und u. a. die Teilung in linke und rechte Hemisphäre ausbleibt. Die berechneten Odds Ratios lagen hier für Raucherinnen gegenüber Kontrollpersonen bei 4,1 und bei Frauen, die rauchen und zusätzlich Alkohol konsumieren, bei 5,4. Noch größere Risiken hatten insulinabhängige Diabetikerinnen (OR 10,2) [149].

Differenziertere Aussagen finden sich in einer US-amerikanischen Studie an 3284 Geburten von Raucherinnen im Vergleich zu 4500 Geburten von Nichtraucherinnen. Bei der allgemeinen Berücksichtigung des Einflusses des Rauchens gibt es keine erhöhte Missbildungsrate, werden aber verschiedene Gruppen voneinander getrennt betrachtet, finden sich gesicherte Beziehungen zum Mikrozephalus, zu den Kiefer-Gaumen-Spalten und zum Klumpfuß, nicht aber zum Down-Syndrom (s. Tabelle 9.9) [150]. Vorhofseptumdefekte sind nicht auf das Rauchen während der Schwangerschaft zurückzuführen [151]. Während der Schwangerschaft rauchende Mütter nehmen eine Risikoerhöhung für verschiedene Missbildungen am Urogenitaltrakt in Kauf (OR 2,3), wobei das Risiko bei Raucherinnen von Light-Zigaretten (1–1000 Zigaretten kumulativ während der Schwangerschaft) höher ist (OR 3,7) als bei Raucherinnen herkömmlicher Sorten (OR 1,4) [152]. Am häufigsten werden polyzystische Nierenveränderungen gefunden [153].

Ein Diabetes mellitus kann mit einer Schwangerschaft vergesellschaftet sein, indem er als Typ-I-Diabetes sowohl die Mutter als auch den Feten schädigt („pregestational diabetes“, PDM) oder als Kohlenhydratintoleranz (während der Schwangerschaft erstmals diagnostizierte Hyperglykämie, „gestational diabetes“, GDM) auftritt. Letztere tritt bei 2–5% der Schwangerschaften auf, verschwindet aber spontan nach der Geburt. Hatten Frauen während ihrer ersten Schwangerschaft bereit einen GDM, erhöht sich die Gefahr bei der zweiten Schwangerschaft um ein 8–9-Faches, wiederum an einem GDM zu erkranken. Bei jungen Schwangeren wurde ein derartiger Zusammenhang nicht beobachtet [154].

9.4 Rauchen und plötzlicher Kindstod (SIDS)

Im Zusammenhang mit dem Rauchen wurde der plötzliche Kindstod („sudden infant death syndrome“, SIDS) mehrfach beschrieben (s. Tabelle 9.3). Im Jahre 1997 war SIDS die dritthäufigste Todesursache der Kindersterblichkeit [155]. Wenn auch Einzelheiten über die Kausalität des Geschehens weitgehend ungeklärt sind, so gelten Rauchen und Passivrauchen als mitverantwortliche Faktoren [156–161].

Auch die an Ratten im dorsokaudalen Hirnstamm gemessene Proteinkinase-C- und NOS-Aktivität unter einer Rauchbelastung während des 2. bis 22. Tages der Tragzeit waren deutlich reduziert, wodurch es zu einer verminderten Atemtätigkeit und zu hypoxischen Reaktionen post partum kommen könnte [162]. Neueren Untersuchungen zufolge wird die Vigilanz (Schlaf-Wach-Rhythmus) über eine vermehrte Expression von nikotinergen Acetylcholinrezeptoren in den Hirnregionen, die für die Regulation dieser Prozesse verantwortlich sind, herabgesetzt und damit das Auftreten eines SIDS gefördert [163].

Bei verstorbenen SIDS-Kindern wurden Untersuchungen zu feingeweblichen Veränderungen am Hirnstamm durchgeführt. Bei den meisten dieser Kinder fand sich eine Hyperplasie der Neuroglia im Nucleus olivaris inferior, wobei in 41% der Fälle eine Beziehung zur Zahl der von der Mutter gerauchten Zigaretten nachzuweisen war ($p<0{,}01$). Ebenso bestanden Beziehungen zwischen der Gliahyperplasie und hypoxisch-ischämischen Zuständen während der Schwangerschaft, zum Geburtstermin und in der Perinatalperiode [164].

Weiterhin wird ein direkter toxischer Effekt während des Wachstums der Lungen vermutet [165, 166]. Darüber hinaus lassen sich durch das mütterliche Rauchen auch Veränderungen an mit der Atmung und dem Aufwachen verknüpften Nervenfunktionen beobachten [167–171]. Auch führt das Passivrauchen vermehrt zu Infektionen an der kindlichen Lunge [172, 173]. Die Wirkungen von Bakterientoxinen, die ebenfalls für Infektionen im unteren Atemtrakt verantwortlich sind, werden durch Nikotin und Cotinin verstärkt [174].

Im Nucleus arcuatus des Hypothalamus wird u. a. Serotonin (5-HT) gebunden, welches bei Neugeborenen, die später an SIDS verstarben, deutlich abgesenkt war ($7{,}1\pm0{,}8$ vs. $13{,}1\pm1{,}6$ fmol/mg Gewebe). Daraus wurde abgeleitet, dass ein relativer 5-HT-Mangel zu Schlafstörungen und bei dafür prädisponierten Kindern zu SIDS führen kann [175]. Der relative 5-HT-Mangel wurde eindeutig mit dem Rauchen

($p = 0{,}011$), aber auch mit Alkohol ($p = 0{,}075$) in Verbindung gebracht [175]. Durch die histologische Aufarbeitung von 54 Gehirnen von SIDS-Kindern wurden morphologische Veränderungen im Nucleus arcuatus nachgewiesen, wenn deren Mütter während der Schwangerschaft geraucht hatten [176].

Entscheidende Faktoren für den Kindstod während der Gravidität waren die Hypoxie und der erhöhte CO-Gehalt im Fetalblut. Beide Faktoren setzen Kontrollmechanismen der Atmung im kindlichen Gehirn außer Kraft, wobei postnatal auftretende Infektionen und eine Hyperthermie diesen Schaden unterstützen und den Tod durch eine respiratorische Dysfunktion begünstigen [177]. Kinder rauchender Mütter haben eine verringerte Atemintensität und Reaktivität auf hypoxische Zustände, was ebenfalls das SIDS begünstigt [170]. Darüber hinaus sind die Kinder von Raucherinnen während des NREM-Schlafs (Schlafphase ohne rasche Augenbewegungen) schwerer zu wecken als die von Nichtraucherinnen [178].

Das Erwachen des Neugeborenen geht u. a. mit einer Zunahme der Atembewegungen einher, die durch das mütterliche Rauchen unterdrückt werden, was sich auch auf das Eintreten des SIDS auswirken könnte [93]. Inzwischen wurden die Durchmesser der Atemwege von SIDS-Toten unter Berücksichtigung des Raucherstatus der Mütter vermessen [105]. Wie die Daten belegen, kommt es durch das Rauchen während der Schwangerschaft zu einer veränderten Struktur der kindlichen Atemwege. Auch der Elastingehalt der Alveolen wird durch eine indirekte oder direkte Rauchexposition herabgesetzt [105].

Untersuchungen an jungen Schweinen zufolge verursachen Nikotin- (5 µg/kg KG), Interleukin-1β- (10 pmol/kg KG) sowie Nikotin- plus IL-1β-Infusionen verlängerte Perioden einer Apnoe ohne die nachfolgende Hyperventilationsreaktion, sodass der O_2-Druck abfällt und der CO_2-Druck ansteigt. Interleukin 1β wirkt stark atemdepressiv; für Nikotin ist nicht geklärt, ob die erzielten Plasmaspiegel der Mütter denen des Feten bzw. Säuglings entsprechen [179]. Bei Neugeborenen rauchender Mütter mit einem SIDS-Risiko waren die IL-6-, IL-10- und Interferonspiegel erniedrigt, sodass aus den Daten auf eine verringerte antiinflammatorische Aktivität geschlossen wurde [180]. Im Zuge unkontrollierter entzündlicher Prozesse traten bei SIDS-Kindern neben dem bereits erwähnten IL-1β auch erhöhte Spiegel von TNF-α und IL-6 auf [181, 182] Diese Zytokine werden mit Atemstörungen, Arrhythmien, Hypoglykämie, Hyperthermie und anaphylaktischem Schock in Verbindung gebracht [183, 184]. Im Gegensatz dazu wirkt IL-10 antiinflammatorisch und bestimmte IL-10-Polymorphismen gelten aufgrund einer erniedrigten Aktivität des Interleukins als Risikofaktoren [185]. Wenn Träger eines IL-10-Polymorphismus (G1082A) zusätzlich rauchen, findet sich eine erhöhte Todeshäufigkeit [186]. Solch ein genetischer Sachverhalt liegt auch dem Polymorphismus IL-1β (C511T) zugrunde. Studien an neugeborenen australischen Aborigines und Kindern aus Bangladesch zeigten dabei, dass diese besonders häufig an SIDS starben, wenn ein IL-1β-C511T-Polymorphismus und mütterliches Rauchen vorlag [186, 187]. Nicht jeder Polymorphismus ist jedoch mit dem Rauchen assoziiert: Beispielsweise zeigt sich kein Zusammenhang zwischen auftretenden Kiefer-Gaumen-Spalten und dem EPHX1-113-Polymorphismus der mikrosomalen Epoxidhydrolase (EPHX1) [188].

In einer aus Schweden stammenden SIDS-Studie [189] wurden 244 Todesfälle mit

869 Kontrollen verglichen und eine 4-fache Erhöhung des Risikos für das Auftreten eines plötzliches Kindstod beschrieben, wenn die Mütter rauchten. Seit den 70er-Jahren wird in Schweden ein Zunahme verzeichnet, die nicht schlüssig zu erklären ist [190]. Dabei rauchten 29% der Mütter, deren Kinder an SIDS verstarben [191].

Bei histologischen Untersuchungen am Bronchialsystem wurde eine Verdickung der inneren und epithelialen Wandflächen der Bronchioli von Kindern rauchender Mütter nachgewiesen [192]. Anhand der Shanghai-Studie an 2227 Kindern [193] ließ sich eine dosisabhängige Risikozunahme für Krankenhauseinweisungen über 18 Monate wegen Erkrankungen des Respirationstraktes getrennt für beide Geschlechter feststellen. Ebenso ist die Gefahr eines plötzlichen Kindstod in Abhängigkeit von der Anzahl der im Haushalt lebenden Raucher und der täglich gerauchten Zigaretten erhöht, wie eine US-amerikanische Fall-Kontroll-Studie aufzeigte (Abb. 9.3) [194].

Eine Risikoerhöhung wurde mit einer weiteren Studie bestätigt [195], wobei dem Alkoholkonsum eine untergeordnete Rolle zufällt [158]. Wenn Mütter ihren Zigarettenkonsum während der Schwangerschaft reduzieren oder aufgeben, wird das SIDS-Risiko reduziert. Kausale Unterschiede bestanden je nach dem Zeitpunkt des Todes (innerhalb von 120 Tagen oder danach) [196]. Die späten Todesfälle traten vor allem im Winter auf, wobei in beiden Gruppen ein niedriger sozialer und mentaler Status der Eltern, der Raucherstatus sowie das Schlafen der Säuglinge auf dem Bauch bedeutsam waren. Bei Frühgeburten war das SIDS-Risiko auf das 8,4-Fache, bei geringem Geburtsgewicht (<2500 g) auf das 3,4-Fache und bei einer während der Schwangerschaft rauchenden Mutter auf das 2,2-Fache erhöht [197, 198]. Die genannten Faktoren vermischen sich miteinander [196]. Möglicherweise hat auch die Schlafstellung einen Einfluss auf das Auftreten eines SIDS [199].

Auch zahlreiche andere soziokulturelle Faktoren (junge Mütter, niedriger Bildungsstand von Mutter und Vater, gehäufte Schwangerschaften etc.) erhöhten

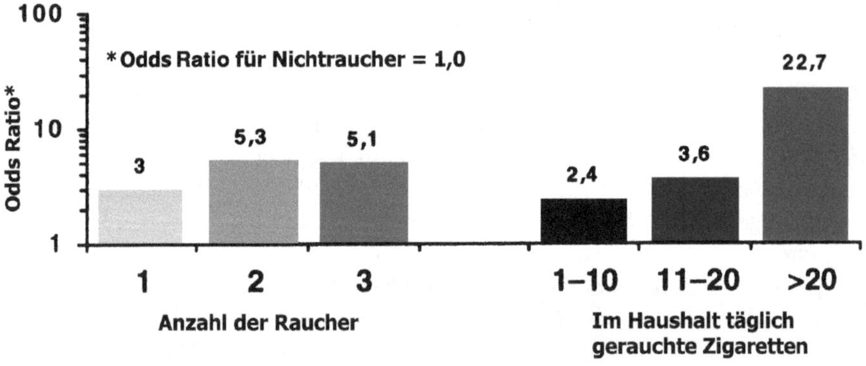

Abb. 9.3. Ergebnisse der US-amerikanischen SIDS-Fall-Kontroll-Studie. Bei den Rauchern im Haushalt handelt es sich um die Kindeseltern sowie um weitere im Haushalt lebende Personen [194]

neben dem Rauchen das Risiko für SIDS, wie eine Analyse aus Norwegen zeigte [200]. In weiteren Studien wurde der Zusammenhang zwischen Rauchen und SIDS bestätigt: Das Risiko der Säuglinge war 6,2fach [201] bzw. 5,01-fach [158] erhöht. Der Westfalen-Studie [94] zufolge stieg das Risiko für Kinder von Raucherinnen (>10 cpd) zu starken Raucherinnen (>20 cpd) vom 2,4-Fachen auf das 7,2-Fache an. Nur Frühgeburten hatten ein noch größeres Risiko (16-fach). Zu ganz ähnlichen Risikobewertungen kamen auch eine US-amerikanische [155] und schottische Arbeitsgruppe [202].

Bei etwa 25% der SIDS-Kinder wurde ein Cotininplasmaspiegel von über 30 ng/ml gemessen [195], ein Beleg dafür, dass der Tabakrauch und damit auch das inhalierte Nikotin auf den Feten übergeht.

Das erniedrigte Geburtsgewicht ist ein wichtiger Risikofaktor für das Auftreten eines plötzlichen Kindtods, wobei ethnische Unterschiede nachgewiesen wurden [203].

Kinder von Frauen, die an einer Schizophrenie erkrankt sind, haben ein erhöhtes SIDS-Risiko (RR 2,76; 95% CI 1,67–4,56). Ebenso ist die Gefahr von Fehlbildungen erhöht (RR 1,70; 95% CI 1,04–2,77) [204].

Insgesamt gesehen wären 30–40% aller Fälle von SIDS vermeidbar, wenn das Rauchen während und nach der Schwangerschaft vollständig aufgegeben würde [205].

9.5 Fetotoxische Wirkungen von Kohlenmonoxid

Tierversuche an tragenden Ratten belegen, dass Zigarettenrauch zu Veränderungen der Feten führt, die sich u. a. in einem verminderten Geburtsgewicht in Abhängigkeit von der Dauer und der Stärke der Exposition äußern [206]. Befunde nach einer CO-Inhalation von Mäusen und Kaninchen bestätigen das verminderte Geburtsgewichte der Tiere und geringfügige Veränderungen am Skelettsystem [207], widerlegen aber eine teratogene Wirkung von CO. Studien an tragenden, mit CO beatmeten Meerschweinchen (200 ppm für 10 h) belegen, dass die Tyrosinhydroxylase in der Medulla oblongata absinkt und die Cholinacetyltransferase-Aktivität ansteigt. Damit lassen sich weiterreichende Veränderungen im cholinergen und adrenergen System in der Medulla vermuten, die auch Auswirkungen auf kardiorespiratorische Prozesse haben und so für die Ausbildung eines SIDS mitverantwortlich sind [208]. Die langzeitige CO-Exposition (150 ppm) bewirkt bei Ratten Veränderungen der Sphingomyelin-Homöostase an den peripheren Nerven der nachgeborenen Tiere [209].

In analogen Versuchen führte die Exposition von Schwefeldioxid nicht zu Veränderungen, wohl aber die von SO_2 in Kombination mit CO [210]. An Mäusen senkten 180 ppm CO den Oxy-Hb-Gehalt deutlich, der COHb-Gehalt wurde erhöht. In der Folge kam es zum Anstieg der Resorption von Embryonen und zum gehäuften Auftreten von Kiefer-Gaumen-Spalten [211]. In einer anderen Versuchsanordnung wurden tragende CD-1-Mäuse Kohlenmonoxid in Abstufungen von 0–500 ppm ausgesetzt. Gleichzeitig erhielten sie Nahrung mit verschiedenen Proteingehalten (4, 8 und 16%). Unter der proteinreduzierten Nahrung kam es zur Gewichtsabnahme der Feten. Gleichzeitig wurden gehäuft Brachygnathie, Mikrostomie, Mikrozephalie sowie geöffnete Augen, Schädel- und Kiefermissbildungen, Skoliosen und Ossifikationsstörungen an den Gliedmaßen beobachtet [212]. Die proteinarme Ernährung wirkte synergistisch mit der chronischen CO-Intoxikation auf die Entwicklung der Tiere.

Einer Untersuchung zufolge ist unter dem Zigarettenrauchen bei schwangeren Frauen die Herzfrequenz herabgesetzt und die Regulation der Herzfrequenz gestört. Diese Störung wird auf eine chronische Hypoxämie zurückgeführt [213]. CO-Messungen bei den Säuglingen nach der Geburt ergaben unterschiedliche, mit dem CO-Gehalt der Umwelt korrigierte Werte: 8,42 ± 5,65 ppm bei Säuglingen von Raucherinnen, 1,95 ± 0,98 ppm bei passiv rauchenden Müttern und 1,33 ± 0,84 ppm bei Nichtraucherinnen ($p < 0{,}0001$) [214]. Damit konnten CO-bedingte Störungen bei den Neugeborenen durch das Rauchen der Mutter unmittelbar nach der Geburt nachgewiesen werden.

Wichtige Belege für die teratogene Wirkung von CO ließen sich aus Intoxikationsberichten von schwangeren Frauen beibringen. Frauen, die während der Schwangerschaft eine CO-Intoxikation durchgemacht hatten, gebaren Kinder z. B. mit einer Dysgenesie des Telenzephalons [215].

Kasuistik: Eine Schwangere wurde mehrfach durch defekte Hausgeräte mit erhöhten Raumkonzentrationen bis zu 100 ppm CO konfrontiert. In der 41. Schwangerschaftswoche gebar sie ein unterentwickeltes Kind mit Spaltbildung beidseitig, dysplastischen Ohren, Mikropenis und allgemeiner Muskelschwäche. Das Kind starb am 12. Tag im kardiogenen Schock und zeigte bei der Sektion multiple Missbildungen am Gehirn [216]. Der COHb-Spiegel der Mutter lag bei 14%, wobei sie zusätzlich etwa 15 Zigaretten täglich rauchte.

In einer retrospektiven Studie wurden 60 CO-Vergiftungen von schwangeren Frauen gesammelt, für 42 Fälle lagen ausreichende Informationen bezüglich der Schwere der Intoxikation vor (Tabelle 9.10). Insgesamt kam es in der Folge von 10 CO-Intoxikationen bei den Kindern zu Missbildungen (fehlende oder fehlgebildete Extremitäten, Brachyzephalie, Kraniosynostose, multiple Kontrakturen der Extremitäten, hypoplastische Lungen, Hydrozephalus, Ohranomalien usw.) [215, 217–219], während ein größerer Anteil der Mütter ($n = 26$) Totgeburten hatte [218].

Tabelle 9.10. Mütterliche CO-Intoxikation und Folgen für den Feten bzw. das Kind [218]

Ergebnis für den Feten	Schwere der mütterlichen Intoxikation		
	Gering	Mäßig	Schwer (Tod)
Ohne Folgen	4	2	–
Überleben mit Missbildungen und/ oder funktionellen Störungen	–	10	–
Tod	–	15	11

Von besonderer Bedeutung ist in diesem Zusammenhang der mütterliche COHb-Gehalt. In einer zwischen 1985 und 1989 angefertigten prospektiven Studie wurden die Geburten bei 32 Frauen untersucht, die wegen schlecht funktionierender Öfen und Heißwasserbereiter, durch Abgase sowie Methylenchlorid mit CO vergiftet worden waren. Bei 60% der Schwangerschaften traten schwere Vergiftungen auf, zwei Totgeburten sowie ein Kind mit einer zerebral bedingten Lähmung auf der Grundlage einer Ischämie waren die Folge. Einige Patientinnen wurden sofort nach der Intoxikation mit O_2 beatmet, sodass 31 Neugeborene trotz der gering- bzw. mittelgradigen CO-Vergiftung der Mutter eine normale physische Entwicklung nahmen. Höhergradige CO-Intoxikationen gingen mit ausgeprägten unerwünschten Wirkungen einher [220]. Die hyperbare O_2-Beatmung gilt mehreren Studien zufolge als das Mittel der Wahl für eine Detoxikation [220, 221].

Die endogene CO-Produktion ist bei Frauen mit einer Schwangerschaftshypertonie und -präeklampsie etwas niedriger als bei entsprechenden Kontrollpersonen (1,17 ± 0,35 vs. 1,70 ± 0,54 ppm) [222].

9.6 Wirkungen von Nikotin auf den Feten im Tierversuch

Angaben zu den teratogenen bzw. embryo- und fetotoxischen Wirkungen des Nikotins sind im Schrifttum nur schwer zu finden. Anstelle von reinem Nikotin wurden für einige wenige Tierversuche wässrige Extrakte von Kautabak eingesetzt, wobei CD-1-Mäuse prä- und postkonzeptionell Nikotindosen von 4,12 und 20 mg/kg Körpergewicht dreimal täglich intragastral erhielten. Die 30 min nach Verabreichung gemessenen Nikotinspiegel lagen zwischen 99 und 623 ng/ml Plasma. Die beiden höheren Dosierungen führten zum Tod von 18 bzw. 31% der Mäuse. Nach Gabe der höchsten Dosis war das Geburtsgewicht der Mäuse um 7,4% reduziert, äußere Missbildungen traten nur vereinzelt und in geringem Ausmaß auf. Ansonsten wurde eine frühzeitige Ossifikation (in der höchsten Dosis) beobachtet [223]. Auch in einer zweiten Studie an Mäusen ließen sich nach Gabe von 12 mg Nikotin pro kg KG nur geringfügige Veränderungen feststellen, Todesfälle und Missbildungen traten nicht auf [224]. In einer anderen Studie an Ratten wurden die tragenden Tieren Zigarettenrauch ausgesetzt oder sie erhielten Nikotin über 20 Tage. Es ergab sich nur ein deutlich herabgesetztes Geburtsgewicht in der rauchexponierten Gruppe [225].

Kurzfristig hoch dosiertes Nikotin soll im Tierversuch das kardiovaskuläre System von Muttertier und Feten nachteilig beeinflussen, während die bei der Schwangeren eingesetzten Nikotindosen zur Raucherentwöhnung (NRT) das Kreislaufsystem unbeeinflusst lassen [51]. Vor allem CO und Pb^{2+} aus dem Tabakrauch werden als schädigende Agenzien angeführt [51].

Nach einer Nikotinbehandlung (1,5 mg/kg KG pro Tag) tragender Rhesusaffen vom 26. bis 160. Tag war das absolute Geburtsgewicht der Nachkommen nicht verändert, aber das auf das Gewicht der Muttertiere bezogene Gewicht um 10% reduziert. Die am 1. postpartalen Tag gemessenen Leptinspiegel fielen unter Nikotin um 50% als Ausdruck einer Abnahme der Expression der Neuropeptid-Y-mRNS bei den neugeborenen Affen [226]. Es wird angenommen, dass durch Nikotin in hypothalamischen Strukturen während der Schwangerschaft ein erhöhter Energieumsatz ausgelöst wird, der zu einem reduzierten Körpergewicht und verringerten Körperfettdepots führt [226].

Neugeborenen Ratten wurde vom 4. bis 9. Tag nach dem Wurf unter Kontrollbedingungen Nikotin (6 mg/kg KG täglich) zugegeben, ohne dass es zu Defiziten der Ernährung kam. Am 18.–19. Tag konnte bei der Untersuchung der Tiere im Vergleich zu Kontrollen eine Überaktivität festgestellt werden [227]. Auf den Menschen übertragen könnte das bedeuten, dass das gehäufte Auftreten hyperaktiver Kinder mit dem mütterlichen Rauchen während der Schwangerschaft zusammenhängt [228].

Bei Kindern mit einem SIDS wurden im Vergleich zu gesunden Kontrollen keine Unterschiede in der 3H-Nikotin-Bindung an 14 verschiedenen Hirnstammbereichen nachgewiesen. Demgegenüber kam es bei den Kontrollen, deren Mütter während der Schwangerschaft rauchten, zur Heraufregulierung der 3H-Nikotin-Bindungsstellen an drei verschiedenen Bereichen, die für kardiorespiratorische Funktionen zuständig sind [229]. Diese Beobachtung lässt jedoch noch keine pathophysiologischen oder -genetischen Schlussfolgerungen zu.

9.7 Rauchen und Stillperiode

In Norwegen wurden 24.438 Mütter in den Jahren 1970–1991 bezüglich des Rauchverhaltens während der Schwangerschaft untersucht. Während dieser Zeit nahm die Zahl der rauchenden Mütter von 38 auf 26% ab. Der Anteil der stillenden Nichtraucherinnen war doppelt so hoch wie der der rauchenden Mütter. Rauchte nur der Vater, beendete die Mutter das Stillen eher als bei einem nicht rauchenden Vater [230]. Diese Daten dürften auch für andere Länder repräsentativ sein. Die Initiative zum Stillen war bei Raucherinnen gegenüber Nichtraucherinnen ebenso vermindert wie die Dauer des Stillens [231]. Wurden im Rahmen einer Studie Mütter zum Stillen angehalten, kam es bei zahlreichen Frauen zum Rauchstopp [232].

Aufgrund seines lipophilen Charakters penetriert Nikotin sehr schnell in die Muttermilch und erreicht dreifach höhere Konzentrationen als im Blut [233, 234]. Unter Berücksichtigung der Trinkmenge des Säuglings werden diesem täglich 6–7 µg Nikotin/kg Körpergewicht zugeführt [233, 235]. Aber auch der Gebrauch von Snus bzw. das Passivrauchen bewirken einen Anstieg des Nikotins in der Muttermilch [235]. Die Cotininspiegel repräsentieren die Rauchgewohnheiten und korrelieren mit der Anzahl der gerauchten Zigaretten [236]. Das Urincotinin des Säuglings stammt aus der mütterlichen Brustnahrung. Welcher Anteil aus der passiven Inhalation in Raucherräumen stammt, ist schwer zu beurteilen [237]. Die Eliminationshalbwertszeit für Nikotin in der Milch liegt etwas über der des mütterlichen Blutes (97 ± 20 vs. 81 ± 9 min; $p > 0,05$), während die Cotininspiegel selbst über eine rauchfreie Periode von 4 Stunden konstant bleiben [234]. Säuglinge, die von Raucherinnen gestillt wurden, aber nicht passiv rauchten, wiesen niedrige Spiegel auf

(0,2–1,6 ng Nikotin und 5–30 ng Cotinin pro ml Plasma). Wurden Säuglinge von Nichtraucherinnen gestillt, waren beide Stoffe im Plasma nicht nachzuweisen [238]. Wie aus Tabelle 9.11 hervorgeht, tragen rauchende Mütter zu den erhöhten Nikotinplasmaspiegeln deutlich bei.

Mit der Anzahl der täglich gerauchten Zigaretten steigen der Nikotin- und Cotininspiegel in der Muttermilch an, wobei Konzentrationen bis 1,6 ng Nikotin und bis 20 ng Cotinin pro ml gemessen wurden [239]. Durch das Passivrauchen waren die Konzentrationen deutlich niedriger. In 34 Milchproben wurde der Nikotin- und Cotininspiegel mit der Gaschromatographie vermessen, wobei in 6 Proben von Nichtraucherinnen kein Nikotin nachzuweisen war, dafür aber in den 28 Proben von Raucherinnen mit Werten von 20–512 ppb (Durchschnittswert 91 „parts per billion") [240]. Bei allen gestillten Kindern verursachten die unterschiedlichen Nikotinspiegel keine unerwünschten Wirkungen [240]. Der Cotiningehalt im Urin gestillter Kinder von rauchenden Müttern war 10-mal höher als der von Flaschenkindern, deren Mütter rauchten [241]. Der Cotiningehalt stieg auch dann an, wenn sich Säuglinge nicht rauchender Mütter in Räumen aufhielten, in denen geraucht wurde. Die diesbezüglich gemessenen Unterschiede zu Säuglingen mit rauchenden Müttern waren sehr gering [241], sodass das Passivrauchen eine entscheidende Ursache für die Anreicherung von Abbrandprodukten darstellt. Zusätzlich war bei Raucherinnen der Cadmiumgehalt in der Muttermilch erhöht [36].

Nach neueren Analysen sind die in der Muttermilch gemessenen Triglyzerid-, Cholesterin- und LDL-Konzentrationen von Raucherinnen innerhalb der ersten drei Monate der Stillphase höher als die von Nichtraucherinnen [242]. Gesundheitliche Konsequenzen ergeben sich daraus nicht.

Insgesamt ist das Stillen nützlich, auch weil die Gefahr kindlicher spastischer Bronchitiden selbst dann gesenkt wird, wenn die Mütter rauchen [243]. Dabei ist es – obwohl weit vom Ideal entfernt – immer noch günstiger, zu rauchen und zu stillen als zu rauchen und nicht zu stillen [244, 245]. Bekannt ist, dass die Stillperiode von Raucherinnen deutlich kürzer ist als die von Nichtraucherinnen [246], was auf

Tabelle 9.11. Nikotin- und Cotininausscheidung im Urin von gestillten und nicht gestillten Kindern. Angabe der Mittelwerte und der 95%-Konfidenzintervalle [238]

Kindliche Exposition	Nikotin (ng)/Kreatinin (mg)	Cotinin (ng)/Kreatinin (mg)
Nicht passivrauchexponierte Säuglinge rauchender Mütter, gestillt	14 (5,0–110,0)	110 (10–550)
Passivrauchexponierte Kinder, nicht gestillt	35 (4,7–218,0)	327 (117–780)
Passivrauchexponierte Kinder, gestillt	12 (3,0–42,0)	550 (225–870)

die erniedrigten Prolaktinspiegel zurückgeführt werden könnte [247]. Nach ersten Untersuchungen soll auch die 5–6 Monate dauernde Stillzeit die kognitiven Fähigkeiten des Säuglings mehr fördern als eine dreimonatige [248]. Auch die Weiterentwicklung des kindlichen Asthma bronchiale kann durch eine über 4–5 Monate anhaltende Stillperiode teilweise aufgehalten werden [249].

9.8 Beim Kind auftretende Spätschäden

Das Neugeborene trägt zahlreiche gesundheitliche Schäden davon, wenn die Mutter während der Schwangerschaft geraucht hat. Beispielsweise ist das Untergewicht der Neugeborenen bekannt. Jedoch kommt es während der ersten Lebensjahre zu einem Übergewicht (RR 2,5; 95% CI 1,5–4,2 für den BMI), wobei das diätetische Verhalten der Mutter von untergeordneter Bedeutung ist [250]. Es entwickelt sich unabhängig vom Grad der intrauterinen Wachstumsretardierung [250] und kann auf das Rauchen zurückgeführt werden.

Rauchen Mütter in der zweiten Schwangerschaftshälfte, können Verhaltensprobleme bei den Nachkommen auftreten [251, 252]. Laut einer skandinavischen Studie aus dem Jahr 2005 wurde beispielsweise der Intelligenzquotient insbesondere von Jungen langfristig signifikant um 6,2 Punkte abgesenkt [253], wobei diesbezüglich kontroverse Studienergebnisse vorliegen [118].

Auch das Verhalten von Kleinkindern unter dem Aspekt einer während der Schwangerschaft rauchenden Mutter wurde untersucht: Rauchten die Mütter, waren bei den Kindern extrovertierte Züge (aggressiv, oppositionell, überaktiv) stärker betont als introvertierte (depressiv, ängstlich, zurückgezogen), wobei diese Eigenschaften bei Jungen und Mädchen etwa in der gleicher Form auftraten [254]. Bei Kindern von Raucherinnen gab es erste Verhaltensprobleme in Abhängigkeit von einem erhöhten Bleigehalt im Blut [53]. Auch das im 8. Lebensmonat erstmals auftretende Lallen der Kinder trat bei der Hälfte der Kinder später auf oder blieb aus, wenn die Mütter während der Schwangerschaft mehr als 10 Zigaretten täglich geraucht hatten (OR 2,0) [255]. Kognitive Funktionen des Kindes wurden durch das Rauchverhalten der Mutter nicht beeinflusst, dafür waren das soziale Umfeld und der Lebensstil bedeutsamer (s. Abschn. 8.1.3.) [256].

Der pränatale Nikotinkontakt des Feten soll nach anderen Einschätzungen zu Verhaltensstörungen und einem erhöhten Risiko für psychische Erkrankungen führen, Drogenmissbrauch eingeschlossen [257]. Kinder, die mit einem verminderten Geburtsgewicht entbunden wurden, zeigen einer französischen Studie zufolge im 12. und 18. Lebensjahr verringerte Schulleistungen und treten später in eine Sekundarschule ein als Kinder mit einem normalen Geburtsgewicht (OR 2,3) [258]. Bereits das Passivrauchen einer schwangeren Frau kann zu Verhaltensstörungen einschließlich einer ADHD (s. Abschn. 8.1.9) beim Feten führen. Aber auch eine Hypertonie, kardiovaskuläre Erkrankungen und ein Diabetes mellitus Typ II können sich in späteren Jahren nach der Geburt aus einer derartigen Belastung der Mutter durch „environmental tobacco smoke" (ETS) entwickeln [259].

9.9 Durch das Rauchen während der Schwangerschaft entstehende Kosten

In den letzten Jahren wurden mehrere Berechnungen angestellt, die abzuschätzen versuchten, welcher finanzielle Schaden den Krankenkassen und damit der Gesellschaft durch das Rauchen während der Schwangerschaft entsteht [260–263]. Im Jahre 1993 belief sich in den USA eine Schätzung der durch das Rauchen verursachten Gesundheitsausgaben auf 50 Mrd. $ [260]. Die rauchende schwangere Frau geht erhebliche Risiken für sich, die Schwangerschaft und das Kind ein, wobei der Gesellschaft durch dieses Verhalten erhebliche Kosten aufgebürdet werden, die in den USA für 1993 mit 135–167 Mio. $ [264] und nach anderen Schätzungen mit 1,4 Mrd. $ [265] beziffert wurden. Einige Studien haben sich ausschließlich mit den Kosten für das Neugeborene oder Kleinkind beschäftigt [266, 267]. In einer 2001 veröffentlichten Arbeit, welche die Situation bei Mutter und Kind berücksichtigt, wurde nachgewiesen, dass eine Plazentaruptur zusätzliche Kosten von 23.697 US-$ und ein Atemnotsyndrom 21.944 US-$ verursachen [268]. Demgegenüber belaufen sich die Kosten für ein Kind mit erniedrigtem Geburtsgewicht auf 914 US-$ und mit Infektionen des unteren Respirationstrakt auf 428 US-$. Werden alle durch das Rauchen während der Schwangerschaft entstehenden Kosten auf die einzelne Schwangere umgelegt, so ergeben sich pro Behandlung der kindlichen Komplikationen 1142–1358 US-$ [268]. Zu ähnlichen Ergebnissen kam eine Untersuchung für das Jahr 1999 in Deutschland bei 770.744 Geburten und einem Raucheranteil unter den Schwangeren von 20,3%: Für die in der Klinik zu betreuenden Frühgeburten aus diesem Kreis der Schwangeren müssen 36 Mio. € zusätzlich aufgewendet werden [269].

In Italien wurde eine Untersuchung zur Rolle von 428 Allgemeinmedizinern bei der Beratung von schwangeren Frauen durchgeführt, wobei nur ein kleiner Teil der Ärzte (29%) Nichtraucher, aber immerhin ein größerer Exraucher (46%) und 24% immer noch Raucher waren. Leider hatten die Ärzte nur unzureichende Kenntnisse über das Rauchen und seine Gefahren, wie z. B. über die Epidemiologie, die Eigenschaften der Zigarette, den Fagerström-Test, den Wert von CO-Messungen und über die Nikotinersatztherapie [270]. Das heißt, die Möglichkeiten für eine wirksame Primär- und Sekundärprävention sind hier zwangsläufig unzureichend [270].

Angesichts dieser Situation ist es dringend erforderlich, wirksame Programme zur Raucherentwöhnung bei Schwangeren bereits zu Schwangerschaftsbeginn einzuleiten.

9.10 Schlussfolgerungen

- Nach dem derzeitigen Stand des Wissens bewirkt Zigarettenrauchen während der Schwangerschaft und der Stillperiode erhebliche gesundheitliche Schäden am Feten und in der ersten Wachstumsphase des Säuglings.

- Die Mütter gehen ein erhebliches Risiko für ihr Kind ein, was nicht nur in einem erhöhten Abortrisiko, vorzeitiger Plazentalösung, reduziertem Geburtsgewicht, sondern auch in Fehlbildungen (Lippen-Kiefer-Gaumen-Spalten, Gliedmaßendefekte usw.) bestehen kann.
- Verursacht werden diese Schäden offensichtlich durch die beim Rauchen auftretenden hypoxischen Reaktionen mit nachfolgender Carboxyhämoglobinämie, wie sie auch bei CO-Vergiftungen beobachtet wurden, die ebenfalls Missbildungen zur Folge hatten. Hinzu kommen die inzwischen gesicherten plazentatoxischen Eigenschaften von Cadmium, welches die Schwangere beim Rauchen in erhöhtem Maße aufnimmt.
- Zahlreiche Säuglinge sterben in den ersten Lebensmonaten an einem plötzlichen Kindstod (SIDS), was auch durch das Rauchen der Mutter und durch Passivrauchen ausgelöst wird, wie sich anhand des Cotinins im kindlichen Urin und in den Haaren nachweisen lässt.
- Die Beteiligung von Nikotin an diesen Schäden ist bisher nicht klar zu beurteilen, insbesondere weil dazu nur Tierversuche vorliegen, deren Übertragbarkeit auf die menschliche Schwangerschaft infrage gestellt wird. Zumindest sind den bisherigen tierexperimentellen Studien zufolge keine Missbildungen bekannt geworden. Die Regulierung von dopaminergen Rezeptoren wird verändert, wobei kardiopulmonale Regulationsstörungen diskutiert, aber keineswegs nachgewiesen wurden.
- Insgesamt können alle während der Schwangerschaft auftretenden kindlichen Komplikationen fast ausschließlich auf die Abbrandprodukte des Tabaks einschließlich des gebildeten CO zurückgeführt werden. Diese Beweislage könnte neue Überlegungen auch im Hinblick auf eine Raucherentwöhnung der schwangeren Frau mit Nikotinpräparaten rechtfertigen.
- Auch die dem Staat und der Gesellschaft entstehenden zusätzlichen Kosten müssten neben den kindlichen Schäden Anlass genug für die Durchsetzung wirksamer Raucherentwöhnungsprogramme sein.

Literatur

[1] Voigt M, Hesse V, Wermke K, Friese K. Rauchen in der Schwangerschaft. Risiko für das Wachstum des Feten. Kinderärztl Praxis 2001 November 15; 72: 26–29.

[2] Salihu HM, Aliyu MH, Pierre-Louis BJ, Alexander GR. Levels of excess infant deaths attributable to maternal smoking during pregnancy in the United States. Matern Child Health J 2003; 7(4): 219–227.

[3] Smoking during pregnancy – United States, 1990–2002. MMWR Morb Mortal Wkly Rep 2004; 53(39): 911–915.

[4] Ockene J, Ma Y, Zapka J, Pbert L, Valentine GK, Stoddard A. Spontaneous cessation of smoking and alcohol use among low-income pregnant women. Am J Prev Med 2002; 23(3): 150–159.

[5] Pletsch PK, Kratz AT. Why do women stop smoking during pregnancy? Cigarettes taste and smell bad. Health Care Women Int 2004; 5(7): 671–679.

[6] Ringel JS, Evans WN. Cigarette taxes and smoking during pregnancy. Am J Public Health 2001; 91(11): 1851–1856.

[7] Munafo M, Murphy M, Whiteman D, Hey K. Does cigarette smoking increase time to conception? J Biosoc Sci 2002; 34(1): 65–73.

[8] Christensen AE, Tobiassen M, Jensen TK, Wielandt H, Bakketeig L, Host A. Repeated validation of parental self-reported smoking during pregnancy and infancy: a prospective cohort study of infants at high risk for allergy development. Paediatr Perinat Epidemiol 2004; 18(1): 73–79.

[9] Lackmann GM, Angerer J, Tollner U. Parental smoking and neonatal serum levels of polychlorinated biphenyls and hexachlorobenzene. Pediatr Res 2000; 47(5): 598–601.

[10] Furuno JP, Gallicchio L, Sexton M. Cigarette smoking and low maternal weight gain in Medicaid-eligible pregnant women. J Womens Health (Larchmt) 2004; 13(7): 770–777.

[11] Helland IB, Reseland JE, Saugstad OD, Drevon CA. Smoking related to plasma leptin concentration in pregnant women and their newborn infants. Acta Paediatr 2001; 90(3): 282–287.

[12] Hedin LW, Janson PO. Domestic violence during pregnancy. The prevalence of physical injuries, substance use, abortions and miscarriages. Acta Obstet Gynecol Scand 2000; 79(8): 625–630.

[13] Kramer MS, Goulet L, Lydon J et al. Socio-economic disparities in preterm birth: causal pathways and mechanisms. Paediatr Perinat Epidemiol 2001; 15 (Suppl 2): 104–123.

[14] Kroeff LR, Mengue SS, Schmidt MI, Duncan BB, Favaretto AL, Nucci LB. Correlates of smoking in pregnant women in six Brazilian cities. Rev Saude Publica 2004; 38(2): 261–267.

[15] Kurdi AM, Mesleh RA, Al Hakeem MM, Khashoggi TY, Khalifa HM. Multiple pregnancy and preterm labor. Saudi Med J 2004; 25(5): 632–637.

[16] Ahluwalia IB, Grummer-Strawn L, Scanlon KS. Exposure to environmental tobacco smoke and birth outcome: increased effects on pregnant women aged 30 years or older. Am J Epidemiol 1997; 146(1): 42–47.

[17] Ananth CV, Savitz DA, Luther ER. Maternal cigarette smoking as a risk factor for placental abruption, placenta previa, and uterine bleeding in pregnancy. Am J Epidemiol 1996; 144(9): 881–889.

[18] Cnattingius S, Axelsson O, Eklund G, Lindmark G. Smoking, maternal age, and fetal growth. Obstet Gynecol 1985; 66(4): 449–452.

[19] Wang X, Tager IB, Van Vunakis H, Speizer FE, Hanrahan JP. Maternal smoking during pregnancy, urine cotinine concentrations, and birth outcomes. A prospective cohort study. Int J Epidemiol 1997; 26(5): 978–988.

[20] Poppe WA, Drijkoningen M, Ide PS, Lauweryns JM, Van Assche FA. Langerhans' cells and L1 antigen expression in normal and abnormal squamous epithelium of the cervical transformation zone. Gynecol Obstet Invest 1996; 41(3): 207–213.

[21] Bernstein L, Pike MC, Lobo RA, Depue RH, Ross RK, Henderson BE. Cigarette smoking in pregnancy results in marked decrease in maternal hCG and oestradiol levels. Br J Obstet Gynaecol 1989; 96(1): 92–96.

[22] Boyce A, Schwartz D, Hubert C, Cedard L, Dreyfus J. Smoking, human placental lactogen and birth weight. Br J Obstet Gynaecol 1975; 82(12): 964–967.

[23] Mochizuki M, Maruo T, Masuko K, Ohtsu T. Effects of smoking on fetoplacental-maternal system during pregnancy. Am J Obstet Gynecol 1984; 149(4): 413–420.

[24] Hindmarsh PC, Geary MP, Rodeck CH, Kingdom JC, Cole TJ. Intrauterine growth and its relationship to size and shape at birth. Pediatr Res 2002; 52(2): 263–268.

[25] Zhu BT, Cai MX, Spink DC, Hussain MM, Busch CM, Ranzini AC, Lai YL, Lambert GH, Thomas PE, Conney AH. Stimulatory effect of cigarette smoking on the 15 alpha-hydroxylation of estradiol by human term placenta. Clin Pharmacol Ther 2002; 71(5): 311–324.

[26] Barbieri RL, Gochberg J, Ryan KJ. Nicotine, cotinine, and anabasine inhibit aromatase in human trophoblast in vitro. J Clin Invest 1986; 77(6): 1727–1733.

[27] Kitawaki J, Inoue S, Tamura T, Yamamoto T, Honjo H, Higashiyama T, Osawa Y, Okada H. Cigarette smoking during pregnancy lowers aromatase cytochrome P-450 in the human placenta. J Steroid Biochem Mol Biol 1993; 45(6): 485–491.

[28] Laskowska-Klita T, Szymborski J, Chelchowska M, Czerwinska B, Kucharski KT. Levels of lipid peroxides and of some antioxidants in placenta and cord blood of newborns whose mothers smoked during pregnancy. Med Wieku Rozwoj 2001; 5(1): 35–42.

[29] Bush PG, Mayhew TM, Abramovich DR, Aggett PJ, Burke MD, Page KR. A quantitative study on the effects of maternal smoking on placental morphology and cadmium concentration. Placenta 2000; 21(2–3): 247–256.

[30] Hafner E, Metzenbauer M, Dillinger-Paller B, Hoefinger D, Schuchter K, Sommer-Wagner H, Philipp K. Correlation of first trimester placental volume and second trimester uterine artery Doppler flow. Placenta 2001; 22(8–9): 729–734.

[31] Chelmow D, Andrew DE, Baker ER. Maternal cigarette smoking and placenta previa. Obstet Gynecol 1996; 87: 703–706.

[32] Genbacev O, McMaster MT, Lazic J, Nedeljkovic S, Cvetkovic M, Joslin R, Fisher SJ. Concordant in situ and in vitro data show that maternal cigarette smoking negatively regulates placental cytotrophoblast passage through the cell cycle. Reprod Toxicol 2000; 14(6): 495–506.

[33] Ness RB, Grisso JA, Hirschinger N, Markovic N, Shaw LM, Day NL, Kline J. Cocaine and tobacco use and the risk of spontaneous abortion. N Engl J Med 1999; 340(5): 333–339.

[34] Genbacev O, McMaster MT, Zdravkovic T, Fisher SJ. Disruption of oxygen-regulated responses underlies pathological changes in the placentas of women who smoke or who are passively exposed to smoke during pregnancy. Reprod Toxicol 2003; 17(5): 509–518.

[35] Kuhnert PM, Kuhnert BR, Bottoms SF, Erhard P. Cadmium levels in maternal blood, fetal cord blood, and placental tissues of pregnant women who smoke. Am J Obstet Gynecol 1982; 142(8): 1021–1025.

[36] Radisch B, Luck W, Nau H. Cadmium concentrations in milk and blood of smoking mothers. Toxicol Lett 1987; 36(2): 147–152.

[37] Eisenmann CJ, Miller RK. Cadmium and glutathione: effect on human placental thromboxane and prostacyclin production. Reprod Toxicol 1995; 9: 41–48.

[38] Naeye RL. Do placental weights have clinical significance? Hum Pathol 1987; 18: 387–391.

[39] Wingerd J, Christianson R, Lovitt WV, Schoen EJ. Placental ratio in white and black women: relation to smoking and anemia. Am J Obstet Gynecol 1976; 124: 671–675.

[40] Powlin SS, Keng PC, Miller RK. Toxicity of cadmium in human trophoblast cells (JAr choriocarcinoma): role of calmodulin and the calmodulin inhibitor, zaldaride maleate. Toxicol Appl Pharmacol 1997; 144(2): 225–234.

[41] Wier PJ, Miller RK, Maulik D, DiSant'Agnese PA. Toxicity of cadmium in the perfused human placenta. Toxicol Appl Pharmacol 1990; 105: 156–171.

[42] Copius Peereboom-Stegeman JHJ, van de Velde WJ, Dessing JWM. Influence of cadmium on placental structure. Ecotoxicol Environ Safety 1983; 7: 79–86.

[43] van der Velde, Copius Peereboom-Stegeman JH, Treffers PE, James J. Structural changes in the placenta of smoking mothers: a quantitative study. Placenta 1983; 4: 231–240.

[44] van der Velde, Copius Peereboom-Stegeman JH, Treffers PE, James J. Basal lamina thickening in the placentae of smoking mothers. Placenta 1985; 6: 329–340.

[45] Larsen LG, Clausen HV, Jonsson L. Stereologic examination of placentas from mothers who smoke during pregnancy. Am J Obstet Gynecol 2002; 186(3): 531–537.

[46] Shiverick KT, Salafia C. Cigarette smoking and pregnancy I: ovarian, uterine and placental effects. Placenta 1999; 20: 265–272.

[47] Clausen HV, Jorgensen JC, Ottesen B. Stem villous arteries from the placentas of heavy smokers: functional and mechanical properties. Am J Obstet Gynecol 1999; 180: 476–482.

[48] Gabriel R, Alsat E, Evain-Brion D. Alteration of epidermal growth factor receptor in placental membranes of smokers: relationship with intrauterine growth retardation. Am J Obstet Gynecol 1994; 170: 1238–1243.

[49] Lucier GW, Nelson KG, Everson RB, Wong TK, Philpot RM, Tiernan T, Taylor M, Sunahara GI. Placental markers of human exposure to polychlorinated biphenyls and polychlorinated dibenzofurans. Environ Health Perspect 1987; 76: 79–87.

[50] Wang SL, Lucier GW, Everson RB, Sunahara GI, Shiverick KT. Smoking-related alterations in epidermal growth factor and insulin receptors in human placenta. Mol Pharmacol 1988; 34(3): 265–271.

[51] Dempsey DA, Benowitz NL. Risks and benefits of nicotine to aid smoking cessation in pregnancy. Drug Saf 2001; 24(4): 277–322.

[52] Kantola M, Purkunen R, Kroger P, Tooming A, Juravskaja J, Pasanen M, Saarikoski S, Vartiainen T. Accumulation of cadmium, zinc, and copper in maternal blood and developmental placental tissue: differences between Finland, Estonia, and St. Petersburg. Environ Res 2000; 83(1): 54–66.

[53] Wasserman GA, Liu X, Pine DS, Graziano JH. Contribution of maternal smoking during pregnancy and lead exposure to early child behavior problems. Neurotoxicol Teratol 2001; 23(1): 13–21.

[54] Zhang L, Connor EE, Chegini N, Shiverick KT. Modulation by benzo[a]pyrene of epidermal growth factor receptors, cell proliferation, and secretion of human chorionic gonadotropin in human placental cell lines. Biochem Pharmacol 1995; 50(8): 1171–1180.

[55] Zhang L, Shiverick KT. Benzo(a)pyrene, but not 2,3,7,8-tetrachlorodibenzo-p-dioxin, alters cell proliferation and c-myc and growth factor expression in human placental choriocarcinoma JEG-3 cells. Biochem Biophys Res Commun 1997; 231(1): 117–120.

[56] Goldbaum G, Daling J, Milham S. Risk factors for gastroschisis. Teratology1990; 42(4): 397–403.

[57] Falcon M, Vinas P, Perez-Carceles MD, Luna A. Placental cadmium and lipid peroxidation in smoking women related to newborn anthropometric measurements. Arch Environ Contam Toxicol 2003; 45(2): 278–282.

[58] Falcon M, Vinas P, Osuna E, Luna A. Environmental exposures to lead and cadmium measured in human placenta. Arch Environ Health 2002; 57(6): 598–602.

[59] Piasek M, Blanusa M, Kostial K, Laskey JW. Placental cadmium and progesterone concentrations in cigarette smokers. Reprod Toxicol 2001; 15(6): 673–681.

[60] Piasek M, Laskey JW, Kostial K, Blanusa M. Assessment of steroid disruption using cultures of whole ovary and/or placenta in rat and in human placental tissue. Int Arch Occup Environ Health 2002; 75 (Suppl): S36–S44.

[61] Sekhon HS, Proskocil BJ, Clark JA, Spindel ER. Prenatal nicotine exposure increases connective tissue expression in fetal monkey pulmonary vessels. Eur Respir J 2004; 23(6): 906–915.

[62] Ates U, Ata B, Armagan F, Has R, Sidal B. Acute effects of maternal smoking on fetal hemodynamics. Int J Gynaecol Obstet 2004; 87(1): 14–18.

[63] Bush PG, Mayhew TM, Abramovich DR, Aggett PJ, Burke MD, Page KR. Maternal cigarette smoking and oxygen diffusion across the placenta. Placenta 2000; 21(8): 824–833.

[64] Andres RL, Day MC. Perinatal complications associated with maternal tobacco use. Semin Neonatol 2000; 5(3): 231–241.

[65] Niswander K, Gordon M. Cigarette smoking. The women and their pregnancies. Philadelphia: W.B. Saunders, 1972.

[66] Holman C, Armstrong B AL. The quantification of drug caused morbidity and mortality in Australia. Canberra, Australia: Commonwealth Department of Community Services and Health, 1988.

[67] Cnattingius S, Nordstrom ML. Maternal smoking and feto-infant mortality: biological pathways and public health significance. Acta Paediatr 1996; 85(12): 1400–1402.

[68] Lindley AA, Gray RH, Herman AA, Becker S. Maternal cigarette smoking during pregnancy and infant ponderal index at birth in the Swedish Medical Birth Register, 1991–1992. Am J Public Health 2000; 90(3): 420–423.

[69] Wang X, Zuckerman B, Pearson C, Kaufman G, Chen C, Wang G, Niu T, Wise PH, Bauchner H, Xu X. Maternal cigarette smoking, metabolic gene polymorphism, and infant birth weight. JAMA 2002; 287(2): 195–202.

[70] Milnerowicz H, Zalewski J, Milnerowicz-Nabzdyk E, Zaslawski R, Woyton J. Effects of exposure to tobacco smoke in pregnancies complicated by oligohydramnios and premature rupture of the membranes. II. Activity of brush border enzymes in human amniotic fluid. Int J Occup Med Environ Health 2001; 14(3): 275–285.

[71] Simpson WJ. A preliminary report on cigarette smoking and the incidence of prematurity. Am J Obstet Gynecol 1957; 73: 807–815.

[72] Meyer MB, Tonascia JA. Maternal smoking, pregnancy complications, and perinatal mortality. Am J Obstet Gynecol 1977; 977: 494–502.

[73] Shiono PH, Klebanoff MA, Rhoads GG. Smoking and drinking during pregnancy. Their effects on preterm birth. JAMA 1986; 255(1): 82–84.

[74] Kyrklund-Blomberg NB, Cnattingius S. Preterm birth and maternal smoking: risks related to gestational age and onset of delivery. Am J Obstet Gynecol 1998; 179: 1051–1055.

[75] Mainous AG, Hueston WJ. The effect of smoking cessation during pregnancy on preterm delivery and low birth weight. J Fam Pract 1994; 38(262): 266.

[76] Fraser R, Watson R. Bleeding during the later half of the pregnancy. In: Chalmer IC, Keirse MJMC (eds) Effective are in childhood and pregnancy. New York: Oxford University Press, 1989, pp 594–611.

[77] Krohn M, Voigt L, McKnight B, Daling JR, Starzyk P, Benedetti TJ. Correlates of placental abruption. Br J Obstet Gynaecol 1987; 94: 333–340.

[78] Meyer MB, Jonas BS, Tonascia JA. Perinatal events associated with maternal smoking during pregnancy. Am J Epidemiol 1976; 103: 464–476.

[79] Naeye RL. Abruptio placentae and placenta previa: frequency, perinatal mortality, and cigarette smoking. Obstet Gynecol 1980; 55(6): 701–704.

[80] Naeye RL. The duration of maternal cigarette smoking, fetal and placental disorders. Early Hum Dev 1979; 3: 229–237.

[81] Ananth CV, Smulian JC, Vintzileos AM. Incidence of placental abruption in relation to cigarette smoking and hypertensive disorders during pregnancy: a meta-analysis of observational studies. Obstet Gynecol 1999; 93: 622–628.

[82] Cnattingius S, Mills JL, Yuen J, Eriksson O, Salonen H. The paradoxical effect of smoking in preeclamptic pregnancies: smoking reduces the incidence but increases the rates of perinatal mortality, abruptio placentae, and intrauterine growth restriction. Am J Obstet Gynecol 1997; 177: 156–161.

[83] Lehtovirta P, Forss M. The acute effect of smoking on intervillous blood flow of the placenta. Br J Obstet Gynaecol 1978; 85: 729–731.

[84] Morrow RJ, Ritchie JW, Bull SB. Maternal cigarette smoking: the effects on umbilical and uterine blood flow velocity. Am J Obstet Gynecol 1988; 159: 1069–1071.

[85] Comeau J, Shaw L, Marcell CC, Lavery JP. Early placenta previa and delivery outcome. Obstet Gynecol 1983; 61: 577–580.

[86] Kramer MD, Taylor V, Hickok DE, Daling JR, Vaughan TL, Hollenbach KA. Maternal smoking and placenta previa. Epidemiology 1991; 2: 221–223.

[87] Williams M, Mittendorf R, Lieberman E. Cigarette Smoking during pregnancy in relation to placenta praevia. Am J Obstet Gynecol 1991; 165: 28–32.

[88] Monica G, Lilja C. Placenta previa, maternal smoking and recurrence risk. Acta Obstet Gynecol Scand 1995; 74: 341–345.

[89] Christianson RE. Gross differences observed in the placentas of smokers and nonsmokers. Am J Epidemiol 1979; 110: 178–187.

[90] Raymond EG, Mills JL. Placental abruption. Maternal risk factors and associated fetal conditions. Acta Obstet Gynecol Scand 1993; 72(8): 633–639.

[91] Newman MG, Lindsay MK, Graves W. Cigarette smoking and pre-eclampsia: their association and effects on clinical outcomes. J Matern Fetal Med 2001; 10(3): 166–170.

[92] Conde-Agudelo A, Belizan JM. Risk factors for pre-eclampsia in a large cohort of Latin American and Caribbean women. BJOG 2000; 107(1): 75–83.

[93] Horne RS, Franco P, Adamson TM, Groswasser J, Kahn A. Influences of maternal cigarette smoking on infant arousability. Early Hum Dev 2004; 79(1): 49–58.

[94] Schellscheidt J, Jorch G, Menke J. Effects of heavy maternal smoking on intrauterine growth patterns in sudden infant death victims and surviving infants. Eur J Pediatr1998; 157(3): 246–251.

[95] Moore ML, Zaccaro DJ. Cigarette smoking, low birth weight, and preterm births in low-income African American women. J Perinatol 2000; 20(3): 176–180.

[96] Zaren B, Lindmark G, Bakketeig L. Maternal smoking affects fetal growth more in the male fetus. Paediatr Perinat Epidemiol 2000; 14(2): 118–126.

[97] Kline J, Stein ZA, Susser M, Warburton D. Smoking: a risk factor for spontaneous abortion. N Engl J Med 1977; 297(15): 793–796.

[98] Wisborg K, Kesmodel U, Henriksen TB, Hedegaard M, Secher NJ. A prospective study of maternal smoking and spontaneous abortion. Acta Obstet Gynecol Scand 2003; 82(10): 936–941.

[99] Longo LD. Some health consequences of maternal smoking: issues without answers. Birth Defects Orig Artic Ser 1982; 18: 13–31.

[100] Stephansson O, Dickman PW, Johansson AL, Cnattingius S. The influence of socioeconomic status on stillbirth risk in Sweden. Int J Epidemiol 2001; 30(6): 1296–1301.

[101] Muller JS, Antunes M, Behle I, Teixeira L, Zielinsky P. Acute effects of maternal smoking on fetal-placental-maternal system hemodynamics. Arq Bras Cardiol 2002; 78(2): 148–155.

[102] Sherman J, Young A, Sherman MP, Collazo C, Bernert JT. Prenatal smoking and alterations in newborn heart rate during transition. J Obstet Gynecol Neonatal Nurs 2002; 31(6): 680–687.

[103] Haustein KO. Smoking, cardiovascular diseases and possibilities for treating nicotine dependence. Wien Med Wochenschr 1999; 149(1): 19–24.

[104] Chelchowska M, Laskowska-Klita T. Effect of maternal smoking on some markers of iron status in umbilical cord blood. Rocz Akad Med Bialymst 2002; 47: 235–240.

[105] Elliot JG, Carroll NG, James AL, Robinson PJ. Airway alveolar attachment points and exposure to cigarette smoke in utero. Am J Respir Crit Care Med 2003; 167(1): 45–49.

[106] Shiono PH, Klebanoff MA, Berendes HW. Congenital malformations and maternal smoking during pregnancy. Teratology 1986; 4(1): 65–71.

[107] Malloy MH, Kleinman JC, Bakewell JM, Schramm WF, Land GH. Maternal smoking during pregnancy: no association with congenital malformations in Missouri 1980–83. Am J Public Health 1989; 79(9): 1243–1246.

[108] DiFranza JR, Lew RA. Effect of maternal cigarette smoking on pregnancy complications and sudden infant death syndrome. J Fam Pract 1995; 40(4): 385–394.

[109] Himmelberger DU, Brown BW Jr, Cohen EN. Cigarette smoking during pregnancy and the occurrence of spontaneous abortion and congenital abnormality. Am J Epidemiol 1978; 108(6): 470–479.

[110] Kelsey JL, Dwyer T, Holford TR, Bracken MB. Maternal smoking and congenital malformations: an epidemiological study. J Epidemiol Community Health 1978; 32(2): 102–107.

[111] Cooke RW. Smoking, intra-uterine growth retardation and sudden infant death syndrome. Int J Epidemiol 1998; 27(2): 238–241.

[112] Cornelius MD, Taylor PM, Geva D, Day NL. Prenatal tobacco and marijuana use among adolescents: effects on offspring gestational age, growth, and morphology. Pediatrics 1995; 95(5): 738–743.

[113] Martin TR, Bracken MB. Association of low birth weight with passive smoke exposure in pregnancy. Am J Epidemiol 1986; 124(4): 633–642.

[114] Martinez-Frias ML, Prieto VL, Bermejo SE, Gaya MF. Birth weight of infants born without congenital defects. II. Effect of tobacco and parity of the mother on the weight of the newborn infant. An Esp Pediatr 1990; 33(1): 16–20.

[115] Shah NR, Bracken MB. A systematic review and meta-analysis of prospective studies on the association between maternal cigarette smoking and preterm delivery. Am J Obstet Gynecol 2000; 182(2): 465–472.

[116] Naeye RL, Peters EC. Mental development of children whose mothers smoked during pregnancy. Obstet Gynecol 1984; 64(5): 601–607.

[117] Naeye RL, Peters EC. Antenatal hypoxia and low IQ values. Am J Dis Child 1987; 141(1): 50–54.

[118] MacArthur C, Knox EG, Lancashire RJ. Effects at age nine of maternal smoking in pregnancy: experimental and observational findings. BJOG 2001; 108(1): 67–73.

[119] Cuckle HS, Alberman E, Wald NJ, Royston P, Knight G. Maternal smoking habits and Down's syndrome. Prenat Diagn 1990; 10(9): 561–567.

[120] Hook EB, Cross PK. Cigarette smoking and Down syndrome. Am J Hum Genet 1985; 37(6): 1216–1224.

[121] Perona M, Mancini G, Dall'Amico D, Guaraldo V, Carbonara A. Influence of smoking habits on Down's syndrome risk evaluation at mid-trimester through biochemical screening. Int J Clin Lab Res 1998; 28(3): 179–182.

[122] de Graaf IM, Cuckle HS, Pajkrt E, Leschot NJ, Bleker OP, van Lith JM. Co-variables in first trimester maternal serum screening. Prenat Diagn 2000; 20(3): 186–189.

[123] Kline J, Kinney A, Levin B, Warburton D. Trisomic pregnancy and earlier age at menopause. Am J Hum Genet 2000; 67(2): 395–404.

[124] Torfs CP, Christianson RE. Maternal risk factors and major associated defects in infants with Down syndrome. Epidemiology 1999; 10(3): 264–270.

[125] Spencer K. The influence of smoking on maternal serum AFP and free beta hCG levels and the impact on screening for Down syndrome. Prenat Diagn 1998; 18(3): 225–234.

[126] Palomaki GE, Knight GJ, Haddow JE, Canick JA, Wald NJ, Kennard A. Cigarette smoking and levels of maternal serum alpha-fetoprotein, unconjugated estriol, and hCG: impact on Down syndrome screening. Obstet Gynecol 1993; 81: 675–678.

[127] Palomaki GE, Knight GJ, Haddow JE. Human chorionic gonadotropin and unconjugated oestriol measurements in insulin-dependent diabetic pregnant women being screened for fetal Down syndrome. Prenat Diagn 1994; 14(1): 65–68.

[128] Hafner E, Stangl G, Rosen A, Schuchter K, Plattner M, Philipp K. Influence of cigarette-smoking on the result of the triple test. Gynecol Obstet Invest 1999; 47(3): 188–190.

[129] Tislaric D, Brajenovic-Milic B, Ristic S, Latin V, Zuvic-Butorac M, Bacic J, Petek M, Kapovic M. The influence of smoking and parity on serum markers for Down's syndrome screening. Fetal Diagn Ther 2002; 17(1): 17–21.

[130] Bartels I, Hoppe-Sievert B, Bockel B, Herold S, Caesar J. Adjustment formulae for maternal serum alpha-fetoprotein, human chorionic gonadotropin, and unconjugated oestriol to maternal weight and smoking. Prenat Diagn 1993; 13(2): 123–130.

[131] Kallen K. Maternal smoking during pregnancy and limb reduction malformations in Sweden. Am J Public Health 1997; 87(1): 29–32.

[132] Ericson A, Kallen B, Westerholm P. Cigarette smoking as an etiologic factor in cleft lip and palate. Am J Obstet Gynecol 1979; 135(3): 348–351.

[133] Evans DR, Newcombe RG, Campbell H. Maternal smoking habits and congenital malformations: a population study. Br Med J 1979; 2(6183): 171–173.

[134] Ericson A, Kallen B, Lofkvist E. Environmental factors in the etiology of neural tube defects: a negative study. Environ Res 1988 February;45(1):38–47.

[135] Khoury MJ, Adams MM, Rhodes P, Erickson JD. Monitoring for multiple malformations in the detection of epidemics of birth defects. Teratology 1987; 36(3): 345–353.

[136] Lieff S, Olshan AF, Werler M, Strauss RP, Smith J, Mitchell A. Maternal cigarette smoking during pregnancy and risk of oral clefts in newborns. Am J Epidemiol 1999; 150(7): 683–694.

[137] Beaty TH, Maestri NE, Hetmanski JB et al. Testing for interaction between maternal smoking and TGFA genotype among oral cleft cases born in Maryland 1992–1996. Cleft Palate Craniofac J 1997; 34(5): 447–454.

[138] Shaw GM, Wasserman CR, Lammer EJ, O'Malley CD, Murray JC, Basart AM, Tolarova MM. Orofacial clefts, parental cigarette smoking, and transforming growth factor-alpha gene variants. Am J Hum Genet 1996; 58(3): 551–561.

[139] Chung KC, Kowalski CP, Kim HM, Buchman SR. Maternal cigarette smoking during pregnancy and the risk of having a child with cleft lip/palate. Plast Reconstr Surg 2000; 105(2): 485–491.

[140] Christensen K, Olsen J, Norgaard-Pedersen B, Basso O, Stovring H, Milhollin-Johnson L, Murray JC. Oral clefts, transforming growth factor alpha gene variants, and maternal smoking: a population-based case-control study in Denmark, 1991–1994. Am J Epidemiol 1999; 149(3): 248–255.

[141] Hwang SJ, Beaty TH, Panny SR, Street NA, Joseph JM, Gordon S, McIntosh I, Francomano CA. Association study of transforming growth factor alpha (TGF alpha) TaqI polymorphism and oral clefts: indication of gene-environment interaction in a population-based sample of infants with birth defects. Am J Epidemiol 1995; 141(7): 629–636.

[142] van Rooij IA, Wegerif MJ, Roelofs HM, Peters WH, Kuijpers-Jagtman AM, Zielhuis GA, Merkus HM, Steegers-Theunissen RP. Smoking, genetic polymorphisms in biotransformation enzymes, and nonsyndromic oral clefting: a gene-environment interaction. Epidemiology 2001; 12(5): 502–507.

[143] Romitti PA, Lidral AC, Munger RG, Daack-Hirsch S, Burns TL, Murray JC. Candidate genes for nonsyndromic cleft lip and palate and maternal cigarette smoking and alcohol consumption: evaluation of genotype-environment interactions from a population-based case-control study of orofacial clefts. Teratology 1999; 59(1): 39–50.

[144] Shaw GM, Wasserman CR, Murray JC, Lammer EJ. Infant TGF-alpha genotype, orofacial clefts, and maternal periconceptional multivitamin use. Cleft Palate Craniofac J 1998; 35(4): 366–370.

[145] Christianson RE. The relationship between maternal smoking and the incidence of congenital anomalies. Am J Epidemiol 1980; 112(5): 684–695.

[146] Kallen B. A prospective study of some aetiological factors in limb reduction defects in Sweden. J Epidemiol Community Health 1989; 43(1): 86–91.

[147] Sitarek K, Berlinska B. Comparative evaluation of the frequency of congenital defects in newborns from the provinces of Walbrzych, Piotrkow Trybunalski and Suwalki. Przegl Epidemiol 1997; 51(3): 349–358.

[148] Shaw GM, Velie EM, Morland KB. Parental recreational drug use and risk for neural tube defects. Am J Epidemiol 1996; 144(12): 1155–1160.

[149] Croen LA, Shaw GM, Lammer EJ. Risk factors for cytogenetically normal holoprosencephaly in California: a population-based case-control study. Am J Med Genet 2000; 90(4): 320–325.

[150] Van den Eeden SK, Karagas MR, Daling JR, Vaughan TL. A case-control study of maternal smoking and congenital malformations. Paediatr Perinat Epidemiol 1990; 4(2): 147–155.

[151] Tikkanen J, Heinonen OP. Risk factors for conal malformations of the heart. Eur J Epidemiol 1992; 8(1): 48–57.

[152] Li DK, Mueller BA, Hickok DE, Daling JR, Fantel AG, Checkoway H, Weiss NS. Maternal smoking during pregnancy and the risk of congenital urinary tract anomalies. Am J Public Health 1996; 86(2): 249–253.

[153] Kallen K. Maternal smoking and urinary organ malformations. Int J Epidemiol 1997; 26(3): 571–574.

[154] Terry PD, Weiderpass E, Ostenson CG, Cnattingius S. Cigarette smoking and the risk of gestational and pregestational diabetes in two consecutive pregnancies. Diabetes Care 2003; 26(11): 2994–2998.

[155] MacDorman MF, Cnattingius S, Hoffman HJ, Kramer MS, Haglund B. Sudden infant death syndrome and smoking in the United States and Sweden. Am J Epidemiol 1997; 146(3): 249–257.

[156] Haglund B, Cnattingius S, Otterblad-Olausson P. Sudden infant death syndrome in Sweden, 1983–1990: season at death, age at death, and maternal smoking. Am J Epidemiol 1995; 142(6): 619–624.

[157] McGlashan ND. Sudden infant deaths in Tasmania, 1980–1986: a seven year prospective study. Soc Sci Med 1989; 29(8): 1015–1026.

[158] Mitchell EA, Ford RP, Stewart AW, Taylor BJ, Becroft DM, Thompson JM, Scragg R, Hassall IB, Barry DM, Allen EM. Smoking and the sudden infant death syndrome. Pediatrics 1993; 91(5): 893–896.

[159] Schoendorf KC, Kiely JL. Relationship of sudden infant death syndrome to maternal smoking during and after pregnancy. Pediatrics 1992; 90(6): 905–908.

[160] Taylor JA, Sanderson M. A reexamination of the risk factors for the sudden infant death syndrome. J Pediatr 1995; 126(6): 887–891.

[161] Tuthill DP, Stewart JH, Coles EC, Andrews J, Cartlidge PH. Maternal cigarette smoking and pregnancy outcome. Paediatr Perinat Epidemiol 1999; 13(3): 245–253.

[162] Hasan SU, Simakajornboon N, MacKinnon Y, Gozal D. Prenatal cigarette smoke exposure selectively alters protein kinase C and nitric oxide synthase expression within the neonatal rat brainstem. Neurosci Lett 2001; 301(2): 135–138.

[163] Frank MG, Srere H, Ledezma C, O'Hara B, Heller HC. Prenatal nicotine alters vigilance states and AchR gene expression in the neonatal rat: implications for SIDS. Am J Physiol Regul Integr Comp Physiol 2001; 280(4): R1134–R1140.

[164] Storm H, Nylander G, Saugstad OD. The amount of brainstem gliosis in sudden infant death syndrome (SIDS) victims correlates with maternal cigarette smoking during pregnancy. Acta Paediatr 1999; 88(1): 13–18.

[165] Hoo AF, Henschen M, Dezateux C, Costeloe K, Stocks J. Respiratory function among preterm infants whose mothers smoked during pregnancy. Am J Respir Crit Care Med 1998; 158(3): 700–705.

[166] Tager IB, Ngo L, Hanrahan JP. Maternal smoking during pregnancy. Effects on lung function during the first 18 months of life. Am J Respir Crit Care Med 1995; 152(3): 977–983.

[167] Franco P, Groswasser J, Hassid S, Lanquart JP, Scaillet S, Kahn A. Prenatal exposure to cigarette smoking is associated with a decrease in arousal in infants. J Pediatr 1999; 135(1): 34–38.

[168] Milerad J, Sundell H. Nicotine exposure and the risk of SIDS. Acta Paediatr 1993; 82 (Suppl 389): 70–72.

[169] Toubas PL, Duke JC, McCaffree MA, Mattice CD, Bendell D, Orr WC. Effects of maternal smoking and caffeine habits on infantile apnea: a retrospective study. Pediatrics 1986; 78(1): 159–163.

[170] Ueda Y, Stick SM, Hall G, Sly PD. Control of breathing in infants born to smoking mothers. J Pediatr 1999; 135: 226–232.

[171] Kinney HC, O'Donnell TJ, Kriger P, White WF. Early developmental changes in [3H]nicotine binding in the human brainstem. Neuroscience 1993; 55(4): 1127–1138.

[172] Morris JA. The common bacterial toxins hypothesis of sudden infant death syndrome. FEMS Immunol Med Microbiol 1999; 25(1–2): 11–17.

[173] Strachan DP, Cook DG. Health effects of passive smoking. 1. Parental smoking and lower respiratory illness in infancy and early childhood. Thorax 1997; 52(10): 905–914.

[174] Sayers NM, Drucker DB, Telford DR, Morris JA. Effects of nicotine on bacterial toxins associated with cot death. Arch Dis Child 1995; 73(6): 549–551.

[175] Kinney HC, Randall LL, Sleeper LA et al. Serotonergic brainstem abnormalities in Northern Plains Indians with the sudden infant death syndrome. J Neuropathol Exp Neurol 2003; 62(11): 1178–1191.

[176] Lavezzi AM, Ottaviani G, Mauri M, Matturri L. Hypoplasia of the arcuate nucleus and maternal smoking during pregnancy in sudden unexplained perinatal and infant death. Neuropathology 2004; 24(4): 284–289.

[177] Hutter CD, Blair ME. Carbon monoxide – does fetal exposure cause sudden infant death syndrome? Med Hypotheses 1996; 46(1): 1–4.

[178] Chang AB, Wilson SJ, Masters IB, Yuill M, Williams J, Williams G, Hubbard M. Altered arousal response in infants exposed to cigarette smoke. Arch Dis Child 2003; 88(1): 30–33.

[179] Froen JF, Akre H, Stray-Pedersen B, Saugstad OD. Adverse effects of nicotine and interleukin-1beta on autoresuscitation after apnea in piglets: implications for sudden infant death syndrome. Pediatrics 2000; 105(4): E52.

[180] Gordon AE, El Ahmer OR, Chan R, Al Madani OM, Braun JM, Weir DM, Busuttil A, Blackwell CC. Why is smoking a risk factor for sudden infant death syndrome? Child Care Health Dev 2002; 28 (Suppl 1): 23–25.

[181] Vege A, Rognum TO, Scott H, Aasen AO, Saugstad OD. SIDS cases have increased levels of interleukin-6 in cerebrospinal fluid. Acta Paediatr 1995; 84(2): 193–196.

[182] Vege A, Rognum TO. Sudden infant death syndrome, infection and inflammatory responses. FEMS Immunol Med Microbiol 2004; 42(1): 3–10.

[183] Blackwell CC, Gordon AE, James VS et al. The role of bacterial toxins in sudden infant death syndrome (SIDS). Int J Med Microbiol 2002; 291(6–7): 561–570.

[184] Raza MW, Blackwell CC. Sudden infant death syndrome, virus infections and cytokines. FEMS Immunol Med Microbiol 1999; 25(1–2): 85–96.

[185] Balarajan R, Soni Raleigh V, Botting B. Sudden infant death syndrome and postneonatal mortality in immigrants in England and Wales. BMJ 1989; 298(6675): 716–720.

[186] Moscovis SM, Gordon AE, Al Madani OM, Gleeson M, Scott RJ, Roberts-Thomson J, Hall ST, Weir DM, Busuttil A, Blackwell CC. Interleukin-10 and sudden infant death syndrome. FEMS Immunol Med Microbiol 2004; 42(1): 130–138.

[187] Blackwell CC, Moscovis SM, Gordon AE, Al Madani OM, Hall ST, Gleeson M, Scott RJ, Roberts-Thomson J, Weir DM, Busuttil A. Ethnicity, infection and sudden infant death syndrome. FEMS Immunol Med Microbiol 2004; 42(1): 53–65.

[188] Hartsfield JK Jr, Hickman TA, Everett ET, Shaw GM, Lammer EJ, Finnell RA. Analysis of the EPHX1 113 polymorphism and GSTM1 homozygous null polymorphism and oral clefting associated with maternal smoking. Am J Med Genet 2001; 102(1): 21–24.

[189] Alm B, Milerad J, Wennergren G, Skjaerven R, Oyen N, Norvenius G, Daltveit AK, Helweg-Larsen K, Markestad T, Irgens LM. A case-control study of smoking and sudden infant death syndrome in the Scandinavian countries, 1992 to 1995. The Nordic Epidemiological SIDS Study. Arch Dis Child 1998; 78(4): 329–334.

[190] Alm B, Norvenius SG, Wennergren G, Skjaerven R, Oyen N, Milerad J, Wennborg M, Kjaerbeck J, Helweg-Larsen K, Irgens LM. Changes in the epidemiology of sudden infant death syndrome in Sweden 1973–1996. Arch Dis Child 2001; 84(1): 24–30.

[191] Alm B, Norvenius SG, Wennergren G, Lagercrantz H, Helweg-Larsen K, Irgens LM. Living conditions in early infancy in Denmark, Norway and Sweden 1992–95: results from the Nordic Epidemiological SIDS study. Acta Paediatr 2000; 89(2): 208–214.

[192] Elliot J, Vullermin P, Robinson P. Maternal cigarette smoking is associated with increased inner airway wall thickness in children who die from sudden infant death syndrome. Am J Respir Crit Care Med 1998; 158(3): 802–806.

[193] Chen Y. Synergistic effect of passive smoking and artificial feeding on hospitalization for respiratory illness in early childhood. Chest 1989; 95: 1004–1007.

[194] Klonoff-Cohen HS, Edelstein SL, Lefkowitz ES, Srinivasan IP, Kaegi D, Chang JC, Wiley KJ. The effect of passive smoking and tobacco exposure through breast milk on sudden infant death syndrome. JAMA 1995; 273(10): 795–798.

[195] Rajs J, Rasten-Almqvist P, Falck G, Eksborg S, Andersson BS. Sudden infant death syndrome: postmortem findings of nicotine and cotinine in pericardial fluid of infants in relation to morphological changes and position at death. Pediatr Pathol Lab Med 1997; 17(1): 83–97.

[196] Kohlendorfer U, Kiechl S, Sperl W. Sudden infant death syndrome: risk factor profiles for distinct subgroups. Am J Epidemiol 1998; 147(10): 960–968.

[197] Anderson HR, Cook DG. Passive smoking and sudden infant death syndrome: review of the epidemiological evidence. Thorax 1997; 52(11): 1003–1009.

[198] Schlaud M, Kleemann WJ, Poets CF, Sens B. Smoking during pregnancy and poor antenatal care: two major preventable risk factors for sudden infant death syndrome. Int J Epidemiol 1996; 25(5): 959–965.

[199] Hollebecque V, Briand E, Bouvier-Colle MH. Information campaign on child care practices: measure of the effects on sleep position and sudden infant death syndrome. Rev Epidemiol Sante Publique 1998; 46(2): 115–123.

[200] Daltveit AK, Irgens LM, Oyen N, Skjaerven R, Markestad T, Alm B, Wennergren G, Norvenius G, Helweg-Larsen K. Sociodemographic risk factors for sudden infant death syndrome: associations with other risk factors. The Nordic Epidemiological SIDS Study. Acta Paediatr 1998; 87(3): 284–290.

[201] Nilsen ST, Laerdal A. Crib death and smoking during pregnancy. Tidsskr Nor Laegeforen 1991; 111(29): 3493–3495.

[202] Brooke H, Gibson A, Tappin D, Brown H. Case-control study of sudden infant death syndrome in Scotland, 1992–5. BMJ 1997; 314(7093): 1516–1520.

[203] Li DK, Daling JR. Maternal smoking, low birth weight, and ethnicity in relation to sudden infant death syndrome. Am J Epidemiol 1991; 134(9): 958–964.

[204] Bennedsen BE, Mortensen PB, Olesen AV, Henriksen TB. Congenital malformations, stillbirths, and infant deaths among children of women with schizophrenia. Arch Gen Psychiatry 2001; 58(7): 674–679.

[205] Wisborg K, Kesmodel U, Henriksen TB, Olsen SF, Secher NJ. A prospective study of smoking during pregnancy and SIDS. Arch Dis Child 2000; 83(3): 203–206.

[206] Reznik G, Marquard G. Effect of cigarette smoke inhalation during pregnancy in Sprague-Dawley rats. J Environ Pathol Toxicol 1980; 4(5–6): 141–152.

[207] Schwetz BA, Ioset HD, Leong BK, Staples RE. Teratogenic potential of dichlorvos given by inhalation and gavage to mice and rabbits. Teratology 1979; 20(3): 383–387.

[208] Tolcos M, McGregor H, Walker D, Rees S. Chronic prenatal exposure to carbon monoxide results in a reduction in tyrosine hydroxylase-immunoreactivity and an increase in choline acetyltransferase-immunoreactivity in the fetal medulla: implications for Sudden Infant Death Syndrome. J Neuropathol Exp Neurol 2000; 59(3): 218–228.

[209] Carratu MR, Cagiano R, Tattoli M, Trabace L, Borracci P, Cuomo V. Prenatal exposure model simulating CO inhalation in human cigarette smokers: sphingomyelin alterations in the rat sciatic nerve. Toxicol Lett 2000; 117(1–2): 101–106.

[210] Murray FJ, Schwetz BA, Crawford AA, Henck JW, Quast JF, Staples RE. Embryotoxicity of inhaled sulfur dioxide and carbon monoxide in mice and rabbits. J Environ Sci Health C 1979; 13(3): 233–250.

[211] Bailey LJ, Johnston MC, Billet J. Effects of carbon monoxide and hypoxia on cleft lip in A/J mice. Cleft Palate Craniofac J 1995; 32(1): 14–19.

[212] Singh J, Aggison L Jr, Moore-Cheatum L. Teratogenicity and developmental toxicity of carbon monoxide in protein-deficient mice. Teratology 1993; 48(2): 149–159.

[213] Coppens M, Vindla S, James DK, Sahota DS. Computerized analysis of acute and chronic changes in fetal heart rate variation and fetal activity in association with maternal smoking. Am J Obstet Gynecol 2001; 185(2): 421–426.

[214] Seidman DS, Paz I, Merlet-Aharoni I, Vreman H, Stevenson DK, Gale R. Noninvasive validation of tobacco smoke exposure in late pregnancy using end-tidal carbon monoxide measurements. J Perinatol 1999; 19: 358–361.

[215] Woody RC, Brewster MA. Telencephalic dysgenesis associated with presumptive maternal carbon monoxide intoxication in the first trimester of pregnancy. J Toxicol Clin Toxicol 1990; 28(4): 467–475.

[216] Courtens W, Hennequin Y, Blum D, Vamos E. Charge association in a neonate exposed in utero to carbon monoxide. Birth Defects Orig Artic Ser 1996; 30(1): 407–412.

[217] Caravati EM, Adams CJ, Joyce SM, Schafer NC. Fetal toxicity associated with maternal carbon monoxide poisoning. Ann Emerg Med 1988; 17(7): 714–717.

[218] Norman CA, Halton DM. Is carbon monoxide a workplace teratogen? A review and evaluation of the literature. Ann Occup Hyg 1990; 34(4): 335–347.

[219] Zourbas J. Congenital encephalopathy with the effects of the neuromuscular tone apparently following carbon monoxide poisoning. Archs Franc Pédiat 1947; 4: 513–515.

[220] Koren G, Sharav T, Pastuszak A, Garrettson LK, Hill K, Samson I, Rorem M, King A, Dolgin JE. A multicenter, prospective study of fetal outcome following accidental carbon monoxide poisoning in pregnancy. Reprod Toxicol 1991; 5(5): 397–403.

[221] Van Hoesen KB, Camporesi EM, Moon RE, Hage ML, Piantadosi CA. Should hyperbaric oxygen be used to treat the pregnant patient for acute carbon monoxide poisoning? A case report and literature review. JAMA 1989; 261(7): 1039–1043.

[222] Baum M, Schiff E, Kreiser D, Dennery PA, Stevenson DK, Rosenthal T, Seidman DS. End-tidal carbon monoxide measurements in women with pregnancy-induced hypertension and preeclampsia. Am J Obstet Gynecol 2000; 183(4): 900–903.

[223] Paulson R, Shanfeld J, Sachs L, Price T, Paulson J. Effect of smokeless tobacco on the development of the CD-1 mouse fetus. Teratology 1989; 40(5): 483–494.

[224] Paulson RB, Shanfeld J, Prause L, Iranpour S, Paulson JO. Pre- and post-conceptional tobacco effects on the CD-1 mouse fetus. J Craniofac Genet Dev Biol 1991; 11(1): 48–58.

[225] Bertolini A, Bernardi M, Genedani S. Effects of prenatal exposure to cigarette smoke and nicotine on pregnancy, offspring development and avoidance behavior in rats. Neurobehav Toxicol Teratol 1982; 4(5): 545–548.

[226] Grove KL, Sekhon HS, Brogan RS, Keller JA, Smith MS, Spindel ER. Chronic maternal nicotine exposure alters neuronal systems in the arcuate nucleus that regulate feeding behavior in the newborn rhesus macaque. J Clin Endocrinol Metab 2001; 86(11): 5420–5426.

[227] Thomas JD, Garrison ME, Slawecki CJ, Ehlers CL, Riley EP. Nicotine exposure during the neonatal brain growth spurt produces hyperactivity in preweanling rats. Neurotoxicol Teratol 2000; 22(5): 695–701.

[228] Milberger S, Biederman J, Faraone SV, Jones J. Further evidence of an association between maternal smoking during pregnancy and attention deficit hyperactivity disorder: findings from a high-risk sample of siblings. J Clin Child Psychol 1998; 27: 352–358.

[229] Nachmanoff DB, Panigrahy A, Filiano JJ, Mandell F, Sleeper LA, Valdes-Dapena M, Krous HF, White WF, Kinney HC. Brainstem 3H-nicotine receptor binding in the sudden infant death syndrome. J Neuropathol Exp Neurol 1998; 57(11): 1018–1025.

[230] Haug K, Irgens LM, Baste V, Markestad T, Skjaerven R, Schreuder P. Secular trends in breastfeeding and parental smoking. Acta Paediatr 1998; 87(10): 1023–1027.

[231] Amir LH, Donath SM. Does maternal smoking have a negative physiological effect on breastfeeding? The epidemiological evidence. Breastfeed Rev 2003; 11(2): 19–29.

[232] Ringel S, Kahan E, Greenberg R, Arieli S, Blay A, Berkovitch M. Breast-feeding and smoking habits among Israeli women. Isr Med Assoc J 2001; 3(10): 739–742.

[233] Dahlstrom A, Lundell B, Curvall M, Thapper L. Nicotine and cotinine concentrations in the nursing mother and her infant. Acta Paediatr Scand 1990; 79(2): 142–147.

[234] Luck W, Nau H. Nicotine and cotinine concentrations in serum and milk of nursing smokers. Br J Clin Pharmacol 1984; 18(1): 9–15.

[235] Dahlstrom A, Ebersjo C, Lundell B. Nicotine exposure in breastfed infants. Acta Paediatr 2004; 93(6): 810–816.

[236] Labrecque M, Marcoux S, Weber JP, Fabia J, Ferron L. Feeding and urine cotinine values in babies whose mothers smoke. Pediatrics 1989; 83(1): 93–97.

[237] Woodward A, Grgurinovich N, Ryan P. Breast feeding and smoking hygiene: major influences on cotinine in urine of smokers' infants. J Epidemiol Community Health 1986; 40(4): 309–315.

[238] Luck W, Nau H. Nicotine and cotinine concentrations in serum and urine of infants exposed via passive smoking or milk from smoking mothers. J Pediatr 1985; 107(5): 816–820.

[239] Luck W, Nau H. Nicotine and cotinine concentrations in the milk of smoking mothers: influence of cigarette consumption and diurnal variation. Eur J Pediatr 1987; 146(1): 21–26.

[240] Ferguson BB, Wilson DJ, Schaffner W. Determination of nicotine concentrations in human milk. Am J Dis Child 1976; 130(8): 837–839.

[241] Mascola MA, Van Vunakis H, Tager IB, Speizer FE, Hanrahan JP. Exposure of young infants to environmental tobacco smoke: breast-feeding among smoking mothers. Am J Public Health 1998; 88(6): 893–896.

[242] Agostoni C, Marangoni F, Grandi F, Lammardo AM, Giovannini M, Riva E, Galli C. Earlier smoking habits are associated with higher serum lipids and lower milk fat and polyunsaturated fatty acid content in the first 6 months of lactation. Eur J Clin Nutr 2003; 57(11): 1466–1472.

[243] McConnochie KM, Roghmann KJ. Breast feeding and maternal smoking as predictors of wheezing in children age 6 to 10 years. Pediatr Pulmonol 1986; 2(5): 260–268.

[244] Lagerlov P. Breast feeding and smoking–a study at a health center. Tidsskr Nor Laegeforen 1991; 111(29): 3496–3498.

[245] Minchin MK. Smoking and breastfeeding: an overview. J Hum Lact 1991; 7(4): 183–188.

[246] Cabello G, Hrepic N, Astudillo I, Benitez R, Ortega L, Poblete S, Ramos R, Saavedra M. Cigarette smoking and its relation to pregnancy and lactation in Arica (Chile). Rev Chil Pediatr 1991; 62(6): 386–389.

[247] Andersen AN, Lund-Andersen C, Larsen JF, Christensen NJ, Legros JJ, Louis F, Angelo H, Molin J. Suppressed prolactin but normal neurophysin levels in cigarette smoking breastfeeding women. Clin Endocrinol (Oxf) 1982; 17(4): 363–368.

[248] Angelsen NK, Vik T, Jacobsen G, Bakketeig LS. Breast feeding and cognitive development at age 1 and 5 years. Arch Dis Child 2001; 85(3): 183–188.

[249] Oddy WH. Breastfeeding and asthma in children: findings from a West Australian study. Breastfeed Rev 2000; 8(1): 5–11.

[250] Wideroe M, Vik T, Jacobsen G, Bakketeig LS. Does maternal smoking during pregnancy cause childhood overweight? Paediatr Perinat Epidemiol 2003; 17(2): 171–179.

[251] Fergusson DM, Horwood LJ, Lynskey MT. Maternal smoking before and after pregnancy: effects on behavioral outcomes in middle childhood. Pediatrics 1993; 92(6): 815–822.

[252] Milberger S, Biederman J, Faraone SV, Chen L, Jones J. Is maternal smoking during pregnancy a risk factor for attention deficit hyperactivity disorder in children? Am J Psychiatry 1996; 153(9): 1138–1142.

[253] Mortensen EL, Michaelsen KF, Sanders SA, Reinisch JM. A dose-response relationship between maternal smoking during late pregnancy and adult intelligence in male offspring. Paediatr Perinat Epidemiol 2005; 19(1): 4–11.

[254] Orlebeke JF, Knol DL, Verhulst FC. Increase in child behavior problems resulting from maternal smoking during pregnancy. Arch Environ Health 1997; 52(4): 317–321.

[255] Obel C, Henriksen TB, Hedegaard M, Secher NJ, Ostergaard J. Smoking during pregnancy and babbling abilities of the 8-month-old infant. Paediatr Perinat Epidemiol 1998; 12(1): 37–48.

[256] Niemela A, Jarvenpaa AL. Is breastfeeding beneficial and maternal smoking harmful to the cognitive development of children? Acta Paediatr 1996; 85(10): 1202–1206.

[257] Ernst M, Moolchan ET, Robinson ML. Behavioral and neural consequences of prenatal exposure to nicotine. J Am Acad Child Adolesc Psychiatry 2001; 40(6): 630–641.

[258] Larroque B, Bertrais S, Czernichow P, Leger J. School difficulties in 20-year-olds who were born small for gestational age at term in a regional cohort study. Pediatrics 2001; 108(1): 111–115.

[259] Hofhuis W, Merkus PJ, de Jongste JC. Negative effects of passive smoking on the (unborn) child. Ned Tijdschr Geneeskd 2002; 146(8): 356–359.

[260] Center for Disease Control. Medical-care expenditures attributable to cigarette smoking - United States, 1993. Report no. 43, 1994.

[261] Hauswald M. The cost of smoking: an emergency department analysis. Am J Emerg Med 1989; 7: 187–190.

[262] Miller VP, Ernst C, Collin F. Smoking-attributable medical care costs in the USA. Soc Sci Med 1999; 48: 375–391.

[263] Shultz JM, Novotny TE, Rice DP. Quantifying the disease impact of cigarette smoking with SAMMEC II software. Public Health Rep 1991; 106: 326–333.

[264] Adams EK, Melvin CL. Costs of maternal conditions attributable to smoking during pregnancy. Am J Prev Med 1998; 15: 212–219.

[265] Center for Disease Control. Medical-care expenditures attributable to cigarette smoking during pregnancy - United States, 1995. Report no. 46, 1997.

[266] Aligne CA, Stoddard JJ. Tobacco and children. An economic evaluation of the medical effects of parental smoking. Arch Pediatr Adolesc Med 1997; 151(7): 648–653.

[267] Oster G, Delea TE, Colditz GA. Maternal smoking during pregnancy and expenditures on neonatal health care. Am J Prev Med 1988; 4: 216–219.

[268] Miller DP, Villa KF, Hogue SL, Sivapathasundaram D. Birth and first-year costs for mothers and infants attributable to maternal smoking. Nicotine Tob Res 2001; 3(1): 25–35.

[269] Voigt M, Hesse V, Honke B, Wermke K, Olbertz D, Friese K. Kosten des Rauchens der Mütter in der Schwangerschaft für die Perinatalmedizin. In: Haustein K-O (Hrsg) Rauchen und kindliche Entwicklung - Raucherschäden und Primärprävention. Nürnberg: Verlag Perfusion GmbH, 2001, S 29–34.

[270] Invernizzi G, Bettoncelli G, D'Ambrosio G, Zappa M, Calzolari M, Paredi P, Mazza R, Soresi E, Boffi R. Carbon monoxide, cigarettes and family doctors. Tumori 2001; 87(3): 117–119.

[271] McDonald JC, Liddell FD, Dufresne A, McDonald AD. The 1891–1920 birth cohort of Quebec chrysotile miners and millers: mortality 1976–88. Br J Ind Med 1993; 50(12): 1073–1081.

[272] Hadley CB, Main DM, Gabbe SG. Risk factors for preterm premature rupture of the fetal membranes. Am J Perinatol 1990; 7(4): 374–379.

[273] Nordentoft M, Lou HC, Hansen D, Nim J, Pryds O, Rubin P, Hemmingsen R. Intrauterine growth retardation and premature delivery: the influence of maternal smoking and psychosocial factors. Am J Public Health 1996; 86(3): 347–354.

[274] Ananth CV, Berkowitz GS, Savitz DA, Lapinski RH. Placental abruption and adverse perinatal outcomes. JAMA1999; 282(17): 1646–1651.

[275] Mitchell EA. Sleeping position of infants and the sudden infant death syndrome. Acta Paediatr 1993; 82 (Suppl 389): 26–30.

[276] Mitchell EA, Tuohy PG, Brunt JM, Thompson JM, Clements MS, Stewart AW, Ford RP, Taylor BJ. Risk factors for sudden infant death syndrome following the prevention campaign in New Zealand: a prospective study. Pediatrics 1997; 100(5): 835–840.

[277] Kleinman JC, Pierre MB Jr, Madans JH, Land GH, Schramm WF. The effects of maternal smoking on fetal and infant mortality. Am J Epidemiol 1988; 127(2): 274–282.

[278] Naeye RL. Influence of maternal cigarette smoking during pregnancy on fetal and childhood growth. Obstet Gynecol 1981; 57(1): 18–21.

[279] Schwartz-Bickenbach D, Schulte-Hobein B, Abt S, Plum C, Nau H. Smoking and passive smoking during pregnancy and early infancy: effects on birth weight, lactation period, and cotinine concentrations in mother's milk and infant's urine. Toxicol Lett 1987; 35(1): 73–81.

[280] Kukla L, Hruba D, Tyrlik M. Smoking and damages of reproduction: evidence of ELSPAC. Cent Eur J Public Health 2001; 9(2): 59–63.

[281] Hruba D, Kachlik P. Influence of maternal active and passive smoking during pregnancy on birth weight in newborns. Cent Eur J Public Health 2000; 8(4): 249–252.

[282] Vlajinac H, Petrovic R, Marinkovic J, Kocev N, Sipetic S. The effect of cigarette smoking during pregnancy on fetal growth. Srp Arh Celok Lek 1997; 125(9–10): 267–271.

[283] Schellscheidt J, Oyen N, Jorch G. Interactions between maternal smoking and other prenatal risk factors for sudden infant death syndrome (SIDS). Acta Paediatr 1997; 86(8): 857–863.

[284] Scragg R, Mitchell EA, Taylor BJ, Stewart AW, Ford RP, Thompson JM, Allen EM, Becroft DM. Bed sharing, smoking, and alcohol in the sudden infant death syndrome. New Zealand Cot Death Study Group. BMJ 1993; 307(6915): 1312–1318.

[285] Rasch V. Cigarette, alcohol, and caffeine consumption: risk factors for spontaneous abortion. Acta Obstet Gynecol Scand 2003; 82(2): 182–188.

[286] Kallen K. Maternal smoking and orofacial clefts. Cleft Palate Craniofac J 1997; 34(1): 11–16.

[287] Wyszynski DF, Duffy DL, Beaty TH. Maternal cigarette smoking and oral clefts: a metaanalysis. Cleft Palate Craniofac J 1997; 34(3): 206–210.

[288] Steinberger EK, Ferencz C, Loffredo CA. Infants with single ventricle: a population-based epidemiological study. Teratology 2002; 65(3): 106–115.

[289] Williams LJ, Correa A, Rasmussen S. Maternal lifestyle factors and risk for ventricular septal defects. Birth Defects Res A Clin Mol Teratol 2004; 70(2): 59–64.

[290] Kallen K. Down's syndrome and maternal smoking in early pregnancy. Genet Epidemiol 1997; 14(1): 77–84.

[291] Czeizel AE, Kodaj I, Lenz W. Smoking during pregnancy and congenital limb deficiency. BMJ 1994; 308(6942): 1473–1476.

[292] Wasserman CR, Shaw GM, O'Malley CD, Tolarova MM, Lammer EJ. Parental cigarette smoking and risk for congenital anomalies of the heart, neural tube, or limb. Teratology 1996; 53(4): 261–267.

[293] Carmichael SL, Shaw GM, Yang W, Lammer EJ, Zhu H, Finnell RH. Limb deficiency defects, MSX1, and exposure to tobacco smoke. Am J Med Genet A 2004; 125(3): 285–289.

[294] Alderman BW, Bradley CM, Greene C, Fernbach SK, Baron AE. Increased risk of craniosynostosis with maternal cigarette smoking during pregnancy. Teratology 1994; 50(1): 13–18.

[295] Alderman BW, Zamudio S, Baron AE, Joshua SC, Fernbach SK, Greene C, Mangione EJ. Increased risk of craniosynostosis with higher antenatal maternal altitude. Int J Epidemiol 1995; 24(2): 420–426.

10 Passivrauchen (ETS)

Über die Bedeutung des Passivrauchens („environmental tobacco smoke", ETS) gibt es seit Jahrzehnten kontroverse Ansichten, die von der „Fast-Bedeutungslosigkeit" bis zur Zuweisung schwerer „Gesundheitsschäden" reichen [1, 2]. Betrachtet man die berufsbedingte Kanzerogenbelastung von Arbeitern in der Europäischen Union (s. Kap. 11, Tabelle 11.1), dann gilt ETS nach der Sonnenbestrahlung als das zweithäufigste Kanzerogen [3]. In die Kontroverse um ETS gehen bedauerlicherweise auch Forschungsergebnisse aus den Laboratorien der Zigarettenindustrie ein, welche die Gesamtbeurteilung verfälschen [4, 5]. So wird behauptet, dass die Exposition des Passivrauchers, gemessen in gerauchten Zigaretten, höchstens eine Zigarette pro Tag ausmachen könne [6]. Dem widersprechen beispielsweise Messungen der Nikotinbelastung von Passivrauchern vor und nach dem Rauchverbot in der Londoner U-Bahn (Tabelle 10.1).

Der Nebenstromrauch gilt gegenüber dem exhalierten Hauptstromrauch als toxischer [7] und das kardiovaskuläre System eines Passivrauchers reagiert empfindlicher auf exhalierten Rauch als das eines Rauchers. In den USA starben im Jahre 2000 immerhin 3000 Menschen an Lungenkrebs und 62.000 Menschen an einer koronaren Herzkrankheit durch Passivrauch [8], wobei im Falle der Adenokarzinome der Männeranteil immer noch den der Frauen überstieg [9]. In den USA sind die ethnischen Unterschiede im Ausmaß der ETS-Exposition deutlich nachzuweisen, wobei u. a. auch der sozioökonomische Status eine wichtige Rolle spielt [10]. In Finnland verstarben im Jahre 1996 einer Analyse zufolge 250 Menschen an den Folgen des Passivrauchens: 2,8% an einem Lungenkarzinom, 1,1% an chronisch-obstruktiver Lungenkrankheit, 4,5% an den Folgen von Asthma bronchiale, 3,4% an ischämischen Herzkrankheiten und 9,4% an Schlaganfall. Insgesamt sind das 0,9%

Tabelle 10.1. Nikotin, Schwebstaub und CO-Konzentrationen in Londoner U-Bahn-Wagen [198]

	Nikotin [µg/m³]	Schwebstaub [mg/m³]	Kohlenmonoxid [ppm]
Raucherabteil	32	0,63	3,5
Nichtraucherabteil	7	0,18	3
Nichtraucherabteil (nach Rauchverbot in U-Bahn-Wagen)	3	0,18	3

aller Todesfälle [11]. In den Niederlanden sterben jährlich 2500 bis 4000 Menschen an koronarer Herzkrankheit durch Passivrauchen, was umgerechnet bedeutet, dass jeder 10. Koronarpatient an den Folgen des Passivrauchens stirbt [12].

Die Exposition gegenüber Tabakrauch ist in der Bevölkerung weit verbreitet [13]. In einem städtischen Umfeld sind, von Land zu Land sicher unterschiedlich, mehr als die Hälfte der Einwohner belastet, wie aus einer in Spanien durchgeführten Untersuchung hervorgeht [14]. Extrem gefährdet sind Kinder insbesondere in den ersten Lebensmonaten und -jahren. Inzwischen wurden eine Reihe umfassender Studien vor allem aus den USA veröffentlicht, die anhand von Untersuchungen teils umfangreicher Bevölkerungsgruppen oder von Metaanalysen einen Nachweis über das Ausmaß des zusätzlichen gesundheitlichen Risikos (Ernährung, Umweltschadstoffe, Alkoholkonsum) erbringen [15]. Es gibt auch Untersuchungen über die positiven Warnhinweise für Kinder, dem Tabakrauch wenn möglich aus dem Wege zu gehen [16]. In einer Studie an 4744 norwegischen Krankenschwestern wurde deren ETS-Exposition während der Kindheit mit dem Krankheitsgeschehen während ihres Berufslebens in Verbindung gebracht [17]. Die betroffenen Krankenschwestern waren im Vergleich zu nicht belasteten Kolleginnen wegen Halsschmerzen, die 14 Tage überschritten (OR 1,34; 95% CI 1,04–1,73), Rückenschmerzen unterschiedlichster Lokalisation und anderen über 8 Wochen dauernden Beschwerden (OR 1,29; 95% CI 1,08–1,55) arbeitsunfähig erkrankt [17].

Bezüglich der Rauchexposition werden drei Gruppen unterschieden:

1. die Raucher, die zugleich auch Passivraucher sein können,
2. die Passivraucher, die selbst Nichtraucher sind, aber zu Hause und/oder am Arbeitsplatz dem Tabakrauch (ETS) ausgesetzt sind, und
3. die Nichtraucher, die weder zu Hause noch am Arbeitsplatz tabakrauchexponiert sind.

Gefährdet sind Nichtraucher im eigenen Heim, am Arbeitsplatz, bei gesellschaftlichen Anlässen und in öffentlichen Gebäuden. Die 1996 veröffentlichte NHANES-III-Studie [18] gibt Auskunft über das Ausmaß der Tabakrauchexposition der US-Bevölkerung und über den Anteil der Exposition im eigenen Haus und am Arbeitsplatz. Wie aus den in Abb. 10.1 dargestellten Cotininplasmaspiegeln zu ersehen ist, liegen die Werte für Nichtraucher und Passivraucher deutlich unter denen der Raucher, aber Cotinin lässt sich bei ihnen dennoch in geringen Mengen nachweisen. Der Cotiningehalt im Urin von Vorschulkindern korrelierte mit der Exposition im Elternhaus ($r = 0{,}324$, $p < 0{,}002$), auch wenn diese Korrelation von verschiedenen Faktoren wie Wochentag der Probe, väterliches und/oder mütterliches Rauchen und Sozialstatus abhing [19].

10.1 Veränderungen auf Molekül- oder Zellebene

Beim Raucher kommt es zur vermehrten Aktivität von Gerinnungsparametern einschließlich einer Erhöhung der Fibrinogenwerte im Plasma und zur gesteigerten Reaktivität der Thrombozyten. Die erhöhten Fibrinogenspiegel verursachen auch

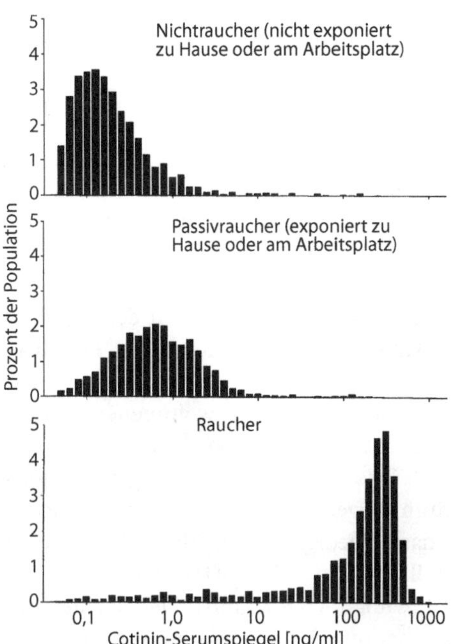

Abb. 10.1. Verteilung der Cotininserumspiegel in einer US-amerikanischen Population (Mindestalter 4 Jahre) bei Nichtrauchern *(oben)*, Passivrauchern *(Mitte)* und Rauchern *(unten)* [18]

eine zunehmende Viskosität mit dem Effekt einer sich verschlechternden Fließfähigkeit des Blutes [20, 21]. Darüber hinaus werden die Endothelzellen bei einem Anstieg des Gesamtcholesterinspiegels und einer Senkung des HDL-Cholesterins geschädigt (Übersicht bei [22]).

10.1.1 Fibrinogen

Die Fibrinogenplasmaspiegel von 1140 japanischen Passivraucherinnen im Alter von 45 bis 74 Jahren wurden mit denen von 524 Nichtraucherinnen verglichen sowie mit dem Alter, Cholesterinwert, Body-Mass-Index, Alkoholkonsum und dem Status der Menopause in Beziehung gesetzt [23]. Die Plasmaspiegel waren bei außerhalb der Wohnung exponierten Frauen um 8,6 (1,6–15,6) mg/dl und bei sowohl innerhalb als auch außerhalb des Hauses exponierten um 11,2 (3,0–19,3) mg/dl erhöht. Gegenüber Nichtraucherinnen lagen die Werte der 45- bis 59-Jährigen aus der zweiten Gruppe um 15,3 mg/dl höher. Nur im eigenen Haus exponierte Frauen wiesen kaum erhöhte Werte auf, was auf soziokulturelle Eigenheiten des japanischen Lebens zurückzuführen ist (der Mann hält sich abends mit seinen Freunden außerhalb des Hauses auf). Rauchpartikel mit einem Durchmesser < 10 µm (PM_{10}) korrelieren mit dem Anstieg des Fibrinogenspiegels mehr als das aus dem Zigarettenrauch stammende SO_2, NO_2 oder Ozon [24]. Sie sollen auch eine kausale Bedeutung für die Auslösung kardiovaskulärer Schäden haben.

10.1.2 Cholesterin

Erhöhte Cholesterinspiegel, die durch den Quotienten Gesamtcholesterin/HDL-Cholesterin (T-Chol/HDL-Chol) repräsentiert werden, gelten als Marker für die atherogene Potenz und damit für die Entstehung einer koronaren Herzkrankheit [25–27]. Bereits in Tierversuchen wurde nachgewiesen, dass Passivrauchen zur vermehrten Bildung von Oxo-LDL und zu Veränderungen der Cholesterylester verstoffwechselnden Enzyme und deren doppeltem Anstieg in der Aorta führt, was als ein wichtiger Schritt für die Atherogenese angesehen wird [28].

Veränderungen im Sinne einer Arteriosklerose können bereits in der Kindheit und bei Jugendlichen auftreten [29, 30]. An 444 Schülern (Alter 14,8 ± 1,6 Jahre) wurde T-Chol/HDL-Chol zusammen mit dem Cotininspiegel als Maß einer passiven Rauchbelastung und unter Berücksichtigung der Essgewohnheiten geprüft [31]. Aus der Studie ausgeschlossen wurden Raucher und Probanden mit stark erhöhten Cotininplasmaspiegeln (>25 ng/ml). Wie Abb. 10.2 zeigt, stieg der Quotient T-Chol/HDL-Chol an, wenn die Cotininspiegel über 2,5 ng/ml lagen. Ursache des erhöhten Quotienten war vor allem das erniedrigte HDL-Cholesterin, wobei die ETS-Exposition zur signifikanten Erhöhung von T-Chol/HDL-Chol um 8,9% und zur signifikanten Absenkung von HDL-Chol um 6,8% führte. Der Nachteil der Studie liegt in der ungenügenden Berücksichtigung des sozioökonomischen Status der Schüler und deren Eltern auch im Hinblick auf die Essgewohnheiten. Dennoch muss der bei ETS-Belasteten erhöhte T-Chol/HDL-Chol-Quotient als Risikofaktor für die Ausbildung einer koronaren Herzkrankheit angesehen werden [32]. Erniedrigte HDL-Cholesterin-Werte wurden auch in einer anderen Untersuchung an tabakrauchexponierten Kindern nachgewiesen [33].

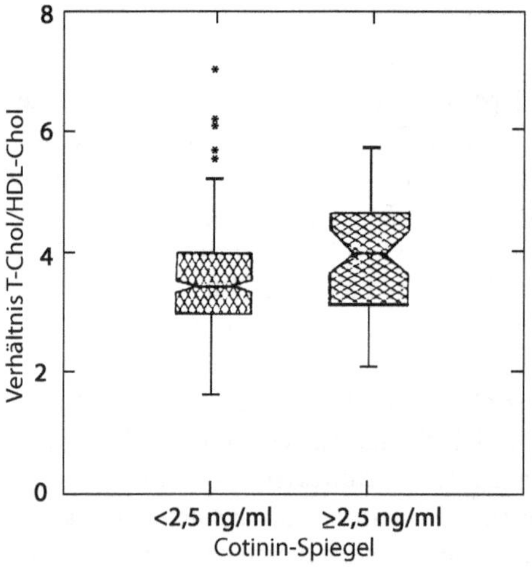

Abb. 10.2. Cholesterinquotient (T-Chol/HDL-Cholesterin) bei Passivrauchern und nicht exponierten Nichtrauchern.) [31]. *Ausreißerwerte; *T-Chol* Gesamtcholesterin

10.1.3 Endothel und Blutplättchen

Durch das Passivrauchen sind Endothelschäden und eine Aktivierung der Plättchenfunktion zu erwarten – zusätzliche Risikofaktoren für die Entstehung der Arteriosklerose [34, 35]. Es treten vermehrt Trümmer von Endothelzellen im strömenden Blut auf [36]. Ebenso wurde die erhöhte Bildung von Plättchenaggregaten sowohl bei aktiven Rauchern [37–39] als auch bei ETS-Belasteten [37] nachgewiesen.

Anlässlich einer Untersuchung wurden zehn gesunde Nichtraucher für 20 Minuten in einen Krankenhauskorridor neben zwei Zigarettenraucher gesetzt. Der Nikotinplasmaspiegel der Passivraucher stieg von 0 auf 2,8 ng/ml an. Gleichzeitig sank die Plättchenaggregat-Ratio von 0,87 auf 0,78 und die Endothelzellfragmente stiegen von 2,8 auf 3,7 pro Zählkammerinhalt. Der Carboxyhämoglobingehalt wurde durch die ETS-Exposition von 0,9 auf 1,3% (+44%) erhöht. Obwohl die Untersuchung an einem kleinen Kollektiv durchgeführt wurde, konnten andere Arbeitsgruppen diese Ergebnisse bestätigen [37, 38, 40, 41].

Die Empfindlichkeit der Blutplättchen gegenüber den antiaggregatorischen Eigenschaften von Prostazyklin wird durch Passivrauchen herabgesetzt [42]. Bei ETS-Belasteten kommt es zur erhöhten Thrombozytenaggregation (Anstieg von 2,3-Dinor-thromboxan B und 2,3-Dinor-6-keto-prostaglandin F1α) sowie zum erhöhten oxidativen Stress (gemessen mithilfe von 8-OH-2'-deoxyguanosin) [43].

Eine Studie zeigte, dass eine akute ETS-Exposition bei jüngeren männlichen, aber nicht weiblichen Erwachsenen zu einem akuten Anstieg des systolischen Blutdrucks um mehr als 10 mmHg über maximal 60 Minuten ($p < 0{,}001$) führt, wobei sich auch die Wellenform der Pulskurve bei den jungen Männern veränderte [44]. Wie dieser Befund zu erklären ist, bleibt vorerst offen.

10.1.4 Entzündungsparameter

Bekanntlich erzeugt das Zigarettenrauchen chronisch-entzündliche Reaktionen im Bronchialsystem, die durch einen Anstieg der Neutrophilen und Makrophagen im Blut und in den Lungen verursacht werden [45, 46] und zur oxidativen Membranschädigung führen [47–50]. Beim Vergleich der Neutrophilen von 8 Passivrauchern mit denen von 6 Rauchern, die sich über drei Stunden in einem schlecht belüfteten Raum unter Rauchern (maximal wurden 14 Zigaretten geraucht) aufhielten, kam es durch ETS zu einem signifikanten Anstieg der Leukozyten um 33%, der Chemotaxisreaktion der Neutrophilen um 57% und einer Freisetzung von reaktiven Oxidanzien um 71% [51]. Der CO-Gehalt im Versuchsraum lag zwischen 17 und 22 ppm. Wenn auch die Versuchsbedingungen nicht den Verhältnissen in einem Haushalt entsprechen, so sind sie unter Vorbehalt doch mit den Bedingungen in Nachtbars und Diskotheken zu vergleichen.

Die IgE- und IL-4-Konzentrationen sowie Eosinophilenzahlen waren bei passiv rauchenden Kindern erhöht, wenn sie gehäuft unter Atemwegserkrankungen (im Mittel 3,4-mal jährlich) litten. Dagegen erkrankten die Kinder nicht rauchender

Tabelle 10.2. Vergleich ausgewählter Entzündungsparameter bei Kindern im Alter von 9–11 Jahren unter wiederholt auftretenden Infekten des Respirationstraktes rauchender und nicht rauchender Eltern [313]. Angabe des Mittelwerts ± Standardabweichung

	Anzahl [n]	Infekte pro Jahr	TLC [mm³]	EC [mm³]	IL-4 [pg/ml]	IgE [IU/ml]
Kinder mit häufigen Infekten	41	4,5 ± 1,1**	7889 ± 989**	651 ± 121**	1,8 ± 0,5	605 ± 365
Kinder mit seltenen Infekten	29	2,0 ± 0,6	6771 ± 1131	364 ± 85	1,31 ± 0,45	557 ± 354
Alle Kinder rauchender Eltern	70	3,4 ± 0,8*	7426 ± 899*	482 ± 96*	1,6 ± 0,46*	585 ± 359*
Kinder nicht rauchender Eltern	50	1,2 ± 0,6	6040 ± 530	239 ± 51	0,8 ± 0,5	189 ± 21

*p < 0,05: Gruppe vs. Kontrolle, **p < 0,05: zwischen Kindern rauchender Eltern.

TLC Gesamtleukozytenzahl, *EC* Eosinophilenzahl, *IL-4* Interleukin 4, *IgE* Immunglobulin E.

Eltern durchschnittlich 1,2-mal im Jahr und wiesen unveränderte Werte auf (Tabelle 10.2). Obwohl bei Erwachsenen eine Beziehung zwischen der Höhe des IgE-Spiegels und dem Rauchverhalten nachgewiesen werden konnte, war ein Zusammenhang mit dem Passivrauchen nicht zu sichern [52].

10.1.5 ETS und Stickstoffmonoxid

Stickstoffmonoxid (NO) hat eine Schlüsselfunktion bei der Regulierung verschiedener Atemwegsfunktionen und kann in der Exspirationsluft gemessen werden [53], wobei die Werte für Asthmatiker als Surrogatparameter bei Entzündungsvorgängen gelten [54]. Darüber hinaus wird es auch als Parameter für Lungenschäden und das Ausmaß einer ETS-Exposition genutzt [55]. Es wird über die Atemwege in geringen Konzentrationen exhaliert (eNO) und nimmt bei Rauchern in der Atemluft vorübergehend leicht ab. Auch bei Passivrauchern ließ sich eine verringerte eNO-Exhalation nachweisen [56]. Das mit Chemoluminiszenz gemessene eNO sank bei 12 gesunden Nichtrauchern während einer ETS-Exposition vorübergehend von 16,65 auf 13,86 ppb (p> 0,001) ab, wobei kein Anstieg des Atemwegswiderstandes oder des COHb-Spiegels beobachtet wurde [56].

Der oxidative Stress, der beim Passivrauchen in gleichem Maße wie beim Rauchen auftritt, wird durch eine partielle Blockade der Superoxiddismutase, der Katalase und der Glutathionperoxidase der Erythrozyten bewirkt [57]. Diese Form des Stresses gilt auch als ein Risikofaktor für kardiovaskuläre Schäden [58].

10.1.6 ETS und Arzneistoffwechsel

Welchen Einfluss die ETS-Belastung bei Kindern und Erwachsenen auf den Abbau von Arzneimitteln und anderen Schadstoffen hat, ist bisher nicht abzusehen. Wenn die Eltern ein Päckchen Zigaretten pro Tag rauchten, verstoffwechselten die passiv rauchenden Kinder Arzneimittel wie Theophyllin verstärkt, was sich in einer erhöhten Gesamtkörperclearance (1,36 ± 0,09 vs. 0,90 ± 0,04 ml/kg/h; p < 0,0001) und in erniedrigten Plasmaspiegeln (55,3 ± 2,8 vs. 73,2 ± 3,3 µg/ml; p < 0,00001) äußerte. Ebenso war der Krankenhausaufenthalt dieser ETS-belasteten Kinder länger (4,4 ± 2,6 vs. 2,9 ± 1,3 Tage; p < 0,05) [59]. Daraus lässt sich schließen, dass auch andere Arzneimittel bei tabakrauchexponierten Kindern beschleunigt abgebaut werden.

10.2 Passivrauchen während und nach der Schwangerschaft

*Beispiel 1:*Der Cotiningehalt im Speichel eines Kindes steigt von 2,6–6,1 ng/ml abhängig davon, ob der Vater (niedrigster Wert) oder die Mutter raucht oder beide Raucher sind (höchster Wert). Damit bestätigt sich die Abhängigkeit der Cotininkonzentration von der Nähe und Dauer des ETS.

*Beispiel 2:*Der Cotiningehalt im Urin eines Nichtrauchers erhöht sich von 8,5 auf 21,2 ng/ml, wenn er mit einem Raucher statt mit einem Nichtraucher zusammenlebt.

Beide Beispiele zeigen deutlich, dass der Raucher mit seinem Verhalten den Nichtraucher beeinflusst, sei es durch die Aufenthaltszeit, den räumlichen Abstand zum Nichtraucher oder durch die unterschiedliche Rauchkonzentration im Raum [60–62].

Bekannt ist auch, dass es eine Proportionalität zwischen dem Nikotin im Hausstaub und dem Cotinin im Urin von Kindern gibt. Dabei muss berücksichtigt werden, dass in die Konzentration des Cotinins auch das Nikotin aus dem Aerosol des Nebenstromrauchs mit einfließt [62].

ETS-belastete Kinder von Müttern, die während der Schwangerschaft rauchen, werden 2- bis 4-mal häufiger mit einem verringerten Gewicht geboren als Kinder ohne diese Belastung (s. Kap. 9) [63–65]. In einer Studie an 1797 ETS-belasteten Müttern (von insgesamt 5507 untersuchten Müttern) wurde eine Reduktion des kindlichen Körpergewichts von durchschnittlich 53 g festgestellt (OR 2,02; 95% CI 1,11–3,67) [64].

In Italien kommen einer multizentrischen ETS-Studie zufolge 7,9% der Kinder mit erniedrigtem Geburtsgewicht zu Welt, 21,3% leiden an akuten respiratorischen Erkrankungen (n = 77.000) wegen des väterlichen Rauchens, 9,1% erkrankten an Asthma (n = 27.000), 48.000 leiden an chronischen Atemwegsstörungen und 64.000 an Mittelohrerguss [66].

Bei Kindern nehmen durch das Passivrauchen akute Atemstörungen um 50–100% zu [67]. Kinder, deren Mütter während der Schwangerschaft Tabakrauch ausgesetzt waren oder aktiv rauchten, weisen vermehrt kernhaltige rote Blutzellen auf, was als Ausdruck einer verminderten O_2-Versorgung während der Schwangerschaft gewertet wird. [68, 69]. Frauen, die nach der Geburt weiterrauchen, erhöhen das Risiko ihrer Säuglinge, an einem SIDS zu sterben, um das 2,5-Fache [70, 71]. Als wichtiger Marker der Rauchexposition des Feten kann das Auftreten von Nikotin und Cotinin im kindlichen Haar post partum gewertet werden (Tabelle 10.3) [72]. Der Nachweis von Cotinin (10–≥50 ng/ml Perikardflüssigkeit) bei vier Säuglingen mit SIDS wies auf deren Aufnahme durch Passivrauchen hin [73]. Dass allerdings erhöhte Nikotin- und Cotininspiegel in Herznähe zum plötzlichen Kindstod beitragen [73], ist sehr unwahrscheinlich. Auch Neuralrohrdefekte können nach ETS-Belastung auftreten. Dabei spielen wahrscheinlich degenerative Prozesse mit Apoptose im Neuralrohr und umgebenden Mesenchym eine Rolle [74].

Mit ETS belastete schwangere Frauen leiden häufiger unter Erkältungskrankheiten als nicht exponierte Frauen (OR 1,33; 95% CI 1,18–1,51 vs. OR 1,12; 95% CI 0,99–1,27) [75]. Nach den umfangreichen Ermittlungen der NHANES-Studie wiesen ETS-exponierte Kinder einen mittleren Cotininspiegel von 1,66 ng/ml und nicht exponierte einen von 0,31 ng/ml auf [76]. Aus diesen unterschiedlichen Werten sind in der Regel Rückschlüsse auf eine ETS-Exposition möglich.

Cotinin und Hydroxyethylvalin sind geeignete Marker für den Nachweis einer ETS-Exposition von Kindern [77]. Das Valinderivat entsteht aus der Verbindung von Ethylenoxid mit einer terminalen Valingruppe des Hämoglobins. Das Ausmaß der Geburtsgewichtminderung war vom mütterlichen Cotininplasmaspiegel während der 20.–24. Schwangerschaftswoche abhängig, erreichte jedoch marginale Werte, wenn die Cotininspiegel ETS-bedingt 10 ng/ml nicht überschritten [78]. Bei durch ETS-Belastung untergewichtig geborenen Kinder war die reaktive Gefäßdilatation nach einer Kompression des Unterarms noch im 9. bis 11. Lebensjahr im Vergleich zu normalgewichtigen Kindern von nicht rauchenden Müttern herabgesetzt. Die Dilatation ist auf eine NO-Freisetzung aus den Endothelzellen zurückzuführen [79]. Dieser Schaden, der sich bereits vor der Geburt ausbildet und im Hinblick

Tabelle 10.3. Konzentrationen von Nikotin und Cotinin im Haar von Müttern und deren Neugeborenen. Mittelwerte (SEM) [72]

	Nikotin [ng/ml]	Cotinin [ng/ml]
Aktiv rauchende Mütter (n = 36)	19,2 (4,9)	6,3 (4,0)
Neugeborene aktiv rauchender Mütter	2,4 (0,9)	2,8 (0,8)
Passiv rauchende Mütter[a] (n = 23)	3,2 (0,8)	0,9 (0,3)
Neugeborene passiv rauchender Mütter	0,28 (0,05)	0,6 (0,15)
Nicht rauchende Mütter (n = 35)	1,2 (0,4)	0,3 (0,06)
Neugeborene nicht rauchender Mütter	0,4 (0,09)	0,26 (0,04)

[a]Definiert als Exposition zu Hause oder am Arbeitsplatz.

auf die nachfolgenden atherogenen Veränderungen in der ersten Lebensdekade manifestiert, wird u. a. auch dem Rauchverhalten der schwangeren Mutter angelastet. Offensichtlich kommt es in Entwicklungsphasen mit einem schnellen Wachstum, wie in der Fetalperiode, zu Schäden auch an den Endothelzellen, die sich in Gefäßmissbildungen äußern können [80].

An 199 ETS-belasteten Kindern mit stenosierender Bronchitis im Alter zwischen 4 Monaten und 4 Jahren wurde der Cotininspiegel im Urin gemessen. Dieser lag verglichen mit dem gesunder gleichaltriger Kinder bei 5,7 µg/l anstelle von 4,4 µg/l Urin. Das Risiko der Ausbildung einer Bronchitis erhöht sich mit dem Ausmaß des Passivrauchens und dem Anstieg von Cotinin im Urin. Bei einem Cotiningehalt von 20 µg/l beispielsweise war das Risiko verdreifacht [81]. Eine Untersuchung an 69 Kindern brachte ähnliche Ergebnisse [82]. Die Häufigkeit spastischer Bronchitiden stieg um 14%, wenn die Mutter täglich 4 Zigaretten, und um 49%, wenn sie mehr als 14 Zigaretten pro Tag rauchte [83].

Bei SIDS-gefährdeten Kindern kommt es durch die ETS-bedingte Hypoxie zur chronischen Unterventilation der Lungen [84]. Unter der Hypoxie wurde eine Abnahme der Zytochromoxidase der Mitochondrien im Zusammenhang mit der verminderten Kapazität der Sukzinatoxidase und von Palmitoylcarnitin während des Kreislaufzusammenbruchs beobachtet. Damit ist die Hypoxiehypothese als Ausgangspunkt für fetale und postpartale Schäden vor möglichen Wirkungen von Nikotin und seinen Abbauprodukten zu diskutieren [85].

Vorerst konnte nur in Tierversuchen (Ratten) nachgewiesen werden, dass es durch die Rauchexposition der tragenden Tiere zur Ausbildung hypoplastischer Lungen mit weniger oder größeren Sacculi und einer für den Gasaustausch verminderten Lungenoberfläche kommt. Dies würde bei der Übertragung auf den Menschen bedeuten, dass die Lungenveränderungen intrauterin einsetzen und damit bereits zum Zeitpunkt der Geburt eine verminderte respiratorische Kapazität des Kindes zur Folge hätten [86].

Insgesamt gesehen ist eine ETS-Belastung für die kindliche Entwicklung schädlich, beginnend mit dem Rauchverhalten der Mutter (und weniger auch des Vaters) vor der Geburt, aber beider Elternteile auch danach. In ähnlichem Maße ist auch der Aufenthalt von Kindern in Räumen zu beurteilen, in denen geraucht wird.

Da das Rauchen der Mutter, wie in Kapitel 9 ausführlich beschrieben, während und nach der Schwangerschaft zu erheblichen Gesundheitsschäden des Neugeborenen bzw. Kleinkindes führt [87], sollte eine Entwöhnungsbehandlung der Mutter bereits vor Eintritt einer Schwangerschaft oder in den ersten Schwangerschaftswochen erfolgen.

10.3 ETS und die Beeinträchtigung des Kindes

Einer 2003 veröffentlichten Analyse zufolge werden etwa 9% der Gesundheitsausgaben im ersten Lebensjahrs eines ETS-belasteten Kindes für die Folgen das Passivrauchen ausgegeben [88]. Die Kinder erkranken vor allem an febrilen Infekten, Otitis media oder an Atemwegsstörungen [89–92]. Schon aus diesem Grunde ist eine konsequente Aufklärung der Eltern im Sinne einer Schadensabwendung erforderlich. Die Rauchzeiten in ihrer Wohnung sollten beispielsweise extrem minimiert werden. Auch rauchende Besucher einer Familie tragen in erheblichem Maße zur ETS-Belastung des Kindes bei, wie sich durch Urincotininanalysen nachweisen ließ [93]. Während Jungen mehr außerhalb der Wohnung mit Tabakrauch belastet wurden (53% Jungen vs. 7% Mädchen), traf für Mädchen eine Belastung zu Hause mehr zu (31% Mädchen vs. 19% Jungen). Lag bei den Jungen die ETS-Exposition bei über 5 Stunden täglich, wurde vermehrt eine keuchende Atmung (OR 2,67; 95% CI 1,98–3,61) bzw. ein Asthma bronchiale (OR 1,79; 95% CI 1,02–3,16) festgestellt [94]. Eine umfangreiche Studie über 6 Monate ergab anhand der Nikotinspiegel, dass durch eine unterstützende Aufklärung anstelle von Selbsthilfe eine deutliche Abnahme (25–30%) der Raumluftkonzentrationen in den Haushalten vor allem bei finanziell schlecht gestellten Familien erreicht werden konnte [95].

Wie bereits erwähnt, lässt sich die ETS-Belastung des Kindes durch Urin- [96] oder auch Haaranalysen verifizieren [97], indem beispielsweise die Nikotin- und Cotininkonzentrationen in den Haarspitzen bzw. -enden bestimmt werden (s. Tabelle 10.3). ETS-belastete Kinder atmen signifikant höhere CO-Werte (0,86 ± 1,35 ppm) als nicht belastete Kinder ab, wobei die Werte der Kinder mit asthmatischen Symptomen noch höher liegen (1,32 ± 1,50 ppm; $p = 0{,}028$) [98]. Auch bei Neugeborenen kann die ETS-Belastung durch die rauchende Mutter nachgewiesen werden, wobei die Höhe des Nikotinspiegels in den mütterlichen Haaren mit den Körpermaßen des Neugeborenen negativ korreliert [99]. Es kommt nicht zu einer Abnahme der Nikotinkonzentration in den Haaren, wenn die Eltern außerhalb der Wohnung im Freien rauchen [97].

Bei Kindern, deren Mütter passiv Tabakrauch ausgesetzt sind, lassen sich mehrfach halogenierte Biphenyle und Hexachlorophen in geringeren Konzentrationen als bei Kindern von aktiven Raucherinnen feststellen. Trotzdem liegen diese Spiegel immer noch signifikant höher als die nicht exponierter Kinder [100].

Allergische Reaktionen wie keuchende Atmung, Ekzeme und Rhinitis treten bei Schulkindern immer häufiger auf, wobei aktives Rauchen und eine ETS-Belastung in vielen Haushalten und bei zahlreichen Schulkindern nicht voneinander zu trennen sind [101]. In der ISAAC-Studie (International Study for Asthma and Allergies in Childhood) wurden 1217 von 1899 Fragebögen beantwortet. Diesen zufolge hatten 17,4% der Kinder eine keuchende Atmung, 11,2% Ekzeme und 20,2% eine Rhinitis, wobei 2,4% der Kinder unter allen drei Symptomen litten. Wie weiter aus den Ergebnissen abzulesen ist, wurden eine unzureichende Diagnostik und Behandlung durchgeführt, sodass die Lebensqualität dieser Kinder deutlich herabgesetzt war [101]. Eine Aufklärung der Eltern über die pathogenetische Bedeutung des Passivrauchens und dessen Folgen für den Gesundheitszustand ist dringend geboten [102].

Auch Cadmium tritt in zahlreichen Großstädten der Welt in nicht unerheblichen Konzentrationen auf, die dann auch in öffentlichen Räumen nachzuweisen sind und Klein- und Schulkinder erheblich belasten. Dabei spielt, wie eine in Kairo durchgeführte Studie zeigt, der Tabakrauch vor allem bei Schulkindern eine wichtige Rolle. Nicht ETS-exponierte Kinder wiesen geringere mittlere Cadmiumserumspiegel als exponierte Kinder auf (1,2 vs. 1,42 µg/l; $p < 0{,}05$). Waren die Kinder schon selbst

Raucher, lagen die Spiegel bei 1,7 µg/l. Bei Neugeborenen konnte sogar eine negative Korrelation zwischen der Höhe des Cadmiumspiegels und dem Körpergewicht ($p < 0{,}05$) nachgewiesen werden [103].

10.3.1 Respirationstrakt

Zahlreiche Studien und Metaanalysen beschäftigten sich mit Belastungen insbesondere des kindlichen Respirationssystems durch das Passivrauchen [104–109]. In einer städtischen Population von 8008 Einwohnern wurden anamnestisch asthmatische Beschwerden bei 7,6% der mit ETS belasteten Kinder, aber nur bei 5,9% der nicht belasteten festgestellt ($p = 0{,}036$). Dabei trat ETS als häufigstes auslösendes Agens vor Kältebelastung, Staub, Parfüm, Pollen und Haustieren auf [106]. Passiv rauchende Jugendliche erkranken häufiger an Bronchitiden als nicht exponierte (OR 1,82; 95% CI 1,32–2,52; $p < 0{,}0001$), aber nicht so häufig wie rauchende Jugendliche (OR 3,02; 95% CI 2,34–3,88; $p = 0{,}0001$) [110].

Neben ETS ist als wichtiger pathogenetischer Faktor bei hustenden Kindern die Feuchtigkeit in der Wohnung zu berücksichtigen [111]. Die *GSTM1*- und *GSTT1*-Genotypen (s. Abschn. 5.2.1), die an den Chromosomen 1p13.3 und 22q11.2 lokalisiert sind, führten einer Studie an 3054 deutschen Kindern zufolge unter ETS bei den genetisch Belasteten zum gehäuften Auftreten von Asthma bronchiale (OR 5,5; 95% CI 1,6–18,6), asthmatischen Symptomen mit Husten (OR 2,8; 95% CI 1,3–6,0), fortdauerndem Husten (OR 4,7; 95% CI 1,8–12,6) bzw. Kurzatmigkeit (OR = 8,9; 2,1–38,4) verglichen mit genetisch nicht betroffenen Kindern ohne ETS-Belastung [112]. Bei Feten mit dem *GSTM1**0-Genotyp war die Atmung in utero bereits durch das Rauchen der Mutter im Vergleich zu Feten mit dem intakten *GSTM1*-Gen unter den gleichen Bedingungen eingeschränkt [112].

In einer multizentrischen und multikulturellen Studie an 18.922 Personen im Alter von 20 bis 44 Jahren wurde nachgewiesen, dass sowohl Rauchen während der Schwangerschaft als auch eine nachfolgende ETS-Exposition (durch elterliches Rauchen) bei den Kindern zu deutlichen Funktionseinschränkungen der Lunge, die mit einer Abnahme verschiedener Lungenfunktionsparameter (FEV_1, FEV_1/FVC, Atemwegswiderstand) einhergehen, führen [113, 114]. Geschlechtsunterschiede bezüglich der Schädigung ergeben sich insofern, als Jungen bevorzugt postnatal und Mädchen bevorzugt pränatal von den Noxen betroffen sind [113] (Abb. 10.3). Aus den Daten geht eindeutig hervor, dass das väterliche Rauchen keinen signifikanten Einfluss auf die Ausbildung der Erkrankungen hat, ebenso wirkt sich mütterliches Rauchen während bzw. elterliches Rauchen nach der Schwangerschaft nicht signifikant auf die Entstehung des chronischen Asthma bronchiale aus [113, 115]. Wird die funktionelle Residualkapazität (V_{max} FCR) als Parameter für das Ausmaß der ETS-Belastung bei Kindern während des ersten Lebensjahres verwendet, ergeben sich bei den männlichen Kindern geringere Werte als bei den weiblichen (–21,05 ml/s; $p < 0{,}05$). Diese Werte, die offensichtlich durch das mütterliche Rauchen während der Schwangerschaft verursacht werden, sind auch über das erste Lebensjahr hinaus nachzuweisen [116]. Die Geschlechterdifferenzen lassen sich bisher nicht erklären.

Es gibt wesentliche Zusammenhänge zwischen Tabakrauch und allergischen Symptomen: Dabei verursachte ETS bei Kindern, die dem Rauch von mehr als 15 Zigaretten täglich ausgesetzt waren, Zellinfiltrate in der Nasalschleimhaut, die vorwiegend eosinophile Granulozyten aufwiesen [117]. Diese sind auch bei Reaktionen gegenüber Umweltallergenen zu beobachten.

Die elterliche Allergiebereitschaft ist ein wesentlicher Marker für das Verhalten ETS-exponierter Kinder [118]. Diese Bereitschaft steigert das Risiko einer Bronchoobstruktion (OR1,62; 95% CI 1,10–2,40) und des Asthmas (OR 1,66; 95% CI 1,08–2,54). Demgegenüber waren beide Symptome ohne elterliche Allergiebereitschaft deutlich geringer (OR 1,29; 95% CI 0,88–1,89 und OR 0,89; 95% CI 0,53–1,34). Die zusätzliche ETS-Belastung erhöht das Risiko erheblich (OR 2,88; 95% CI 1,91–4,32 und OR 2,68; 95% CI 1,70–4,22). Dies bedeutet, dass als relevante Faktoren nicht nur die genetische Disposition (bestimmte Genpolymorphismen), sondern auch der Status der ETS-Exposition berücksichtigt werden sollten [118].

Die kindliche Belastung mit schädlichen Tabakrauchprodukten, die mithilfe des Urin-Cotinin/Kreatinin/-Quotienten gemessen wurde, lag bei nicht exponierten Kindern sehr viel niedriger (7,6 nmol/mmol) als bei Kindern, die sich in Räumen aufhielten, in denen geraucht wurde (14,1 nmol/mmol). In Haushalten mit starken Rauchern ohne Rauchrestriktionen wurden noch schlechtere Werte gemessen (26,0 nmol/mmol) [119].

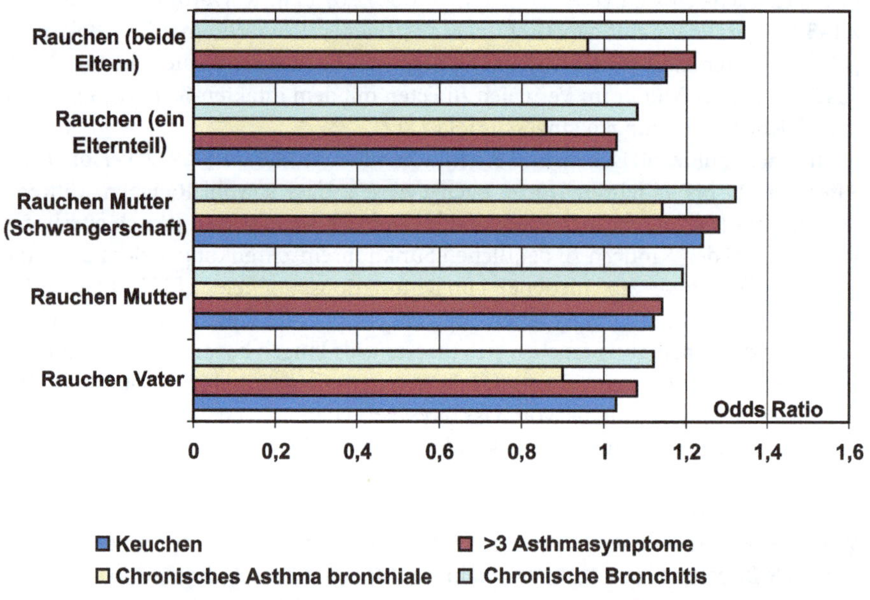

Abb. 10.3. Beziehungen zwischen Atemwegsbeschwerden von Erwachsenen (untersuchte Gesamtpopulation n = 18.688) und dem elterlichen Rauchverhalten während und nach der Schwangerschaft. Angegeben wurden die Odds Ratios, wobei nur der Einfluss des Rauchens auf die Ausbildung des chronischen Asthma bronchiale keine signifikanten Werte auswies [113]

Das Risiko einer Erkrankung des Respirationstraktes mit eventueller Hospitalisation stieg bei ETS-belasteten Kleinkindern (bis zum 3. Lebensjahr) um 57%, wenn beide Elternteile rauchten, und um 72%, wenn nur die Mutter rauchte. Rauchten andere Mitglieder im Haushalt ohne Beteiligung der Mutter, lag das Risiko bei 29%. In den meisten Untersuchungen konnte sogar eine dosisabhängige Zunahme der Erkrankungen des unteren Respirationstraktes nachgewiesen werden [120]. Das Risiko ETS-bedingter kindlicher Lungenerkrankungen mit Schädigung vor allem durch die rauchende Mutter wird durch zahlreichen Studien belegt (Tabelle 10.4) [92, 120]. Auf jeden Fall handelt es sich um ein kausales Geschehen.

In einer US-amerikanischen Studie an 43.732 Erwachsenen wurde die Anzahl der Tage innerhalb der letzten 2 Wochen vor der Befragung beurteilt, an denen Erkrankungssymptome am Respirationstrakt aufgetretenen waren. Nur 20,2% der Nichtraucher und 23,1% der Exraucher gaben durch ETS ausgelöste Beschwerden im Hause oder am Arbeitsplatz an, während solche bei 87,2% der Raucher auftraten [89]. Unter Passivrauchen wurden genannt: ein oder mehrere Tage verminderter Aktivität (RR 1,27; 95% CI 1,10–1,46), ein oder mehrere Tage Aufenthalt im Bett (RR 1,43; 95% CI 1,19–1,73) bzw. ein oder mehrere Tage Arbeitsunfähigkeit (RR 1,33; 95% CI 1,05–1,73). ETS-Belastete (RR 1,47; 95% CI 1,34–1,62), Exraucher (RR 1,22; 1,07–1,39) und Raucher (RR 1,31; 1,10–1,56) berichteten insgesamt über einen eher verschlechterten als guten Gesundheitszustand. Insgesamt ergaben sich Exazerbati-

Tabelle 10.4. Ergebnisse von Studien zum Passivrauchen der Eltern und Infektionen des Respirationstraktes beim Kind. Angabe der Odds Ratios und der 95%-Konfidenzintervalle [120]

	Beide Eltern	Mutter	Vater
	OR (95% CI)	OR (95% CI)	OR (95% CI)
Alle Studien	1,57 (1,42–1,74)	1,72 (1,55–1,91)	1,29 (1,16–1,44)
Gemeinschaftsstudien zu Infektionen des unteren Respirationstraktes, Bronchitis und/oder Pneumonie	1,54 (1,31–1,80)	1,57 (1,33–1,86)	–[a]
Gemeinschaftsstudien zum Keuchen der Kinder	1,55 (1,16–2,08)	2,08 (1,59–2,71)	–[a]
Krankenhauseinweisung wegen Erkrankungen der unteren Atemwege, Bronchitis, Bronchiolitis oder Pneumonie	1,71 (1,21–2,40)	1,53 (1,25–1,86)	1,32 (0,87–2,00)

[a]Wegen zu geringer Anzahl der Studien keine Aussage möglich.

onen chronischer Atemwegserkrankungen in den beiden Berichtswochen bei 1,8% der Nichtraucher, 2,6% der Exraucher und 2,7% der Raucher. Daraus geht hervor, dass dem Tabakrauch ausgesetzte Personen eine größere Beeinträchtigung ihres Gesundheitszustandes erfahren als Raucher. Auch bei Exrauchern und Rauchern kam es durch eine zusätzliche ETS-Belastung zur Zunahme der Beschwerden [89].

Einer Studie an 4281 Kindern im Alter von bis zu 4 Jahren zufolge leben 45% der Kleinst- und Kleinkinder in Familien mit zumindest einem Raucher; bei 28,5% raucht die Mutter, bei 31,8% der Vater [121]. In Nichtraucherfamilien wurden Bronchialasthma bei 9,3% und asthmatisches Husten bei 19,8% der Kinder festgestellt. Rauchten die Mütter unter 15 Zigaretten (47% der Mütter), trat asthmatisches Keuchen bei 38% der Kinder auf, rauchten sie mehr als 15 Zigaretten täglich, waren 70% der Kinder betroffen. Unter Bronchialasthma litten entsprechend 33 bzw. 76% der Kinder [121], wobei sich quantitative Beziehungen (< 15 cpd vs. >15 cpd) zwischen dem Zigarettenkonsum und den asthmatischen Beschwerden nachweisen ließen (OR 1,33; 95% CI 0,98–1,81 vs. OR 1,76; 95% CI 1,36–2,12; $p<0{,}001$). Aus dieser Untersuchung kann errechnet werden, dass das Bronchialasthma und asthmatischer Husten zumindest in den Jahren 1989/1990 bei 13% der Kinder in Australien durch das Rauchen der Mutter verursacht wurden, wie auch andere Studien belegen [104, 122–124]. Das Husten der Kinder wird insbesondere gefördert, wenn in deren Gegenwart zwei Personen rauchen, die Mutter während der Schwangerschaft rauchte und in den ersten Lebensjahren ein Asthma bronchiale diagnostiziert wurde [125]. Passivrauchen wirkt in diesen Fällen zusammen mit interkurrenten Infektionen als Auslöser für das Auftreten des Hustens.

Kinder mit Asthma bronchiale aus Raucherhaushalten haben im Vergleich zu gesunden Raucherkindern doppelt so hohe Nikotinplasmaspiegel bei gleicher Exposition. Dies geht auch aus Cotininbestimmungen im Urin und in den Haaren hervor (s. Tabelle 10.3), weshalb von einer pharmakogenetischen Prädisposition für Asthma ausgegangen wird [126].

Eine Metaanalyse, die sich mit den durch das Passivrauchen ausgelösten Veränderungen des Respirationstraktes beschäftigt und 21 Publikationen aus den Jahren 1966 bis 1995 einbezieht, kam zu folgendem Schluss:

1. Kleinkinder unter 2 Jahren haben durch das Passivrauchen ein doppeltes Risiko (OR = 1,93; 95% CI 1,66–2,25), an Infektionen der unteren Atemwege mit anschließender Hospitalisation zu erkranken.
2. Ein geringeres Risiko besteht bei älteren Kindern zwischen 3 und 6 Jahren (OR 1,25; 95% CI 0,88–1,78) [127].

Das Risiko war teilweise mehr als doppelt so hoch, wenn die Kinder ein geringes Geburtsgewicht aufwiesen (< 2,5 kg) oder noch sehr jung waren [108, 128].

Gründe für die erhöhte Infektanfälligkeit der Atemwege bei Kleinkindern sind möglicherweise

- das zu diesem Zeitpunkt vermindert entwickelte Immunsystem [129],
- die noch wenig ausgebildete mukoziliäre Clearance, möglicherweise zusätzlich geschädigt durch die im Haupt- und Nebenstromrauch enthaltenen Gifte [130], und

- die dadurch erhöhte Empfänglichkeit des Epithels (NO_2-bedingt) für pathogene Bakterien [131].

Aus diesen Punkten ergibt sich ein erhöhter Fürsorgebedarf von ETS-exponierten Kindern [132]. was grundsätzlich auch für Kinder gilt, die dem Rauch von Wasserpfeifen (Narghile) ausgesetzt sind [133].

10.3.2 Narkosekomplikationen

Durch ETS kommt es insbesondere bei jüngeren Kindern zu einem verzögerten Wachstum der Lungen mit vermindertem Atemstoßvolumen (FEV_1) und herabgesetzter Atemkapazität [134–136]. Passivrauchen erhöht die Cotininplasmaspiegel der Kinder [137–142]. Da Cotinin eine Halbwertszeit von 19–40 h hat, reflektiert dieser Wert eine Rauchexposition der vorangegangenen 3–4 Tage [140]. An 575 Kindern im Alter von 1 Monat bis zu 12 Jahren, bei denen keine Atemwegs- und Herz-Kreislauf-Erkrankungen vorlagen, wurde indikationsgerecht eine N_2O/O_2-Halothan-Narkose durchgeführt und danach der Cotiningehalt im Urin bestimmt. Eventuell auftretende Narkosekomplikationen wurden zum Ende der Narkose registriert. Die Höhe der Cotininspiegel (>40 ng Cotinin/ml Urin) korrelierte mit der Anzahl der Narkosekomplikationen (OR 2,3; 95% CI 1,2–4,5; Abb. 10.4). Kinder, deren Eltern >30 cpd rauchten, wiesen eine 44%ige Komplikationsrate (Atemwege) auf. Dagegen wurden bei nur 25,5% der Kinder, deren Eltern Nichtraucher waren, Komplikationen festgestellt [143]. Die gemessenen Cotininspiegel im Urin der Kinder lagen zu tief, als dass sie selbst aktive Raucher gewesen sein konnten. Letztlich werden die nach einer Narkose auftretenden Atemwegskomplikationen durch das Rauchen der Eltern verdoppelt [143]. Wird das Muskelrelaxans Rocuronium eingesetzt, dann benötigen ETS-belastete Kinder davon weniger als nicht belastete [144].

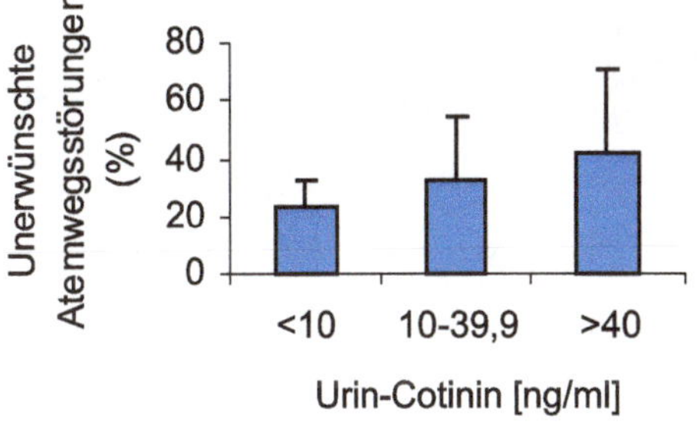

Abb. 10.4. Unerwünschte Atemwegsstörungen bei Kindern nach Narkose. Bei 18 von 43 Kindern (42%) betrug die Cotininkonzentration im Urin >40 ng/ml (Gruppe I), 30 von 91 Kindern wiesen eine mittlere Konzentration auf (Gruppe II) und bei 88 von 365 Kindern lag sie < 10 ng/ml (signifikante Unterschiede zwischen den Gruppen; p = 0,01) [143]

Insgesamt ist auf folgende Punkte hinzuweisen:

- Mädchen sind für Atemwegsstörungen empfänglicher als Jungen [145, 146], bedingt durch das günstigere Verhältnis der Atemwege zur Lungengröße bei den Jungen [146, 147].
- Mädchen reagieren empfindlicher auf cholinerge Reize als Jungen [148].
- Der sozioökonomische Status der Mutter ist mit häufig auftretenden Infektionen der unteren Atemwege des Kindes assoziiert und beeinflusst die Komplikationsrate [149].
- Einer retrospektiven Studie zufolge ist bei ETS-belasteten Kindern 10-mal häufiger ein Laryngospasmus als bei nicht belasteten festzustellen [150].
- Bei ETS-belasteten Kindern wird eine O_2-Unterversorgung nach der Narkose im Aufwachraum häufiger beobachtet als bei nicht belasteten [151].

Aus diesen Gründen sollte ein Kinderanästhesist durch Befragung oder Bestimmung des Cotiningehalts im Urin Narkosekomplikationen vorbeugen, die bei ETS-exponierten Kindern vermehrt zu erwarten sind.

10.3.3 Otitis media

Die Otitis media des Kleinkindes kann bei bis zu 46% der Kinder bis zum 3. Lebensjahr auftreten und ist damit der häufigste Grund für eine ärztliche Konsultation in dieser Altersgruppe (Tabelle 10.5) [152–156]. Ursache dafür könnte eine durch ETS bedingte Fehlfunktion der Eustachi-Röhre sein, wie Tierversuche zeigten [157]. Darüber hinaus ist die Otitis media häufig Ausgangspunkt für operative Eingriffe [152, 158]. Auch hier gilt der Tabakrauch, dem 38–60% der Kleinkinder in den el-

Tabelle 10.5. Einfluss des mütterlichen Rauchens auf das Risiko für Kleinkinder, an Otitis media zu erkranken. Berechnungen nach einem multivariaten logistischen Regressionsmodell [163]

Variable	Odds Ratio (95% CI)	P-Wert
Anzahl der gerauchten Zigaretten (< 10 vs. ≥ 10)	1,89 (1,22–2,91)	0,004
Aufenthaltsort des Kindes im 1. Lebensjahr (Haushalt vs. Tagespflege vs. private Tageskrippe)	2,94 (1,55–5,54)	0,001
Bildungsstand der Mutter (Ausbildung < 12 vs. ≥ 13 Jahre)	1,55 (1,05–2,30)	0,03
Arztbesuche (Anzahl während des vergangenen Jahres)		
≤ 3	1,00	
4–10	2,50 (1,70–3,67)	< 0,001
≥ 11	2,01 (0,96–4,18)	0,06

terlichen Wohnräumen ausgesetzt sind, als wichtiger Auslösefaktor bei dieser Erkrankung [159–162]. In einer Studie an 227 erkrankten und 398 nicht erkrankten Kindern (Kontrollgruppe), die den Einschlusskriterien (Bestimmung des Cotiningehalts in den Haaren, Arztberichte, Hausbesuche) der Studie genügten, wurden die Häufigkeit der Otitiserkrankungen, der durchgeführten Operationen sowie antimikrobiellen Behandlungen der vorangegangenen 12 Monate beurteilt und mit den Rauchgewohnheiten verglichen [163]. Bei 23,9% der Kinder trat eine Otitis media auf und bei 9,8% mussten operative Eingriffe an den Tuben vorgenommen werden. ETS-belastete Kleinkinder wiesen ein 2- bis 3-mal höheres Erkrankungsrisiko als nicht belastete auf (Tabelle 10.5). Diese Ergebnisse entsprechen denen anderer Untersuchungen [164–167]. Lediglich in einer Studie wird die Entstehung einer kindlichen Otitis media auf den kombinierten Einfluss von aktivem und passivem Rauch zurückgeführt [168].

10.3.4 Meningokokkeninfektionen

Die durch *Neisseria meningitidis* ausgelösten Sepsis- und Meningitiserkrankungen enden häufig tödlich, wobei Tabakrauch als Vehikel für den nasopharyngealen Transport der Bakterien anzusehen ist [169–171]. Insbesondere das aus dem Tabakrauch stammende NO_2 erhöht die Inzidenz von Virusinfekten des Respirationstraktes [172], wobei das Gas die Abwehrmechanismen schwächt und die Virusausbreitung auf der Schleimhaut begünstigt. Der Zigarettenrauch hemmt die mukoziliäre Clearance, erhöht die bakterielle Anheftung und rupturiert das Epithel im Atemtrakt [173–175]. In-vitro-Versuchen zufolge schädigt Tabakrauch die Migration von Neutrophilen, hemmt die Phagozytosefähigkeit von Makrophagen und die Bildung von Immunglobulinen [173, 174, 176].

Passivraucher werden häufiger von pathogenen Meningokokken befallen als nicht ETS-exponierte Personen. Neben zahlreichen anderen Ursachen [177] ist ETS ein wichtiger Faktor, der die Infektion bei Kleinkinder begünstigt [178–181]. Dabei kann das Risiko für Kinder, die in einem Raum mit anderen Personen schlafen, bis über das Vierfache ansteigen (OR 4,3; 95% CI 1,2–17,0; $p=0{,}01$) [181]. Beim Vergleich von 129 Erkrankungsfällen mit 274 Kontrollen, wobei auf eine gleichartige Zusammensetzung beider Gruppen nach Alter, Geschlecht, Rasse usw. geachtet wurde, gefährdeten rauchende Mütter ihre Kinder (< 18 Jahre) in Hinblick auf Meningokokkeninfektionen häufiger als nicht rauchende Mütter (OR 3,8; 95% CI 1,6–8,9; $p<0{,}01$). Das Risiko wurde noch erhöht, wenn sich die Kinder zusätzlich in Schulklassen mit mehr als 30 Schülern aufhielten (OR 5,7; 95% CI 1,3–24,2; $p=0{,}02$). Ebenso war eine Zunahme des Erkrankungsrisikos bei ansteigenden Pack years der Mutter nachzuweisen. Dieser Studie zufolge liegt die Inzidenz dieser Infektion bei ETS-belasteten Kindern um 37% höher als bei nicht belasteten. Kleinkinder (< 5 Jahre) waren mehr gefährdet als ältere (5–17 Jahre) [177].

Auch wegen der Gefahr dieser oft tödlich endenden Meningokokkeninfektion ist Müttern mit Kleinkindern dringend zu empfehlen, das Rauchen aufzugeben.

10.3.5 Tumorerkrankungen

Unterschiedliche Studien haben Metaanalysen über einen Zusammenhang zwischen dem mütterlichen Rauchen und kindlichen Krebserkrankungen durchgeführt [182, 183]. Dabei konnte insgesamt kein Konsens festgestellt werden. Alle Neoplasien zusammengefasst wurde eine leichte Erhöhung des Risikos beobachtet (RR 1,10; 95% CI 1,03–1,19; 12 Studien). Dies traf nicht für Einzelgruppen wie Leukämien (RR 1,05; 95% CI 0,82–1,34; 8 Studien) oder Tumoren des Zentralnervensystems (RR 1,04; 95% CI 0,92–1,18; 12 Studien) zu. Wurde jedoch das väterliche Rauchen isoliert betrachtet, ergaben sich eindeutig höhere Risiken für Hirntumoren (RR 1,22; 95% CI 1,05–1,40; 10 Studien) bzw. für Lymphome (RR 2,08; 95% CI 1,08–3,98; 4 Studien) [183]. Bezüglich der Exposition gegenüber kanzerogenen Stoffen zeigte eine britische Studie, dass Benzolkonzentrationen von Kindern und Jugendlichen in Raucherhaushalten deutlich unter den schädigenden Konzentrationen lagen, wie sie bei exponierten und an Leukämie erkrankten Arbeitern festzustellen sind [184].

10.3.6 Psychosoziale Veränderungen

Bei ETS-belasteten Kindern treten Verhaltensänderungen auf, die sich mit dem Passivrauchen in Verbindung bringen lassen. Innerhalb einer Familie bilden sich Lebensformen wie Rauchen, Fettkonsum, mangelhafte Bewegung und erhöhter Alkoholkonsum aus, welche die Kinder übernehmen und für sie zu Risikofaktoren werden können [185, 186]. In einer Studie an 804 10- bis 12-jährigen Kindern wurden Körpermessungen durchgeführt und zusätzlich das Rauchverhalten und Eigenheiten der Ernährung bestimmt. 19% der Jungen und 10% der Mädchen rauchten bereits. Rauchende Kinder kamen zu 57% (Jungen) bzw. 68% (Mädchen) aus Familien, in denen zumindest ein Elternteil rauchte (OR 2,1; 95% CI 1,2–3,8). Mädchen übernahmen aber auf längere Zeit gesehen seltener die Rauchgewohnheiten der Eltern (OR 0,4; 95% CI 0,2–0,6). Das elterliche Rauchverhalten war ein Faktor für eine verminderte physische Aktivität der Kinder und für einen erhöhten Fernsehkonsum, wobei es gleichgültig war, welcher Elternteil rauchte. Die Kinder verzehrten vor allem mehr Fett, wenn ein Elternteil rauchte, während der Body-Mass-Index bzw. das Taille-Hüfte-Verhältnis signifikant höhere Werte aufwiesen, wenn die Mutter rauchte [187].

Insgesamt lässt sich daraus ableiten, dass Kinder, die in „Raucherhaushalten" aufwachsen, Gesundheitsrisiken ausgesetzt sind – unabhängig von den Risiken, die das Rauchen während der Schwangerschaft mit sich bringt [188]. Durch das Rauchen der Eltern wird bereits bei den Kindern ein ungesunder Lebensstil geprägt, der sich in bevorzugt sitzender Körperhaltung [189], frühzeitigerem Alkoholkonsum [190], erhöhter Fettaufnahme [190, 191] und einer Häufung dieser Kriterien [192] zeigt. Darüber hinaus ist der Geruchssinn passiv rauchender Kinder für verschiedene Stoffe (Vanille, Rose, Mottenkugeln, Hustentropfen u. a.) deutlich herabgesetzt [193]. Wie mehrere Studien zeigten, korrelieren die Rauchgewohnheiten der Kinder mit denen ihrer Eltern [194–196].

10.4 ETS und die Beeinträchtigung des Erwachsenen

Beispiel 3: Ein passionierter Nichtraucher aus einer ländlichen Gegend wird für 2,5 h in einer Gaststätte dem ETS ausgesetzt. Erst nach über 2 Tagen sinkt das Abbauprodukt des Nikotins, das Cotinin, im Körper auf die Ausgangskonzentration ab [197] (Abb. 10.5).

Untersuchungen des Nikotins, Schwebstaubs und Kohlenmonoxids in Londoner U-Bahn-Wagen zeigten, dass hier der Nikotingehalt am besten den Einfluss des Rauchens bzw. Nichtrauchens wiedergibt (s. Tabelle 10.1). Das vollständige Rauchverbot hatte sogar noch eine weitere Verringerung des Nikotins in Nichtraucherwagen zur Folge, weil nun auch der Durchgang vom Raucherabteil wegfiel.

10.4.1 Koronare Herzkrankheit

Die koronare Herzkrankheit ist in verschiedenen Industrieländern die führende Todesursache [199]. Im Jahre 1995 starben allein in den USA 481.287 Menschen an ihren Folgen [200], wobei aktives Rauchen einer der entscheidenden Risikofaktoren für diese Erkrankung ist. Es wurden auch Untersuchungen durchgeführt, die das Passivrauchen für das Entstehen einer koronaren Herzkrankheit mitverantwortlich machen (Tabelle 10.6) [200]. Dabei stellt der Cotininplasma- oder -serumspiegel einen brauchbaren Indikator für die Rauchbelastung dar [201, 202]. In einer umfassenden Metaanalyse wurden 10 prospektive Kohortenstudien und 8 Fall-Kontroll-Studien ausgewertet, in die 513 [203] bis 479.680 Probanden einbezogen worden waren [204]. Als Endpunkte galten der Myokardinfarkt oder Tod durch eine KHK. Die Beobachtungszeit reichte von 6 bis zu 20 Jahren. Unabhängig davon, ob die Be-

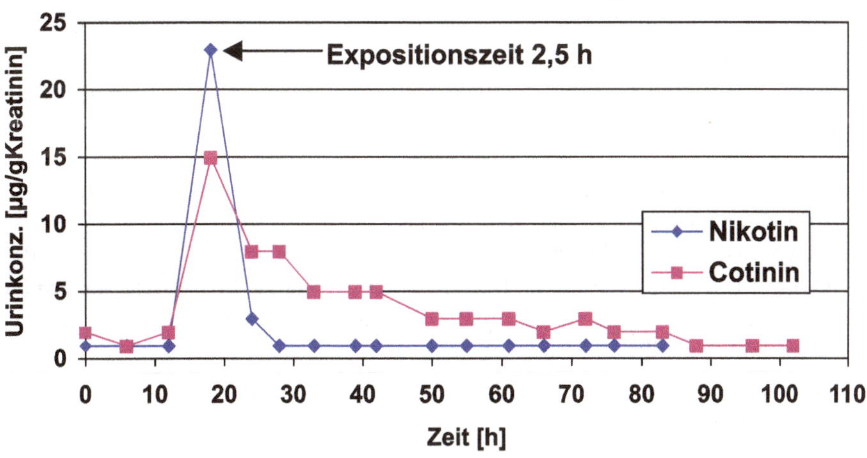

Abb. 10.5. Exposition eines Nichtrauchers mit ETS und die nachfolgende Ausscheidung von Nikotin und Cotinin im Urin [197]

Tabelle 10.6. Relatives Risiko einer koronaren Herzkrankheit (KHK) im Zusammenhang mit dem Passivrauchen bei Nichtrauchern [204]

In die Metaanalyse einbezogene Studien	Anzahl	Relatives Risiko (95% CI)	P-Wert
Alle Studien	18	1,25 (1,17–1,32)	<0,001
Peer-kontrollierte Studien	15	1,25 (1,17–1,33)	<0,001
Studien, die den Tod durch AMI oder KHK als Ergebnis verwendeten	14	1,24 (1,17–1,32)	0,001
Studien, die wichtige Risikofaktoren für die KHK kontrollierten	10	1,26 (1,16–1,38)	0,001

AMI akuter Myokardinfarkt.

urteilungskriterien für einen Einschluss in die Metaanalyse variiert wurden, kam es zu einer 25%igen Zunahme des Risikos für Passivraucher, eine koronare Herzkrankheit mit allen ihren Konsequenzen zu akquirieren (Tabelle 10.6). Eine andere Metaanalyse fand für passiv rauchende Ehegatten ein höheres Risiko als für solche, die mit dem Rauchen aufgehört hatten (OR 1,16; 95% CI 1,06–1,28 vs. OR 0,98; 95% CI 0,89–1,08) [205]. Wurde die Anzahl der passiv gerauchten Zigaretten bzw. die Dauer der Exposition (Jahre) berücksichtigt, ergab sich eine leichte Zunahme des Risikos gegenüber Nichtrauchern (Abb. 10.6) [200]. Die Gefahr einer sich ausbildenden koronaren Herzkrankheit für Passivraucher wurde mit einem relativen Risiko von 1,30 (California Environmental Protection Agency, CAEPA) bzw. 1,23 (Scientific Committee on Tobacco and Health, SCOTH) eingeschätzt [206].

Als Grund für eine nichtlineare Beziehung zwischen Rauchen und Passivrauchen wird die durch Rauchprodukte ausgelöste Plättchenaggregation genannt [206]. In einer über 16 Jahre geführten Studie wurden 27.698 Nichtraucher bezüglich ihrer ETS-Belastung überprüft. Dabei galt die ETS-Exposition von 20 Stunden wöchentlich als ein Kriterium, aus dem sich eine Risikoerhöhung für den ersten ischämischen Anfall (OR 1,29; 95% CI 0,75–2,20) und für den ersten Infarkt (OR 1,50; 95% CI 1,07–2,09) ergab [207]. Mit der CARDIO2000-Studie wurde der Einfluss des Passivrauchens auf das Koronarsyndrom an 840 Patienten untersucht, von denen 297 (35%) Nichtraucher und 259 (24%) Passivraucher waren. Es zeigte sich, dass für einen Passivraucher das Risiko eines Koronarsyndroms parallel zu den zusätzlich bestehenden Risikofaktoren steigt (OR 1,51; 95%CI 1,21–2,99). Von 134 Patienten mit Koronarsyndrom, die lebenslänglich ETS ausgesetzt waren, starben 34 [208]. Waren die Patienten nur dreimal wöchentlich ETS-exponiert, hatten 297 Patienten ein 26%ig höheres Risiko, an einem akuten Koronarsyndrom zu erkranken (OR 1,26; $p<0{,}001$) [209]. Diese Daten zeigen, dass der Einfluss des Passivrauchens auf die Entwicklung von Herz-Kreislauf-Erkrankungen ernster einzuschätzen ist, als bisher angenommen wurde.

In einer 2004 veröffentlichten Studie wurde an 4729 passiv rauchenden Männern aus 18 Städten der Cotininspiegel mit dem Auftreten einer koronaren Herzkrankheit oder eines Apoplexes verglichen. Eine KHK wurde zum Risiko, wenn der Studi-

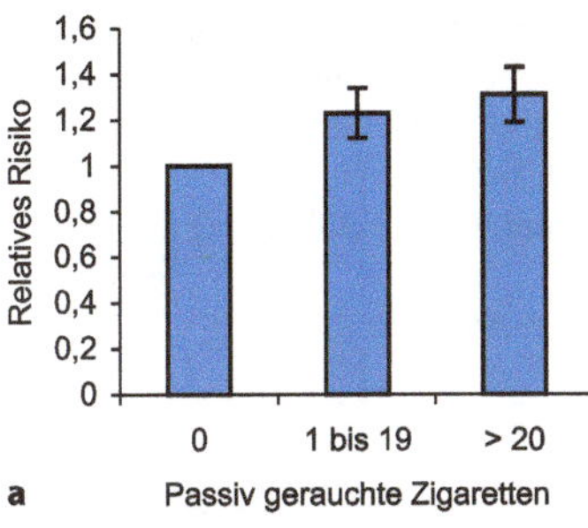

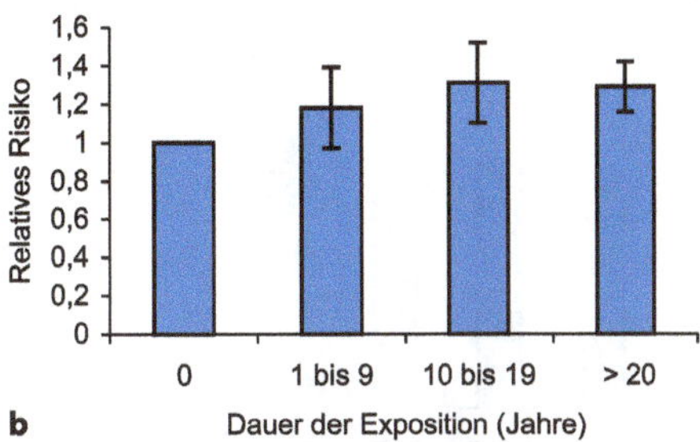

Abb. 10.6. Relatives Risiko für eine koronare Herzkrankheit durch Passivrauchen von Nichtrauchern. Angabe für die Anzahl der Zigaretten (**a**) und die Dauer der Exposition (**b**). Angabe der Mittelwerte mit den 95%-Konfidenzintervallen [200]

enteilnehmer innerhalb der zweiten Fünfjahresperiode Cotininspiegel von ≥0,7 ng/ml aufwies, während eine derartige Beziehung zum Auftreten eines Apoplexes nicht bestand [210].

Aus den Untersuchungen geht eindeutig hervor, dass Passivrauchen für die Entstehung einer koronaren Herzkrankheit ein geringeres Risiko als aktives Rauchen darstellt. Den Ergebnissen einer Krebspräventionsstudie zufolge ist das Risiko einer KHK für den Raucher 1,7-mal höher als für den Nichtraucher, für rauchende Frauen liegt der Faktor bei 1,6 [211]. Für die Beurteilung der Effekte der Passivrauchexposition sind Begleitumstände, die den Lebensstil betreffen, konsequent zu berücksichtigen [212, 213]. Die Ernährung des Passivrauchers beispielsweise unterscheidet sich nach verschiedenen Aussagen von der des Nichtrauchers (weniger Obst und Gemüse, mehr Fett und Fleisch) [189, 214–216].

Durch ETS kommt es zum Anstieg von Kohlenmonoxid und Carboxyhämoglobin, während die Herzfrequenz und der Blutdruck nur geringfügig ansteigen [22].

10.4.2 Arteriosklerose

Das Zigarettenrauchen ist unbestritten ein gravierender Faktor für die Entwicklung von Herz-Kreislauf-Erkrankungen [217]. Ein direkter Zusammenhang besteht zwischen der Verkalkung der Arteria carotis und dem Rauchen [218, 219]. Aber auch eine ETS-Belastung korreliert Cross-over-Studien zufolge mit arteriosklerotischen Gefäßveränderungen [218, 220]. In der ARIC-Studie (Atherosclerosis Risk in Communities) wurde der Einfluss des Rauchens und von ETS auf die Skleroseprogression an 10.914 Patienten in den Jahren 1987–bis 1989 untersucht. Als Parameter wurde die Intima-Media-Stärke der A. carotis im Abstand von drei Jahren mit Ultraschall vermessen und mit anderen Risikofaktoren und Lebensgewohnheiten in Beziehung gesetzt. Unter Berücksichtigung dieser Faktoren kam es bei Rauchern und bei Passivrauchern gegenüber Nichtexponierten zu einer Zunahme der Wandstärken (Abb. 10.7) [221]. Die stärksten Zunahmen fanden sich bei Hypertonikern und Diabetikern sowie bei Rauchern, die mehr als eine Schachtel Zigaretten täglich

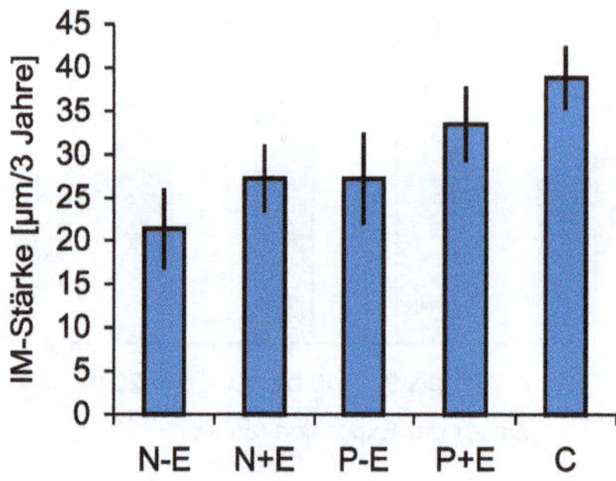

Abb. 10.7. Arterioskleroseprogression, beurteilt nach der Zunahme der Intima-Media-(IM-) Stärke der A. carotis innerhalb von 3 Jahren bei Nichtrauchern (*N*), Exrauchern (*P*) und Rauchern (*C*) unter Berücksichtigung des Passivrauchens (*E*). Angabe der Mittelwerte mit den 95%-Konfidenzintervallen [221]

rauchten. Bei diesen konnte auch nach Rauchstopp kein Rückgang der Veränderungen festgestellt werden [221]. Damit ist die Arterioskleroseprogression durch ETS nachgewiesen. Bei starken aktiven Rauchern scheint sie ein irreversibler Prozess zu sein [222].

Unterschiede im Profil kardiovaskulärer Risikofaktoren können potenziell mit der Arterioskleroseprogression zwischen aktiven Rauchern und ETS-Belasteten begründet werden [223, 224]. Alle kardiovaskulären und durch den Lebensstil bedingten Risikofaktoren sind weniger für die Arterioskleroseprogression verantwortlich als das Rauchen. Möglicherweise hat der Rauchstopp nach einer längeren Raucherkarriere keinen Einfluss auf die Progression [225], obwohl anderen Beobachtungen zufolge 3–5 Jahre danach sich das Risiko kardiovaskulärer Ereignisse dem für Nichtraucher angleichen soll [226].

Diabetiker weisen bei Betrachtung der Intima-Media-Stärke eine starke Arterioskleroseprogression auf, weil Gefäßschäden schon von der diabetischen Erkrankung herrühren [227]. Das relative Risiko, einen Herztod zu erleiden, ist für einen rauchenden Diabetiker 2,5-mal höher als für einen nicht rauchenden [228]. Darüber hinaus ist der rauchende Diabetiker in Hinblick auf Morbidität und Mortalität extrem gefährdet (s. Abschn. 8.4.2) [229–231].

Bisher konnte keine Korrelation zwischen der ETS-Belastung (Stundenzahl) und der Arterioskleroseprogression nachgewiesen werden [232]. Die Pack years scheinen für den Exraucher auch nicht entscheidend zu sein [232, 233].

10.4.3 Apoplektischer Insult und Subarachnoidalblutung

Im Rahmen einer in Neuseeland durchgeführten Populationsstudie zum Auftreten akuter Schlaganfälle wurden 521 Fälle mit 1851 Kontrollen verglichen [234] (Abb. 10.8). Es zeigte sich, dass langjährige Exraucher ein höheres Schlaganfallrisiko als Nichtraucher haben (OR 1,82; 95% CI 1,34–2,49), wobei Männer (OR=2,10; 1,33–3,32) stärker als Frauen (OR 1,66; 95% CI 1,07–2,57) betroffen sind. Raucher haben ein 4-faches Risiko gegenüber Nichtrauchern (OR 4,14; 95% CI 3,04–5,63).

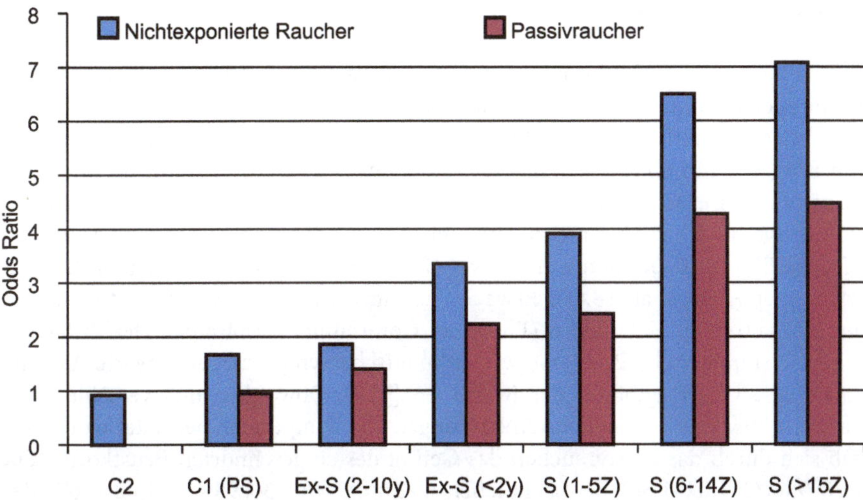

Abb. 10.8. Risikozunahme für einen akuten Schlaganfall. Vergleich zwischen Nichtrauchern (*C2*), Passivrauchern (*PS, C1*), Exrauchern (*Ex-S* seit <2 Jahren bzw. 2–10 Jahren) und Rauchern (*S* mit 1–5, 6–14 und >15 Zigaretten täglich) [234]

Dieses Risiko liegt noch höher, wenn die Raucher mit Nichtrauchern bzw. langjährigen Exrauchern verglichen werden, die nicht ETS-exponiert waren (OR 6,33; 95% CI 4,50–8,91).

Damit wird eindeutig belegt, dass

- Raucher beiderlei Geschlechts ein deutlich erhöhtes Schlaganfallrisiko eingehen [235–243] und
- auch ETS zu einem erhöhten Schlaganfallrisiko bei Männern und Frauen beiträgt [234], wobei eine qualifizierte Aussage über das Ausmaß der ETS-Belastung – beispielsweise anhand einer Cotininspiegelmessung – in dieser Studie fehlt.

Dennoch stimmen diese nachgewiesenermaßen hohen Risikoraten mit den in anderen Studien berechneten Daten überein [244–246].

Eine Subarachnoidalblutung tritt bei Passivrauchern nicht häufiger als bei Nichtexponierten auf (OR 5,0; 95% CI 3,1–8,1 für Raucher; OR 1,2; 95% CI 0,8–2,0 für Exraucher und OR 0,9; 95% CI 0,6–1,5 für Passivraucher) [247]. Demgegenüber sind einer aus China kommenden Studie zufolge Nichtraucherinnen (n=60.377) erheblich gefährdet, einen apoplektischen Insult zu erleiden, wenn ihre Ehemänner rauchen, wobei die Odds Ratios von 1,28 (95% CI 0,92–1,77) bei 0–9 cpd über 1,32 (95% CI 1,01–1,72) bei 10–19 cpd auf 1,62 (95% CI 1,28–2,05) bei >20 cpd anstiegen. Darüber hinaus war das Risiko von der Anzahl der Expositionsjahre abhängig [248].

10.4.4 Respirationstrakt

Passivrauchen schränkt die Lungenfunktionsparameter deutlich ein. Das forcierte Exspirationsvolumen (FEV_1) und die forcierte Vitalkapazität (FVC) wurden an ETS-belasteten Arbeitern (schottisches MONICA-Projekt) untersucht. Dabei waren FEV_1 um 254 ml (84–420 ml) und FVC um 273 ml (60–480 ml) im Vergleich zu nicht exponierten Arbeitern abgesunken. Eine inverse Korrelation zwischen Cotininspiegel und FVC konnte nur bei den Arbeitern gefunden werden, denen am Morgen Blut abgenommen worden war [249]. Das Passivrauchen verursacht auch nach einer Analyse an 18.688 Erwachsenen im Alter zwischen 20 und 44 Jahren aus 37 Zentren in 17 Ländern (European Community Respiratory Health Survey Study) respiratorische Probleme wie asthmatische Symptome, erschwerte Atmung sowie eine Überreagibilität der Bronchien [113]. Obwohl in den verschiedenen Ländern über unterschiedliche Anhäufungen von Symptomen berichtet wurde, ergab sich durch das Passivrauchen das Gefühl des eingeschnürten Brustkorbs (OR 1,28; 95% CI 1,02–1,60), der nächtlichen Atemnot (OR 1,30; 95% CI 1,02–1,67), der Luftnot nach Anstrengungen (OR 1,25; 95% CI 1,07–1,47), wobei alle Atemwegsprobleme sich am Arbeitsplatz noch verstärkten (OR 1,90; 95% CI 0,90–2,88) [250] (Abb. 10.9).

Offensichtlich kommt es durch ETS zu einer frühzeitigen Schädigung des Alveolarepithels bei männlichen Erwachsenen, was mithilfe der CO-Diffusion gemessen werden kann. Diese Veränderungen treten unabhängig davon auf, ob die Mutter während der Schwangerschaft geraucht hat oder nicht. Werden diese Werte mit der Höhe der Cotininausscheidung verglichen, ergibt sich eine negative Korrelation bei den Passivrauchern ($r = -0{,}91$; $p < 0{,}001$), nicht aber mit den Nichtexponierten

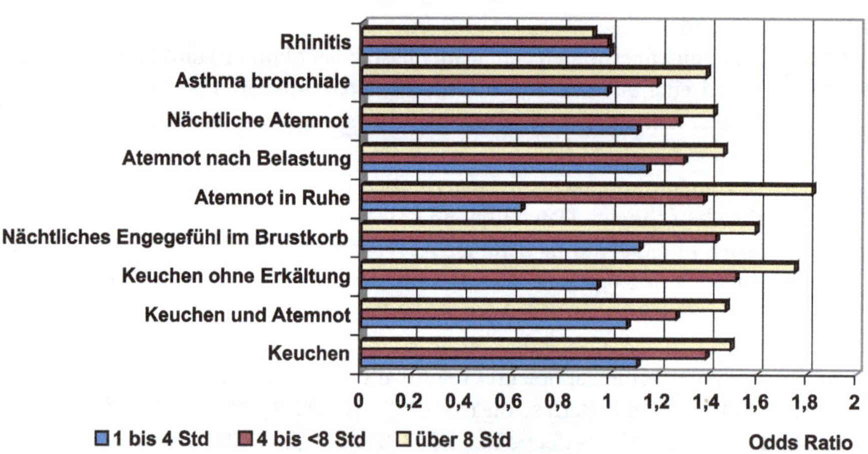

Abb. 10.9. Odds Ratios für Atemwegssymptome in Abhängigkeit von der täglichen ETS-Exposition. Daten aus einer internationalen Studie an 7882 Erwachsenen aus 16 Ländern [250]. Mit Ausnahme der Symptome Rhinitis und Asthma bronchiale ($p > 0{,}1$) liegen die Werte für den Trend zwischen 0,048 und $< 0{,}001$

(r = 0,26) [251]. Auch die Lungenfunktionsparameter FEV_1, FVC und PEF („peak exspiratory flow“) werden durch eine mehrstündige Nebenstromrauch-Exposition signifikant um einige Prozentpunkte gesenkt, wie dies auch bei einer stressbedingten Bronchokonstriktion zu beobachten war [252].

Wurden Nichtraucher beiderlei Geschlechts dem Nebenstromrauch mit inhalierbaren Partikeln (179 $\mu g/m^3$) täglich über 7,33 h ausgesetzt, kam es innerhalb von 5 Tagen zu einer signifikanten Abnahme von FVC und FEV_1 um 1,6% ($p < 0,05$) und von PEF um 1,3% ($p < 0,03$). Diese Abnahme der Lungenfunktion war von einer durch Noradrenalinfreisetzung ausgelösten Durchblutungsänderung mit nachfolgender vorübergehender Bronchokonstriktion begleitet [252].

Im Rahmen einer Studie an 50 in Kalifornien lebenden Asthmatikern wurde der Einfluss von ETS mithilfe eines Nikotinmonitors in Räumen über einen Zeitraum von 7 Tagen untersucht, wobei das Rauchen in diesem Bundesstaat deutlich eingeschränkt ist [253]. Die mittleren ETS-Expositionen lagen bei 55 h in Bars bzw. Nightclubs und bei 50 h in den Wohnungen. Die mittleren Nikotinkonzentrationen betrugen 0,03 µg Nikotin/m^3. Waren die Personen häuslichem ETS ausgesetzt, stieg der Wert auf 0,61 $\mu g/m^3$ an, während am Arbeitsplatz nur 0,03 $\mu g/m^3$ und im Freien 0,025 $\mu g/m^3$ gemessen wurden [253]. Verglichen mit den Personen, die keinerlei ETS ausgesetzt waren, zeigte sich das Risiko für das Auftreten von respiratorischen Problemen (einschließlich Asthma bronchiale) je nach leichter oder deutlicher ETS-Exposition erhöht (OR 1,9; 95% CI 0,4–8,8 vs. OR 6,8; 95% CI 1,4–32,3) [253].

Tuberkulose wird durch das Rauchen gefördert (s. Abschn. 6.5), wobei stärker belastete Passivraucher mit über drei Expositionen pro Woche mehr gefährdet waren als weniger stark belastete (OR 3,13; 95% CI 1,07–9,17) [254]. Eine entsprechende Aufklärung der Patienten ist daher dringend erforderlich.

Rauchen unterstützt das Schnarchen: 24,0% der Raucher schnarchen gegenüber 20,3% der Exraucher ($p < 0,0001$), bei den Nichtrauchern sind es 13,3%. Daher ist anzunehmen, dass auch eine ETS-Belastung dieses Symptom verstärken kann [255].

Infektionserkrankungen des Respirationstraktes treten bei passiv rauchenden Kindern und Erwachsenen häufiger als bei nicht ETS-belasteten auf [256] (s. Tabelle 10.4 und Kap. 6).

10.4.5 Bronchialkarzinom

Unbestritten ist ein Zusammenhang zwischen dem Zigarettenrauchen und der Ausbildung eines kleinzelligen Bronchialkarzinoms bei Männern und eines Adenokarzinoms vor allem bei Frauen. Weniger gesichert ist die Frage, ob auch ETS-Belastete an einem solchen Tumor erkranken können [183, 257, 258]. Betrachtet man allerdings die bei Vorschulkindern gemessenen PAH-Albumin-Spiegel von rauchenden im Vergleich zu nicht rauchenden Müttern, lassen sich bereits Addukte nachweisen, denen ein kanzerogenes Potenzial zukommt (Tabelle 10.7) [259]. Wird der Cotininplasmaspiegel als Marker für eine potenziell kanzerogene ETS-Exposition bei nicht rauchenden, passiv exponierten Partnern verwendet, besteht eine starke Korrelation zum Tabakkonsum des rauchenden Partners [260].

Tabelle 10.7. Cotinin- und PAH-Albumin-Spiegel bei Müttern und ihren Vorschulkindern. Angabe des Mittelwerts (SEM)

	Cotinin [ng/ml]	PAH-Albumin-Spiegel [fmol/µg]
Aktiv rauchende Mütter (n = 31)	170 (21,2)	0,80 (0,15)
Vorschulkinder aktiv rauchender Mütter	4,14 (0,54)	0,35 (0,07)
Passiv rauchende Mütter (n = 32)	1,64 (0,97)	0,49 (0,08)
Vorschulkinder passiv rauchender Mütter	0,87 (0,20)	0,18 (0,04)
Nicht rauchende Mütter (n = 24)	0,96 (0,79)	0,31 (0,08)
Vorschulkinder nicht rauchender Mütter	0,25 (0.12)	0,15 (0,02)

PAH polyzyklische aromatische Kohlenwasserstoffe.

Im Schrifttum gibt es zur kanzerogenen Wirksamkeit von ETS widersprüchliche Angaben. Eine Untersuchung zur Belastung durch Passivrauchen im Zusammenhang mit einem Lungenkarzinomrisiko zeigte für ETS unter Berücksichtigung aller Quellen eine geringere Odds Ratio (OR 1,39; 95% CI 0,96–2,01) als für ETS am Arbeitsplatz (OR 1,93; 95% CI 1,04–3,58) und in Fahrzeugen (OR 2,64; 95% CI 1,30–5,36) [261]. Ähnliche Risikoerhöhungen um bis zu 30% ergaben sich aus einer neueren Studie aus den USA [262]. Auch in einer Metaanalyse wurden für verschiedene ETS-belastete Gruppen vergleichbare Odds Ratios festgestellt [15]. Damit sind der Arbeitsplatz und öffentliche Gebäude für den Passivraucher als wichtige Risikofaktoren für die Entstehung von Lungenkarzinomen zu nennen. Aus einer kanadischen Studie an Nichtraucherinnen, die verschiedenen toxischen Stoffen über Jahre ausgesetzt waren, geht ebenfalls eindeutig hervor, dass die Odds Ratios bis zum 1,7-Fachen im Vergleich zu nicht exponierten Frauen anstiegen [263].

Insbesondere werden mehrere genetische Komponenten bei der Entstehung des Lungenkarzinoms diskutiert: Aberrationen der N-Acetyltransferase (*NAT2*) und der Glutathion-S-Transferase (*GSTM1*) [264–270] (s. Abschn. 5.2.1). Dabei konnten keine Unterschiede im GST-Polymorphismus zwischen Rauchern und ETS-belasteten Personen festgestellt werden [271]. Offensichtlich kommt es bei langsamen Acetylierern (NAT2) zum verminderten Abbau von kanzerogen wirkenden Arylaminen. Darüber hinaus wurde eine gehäuft auftretende Verknüpfung des *GSTM1**0-Allels mit dem Auftreten eines Lungenkarzinoms (OR 1,41; 95% CI 1,23–1,61) nachgewiesen [272]. Liegt der Nulltyp des *GSTM1*-Gens bei Rauchern vor, kommt es zu einer erheblich stärkeren Bildung von PAH-DNA-Addukten als bei Rauchern mit dem analogen Plustyp [264]. Das Vorkommen von *GSTM1**0 zusammen mit zwei Allelvarianten des Zytochroms P4501A1 (m2/m2 und Val/Val) steigert das Risiko zusätzlich. Bei der Kombination von *GSTM1**0 und *NAT2* (langsamer Acetylierer) wird das Risiko eines Bronchialkarzinoms auf das 7,8-Fache (95% CI 1,4–78,7) erhöht [272]. Studien zufolge sind Nichtraucher mit dem Genotyp „Langsam-Acetylierer“ mehr gefährdet, während bei Rauchern mit dem Genotyp „Schnell-Acetylierer“ das Risiko in Abhängigkeit von den gerauchten Pack years erhöht war [269, 273]. Dieser Zusammenhang wurde von anderen Autoren bestritten. Der *NAT1*-Polymorphismus soll für die Entstehung von Lungenkarzinomen bedeutsam sein [274]. Die *P53*-Mutationen steigen bei Rauchern im Vergleich zu Exrauchern und Nichtrauchern deutlich an (OR 9,08; 95% CI 2,06–39,98), während die *K-RAS*-Mutationen keine Unterschiede in den einzelnen Gruppen zeigten [275].

Frühe Studien setzten sich mit ETS-belasteten Frauen aus dem asiatischen Lebensraum auseinander, wobei erhöhte Krebsrisiken bei den Frauen nachgewiesen wurden, die gleichzeitig mit hoch erhitztem Öl kochten und damit Kanzerogene inhalierten [276–278]. Hinzu kommt, dass diese ETS-belasteten Frauen früher möglicherweise sogar selbst geraucht haben. Für epidemiologische Studien aus den USA und anderen Industrienationen wurde eine schwache, doch nachweisbare Risikozunahme für Bronchialkarzinome bei Passivrauchern gesehen, so z. B. in Neuseeland mit einer Odds Ratio von 1,3 (95% CI 1,1–1,5) für beide Geschlechter bei ETS-Exposition zu Hause und von 2,2 (95% CI 1,4–3,0) für beide Geschlechter bei Exposition am Arbeitsplatz [279, 280]. In einer weiteren Untersuchung war das Karzinomrisiko für Frauen verdoppelt (OR 2,4; 95% CI 1,1–5,3), wenn mehr als 40 Pack years als ETS-Exposition im Haushalt errechnet wurden oder eine Passivrauchbelastung von über 22 Pack years in der Kindheit oder Jugend gegeben war (OR 2,4; 95% CI 1,1–5,4) [281]. Mehrere Untersuchungen bestätigten, dass durch ETS belastete Ehefrauen im Vergleich zu Nichtraucherinnen gefährdet sind (OR 1,29; 95% CI 1,17–1,43) [258, 284].

In einer multizentrischen Fall-Kontroll-Studie wurde der mögliche Zusammenhang zwischen dem Passivrauchen während der Kindheit und einem Bronchialkarzinom in späteren Jahren untersucht (Abb. 10.10). Ein solcher Zusammenhang konnte anhand der Ergebnisse nicht festgestellt werden, jedoch ergab sich eine schwache positive Korrelation zwischen dem Risiko und der Exposition am Arbeitsplatz und im häuslichen Milieu [282]. Passivrauchen interagiert mit mutagenen Veränderungen und fördert das Risiko von Karzinomen im Kopf- und Halsbereich (OR 2,4; 95% CI 0,9–6,8), wobei sich Unterschiede zwischen mäßiger (OR 2,1; 95% CI 0,7–6,1) und starker ETS-Exposition (OR 3,6; 95% CI 1,1–11,5) zeigten [283].

Andere Studien berichten über geringere Risikoraten für Passivraucher (OR 1,3; 95% CI 0,8–1,8) [285–287]. Das Risiko war erhöht, wenn die ETS-Exposition in jungen Jahren erfolgte: für Kinder unter dem 7. Lebensjahr (OR 2,7; 95% CI 1,49–4,88), für Kinder zwischen 7 und 14 Jahren (OR 3,08; 95% CI 1,65–5,57) und für Jugendliche von 15 bis 22 Jahren (OR 3,10; 95% CI 1,52–6,31) [288]. Ähnlich hohe Risikoraten wurden bei Frauen registriert, deren Männer russische Zigaretten besonderer Stärke (Papirosy) rauchten (OR 2,12; 95% CI 1,32–3,40) [289]. Die an ETS-exponierten Kindern erhobenen Daten konnten in einer anderen Studie nicht bestätigt werden [282] bzw. wurde nur für Frauen, die am Arbeitsplatz Tabakrauch ausgesetzt waren, ein erhöhtes Risiko nachgewiesen (OR 1,5; 95% CI 0,8–3,0) [290]. Eine Untersuchung zur Häufigkeit von Bronchialkarzinomen bei 3138 ETS-exponierten Frauen und 1747 Raucherinnen zeigte, dass 0,2% der nicht ETS-exponierten Nichtraucherinnen, 0,9% der Passivraucherinnen und 8% der Raucherinnen an diesem

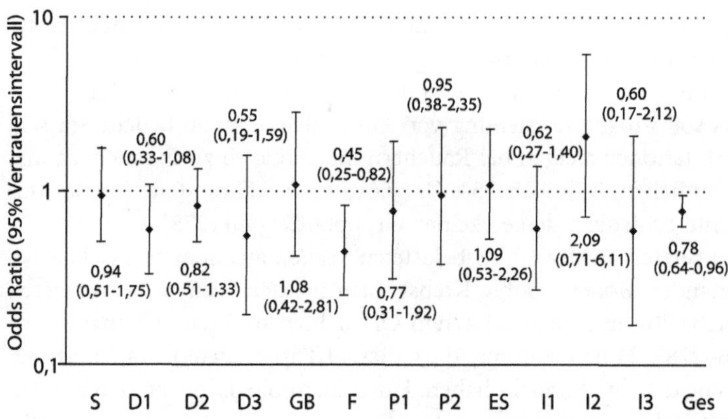

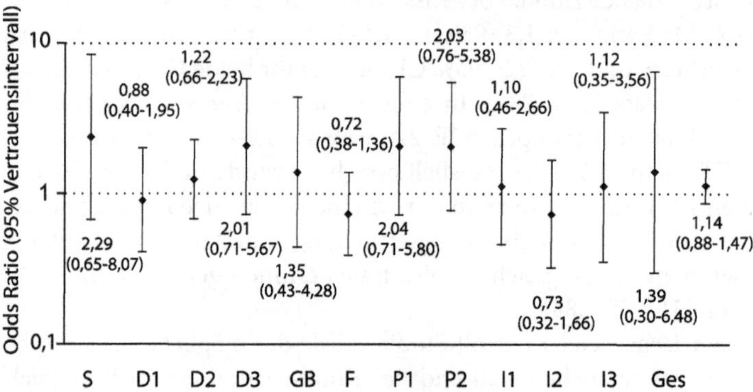

Abb. 10.10. Risiko für ein Bronchialkarzinom (Odds Ratio) durch Passivrauchen auf der Basis von Studien in verschiedenen Ländern [282]. *Oben:* Passivrauchen während der Kindheit; Heterogenitätstest zwischen den Zentren: c2 = 10,45, df = 11, p = 0,49. *Unten:* Passivrauchen am Arbeitsplatz oder durch den Ehegatten; Heterogenität: c2 = 6,76, df = 11, p = 0,82

Tumor starben. Dies bedeutet, dass ETS-exponierte Nichtraucherinnen 4,5-mal gefährdeter sind als nicht exponierte [291].

Nicht alle Ergebnisse von Studien, die bisher zum Lungenkarzinomrisiko unter Passivrauchen durchgeführt wurden, können akzeptiert werden [292]. Nach der Bewertung zahlreicher Studien zeigt sich insgesamt eine Risikoerhöhung allenfalls von 24% [292], wobei empfohlen wird, alle Daten nochmals kritisch zu analysieren. Ähnliche Risikozunahmen wurden für ETS-belastete Frauen (24%) und Männer (34%) angegeben [293]. Einer weiteren Metaanalyse zufolge, die 14 Studien berücksichtigte, liegt die Risikozunahme bei 39% für ETS-exponierte Frauen, wenn der Ehemann 25 Zigaretten pro Tag raucht, und bei 91%, wenn die Belastung vorwiegend am Arbeitsplatz erfolgt [294]. Eine taiwanesische Studie zeigt auf, dass durch ein striktes Rauchverbot (einschließlich des Passivrauchens) etwa 37% aller taiwanesischen Frauen gegen Lungenkrebs geschützt würden [295].

Bei Nichtrauchern, die Tabakrauch ausgesetzt waren, erwies sich die zusätzliche Strahlung durch Radon als besonders gefahrvoll im Hinblick auf die Kanzerogenese im Lungenbereich (maximale Zunahme der OR von 1,08 auf 1,44; 95% CI 1,0–2,1) [296]. Die Daten wurden an einem kleinen Krankengut bestätigt [297].

10.4.6 Mammakarzinom

Obwohl ein ursächlicher Zusammenhang zwischen Passivrauchen und dem erhöhten Risiko eines Mammakarzinoms nicht auf den ersten Blick zu sehen ist [298] (s. Abschn. 8.8.4.) und auch bestritten wurde [299], sprechen erste Befunde für einen solchen. Offensichtlich kommt es bei einer genetischen „Empfindlichkeit" [300–302] über den inhalierten ETS zu hormonalen Veränderungen im Sinne eines antiöstrogenen Effektes und einer östrogeninduzierten Mitogenese [303, 304]. Es gibt auch eine Vielzahl klinisch-epidemiologischer Studien, die Zusammenhänge zwischen aktivem Rauchen, Passivrauchexposition und Mammakarzinomen herstellen. Beispielsweise zeigte eine chinesische Arbeit, dass Frauen, die mehr als 5 Stunden täglich über mehrere Jahre passiv rauchten, ein erhöhtes Risiko für ein Mammakarzinom aufwiesen (OR 1,6; 95% CI 1,0–2,4), wobei 60% im eigenen Haushalt durch den Ehemann und 40% am Arbeitsplatz ETS-exponiert waren [305].

Das Risiko erhöhte sich, wenn die Frauen vor der ersten Schwangerschaft rauchten (OR 5,6; 95% CI 1,5–21) bzw. wenn sie 5–15 Jahre vor der Diagnosestellung das Rauchen aufgaben (OR 3,9; 95% CI 1,4–10). Die Odds Ratio für ETS-Belastete betrug 2,0 (95% CI 1,1–3,7). Waren die Frauen vor dem 12. Lebensjahr ETS-exponiert, stiegen die Odds Ratio auf 4,5 (95% CI 1,2–16) für Nichtraucherinnen und auf 7,5 (95% CI 1,6–36) für aktive Raucherinnen [306].

Möglicherweise muss eine sehr frühzeitige Belastung mit ETS, kurz bevor sich das Mammagewebe entwickelt, erfolgen, um mitogene Veränderungen im Sinne einer Kanzerogenese zu induzieren [307]. Seit Kurzem wird dem Cadmium eine östrogenähnliche Wirkung zugeschrieben, wobei sich die Zusammenhänge vorerst sehr schwer erklären lassen [308]. Sicherlich sind umfangreichere Studien erforderlich, um diesbezüglich ein abschließendes Urteil fällen zu können.

Das Mammakarzinomrisiko war bei ETS-belasteten japanischen Nichtraucherinnen prämenopausal höher als postmenopausal (OR 2,6; 95% CI 1,3–5,2 vs. OR 0,7; 95% CI 0,4–1,0) [309]. Weitere Studien führten zu ähnlichen Ergebnissen [310–312].

10.5 Schlussfolgerungen

Aus den vorliegenden Daten des Schrifttums lassen sich mehrere Folgerungen von teilweise hoher gesundheitspolitischer Bedeutung ableiten:

- Erwachsene Nichtraucher sind aufgrund der Passivrauchexposition einer Vielzahl von krebserregenden Substanzen ausgesetzt. Deswegen sollte am Arbeitsplatz und in öffentlichen Räumen das Rauchen konsequent untersagt werden.

Die aktuelle Gesetzgebung enthält trotz Verschärfung nach wie vor eine Vielzahl von Ausnahmeregelungen. Es erscheint dabei vordringlich, die Arbeitsstättenverordnung der Bundesrepublik von Ausnahmeregelungen zu befreien, um einen Gesundheitsschutz aller Arbeitnehmer - auch Restaurant- und Barpersonal - zu gewährleisten.

- Nichtraucher und Raucher müssen über die Gefahren des Passivrauchens mit dem Ziel aufgeklärt werden, ETS auch im eigenen Heim zu reduzieren bzw. zu verhindern.
- Werden die medizinischen Konsequenzen des Rauchens untersucht und die Situation der Raucher mit der der Nichtraucher verglichen, sollte immer auch das Passivrauchen berücksichtigt werden, weil dieses bereits zu gesundheitlichen Veränderungen führt.
- Trotz widersprüchlicher Daten ist inzwischen gesichert, dass extensive ETS-Belastung (mindestens 20–30 Pack years) das Risiko eines Bronchialkarzinoms um wenigstens 30%, in einigen Fällen auf das 2- bis 3-Fache erhöht. Ethnische Unterschiede scheinen zu bestehen, wobei asiatische Populationen noch mehr als westeuropäische oder nordamerikanische gefährdet sind.
- Raucherinnen, die ein Kind planen oder unverhofft schwanger werden, sollten vor der Schwangerschaft bzw. in den ersten Schwangerschaftswochen einen konsequenten Rauchstopp anstreben und auch in den ersten Lebensjahren nach der Geburt des Kindes auf den Zigarettenkonsum verzichten. Das Gleiche gilt für den im Haushalt lebenden Vater des Kindes.
- Der Mutter kommt eine Schlüsselrolle bei der Entscheidung für eine gesunde Lebensweise einer Familie zu und in diesem Punkt sollten Gesundheitserziehungsprogramme mehr als bisher ansetzen.

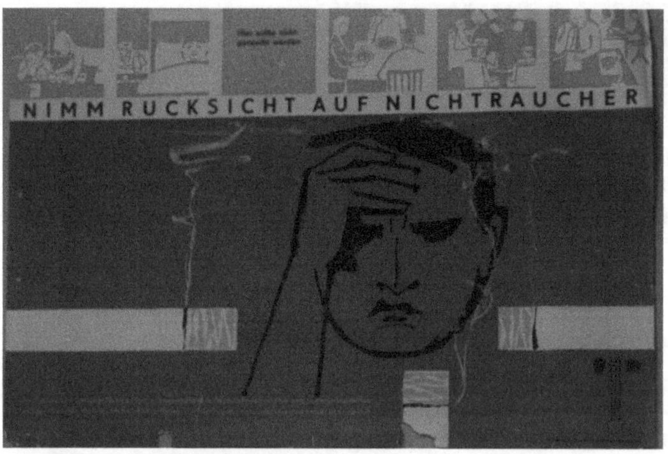

Abb. 10.11. Plakat des Deutschen Hygiene-Museums zur Rücksichtnahme der Raucher auf die Überzahl der Nichtraucher (Quelle: DHM 1995-641)

- Vor Allgemeinnarkosen bei Kleinst- und Kleinkindern sollte immer der Raucherstatus der Eltern festgestellt werden. Rauchen die Eltern, ist das Risiko von Narkosekomplikationen in der Aufwachphase doppelt so hoch. Die Bestimmung des Cotininspiegels im Urin kann dabei hilfreich sein.
- Die Allgemeinbevölkerung ist über die aktuellen Erkenntnisse zum Passivrauchen aufzuklären: Ihr muss die Gefahr für die Gesundheit bewusst gemacht werden, um einen wirksamen Schutz insbesondere der Kinder und Jugendlichen zu erreichen (Abb. 10.11).

Literatur

[1] Hammond SK, Sorensen G, Youngstrom R, Ockene JK. Occupational exposure to environmental tobacco smoke. JAMA1995 September 27; 274: 956–960.

[2] Manuel J. Double exposure. Environmental tobacco smoke. Environ Health Perspect 1999; 107: A196–A201.

[3] Kauppinen T, Toikkanen J, Pedersen D. Occupational exposure to carcinogens in the European Union. Occup Environ Med 2000; 57(1): 10–18.

[4] Drope J, Chapman S. Tobacco industry efforts at discrediting scientific knowledge of environmental tobacco smoke: a review of internal industry documents. J Epidemiol Community Health 2001; 55(8): 588–594.

[5] Nellen MA, De Blij BA. The "success" of Philip Morris' campaign on environmental tobacco smoke in The Netherlands. Tob Control 1999; 8: 221–222.

[6] Consumer Reports. Second hand smoke: is it a hazard? Report No. 20, 1995.

[7] Glantz SA, Parmley WW. Passive smoking and heart disease. Mechanisms and risk. JAMA 1995; 273: 1047–1053.

[8] State-specific prevalence of current cigarette smoking among adults, and policies and attitudes about secondhand smoke – United States, 2000. Morb Mortal Wkly Rep 2001; 50(49): 1101–1106.

[9] Akazawa Y, Satoh H, Takeda YY, Takiguchi K, Ishikawa H, Ohtsuka M, Sekizawa K. Significantly lower rate of smoking in female compared to male patients with lung adenocarcinoma. Eur J Cancer Care (Engl) 2003; 12(3): 283–285.

[10] Stamatakis KA, Brownson RC, Luke DA. Risk factors for exposure to environmental tobacco smoke among ethnically diverse women in the United States. J Womens Health Gend Based Med 2002; 11(1): 45–51.

[11] Nurminen MM, Jaakkola MS. Mortality from occupational exposure to environmental tobacco smoke in Finland. J Occup Environ Med 2001; 43(8): 687–693.

[12] Verheugt FW. Passive smoking and the risk of coronary heart disease. Ned Tijdschr Geneeskd 2004; 148(14): 645–647.

[13] Davis RM. Passive smoking: history repeats itself. BMJ 1997; 315: 961–962.

[14] Twose J, Schiaffino A, Garcia M, Marti M, Fernandez E. Prevalence of exposure to environmental tobacco smoke in a urban population. Med Clin (Barc) 2004; 123(13): 496–498.

[15] Zhong L, Goldberg MS, Parent ME, Hanley JA. Exposure to environmental tobacco smoke and the risk of lung cancer: a meta-analysis. Lung Cancer 2000; 27(1): 3–18.

[16] Lloyd K, Wise K. Protecting children from exposure to environmental tobacco smoke. Nurs Times 2004; 100(23): 36–38.

[17] Eriksen W. Do people who were passive smokers during childhood have increased risk of long-term work disability? A 15-month prospective study of nurses' aides. Eur J Public Health 2004; 14(3): 296–300.

[18] Pirkle JL, Flegal KM, Bernert JT, Brody DJ, Etzel RA, Maurer KR. Exposure of the US population to environmental tobacco smoke: the Third National Health and Nutrition Examination Survey, 1988 to 1991. JAMA 1996; 275: 1233–1240.

[19] Jurado D, Munoz C, Luna JD, Fernandez-Crehuet M. Environmental tobacco smoke exposure in children: parental perception of smokiness at home and other factors associated with urinary cotinine in preschool children. J Expo Anal Environ Epidemiol 2004; 14(4): 330–336.

[20] Wilhelmsen L, Svardsudd K, Korsan-Bengtsen K, Larsson B, Welin L, Tibblin G. Fibrinogen as a risk factor for stroke and myocardial infarction. N Engl J Med 1984; 311: 501–505.

[21] Yarnell JW, Baker IA, Sweetnam PM, Bainton D, O'Brien JR, Whitehead PJ, Elwood PC. Fibrinogen, viscosity, and white blood cell count are major risk factors for ischemic heart disease. The Caerphilly and Speedwell collaborative heart disease studies. Circulation 1991; 83: 836–844.

[22] Haustein KO. Smoking tobacco, microcirculatory changes and the role of nicotine. Int J Clin Pharmacol Ther 1999; 37: 76–85.

[23] Iso H, Shimamoto T, Sato S, Koike K, Iida M, Komachi Y. Passive smoking and plasma fibrinogen concentrations. Am J Epidemiol 1996; 144: 1151–1154.

[24] Schwartz J. Air pollution and blood markers of cardiovascular risk. Environ Health Perspect 2001; 109 (Suppl 3): 405–409.

[25] Brischetto CS, Connor WE, Connor SL, Matarazzo JD. Plasma lipid and lipoprotein profiles of cigarette smokers from randomly selected families: enhancement of hyperlipidemia and depression of high-density lipoprotein. Am J Cardiol 1983; 52: 675–680.

[26] Criqui MH, Wallace RB, Heiss G, Mishkel M, Schonfeld G, Jones GT. Cigarette smoking and plasma high-density lipoprotein cholesterol. The Lipid Research Clinics Program Prevalence Study. Circulation 1980; 62: IV70–IV76.

[27] Freedman DS, Srinivasan SR, Shear CL, Hunter SM, Croft JB, Webber LS, Berenson GS. Cigarette smoking initiation and longitudinal changes in serum lipids and lipoproteins in early adulthood: the Bogalusa Heart Study. Am J Epidemiol 1986; 124: 207–219.

[28] Maehira F, Zaha F, Miyagi I, Tanahara A, Noho A. Effects of passive smoking on the regulation of rat aortic cholesteryl ester hydrolases by signal transduction. Lipids 2000; 35(5): 503–511.

[29] Gordon T, Castelli WP, Hjortland MC, Kannel WB, Dawber TR. High density lipoprotein as a protective factor against coronary heart disease. The Framingham Study. Am J Med 1977; 62: 707–714.

[30] Wallace RB, Anderson RA. Blood lipids, lipid-related measures, and the risk of atherosclerotic cardiovascular disease. Epidemiol Rev 1987; 9: 95–119.

[31] Feldman J, Shenker IR, Etzel RA, Spierto FW, Lilienfield DE, Nussbaum M, Jacobson MS. Passive smoking alters lipid profiles in adolescents. Pediatrics 1991; 88: 259–264.

[32] Helsing KJ, Sandler DP, Comstock GW, Chee E. Heart disease mortality in nonsmokers living with smokers. Am J Epidemiol 1988; 127: 915–922.

[33] Moskowitz WB, Mosteller M, Schieken RM, Bossano R, Hewitt JK, Bodurtha JN, Segrest JP. Lipoprotein and oxygen transport alterations in passive smoking preadolescent children. The MCV Twin Study. Circulation 1990; 81: 586–592.

[34] Fuster V, Chesebro JH. Antithrombotic therapy: role of platelet-inhibitor drugs. I. Current concepts of thrombogenesis: role of platelets. (first of three parts). Mayo Clin Proc 1981; 56: 102–112.

[35] Ross R. The pathogenesis of atherosclerosis – an update. N Engl J Med 1986; 314: 488–500.

[36] Prerovsky I, Hladovec J. Suppression of the desquamating effect of smoking on the human endothelium by hydroxyethylrutosides. Blood Vessels 1979; 16: 239–240.

[37] Davis JW, Hartman CR, Lewis HD Jr, Shelton L, Eigenberg DA, Hassanein KM, Hignite CE, Ruttinger HA. Cigarette smoking-induced enhancement of platelet function: lack of prevention by aspirin in men with coronary artery disease. J Lab Clin Med 1985; 105: 479–483.

[38] Davis JW, Shelton L, Eigenberg DA, Hignite CE, Watanabe IS. Effects of tobacco and non-tobacco cigarette smoking on endothelium and platelets. Clin Pharmacol Ther 1985; 37: 529–533.

[39] Renaud S, Blache D, Dumont E, Thevenon C, Wissendanger T. Platelet function after cigarette smoking in relation to nicotine and carbon monoxide. Clin Pharmacol Ther 1984; 36: 389–395.

[40] Davis JW, Shelton L, Eigenberg DA, Hignite CE. Lack of effect of aspirin on cigarette smoke-induced increase in circulating endothelial cells. Haemostasis 1987; 17: 66–69.

[41] Davis JW, Shelton L, Watanabe IS, Arnold J. Passive smoking affects endothelium and platelets. Arch Intern Med 1989; 149: 386–389.

[42] Burghuber OC, Punzengruber C, Sinzinger H, Haber P, Silberbauer K. Platelet sensitivity to prostacyclin in smokers and non-smokers. Chest 1986; 90: 34–38.

[43] Smith CJ, Fischer TH, Heavner DL, Rumple MA, Bowman DL, Brown BG, Morton MJ, Doolittle DJ. Urinary thromboxane, prostacyclin, cortisol, and 8-hydroxy-2'-deoxyguanosine in nonsmokers exposed and not exposed to environmental tobacco smoke. Toxicol Sci 2001; 59(2): 316–323.

[44] Mahmud A, Feely J. Effects of passive smoking on blood pressure and aortic pressure waveform in healthy young adults – influence of gender. Br J Clin Pharmacol 2004; 57(1): 37–43.

[45] Corre F, Lellouch J, Schwartz D. Smoking and leucocyte-counts. Results of an epidemiological survey. Lancet 1971; 2: 632–634.

[46] Ludwig PW, Schwartz BA, Hoidal JR, Niewoehner DE. Cigarette smoking causes accumulation of polymorphonuclear leukocytes in alveolar septum. Am Rev Respir Dis 1985; 131: 828–830.

[47] Anderson R, Theron AJ, Ras GJ. Regulation by the antioxidants ascorbate, cysteine, and dapsone of the increased extracellular and intracellular generation of reactive oxidants by activated phagocytes from cigarette smokers. Am Rev Respir Dis 1987; 135: 1027–1032.

[48] Hoidal JR, Fox RB, LeMarbe PA, Perri R, Repine JE. Altered oxidative metabolic responses in vitro of alveolar macrophages from asymptomatic cigarette smokers. Am Rev Respir Dis 1981; 123: 85–89.

[49] Hoidal JR, Niewoehner DE. Lung phagocyte recruitment and metabolic alterations induced by cigarette smoke in humans and in hamsters. Am Rev Respir Dis 1982; 126: 548–552.

[50] Ludwig PW, Hoidal JR. Alterations in leukocyte oxidative metabolism in cigarette smokers. Am Rev Respir Dis 1982; 126: 977–980.

[51] Anderson R, Theron AJ, Richards GA, Myer MS, van Rensburg AJ. Passive smoking by humans sensitizes circulating neutrophils. Am Rev Respir Dis 1991; 144: 570–574.

[52] Miyake Y, Miyamoto S, Ohya Y, Sasaki S, Matsunaga I, Yoshida T, Hirota Y, Oda H. Relationship between active and passive smoking and total serum IgE levels in Japanese women: baseline data from the Osaka Maternal and Child Health Study. Int Arch Allergy Immunol 2004; 135(3): 221–228.

[53] Kharitonov S, Alving K, Barnes PJ. Exhaled and nasal nitric oxide measurements: recommendations. The European Respiratory Society Task Force. Eur Respir J 1997; 10(7): 1683–1693.

[54] Barnes PJ, Kharitonov SA. Exhaled nitric oxide: a new lung function test. Thorax 1996; 51(3): 233–237.

[55] Yates DH, Breen H, Thomas PS. Passive smoke inhalation decreases exhaled nitric oxide in normal subjects. Am J Respir Crit Care Med 2001; 164(6): 1043–1046.

[56] Maniscalco M, Di M, V, Farinaro E, Carratu L, Sofia M. Transient decrease of exhaled nitric oxide after acute exposure to passive smoke in healthy subjects. Arch Environ Health 2002; 57(5): 437–440.

[57] Yildiz L, Kayaoglu N, Aksoy H. The changes of superoxide dismutase, catalase and glutathione peroxidase activities in erythrocytes of active and passive smokers. Clin Chem Lab Med 2002; 40(6): 612–615.

[58] Ambrose JA, Barua RS. The pathophysiology of cigarette smoking and cardiovascular disease: an update. J Am Coll Cardiol 2004; 43(10): 1731–1737.

[59] Mayo PR. Effect of passive smoking on theophylline clearance in children. Ther Drug Monit 2001; 23(5): 503–505.

[60] Jarvis MJ, McNeill AD, Russell MA, West RJ, Bryant A, Feyerabend C. Passive smoking in adolescents: one-year stability of exposure in the home. Lancet 1987; 1(8545): 1324–1325.

[61] Willers S, Hein HO, Jansson L. Assessment of environmental tobacco smoke exposure: urinary cotinine concentrations in children are strongly associated with the house dust concentrations of nicotine at home. Indoor Air 2004; 14(2): 83–86.

[62] Wald N, Ritchie C. Validation of studies on lung cancer in non-smokers married to smokers. Lancet 1984; 1(8385): 1067.

[63] Misra DP, Nguyen RH. Environmental tobacco smoke and low birth weight: a hazard in the workplace? Environ Health Perspect 1999; 107 (Suppl 6): 897–904.

[64] Dejmek J, Solansky I, Podrazilova K, Sram RJ. The exposure of nonsmoking and smoking mothers to environmental tobacco smoke during different gestational phases and fetal growth. Environ Health Perspect 2002; 110(6): 601–606.

[65] Hruba D, Kachlik P. Influence of maternal active and passive smoking during pregnancy on birthweight in newborns. Cent Eur J Public Health 2000; 8(4): 249–252.

[66] Forastiere F, Lo PE, Agabiti N, Rapiti E, Perucci CA. [Health impact of exposure to environmental tobacco smoke in Italy]. Epidemiol Prev 2002; 26(1): 18–29.

[67] Law MR, Hackshaw AK. Environmental tobacco smoke. Br Med Bull 1996; 52(1): 22–34.

[68] Dollberg S, Fainaru O, Mimouni FB, Shenhav M, Lessing JB, Kupferminc M. Effect of passive smoking in pregnancy on neonatal nucleated red blood cells. Pediatrics 2000; 106(3): E34.

[69] Yeruchimovich M, Dollberg S, Green DW, Mimouni FB. Nucleated red blood cells in infants of smoking mothers. Obstet Gynecol 1999; 93: 403–406.

[70] Blair PS, Fleming PJ, Bensley D, Smith I, Bacon C, Taylor E, Berry J, Golding J, Tripp J. Smoking and the sudden infant death syndrome: results from 1993–5 case-control study for confidential inquiry into stillbirths and deaths in infancy. Confidential Enquiry into Stillbirths and Deaths Regional Coordinators and Researchers. BMJ 1996; 313(7051): 195–198.

[71] Klonoff-Cohen HS, Edelstein SL, Lefkowitz ES, Srinivasan IP, Kaegi D, Chang JC, Wiley KJ. The effect of passive smoking and tobacco exposure through breast milk on sudden infant death syndrome. JAMA 1995; 273(10): 795–798.

[72] Eliopoulos C, Klein J, Chitayat D, Greenwald M, Koren G. Nicotine and cotinine in maternal and neonatal hair as markers of gestational smoking. Clin Invest Med 1996; 19(4): 231–242.

[73] Milerad J, Rajs J, Gidlund E. Nicotine and cotinine levels in pericardial fluid in victims of SIDS. Acta Paediatr 1994; 83(1): 59–62.

[74] Wang D, Yu X. Morphological study on the neural tube defects caused by passive smoking. Wei Sheng Yan Jiu 2004; 33(2): 147–150.

[75] Bensenor IM, Cook NR, Lee IM, Chown MJ, Hennekens CH, Buring JE, Manson JE. Active and passive smoking and risk of colds in women. Ann Epidemiol 2001; 11(4): 225–231.

[76] Mannino DM, Caraballo R, Benowitz N, Repace J. Predictors of cotinine levels in US children: data from the Third National Health and Nutrition Examination Survey. Chest 2001; 120(3): 718–724.

[77] Bono R, Vincenti M, Schiliro T, Traversi D, Pignata C, Scursatone E, Dotti G, Gilli G. Cotinine and N-(2-hydroxyethyl)valine as markers of passive exposure to tobacco smoke in children. J Expo Anal Environ Epidemiol 2005; 15(1): 66–73.

[78] Hanke W, Sobala W, Kalinka J. Environmental tobacco smoke exposure among pregnant women: impact on fetal biometry at 20–24 weeks of gestation and newborn child's birth weight. Int Arch Occup Environ Health 2004; 77(1): 47–52.

[79] Leeson CP, Whincup PH, Cook DG, Donald AE, Papacosta O, Lucas A, Deanfield JE. Flow-mediated dilation in 9- to 11-year-old children: the influence of intrauterine and childhood factors. Circulation 1997; 96: 2233–2238.

[80] Widdowson EM, McCance RA. A review: new thoughts on growth. Pediatr Res 1975; 9: 154–156.

[81] Rylander E, Pershagen G, Eriksson M, Bermann G. Parental smoking, urinary cotinine, and wheezing bronchitis in children. Epidemiology 1995; 6(3): 289–293.

[82] Schwartz-Bickenbach D, Schulte-Hobein B, Abt S, Plum C, Nau H. Smoking and passive smoking during pregnancy and early infancy: effects on birth weight, lactation period, and cotinine concentrations in mother's milk and infant's urine. Toxicol Lett 1987; 35(1): 73–81.

[83] Neuspiel DR, Rush D, Butler NR, Golding J, Bijur PE, Kurzon M. Parental smoking and post-infancy wheezing in children: a prospective cohort study. Am J Public Health 1989; 79(2): 168–171.

[84] Naeye RL. Abruptio placentae and placenta previa: frequency, perinatal mortality, and cigarette smoking. Obstet Gynecol 1980; 55(6): 701–704.

[85] Reid GM, Tervit H. Sudden infant death syndrome (SIDS) and disordered blood flow. Med Hypotheses 1991; 36(3): 295–299.

[86] Collins MH, Moessinger AC, Kleinerman J, Bassi J, Rosso P, Collins AM, James LS, Blanc WA. Fetal lung hypoplasia associated with maternal smoking: a morphometric analysis. Pediatr Res 1985; 19(4): 408–412.

[87] Taylor B, Wadsworth J. Maternal smoking during pregnancy and lower respiratory tract illness in early life. Arch Dis Child 1987; 62: 786–791.

[88] Leung GM, Ho LM, Lam TH. The economic burden of environmental tobacco smoke in the first year of life. Arch Dis Child 2003; 88(9): 767–771.

[89] Mannino DM, Siegel M, Husten C, Rose D, Etzel R. Environmental tobacco smoke exposure and health effects in children: results from the 1991 National Health Interview Survey. Tob Control 1996; 5(1): 13–18.

[90] Gortmaker SL, Walker DK, Jacobs FH, Ruch-Ross H. Parental smoking and the risk of childhood asthma. Am J Public Health 1982; 72(6): 574–579.

[91] Etzel RA. Active and passive smoking: hazards for children. Cent Eur J Public Health 1997; 5(2): 54–56.

[92] DiFranza JR, Lew RA. Morbidity and mortality in children associated with the use of tobacco products by other people. Pediatrics 1996; 97(4): 560–568.

[93] Ownby DR, Johnson CC, Peterson EL. Passive cigarette smoke exposure of infants: importance of nonparental sources. Arch Pediatr Adolesc Med 2000; 154(12): 1237–1241.

[94] Larsson ML, Loit HM, Meren M, Polluste J, Magnusson A, Larsson K, Lundback B. Passive smoking and respiratory symptoms in the FinEsS Study. Eur Respir J 2003; 21(4): 672–676.

[95] Emmons KM, Hammond SK, Fava JL, Velicer WF, Evans JL, Monroe AD. A randomized trial to reduce passive smoke exposure in low-income households with young children. Pediatrics 2001; 108(1): 18–24.

[96] Barbier C, Houdret N, Vittrant C, Deschildre A, Turck D. Study of passive smoking measured by urinary cotinine in maternal and child protective health centers in North-Pas-de-Calais. Arch Pediatr 2000; 7(7): 719–724.

[97] Al-Delaimy WK, Crane J, Woodward A. Passive smoking in children: effect of avoidance strategies, at home as measured by hair nicotine levels. Arch Environ Health 2001; 56(2): 117–122.

[98] Ece A, Gurkan F, Haspolat K, Derman O, Kirbas G. Passive smoking and expired carbon monoxide concentrations in healthy and asthmatic children. Allergol Immunopathol (Madr) 2000; 28(5): 255–260.

[99] Pichini S, Garcia-Algar O, Munoz L, Vall O, Pacifici R, Figueroa C, Pascual JA, Diaz D, Sunyer J. Assessment of chronic exposure to cigarette smoke and its change during pregnancy by segmental analysis of maternal hair nicotine. J Expo Anal Environ Epidemiol 2003; 13(2): 144–151.

[100] Lackmann GM, Angerer J, Tollner U. Parental smoking and neonatal serum levels of polychlorinated biphenyls and hexachlorobenzene. Pediatr Res 2000; 47(5): 598–601.

[101] Harty SB, Sheridan A, Howell F, Nicholson A. Wheeze, eczema and rhinitis in 6–7 year old Irish schoolchildren. Ir Med J 2003; 96(4): 102–104.

[102] Helgason AR, Lund KE. Environmental tobacco smoke exposure of young children – attitudes and health-risk awareness in the Nordic countries. Nicotine Tob Res 2001; 3(4): 341–345.

[103] Hossny E, Mokhtar G, El-Awady M, Ali I, Morsy M, Dawood A. Environmental exposure of the pediatric age groups in Cairo City and its suburbs to cadmium pollution. Sci Total Environ 2001; 273(1–3): 135–146.

[104] Charlton A. Children and passive smoking: a review. J Fam Pract 1994; 38: 267–277.

[105] Colley JR, Holland WW, Corkhill RT. Influence of passive smoking and parental phlegm on pneumonia and bronchitis in early childhood. Lancet 1974; 2: 1031–1034.

[106] Larsson ML, Frisk M, Hallstrom J, Kiviloog J, Lundback B. Environmental tobacco smoke exposure during childhood is associated with increased prevalence of asthma in adults. Chest 2001; 120(3): 711–717.

[107] Leeder SR, Corkhill RT, Irwig LM, Holland WW. Influence of family factors on asthma and wheezing during the first five years of life. Br J Prev Soc Med 1976; 30: 213–218.

[108] Rylander E, Pershagen G, Eriksson M, Nordvall L. Parental smoking and other risk factors for wheezing bronchitis in children. Eur J Epidemiol 1993; 9: 517–526.

[109] Tager IB, Hanrahan JP, Tosteson TD, Castile RG, Brown RW, Weiss ST, Speizer FE. Lung function, pre- and post-natal smoke exposure, and wheezing in the first year of life. Am Rev Respir Dis 1993; 147: 811–817.

[110] Manning P, Goodman P, Kinsella T, Lawlor M, Kirby B, Clancy L. Bronchitis symptoms in young teenagers who actively or passively smoke cigarettes. Ir Med J 2002; 95(7): 202–204.

[111] Venn AJ, Cooper M, Antoniak M, Laughlin C, Britton J, Lewis SA. Effects of volatile organic compounds, damp, and other environmental exposures in the home on wheezing illness in children. Thorax 2003; 58(11): 955–960.

[112] Kabesch M, Hoefler C, Carr D, Leupold W, Weiland SK, von ME. Glutathione S transferase deficiency and passive smoking increase childhood asthma. Thorax 2004; 59(7): 569–573.

[113] Svanes C, Omenaas E, Jarvis D, Chinn S, Gulsvik A, Burney P. Parental smoking in childhood and adult obstructive lung disease: results from the European Community Respiratory Health Survey. Thorax 2004; 59(4): 295–302.

[114] Kooi EM, Vrijlandt EJ, Boezen HM, Duiverman EJ. Children with smoking parents have a higher airway resistance measured by the interruption technique. Pediatr Pulmonol 2004; 38(5): 419–424.

[115] Upton MN, Smith GD, McConnachie A, Hart CL, Watt GC. Maternal and personal cigarette smoking synergize to increase airflow limitation in adults. Am J Respir Crit Care Med 2004; 169(4): 479–487.

[116] Young S, Sherrill DL, Arnott J, Diepeveen D, LeSouef PN, Landau LI. Parental factors affecting respiratory function during the first year of life. Pediatr Pulmonol 2000; 29(5): 331–340.

[117] Vinke JG, KleinJan A, Severijnen LW, Fokkens WJ. Passive smoking causes an 'allergic' cell infiltrate in the nasal mucosa of non-atopic children. Int J Pediatr Otorhinolaryngol 1999; 51: 73–81.

[118] Jaakkola JJ, Nafstad P, Magnus P. Environmental tobacco smoke, parental atopy, and childhood asthma. Environ Health Perspect 2001; 109(6): 579–582.

[119] Wakefield M, Banham D, Martin J, Ruffin R, McCaul K, Badcock N. Restrictions on smoking at home and urinary cotinine levels among children with asthma. Am J Prev Med 2000; 19(3): 188–192.

[120] Strachan DP, Cook DG. Health effects of passive smoking. 1. Parental smoking and lower respiratory illness in infancy and early childhood. Thorax 1997; 52: 905–914.

[121] Lister SM, Jorm LR. Parental smoking and respiratory illnesses in Australian children aged 0–4 years: ABS 1989–90 National Health Survey results. Aust N Z J Public Health 1998; 22: 781–786.

[122] Infante-Rivard C. Childhood asthma and indoor environmental risk factors. Am J Epidemiol 1993; 137: 834–844.

[123] Peat JK. Environmental tobacco smoke. In: Barnes P et al. (ed) Asthma. Philadelphia: Lippincott-Raven, 1997, pp 12–33.

[124] Stoddard JJ, Miller T. Impact of parental smoking on the prevalence of wheezing respiratory illness in children. Am J Epidemiol 1995; 141: 96–102.

[125] Gilliland FD, Li YF, Peters JM. Effects of maternal smoking during pregnancy and environmental tobacco smoke on asthma and wheezing in children. Am J Respir Crit Care Med 2001; 163(2): 429–436.

[126] Knight JM, Eliopoulos C, Klein J, Greenwald M, Koren G. Pharmacokinetic predisposition to nicotine from environmental tobacco smoke: a risk factor for pediatric asthma. J Asthma 1998; 35: 113–117.

[127] Li JS, Peat JK, Xuan W, Berry G. Meta-analysis on the association between environmental tobacco smoke (ETS) exposure and the prevalence of lower respiratory tract infection in early childhood. Pediatr Pulmonol 1999; 27: 5–13.

[128] Chen Y. Environmental tobacco smoke, low birth weight, and hospitalization for respiratory disease. Am J Respir Crit Care Med 1994; 150: 54–58.

[129] Abel EL. Smoking during pregnancy: a review of effects on growth and development of offspring. Hum Biol 1980; 52: 593–625.

[130] Spektor DM, Yen BM, Lippmann M. Effect of concentration and cumulative exposure of inhaled sulfuric acid on tracheobronchial particle clearance in healthy humans. Environ Health Perspect 1989; 79: 167–172.

[131] Koenig JQ. Pulmonary reaction to environmental pollutants. J Allergy Clin Immunol 1987; 79: 833–843.

[132] Crombie IK, Wright A, Irvine L, Clark RA, Slane PW. Does passive smoking increase the frequency of health service contacts in children with asthma? Thorax 2001; 56(1): 9–12.

[133] Tamim H, Musharrafieh U, El RZ, Yunis K, Almawi WY. Exposure of children to environmental tobacco smoke (ETS) and its association with respiratory ailments. J Asthma 2003; 40(5): 571–576.

[134] Berkey CS, Ware JH, Dockery DW, Ferris BG Jr, Speizer FE. Indoor air pollution and pulmonary function growth in preadolescent children. Am J Epidemiol 1986; 123: 250–260.

[135] Tager IB, Weiss ST, Munoz A, Rosner B, Speizer FE. Longitudinal study of the effects of maternal smoking on pulmonary function in children. N Engl J Med 1983; 309: 699–703.

[136] Wang X, Wypij D, Gold DR, Speizer FE, Ware JH, Ferris BG, Jr., Dockery DW. A longitudinal study of the effects of parental smoking on pulmonary function in children 6–18 years. Am J Respir Crit Care Med 1994; 149: 1420–1425.

[137] Axelrad CM, Sepkovic DW, Colosimo SG, Haley NJ. Biochemical validation of cigarette smoke exposure and tobacco use. New York: Plenum Press, 1987, pp 115–126.

[138] Boyle P. The hazards of passive and active smoking. N Engl J Med 1993; 328: 1708–1709.

[139] Chilmonczyk BA, Salmun LM, Megathlin KN, Neveux LM, Palomaki GE, Knight GJ, Pulkkinen AJ, Haddow JE. Association between exposure to environmental tobacco smoke and exacerbations of asthma in children. N Engl J Med 1993 June 10; 328: 1665–1669.

[140] Greenberg RA, Haley NJ, Etzel RA, Loda FA. Measuring the exposure of infants to tobacco smoke. Nicotine and cotinine in urine and saliva. N Engl J Med 1984; 310: 1075–1078.

[141] Henderson FW, Reid HF, Morris R, Wang OL, Hu PC, Helms RW, Forehand L, Mumford J, Lewtas J, Haley NJ. Home air nicotine levels and urinary cotinine excretion in preschool children. Am Rev Respir Dis 1989; 140: 197–201.

[142] Wright AL, Holberg C, Martinez FD, Taussig LM. Relationship of parental smoking to wheezing and nonwheezing lower respiratory tract illnesses in infancy. Group Health Medical Associates. J Pediatr 1991; 118: 207–214.

[143] Skolnick ET, Vomvolakis MA, Buck KA, Mannino SF, Sun LS. Exposure to environmental tobacco smoke and the risk of adverse respiratory events in children receiving general anesthesia. Anesthesiology 1998; 88: 1144–1153.

[144] Reisli R, Apilliogullari S, Reisli I, Tuncer S, Erol A, Okesli S. The effect of environmental tobacco smoke on the dose requirements of rocuronium in children. Paediatr Anaesth 2004; 14(3): 247–250.

[145] Forastiere F, Agabiti N, Corbo GM, Pistelli R, Dell'Orco V, Ciappi G, Perucci CA. Passive smoking as a determinant of bronchial responsiveness in children. Am J Respir Crit Care Med 1994; 149: 365–370.

[146] Paoletti P, Carrozzi L, Viegi G, Modena P, Ballerin L, Di Pede F, Grado L, Baldacci S, Pedreschi M, Vellutini M. Distribution of bronchial responsiveness in a general population: effect of sex, age, smoking, and level of pulmonary function. Am J Respir Crit Care Med 1995; 151: 1770–1777.

[147] Schwartz J, Katz SA, Fegley RW, Tockman MS. Sex and race differences in the development of lung function. Am Rev Respir Dis 1988; 138: 1415–1421.

[148] Zamel N. Threshold of airway response to inhaled methacholine in healthy men and women. J Appl Physiol 1984; 56: 129–132.

[149] Margolis PA, Greenberg RA, Keyes LL, LaVange LM, Chapman RS, Denny FW, Bauman KE, Boat BW. Lower respiratory illness in infants and low socioeconomic status. Am J Public Health 1992; 82: 1119–1126.

[150] Lakshmipathy N, Bokesch PM, Cowen DE, Lisman SR, Schmid CH. Environmental tobacco smoke: a risk factor for pediatric laryngospasm. Anesth Analg 1996; 82: 724–727.

[151] Lyons B, Frizelle H, Kirby F, Casey W. The effect of passive smoking on the incidence of airway complications in children undergoing general anaesthesia. Anaesthesia 1996; 51: 324–326.

[152] Bluestone CD. Otitis media in children: to treat or not to treat? N Engl J Med 1982; 306: 1399–1404.

[153] Hakansson A. Health complaints and drug consumption during the first 18 months of life. Fam Pract 1989; 6: 210–216.

[154] Klein JO. Lessons from recent studies on the epidemiology of otitis media. Pediatr Infect Dis J 1994; 13: 1031–1034.

[155] Schappert SM. Office visits for otitis media: United States, 1975–90. Adv Data 1992; 18(253): 1–19.

[156] Teele DW, Klein JO, Rosner B. Epidemiology of otitis media during the first seven years of life in children in greater Boston: a prospective, cohort study. J Infect Dis 1989; 160: 83–94.

[157] Dubin MG, Pollock HW, Ebert CS, Berg E, Buenting JE, Prazma JP. Eustachian tube dysfunction after tobacco smoke exposure. Otolaryngol Head Neck Surg 2002; 126(1): 14–19.

[158] Black N. Surgery for glue ear – a modern epidemic. Lancet 1984; 1: 835–837.

[159] Cook DG, Whincup PH, Jarvis MJ, Strachan DP, Papacosta O, Bryant A. Passive exposure to tobacco smoke in children aged 5–7 years: individual, family, and community factors. BMJ 1994; 308: 384–389.

[160] Ilicali OC, Keles N, De eK, Sa un OF, Güldiken Y. Evaluation of the effect of passive smoking on otitis media in children by an objective method: urinary cotinine analysis. Laryngoscope 2001; 111(1): 163–167.

[161] Overpeck MD, Moss AJ. Children's exposure to environmental cigarette smoke before and after birth. Health of our nation's children, United States, 1988. Adv Data 1991; 202: 1–11.

[162] Teele DW. Long term sequelae of otitis media: fact or fantasy? Pediatr Infect Dis J 1994; 13: 1069–1073.

[163] Adair-Bischoff CE, Sauve RS. Environmental tobacco smoke and middle ear disease in preschool-age children. Arch Pediatr Adolesc Med 1998; 152: 127–133.

[164] Collet JP, Larson CP, Boivin JF, Suissa S, Pless IB. Parental smoking and risk of otitis media in pre-school children. Can J Public Health 1995; 86: 269–273.

[165] Ey JL, Holberg CJ, Aldous MB, Wright AL, Martinez FD, Taussig LM. Passive smoke exposure and otitis media in the first year of life. Group Health Medical Associates. Pediatrics 1995; 95: 670–677.

[166] Gryczynska D, Kobos J, Zakrzewska A. Relationship between passive smoking, recurrent respiratory tract infections and otitis media in children. Int J Pediatr Otorhinolaryngol 1999; 49(Suppl 1): S275–S278.

[167] Kitchens GG. Relationship of environmental tobacco smoke to otitis media in young children. Laryngoscope 1995; 105: 1–13.

[168] Lieu JE, Feinstein AR. Effect of gestational and passive smoke exposure on ear infections in children. Arch Pediatr Adolesc Med 2002; 156(2): 147–154.

[169] Blackwell CC, Tzanakaki G, Kremastinou J, Weir DM, Vakalis N, Elton RA, Mentis A, Fatouros N. Factors affecting carriage of Neisseria meningitidis among Greek military recruits. Epidemiol Infect 1992; 108: 441–448.

[170] Caugant DA, Hoiby EA, Magnus P, Scheel O, Hoel T, Bjune G, Wedege E, Eng J, Froholm LO. Asymptomatic carriage of Neisseria meningitidis in a randomly sampled population. J Clin Microbiol 1994; 32: 323–330.

[171] Stuart JM, Cartwright KA, Robinson PM, Noah ND. Effect of smoking on meningococcal carriage. Lancet 1989; 2: 723–725.

[172] Becker S, Soukup JM. Effect of nitrogen dioxide on respiratory viral infection in airway epithelial cells. Environ Res 1999; 81: 159–166.

[173] Dye JA, Adler KB. Effects of cigarette smoke on epithelial cells of the respiratory tract. Thorax 1994; 49: 825–834.

[174] Green GM, Carolin D. The depressant effect of cigarette smoke on the in vitro antibacterial activity of alveolar macrophages. N Engl J Med 1967; 276: 421–427.

[175] Raman AS, Swinburne AJ, Fedullo AJ. Pneumococcal adherence to the buccal epithelial cells of cigarette smokers. Chest 1983; 83: 23–27.

[176] Merrill WW, Goodenberger D, Strober W, Matthay RA, Naegel GP, Reynolds HY. Free secretory component and other proteins in human lung lavage. Am Rev Respir Dis 1980; 122: 156–161.

[177] Fischer M, Hedberg K, Cardosi P, Plikaytis BD, Hoesly FC, Steingart KR, Bell TA, Fleming DW, Wenger JD, Perkins BA. Tobacco smoke as a risk factor for meningococcal disease. Pediatr Infect Dis J 1997; 16: 979–983.

[178] Haneberg B, Tonjum T, Rodahl K, Gedde-Dahl TW. Factors preceding the onset of meningococcal disease, with special emphasis on passive smoking, symptoms of ill health. NIPH Ann 1983; 6: 169–173.

[179] Stanwell-Smith RE, Stuart JM, Hughes AO, Robinson P, Griffin MB, Cartwright K. Smoking, the environment and meningococcal disease: a case control study. Epidemiol Infect 1994; 112: 315–328.

[180] Stuart JM, Cartwright KA, Dawson JA, Rickard J, Noah ND. Risk factors for meningococcal disease: a case control study in south west England. Community Med 1988; 10: 139–146.

[181] McCall BJ, Neill AS, Young MM. Risk factors for invasive meningococcal disease in southern Queensland, 2000–2001. Intern Med J 2004; 34(8): 464–468.

[182] Filippini G, Maisonneuve P, McCredie M et al. Relation of childhood brain tumors to exposure of parents and children to tobacco smoke: the SEARCH international case-control study. Surveillance of Environmental Aspects Related to Cancer in Humans. Int J Cancer 2002; 100(2): 206–213.

[183] Boffetta P, Tredaniel J, Greco A. Risk of childhood cancer and adult lung cancer after childhood exposure to passive smoke: a meta-analysis. Environ Health Perspect 2000; 108(1): 73–82.

[184] Duarte-Davidson R, Courage C, Rushton L, Levy L. Benzene in the environment: an assessment of the potential risks to the health of the population. Occup Environ Med 2001; 58(1): 2–13.

[185] Cunnane SC. Childhood origins of lifestyle-related risk factors for coronary heart disease in adulthood. Nutr Health 1993; 9: 107–115.

[186] Wild RA, Taylor EL, Knehans A, Cleaver V. Matriarchal model for cardiovascular prevention. Obstet Gynecol Surv 1994; 49: 147–152.

[187] Burke V, Gracey MP, Milligan RA, Thompson C, Taggart AC, Beilin LJ. Parental smoking and risk factors for cardiovascular disease in 10- to 12-year-old children. J Pediatr 1998; 133: 206–213.

[188] Haustein KO. Cigarette smoking, nicotine and pregnancy. Int J Clin Pharmacol Ther 1999; 37: 417–427.

[189] Matanoski G, Kanchanaraksa S, Lantry D, Chang Y. Characteristics of nonsmoking women in NHANES I and NHANES II epidemiologic follow-up study with exposure to spouses who smoke. Am J Epidemiol 1995; 142: 149–157.

[190] Raitakari OT, Porkka KV, Taimela S, Telama R, Rasanen L, Viikari JS. Effects of persistent physical activity and inactivity on coronary risk factors in children and young adults. The Cardiovascular Risk in Young Finns Study. Am J Epidemiol 1994; 140: 195–205.

[191] McPhillips JB, Eaton CB, Gans KM, Derby CA, Lasater TM, McKenney JL, Carleton RA. Dietary differences in smokers and nonsmokers from two southeastern New England communities. J Am Diet Assoc 1994; 94: 287–292.

[192] Prattala R, Karisto A, Berg MA. Consistency and variation in unhealthy behaviour among Finnish men, 1982–1990. Soc Sci Med 1994; 39: 115–122.

[193] Nageris B, Hadar T, Hansen MC. The effects of passive smoking on olfaction in children. Rev Laryngol Otol Rhinol (Bord)2002; 123(2): 89–91.

[194] Green G, Macintyre S, West P, Ecob R. Like parent like child? Associations between drinking and smoking behaviour of parents and their children. Br J Addict 1991; 86: 745–758.

[195] Greenlund KJ, Liu K, Kiefe CI, Yunis C, Dyer AR, Burke GL. Impact of father's education and parental smoking status on smoking behavior in young adults. The CARDIA study. Coronary Artery Risk Development in Young Adults. Am J Epidemiol 1995; 142: 1029–1033.

[196] Hill DJ, White VM, Williams RM, Gardner GJ. Tobacco and alcohol use among Australian secondary school students in 1990. Med J Aust 1993; 158: 228–234.

[197] Heinrich-Ramm R, Wegner R, Garde AH, Baur X. Cotinine excretion (tobacco smoke biomarker) of smokers and non-smokers: comparison of GC/MS and RIA results. Int J Hyg Environ Health 2002; 205(6): 493–499.

[198] Proctor C. A study of the atmosphere in London underground trains before and after the ban on smoking. Toxicol Lett 1987; 35(1): 131–134.

[199] de Groh M, Morrison HI. Environmental tobacco smoke and deaths from coronary heart disease in Canada. Chronic Dis Can 2002; 23(1): 13–16.

[200] He J, Vupputuri S, Allen K, Prerost MR, Hughes J, Whelton PK. Passive smoking and the risk of coronary heart disease–a meta-analysis of epidemiologic studies. N Engl J Med 1999; 340: 920–926.

[201] Tunstall-Pedoe H, Brown CA, Woodward M, Tavendale R. Passive smoking by self report and serum cotinine and the prevalence of respiratory and coronary heart disease in the Scottish heart health study. J Epidemiol Community Health 1995; 49: 139–143.

[202] Wagenknecht LE, Manolio TA, Sidney S, Burke GL, Haley NJ. Environmental tobacco smoke exposure as determined by cotinine in black and white young adults: the CARDIA Study. Environ Res 1993; 63: 39–46.

[203] Humble C, Croft J, Gerber A, Casper M, Hames CG, Tyroler HA. Passive smoking and 20-year cardiovascular disease mortality among nonsmoking wives, Evans County, Georgia. Am J Public Health 1990; 80: 599–601.

[204] Steenland K, Thun M, Lally C, Heath C, Jr. Environmental tobacco smoke and coronary heart disease in the American Cancer Society CPS-II cohort. Circulation 1996; 94: 622–628.

[205] Thun M, Henley J, Apicella L. Epidemiologic studies of fatal and nonfatal cardiovascular disease and ETS exposure from spousal smoking. Environ Health Perspect 1999; 107 (Suppl 6): 841–846.

[206] Smith CJ, Fischer TH, Sears SB. Environmental tobacco smoke, cardiovascular disease, and the nonlinear dose-response hypothesis. Toxicol Sci 2000; 54(2): 462–472.

[207] Iribarren C, Darbinian J, Klatsky AL, Friedman GD. Cohort study of exposure to environmental tobacco smoke and risk of first ischemic stroke and transient ischemic attack. Neuroepidemiology 2004; 23(1–2): 38–44.

[208] Pitsavos C, Panagiotakos DB, Chrysohoou C, Tzioumis K, Papaioannou I, Stefanadis C, Toutouzas P. Association between passive cigarette smoking and the risk of developing acute coronary syndromes: the CARDIO2000 study. Heart Vessels 2002; 16(4): 127–130.

[209] Panagiotakos DB, Chrysohoou C, Pitsavos C, Papaioannou I, Skoumas J, Stefanadis C, Toutouzas P. The association between secondhand smoke and the risk of developing acute coronary syndromes, among non-smokers, under the presence of several cardiovascular risk factors: The CARDIO2000 case-control study. BMC Public Health 2002; 2(1): 9.

[210] Whincup PH, Gilg JA, Emberson JR, Jarvis MJ, Feyerabend C, Bryant A, Walker M, Cook DG. Passive smoking and risk of coronary heart disease and stroke: prospective study with cotinine measurement. BMJ 2004; 329(7459): 200–205.

[211] Labarthe DR. Smoking and other tobacco use. Epidemiology and prevention of cardiovascular diseases: a global challenge. Aspen: Gaithersburg, 1998, pp 323–346.

[212] Aronow WS. Effect of passive smoking on angina pectoris. N Engl J Med 1978; 299: 21–24.

[213] Denson KWE. Smoke in the face, diet, and harm to the heart. Lancet 1996; 348(1663): 1664.

[214] Osler M. The food intake of smokers and nonsmokers: the role of partner's smoking behavior. Prev Med 1998; 27: 438–443.

[215] Thornton A, Lee P, Fry J. Differences between smokers, ex-smokers, passive smokers and non-smokers. J Clin Epidemiol 1994; 47: 1143–1162.

[216] Sidney S, Caan BJ, Friedman GD. Dietary intake of carotene in nonsmokers with and without passive smoking at home. Am J Epidemiol 1989; 129: 1305–1309.

[217] Law MR, Morris JK, Wald NJ. Environmental tobacco smoke exposure and ischaemic heart disease: an evaluation of the evidence. BMJ 1997; 315: 973–980.

[218] Howard G, Burke GL, Szklo M, Tell GS, Eckfeldt J, Evans G, Heiss G. Active and passive smoking are associated with increased carotid wall thickness. The Atherosclerosis Risk in Communities Study. Arch Intern Med 1994; 154: 1277–1282.

[219] Tell GS, Polak JF, Ward BJ, Kittner SJ, Savage PJ, Robbins J. Relation of smoking with carotid artery wall thickness and stenosis in older adults. The Cardiovascular Health Study (CHS) Collaborative Research Group. Circulation 1994; 90: 2905–2908.

[220] Diez-Roux AV, Nieto FJ, Comstock GW, Howard G, Szklo M. The relationship of active and passive smoking to carotid atherosclerosis 12–14 years later. Prev Med 1995; 24: 48–55.

[221] Howard G, Wagenknecht LE, Burke GL, Diez-Roux A, Evans GW, McGovern P, Nieto FJ, Tell GS. Cigarette smoking and progression of atherosclerosis: The Atherosclerosis Risk in Communities (ARIC) Study. JAMA 1998; 279: 119–124.

[222] Liao D, Evans GW, Chambless LE, Barnes RW, Sorlie P, Simpson RJ Jr, Heiss G. Population-based study of heart rate variability and prevalent myocardial infarction. The Atherosclerosis Risk in Communities Study. J Electrocardiol 1996; 29(3): 189–198.

[223] Kannel WB, Wolf PA, Castelli WP, D'Agostino RB. Fibrinogen and risk of cardiovascular disease. The Framingham Study. JAMA 1987; 258: 1183–1186.

[224] Willard JC, Schoenborn CA. Relationship between cigarette smoking and other unhealthy behaviors among our nation's youth: United States, 1992. Adv Data 1995; 24(263): 1–11.

[225] Tell GS, Howard G, McKinney WM, Toole JF. Cigarette smoking cessation and extracranial carotid atherosclerosis. JAMA 1989; 261: 1178–1180.

[226] Rich-Edwards JW, Manson JE, Hennekens CH, Buring JE. The primary prevention of coronary heart disease in women. N Engl J Med 1995; 332: 1758–1766.

[227] Deckert T, Feldt-Rasmussen B, Borch-Johnsen K, Jensen T, Kofoed-Enevoldsen A. Albuminuria reflects widespread vascular damage. The Steno hypothesis. Diabetologia 1989; 32: 219–226.

[228] Ford ES, Merritt RK, Heath GW, Powell KE, Washburn RA, Kriska A, Haile G. Physical activity behaviors in lower and higher socioeconomic status populations. Am J Epidemiol 1991; 133: 1246–1256.

[229] Gay EC, Cai Y, Gale SM, Baron A, Cruickshanks KJ, Kostraba JN, Hamman RF. Smokers with IDDM experience excess morbidity. The Colorado IDDM Registry. Diabetes Care 1992; 15: 947–952.

[230] Stamler J, Vaccaro O, Neaton JD, Wentworth D. Diabetes, other risk factors, and 12-yr cardiovascular mortality for men screened in the Multiple Risk Factor Intervention Trial. Diabetes Care 1993; 16: 434–444.

[231] Suarez L, Barrett-Connor E. Interaction between cigarette smoking and diabetes mellitus in the prediction of death attributed to cardiovascular disease. Am J Epidemiol 1984; 120: 670–675.

[232] Wagenknecht LE, Burke GL, Perkins LL, Haley NJ, Friedman GD. Misclassification of smoking status in the CARDIA study: a comparison of self-report with serum cotinine levels. Am J Public Health 1992; 2: 3–36.

[233] Chambless LE, Heiss G, Folsom AR, Rosamond W, Szklo M, Sharrett AR, Clegg LX. Association of coronary heart disease incidence with carotid arterial wall thickness and major risk factors: the Atherosclerosis Risk in Communities (ARIC) Study, 1987–1993. Am J Epidemiol 1997; 146: 483–494.

[234] Bonita R, Duncan J, Truelsen T, Jackson RT, Beaglehole R. Passive smoking as well as active smoking increases the risk of acute stroke. Tob Control 1999; 8: 156–160.

[235] Bonita R, Scragg R, Stewart A, Jackson R, Beaglehole R. Cigarette smoking and risk of premature stroke in men and women. Br Med J (Clin Res Ed) 1986; 293: 6–8.

[236] Gill JS, Shipley MJ, Tsementzis SA, Hornby R, Gill SK, Hitchcock ER, Beevers DG. Cigarette smoking. A risk factor for hemorrhagic and nonhemorrhagic stroke. Arch Intern Med 1989; 149: 2053–2057.

[237] Haheim LL, Holme I, Hjermann I, Leren P. Smoking habits and risk of fatal stroke: 18 years follow up of the Oslo Study. J Epidemiol Community Health 1996; 50: 621–624.

[238] Kawachi I, Colditz GA, Stampfer MJ, Willett WC, Manson JE, Rosner B, Speizer FE, Hennekens CH. Smoking cessation and decreased risk of stroke in women. JAMA 1993; 269: 232–236.

[239] Lindenstrom E, Boysen G, Nyboe J. Lifestyle factors and risk of cerebrovascular disease in women. The Copenhagen City Heart Study. Stroke 1993; 24: 1468–1472.

[240] Meade TW, Mellows S, Brozovic M, Miller GJ, Chakrabarti RR, North WR, Haines AP, Stirling Y, Imeson JD, Thompson SG. Haemostatic function and ischaemic heart disease: principal results of the Northwick Park Heart Study. Lancet 1986; 2: 533–537.

[241] Wannamethee SG, Shaper AG, Whincup PH, Walker M. Smoking cessation and the risk of stroke in middle-aged men. JAMA 1995; 274: 155–160.

[242] Wolf PA, D'Agostino RB, Kannel WB, Bonita R, Belanger AJ. Cigarette smoking as a risk factor for stroke. The Framingham Study. JAMA 1988; 259: 1025–1029.

[243] Shinton R, Beevers G. Meta-analysis of relation between cigarette smoking and stroke. BMJ 1989; 298: 789–794.

[244] Berger K, Schulte H, Stogbauer F, Assmann G. Incidence and risk factors for stroke in an occupational cohort: the PROCAM Study. Prospective Cardiovascular Muenster Study. Stroke 1998; 29: 1562–1566.

[245] Bonita R, Broad JB, Beaglehole R. Ethnic differences in stroke incidence and case fatality in Auckland, New Zealand. Stroke 1997; 28: 758–761.

[246] Donnan GA, McNeil JJ, Adena MA, Doyle AE, O'Malley HM, Neill GC. Smoking as a risk factor for cerebral ischaemia. Lancet 1989; 2: 643–647.

[247] Anderson CS, Feigin V, Bennett D, Lin RB, Hankey G, Jamrozik K. Active and passive smoking and the risk of subarachnoid hemorrhage: an international population-based case-control study. Stroke 2004; 35(3): 633–637.

[248] Zhang X, Shu XO, Yang G, Li HL, Xiang YB, Gao YT, Li Q, Zheng W. Association of passive smoking by husbands with prevalence of stroke among Chinese women nonsmokers. Am J Epidemiol 2005; 161(3): 213–218.

[249] Chen R, Tunstall-Pedoe H, Tavendale R. Environmental tobacco smoke and lung function in employees who never smoked: the Scottish MONICA study. Occup Environ Med 2001; 58(9): 563–568.

[250] Janson C, Chinn S, Jarvis D, Zock JP, Toren K, Burney P. Effect of passive smoking on respiratory symptoms, bronchial responsiveness, lung function, and total serum IgE in the European Community Respiratory Health Survey: a cross-sectional study. Lancet 2001; 358(9299): 2103–2109.

[251] Rizzi M, Sergi M, Andreoli A, Pecis M, Bruschi C, Fanfulla F. Environmental tobacco smoke may induce early lung damage in healthy male adolescents. Chest 2004; 125(4): 1387–1393.

[252] Smith CJ, Bombick DW, Ryan BA, Morton MJ, Doolittle DJ. Pulmonary function in non-smokers following exposure to sidestream cigarette smoke. Toxicol Pathol 2001; 29(2): 260–264.

[253] Eisner MD, Katz PP, Yelin EH, Hammond SK, Blanc PD. Measurement of environmental tobacco smoke exposure among adults with asthma. Environ Health Perspect 2001; 109(8): 809–814.

[254] Ariyothai N, Podhipak A, Akarasewi P, Tornee S, Smithtikarn S, Thongprathum P. Cigarette smoking and its relation to pulmonary tuberculosis in adults. Southeast Asian J Trop Med Public Health 2004; 35(1): 219–227.

[255] Franklin KA, Gislason T, Omenaas E et al. The influence of active and passive smoking on habitual snoring. Am J Respir Crit Care Med 2004; 170(7): 799–803.

[256] Trosini-Desert V, Germaud P, Dautzenberg B. Tobacco smoke and risk of bacterial infection. Rev Mal Respir 2004; 21: 539–547.

[257] Sugita M, Izuno T, Kanamri M, Otahara Y, Kasuga H. Per capita gross national product and summarized odds ratio for epidemiologic studies on the relationship between passive smoking and lung cancer. Tokai J Exp Clin Med 1998; 23: 235–240.

[258] Taylor R, Cumming R, Woodward A, Black M. Passive smoking and lung cancer: a cumulative meta-analysis. Aust N Z J Public Health 2001; 25(3): 203–211.

[259] Crawford FG, Mayer J, Santella RM, Cooper TB, Ottman R, Tsai WY, Simon-Cereijido G, Wang M, Tang D, Perera FP. Biomarkers of environmental tobacco smoke in preschool children and their mothers. J Natl Cancer Inst 1994; 86: 1398–1402.

[260] Jarvis MJ, Feyerabend C, Bryant A, Hedges B, Primatesta P. Passive smoking in the home: plasma cotinine concentrations in non-smokers with smoking partners. Tob Control 2001; 10(4): 368–374.

[261] Kreuzer M, Krauss M, Kreienbrock L, Jockel KH, Wichmann HE. Environmental tobacco smoke and lung cancer: a case-control study in Germany. Am J Epidemiol 2000; 151(3): 241–250.

[262] Brennan P, Buffler PA, Reynolds Pet al. Secondhand smoke exposure in adulthood and risk of lung cancer among never smokers: a pooled analysis of two large studies. Int J Cancer 2004; 109(1): 125–131.

[263] Hu J, Mao Y, Dryer D, White K. Risk factors for lung cancer among Canadian women who have never smoked. Cancer Detect Prev 2002; 26(2): 129–138.

[264] Butkiewicz D, Grzybowska E, Phillips DH, Hemminki K, Chorazy M. Polymorphisms of the GSTP1 and GSTM1 genes and PAH-DNA adducts in human mononuclear white blood cells. Environ Mol Mutagen 2000; 35(2): 99–105.

[265] Henning S, Cascorbi I, Munchow B, Jahnke V, Roots I. Association of arylamine N-acetyltransferases NAT1 and NAT2 genotypes to laryngeal cancer risk. Pharmacogenetics 1999; 9: 103–111.

[266] Hirvonen A. Chapter 20. Polymorphic NATs and cancer predisposition. IARC Sci Publ 1999; 148: 251–270.

[267] Hirvonen A. Genetic factors in individual responses to environmental exposures. J Occup Environ Med 1995; 37: 37–43.

[268] Martinez C, Agundez JA, Olivera M, Martin R, Ladero JM, Benitez J. Lung cancer and mutations at the polymorphic NAT2 gene locus. Pharmacogenetics 1995; 5: 207–214.

[269] Nyberg F, Hou SM, Hemminki K, Lambert B, Pershagen G. Glutathione S-transferase mu1 and N-acetyltransferase 2 genetic polymorphisms and exposure to tobacco smoke in nonsmoking and smoking lung cancer patients and population controls. Cancer Epidemiol Biomarkers Prev 1998; 7: 875–883.

[270] Seow A, Zhao B, Poh WT, Teh M, Eng P, Wang YT, Tan WC, Lee EJ, Lee HP. NAT2 slow acetylator genotype is associated with increased risk of lung cancer among non-smoking Chinese women in Singapore. Carcinogenesis 1999; 20: 1877–1881.

[271] Malats N, Camus-Radon AM, Nyberg F et al. Lung cancer risk in nonsmokers and GSTM1 and GSTT1 genetic polymorphism. Cancer Epidemiol Biomarkers Prev 2000; 9(8): 827–833.

[272] Hengstler JG, Arand M, Herrero ME, Oesch F. Polymorphisms of N-acetyltransferases, glutathione S-transferases, microsomal epoxide hydrolase and sulfotransferases: influence on cancer susceptibility. Recent Results Cancer Res 1998; 154: 47–85.

[273] Cascorbi I, Brockmoller J, Mrozikiewicz PM, Bauer S, Loddenkemper R, Roots I. Homozygous rapid arylamine N-acetyltransferase (NAT2) genotype as a susceptibility factor for lung cancer. Cancer Res 1996; 56: 3961–3966.

[274] Bouchardy C, Mitrunen K, Wikman H, Husgafvel-Pursiainen K, Dayer P, Benhamou S, Hirvonen A. N-acetyltransferase NAT1 and NAT2 genotypes and lung cancer risk. Pharmacogenetics 1998; 8: 291–298.

[275] Vahakangas KH, Bennett WP, Castren K, Welsh JA, Khan MA, Blomeke B, Alavanja MC, Harris CC. p53 and K-ras mutations in lung cancers from former and never-smoking women. Cancer Res 2001; 61(11): 4350–4356.

[276] Ko YC, Lee CH, Chen MJ, Huang CC, Chang WY, Lin HJ, Wang HZ, Chang PY. Risk factors for primary lung cancer among non-smoking women in Taiwan. Int J Epidemiol 1997; 26: 24–31.

[277] Shen XB, Wang GX, Zhou BS. Relation of exposure to environmental tobacco smoke and pulmonary adenocarcinoma in non-smoking women: a case control study in Nanjing. Oncol Rep 1998; 5: 1221–1223.

[278] Wang TJ, Zhou BS, Shi JP. Lung cancer in nonsmoking Chinese women: a case-control study. Lung Cancer 1996; 14(Suppl 1): S93–S98.

[279] Jockel KH, Pohlabeln H, Ahrens W, Krauss M. Environmental tobacco smoke and lung cancer. Epidemiology 1998; 9: 672–675.

[280] Kawachi I, Pearce NE, Jackson RT. Deaths from lung cancer and ischaemic heart disease due to passive smoking in New Zealand. N Z Med J 1989; 102: 337–340.

[281] Stockwell HG, Goldman AL, Lyman GH, Noss CI, Armstrong AW, Pinkham PA, Candelora EC, Brusa MR. Environmental tobacco smoke and lung cancer risk in nonsmoking women. J Natl Cancer Inst 1992; 84: 1417–1422.

[282] Boffetta P, Agudo A, Ahrens W et al. Multicenter case-control study of exposure to environmental tobacco smoke and lung cancer in Europe. J Natl Cancer Inst 1998; 90: 1440–1450.

[283] Zhang ZF, Morgenstern H, Spitz MR, Tashkin DP, Yu GP, Hsu TC, Schantz SP. Environmental tobacco smoking, mutagen sensitivity, and head and neck squamous cell carcinoma. Cancer Epidemiol Biomarkers Prev 2000; 9(10): 1043–1049.

[284] Nishino Y, Tsubono Y, Tsuji I, Komatsu S, Kanemura S, Nakatsuka H, Fukao A, Satoh H, Hisamichi S. Passive smoking at home and cancer risk: a population-based prospective study in Japanese nonsmoking women. Cancer Causes Control 2001; 12(9): 797–802.

[285] Brownson RC, Alavanja MC, Hock ET, Loy TS. Passive smoking and lung cancer in nonsmoking women. Am J Public Health 1992; 82: 1525–1530.

[286] Fontham ET, Correa P, Reynolds P, Wu-Williams A, Buffler PA, Greenberg RS, Chen VW, Alterman T, Boyd P, Austin DF. Environmental tobacco smoke and lung cancer in nonsmoking women. A multicenter study. JAMA 1994; 271: 1752–1759.

[287] Hackshaw AK, Law MR, Wald NJ. The accumulated evidence on lung cancer and environmental tobacco smoke. BMJ 1997; 315: 980–988.

[288] Wang FL, Love EJ, Liu N, Dai XD. Childhood and adolescent passive smoking and the risk of female lung cancer. Int J Epidemiol 1994; 23: 223–230.

[289] Zaridze D, Maximovitch D, Zemlyanaya G, Aitakov ZN, Boffetta P. Exposure to environmental tobacco smoke and risk of lung cancer in non-smoking women from Moscow, Russia. Int J Cancer 1998; 75: 335–338.

[290] Boffetta P, Ahrens W, Nyberg F et al. Exposure to environmental tobacco smoke and risk of adenocarcinoma of the lung. Int J Cancer 1999; 83: 635–639.

[291] Miller GH, Golish JA, Cox CE, Chacko DC. Women and lung cancer: a comparison of active and passive smokers with nonexposed nonsmokers. Cancer Detect Prev 1994; 18: 421–430.

[292] Copas JB, Shi JQ. Reanalysis of epidemiological evidence on lung cancer and passive smoking. BMJ 2000; 320(7232): 417–418.

[293] Lubin JH. Estimating lung cancer risk with exposure to environmental tobacco smoke. Environ Health Perspect 1999; 107(Suppl 6): 879–883.

[294] Brown KG. Lung cancer and environmental tobacco smoke: occupational risk to nonsmokers. Environ Health Perspect 1999; 107 (Suppl 6): 885–890.

[295] Lee CH, Ko YC, Goggins W, Huang JJ, Huang MS, Kao EL, Wang HZ. Lifetime environmental exposure to tobacco smoke and primary lung cancer of non-smoking Taiwanese women. Int J Epidemiol 2000; 29(2): 224–231.

[296] Lagarde F, Axelsson G, Damber L, Mellander H, Nyberg F, Pershagen G. Residential radon and lung cancer among never-smokers in Sweden. Epidemiology 2001; 12(1): 396–404.

[297] Neuberger JS, Gesell TF. Residential radon exposure and lung cancer: risk in nonsmokers. Health Phys 2002; 83(1): 1–18.

[298] Madigan MP, Ziegler RG, Benichou J, Byrne C, Hoover RN. Proportion of breast cancer cases in the United States explained by well-established risk factors. J Natl Cancer Inst 1995; 87: 1681–1685.

[299] Lash TL, Aschengrau A. A null association between active or passive cigarette smoking and breast cancer risk. Breast Cancer Res Treat 2002; 75(2): 181–184.

[300] Ambrosone CB, Freudenheim JL, Graham S et al. Cigarette smoking, N-acetyltransferase 2 genetic polymorphisms, and breast cancer risk. JAMA 1996; 276: 1494–1501.

[301] Ambrosone CB, Shields PG. Molecular epidemiology of breast cancer. Prog Clin Biol Res 1997; 396: 83–99.

[302] Shields PG, Ambrosone CB, Graham S et al. A cytochrome P4502E1 genetic polymorphism and tobacco smoking in breast cancer. Mol Carcinog 1996; 17: 144–150.

[303] Baron JA, La Vecchia C, Levi F. The antiestrogenic effect of cigarette smoking in women. Am J Obstet Gynecol 1990; 162: 502–514.

[304] MacMahon B, Trichopoulos D, Cole P, Brown J. Cigarette smoking and urinary estrogens. N Engl J Med 1982; 307: 1062–1065.

[305] Shrubsole MJ, Gao YT, Dai Q, Shu XO, Ruan ZX, Jin F, Zheng W. Passive smoking and breast cancer risk among non-smoking Chinese women. Int J Cancer 2004; 110(4): 605–609.

[306] Lash TL, Aschengrau A. Active and passive cigarette smoking and the occurrence of breast cancer. Am J Epidemiol 1999; 149: 5–12.

[307] Wartenberg D, Calle EE, Thun MJ, Heath CW Jr, Lally C, Woodruff T. Passive smoking exposure and female breast cancer mortality. J Natl Cancer Inst 2000; 92(20): 1666–1673.

[308] Coyle YM. The effect of environment on breast cancer risk. Breast Cancer Res Treat 2004; 84(3): 273–288.

[309] Hanaoka T, Yamamoto S, Sobue T, Sasaki S, Tsugane S. Active and passive smoking and breast cancer risk in middle-aged Japanese women. Int J Cancer 2005; 114(2): 317–322.

[310] Johnson KC, Hu J, Mao Y. Passive and active smoking and breast cancer risk in Canada, 1994–97. The Canadian Cancer Registries Epidemiology Research Group. Cancer Causes Control 2000; 11(3): 211–221.

[311] Khuder SA, Simon VJ Jr. Is there an association between passive smoking and breast cancer? Eur J Epidemiol 2000; 16(12): 1117–1121.

[312] Kropp S, Chang-Claude J. Active and passive smoking and risk of breast cancer by age 50 years among German women. Am J Epidemiol 2002; 156(7): 616–626.

[313] El-Nawawy A, Soliman AT, El-Azzouni O, Amer E, Demian S, El-Sayed M. Effect of passive smoking on frequency of respiratory illnesses and serum immunoglobulin-E (IgE) and interleukin-4 (IL-4) concentrations in exposed children. J Trop Pediatr 1996; 42: 166–169.

11 Arbeitsplatz und Rauchen

In den vergangenen Jahren tauchte immer wieder die Frage nach der Belastung des Nichtrauchers durch Tabakrauch am Arbeitsplatz auf. Dieses Problem wurde auch durch eine destruktive Haltung der Tabakindustrie verharmlost. In den politischen Gremien zahlreicher Industrienationen wurde darüber diskutiert und einige Länder wie die USA, Irland [1], Italien, Malta oder Schweden haben mit gesetzlichen Regelungen ihre Konsequenzen gezogen. In New York City wurde im Dezember 2002 das bereits bestehende Rauchverbot auf alle Arbeitsplätze, Restaurants und Bars ausgedehnt [2]. In Deutschland erfolgte die Verabschiedung eines arbeitsmedizinisch nicht zufriedenstellenden Kompromisses, die Arbeitsstättenverordnung von 2002, die den Nichtrauchern in Betrieben einen rauchfreien Arbeitsplatz garantieren soll. Diese bundesweit geltende Verordnung wird insofern aufgeweicht, als ein Schutz vor Tabakrauchexposition in Betrieben mit Publikumsverkehr nur eingeschränkt gilt. Damit wird das Grundrecht auf Gleichbehandlung aller Arbeitnehmer missachtet und es stellt sich die Frage: Wieso dürfen Arbeitnehmer z. B. in Gaststätten krebserregendem Passivrauch ausgesetzt werden, Arbeitnehmer an anderen Arbeitsstätten jedoch nicht? Im Jahre 2007 verständigten sich die Gesundheitsminister des Bundes und der Ländern darauf, dass der Schutz auch auf Betriebe mit Publikumsverkehr ausgedehnt werden soll. Allerdings stehen auch hier wieder Sonderregelungen für Niedersachsen und Nordrhein-Westfalen zur Diskussion.

Die Notwendigkeit, dass alle Beschäftigten ihre Arbeit in Räumen mit sauberer Luft verrichten, ist genauso wichtig wie der Schutz der Kinder und nicht rauchender Familienangehöriger in deren Wohnung vor Rauch. Die Schädigungsmöglichkeiten durch Tabakrauch („environmental tobacco smoke", ETS) sind vor allem durch seine Kanzerogenität gegeben (s. Kap. 5).

Für die Ausbreitung des Tabakrauchs in geschlossenen Räumen ist das Diffusionsgefälle von der Tabakrauchquelle in den Raum vordergründig. Eine wichtige Rolle spielen seine Größe und Geometrie, die Temperatur und relative Luftfeuchte, die Luftströmung in Kopfhöhe, seine Durchmischung im Raum, die Adsorption und Desorption von Bestandteilen an Oberflächen und die Wirksamkeit von Luftreinigungsanlagen.

In zahlreichen Populationsstudien werden Nichtraucher, ETS-exponierte Personen und Raucher nicht exakt klassifiziert, was auch an irreführenden Angaben der Studienteilnehmer liegt. Durch verfeinerte analytische Verfahren mit modifizierten Nachweisgrenzen könnten einige Fehlinterpretationen der Befunde vermieden werden [3, 4]. Inzwischen existieren ETS-Studien für zahlreiche europäische und US-amerikanische Städte, auf die in diesem Rahmen nicht weiter eingegangen werden kann. Wichtig ist bei jeder Studie, auf die Auftraggeber zu achten und zu prüfen, ob diese Untersuchungen vor ihrer Publikation von sachlich und unparteiisch urteilenden Wissenschaftlern begutachtet wurden [5, 6].

Laut einer Metaanalyse von 26 in den USA, Deutschland, Kanada und Australien durchgeführten Studien hat die Einrichtung rauchfreier Arbeitsplätze einen direkten Einfluss auf das globale Rauchverhalten der Arbeitnehmer. So sinkt die Raucherprävalenz um 3,8% (95% CI 2,8%–4,7%). Ebenso kommt es zu einer Reduktion der pro Tag gerauchten Zigaretten um 3,1 Stück (95% CI 2,4–3,8) pro Raucher [7].

Eine mehrfach diskutierte Frage lautet: Wo ist der Passivraucher stärker exponiert, am Arbeitsplatz oder in den eigenen Wohnräumen? Die Antwort hängt sicher von subjektiven Gegebenheiten ab, wobei die Zahl der Raucher im Betrieb und der täglich gerauchten Zigaretten einen entscheidenden Einfluss nimmt. Kinder werden ohnehin im häuslichen Milieu geschädigt, wenn die Eltern rauchen. Darüber hinaus ist auch die Art der Beschäftigung (öffentlicher Bereich, Büro, Kundenkontakte, Werkhalle usw.) und das Geschlecht von besonderer Bedeutung [8]. Die gesetzliche Regelung für den Nichtraucherschutz war nachweislich effizienter als arbeitsplatzbedingte Aufklärungsmaßnahmen zum Zigarettenkonsum [9], wie auch eine 4-jährige Nachbeobachtung zeigte [10].

In den USA arbeiteten bereits im Jahre 1999 über 70% aller Arbeitnehmer an rauchfreien Arbeitsplätzen, wobei rauchfreier Arbeitsplatz hieß: Rauchverbot am Arbeitsplatz, in seiner Umgebung und in öffentlichen Gebäuden [11].

11.1 Kanzerogenität von ETS

Wie aus den in Tabelle 11.1 zusammengestellten Daten der IARC (International Agency of Research on Cancer) hervorgeht, ist ETS nach der Insolation das zweithäufigste kanzerogene Agens im Arbeitsbereich in der Europäischen Union, gefolgt von Silizium, Dieselabgasen, Radon und Holzstaub [12].

Nicht ganz unbedeutend ist es, ob Haupt- oder Nebenstromrauch die Räume belastet, wobei in den meisten Fällen ein Gemisch von beiden auftritt. Tabelle 11.2

Tabelle 11.1. Exposition durch Kanzerogene in der EU nach Angaben der IARC [12]

Kanzerogentyp	Anzahl der exponierten Arbeiter [Mio.]
Gruppe-1-Kanzerogene	22
Sonnenstrahlung	9,1 (75% der Arbeitszeit)
ETS	7,5 (75% der Arbeitszeit)
Kristallines Silizium	3,2
Dieselabgase	3,0
Radon	2,7
Holzstaub	2,6

zeigt, dass die Anteile der meisten toxischen Inhaltsstoffe zwischen Haupt- und Nebenstromrauch unterschiedlich verteilt sind, was letztlich dazu führt, dass der Nebenstromrauch zumindest für den Passivraucher als gefährlicher gelten muss.

Die Zigarettensorte spielt eine nicht unerhebliche Rolle für den Grad der Schadstoffexposition, was bei zahlreichen Untersuchungen zu wenig bedacht wurde (s. Tab. 3.10). Bei den herkömmlichen Zigarettensorten (Camel 83 CP, Marlboro FF 100 CP) finden sich höhere Nikotin- und Teergehalte als bei den Light- oder Ultralight-Zigaretten. Unterschiede der NNN- und NNK-Konzentrationen gibt es bereits bei den herkömmlichen Zigaretten. Darüber hinaus existieren Jahresschwankungen des Gehalts der verschiedenen toxischen Stoffe [13]. Dies bedeutet, dass für wissenschaftliche Untersuchungen die eingesetzten bzw. von den Rauchern verwendeten Zigarettenmarken anzugeben sind.

Vergleichende mikroklimatische Untersuchungen zu Konzentrationen von Inhaltsstoffen des Tabakrauchs können ebenfalls dazu beitragen, das Schädigungspotenzial von Rauchern und Nichtrauchern besser zu charakterisieren. Am Beispiel der im Tabakrauch enthaltenen kanzerogenen aromatischen Aminen lässt sich er-

Tabelle 11.2. Verhältnis ausgewählter Schadstoffe im aktiven und passiven Rauch (ETS) pro Zigarette

Inhaltsstoff	Aktiver Rauch[a] (A)	Passiver Rauch (P)	A/P
Kohlenmonoxid (mg)	14–23	26,6–61	2,5–14,9
Benzol (µg)	20–60	240–490	8–10
Formaldehyd (µg)	400–1400	1.500	50
Hydrazin (ng)	24–43	90	3
N-Nitrosodimethylamin (ng)	2–180	200–1040	20–130
Nikotin (mg)	1–3	2,1–46	1,3–21
Phenol (µg)	80–160	70–250	1,3–3,0
2-Toluidin (µg)	0,23	3	18,7
2-Naphthylamin (ng)	1–334	70	39
4-Aminodiphenyl (ng)	2,6–6	140	31
Benz[a]anthracen (ng)	20–70	40–200	2–4
Benzo[a]pyren (ng)	20–40	40–70	2,5–20
N-Nitrosonornikotin (µg)	0,12–3,7	0,15–1,7	0,5–5,0
NNK (µg)	0,08–0,77	0,2–1,4	1,0–22,0
Cadmium (µg)	0,007–0,35	0,72	7,2
Nickel (µg)	0,01–0,6	0,2–2,5	13–20
Polonium-210 (pCi)	0,03–1,0	0,5–1,6	1,0–3,7

[a]Zitiert nach [92].

NNK 4-(Methylnitrosamino)-1-(3-pyridyl)-1-butanon.

kennen, dass der Gehalt in der Außenluft in einer Stadt wie Brindisi zwischen 3 und 104 ng/m³ schwanken kann. Ebenso unterscheiden sich die Aminkonzentrationen innerhalb unterschiedlicher Gebäude, wobei die höchsten Werte in Computerzentren, Privatklubs und Diskotheken gemessen wurden (100–200 ng/m³). Die Daten weisen insgesamt auf einen bedeutenden Einfluss der Umgebung hin [14].

Ebenso kann die Nickelkontamination der Zigarette für den Raucher und Nichtraucher bei der Entstehung von Bronchialkarzinomen eine Rolle spielen, wobei der Nickelgehalt bei 0,02–0,08 µg pro Zigarette liegt [15].

11.2 Nutzung verschiedener Biomarker

Für die Beurteilung der medizinischen Folgen von ETS müssen Schadstoffmessungen der Luft in Städten, auf dem Lande sowie in Häusern mit unterschiedlichsten Funktionen (Büros, öffentliche Räume, Haushalte etc.) durchgeführt werden. Darüber hinaus ist auf der Basis epidemiologischer Studien die ETS-Belastung von Rauchern und nicht exponierten Personen vergleichend zu prüfen. Dafür stehen je nach den Bedingungen Blut, Urin, Speichel bzw. der Nachweis von Markern oder Schadstoffen (Nikotin, Cotinin, Benzpyrene, 3-Vinylpyridin, DNS-Addukte etc.) im Organismus zur Verfügung [16]. Da 80% des vom Körper aufgenommenen Nikotins in Cotinin überführt werden, gilt dieser Metabolit als zuverlässiger Marker [17].

ETS-Marker sind ferner Partikel, die inhaliert („respirable suspended particles", RSP), mit UV-Licht („ultraviolet particulate matter", UVPM) oder Fluoreszenz („fluorescing particulate matter", FPM) gemessen werden. Des Weiteren kommt Solanesol, ein Terpenoid aus den Tabakblättern, in Betracht. Es ist ein biologisch hoch aktives Isoprenoidderivat, das ebenfalls als Kanzerogen einzustufen ist. Der Nikotingehalt der Luft korreliert nahezu linear mit dem von Solanesol [3] (Abb. 11.1). Ebenso korreliert der Teer- und Nikotingehalt im Mundstück von gerauchten Zigaretten mit den korrespondierenden Solanesolkonzentrationen [20]. Die pro Kubikmeter gemessenen Werte können über die menschliche Atemkapazität zu kumulativen Belastungen (angegeben z. B. in µg/24 h) verrechnet werden. Methodische Hinweise für deren Anwendung wurden inzwischen beschrieben [18, 19].

Auch 3-Vinylpyridin kann als Prädiktor für Nikotin verwendet werden [19].

11.3 Innenraum und Anreicherung von ETS-Schadstoffen

Bereits vor 20 Jahren wurde die Belastung von Passivrauchern mit toxischen Inhaltsstoffen des Tabakrauchs untersucht [21]. Dabei inhalierten Passivraucher teilweise erhebliche Mengen von Formaldehyd, Dimethylnitrosamin, Acrolein und Nitrosegasen in Räumen, in denen Raucher täglich durchschnittlich 10 Zigaretten über eine 8-stündige Arbeitszeit geraucht hatten. Demgegenüber war der inkorporierte Anteil von Rauchpartikeln und von Nikotin vergleichsweise geringer. Kohlenmonoxid und Benzo(a)pyren wurden in toxikologisch zu beachtenden Konzentrationen aufgenommen (Tabelle 11.3).

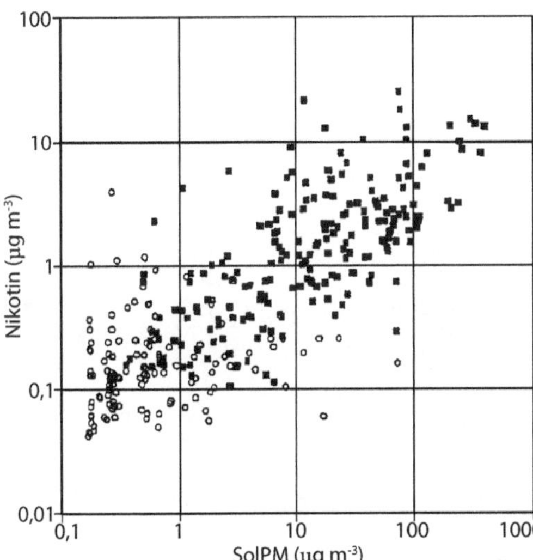

Abb. 11.1. Beziehungen zwischen dem Raumluftgehalt an Nikotin und Solanesolpartikeln (SolPM) nach Untersuchungen in Prag. Die *offenen Symbole* repräsentieren Daten unterhalb der Nachweisgrenze, die *geschlossenen* im Bereich der Nachweisbarkeit. Die am stärksten belasteten Teilnehmer waren solche, die dem Tabakrauch sowohl am Arbeitsplatz als auch im eigenen Haus ausgesetzt waren. Der Medianwert für diese Personen lag bei 60 µg inhalierbare Partikel/m^3, 16 µg ETS/m^3 sowie 1,6 µg Nikotin/m^3. Die Speichelkonzentrationen erreichten 2,4 ng Cotinin/ml [3]

Die mit Teilchenzählgeräten gemessenen Partikel (PM_1–PM_{10}) erreichten nach dem Rauchen einer Zigarette in einem Restaurant insbesondere P_{10}-Konzentrationen, die über denen der Qualitätsstandards für Innenräume lag [22].

Für Innenraummessungen im Zusammenhang mit dem Rauchen erfolgen üblicherweise Bestimmungen des Nikotins, weil sie verhältnismäßig einfach durchzuführen sind und Nikotin als das schädigende Agens betrachtet wird [12, 23–25]. Die gemessenen Nikotinkonzentrationen schwankten zwischen 1 und 83,13 µg/m^3, wobei die höchsten Werte aus Pkws stammten. Öffentliche Arbeitsplätze, Büros und Privatwohnungen wiesen übereinstimmende Werte zwischen 7 und 15 µg/m^3 auf.

Mithilfe der Videotechnik lässt sich die Größe der einen Raum belastenden Partikel nach ihrer Größe differenzieren, wobei parallel dazu die Partikelgröße gravimetrisch eingeordnet wird. In einer Studie wurden Partikel mit einem Durchmesser von 1–25 µm über eine Woche registriert und dem ETS zugeordnet, Partikel < 1 µm waren der Außenluft zuzuschreiben [26]. In der Nähe der Personen traten insbesondere Partikel von 10–25 µm Durchmesser auf.

In Probandenversuchen wurden verschiedene vom Nebenstromrauch der Zigarette emittierte Parameter gemessen, wobei das Luftvolumen während der Verbrennungszeit einer Zigarette bei 14,65 m^3 lag (s. Tabelle 11.4)

Zu den Indikatoren zählen sowohl freie als auch an Rauch gebundene polyzyklische Kohlenwasserstoffe, die mit dem Nebenstromrauch in der Raumluft verteilt werden [27]. Ebenso verhält es sich mit flüchtigen organischen Verbindungen, wie dem erwähnten Solanesol.

Nach wie vor glauben die meisten Raucher und Passivraucher, dass nach dem Rauchen in einem geschlossenen Raum durch das Öffnen eines Fensters oder einen kurzen „Durchzug" die Schadstoffe entfernt werden. Neuere Untersuchungen widersprechen derartigen Vorstellungen (Abb. 11.2). Anhand der zahlreichen Daten

Tabelle 11.3. Vergleich der inkorporierten Rauchbestandteile bei Rauchern und Passivrauchern, gemessen in der Raumluft von Restaurants und Büros, in denen 10 Zigaretten innerhalb von 8 Stunden geraucht wurden [21]

	Passivraucher (P)	Raucher (A)	A/P
Rauchpartikel	0,4–2,4 mg	100 mg	100
Nikotin	0,04–0,2 mg	10–20 mg	100
CO	4–24 mg	200 mg	10–50
Benzo[a]pyren	4–80 ng	100–500 ng	10–50
Acrolein	0,1–0,5 mg	1,5 mg	3–10
NO_x	0,4–20 mg	2–5 mg	2–6
Formaldehyd	0,5–1,0 µg	0,1–0,4 µg	2–5
Dimethylnitrosamin	40–400 ng	100–500 ng	1–2

Tabelle 11.4. Mittlere sETS-Emission pro Zigarette bei einem Verbrennungsvolumen von 14,65 m^3 pro Zigarette [27]

Indikatoren	Mittlere Konzentration während der Verbrennungszeit	sETS-Bildung während der Verbrennungszeit
PPAH	1,661 + 117 ng/m^3	24,3 + 1,7 µg
$PM_{2,25}$	387 + 78 $\mu g/m^3$	5,7 + 1,1 mg
Teilchenzahl	$(6,3+0,5)\cdot 10^5/cm^3$	$(9,3+0,7)\cdot 10^{12}$
CO	4,88 + 0,47 ppm	89 + 9 mg
TVOC	3,722 + 414 ppb	113 + 13 mg

sETS Tabakrauch aus dem Nebenstromrauch

PPAH an Partikel gebundene polyzyklische aromatische Kohlenwasserstoffe

$PM_{2,25}$ Teilchengröße (bis 2,25 µm)

TVOC flüchtige organische Verbindungen insgesamt

lässt sich eine lange Verweildauer von Rauchpartikeln und CO trotz der Lüftung des Raumes nachweisen, wobei in einem gesonderten Raum geraucht wurde.

In der von 1988 bis 1991durchgeführten und 1996 veröffentlichten NHANES-III-Studie wurden die Cotininserumspiegel einer großen US-amerikanischen Bevölkerungsgruppe, getrennt nach Aktiv-, Passiv- und strikten Nichtrauchern ohne Rauchexposition untersucht. Bedenklich war der große Anteil der dem Tabakrauch ausgesetzten Personen, wobei die Exposition sowohl am Arbeitsplatz als auch im häuslichen Milieu berücksichtigt wurde [28]. In verschiedenen anderen Studien lagen die Nikotinspiegel von Passivrauchern sowohl im eigenen Heim als auch am Arbeitsplatz zwischen 1 und 10,3 $\mu g/m^3$ [23]. Der Nikotin-Raumluftgehalt betrug

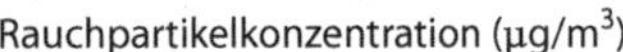

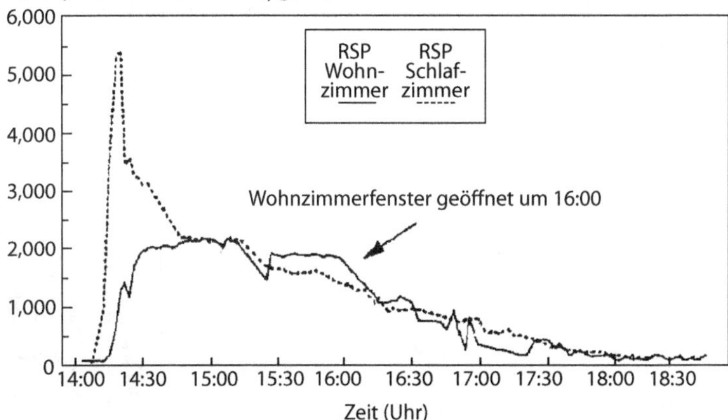

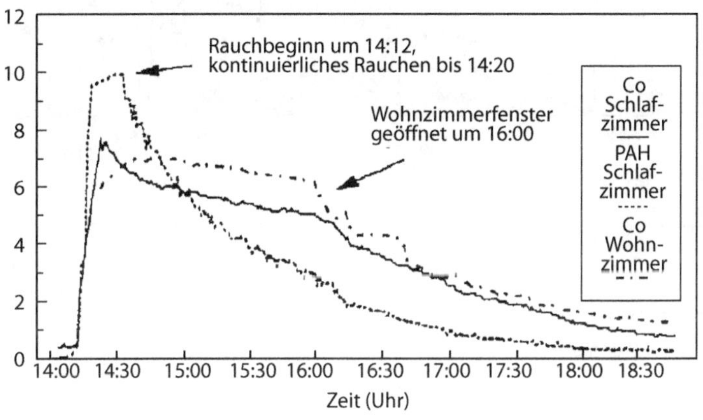

Abb. 11.2. Zeitlicher Verlauf der Rauchpartikel (RSP, *oben*) sowie der Rauchkonzentrationen von CO und polyzyklischen Kohlenwasserstoffen (PAH, *unten*), gemessen im Schlafzimmer und angrenzenden Wohnzimmer nach Rauchen von 3 Zigaretten im Schlafzimmer innerhalb von 8 min. Für PAH wird bei „10" ein Wert von 1000 ng/m³ erreicht [66]. Auch wenn 90 min nach dem Rauchen ein Fenster geöffnet wird, sinken die Werte für die Raumluft nur zögerlich ab

zwischen 7,61 und 14,60 µg/m³, während in mehreren Pkws Werte bis zu 83,13 µg/m³ gemessen wurden [24].

Die konsequente Haltung der US-Administration zum Thema ETS hat zu erheblichen Verbesserungen des Raumklimas zahlreicher öffentlicher Räume geführt. In Restaurants, Bars, Schwimmhallen usw. des Bundesstaates Delaware kam es durch ein Rauchverbot zu einer 90–95%igen Abnahme der Rauchstaubpartikel (RSP) und zu einer 85–95%igen Reduzierung der an Partikel gebundenen polyzyklischen aromatischen Kohlenwasserstoffe (PPAH) [29]. Damit wurde der Gesundheitszustand der in diesen Bereichen Beschäftigten um ein Vielfaches verbessert (Abb. 11.3a,b). Auch hier ließen sich die verbesserten raumklimatischen Bedingungen keinesfalls durch ausgiebiges Lüften erreichen [30, 31].

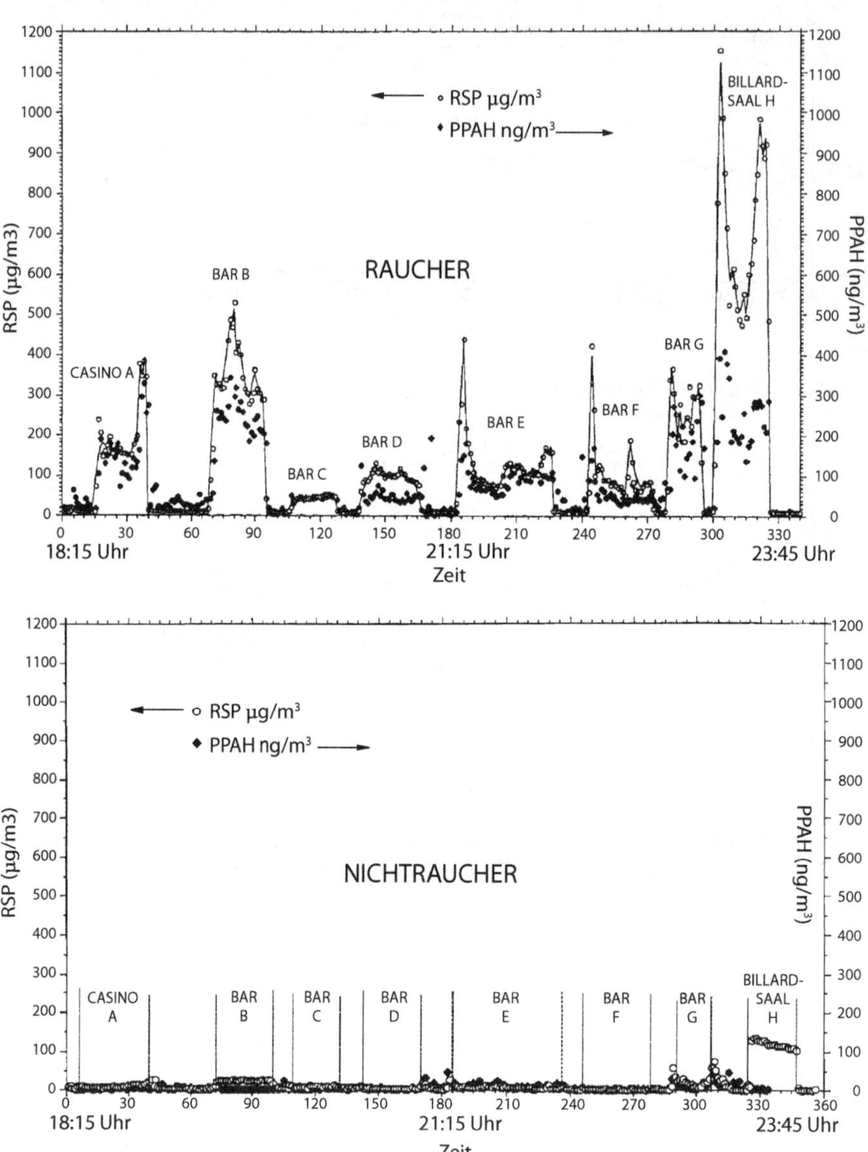

Abb. 11.3a,b. Luftverschmutzung mit ETS-RSP und ETS-Kanzerogenen (PPAH) in einem Kasino, sechs Bars und einem Schwimmbad, **a** gemessen am Abend des 15.11.2002 vor dem Rauchverbot, **b** gemessen am Abend des 24. Januar 2003 nach dem Rauchverbot. Alle Veranstaltungsorte waren überfüllt. Bei den Messungen wurde der Wechsel der Gäste von draußen nach drinnen berücksichtigt [29]

11.4 Belastung öffentlicher Räume mit Tabakrauch

Werden Nichtraucher frisch verdünntem Nebenstromrauch ausgesetzt, kommt es zu Veränderungen der Lungenfunktion. In einer von der Tabakindustrie durchgeführten Untersuchung wurde eine signifikante Abnahme des „peak exspiratory flow“ (PEF) um 1,2% am Versuchstag verzeichnet, an den Kontrolltagen ergaben sich sehr viel geringere Werte für die Schadstoffe [32].

In öffentlichen Räumen wie Bars, Bowling- und Billardhallen, Wett- und Bingosalons lagen die Nikotinkonzentrationen 2,4- bis 18,5-mal über denen von öffentlichen Gebäuden und Wohnungen sowie 1,5- bis 11,7-mal über denen von Restaurants [33]. Für das in diesen Räumlichkeiten beschäftigte Personal erhöht sich das Risiko eines Lungenkarzinoms von 0,3 auf 1,0–4,1/1000 [33], eine unverhältnismäßig hohe Risikosteigerung.

Messungen in verschiedenen italienischen Gebäuden ergaben deutlich höhere Werte für Diskos (26,78 μg Nikotin/m^3) als für Restaurants (2,32 μg/m^3). Noch niedriger lag die Nikotinkonzentration in anderen öffentlichen Räumlichkeiten (1 μg/m^3). In rauchfreien Räumen wurden im Mittel 0,85 μg Nikotin/m^3 und in solchen mit Raucherlaubnis 11,53 μg/m^3 gemessen [34]. Nach Abtrennung von Raucher- und Nichtraucherbereichen in Restaurants ergaben sich nur geringe Konzentrationsunterschiede (2,54 vs. 2,14 μg Nikotin/m^3) [34], sodass nicht von einer akzeptablen Lösung des Problems auszugehen ist, wenn nur getrennte Bereiche geschaffen werden.

Konzentrationen von flüchtigen organischen Stoffen, denen Beschäftigte in Mailand ausgesetzt waren, lagen im Mittel bei 514 μg/m^3 [35]. Daten aus in den Jahren 1995/6 durchgeführten Studien (europäisches AUDIT-Projekt von Großbritannien, Griechenland und Frankreich) bestätigten diese Ergebnisse. Hier wurden Werte zwischen 200 und 1000 μg/m^3 gemessen [36]. Diese Konzentrationen überschreiten die toxikologisch empfohlenen von 200 μg/m^3 für flüchtige organische Stoffe in Innenräumen [37].

In diesem Zusammenhang spielen neben dem Tabakrauch auch Umwelteinflüsse wie Autoabgase eine Rolle [35], wie dies beispielsweise für die Benzolbelastung nachgewiesen wurde [38].

In 34 Restaurants mittlerer Qualität in sechs Ländern wurden während der Essenszeiten Luftproben für die chemische Analyse (RSP, UVPM, FPM, Solanesol, Nikotin, 3-Vinylpyridin) entnommen und die Ventilation überprüft [39]. Wie aus Abb. 11.4 hervorgeht, traten in Restaurants der USA und Großbritanniens relativ große Unterschiede in der Schadstoffverteilung zwischen den Raucher- und Nichtraucherzonen auf. Betrachtet man die Daten aller sechs untersuchten Länder unter dem Aspekt der Schadstoffbelastung (ETS-RSP) insgesamt, dann nehmen die USA den Spitzenplatz ein, während Frankreich und Großbritannien am schlechtesten abschneiden [39].

In einer in Prag durchgeführten Studie an insgesamt 238 Nichtrauchern wurde über jeweils 24 Stunden mit einem Monitorsystem die Belastung in den eigenen Wohnräumen und am Arbeitsplatz gemessen (Tabelle 11.5) [3]. Dabei ergaben sich für die Raucherumgebung keine deutlichen Unterschiede zwischen Arbeitsplatz

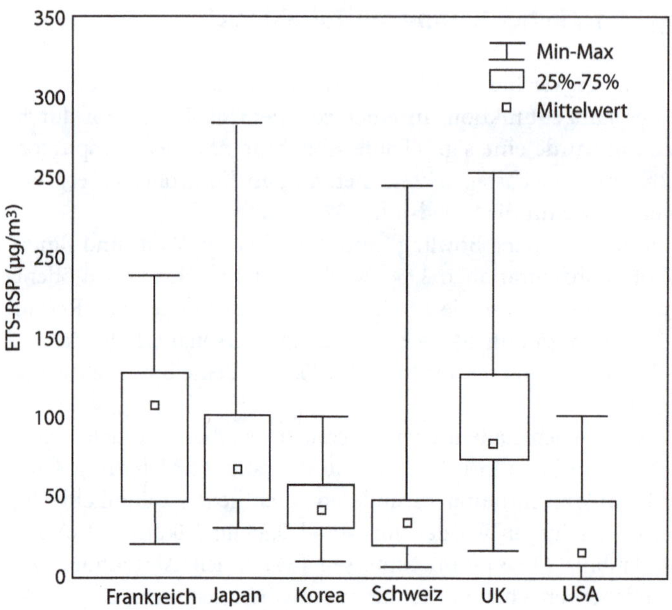

Abbildung 11.4. Darstellung (Box-Whisker-Plots) der Variationsbreiten sowie der Mittelwerte und der 25%- bis 75%-Quartilen für ETS-Staub in sechs verschiedenen Ländern [39]

Tabelle 11.5. Konzentration von inhalierbaren Partikeln und ETS-Markern bei Arbeitern in einer Raucherumgebung [3]

Substanz	Arbeit (A), Haus (H)	Anzahl [n]	Arithmetisches Mittel [µg/m³]	10. und 90. Perzentile [µg/m³]
Inhalierbare Partikel	A	110	79	21–161
	H	70	61	22–105
Solanesolpartikel	A	109	44	0,51–106
	H	70	25	0,27–58
Fluoreszierende Partikel	A	109	57	6,8–136
	H	69	58	9,9–130
UV absorbierende Partikel	A	107	67	12–132
	H	68	47	11–96
Nikotin	A	108	3,2	0,19–8,2
	H	72	1,3	0,14–3,3
3-Vinylpyridin	A	109	1,4	0,15–3,0
	H	71	0,69	0,08–1,4

und dem häuslichen Milieu. Im Vergleich zu einer Nichtraucherumgebung am Arbeitsplatz waren die Konzentrationen doppelt so hoch wie in der Wohnung. Die Werte für Nikotin und Schwebstoffe lagen am Arbeitsplatz 2- bis 3-mal höher als außerhalb des Arbeitsplatzes. Raucherplätze wiesen 4-mal höhere Schadstoffkonzentrationen als Nichtraucherplätze auf. Restaurants und Bars waren dabei die Lokalitäten mit den höchsten Schadstoffgehalten [3].

11.5 ETS-Inkorporation am Arbeitsplatz

Zu den besonders belasteten Passivrauchern gehört das Gaststättenpersonal, da es in zahlreichen Ländern nicht möglich ist, das Rauchen in einer Gaststätte zu untersagen oder zwei getrennte Bereiche innerhalb eines Restaurants zu schaffen.

Die Messungen bei zahlreichen Rauchern und Nichtrauchern (Abb. 11.5) belegen, dass besonders hohe 3-Vinylpyridin- und Nikotinkonzentrationen auftreten, wenn die Personen sowohl am Arbeitsplatz als auch zu Hause rauchen. Besonderes Augenmerk ist auf das Rauchen im häuslichen Milieu zu richten, offensichtlich auch wegen der längeren Expositionszeit. Konsequente Nichtraucher werden am Arbeitsplatz stärker als im häuslichen Milieu mit den Rauchprodukten konfrontiert [40].

Einige Studien beschäftigten sich mit dem in Bars arbeitenden Personal als einer unabhängig von ihrem Raucherstatus besonders stark exponierten Gruppe [40, 41]. Wie aus den in Abb. 11.6 erfassten Daten für einen Barbereich und das darin arbeitende Personal hervorgeht, waren Barkeeper mehr gefährdet als das übrige Barpersonal. Das sowohl am Arbeitsplatz als auch zu Hause rauchende Personal inkorporierte die höchsten Schadstoffmengen [41]. Insgesamt ließ sich darstellen, dass die Expositionszeit des Personals mit dem mittleren Nikotingehalt der Räume, die individuell zu messenden Solanesolspiegel mit den dazugehörigen Raumkon-

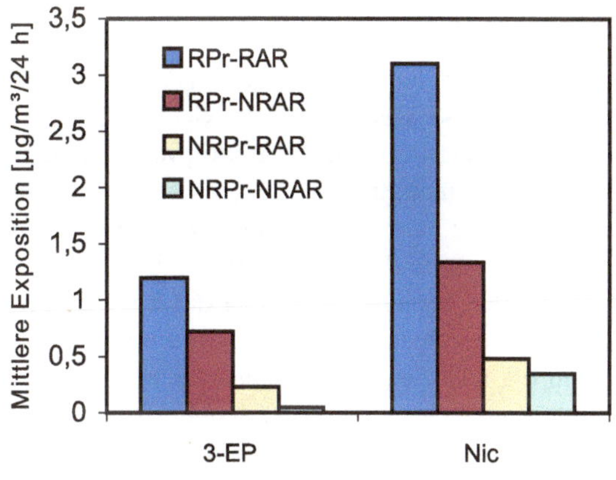

Abb. 11.5. Konzentrationen von ETS-Bestandteilen bei Barpersonal, aufgeteilt nach Rauchern (RPr, RAR) und Nichtrauchern (NRPr, NRAR), je nachdem, ob sie am Arbeitsplatz (RAR) oder im privaten Bereich (RPr) rauchen oder nicht [1]. Gemessen wurden die Daten von 3-Vinylpyridin (3-EP) und Nikotin (Nic) [40]

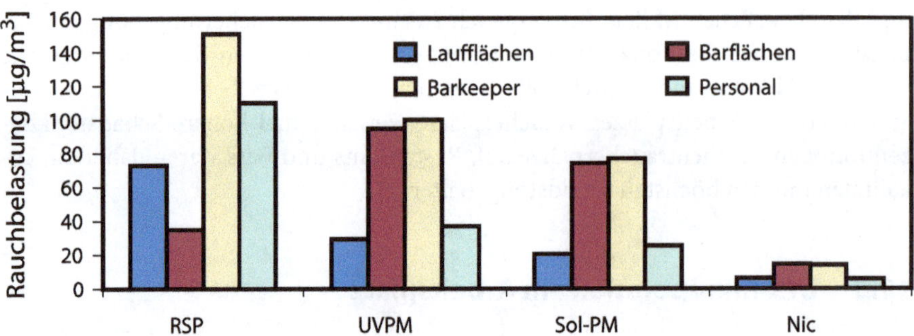

Abb. 11.6. Konzentrationen von inhalierbaren Rauchpartikeln (RSP), mit UV bestimmbaren Partikeln (UVPM), solanesolhaltigen Partikeln (Sol-PM) und von Nikotin (Nic) in Bars, klassifiziert nach Lauf- und Barflächen sowie für Barkeeper und das übrige Barpersonal [41]

zentrationen und die individuell zu messenden Nikotinkonzentrationen mit dem Nikotingehalt der Raumluft des betreffenden Abschnitts korrelierten [41].

Werden Barkeeper und das übrige Barpersonal auf die Rauchbelastung hin untersucht und der Barbereich mit den übrigen Räumlichkeiten verglichen, sind Barkeeper ebenfalls deutlicher belastet als die übrigen Beschäftigten (s. Abb. 11.6). Der Barbereich und somit der Barkeeper sind mit mehr Schwebstoffen (UVPM, FPM, Solanesol) und gasförmig auftretenden Inhaltsstoffen aus dem ETS belastet als die übrigen Räume mit dem darin arbeitenden Personal. Von der Konzentration der inhalierbaren Partikel (RSP) ist das Personal allerdings stärker betroffen als die Laufflächen [41]. Auch der Nikotingehalt in den Haaren zeigt sich beim ETS-belasteten Bedienungspersonal erhöht. Er war nur dann niedriger, wenn ein absolutes Rauchverbot eingehalten wurde [42]. Ein überwiegender Teil des ETS-belasteten Personals (77%) klagte auch über Irritationen des Respirationstraktes und 75% wünschte sich restriktive Maßnahmen bezüglich des Rauchens in Bars [43].

Beim Vergleich von transatlantischen Raucher- und Nichtraucherflügen sind trotz der Ventilation erhebliche Unterschiede der Luftqualität in der Kabine festzustellen, wie Messungen der eingeatmeten Partikel zeigten (66 ± 56 µg/m³ vs. $3 \pm 0{,}8$ µg/m³). Diese führen bei Personal und Passagieren zu Augensymptomen mit verringertem Tränenfilm, Kopfschmerz und Müdigkeit [44]. Nicht rauchendes Bordpersonal wird bei interkontinentalen Flügen trotz der Trennung von Rauchern und Nichtrauchern in den Maschinen im hinteren Teil der Maschine mehr als im vorderen mit ETS belastet [45]. Im Mittel stieg beim Personal der Cotiningehalt im Urin von 3,71 µg/g Kreatinin (Interquartilabstand 0,8–8,67 µg/g) vor dem Flug auf 6,37 µg/g Kreatinin (3,98–19 µg/g) nach der Landung an, wobei das im vorderen Kabinenteil arbeitende Personal keinen eindeutigen Anstieg der Cotininwerte aufwies [45]. Wie Tabelle 11.6 zeigt, sind die ETS-Belastungen bei Raucherflügen im Vergleich zu Nichtraucherflügen ganz erheblich. Entsprechenden Belastungen ist natürlich auch das Kabinenpersonal ausgesetzt, zumal etwa 95% der Staubteilchen in der Kabine durch Tabakrauch entstehen und selbst in den Nichtraucherkabinen etwa 85% durch diesen verursacht werden [29].

Tabelle 11.6. Vergleich der Nikotinwerte bei Flügen mit getrennten Kabinen für Raucher (R) und Nichtraucher (NR) sowie bei Nichtraucherflügen [29]

	Mittlere Nikotinkonzentration [μg/m³]			Literatur
	R-Kabine	NR-Kabine	NR-Flug	
Flüge mit B 727-200, B 737-200, -300, (25 R-Proben, 52 NR-Proben), je 3 Flüge	9,2	5,5	-	[84]
Flüge mit 48 SAS DC 9, MD 80, mittlere Dauer 1,8 h	36,6	13,0	-	[85]
Inlandflüge (61 Flüge; 23 NR-Flüge)	13,2	0,12	0,04	[86]
Internationale Flüge (n = 8)	15,1	0,46	0,04	[86]
Raucherflüge mit JAL (2 B 727)	16	4,5	-	[87]
Raucherflüge mit DC 10 (4,5-h-Flug)	41	9,3	-	[88]

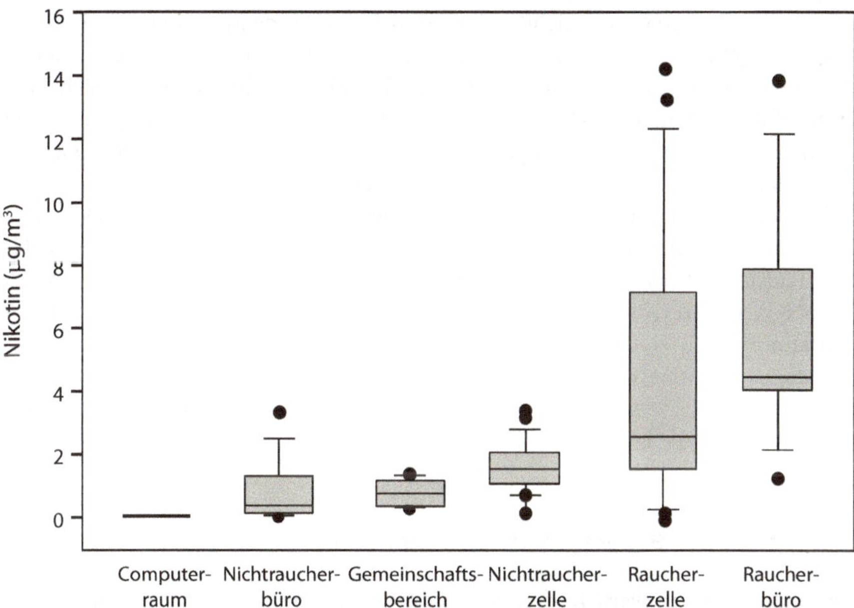

Abb. 11.7. Nikotinkonzentrationen in Abhängigkeit von der nachgewiesenen Lokalität. Angabe der Boxplots zusammen mit den 25%- und 75%-Perzentilen. Die Linien in den Säulen stellen die Mittelwerte dar. Die Säulen mit den Begrenzungen sind die 90%- und 10%-Perzentilen [46]

Beim Vergleich der Verhältnisse in einem vierstöckigen Bürohaus, in dem Raucher und Nichtraucher getrennt arbeiten, ergaben sich erhebliche Differenzen zwischen beiden Bereichen (Abb. 11.7). Dabei zeigten die Solanesol- und Nikotinkonzentrationen einen parallelen Verlauf [46]. Die innerhalb von drei Tagen bei mehrfachen Messungen auftretenden Schwankungen lagen, ausgehend vom Mittelwert, zwischen

20 und 60%. Bemerkenswert war, dass bei einem 0,6- bis 0,7-fachen Raumluftwechsel pro Stunde im gesamten Gebäude die ETS-Belastung relativ gering blieb [46].

Die Daten von 1890 Teilnehmern des European Community Respiratory Health Survey zeigten, dass die chronische Bronchitis bei am Arbeitsplatz ETS-Belasteten gegenüber Nichtexponierten deutlich vermehrt auftrat (OR 1,90; 95% CI 1,16–3,11). Auch die Häufigkeit von Asthma bronchiale war erhöht (OR 1,51; 95% CI 0,99–2,32). Lag die ETS-Exposition täglich über 8 Stunden, stieg auch die Häufigkeit chronischer Bronchitiden (OR 3,07; 95% CI 1,56–6,06), von Asthma bronchiale (OR 2,06; 95% CI 1,07–3,97) und einer expiratorischen Stenoseatmung (OR 2,12; 95% CI 1,25–3,58) [47].

11.6 Schadstoffinkorporation durch ETS im Wohnbereich

Aus einer in zwölf US-amerikanischen Großstädten an mehreren Hundert ETS-exponierten Personen durchgeführten Studie geht hervor, dass die stärkere Belastung außerhalb des Arbeitsumfeldes auftritt. Dabei werden die gemessenen Unterschiede zwischen exponierten und nicht exponierten Personen deutlich sichtbar. Einer in Prag durchgeführten Untersuchung zufolge tragen Arbeitsplätze, an denen geraucht wird, zu 34–46% zum Passivrauchen bei [3]. In einer in zehn Ländern gleichzeitig durchgeführten Studie ergab sich bei nicht rauchenden, ETS-exponierten Frauen ein Anstieg des Cotinins um 5 ng/mg, wenn 7,2 Zigaretten/8 h/40 m^3 vom Partner bzw. 17,9 Zigaretten/8 h/40 m^3 am Arbeitsplatz geraucht wurden [48].

Die Adsorption von Nikotin an Oberflächen wurde mehrfach untersucht [49, 50]. Nikotin ist eine diprotische Base, die an Oberflächen in einer Säure-Basen-Reaktion adsorbiert wird. Diese Reaktion ist reversibel, wenn Basen wie Ammoniak den pH-Wert von Oberflächen erhöhen [51]. Da Ammoniak in nahezu jedem Innenraum in wechselnden Konzentrationen vorkommt, kann es aus verschiedenen Materialien adsorbiertes Nikotin herauslösen, wie Versuchsdaten mit Gipskarton und Nylongewebe zeigten [51]. Dabei blieb Nikotin im Gipskarton gebunden, aus dem Gewebe wurde es herausgelöst.

11.7 Belastung des Innenraums mit Tabakrauch

Der Solanesolgehalt weist in den verschiedenen Tabaksorten schwankende Werte auf. Die Bestimmung dieses Parameters ist bedeutsamer als die von Cotinin, da Solanesol aufgrund seiner chemischen Struktur selbst als Vorstufe für die Bildung von polyzyklischen Kohlenwasserstoffen gelten kann, über tumorigene Eigenschaften verfügt und damit vielfältige Reaktionen im betroffenen Organismus auslöst.

Erst in den letzten Jahren ist die Analytik von Solanesol so weit fortgeschritten, dass weiterführende Aussagen zu diesem Stoff möglich wurden [20]. Solanesol reichert sich in den Filterspitzen der Zigaretten an und seine Konzentration korreliert dort mit dem Teergehalt sowie dem inhalierten Nikotin. Auch der Solanesolgehalt der Raumluft, verursacht durch den Haupt- und Nebenstromrauch, korreliert mit deren Nikotingehalt [3].

In einem 13-stöckigen Wohnhaus im Zentrum von Mexico City, in dem auch Büros untergebracht sind, wurden die Konzentrationen von Carbonylen (insbesondere Formaldehyd und Acetaldehyd) gemessen. Dabei waren die Formaldehydkonzentrationen in Büroräumen deutlich erhöht, jedoch auch jahreszeitlichen Schwankungen unterworfen [52].

Bei der Beurteilung des durch das Rauchen verursachten Schadstoffgehaltes der Luft spielt für die Haftung der Rauchpartikel die Art der Raummöblierung eine entscheidende Rolle [53]. Unterschiede fanden sich in der Aufnahme und Elimination der Schadstoffe aufgrund der gemessenen Ventilationsgeschwindigkeit (μg/h) – je nachdem, ob es sich um unmöblierte Räume mit Aluminiumfußboden, mit Teppichboden ausgelegte oder voll möblierte Räume handelte. Die Zahl der gerauchten Zigaretten beeinflusste die Emissionsfaktoren nicht, sodass eine lineare Abnahme der Schadstoffe in der Raumluft zu beobachten war. Auch die Art der Möblierung hatte nur geringen Einfluss auf die Abnahme der Konzentrationen zahlreicher Schadstoffe (1,3-Butadien, Acrolein, Acrylonitril, Benzol, Toluol, Styrol usw.), wohingegen für 3-Vinylpyridin und Nikotin bei geringer Ventilation eine deutliche Abnahme des Lüftungseffektes bei voller Möblierung festzustellen war [53]. Auch Stoffe wie Phenol, Kreson, Naphthylamin und Methylnaphthalen wurden verzögert ausgeschieden. Nachweisbare Nikotin- und Kresolkonzentrationen konnten noch drei Tage nach dem Rauchen gemessen werden.

An dieser Stelle soll auch auf die radioaktive Kontamination eingegangen werden. Bekanntlich enthält Zigarettenrauch auch Polonium-210, einen α-Strahler, der aus der Tabakpflanze stammt und mit dem Tabakrauch inhaliert wird [54–59]. Der in Räume geblasene Tabakrauch wird an Papier adsorbiert und kann dort über Jahre akkumulieren, sodass selbst nach 16 Jahren in diesen Räumen noch eine radioaktive Belastung nachzuweisen war [54].

11.8 Schadstoffinkorporation des Passivrauchers

Zahlreiche Übersichtsarbeiten beschäftigten sich mit der Schadstoffinkorporation durch das Passivrauchen, wobei bisher nicht für alle Stoffe ein Kausalzusammenhang zum Ausmaß des Körperschadens dargestellt wurde. Auf eine Monographie von 1997, die umfangreiche Daten zu allen Bereichen gesundheitlicher Schäden enthält [60], sei besonders verwiesen. In diesem Abschnitt werden nur einige Untersuchungsergebnisse beispielhaft angeführt.

In einer experimentell sehr aufwändigen Studie an 15 Nichtrauchern, die sich für drei Stunden in einem Pub zusammen mit Rauchern aufhielten, kam es zu einem deutlichen Anstieg der PAH-Konzentrationen sowie der Nikotin- und Cotininplasmaspiegel [61]. Es wurde dabei eine veränderte DNA-Adduktbildung im Sputum, nicht jedoch in den Lymphozyten des peripheren Blutes der exponierten Versuchspersonen gefunden [61]. Vermutlich treten durch eine langzeitige Exposition vor allem Veränderungen an den unteren Atemwegen auf. Auch in Japan wurden Untersuchungen mit ähnlichen Befunden durchgeführt [62].

In mehreren Studien ließen sich in gleichem Maße Veränderungen der Funktionen des Respirationstraktes und von Herz-Kreislauf-Parametern feststellen. Die gleichzeitige Exposition der Raucher bzw. Passivraucher gegenüber Radon führte zu synergistischen Effekten u. a. auch bei der Entstehung von Lungenkarzinomen [63]. Das Karzinomrisiko stieg – mit zunehmenden Radonkonzentrationen von 0,40–20 pCi/l – bei Nichtrauchern von 0,155 auf 7,72 pro 1000 und bei Rauchern von 2,98 auf 135,0 pro 1000 an [63]. Einer weiteren Untersuchung zufolge erhöht sich die α-Strahlen-Belastung durch Radon aufgrund des Passivrauchens bei Nichtrauchern jährlich von $1{,}15 \cdot 10^{-11}$ auf $2{,}7 \cdot 10^{-7}$ Sv.y(−1)/h für die extrathorakalen Bereiche und von $0{,}8 \cdot 10^{-12}$ auf $1{,}7 \cdot 10^{-8}$ Sv.y(−1)/h für den Thoraxbereich [64]. Werte für Polonium-210 und Blei-210 sind in Tabelle 11.7 angegeben.

Eine kanadische Studie zeigte bei 71 Frauen, die an Lungenkrebs erkrankt und lebenslang Nichtraucherinnen gewesen waren, ein erhöhtes Krebsrisiko bei einer ETS-Belastung im Haushalt oder am Arbeitsplatz gegenüber 761 gesunden Frauen auf (OR 1,21; 95% CI 0,5–2,8). Waren diese Frauen zusätzlich bereits während der Kindheit dem Tabakrauch ausgesetzt, stieg das Risiko nochmals an (OR 1,63; 95% CI 0,8–3,5) [65].

In Modellversuchen rauchten Versuchspersonen eine Zigarette und anschließend wurde die Konzentration verschiedener Schadstoffe wie CO, Rauchpartikel oder polyzyklische Kohlenwasserstoffe in Abhängigkeit von der Zeit gemessen [66]. Je nach Wohnungsmodell ließen sich verschiedene Versuchskonstellationen errichten, wobei die Diffusion des Rauchs in sich anschließende Räume mit oder ohne Lüftungseffekt (Öffnen von Fenstern) beurteilt werden konnte. Dabei verursacht das Öffnen des Fensters im Wohnraum nur eine geringe Abnahme der CO-Konzentration, wie Abb. 11.2 zeigt.

Wird anstelle von Zigaretten einige Minuten lang eine Zigarre geraucht, erfolgt die Eliminierung der Schadstoffe noch langsamer. Zigarren erzeugen dabei einen höheren CO-Anteil als Zigaretten (Abb. 11.8). Auf der anderen Seite sind die Anteile von Feinstaub (RSP) und polyzyklischen Kohlenwasserstoffen pro Gramm Tabak geringer [67]. Dabei werden durch eine verrauchte Zigarre 2- bis 3-mal mehr PAH und 5-mal mehr RSP freigesetzt als durch eine Zigarette, während der CO-Gehalt einer Zigarre 9- bis 30-mal höher liegt als der für eine Zigarette (630–1200 mg CO pro Zigarre vs. 40–70 mg CO pro Zigarette) [67].

Die frühere Annahme einer geringeren Schädlichkeit des Zigarrenrauchens für die Umgebung im Vergleich zum Zigarettenrauchen muss heute insgesamt differen-

Tabelle 11.7. Mittlere jährliche effektive Dosis von mit Zigarettenrauch inhaliertem Polonium-210 und Blei-210 sowie deren vergleichbare Aufnahme mit der Nahrung und dem Trinkwasser [59]

Radionuklid	Dosis (µSv)		Einnahme mit der Nahrung und dem Wasser
	1 Pack year	2 Pack years	
Polonium-210	35	157	8,8
Blei-210	70	314	45
Gesamt	105	471	53,8

1 Sv (Sievert) = 1 J/kg.

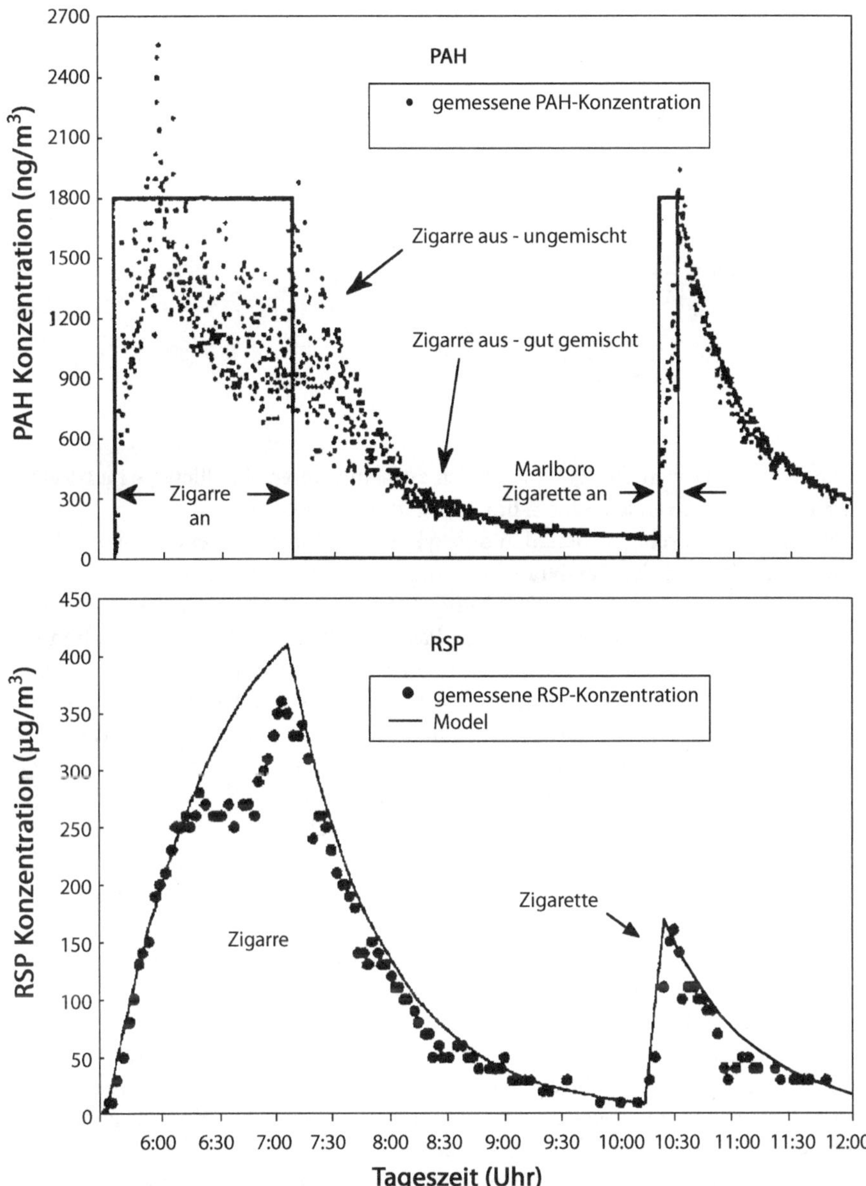

Abb. 11.8. Messung der Verteilung von polyzyklischen Kohlenwasserstoffen (PAH, *oben*) und von Schwebeteilchen (RSP, *unten*) aus Tabakrauch in einem 97 m³ großen Salon einer Wohnung in San Francisco, wobei eine Zigarre (Garmirigan) und eine Zigarette (Marlboro) von je einer Person in zeitlichem Abstand verraucht wurden. Die *durchgezogenen Linien* stellen die durch mathematische Modellierung erzielten Ergebnisse dar [67]

Tabelle 11.8. Acrylonitril-Hämoglobin-Adduktspiegel bei verschiedenen Rauchertypen [89]

Expositionsart	Anzahl [n]	Adduktmenge [pmol/g Globulin]
Nichtraucher ohne ETS-Exposition	18	0,76
Passivraucher	3	1,1
Exraucher (4 Monate nach Rauchstopp)	2	0,7
Schnupftabakkonsument	3	1,2
Raucher (20 cpd)	1	91
Raucher (10–15 cpd)	1	64
Partyraucher (1–20 cpd)	14	86,2 (8,3–178)

zierter betrachtet werden: Es handelt sich zwar um unterschiedliche Schadstoffgemische, beide besitzen jedoch ein hohes Schädigungspotenzial.

Neben den Schwebeteilchen, den polyzyklischen Kohlenwasserstoffen und Kohlenmonoxid nimmt der Passivraucher zahlreiche andere Schadstoffe auf, so z. B. die hochreaktiven Stoffe Acrylonitril und Anilin. Acrylonitril bildet u. a. mit Hämoglobin Addukte, wobei es durch das Passivrauchen bereits zu einer Erhöhung der Adduktmenge kommt, die jedoch um ein Mehrfaches unter der von Party- und Gewohnheitsrauchern lag (Tabelle 11.8). Unter dem Aspekt der Langzeitexposition kann allerdings auch eine geringe Erhöhung der Adduktmenge zu Schädigungen führen. Raumstudien zufolge kommt es unmittelbar nach dem Anzünden einer Zigarette nach Art einer Exponentialfunktion zum Anstieg der Nikotin- und der Anilinkonzentration, wobei sich die Anilinspiegel zwischen 0,05 und 0,25 µg/m^3 bewegten [68]. Sowohl die Außenraum- als auch die Innenraumkonzentrationen der Anilinderivate sind erheblichen Schwankungen unterworfen, wie Studien in verschiedenen italienischen Städten (z. B. Stadtzentren von Florenz und Siena) zeigten. Die Konzentrationen stiegen insbesondere in stark ETS-belasteten und schlecht belüfteten Räumen trotz der Verbindung mit der Außenluft an [14].

Die in der Außen- und Innenluft gemessenen Anilinkonzentrationen und die anderer Monoamine werden durch das Rauchen deutlich erhöht (Tabelle 11.9), während sie in einem Nichtrauchermilieu nahezu das Niveau der Kontrollwerte haben [68]. Die in zwei verschiedenen Regionen gemessenen Werte zeigten keine Unterschiede.

Anilin entsteht während des Verbrennungsvorgangs der Zigaretten, wobei im Nebenstromrauch höhere Werte als im Hauptstromrauch nachgewiesen wurden (11.689 vs. 271 ng pro Zigarette) [69]. Die Inaktivierung von Anilin erfolgt durch Hydroxylierung über das Isoenzym CYP1A2, welches einem Polymorphismus unterliegt. Das u. a. gebildete Nitrosobenzol fördert die Bildung von Methämoglobin und Hämoglobinaddukten. Anilinprodukte induzieren vor allem Blasenkarzinome.

Bereits in den 80er-Jahren des vorigen Jahrhunderts wurde angenommen, dass Lungenkarzinome bei Frauen zu 50% durch radioaktive Strahlung verursacht werden, welche aus Polodium-210-Quellen stammt. Eine Untersuchung zeigte, dass

Tabelle 11.9. Anilinkonzentrationen (μg/m³ ± SD) in Raucher- und Nichtraucherhaushalten in zwei kanadischen Regionen (Region 1: Ottawa/Gatineau, Region 2: Perth und Smiths Falls) [68]

Parameter	Unkorrigierter Leerwert [μg/m³]	Korrigierter Leerwert [μg/m³]
Region 1		
Leerwert (n = 26)	0,015 ± 0,006	
Außenluft (n = 19)	0,026 ± 0,008	0,012 ± 0,009
Raumluft (Nichtraucher, n = 47)	0,027 ± 0,010	0,011 ± 0,010
Raumluft (Raucher, n = 4)	0,056 ± 0,019	0,034 ± 0,020
Region 2		
Leerwert (n = 5)	0,017 ± 0,003	
Außenluft (n = 5)	0,027 ± 0,010	0,007 ± 0,007
Raumluft (Nichtraucher, n = 15)	0,025 ± 0,011	0,008 ± 0,011
Raumluft (Raucher, n = 3)	0,036 ± 0,011	0,022 ± 0,011

Raucher mit einem Zigarettenkonsum von 1 Päckchen pro Tag täglich je 123 MBq Polodium-210 und Blei-210 inhalierten, was einer jährlichen Effektivdosis von 193 bzw. 251 μSv entspricht [55]. In diesem Zusammenhang ist zu beachten, dass die α-Strahlung 20-mal gefährlich als die γ-Strahlung ist. Durch das Rauchen in Innenräumen kommt es parallel zu den auftretenden Schwebteilchen zu einer Anreicherung von Radioaktivität, die sich dann für den Passivraucher als Radonaktivität darstellte [54]. Während nach Messungen an brasilianischen Zigaretten jährliche Strahlenbelastungen von $1{,}5 \cdot 10^4$ manSv pro Gramm Tabak für beide Radionuklide bestehen [57], liegen die Belastungen für einige polnische Zigarettensorten bei 471 μSv jährlich, wenn 40 cpd geraucht werden (s. Tabelle 11.7). Diese Mengen gehen weit über die mit der Nahrung und dem Trinkwasser aufgenommenen Dosen hinaus [59].

Einmal anders gerechnet: Wenn der Raucher 20 Zigaretten pro Tag konsumiert und dabei 10% des Bleis und 20% des Poloniums inhaliert [70] und bei Berücksichtigung der Dosiskoeffizienten für Erwachsene $5{,}6 \cdot 10^{-6}$ SvBq^{-1} für ^{210}Pb sowie $4{,}3 \cdot 10^{-6}$ SvBq^{-1} für ^{210}Po inkorporiert [71], liegt die zu bestimmende Effektdosis für diesen Raucher bei 0,16 manSv (kollektive effektive Dosis pro Jahr). Bei einer für Brasilien angenommenen Jahresproduktion von $5 \cdot 10^8$ kg Zigaretten ergäbe sich eine Strahlendosis von $1{,}5 \cdot 10^4$ manSv, ein deutlicher Beitrag zur radioaktiven Belastung der Bevölkerung eines Landes [72].

11.9 ETS-Belastung am Arbeitsplatz vor und nach Rauchverboten

Es sollte global ein absolutes Rauchverbot zumindest in Schulen und medizinischen Einrichtungen gelten, da von Lehrern und ärztlichem Personal entscheidende Impulse für das Rauchverhalten der Bevölkerung ausgehen. Leider ist dieser Zustand noch lange nicht erreicht – auch nicht mit der aktuellen Gesetzgebung ab 2007/2008 in Deutschland, da es zu viele Ausnahmen gibt. In Italien besteht ein solches Verbot seit 1975 [73]. Doch auch hier erhalten nur 51,3% der Patienten eine Hilfestellung für den Rauchstopp und 82,3% aller Patienten beklagen eine fehlende finanzielle Unterstützung [73]. Damit wird deutlich, das die Aussprache von Verboten nicht ausreicht – es müssen auch Hilfen gegeben werden, um die Tabaksucht der Betroffenen therapieren zu können.

Die konsequente Haltung der US-Administration und verschiedener Wirtschaftsverbände haben zu einem Rauchstopp in zahlreichen Betrieben geführt. Im Rahmen der bereits erwähnten NHANES-III-Studie wurden auch die Cotininspiegel zahlreicher Industriearbeiter (n = 4952) verfolgt, die angaben, zu Hause nicht dem Tabakrauch ausgesetzt zu sein, aber am Arbeitsplatz gelegentlich rauchten. Während im Zeitraum 1988–1991 noch 39,1% dieser Arbeiter rauchten, waren es 1991–1994 noch 24,8%. Dementsprechend nahmen auch die Cotininserumspiegel bei den Rauchern ab (0,30 vs. 0,22 ng/ml), während sie sich bei den Nichtrauchern kaum veränderten (0,14 vs. 0,11 ng/ml) [74]. Die kontinuierliche Senkung dieser Werte führte zur Verbesserung des Gesundheitszustandes der Beschäftigten.

In Finnland kam es durch ein Rauchverbot am Arbeitsplatz (in Räumen) in den 80er-Jahren zu einer deutlichen Verringerung der ETS-Exposition. Bei 85% der Arbeitsplätze war das Rauchen nur in gesonderten Räumen erlaubt. Die tägliche ETS-Belastung sank durch das Rauchverbot am Arbeitsplatz sowohl für Frauen als auch für Männer deutlich [75].

Tabelle 11.10. Mögliche Maßnahmen zum Schutz vor ETS in Räumen. Nach [90]

Eigenschaft	Quelllüftung	Mischlüftung	Freie Lüftung
Keine getrennten Raucher-/Nichtraucherbereiche	Schutz erfolgt durch Auftrieb an den Personen	Kein Schutz bei üblichen Luftmengen	Kein Schutz, die Strömung unterliegt äußeren Einflüssen
Wirksamer Schutz möglich	Auch bei gemischter Anordnung Raucher/Nichtraucher	Ohne Zusatzmaßnahmen nur bei sehr großen Luftmengen	Gibt es nur im direkten Bereich des Lufteintritts
Abstand von der Quelle	Bewirkt bei 1 m eine Reduktion von ETS >50%	Bewirkt bei 10 m eine Reduktion von ETS ca. 50%	Reduktion von ETS ist davon abhängig, ob Misch- oder Quellluftströmung (Fensterlüftung im Winter) vorliegt
Trennwände schützen	Bereits, wenn sie nur am Boden abschließen	Wenn sie vom Boden bis zur Decke reichen	
Raumtrennung unterstützt Schutz	Bei gezielter Absaugung oder Anordnung der Raucherbereiche oben		Bei Anordnung der Raucherbereiche oben
Querströmung	Schützt bei Luftströmung von Nichtraucher- zu Raucherräumen		
Umluftbetrieb	Verringert den Schutz		

In Kalifornien wurden bisher mehrfach in öffentlichen Gebäuden ETS-Kontrollen durchgeführt, um auch die Effektivität des Nichtraucherschutzes zu erfassen. Von 118 geprüften Räumlichkeiten in 111 ländlichen und städtischen Gebäuden hatten 31% eine bauliche Separation, 25% eine Entlüftung nach außen und 38% Lüftungsmaßnahmen, bei denen die gefilterte Luft nicht wieder diese Räume erreichte. Alle diese Maßnahmen erschienen ausreichend, um die Räumlichkeiten als ETS-frei zu bezeichnen. In 21 Gebäuden gab es sogar Monitore zur Überwachung des Nikotin- und FPM-Gehaltes [76]. Inzwischen sind auch die Arbeitsplätze in Bars und Restaurants bis zu 99,2% rauchfrei [77].

Das Problem der Raumbelüftung ist unterschiedlich zu bewerten, wobei der betriebene Aufwand nicht immer mit dem eigentlichen Nutzen konform geht. Zur vollständigen „Entsorgung" eines verrauchten Raums müssten orkanartige Stürme einwirken, um die Schwebeteilchen von den adsorbierten Stellen zu entfernen. Über die Wirksamkeit der verschiedenen Lüftungsmöglichkeiten für das Raumklima informiert Tabelle 11.10.

11.10 Schutz vor ETS-Schädigungen

Die Passivrauchproblematik betrifft nicht nur den Arbeitsplatz, sondern natürlich auch alle anderen Innenräume. Dabei wurden vom Sachverständigenrat für Umweltfragen bereits 1987 folgende Räumlichkeiten als wichtige Stätten der Exposition beschrieben [78] und in der VDI-Richtlinie 4300 Blatt 1 [79] wörtlich übernommen: „Wohnungen mit Wohn-, Schlaf-, Bastel-, Sport- und Kellerräumen, Küchen und Badezimmern; Arbeitsräume bzw. Arbeitsplätze in Gebäuden, die nicht im Hinblick auf Luftschadstoffe arbeitsschutzrechtlichen Kontrollen unterliegen (so z. B. Büros, Verkaufsräume); öffentliche Gebäude (Krankenhäuser, Schulen, Kindergärten, Sporthallen, Bibliotheken, Gaststätten, Theater, Kinos und andere Veranstaltungsräume) sowie die Aufenthaltsräume von Kraftfahrzeugen und alle öffentlichen Verkehrsmittel".

Passivraucher sind im Allgemeinen daran interessiert, den schädigenden Einflüssen auszuweichen, sei es am Arbeitsplatz, in öffentlichen Gebäuden, in Verkehrsmitteln, in gastronomischen Einrichtungen sowie im eigenen Haus. Max von Pettenkofer schrieb dazu bereits vor etwa 150 Jahren: „Ein Raum, welcher einen verwesenden Misthaufen einschließt, wird trotz aller Ventilation eine ekelhafte Wohnstätte, ein Herd für schlechte Luft bleiben. Erst wo Reinlichkeit durch rasche Entfernung oder sorgfältigen Verschluss luftverderbender Stoffe nichts mehr zu leisten vermag, beginnt das Feld für die Ventilation" [80].

Empfehlungen, den Urin von ETS-exponierten Arbeitern auch auf deren mutagene Potenz zu überprüfen, gehen auf den Befund zurück, dass der Cotiningehalt der untersuchten Personen durch das Wochenende und der damit verbundenen Unterbrechung der Exposition parallel mit der mutagenen Potenz vorübergehend sank und nach Wochenbeginn wieder anstieg [81].

Leider ist es in Deutschland bisher nicht möglich, ein stringentes Rauchverbot in der Öffentlichkeit durchzusetzen, sodass generell entweder getrennte Räumlichkeiten für Raucher und Nichtraucher oder wirksame Belüftungssysteme anzustreben sind. Zahlreiche Systeme sind jedoch aus der Sicht von Raumklimatologen zu verwerfen, weil sie nicht effektiv sind (z. B. freie oder Fensterlüftung, Mischlüftung, Quellluftströmung). Es würde zu weit führen, sie hier im Einzelnen darzustellen. Der einfachste und preiswerteste Vorschlag ist jedoch ein Rauchverbot, wie es in den USA und in einigen anderen europäischen Staaten bereits durchgesetzt wurde.

Beurteilt man die Luftqualität nach sensorischen Gesichtspunkten, so ist sie erheblichen individuellen Schwankungen ausgesetzt, was auch in mehreren Studien zum Ausdruck kam. Werden Geruchswahrnehmung, Lidschlagtakt, Reizung von Hals, Nase und Augen als Kriterien herangezogen, so geben die befragten Personen recht unterschiedliche Ergebnisse hinsichtlich der Beseitigung der Irritationen an. In einer Studie wurde eine Verdünnung der Raumluft mit 19.000 m^3 Frischluft angegeben, um die ETS-Belästigung zu beseitigen [27], während nach anderen Ergebnissen eine um 2 Zehnerpotenzen geringere Frischluftmenge ausreichen soll [82, 83]. Untersuchungen zufolge findet sich bei einer Rauchbelastung von Außen- und Innenräumen eine mindestens doppelte Schadstoffmenge in den Innenräumen im Vergleich zur Außenluft [30].

11.11 Schlussfolgerungen

- Bereits einmaliges Rauchen führt zum Ausstoß von polyzyklischen Kohlenwasserstoffen, Kohlenmonoxid und inhalierbaren Schwebteilchen über mehrere Stunden.
- Solanesol gehört zu den reaktiven Stoffen, die während des Rauchens ausgestoßen werden, sich mit zahlreichen körpereigenen Stoffen verbinden und Addukte bilden (mutagene Eigenschaften).
- Die Raumbelastung durch Kohlenmonoxid ist höher und länger anhaltend als bisher angenommen, sodass CO-Messungen mehr Beachtung als bisher geschenkt werden sollte.
- Möglicherweise führt der beim Rauchen zu messende Ausstoß von radioaktiven Stoffen wie Polonium-210 und Blei-210 nicht nur bei Rauchern, sondern auch bei Passivrauchern zur Anreicherung im Respirationstrakt und bewirkt so mutagene Schäden.
- Die verschiedenen in der Raumluft durch den Haupt- und Nebenstromrauch ausgestoßenen Partikel sind mehr als bisher bei Messungen zu berücksichtigen und müssen in die raumhygienischen Kalkulationen einzugehen.
- Will man wirksamen Nichtraucherschutz am Arbeitsplatz betreiben, dann ist der konsequente Rauchstopp das einfachste und billigste Mittel. Dies muss über eine Änderung der Arbeitsstättenverordnung geschehen, wobei die Relativierung des Schutzes bei Betrieben mit Publikumsverkehr aufzuheben ist. Die im Grundgesetz verankerten Rechte auf körperliche Unversehrtheit und Gleichbehandlung müssen diesbezüglich bewirken, dass einzelne Bundesländer wie Niedersachsen oder Nordrhein-Westfalen Arbeitnehmer in kleinen „Eckkneipen" nicht benachteiligen. Alle Lüftungsmaßnahmen sind im Gegensatz zum allgemeinen Rauchstopp nur teure und begrenzt wirksame Hilfsmaßnahmen.

- Rauchfreie Arbeitsplätze schützen nicht nur Nichtraucher vor ETS, sondern veranlassen längerfristig auch Raucher zur Aufgabe des Rauchens oder zumindest zur Reduzierung des Tabakkonsums.

Literatur

[1] Howell F. Ireland's workplaces, going smoke free. BMJ 2004; 328(7444): 847–848.
[2] Chang C, Leighton J, Mostashari F, McCord C, Frieden TR. The New York City Smoke-Free Air Act: second-hand smoke as a worker health and safety issue. Am J Ind Med 2004; 46(2): 188–195.
[3] Phillips K, Bentley MC, Howard DA, Alvan G. Assessment of environmental tobacco smoke and respirable suspended particle exposures for nonsmokers in Prague using personal monitoring. Int Arch Occup Environ Health 1998; 71(6): 379–390.
[4] Wells AJ, English PB, Posner SF, Wagenknecht LE, Perez-Stable EJ. Misclassification rates for current smokers misclassified as nonsmokers. Am J Public Health 1998; 88: 1503–1509.
[5] Barnes DE, Bero LA. Industry-funded research and conflict of interest: an analysis of research sponsored by the tobacco industry through the Center for Indoor Air Research. J Health Polit Policy Law 1996; 21: 515–542.
[6] Bero LA, Glantz SA. Tobacco industry response to a risk assessment of environmental tobacco smoke. Tobacco Control 1993; 2: 103–113.
[7] Fichtenberg CM, Glantz SA. Effect of smoke-free workplaces on smoking behaviour: systematic review. BMJ 2002; 325(7357): 188.
[8] Heloma A, Kahkonen E, Kaleva S, Reijula K. Smoking and exposure to tobacco smoke at medium-sized and large-scale workplaces. Am J Ind Med 2000; 37(2): 214–220.
[9] Heloma A, Jaakkola MS, Kahkonen E, Reijula K. The short-term impact of national smoke-free workplace legislation on passive smoking and tobacco use. Am J Public Health 2001; 91(9): 1416–1418.
[10] Heloma A, Jaakkola MS. Four-year follow-up of smoke exposure, attitudes and smoking behaviour following enactment of Finland's national smoke-free work-place law. Addiction 2003; 98(8): 1111–1117.
[11] Shopland DR, Gerlach KK, Burns DM, Hartman AM, Gibson JT. State-specific trends in smoke-free workplace policy coverage: the current population survey tobacco use supplement, 1993 to 1999. J Occup Environ Med 2001; 43(8): 680–686.
[12] Kauppinen T, Toikkanen J, Pedersen D et al. Occupational exposure to carcinogens in the European Union. Occup Environ Med 2000; 57(1): 10–18.
[13] Swauger JE, Steichen TJ, Murphy PA, Kinsler S. An analysis of the mainstream smoke chemistry of samples of the U.S. cigarette market acquired between 1995 and 2000. Regul Toxicol Pharmacol 2002; 35: 142–156.
[14] Palmiotto G, Pieraccini G, Moneti G, Dolara P. Determination of the levels of aromatic amines in indoor and outdoor air in Italy. Chemosphere 2001; 43(3): 355–361.
[15] Torjussen W, Zachariasen H, Andersen I. Cigarette smoking and nickel exposure. J Environ Monit 2003; 5(2): 198–201.
[16] Vainiotalo S, Vaaranrinta R, Tornaeus J, Aremo N, Hase T, Peltonen K. Passive monitoring method for 3-ethenylpyridine: a marker for environmental tobacco smoke. Environ Sci Technol 2001; 35(9): 1818–1822.
[17] Benowitz NL. Cotinine as a biomarker of environmental tobacco smoke exposure. Epidemiol Rev 1996; 18: 188–204.
[18] LaKind JS, Ginevan ME, Naiman DQ, James AC, Jenkins RA, Dourson ML, Felter SP, Graves CG, Tardiff RG. Distribution of exposure concentrations and doses for constituents of environmental tobacco smoke. Risk Anal 1999; 19(3): 375–390.

[19] LaKind JS, Jenkins RA, Naiman DQ, Ginevan ME, Graves CG, Tardiff RG. Use of environmental tobacco smoke constituents as markers for exposure. Risk Anal 1999; 19(3): 359–373.

[20] Watson C, McCraw J, Polzin G, Ashley D. Development of a method to assess cigarette smoke intake. Environ Sci Technol 2004; 38(1): 248–253.

[21] Remmer H. Passively inhaled tobacco smoke: a challenge to toxicology and preventive medicine. Arch Toxicol 1987; 61: 89–104.

[22] Invernizzi G, Ruprecht A, Mazza R, Majno E, Rossetti E, Paredi P, Boffi R. Real-time measurement of indoor particulate matter originating from environmental tobacco smoke: a pilot study. Epidemiol Prev 2002; 26(1): 30–34.

[23] Hammond SK, Sorensen G, Youngstrom R, Ockene JK. Occupational exposure to environmental tobacco smoke. JAMA 1995; 274: 956–960.

[24] Hinds WC, First MW. Concentrations of nicotine and tobacco smoke in public places. N Engl J Med 1975; 292: 844–845.

[25] Muramatsu M, Umemura S, Okada T, Tomita H. Estimation of personal exposure to tobacco smoke with a newly developed nicotine personal monitor. Environ Res 1984; 35(1): 218–227.

[26] Luoma M, Batterman SA. Characterization of particulate emissions from occupant activities in offices. Indoor Air 2001; 11(1): 35–48.

[27] Junker MH, Danuser B, Monn C, Koller T. Acute sensory responses of nonsmokers at very low environmental tobacco smoke concentrations in controlled laboratory settings. Environ Health Perspect 2001; 109(10): 1045–1052.

[28] Pirkle JL, Flegal KM, Bernert JT, Brody DJ, Etzel RA, Maurer KR. Exposure of the US population to environmental tobacco smoke: the Third National Health and Nutrition Examination Survey, 1988 to 1991. JAMA 1996; 275: 1233–1240.

[29] Repace J. Respirable particles and carcinogens in the air of Delaware hospitality venues before and after a smoking ban. J Occup Environ Med 2004; 46(9): 887–905.

[30] Kotzias D. Indoor air and human exposure assessment – needs and approaches. Exp Toxicol Pathol 2005; 57 (Suppl 1): 5–7.

[31] Kotzias D, Geiss O, Leva P, Bellintani A, Arvanitis A, Kephalopoulos S. Ventilation as a means of controlling exposure of workers to environmental tobacco smoke (ETS). Luxembourg, 2005.

[32] Smith CJ, Bombick DW, Ryan BA, Morton MJ, Doolittle DJ. Pulmonary function in nonsmokers following exposure to sidestream cigarette smoke. Toxicol Pathol 2001; 29(2): 260–264.

[33] Siegel M, Skeer M. Exposure to secondhand smoke and excess lung cancer mortality risk among workers in the «5 B's»: bars, bowling alleys, billiard halls, betting establishments, and bingo parlours. Tob Control 2003; 12(3): 333–338.

[34] Gorini G, Fondelli MC, Lopez MJ, Salles J, Serrahima E, Centrich F, Costantini AS, Nebot M. Environmental tobacco smoke exposure in public places in Florence, Italy. Epidemiol Prev 2004; 28(2): 94–99.

[35] Carrer P, Maroni M, Alcini D, Cavallo D, Fustinoni S, Lovato L, Visigalli F. Assessment through environmental and biological measurements of total daily exposure to volatile organic compounds of office workers in Milan, Italy. Indoor Air 2000; 10(4): 258–268.

[36] Carrer P, Cavallo D, Troiano P, Piccolo B, Maroni M. Assessment of the eye irritation in office workers after combined exposure to volatile organic compounds and other work-related factors. Nagoya 1996, pp 297–302.

[37] Molhave L. Indoor climate, air pollution, and human comfort. J Expo Anal Environ Epidemiol 1991; 1(1): 63–81.

[38] Amodio-Cocchieri R., Del Prete U., Cirillo T., Agozzino E., Scarano G. Evaluation of benzene exposure in children living in Campania (Italy) by urinary trans,trans-muconic acid assay. J Toxicol Environ Health A 2001; 63(2): 79–87.

[39] Bohanon HR Jr, Piade JJ, Schorp MK, Saint-Jalm Y. An international survey of indoor air quality, ventilation, and smoking activity in restaurants: a pilot study. J Expo Anal Environ Epidemiol 2003; 13(5): 378–392.

[40] Jenkins RA, Palausky MA, Counts RW, Guerin MR, Dindal AB, Bayne CK. Determination of personal exposure of non-smokers to environmental tobacco smoke in the United States. Lung Cancer 1996; 14 (Suppl 1): S195–S213.

[41] Maskarinec MP, Jenkins RA, Counts RW, Dindal AB. Determination of exposure to environmental tobacco smoke in restaurant and tavern workers in one US city. J Expo Anal Environ Epidemiol 2000; 10(1): 36–49.

[42] Al Delaimy W, Fraser T, Woodward A. Nicotine in hair of bar and restaurant workers. N Z Med J 2001; 114(1127): 80–83.

[43] Jones S, Love C, Thomson G, Green R, Howden-Chapman P. Second-hand smoke at work: the exposure, perceptions and attitudes of bar and restaurant workers to environmental tobacco smoke. Aust N Z J Public Health 2001; 25(1): 90–93.

[44] Wieslander G, Lindgren T, Norback D, Venge P. Changes in the ocular and nasal signs and symptoms of aircrews in relation to the ban on smoking on intercontinental flights. Scand J Work Environ Health 2000; 26(6): 514–522.

[45] Lindgren T, Willers S, Skarping G, Norback D. Urinary cotinine concentration in flight attendants, in relation to exposure to environmental tobacco smoke during intercontinental flights. Int Arch Occup Environ Health 1999; 72(7): 475–479.

[46] Jenkins RA, Maskarinec MP, Counts RW, Caton JE, Tomkins BA, Ilgner RH. Environmental tobacco smoke in an unrestricted smoking workplace: area and personal exposure monitoring. J Expo Anal Environ Epidemiol 2001; 11(5): 369–380.

[47] Radon K, Busching K, Heinrich J, Wichmann HE, Jorres RA, Magnussen H, Nowak D. Passive smoking exposure: a risk factor for chronic bronchitis and asthma in adults? Chest 2002; 122(3): 1086–1090.

[48] Riboli E, Preston-Martin S, Saracci R, Haley NJ, Trichopoulos D, Becher H, Burch JD, Fontham ET, Gao YT, Jindal SK. Exposure of nonsmoking women to environmental tobacco smoke: a 10-country collaborative study. Cancer Causes Control 1990; 1: 243–252.

[49] Piade JJ, D'Andres S, Sanders EB. Sorption phenomena of nicotine and ethenylpyridine vapors on different materials in a test chamber. Environm Sci Technol 1999; 33: 2046–2052.

[50] van Loy MD, Riley WJ, Daisey JM. Dynamic behavior of semivolatile organic compounds in indoor air. 2. Nicotine and phenanthrene with carpet and wallboard. Environm Sci Technol 2001; 35: 560–567.

[51] Webb AM, Singer BC, Nazaroff WW. Effect of gaseous ammonia on nicotine sorption. In: H. Levin (ed) Proceedings, Indoor Air 2002: 9th International Conference on Indoor Air Quality and Climate. Santa Cruz, California, 2002, Vol. 2, pp 512-517.

[52] Baez AP, Padilla HG, Garcia RM, Belmont RD, Torres MC. Measurements of carbonyls in a 13-story building. Environ Sci Pollut Res Int 2004; 11(6): 400–404.

[53] Singer BC, Hodgson AT, Guevarra KS, Hawley EL, Nazaroff WW. Gas-phase organics in environmental tobacco smoke. 1. Effects of smoking rate, ventilation, and furnishing level on emission factors. Environ Sci Technol 2002; 36(5): 846–853.

[54] Abu-Jarad F, Fazal UR. Detection of 210Po on filter papers 16 years after use for the collection of short-lived radon progeny in a room. J Environ Radioact 2003; 67(1): 27–33.

[55] Khater AE. Polonium-210 budget in cigarettes. J Environ Radioact 2004; 71(1): 33–41.

[56] Little JB, McGandy RB. Systemic absorption of polonium-210 inhaled in cigarette smoke. Arch Environ Health 1968; 17(5): 693–696.

[57] Peres AC, Hiromoto G. Evaluation of 210Pb and 210Po in cigarette tobacco produced in Brazil. J Environ Radioact 2002; 62(1): 115–119.

[58] Schuttmann W. [Radiation exposure of the respiratory tract to radionuclides in the environment]. Z Erkr Atmungsorgane 1983; 161(3): 248–256.

[59] Skwarzec B, Ulatowski J, Struminska DI, Borylo A. Inhalation of 210Po and 210Pb from cigarette smoking in Poland. J Environ Radioact 2001; 57(3): 221–230.

[60] Health effects of exposure to environmental tobacco smoke. Smoking and Tobacco Control Monograph No. 10, 1997.

[61] Besaratinia A, Maas LM, Brouwer EM, Moonen EJ, De Kok TM, Wesseling GJ, Loft S, Kleinjans JC, Van Schooten FJ. A molecular dosimetry approach to assess human exposure to environmental tobacco smoke in pubs. Carcinogenesis 2002; 23(7): 1171–1176.

[62] Ohura T, Amagai T, Fusaya M, Matsushita H. Polycyclic aromatic hydrocarbons in indoor and outdoor environments and factors affecting their concentrations. Environ Sci Technol 2004; 38(1): 77–83.

[63] Lee ME, Lichtenstein E, Andrews JA, Glasgow RE, Hampson SE. Radon-smoking synergy: A population-based behavioral risk reduction approach. Prev Med 1999; 29(3): 222–227.

[64] Misdaq MA, Flata K. The influence of the cigarette smoke pollution and ventilation rate on alpha-activities per unit volume due to radon and its progeny. J Environ Radioact 2003; 67(3): 207–218.

[65] Johnson KC, Hu J, Mao Y. Passive and active smoking and breast cancer risk in Canada, 1994–97. The Canadian Cancer Registries Epidemiology Research Group. Cancer Causes Control 2000; 11(3): 211–221.

[66] Ott WR, Klepeis NE, Switzer P. Analytical solutions to compartmental indoor air quality models with application to environmental tobacco smoke concentrations measured in a house. J Air Waste Manag Assoc 2003; 53(8): 918–936.

[67] Klepeis NE, Ott WR, Repace JL. The effect of cigar smoking on indoor levels of carbon monoxide and particles. J Expo Anal Environ Epidemiol 1999; 9(6): 622–635.

[68] Zhu J, Aikawa B. Determination of aniline and related mono-aromatic amines in indoor air in selected Canadian residences by a modified thermal desorption GC/MS method. Environ Int 2004; 30(2): 135–143.

[69] Luceri F, Pieraccini G, Moneti G, Dolara P. Primary aromatic amines from side-stream cigarette smoke are common contaminants of indoor air. Toxicol Ind Health 1993; 9(3): 405–413.

[70] United Nations Scientific Committee on the Effects of Atomic Radiation U. Ionizing radiation; sources and biological effects. New York: United Nations, 1982.

[71] ICRP 72 – International Commission on Radiological Protection. Age-dependent doses to members of the public from intake to radionuclides: Part 5. Compilation of ingestion and inhalation dose coefficients. Oxford: Elsevier Sciences, 1995.

[72] Pietrzak-Flis Z, Chrzanowski E, Dembinska S. Intake of 226Ra, 210Pb and 210Po with food in Poland. Sci Total Environ 1997; 203(2): 157–165.

[73] Nardini S, Pacifici R, Mortali C, Zuccaro PG. A survey on policies of smoking control in Italian hospitals. Monaldi Arch Chest Dis 2003; 59(4): 310–313.

[74] Wortley PM, Caraballo RS, Pederson LL, Pechacek TF. Exposure to secondhand smoke in the workplace: serum cotinine by occupation. J Occup Environ Med 2002; 44(6): 503–509.

[75] Jousilahti P, Helakorpi S. Prevalence of exposure to environmental tobacco smoke at work and at home – 15-year trends in Finland. Scand J Work Environ Health 2002; 28 (Suppl 2): 16–20.

[76] Liu KS, Alevantis LE, Offermann FJ. A survey of environmental tobacco smoke controls in California office buildings. Indoor Air 2001; 11(1): 26–34.

[77] Weber MD, Bagwell DA, Fielding JE, Glantz SA. Long term compliance with California's Smoke-Free Workplace Law among bars and restaurants in Los Angeles County. Tob Control 2003; 12(3): 269–273.

[78] Statistisches Bundesamt. Sondergutachten: Luftverunreinigung in Innenräumen. Wiesbaden: Rat für Umweltfragen, 1987.

[79] VDI-Richtlinie. Messen von Innenraumluftverunreinigungen. Allgemeine Aspekte der Messstrategie. Report No. 4300, Blatt 1, 1995.

[80] Pettenkofer M von. Besprechung allgemeiner auf die Ventilation bezüglicher Fragen. Über den Luftwechsel in Wohngebäuden. München: J.G. Cotta'sche Buchhandlung, 1858, S 69–126.

[81] Vermeulen R, Wegh H, Bos RP, Kromhout H. Weekly patterns in smoking habits and influence on urinary cotinine and mutagenicity levels: confounding effect of nonsmoking policies in the workplace. Cancer Epidemiol Biomarkers Prev 2000; 9(11): 1205–1209.

[82] Cain WS, Leaderer BP, Isseroff R, Berglund LG, Huey RJ, Lipsitt ED, Perlman D. Ventilation requirements in buildings. I. Control of occupancy odor and tobacco smoke odor. Atmos Environ 1983; 17: 1183–1197.

[83] Walker JC, Nelson PR, Cain WS, Utell MJ, Joyce MB, Morgan WT, Streichen TJ, Pritchard WS, Stancill MW. Perceptuell and psychophysiological responses of nonsmokers to a range of environmental tobacco smoke concentrations. Indoor Air 1997; 7: 173–188.

[84] Oldaker GB, Conrad FC. Estimation of effect of environmental tobacco smoke on air quality within passenger cabins of commercial aircraft. Environmental Sci Technol 1987; 21: 994–999.

[85] Malmfors T, Thorburn T, Westlin A. Air quality in passenger cabins of DC9 and MD80 aircraft. Environm Technol Lett 1989; 10: 613–628.

[86] Nagda N, Koontz MD, Konheim AG. Measurement of cabin air quality aboard commercial airliners. Atmospheric Environm 1992; 26A: 2203–2210.

[87] Drake W, Johnson DE. Measurements of certain environmental tobacco smoke components on long-range flights. Aviat Space Environ Med 1990; 61: 531–542.

[88] Eatough DE, Caka FM, Crawford J. Environmental tobacco smoke in commercial aircraft. Atmospheric Environm 1992; 26A: 2211–2218.

[89] Perez HL, Segerback D, Osterman-Golkar S. Adducts of acrylonitrile with hemoglobin in nonsmokers and in participants in a smoking cessation program. Chem Res Toxicol 1999; 12(10): 869–873.

[90] Krühne H. Luftführung und Nichtraucherschutz – Ausnutzung der Luftführung zur strömungstechnischen Trennung von Raucher- und Nichtraucherzonen. Report No.: 1429. Düsseldorf: VDI-Verlag, 1999.

[91] Klepeis NE. Validity of the uniform mixing assumption: determining human exposure to environmental tobacco smoke. Environ Health Perspect 1999; 107 (Suppl 2): 357–363.

[92] Hoffmann D, Hoffmann I. The changing cigarette: Chemical studies and bioassays. In: Smoking and tobacco control monograph no. 13: Risks associated with smoking cigarettes with low machine-measured yields of tar and nicotine. US Department of Health and Human Services. Public Health Service. National Institutes of Health, National Cancer Institute, 2001, pp 159–191.

12 Nichtmedikamentöse Therapieverfahren zur Raucherentwöhnung

Die Entwöhnung eines Rauchers sollte das vorrangige Ziel einer ärztlichen Behandlung sein, zumal es sich bei therapiebedürftigen Rauchern meist um Suchtkranke handelt. Mehr als bisher müssten in Deutschland die praktischen Ärzte (Hausärzte) in diese verantwortungsvolle Maßnahme einbezogen werden, weil diese im Allgemeinen ihre Patienten als erste sehen. In den angloamerikanischen Ländern nehmen ohnedies die „general practitioners" in Zusammenarbeit mit speziell ausgebildeten Schwestern diese Aufgabe wahr [1, 2]. Wie bereits mehrfach erörtert, ist die Ärzteschaft in Deutschland nur unzureichend über das Thema Rauchen sowie seine gesundheitlichen Konsequenzen und Behandlungsmöglichkeiten informiert, wie auch in einer Studie herausgearbeitet wurde [3]. Bei allen Entwöhnungsversuchen sollten sich der Arzt und auch der Nochraucher darüber im Klaren sein, dass sich selbst nach einem Rauchstopp die Nikotintoleranz nicht oder nur unmaßgeblich ändert (s. Kap. 4) [4].

Leider haben zahlreiche Menschen auch ohne entsprechende Ausbildung die „Raucherentwöhnung" als eine lukrative Marktlücke entdeckt. Ein typisches Beispiel ist die Anfrage eines dem Autor nicht bekannten Mannes per E-Mail, der ihm mitteilte, für das kommende Quartal einen mehrwöchigen Segeltörn zu planen, der sich u. a. für die Raucherentwöhnung eignen würde. An den Autor erging die Bitte, eine geeignete Methode einschließlich Durchführung vorzuschlagen. Ähnliche Anfragen an das Institut für Nikotinforschung und Raucherentwöhnung hat es mehrfach gegeben.

Die Angaben zur Bereitschaft, das Rauchen aufzugeben, unterscheiden sich deutlich voneinander: Es werden Zahlen von 20–30% genannt, wobei meist ein äußerer Anlass der Auslöser für den Rauchstopp ist. Weitere unschlüssige Raucher – die Angaben schwanken zwischen 25 und 40% – sind möglicherweise durch umfassende Aufklärungsmaßnahmen zur Aufgabe des Rauchens zu bewegen [5, 6].

Neben den weltweit verbreiteten Verfahren, die neben einer Aufklärung des Patienten vor allem einen medikamentösen Ansatz (s. Kap. 13) beinhalten, werden die unterschiedlichsten Beratungsmethoden genutzt, die vom ärztlichen Rat bis hin zu psychologischen Entwöhnungsprogrammen reichen, wie sie auch bei anderen Suchtformen eingesetzt werden. Natürlich können solche Konzepte nur dann wissenschaftlich bewertet werden, wenn sie definierten Standards folgen. Daher müssen die angewandten Verfahren auch wissenschaftlich begründet bzw. begründbar und die Behandlungserfolge anhand von Markern zu beurteilen sein, beispielsweise durch die Messung des Kohlenmonoxidgehaltes der Exspirationsluft oder aber die Messung des Cotininspiegels im Plasma bzw. Urin oder Speichel. Darüber hinaus ist als erfolgreicher Rauchstopp verbindlich definiert, wenn der Raucher mindestens 6, besser 12 Monate nach Behandlungsbeginn abstinent geblieben ist, d. h. der Exraucher keine Zigarette geraucht hat. Die Reduktion des Zigarettenrauchens (beispielsweise um 20 cpd) kann zwar als Teilerfolg gewertet werden, ist aber im dargestellten Sinn nicht als Raucherentwöhnung zu bewerten. Angesichts von Millionen potenziell entwöhnungswilliger Raucher müssen die Verfahren praktikabel und wirtschaftlich vertretbar sein, sodass die Nikotinersatztherapie (NRT) weltweit dominiert [7].

Gründe für einen Raucher, aus eigenem Antrieb das Rauchen aufzugeben, können eine geplante Schwangerschaft [8], die Verantwortung gegenüber den eigenen Kindern oder aber auch finanzielle Aspekte sein [9]. Voraussetzung für jede Intervention mit dem Ziel des Rauchstopps ist die Herausbildung eines festen Willens, das Rauchen aufzugeben. Derartige Überlegungen können mehrere Wochen beanspruchen, bevor sie sich auch in eine nachvollziehbare Realität transponieren lassen. Damit verbunden ist eine Verhaltensänderung gegenüber dem Rauchen [10].

Das Transtheoretische Modell (TTM), das verschiedene Stufen der Verhaltensänderung enthält, wird auch in der Raucherentwöhnung eingesetzt [11–13]. In diesem Zusammenhang ist es nützlich, die Motivationen für das Rauchen zu erfragen [14], wobei z. B. die Anlässe, zu denen bevorzugt geraucht wurde oder intermittierend immer noch einmal der Wunsch nach einer Zigarette besteht, in die Analyse eingehen müssen, weil daran auch die den Raucher stabilisierende Funktion des Therapeuten anknüpfen kann [15].

Befasst sich ein Raucher mit dem Gedanken des Rauchstopps („contemplation“, Stufe II des TTM), tritt er schon aus der Phase ohne Problembewusstsein („precontemplation“, Stufe I) heraus (s. Abb. 12.1). Nun kommt für ihn die Überlegung, wie er diesen Rauchstopp bewältigen könnte (Vorbereitungsphase, Stufe III). Wenn er zur Tat schreitet („action“, Stufe IV), hat er einen entscheidenden Schritt vollzogen, jedoch ist er zunächst Kurzzeit-Exraucher („maintenance“, Stufe V) und ständig gefährdet, einen Rückfall zu erleiden („relapse“, Stufe VI). In diesem Fall kann der Raucher die Phasen II/III–VI mehrfach „durchlaufen“ oder „durchleben“. Oftmals geht die kurzzeitige Abstinenz in eine andauernde über („termination“, Stufe VII). Darauf wird in Kapitel 13 näher eingegangen.

Wichtig ist für den Exraucher, den Rauchstopp über Monate bzw. zumindest ein Jahr oder länger auszudehnen und dabei das Gefühl zu erreichen, die Entwöhnung gleiche einer „schwierigen Bewältigung“, die er möglichst nicht ein zweites Mal durchleben möchte.

Obdachlose Raucher geben im Erkrankungsfall häufiger das Rauchen als den Alkohol- oder Tablettenkonsum auf, wie US-amerikanische Studien zeigten [17].

In der Vorbereitungsphase zum Rauchstopp widmen die Raucher Postern, Handzetteln oder Broschüren, die sich mit der Raucherentwöhnung und den praktischen Hinweisen dafür beschäftigten, erhöhte Aufmerksamkeit [16].

Die Bundeszentrale für gesundheitliche Aufklärung (BZgA) veröffentlichte im Jahre 2000 eine Broschüre mit zahlreichen Methoden einer Raucherentwöhnung. Darin werden insgesamt 32 Selbsthilfeverfahren und 9 verhaltenstherapeutische Angebote angeführt, von denen nur 2 überhaupt eine Erfolgsquote angeben [18]. Damit ist offensichtlich, dass Raucherentwöhnung in Deutschland bisher mit we-

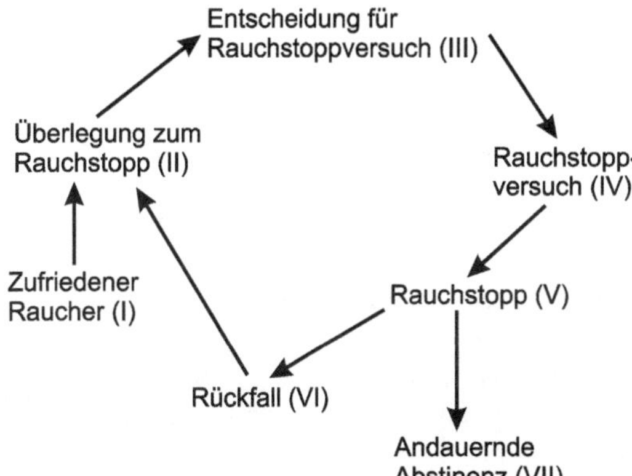

Abb. 12.1. Rauchstopp als ein möglicherweise langwieriger Prozess [10]

nigen Ausnahmen mehr pro forma als auf wissenschaftlich evaluierter Grundlage betrieben wurde.

In diesem Zusammenhang ist von besonderem Interesse, welche Person mit dem entwöhnungswilligen Raucher ins Gespräch kommt bzw. welche Qualifikation sie hat. Wie aus Tabelle 12.1 hervorgeht, existieren erhebliche Unterschiede bei der Bewertung der Beratung und Therapieverfahren [19], die sich natürlich auch auf den Behandlungserfolg auswirken.

12.1 Indikationsstellung und Diagnostik

Angesichts der zahlreichen und bekannten Raucherschäden ist jede Raucherentwöhnung grundsätzlich sinnvoll. Sie hat vier wichtige Indikationen:

1. Verhütung von Erkrankungen aller Art,
2. Behandlung bei Erkrankungen, die mit dem Rauchen assoziiert sind, wie z. B. chronisch-obstruktiver Lungenerkrankung (COPD), Ulcus ventriculi, Hypertonie, koronarer Herzkrankheit, peripherer arterieller Verschlusskrankheit (PAVK), Hypercholesterinämie, Diabetes mellitus, psychiatrischen Erkrankungen usw.,
3. Teil der Rehabilitation nach Erkrankungen, die mit dem Rauchen verknüpft sind (z. B. nach Myokardinfarkt, Apoplexie, Amputation einer Extremität) und
4. Schutz der Nichtraucher.

Vor Behandlungsbeginn sind einige Fragen zu klären, die auch die feste Absicht des Rauchers zum absoluten Stopp betreffen. Darüber hinaus sollten der Grad der Abhängigkeit (nach dem Fagerström-Test, s. Tab. 4.4) eingeschätzt und zumindest der Kohlenmonoxidwert in der Exspirationsluft gemessen werden. Wie bereits mehrfach angesprochen, bedürfen Menschen aus sozial schlechter gestellten Schichten einer besonders intensiven Aufklärung, um die Tragweite einer Entwöhnungsbehandlung zu erfassen. Dieser Umstand ist ein internationales Problem, welches in den USA beispielsweise ebenso diskutiert [20] und von gezielten Forderungen begleitet wird [21].

Diagnostische Gesichtspunkte bei der Raucherberatung [163]

1. Tageskonsum an Zigaretten (regelmäßiger oder unregelmäßiger Konsum)
2. Zigarettenmarke (kann anschließend klassifiziert werden in leicht, mittel, stark)
3. CO-Gehalt der Exspirationsluft (Tageszeit der Messung)
4. Fagerström-Test für die Nikotinabhängigkeit
5. Befragung, ob dissonanter (verabscheut das Rauchen, ist ohne ärztliche Hilfe nicht zu entwöhnen: Nikotin-Präabstinenzsyndrom) oder konsonanter Raucher (entwöhnungsunwillig)
6. Teerexpositionswert (TEW): korreliert mit dem Risiko eines Bronchialkarzinoms) und hängt ab von der Anzahl der Raucherjahre, der täglichen Zigarettenmenge und dem Teergehalt der Zigarettensorte (< 15 mg, 15–24 mg oder >24 mg)
7. Kohlenhydratabhängigkeit (kann bei abhängigen Rauchern zusätzlich auftreten)
8. Größe und Körpergewicht (Berechnung des Body-Mass-Index: nachfolgende Gewichtszunahme)
9. Bisherige Erfahrungen des Rauchers mit Entwöhnungsversuchen (Anzahl der Erfolge/Misserfolge)
10. Auftreten nächtlicher Schlafstörungen aufgrund von Nikotinverlangen und Rauchen während der Schlafunterbrechung („nocturnal sleep disturbing nicotine craving")
11. Zusätzlich bestehende Herz-Kreislauf- oder pulmonale Erkrankungen (bereits durchgemachte Angina-pectoris-Anfälle, Myokardinfarkte, Hypertonie, COPD, Bronchialkarzinome usw.) und gleichzeitig bestehende Psychosen oder Depressionen (können die Entwöhnungsbehandlung komplizieren)
12. Zusätzlich eingenommene Arzneimittel (Neuroleptika, Clozapin, Antidepressiva, Antihypertonika, Lipidhemmer usw.)

Eine Übersicht der Studien zur nichtmedikamentösen Therapie geben Haustein [22] sowie Tabelle 12.1.

Tabelle 12.1. Bewertung der nichtmedikamentösen Therapieverfahren für die Raucherentwöhnung, zusammengestellt nach Angaben der Cochrane-Datenbank

	Odds Ratio (95% CI)	Bewertung	Literatur
Reduziertes Rauchen	-	↓↓	-
Selbsthilfe-Interventionen	1,23 (1,01–1,49)	↔	[44]
Selbsthilfe-Intervention mit Telefonberatung	1,62 (1,33–1,97)	↑	[44]
Unterstützung durch einen Lebenspartner	1,08 (0,81–1,44)	↔	[30]
Sportliche Betätigung	2,36 (0,97–5,70)	↑	[64]
Telefonische Beratung	1,56 (1,38–1,77)	↑	[164]
Training durch Mitarbeiter des Gesundheitswesens	1,48 (1,20–1,83)	↔	[109]
Beratung durch eine Funktionsschwester	1,43 (1,24–1,66)	↑	[120]
Ärztliche Beratung	1,69 (1,45–1,98)	↑	[112]
Individuelle Beratung (kurze Beratung; Broschüre etc.)	1,55 (1,27–1,90)	↔	[165]
Gruppentherapie (Verhaltenstherapie)	2,04 (1,60–2,60)	↑↑	[45, 126, 165]
Hypnotherapie	/	↔	[143]
Aversionsbehandlung (aversive Stimulation)	1,98 (1,38–2,90)	↑	[133]
Aversionsbehandlung (allgemein)	1,15 (0,73–1,82)	↔	[133]
Akupunktur	1,22 (0,99–1,49)	↓↓	[149]

↑↑ Aussage (z. B. zur Wirksamkeit) wird gestützt durch mehrere adäquate, valide klinische Studien (z. B. randomisierte klinische Studie) bzw. durch eine oder mehrere valide Metaanalysen oder systematische Reviews. Positive Aussage gut belegt.

↑ Aussage (z. B. zur Wirksamkeit) wird gestützt durch zumindest eine adäquate, valide klinische Studie (z. B. randomisierte klinische Studie). Positive Aussage belegt.

↓↓ Negative Aussage (z. B. zur Wirksamkeit) wird gestützt durch eine oder mehrere adäquate, valide klinische Studien (z. B. randomisierte klinische Studie), durch eine oder mehrere Metaanalysen bzw. systematische Reviews. Negative Aussage gut belegt.

↔ Es liegen keine sicheren Studienergebnisse vor, die eine günstige oder schädigende Wirkung belegen. Dies kann durch das Fehlen adäquater Studien begründet sein, aber auch durch das Vorliegen mehrerer, aber widersprüchlicher Studienergebnisse.

/ Es gibt keine brauchbaren Studien.

12.2 Behandlungsziele

Die Behandlung des Rauchers sollte in einer vollständigen Entwöhnung bestehen, wobei der plötzliche Rauchstopp angezeigt ist. Dieses Ziel erreichen ohne jede ärztliche Intervention allein aus eigenem Willen nur weniger als 1% der stark abhängigen Raucher, wobei die Anzahl der täglich konsumierten Zigaretten nicht unbedingt entscheidend ist. Diese (abrupte) Rauchstoppmethode kann mit psychologischer Hilfe, oft aber besser mit medikamentöser Unterstützung zum Erfolg führen.

In der Zwischenzeit wurde erkannt, dass zahlreiche Raucher aufgrund der starken Abhängigkeit und/oder einer erheblichen Gewohnheitsbildung nicht in der Lage sind, das Rauchen vollständig aufzugeben, sodass dann eine Reduktionsbehandlung („harm reduction") oder partielle Entwöhnung die notwendige Methode sein muss. Dabei sollte erreicht werden, dass der Raucher mit medikamentöser Unterstützung seinen täglichen Konsum auf unter 10 Zigaretten täglich senkt. Der eine oder andere Raucher wird es nach einer längeren Rauchperiode mit reduzierter Zigarettenzahl möglicherweise schaffen und zu einer vollständigen Aufgabe des Rauchens finden. Dies ist jedoch aufgrund des starken Suchtpotenzials äußerst schwierig. Einer Schweizer Studie an 3676 Frauen im Alter zwischen 35 und 74 Jahren zufolge sind eher jüngere Frauen zu einer Entwöhnung bereit als ältere [23].

Für Hochrisikopatienten, beispielsweise aus dem kardiologischen Bereich nach Stentimplantationen, ist der Rauchstopp eine entscheidende therapeutische Maßnahme [24]. In den USA wurde eine Behandlung in Form einer intensivierten Psychotherapie („high-impact therapy") erprobt, wobei immer wieder auch auf die durch den Rauchwunsch entstehenden Konfliktsituationen eingegangen wird [25].

Nach den Leitlinien der AHRQ (Agency for Healthcare Research and Quality) sollten die Therapeuten die fünf „A" berücksichtigen: „Ask" (Abfragen des Raucherstatus), „Advice" (Anraten des Rauchverzichts), „Assess" (Beurteilen der Motivation zum Aufhören), „Assist" (Helfen beim Rauchverzicht), „Arrange" (Arrangieren der Nachbetreuung) [26]. So ist es beispielsweise besser, den älteren Raucher innerhalb von wenigen Minuten sachlich über die Gefahren des Rauchens zu informieren als ihn mit der Floskel „Hören Sie auf zu rauchen" abzufertigen [27].

12.3 Selbsthilfemaßnahmen des Rauchers

Das ideale Verfahren eines Rauchers ist sicherlich, sich eines Tages mehr oder weniger spontan zu entschließen, das Rauchen aufzugeben und fortan keine Zigarette mehr zu rauchen. Derartige Entschlüsse werden oft zu besonderen Tagen (Sylvester, runde Geburtstage) getroffen und seltener auch realisiert. Schwerwiegender sind Entschlüsse, die aufgrund der eigenen Erkrankung oder der Erkrankung oder des Todesfalles eines Familienangehörigen oder eines guten Bekannten gefasst werden [28]. Unter Schülern scheint das geeignetste Mittel zur Realisierung des Rauchstopps ein Vertrag mit einem Klassenkameraden zu sein (28,2%), während ein sehr viel kleinerer Anteil (7,6%) Selbsthilfeprogramme bevorzugt [29].

Die Erfahrung des Autors im Umgang mit Rauchern zeigt, dass selbst starke Raucher (40–60 cpd) einen solchen Entschluss ohne große Anstrengungen bei sich durchsetzen können. Die bisher erschienenen sechs Studien, nach denen die Selbsthilfe zum erfolgreichen Rauchstopp über 6–9 Monate (OR 1,08; 95% CI 0,81–1,44) bzw. 12 Monate (OR 1,0; 95% CI 0,75–1,34) führte, sind begrenzt verwertbar, weil nur vereinzelt biochemische Parameter benutzt wurden [30]. Nur in zwei dieser Studien wurde die Unterstützung durch einen Partner als erfolgssteigernd beschrieben [31]. Sind Raucher mit Nicht- oder Exrauchern verheiratet, gelingt ihnen der Rauchstopp öfter [32, 33]. Verheiratete Raucher haben höhere Erfolgschancen als geschiedene, verwitwete oder alleinlebende [34]. Die Unterstützung durch den Ehepartner kann günstig oder erfolgreich sein [35, 36]. Wird der Raucher ständig ermahnt oder werden Klagen über sein Verhalten geführt bzw. wird ein negativ verlaufener Rauchstopp mehrfach kritisiert, verhärtet sich die Position des Rauchers [37]. Den eher positiven Studien stehen kritische Aussagen über die Rolle des Partners gegenüber [38, 39]. Zwei systematische Studien wiederum sprachen sich für einen unterstützenden Effekt auf den Rauchstopp des Partners aus [40, 41], teilweise unter Einbeziehung der Empfehlung des AHRQ [40].

Von zahlreichen Unternehmen werden sog. Selbsthilfemanuals angeboten, die den entwöhnungswilligen Raucher durch das Studium der Schrift oder des Buches in seinem Bestreben zur Aufgabe des Rauchens unterstützen wollen [42, 43]. Die zusätzliche Konsultation eines Therapeuten kann die Wirksamkeit dieses Verfahrens steigern [42]. Standardisierte Anleitungen erwiesen sich als weniger wirksam gegenüber den für eine Gruppe von Rauchern angefertigten individuellen Anleitungen (OR 1,41; 95% CI 1,14–1,75) [44]. Insgesamt führen Rauchstoppversuche mit Anleitung eher zum Erfolg als solche ohne Anleitung.

Acht vergleichbaren Studien zeigten, dass sich eine relativ hohe Effektivität ergibt, wenn die Selbsthilfe für den geplanten Rauchstopp in Form von Selbsthilfegruppen durchgeführt wird (OR 2,64; 95% CI 1,89–3,69) [45]. Vier Studien erfolgten mit Unterstützung eines Fernsehprogramms, wobei dieses in drei Untersuchungen auch für die Entwöhnung am Arbeitsplatz genutzt wurde [46–48]. Eine weitere Studie war auf die Belange von Frauen zugeschnitten, wobei den Gesundheitsberatern (Ärzten, Zahnärzten, Epidemiologen) eine wichtige Funktion auch für die Familienplanung zukam [49]. Ebenso können Gemeindeprogramme („community-based programs") bei der Entwöhnung hilfreich sein [50].

Ein wesentlicher Punkt bei der Selbstbewältigung des Rauchstopps sind sportliche Betätigungen [51]. Diese wirken sich günstig auf Craving-Effekte [52], Verstimmungen [53], Schlafstörungen [54], Gefühlsspannungen [55], Stresssituationen [56] und auf die vor allem für Frauen bedeutsame Gewichtszunahme nach Rauchstopp [57–59] aus. Darüber hinaus haben sie einen positiven Einfluss auf Rückfälle [60], die Bewältigung des Raucherproblems [61] und die Selbstachtung [62]. Insgesamt hat natürlich die körperliche Betätigung für den Exraucher gesundheitliche Vorteile [63], die der starke Raucher oft bereits nach einem 2- bis 3-wöchigen Rauchstopp verspürt und bei den Beratungen auch spontan äußert. Von den bisher veröffentlichten Studien waren insgesamt sechs wegen zu geringer Probandenzahlen nicht zu verwerten [64, 65]. Letztlich konnte nur eine einzige Untersuchung bei

Frauen einen positiven Effekt einer sportlichen Betätigung für die Raucherentwöhnung finden (OR 2,36; 95% CI 0,97–5,70; s. Tab. 12.1), wobei es durch den Sport zu einer deutlichen Zunahme des Rauchstopps (11,9 vs. 5,4%; p=0,05) kam [64]. Eine andere Studie verglich beim Rauchstopp die sportliche Belastung versus den zusätzlichen Einsatz einer NRT, wobei die Kombination der alleinigen sportlichen Belastung überlegen war [66].

Die Unterstützung durch einen Lebenspartner bei der Aufgabe des Rauchens erscheint zunächst nützlich und vorteilhaft, jedoch waren die bisher publizierten Studien in diesem Sinne wenig aussagekräftig [30]. Die nach 6–9 bzw. 12 Monaten errechneten Odds Ratios lagen bei 1,08 (95% CI 0,81–1,44) bzw. 1,0 (95% CI 0,75–1,34). Nur zwei Untersuchungen zeigten eindeutig positive, den Rauchstopp unterstützende Ergebnisse [30]. Allerdings weisen diese Daten keinesfalls darauf hin, dass die Einstellung des nicht rauchenden Lebenspartners das Rauchverhalten des Betroffenen nicht beeinflusst, sie wurde sogar als bedeutsam eingeschätzt. So nehmen bekanntlich verheiratete ältere Raucher einen ärztlichen Rat zum Rauchstopp konsequenter an als Singles [67].

Die Effektivität der telefonischen Beratung wurde in 23 Studien untersucht. Die Ergebnisse waren sehr heterogen. In vier Studien schloss sich nach einer telefonischen die individuelle Beratung an. Die telefonische Beratung konnte aber den erneuten Rückfall verhindern bzw. den Rauchstopp stabilisieren helfen [68]. Da Telefonberatung zumeist individuell erfolgt, ist sie der öfter vom Raucher zurückgewiesenen Gruppenberatung vorzuziehen [69]. Die Beratung wird dann zu einer Hotline, mit der zahlreiche Informationen abgefragt werden können. Beratungen wurden speziell für Raucher eingerichtet (z. B. Quitline in Australien, Quit in England, Heidelberger Telefon) oder sie können im Rahmen eines integrierten Raucherberatungszentrums („smoking cessation support service") erfolgen [70–72]. In Australien war diese Telefonberatung als Massenkampagne gedacht und nach Angaben aus dem Jahr 2003 nutzten sie 3,6% aller australischen Raucher [71]. Auch das Erfurter Raucherberatungszentrum erteilt einerseits kostenlose Auskünfte und Ratschläge, andererseits übernimmt es eine kostenlose individuelle Behandlung über Wochen und Monate mit dem Ziel des Rauchstopps.

Nach einer in den Jahren 1995/96 an 3282 Anrufern durchgeführten Studie zu einer strukturierten Telefonberatung wurden Erfolgsquoten von 20,7% nach einem Monat, 15,9% nach drei, 11,7% nach sechs und 7,5% nach zwölf Monaten erreicht. Die Raucherkontrollgruppe ohne Telefonberatung zeigte nach zwei Jahren nur eine Erfolgsquote von 4,1%, sodass ein statistisch signifikanter Effekt (p<0,001) für das Behandlungsprogramm postuliert wurde [73]. Auf eine mögliche Wirksamkeit der Telefonberatung weisen auch die Ergebnisse einer japanischen Studie, bei der nach drei Monaten ein 76%iger Rauchstopp bestand (OR 1,46; 95% CI 0,48–4,47), der jedoch schnell zurückging (nach einem Jahr OR 0,99; 95% CI 0,40–2,45) [74].

Die Bildung von Gruppen mit unterschiedlichen Gesprächsinhalten einschließlich der Einübung von Fertigkeiten, das Rauchen zu unterlassen oder den Gefahren des Rückfalls auszuweichen, zeigte sich mäßig hilfreich (OR 1,36; 95% CI 1,03–1,79) [75–82]. Unterschiedlich effektiv waren mehrere von Ärzten oder Krankenschwestern geleitete Gruppen mit abweichend strukturierten Beratungsprogrammen [83–89]. Wurde die Nikotinsubstitution in die Programme einbezogen, ergaben sich deutliche Unterschiede zur alleinigen verhaltenstherapeutischen Beratung [39, 90]. Ein besonderes Experiment stellt die Mamre-Studie aus Südafrika dar, an der eine ganze Kommune beteiligt war. Die Bevölkerung wurde aufgeklärt und beteiligte sich teilweise an dem Rauchstopp, wobei es im Jahre 1996 gegenüber 1989 zu einer deutlichen Reduzierung des Raucheranteils auch bei den sozioökonomisch schwachen Menschen kam. Der finanzielle Aufwand für die Aktionen hielt sich dabei in Grenzen [91]. Ein ähnliches Programm wurde, wenn auch nicht flächendeckend, in London mit Erfolg durchgeführt [92].

Ein Problem ist die wichtige und äußerst kostenaufwändige Rückfallprophylaxe, weil nach Möglichkeit der einmal (teilweise mühsam) erreichte Rauchstopp auch erhalten werden soll [93].

12.4 Ärztlicher Rat zur Aufgabe des Rauchens

Der Therapeut kann natürlich eine kurze ermahnende Ansprache an den Patienten (Raucher) richten, was allerdings meist wenig effektiv ist. Inzwischen gilt die motivierende Gesprächsführung international als Standardmethode [94], die von zahlreichen Psychiatern und Psychotherapeuten in die Gesprächsführung eingebunden wird.

In 17 verschiedenen Studien wurde in Form von 5-Minuten-Interviews standardisiert auf die Gefahren des Rauchens hingewiesen und den Rauchern eine Informationsbroschüre ohne eine weitere Konsultation übergeben. Drei dieser Untersuchungen wurden im Krankenhaus durchgeführt. Zwischen den Studien gab es keine sicheren Unterschiede bezüglich des Erfolgs, auch dann nicht, wenn ein biochemischer Marker (Nikotinplasmaspiegel oder CO) einbezogen wurde. Insbesondere für Krebspatienten wird der ärztliche Rat für den Rauchstopp propagiert, wobei die Ärzte eine vorangehende Schulung absolvieren sollen [95], um die Effektivität des Erfolgs zu erhöhen. Werden diese Patienten entsprechend ärztlich beraten, kommt es einer Studie im Zusammenhang mit Nikotinpräparaten zufolge langfristig zu Erfolgsquoten von 10,2% [96].

Wurden die Untersuchungen mit zusätzlichem ärztlichen Engagement durchgeführt (Spirometrie, CO-Messung, mündliche oder schriftliche ärztliche Beratung, Unterstützung nach Aufgabe des Rauchens bzw. Kombination der Hilfeleistungen), zeigten sich unterschiedliche Erfolge ($p < 0{,}001$), was u. a. auch auf nicht standardisierte Verfahren und Schwankungen des individuellen ärztlichen Engagements zurückzuführen war.

Auch Gruppensitzungen mit einer medizinischen Fachkraft, in denen die gesundheitlichen Folgen des Rauchens erörtert wurden, zeigten keinen signifikanten Erfolg. Bei schwangeren Frauen, die an drei Sitzungen teilnahmen, kam es in neun voneinander unabhängigen Studien zu einem Erfolg, wenn biochemische Marker zu Kontrollzwecken genutzt wurden. Der Effekt war größer als bei Nichtschwangeren, die sich dem gleichen Prozedere unterwarfen. In sieben Studien mit Selbsthilfeanleitung wurden größere Erfolge bei Schwangeren (9%; $p = 0{,}01$) erzielt als in elf gleichartigen Studien bei Nichtschwangeren [97].

Versuche, die Entwöhnung im Krankenhaus durchzuführen, müssen nicht erfolgreicher sein als außerhalb des Krankenhauses durchgeführte Interventionen, auch wenn eine 30%ige Steigerung des Rauchstopps möglich war (OR 1,09; 95% CI 0,91–1,31). War die Entwöhnung mit einer Nachbetreuung verbunden, stieg die Effektivität deutlich an (OR 1,82; 95% CI 1,49–2,22) [98].

Bei Hochrisikopatienten mit koronarer Herzkrankheit erreichten Krankenhausärzte mit Gruppensitzungen eine hohe Erfolgsquote [99]. In weiteren Untersuchungen wurden Raucher mit Hochrisiko ohne vorangegangenen Infarkt beraten [100–102], danach kam es zu unterschiedlichen Rauchstoppergebnissen (7–31%). Wurde nur der Rat, das Rauchen aufzugeben, erteilt, war der Erfolg im Vergleich zu anderen Untersuchungen mit zusätzlichen Maßnahmen wie mehrmalige Darstellung des Infarktrisikos, Unterstützung der erfolgreichen Aufgabe des Rauchens usw. nicht schlechter (21% Erfolg; $p < 0{,}001$) [100–102]. In weiteren Studien kam es zum Wechsel der Rauchgewohnheiten (auf Zigarre oder Pfeife) bzw. zum Wechsel des Suchtmittels (Alkohol) [103].

Die individuelle Beratung ist wirksamer als eine ausbleibende (OR 1,55; 95% CI 1,27–1,90) [104–108], wobei der Umfang der Beratungen nicht ausschlaggebend ist, da sich bereits kurze Informationen (OR 1,17; 95% CI 0,59–2,34) und Gruppenberatungen (OR = 1,33; 0,83–2,13) als brauchbar erweisen [109]. Anschließende telefonische Patientenkontakte unterstützen die Maßnahmen [107].

In einer in Gruppen zu 15–20 Rauchern durchgeführten Studie ($n = 1060$) mit verhaltenstherapeutischen Inhalten, die an fünf Tagen vermittelt wurden, ergab sich eine Erfolgsquote von 38,7% nach sechs Monaten, die auf 32,1% nach einem Jahr und auf 28,6% nach zwei Jahren zurückging [110]. Dabei handelte es sich vor allem um männliche Raucher, die unter 20 Zigaretten täglich geraucht, das Rauchen erst nach dem 18. Lebensjahr begonnen, bisher keinen misslungenen Rauchstoppversuch zu verzeichnen und zusammen mit einem engen Freund die Sitzungen absolvierten hatten [110].

12.5 Mitwirkung von Pflegekräften

Da weltweit medizinische Pflegekräfte zahlenmäßig sehr viel mehr vertreten sind als Ärzte, ist es nur legitim, sie für die anstehenden Aufgaben der Raucherentwöhnung zu qualifizieren. Gesichert ist die Wirksamkeit des ärztlichen Rates für einen Rauchstopp [111, 112]. Demgegenüber werden Beratungen durch Pflegekräfte in ihrer Effektivität als geringer angesehen [113–115]. Einer Metaanalyse zufolge wird der Rauchstopp durch Beteiligung von Mitarbeitern des Gesundheitswesens nachhaltig unterstützt [116]. Der Arzt spielt neben dem Psychologen die wichtigste Rolle (Tab. 12.2). Dann folgen Teams, denen auch Zahnärzte und Schwestern angehören können [116]. Diese beiden Berufsgruppen mussten vor ihrem Einsatz zusätzliche Informationsveranstaltungen absolvieren. Nützlich im Sinne eines Praktikums wäre

Tabelle 12.2. Erfolgsergebnisse bei der Raucherentwöhnung durch den Qualifizierungsgrad des Gesprächspartners [19]. Angegeben werden das relative Risiko (RR) im Vergleich zu Placebo bzw. üblichem Prozedere

Qualifizierung des Vermittlers	RR (95% CI) ohne NRT	RR (95% CI) mit NRT
Psychologe	1,94 (1,04–3,62)	3,22 (1,11–9,29)
Arzt	1,87 (1,42–2,45)	1,45 (0,89–2,36)
Berater	1,82 (0,84–3,96)	Nicht ermittelt
Schwester	1,76 (1,21–2,57)	2,93 (1,08–7,94)
Unbekannt	1,27 (0,57–2,82)	2,11 (0,90–4,95)
Andere Personen[a]	1,18 (0,67–2,10)	Nicht ermittelt
Selbsthilfe	1,28 (0,89–1,82)	Nicht ermittelt

[a] Eingeschlossen waren Diätassistenten, Gesundheits- oder Sozialberater, Mitarbeiter der Forschung.

NRT Nikotinersatztherapie.

auch die Einbeziehung von Medizinstudenten in die primär- und sekundärprophylaktische Arbeit bei Rauchern [117]. Entsprechende Studienergebnisse wurden positiv bewertet (OR 1,50; 95% CI 1,29–1,73). Manche Untersucher verwendeten bei der Raucherentwöhnung NRT-Präparate. Dennoch wurde die Beratung durch Krankenschwestern, Atemtherapeuten usw. als nützlich angesehen [118].

Die Raucherentwöhnung sollte – wie in den USA – weltweit in die Berufsausbildung von Pflegekräfte aufgenommen werden [119]. Bei der Zusammenfassung von 17 Studien zu dieser Thematik wiesen einige einen geringeren und andere einen sehr hohen Nutzen auf [120]. Dabei ist zu beachten, dass die Inhalte der Weiterbildung exakt abgestimmt werden sollten. Wurden Postinfarktpatienten in einer kardiologischen Klinik unterwiesen, war die Effektivität sehr hoch (OR 2,14; 95% CI 1,39–3,31) [58, 113, 121]. Bei ambulant behandelten Herzpatienten erwiesen sich die Beratungen durch Pflegekräfte in einer Studie als sehr wenig effektiv (OR 0,19; 95% CI 0,08–0,46) [114]. Diese Studie ist aber insofern kritisch zu bewerten, als in der Kontrollgruppe mehr Patienten mit Bypassoperationen waren, die das Rauchen auch ohne Beratung aufgaben. In weiteren Untersuchungen wurde eine 80%ige Steigerung der Effektivität bei nicht hospitalisierten Patienten erreicht (OR 1,81; 95% CI 1,39–2,36) [122, 123]. Der zusätzliche Telefonkontakt erhöhte in einigen Studien die Wirksamkeit der Maßnahmen für den Rauchstopp (OR 1,40; 95% CI 1,00–1,96) [112].

Insgesamt kann die Beratung durch geschultes Pflegepersonal als nützlich angesehen werden; bisher wurden statistisch signifikante, wenn auch mittelgradige Effekte erreicht [120]. Daher sollten in ausgewiesenen Kliniken und Ambulanzen die Pflegekräfte in das System der Patientenschulung zur Raucherentwöhnung aufgenommen werden [112].

12.6 Verhaltenstherapie

Insbesondere Suchtexperten und Psychiater beurteilen verhaltenstherapeutische Behandlungen für die Raucherentwöhnung als sehr wirksam (OR 2,10; 95% CI 1,64–2,70) [115, 124]. Die Annahme, Rauchen sei ein durch jahrelange Konditionierungsprozesse erlerntes und gefestigtes Verhalten, führte zur Entwicklung von Therapieschemata, welche die gleichen Praktiken verwenden, um die so entstandene Abhängigkeit wieder zu „verlernen".

Durch das Rauchen erlernte Verhaltensweisen (Situationen, in denen zur Zigarette gegriffen wird; Akt des Anzündens und Rauchens, Automatisierung und Ritualisierung des Rauchens) müssen im Rahmen der Behandlung verlernt werden. Selbstkontrolle (z. B. durch ein Raucherprotokoll) ist eine häufig genutzte Methode, wobei Gewohnheiten schrittweise abgebaut werden müssen (z. B. auch durch Protokollieren). Entscheidende Punkte im Behandlungskonzept sind dabei die anfängliche Motivationsförderung (Nichtrauchen ist besser!), eine erhöhte Selbstbeobachtung (Zigarettenkonsum protokollieren, um die Rauchgewohnheiten transparent zu gestalten) und der Aufbau von eigenen Möglichkeiten zur Beherrschung des Cravings. Dem Raucher muss allmählich klar werden, dass die Abstinenz attraktiv ist, und er muss auf Rückfälle vorbereitet werden. Zusätzlich bietet sich die Erlernung einer Entspannungstechnik an, die immer bei aufkommendem Craving genutzt werden sollte. Da eine möglicherweise auftretende Gewichtszunahme den Entwöhnungseffekt zunichte machen kann, sollte der werdende Exraucher darauf vorbereitet werden. Der Aufbau neuer Verhaltensweisen und die Festlegung von Belohnungen für erreichte Ziele sind wichtig. Da aber darüber hinaus die physische Abhängigkeit zu behandeln ist, bietet sich die zusätzliche Nikotinersatztherapie an, die auch zu einer Minderung der Entzugserscheinungen führt. Die einzelnen Therapeutengruppen haben unterschiedliche Zeitschienen für ihre Programme gewählt, von wenigen Tagen bis hin zu mehreren Wochen. Eine Schweizer Gruppe wählte ein Fünftageprogramm, mit dem sie eine 34,7%ige Effektivität (Kontrollgruppe 18,9%; $p = 0{,}049$) bei über 20-jährigen Rauchern aufweisen konnte [125].

Wurden in die Gruppensitzungen das Trainieren von Fertigkeiten, die Rückfallprophylaxe oder kognitive Verhaltensbestandteile eingebaut, lag die Odds Ratio in mehreren Studien bei 1,36 (95% CI 1,03–1,79) [75–82]. Dennoch müssen die Daten mit Vorsicht interpretiert werden, weil an vier dieser Studien trotz der insgesamt 900 Teilnehmer nur sehr kleine Gruppen beteiligt waren. Die verhältnismäßig hohe Erfolgsquote von 30% nach einem Jahr mit einem verhaltenstherapeutischen Manual (Placebogruppe 7%) war offensichtlich auf die lange Betreuungszeit zurückzuführen [83].

Die Behandlung beinhaltet verhaltenstherapeutische Faktoren (Sanktionen bzw. „Bestrafungen" – früher auch Einübung von Aversionshaltungen wie Übelkeit und Erbrechen – Auffinden von Alternativhandlungen, Unterstützungsmaßnahmen für die Aufgabe des Rauchens), wobei zwischen individueller Behandlung, Gruppentherapie oder einem Manual zur Selbstbehandlung gewählt wird. In 13 Studien, die ein Gruppen- mit einem Selbsthilfeprogramm verglichen, wurde ein erhöhter

Rauchstopp mit dem Gruppenprogramm nachgewiesen (OR 2,10; 95% CI 1,64–2,70). Diese Gruppensitzungen waren wirksamer als keine Maßnahmen oder nur flüchtige Kontakte mit dem Raucher (OR 1,91; 95% CI 1,20–3,04). Manipulationen an der sozialen Zusammensetzung der Gruppen zeigten kein günstigeres Resultat [126]. Insgesamt ist die Interpretation der Ergebnisse schon deshalb schwierig, weil die Studienziele sehr unterschiedlich definiert waren.

Die Verhaltenstherapie kann in wöchentlichen Gruppensitzungen (10–15 Raucher) durchgeführt werden. Eine Individualbehandlung ist viel zu personalaufwändig und wird daher scheitern. Zumeist ist eine 5- bis 10-wöchige Behandlung erforderlich [127, 128]. Kürzere Behandlungen lassen den Exraucher oft mit der Bewältigung der späten Entzugserscheinungen allein.

12.7 Aversionsbehandlung

Die Aversionsbehandlung basiert auf der Kopplung des „erfreulichen" Ereignisses des Rauchens mit einem unangenehmen Körperreiz. Sie kann als eine Form der Verhaltenstherapie angesehen werden, die bestimmte Verhaltensmuster korrigiert, wie Abhängigkeit (z. B. von der Zigarette) oder Überernährung [129]. Die bekannteste Methode ist ein schneller und erhöhter Zigarettenkonsum, wobei alle 6–10 Sekunden an der Zigarette gezogen werden soll [130]. Im Allgemeinen wird nach 3 Minuten der Punkt erreicht, an dem Übelkeit auftritt. Einige Raucher benötigen in dieser Zeit drei Zigaretten. Durch die milde Nikotinüberdosierung und die damit verbundenen Begleiterscheinungen (Schwindel, Übelkeit, Erbrechen) soll eine Aversionshaltung bewirkt werden. Diese Methoden werden heute kaum noch genutzt und können für Risikopatienten (koronare Herzkrankheit usw.) auch gefährlich werden [131], obwohl es dazu auch gegenteilige Ansichten gibt [22, 51, 132].

Sobald die Symptome der Überdosierung abgeklungen sind, lässt sich die Prozedur wiederholen. In verschiedenen Untersuchungen wurden 3–10 derartiger Sitzungen abgehalten. Zwischen den Sitzungen sollten die Raucher möglichst nicht rauchen. Eine zusammenfassende Übersicht zeigt, dass 35.000 Raucher mit diesem Verfahren ohne größere negative Wirkungen behandelt wurden [55]. In 12 Studien wurde die Effektivität des schnellen Rauchens gegenüber Kontrollen insgesamt günstig beurteilt (OR 1,98; 95% CI 1,36–2,90; s. Tabelle 12.1) [133]. Jedoch sind diese Ergebnisse wegen des unsymmetrischen Plots der Studien mit Zurückhaltung zu interpretieren (es fehlen kleine Studien mit negativen Ergebnissen). Eine einzige Untersuchung, bei der biochemische Marker eingesetzt wurden, ergab kein signifikantes Ergebnis.

Weitere aversive Methoden (z. B. Anwendung elektrischer Stromstöße, verstärktes Paffen, verlängertes Halten des Rauchs im Munde bei fortgeführter Nasenatmung und Provokation von Hustenreizen, Einnahme bitter schmeckender Pillen vor dem Zigarettengenuss, Kaugummis mit Silberacetat) haben sich für die Entwöhnung als nur geringfügig effektiv erwiesen (OR 1,19; 95% CI 0,77–1,83) [134].

12.8 Hypnose

Die Hypnose als ein suggestives Verfahren zielt auf die Überwindung kurzfristig auftretender Entzugserscheinungen und die Auslöschung von Hinweisreizen auf das Rauchen ab. Der Hypnotherapie fehlt jede Möglichkeit zur prophylaktischen Verhinderung von Rückfällen oder zur Bewältigung des Cravings.

Eine Beurteilung von 59 Arbeiten zur Effektivität verlief negativ [135]. In den einzelnen Studien wurden biochemische Marker (Nikotin, Cotinin, CO etc.) nur unzureichend überprüft. Deswegen müssen die von den Exrauchern berichteten Erfolge (mehrfach nur telefonisch abgefragt) als unsicher eingestuft werden.

Darüber hinaus wichen die Studien in ihrem Aufbau ganz erheblich voneinander ab [136–139]. Ferner gab es Unterschiede in der Hypnotisierbarkeit der Patienten [140], die sicherlich die Erfolgsquoten erheblich beeinflussten. Auch ältere, nicht kontrollierte Studien hatten mehrfach von bis zu 50%igen Abstinenzerfolgen über 6–12 Monate berichtet, jedoch wurden auch hier keine biochemischen Marker einbezogen. Eine Publikation sagte aus, dass 95% der Patienten mit dem Behandlungsverfahren zufrieden gewesen seien [141].

Die Hypnotherapie zur Raucherentwöhnung zeigte sich bei einer Beobachtungszeit von 6 Monaten nicht wirksamer als die Entwöhnung ohne Interventionstechniken. Die Untersuchungen, die verglichen mit Gruppen ohne Intervention höhere Erfolgsraten zeigten, wiesen methodologische Schwächen auf, zumal die Wirkungen der Hypnosebehandlung ganz unspezifisch sein konnten: Insgesamt wird die Beurteilung derartiger Studien wegen der Heterogenität der Ergebnisse erschwert [134]. Die hochsignifikanten Effekte unter Hypnosebehandlung in einer früheren Studie sind auf eine fehlende Kontrollgruppe zurückzuführen [142]. Wurden die Ergebnisse der Hypnotherapie mit denen psychologischer Arbeiten verglichen, betrug die Odds Ratio 0,92 (95% CI 0,42–2,02). Gegenüber der Aversionsbehandlung ergab sich eine OR von 1,00 (95% CI 0,32–3,11) [143].

12.9 Akupunktur

Zur Wirksamkeit der Akupunktur gibt es 22 Veröffentlichungen, von denen nur eine einen signifikanten Effekt nach 12 Monaten zeigte (OR 2,44; 95% CI 1,15–5,20) [144]. Beim Vergleich von 18 Studien unter harten Kriterien war die Akupunktur mit dem Ziel des Rauchstopps nicht wirksamer als eine Scheinakupunktur: OR 1,22 (95% CI 0,99–1,49) nach einigen Tagen, OR 1,50 (95% CI 0,99–2,27) nach sechs Monaten und OR 1,07 (95% CI 0,76–1,50) nach einem Jahr [145–149]. Auch der Vergleich mit anderen Verfahren zum Rauchstopp ergab keine abweichenden Werte (OR 0,80–1,05) für die besten und schlechtesten Ergebnisse. In einer neueren Analyse wurde die Akupunktur als nicht brauchbar beurteilt [150]. In einer anderen Untersuchung schien die Akupunktur einer fehlenden Intervention zu Behandlungsbeginn überlegen zu sein (OR 5,88; 95% CI 2,66–13,01), aber dieser Effekt konnte nach sechs Monaten nicht bestätigt werden (OR 0,99; 95% CI 0,30–3,24; s. Tab. 12.1) [149]. Auch unterschiedliche Techniken (Akupunktur am Ohr oder an einer anderen Körperstelle) waren ohne Einfluss auf den Erfolg. Ob die Akupunktur während der Phase der akuten Entzugserscheinungen nützlich ist, wäre zu überprüfen [147]. Unkontrollierte Studien ergaben Erfolgsquoten von >40% über ein Jahr [151] oder es wurde nur eine hohe Erfolgsquote ausgelobt [152]. Eine mit Laserakupunktur an 330 erwachsenen Rauchern durchgeführte Doppelblindstudie konnte keinen signifikanten Unterschied zwischen behandelter und Placebogruppe nachweisen [153].

12.10 Internetkommunikation

In den vergangenen Jahren wurden mit der Kommunikation per E-Mail oder via Internet strukturierte Programme unterschiedlicher Qualität für die Raucherentwöhnung aufgebaut [154]. Das Internet ist das einzige Massenmedium, das es erlaubt, mit jedem einzelnen Nutzer zu interagieren und für jeden personalisierte Inhalte anzubieten. So können auf Softwarebasis Prozesse dargestellt werden, die bislang nur dem persönlichen Verhältnis zwischen Berater (Trainer, Betreuer) und Klient vorbehalten waren. Der virtuelle Berater bietet einen niedrigschwelligen Einstieg in eine Betreuung, weil die Nutzer in besonderen Fällen keine Arzt-Patient-Beziehung wünschen bzw. in der Anonymität bleiben wollten.

Die Vorteile sind darin zu sehen, dass der Raucher den Zeitpunkt seines Entschlusses zum Rauchstopp selbst wählen kann, er im Allgemeinen anonym bleibt und dass er sein Handeln in jeder Phase selbst bestimmen bzw. nach einem Abbruch jederzeit wieder erneut beginnen kann. Allerdings entfällt die Option der Anonymität, wenn die Programme kommerziell ausgelegt sind, weil dann die Einwahl mit einer Kennung und der Zahlung eines Geldbetrages verknüpft wird. Für einige dieser Programme wurden Erfolgsquoten von 13,6% innerhalb von 30 Tagen erreicht (OR 2,6; 95% CI 1,3–5,3) [155].

Nachfolgend werden zwei in Deutschland etablierte Entwöhnungsprojekte vorgestellt, von denen das eine nichtkommerziell (http://www.rauchfrei-online.de) und das zweite kommerziell (http://www.xx-well.com) betrieben wird. Einzelheiten zur Durchführung sind den verfügbaren Publikationen zu entnehmen. Derartige Programme sind in zunehmendem Maße ernst zu nehmen, weil sie Erfolgsquoten ohne großen personellen Aufwand erahnen lassen.

Wichtige Voraussetzungen für den Nutzer sind der freiwillige Entschluss sowie die Erkenntnis des eigenverantwortlichen Handelns in der Kommunikation mit dem Computerprogramm und den anonymen Teilnehmern mit ähnlichen Problemen, über die man sich „unerkannt" über einen Decknamen austauschen kann.

Im nichtkommerziellen Programm rückt der Exraucher bei erfolgreicher Abstinenz alle zwei Wochen in der virtuellen Pokalskala eine Stufe höher, nach einem Jahr wird Rauchfreiheit attestiert [156]. Innerhalb von drei Jahren gaben 5173 Teilnehmer das Rauchen auf. Nach Selbstberichten waren 4112 Teilnehmer rauchfrei, davon 1649 Teilnehmer länger als ein Jahr [156]. Natürlich sind diese Daten wegen der Anonymität der Teilnehmer problematisch, zumal Versager jederzeit wegbleiben können. Sicher ist nur die E-Mail-Adresse, da über sie das Passwort für die

Nutzung der Website übermittelt wurde. Die geschätzten Selbstkosten lagen bei 36 € pro erfolgreichem Teilnehmer. Insgesamt gesehen ist das Programm eine Sammlung aller sinnvollen Tipps und Tricks, die man dem Raucher für einen erfolgreichen Rauchstopp anbieten kann. Inhalte und Ablauf ähneln einer Verhaltenstherapie, wobei der einzelne Teilnehmer selbst die Wahl der Mittel trifft. Damit ist er für sein Rauchstoppprojekt selbst verantwortlich [156].

Das Programm xx-well.com wird von einem akademischen Beirat mit aktuellen wissenschaftlichen Erkenntnissen gespeist. Hinter dem virtuellen Coach stehen erfahrene Kollegen aus den Ernährungs-, Bewegungs- und Verhaltenswissenschaften. Hinzu kommt ein selbst gewähltes Aufsichtsorgan, ein wissenschaftlicher Beirat aus renommierten deutschen Hochschullehrern, das für einen stetigen Austausch mit der wissenschaftlichen Praxis sorgt. Seit über vier Jahren steht dieser virtuelle Betreuer auch zum Thema Raucherentwöhnung zur Verfügung. Bis 2005 nutzten etwa 120.000 Menschen das Programm für Veränderungen des Lebensstils und etwa 10.000 Raucher sollen es konsultiert haben. Die überwiegende Zahl dieser Teilnehmer hatte ein mittleres Alter von 42,7 Jahren, war männlich (72%), bot das Bild des Stressrauchers (70%) und wies nach dem Fagerström-Test eine Nikotinabhängigkeit von 6,0 auf [157].

Bei diesem Programm werden über ein kognitives Training verhaltenstherapeutische Prinzipien mit der Hinführung zur Schlusspunktmethode genutzt. Die Betreuung ist in drei Phasen gegliedert:

1. mentale Vorbereitung,
2. Bewältigung des körperlichen Entzugs und Verfestigung des Exraucherstatus und
3. endgültige Bewältigung des Exraucherstatus durch anonyme Kommunikation mit anderen Exrauchern via Internet.

Bei Rückfall sind Hilfestellungen vorgesehen. Von 600 über das Internet befragten Rauchern (221 Rückmeldungen) signalisierten 38% einen Rauchstopp über ein Jahr, was bei Anwendung der Intention-to-Treat-Analyse immerhin noch 12,3% ausmacht [157].

Da diese Raucher offensichtlich bereits mehrere Fehlschläge erlebt hatten, sahen sie in dieser Methode eine für sie persönlich angenehme und zugleich anonyme Möglichkeit, den Rauchstopp erneut zu probieren.

12.11 Reduziertes Rauchen

Als weitere Option zur Raucherentwöhnung wurde die abgestufte Reduktion der über die Zigaretten zugeführten Nikotinmenge untersucht. Folgende Möglichkeiten kommen dabei infrage und wurden in Studien getestet [142, 158–160]:

- unterschiedliche Filterstärken zur Minderung der aufgenommenen Nikotinmenge,
- Zigaretten mit einem unterschiedlichen Nikotingehalt und
- ein täglich allmählich verminderter Zigarettenkonsum.

Der statistisch nicht gesicherte Erfolg dieser Versuche lag im Mittel bei 5% (−2–11%). Die Ergebnisse zeigen, dass diese Methoden für den Raucher nicht geeignet sind, sich das Rauchen durch ein abgestuft reduziertes Rauchen oder mit anderen diesbezüglich angebotenen Möglichkeiten (z. B. unterschiedlich lange Zigarettenspitzen) abzugewöhnen.

12.12 Schlussfolgerungen

- Die Beratung des Rauchers durch den Arzt oder durch geschultes ärztliches Personal ist ein wesentlicher Bestandteil des Rauchstopps.
- Für die nichtmedikamentöse Beratung und Behandlung erwiesen sich verhaltenstherapeutische Verfahren als wirksam und sollten auch bei Schwangeren eingesetzt werden.
- Verhaltenstherapeutische und medikamentöse Verfahren (NRT) verursachen unterschiedliche Kosten (Tabelle 12.3) und wirken über verschiedenartige Faktoren auf das Verhalten. Es ist anzunehmen, dass sich beide Verfahren als Kombinationsbehandlung ergänzen.
- Neuere Studien streben längere Verlaufsbeobachtungen an, wobei dann die Unterschiede zwischen den Gruppen mit und ohne Intervention noch deutlicher zutage treten [161].
- Die Rückfallquote innerhalb von drei Monaten oder kurz danach ist besonders hoch bei Frauen wegen der Gewichtszunahme (s. Kap. 13), bei "Blaukittelarbeitern" bzw. bei Exrauchern mit einer anfangs starken Nikotinabhängigkeit (>7 Punkte im Fagerström-Test) [162].
- Die Hypnosebehandlung und Akupunktur mögen wie viele andere Interventionen für den einzelnen Raucher wirksam sein, insgesamt genügen die Behand-

Tabelle 12.3. Kosten für die Raucherentwöhnung [166–168]. Sie wurden nach internationalen Währungsangaben auf das Jahr 2002 rückgerechnet

Art der Raucherentwöhnung	Kosten für gerettetes Leben in US-$
Telefonberatung (schwedische Beratung)	311–401
Aktion "Quit and Win"	235–1528
Antiraucherkampagne der Gemeinde	950
Kurzberatung	282
Beratung und Unterlagen zum Selbststudium	358
Beratung durch einen Allgemeinpraktiker	949
Bupropion SR	10.520
Nikotinersatztherapie	12.047
Nikotinersatztherapie + Bupropion SR	19.492

lungsergebnisse der bisher veröffentlichten Studien nicht den Wirksamkeitskriterien der evidenzbasierten Medizin.

- In zunehmendem Maße wenden sich Raucher auch den im Internet angebotenen Entwöhnungsbehandlungen zu, weil sie darin eine besondere Form der anonymen Kommunikation und des Erfahrungsaustauschs mit Gleichgesinnten sehen. Offen bleibt die Frage der Objektivierung der Erfolgsquoten.

Literatur

[1] McEwen A, West R. Smoking cessation activities by general practitioners and practice nurses. Tob Control 2001; 10(1): 27–32.

[2] McEwen A, West R, Owen L, Raw M. General practitioners' views on and referral to NHS smoking cessation services. Public Health 2005; 119(4): 262–268.

[3] Muehlig S, Hoch E, Hoefler M, Pittrow D, Wittchen HU. Aims, design and methods of the Smoking and Nicotine Dependence Awareness and Screening (SNICAS) study. Int J Methods Psychiatr Res 2003; 12(4): 208–228.

[4] Perkins KA, Gerlach D, Broge M, Sanders M, Grobe J, Fonte C, Cherry C, Wilson A, Jacob R. Quitting cigarette smoking produces minimal loss of chronic tolerance to nicotine. Psychopharmacology (Berl) 2001; 158(1): 7–17.

[5] Velicer WF, Fava JL, Prochaska JO, Abrams DB, Emmons KM, Pierce JP. Distribution of smokers by stage in three representative samples. Prev Med 1995; 24(4): 401–411.

[6] Kommission der Europäischen Gemeinschaften (Hrsg). Die Europäer und die Krebsverhütung: eine Studie über Einstellung und Verhalten der Bevölkerung, 1988.

[7] Hajek P. Treatments for smokers. Addiction 1994; 89(11): 1543–1549.

[8] Bock BC, Marcus BH, King TK, Borrelli B, Roberts MR. Exercise effects on withdrawal and mood among women attempting smoking cessation. Addict Behav 1999; 24(3): 399–410.

[9] Tölle R, Buchkremer G. Zigarettenrauchen – Epidemiologie, Psychologie, Pharmakologie und Therapie. 2. Ausgabe. Heidelberg, Berlin: Springer, 1989.

[10] Prochaska JO, DiClemente CC. Stages and processes of self-change of smoking: toward an integrative model of change. J Consult Clin Psychol 1983; 51: 390–395.

[11] Carlson LE, Taenzer P, Koopmans J, Casebeer A. Predictive value of aspects of the Transtheoretical Model on smoking cessation in a community-based, large-group cognitive behavioral program. Addict Behav 2003; 28(4): 725–740.

[12] Dino G, Kamal K, Horn K, Kalsekar I, Fernandes A. Stage of change and smoking cessation outcomes among adolescents. Addict Behav 2004; 29(5): 935–940.

[13] Dijkstra A, De Vries H. Clusters of precontemplating smokers defined by the perception of the pros, cons, and self-efficacy. Addict Behav 2000; 25(3): 373–385.

[14] Dunn C, Deroo L, Rivara FP. The use of brief interventions adapted from motivational interviewing across behavioral domains: a systematic review. Addiction 2001; 96(12): 1725–1742.

[15] Haustein KO, Voigt M, Haustein H, Meigen C. Die Behandlung der Tabakabhängigkeit mit Nikotin – Erfahrungen aus dem Raucherberatungszentrum Erfurt. Z Allg Med 2004; 80: 108–112.

[16] Arnsten JH, Reid K, Bierer M, Rigotti N. Smoking behavior and interest in quitting among homeless smokers. Addict Behav 2004; 29(6): 1155–1161.

[17] Manfredi C, Crittenden K, Cho YI, Engler J, Warnecke R. Maintenance of a smoking cessation program in public health clinics beyond the experimental evaluation period. Public Health Rep 2001; 116 (Suppl 1): 120–135.

[18] Kröger C, Sonntag H, Shaw R. Raucherentwöhnung in Deutschland. Grundlagen und kommentierte Übersicht. Köln: BZgA, 2000.

[19] Mojica WA, Suttorp MJ, Sherman SE, Morton SC, Roth EA, Maglione MA, Rhodes SL, Shekelle PG. Smoking-cessation interventions by type of provider: a meta-analysis. Am J Prev Med 2004; 26(5): 391–401.

[20] Parnes B, Main DS, Holcomb S, Pace W. Tobacco cessation counseling among underserved patients: a report from CaReNet. J Fam Pract 2002; 51(1): 65–69.

[21] Pletsch PK. Reduction of primary and secondary smoke exposure for low-income black pregnant women. Nurs Clin North Am 2002; 37(2): 315–29.

[22] Haustein KO. Pharmacotherapy of nicotine dependence. Int J Clin Pharmacol Ther 2000; 38(6): 273–290.

[23] Morabia A, Costanza MC, Bernstein MS, Rielle JC. Ages at initiation of cigarette smoking and quit attempts among women: a generation effect. Am J Public Health 2002; 92(1): 71–74.

[24] Hilleman DE, Mohiuddin SM, Packard KA. Comparison of conservative and aggressive smoking cessation treatment strategies following coronary artery bypass graft surgery. Chest 2004; 125(2): 435–438.

[25] Dornelas EA, Magnavita JJ. High-impact therapy for smoking cessation. J Clin Psychol 2001; 57(11): 1311–1322.

[26] US Department of Health and Human Services. Clinical practice guideline: Treating tobacco use and dependence. Publication No. 00-0032, 2000.

[27] Andrews JO, Heath J, Graham-Garcia J. Management of tobacco dependence in older adults: using evidence-based strategies. J Gerontol Nurs 2004; 30(12): 13–24.

[28] Dijkstra A, De Vries H. Do self-help interventions in health education lead to cognitive changes, and do cognitive changes lead to behavioral change? Br J Health Psychol 2001; 6: 121–134.

[29] Lawrance KG. Adolescent smokers' preferred smoking cessation methods. Can J Public Health 2001; 92(6): 423–426.

[30] Park EW, Schultz JK, Tudiver F, Campbell, Becker L. Enhancing partner support to improve smoking cessation. Cochrane Database Syst Rev 2004; 3: CD002928.

[31] Park EW, Schultz JK, Tudiver F, Campbel T, Becker L. Enhancing partner support to improve smoking cessation . Oxford: Cochrane Review, Update Software, Report No. Issue 1, 2002.

[32] McBride CM, Curry SJ, Grothaus LC, Nelson JC, Lando H, Pirie PL. Partner smoking status and pregnant smoker's perceptions of support for and likelihood of smoking cessation. Health Psychol 1998; 17: 63–69.

[33] Hanson BS, Isacsson SO, Janzon L, Lindell SE. Social support and quitting smoking for good. Is there an association? Results from the population study, "Men born in 1914," Malmo, Sweden. Addict Behav 1990; 15: 221–233.

[34] Waldron I, Lye D. Family roles and smoking. Am J Prev Med 1989; 5: 136–141.

[35] Coppotelli HC, Orleans CT. Partner support and other determinants of smoking cessation maintenance among women. J Consult Clin Psychol 1985; 53: 455–460.

[36] Gulliver SB, Hughes JR, Solomon LJ, Dey AN. An investigation of self-efficacy, partner support and daily stresses as predictors of relapse to smoking in self-quitters. Addiction 1995; 90: 767–772.

[37] Roski J, Schmid LA, Lando HA. Long-term associations of helpful and harmful spousal behaviors with smoking cessation. Addict Behav 1996; 21: 173–185.

[38] McIntyre-Kingsolver K, Lichtenstein E, Mermelstein RJ. Spouse training in a multicomponent smoking-cessation program. Behaviour Therapy 1986; 17: 67–74.

[39] Ginsberg D, Hall SM, Rosinski M. Partner support, psychological treatment, and nicotine gum in smoking treatment: an incremental study. Int J Addict 1992; 27: 503–514.

[40] Fiore MC. Treating tobacco use and dependence: an introduction to the US Public Health Service Clinical Practice Guideline. Respir Care 2000; 45(10): 1196–1199.

[41] May S, West R. Do social support interventions ("buddy systems") aid smoking cessation? A review. Tob Control 2000; 9(4): 415–422.

[42] Brecklinghaus I, Lang P, Greiser E. Rauchfrei in der Schwangerschaft. Beratungsleitfaden für die gynäkologische Fachpraxis, 1999.

[43] Glynn TJ, Boyd GM, Gruman JC. Essential elements of self-help/minimal intervention strategies for smoking cessation. Health Educ Q 1990; 17(3): 329–345.

[44] Lancaster T, Stead LF. Self-help interventions for smoking cessation. Cochrane Database Syst Rev 2000; 2: CD001118.

[45] Stead LF, Lancaster T. Group behaviour therapy programmes for smoking cessation. Cochrane Database Syst Rev 2005; 2: CD001007.

[46] Gruder CL, Mermelstein RJ, Kirkendol S, Hedeker D, Wong SC, Schreckengost J, Warnecke RB, Burzette R, Miller TQ. Effects of social support and relapse prevention training as adjuncts to a televised smoking-cessation intervention. J Consult Clin Psychol 1993; 61(1): 113–120.

[47] Jason LA, Salina D, McMahon SD, Hedeker D, Stockton M. A worksite smoking intervention: a 2 year assessment of groups, incentives and self-help. Health Educ Res 1997; 12(1): 129–138.

[48] Salina D, Jason LA, Hedeker D, Kaufman J, Lesondak L, McMahon SD, Taylor S, Kimball P. A follow-up of a media-based, worksite smoking cessation program. Am J Community Psychol 1994; 22: 257–271.

[49] Secker-Walker RH, Dana GS, Solomon LJ, Flynn BS, Geller BM. The role of health professionals in a community-based program to help women quit smoking. Prev Med 2000; 30(2): 126–137.

[50] Secker-Walker RH, Gnich W, Platt S, Lancaster T. Community interventions for reducing smoking among adults. Cochrane Database Syst Rev 2002; 3: CD001745.

[51] Hill JS. Health behaviour: The role of exercise in smoking cessation. CAPHER J 2001; 28: 15–18.

[52] Ashenden R, Silagy CA, Lodge M, Fowler G. A meta-analysis of the effectiveness of acupuncture in smoking cessation. Drugs and Alcohol Review 1997; 16: 33–40.

[53] Brown SL, Owen N. Self-help smoking cessation materials. Aust J Public Health 1992; 16(2): 188–191.

[54] O'Connor PJ, Youngstedt SD. Influence of exercise on human sleep. Exerc Sport Sci Rev 1995; 23: 105–134.

[55] Danaher BG. Rapid smoking and self-control in the modification of smoking behaviour. J Consult Clin Psychol 1977; 45: 1068–1075.

[56] King AC, Taylor CB, Haskell WL. Effects of differing intensities and formats of 12 months of exercise training on psychological outcomes in older adults. Health Psychol 1993; 12(4): 292–300.

[57] Sorensen G, Goldberg R, Ockene J, Klar J, Tannenbaum T, Lemeshow S. Heavy smoking among a sample of employed women. Am J Prev Med 1992; 8(4): 207–214.

[58] Miller NH, Smith PM, DeBusk RF, Sobel DS, Taylor CB. Smoking cessation in hospitalized patients. Results of a randomized trial. Arch Intern Med 1997; 157(4): 409–415.

[59] Kawachi I, Troisi RJ, Rotnitzky AG, Coakley EH, Colditz GA. Can physical activity minimize weight gain in women after smoking cessation? Am J Public Health 1996; 86(7): 999–1004.

[60] Gritz ER, Klesges RC, Meyers AW. The smoking and the body weight relationship: Implications for interventions and post cessation weight control. Ann Behav Med 1989; (11): 144–153.

[61] Steptoe A, Bolton J. The short-term influence of high and low intensity physical exercise on mood. Psychol Health 1988; 2: 91–106.

[62] McAuley E, Mihalko SL, Bane SM. Exercise and self-esteem in middle-aged adults: multidimensional relationships and physical fitness and self-efficacy influences. J Behav Med 1997; 20(1): 67–83.

[63] Pate RR, Pratt M, Blair SN, Haskell WL, Macera CA, Bouchard C, Buchner D, Ettinger W, Heath GW, King AC. Physical activity and public health. A recommendation from the Centers for Disease Control and Prevention and the American College of Sports Medicine. JAMA 1995; 273(5): 402–407.

[64] Marcus BH, Albrecht AE, King TK, Parisi AF, Pinto BM, Roberts M, Niaura RS, Abrams DB. The efficacy of exercise as an aid for smoking cessation in women: a randomized controlled trial. Arch Intern Med 1999; 159(11): 1229–1234.

[65] Ussher MH, West R, Taylor AH, McEwen A. Exercise interventions for smoking cessation. Cochrane Database Syst Rev 2000; 3: CD002295.

[66] Ussher M. Exercise interventions for smoking cessation. Cochrane Database Syst Rev 2005; 1: CD002295.

[67] Ossip-Klein DJ, McIntosh S, Utman C, Burton K, Spada J, Guido J. Smokers ages 50+: who gets physician advice to quit? Prev Med 2000; 31(4): 364–369.

[68] Brandon TH, Collins BN, Juliano LM, Lazev AB. Preventing relapse among former smokers: a comparison of minimal interventions through telephone and mail. J Consult Clin Psychol 2000; 68(1): 103–113.

[69] Lichtenstein E, Glasgow RE, Lando HA, Ossip-Klein DJ, Boles SM. Telephone counseling for smoking cessation: rationales and meta-analytic review of evidence. Health Educ Res 1996; 11: 243–257.

[70] Glasgow RE, Hollis JF, McRae SG, Lando HA, LaChance P. Providing an integrated program of low intensity tobacco cessation services in a health maintenance organization. Health Educ Res 1991; 6: 87–99.

[71] Miller CL, Wakefield M, Roberts L. Uptake and effectiveness of the Australian telephone Quitline service in the context of a mass media campaign. Tob Control 2003; 12 (Suppl 2): ii53–ii58.

[72] Paul CL, Wiggers J, Daly JB, Green S, Walsh RA, Knight J, Girgis A. Direct telemarketing of smoking cessation interventions: will smokers take the call? Addiction 2004; 99(7): 907–913.

[73] Zhu SH, Tedeschi G, Anderson CM, Rosbrook B, Byrd M, Johnson CE, Gutierrez-Terrell E. Telephone counseling as adjuvant treatment for nicotine replacement therapy in a "real-world" setting. Prev Med 2000; 31(4): 357–363.

[74] Hasuo S, Tanaka H, Oshima A. Efficacy of a smoking relapse prevention program by post-discharge telephone contacts: a randomized trial. Nippon Koshu Eisei Zasshi 2004; 51(6): 403–412.

[75] Becona E, Vazquez FL. Does using relapse prevention increase the efficacy of a program for smoking cessation? An empirical study. Psychol Rep 1997; 81(1): 291–296.

[76] Brown RA, Lichtenstein E, McIntyre KO, Harrington-Kostur J. Effects of nicotine fading and relapse prevention on smoking cessation. J Consult Clin Psychol 1984; 52(2): 307–308.

[77] Curry SJ, Marlatt GA, Gordon J, Baer JS. A comparison of alternative theoretical approaches to smoking cessation and relapse. Health Psychol 1988; 7(6): 545–556.

[78] Davis JR, Glaros AG. Relapse prevention and smoking cessation. Addict Behav 1986; 11(2): 105–114.

[79] Goldstein MG, Niaura R, Follick MJ, Abrams DB. Effects of behavioral skills training and schedule of nicotine gum administration on smoking cessation. Am J Psychiatry 1989; 146(1): 56–60.

[80] Hall SM, Rugg D, Tunstall C, Jones RT. Preventing relapse to cigarette smoking by behavioral skill training. J Consult Clin Psychol 1984; 52(3): 372–382.

[81] Stevens VJ, Hollis JF. Preventing smoking relapse, using an individually tailored skills-training technique. J Consult Clin Psychol 1989; 57(3): 420–424.
[82] Zelman DC, Brandon TH, Jorenby DE, Baker TB. Measures of affect and nicotine dependence predict differential response to smoking cessation treatments. J Consult Clin Psychol 1992; 60(6): 943–952.
[83] Bakkevig O, Steine S, von Hafenbradl K, Laerum E. Smoking cessation. A comparative, randomised study between management in general practice and the behavioural programme smoke enders. Scand J Prim Health Care 2000; 18(4): 247–251.
[84] Cottraux JA, Harf R, Boissel JP, Schbath J, Bouvard M, Gillet J. Smoking cessation with behaviour therapy of acupuncture – a controlled study. Behav Res Ther 1983; 21(4): 417–424.
[85] Hall SM, Humfleet GL, Reus VI, Munoz RF, Hartz DT, Maude-Griffin R. Psychological intervention and antidepressant treatment in smoking cessation. Arch Gen Psychiatry 2002; 59(10): 930–936.
[86] Hollis JF, Lichtenstein E, Vogt TM, Stevens VJ, Biglan A. Nurse-assisted counseling for smokers in primary care. Ann Intern Med 1993; 118(7): 521–525.
[87] Mothersill KJ, McDowell I, Rosser W. Subject characteristics and long term post-program smoking cessation. Addict Behav 1988; 13(1): 29–36.
[88] Rice VH, Fox DH, Lepczyk M, Sieggreen M, Mullin M, Jarosz P, Templin T. A comparison of nursing interventions for smoking cessation in adults with cardiovascular health problems. Heart Lung 1994; 23(6): 473–486.
[89] Sawicki PT, Didjurgeit U, Muhlhauser I, Berger M. Behaviour therapy versus doctor's anti-smoking advice in diabetic patients. J Intern Med 1993; 234(4): 407–409.
[90] Jorenby DE, Smith SS, Fiore MC, Hurt RD, Offord KP, Croghan IT, Hays JT, Lewis SF, Baker TB. Varying nicotine patch dose and type of smoking cessation counseling. JAMA 1995; 274(17): 1347–1352.
[91] Steyn K, Hoffman M, Levitt NS, Lombard CJ, Fourie JM. Community-based tobacco control program: the Mamre study, a demonstration project. Ethn Dis 2001; 11(2): 296–302.
[92] Sykes CM, Marks DF. Effectiveness of a cognitive behaviour therapy self-help programme for smokers in London, UK. Health Promot Int 2001; 16(3): 255–260.
[93] Chirikos TN, Herzog TA, Meade CD, Webb MS, Brandon TH. Cost-effectiveness analysis of a complementary health intervention: the case of smoking relapse prevention. Int J Technol Assess Health Care 2004; 20(4): 475–480.
[94] Miller WR, Rollnick St. Motivierende Gesprächsführung. Freiburg: Lambertus, 2004.
[95] Schnoll RA, Zhang B, Rue M, Krook JE, Spears WT, Marcus AC, Engstrom PF. Brief physician-initiated quit-smoking strategies for clinical oncology settings: a trial coordinated by the Eastern Cooperative Oncology Group. J Clin Oncol 2003; 21(2): 355–365.
[96] Westmaas JL, Nath V, Brandon TH. Contemporary smoking cessation. Cancer Control 2000; 7(1): 56–62.
[97] Brenner H, Mielck A. The role of childbirth in smoking cessation. Prev Med 1993; 22(2): 225–236.
[98] Rigotti NA, Munafo MR, Murphy MFG, Stead LF. Interventions for smoking cessation in hospitalised patients. Cochrane Database Syst Rev 2002; 4: CD001837.
[99] Manley MW, Epps RP, Glynn TJ. The clinician's role in promoting smoking cessation among clinic patients. Med Clin North Am 1992; 76(2): 477–494.
[100] Hjermann I, Velve BK, Holme I, Leren P. Effect of diet and smoking intervention on the incidence of coronary heart disease. Report from the Oslo Study Group of a randomised trial in healthy men. Lancet 1981; 2(8259): 1303–1310.
[101] Multiple risk factor intervention trial. Risk factor changes and mortality results. Multiple Risk Factor Intervention Trial Research Group. JAMA 1982; 248(12): 1465–1477.

[102] World Health Organization European Collaborative Group. Multifactorial trial in the prevention of coronary heart disease. II. Risk factor changes at two and four years. Eur Heart J 1982; 3: 184–190.

[103] Miller NS, Gold MS. Comorbid cigarette and alcohol addiction: epidemiology and treatment. J Addict Dis 1998; 17(1): 55–66.

[104] Rigotti NA, Arnsten JH, McKool KM, Wood-Reid KM, Pasternak RC, Singer DE. Efficacy of a smoking cessation program for hospital patients. Arch Intern Med 1997; 157(22): 2653–2660.

[105] Simon JA, Solkowitz SN, Carmody TP, Browner WS. Smoking cessation after surgery. A randomized trial. Arch Intern Med 1997; 157(12): 1371–1376.

[106] Stevens VJ, Glasgow RE, Hollis JF, Lichtenstein E, Vogt TM. A smoking-cessation intervention for hospital patients. Med Care 1993; 31(1): 65–72.

[107] Weissfeld JL, Holloway JL. Treatment for cigarette smoking in a Department of Veterans Affairs outpatient clinic. Arch Intern Med 1991; 151(5): 973–977.

[108] Windsor RA, Lowe JB, Bartlett EE. The effectiveness of a worksite self-help smoking cessation program: a randomized trial. J Behav Med 1988; 11(4): 407–421.

[109] Lancaster T, Silagy C, Fowler G. Training health professionals in smoking cessation. Cochrane Database Syst Rev 2000; 3: CD000214.

[110] Picardi A, Bertoldi S, Morosini P. Association between the engagement of relatives in a behavioural group intervention for smoking cessation and higher quit rates at 6-, 12- and 24-month follow-ups. Eur Addict Res 2002; 8(3): 109–117.

[111] Kottke TE, Battista RN, DeFriese GH, Brekke ML. Attributes of successful smoking cessation interventions in medical practice. A meta-analysis of 39 controlled trials. JAMA 1988; 259(19): 2883–2889.

[112] Silagy C, Stead LF. Physician advice for smoking cessation. Cochrane Database Syst Rev 2001; 2: CD000165.

[113] Taylor CB, Houston-Miller N, Killen JD, DeBusk RF. Smoking cessation after acute myocardial infarction: effects of a nurse-managed intervention. Ann Intern Med 1990; 113: 118–123.

[114] Rice VH, Fox DH, Lepczyk M, Sieggreen M, Mullin M, Jarosz P, Templin T. A comparison of nursing interventions for smoking cessation in adults with cardiovascular health problems. Heart Lung 1994; 23(6): 473–486.

[115] AHCPR: The agency for Health Care Polity and Research. Smoking cessation: clinical practice guideline. J Am Med Assoc 1996; 275: 1270–1280.

[116] Gorin SS, Heck JE. Meta-analysis of the efficacy of tobacco counseling by health care providers. Cancer Epidemiol Biomarkers Prev 2004; 13(12): 2012–2022.

[117] Wagner PJ, Jester DM, Moseley GC. Medical students as health coaches. Acad Med 2002; 77(11): 1164–1165.

[118] Law M, Tang L. An analysis of the effectiveness of interventions intended to help people stop smoking. Arch Intern Med 1995; 155: 1933–1941.

[119] Cessation of tobacco use. American Nurses Association Position Statement. Indianapolis, 1995.

[120] Rice VH, Stead LF. Nursing interventions for smoking cessation. Cochrane Database Syst Rev 2000; 2: CD001188.

[121] Taylor CB, Miller NH, Herman S, Smith PM, Sobel D, Fisher L, DeBusk RF. A nurse-managed smoking cessation program for hospitalized smokers. Am J Public Health 1996; 86(11): 1557–1560.

[122] Janz NK, Becker MH, Kirscht JP, Eraker SA, Billi JE, Woolliscroft JO. Evaluation of a minimal-contact smoking cessation intervention in an outpatient setting. Am J Public Health 1987; 77: 805–809.

[123] Vetter NJ, Ford D. Smoking prevention among people aged 60 and over: a randomized controlled trial. Age Ageing 1990; 19: 164–168.

[124] Stead LF, Lancaster T. Group behaviour therapy programmes for smoking cessation. Cochrane Database Syst Rev 2002; 1: CD001007, Update.
[125] Frikart M, Etienne S, Cornuz J, Zellweger JP. Five-day plan for smoking cessation using group behaviour therapy. Swiss Med Wkly 2003; 133(3–4): 39–43.
[126] Stead LF, Lancaster T. Group behaviour therapy programmes for smoking cessation. Cochrane Database Syst Rev 2000; 2: CD001007.
[127] Hajek P. Withdrawal-oriented therapy for smokers. Br J Addict 1989; 84(6): 591–598.
[128] Hajek P, Belcher M, Stapleton J. Enhancing the impact of groups: an evaluation of two group formats for smokers. Br J Clin Psychol 1985; 24: 289–294.
[129] Davison G, Naele J. Abnormal psychology. New York: John Wiley, 1994.
[130] Lublin I, Joslyn L. Aversive conditioning of cigarette addiction. Paper presented at the meeting of the Western Psychological Association, Los Angeles/CA, 1968.
[131] Burt A, Thornley P, Illingworth D, White P, Shaw TR, Turner R. Stopping smoking after myocardial infarction. Lancet 1974; 1(7852): 304–306.
[132] Hall RG, Sachs DP, Hall SM, Benowitz NL. Two-year efficacy and safety of rapid smoking therapy in patients with cardiac and pulmonary disease. J Consult Clin Psychol 1984; 52(4): 574–581.
[133] Hajek P, Stead LF. Aversive smoking for smoking cessation. Cochrane Database Syst Rev 2004; 3: CD000546.
[134] Hajek P, Stead LF. Aversive smoking for smoking cessation. Cochrane Database Syst Rev 2000; 2: CD000546.
[135] Green JP, Lynn SJ. Hypnosis and suggestion-based approaches to smoking cessation: an examination of the evidence. Int J Clin Exp Hypn 2000; 48(2): 195–224.
[136] Hyman GJ, Stanley RO, Burrows GD, Horne DJ. Treatment effectiveness of hypnosis and behaviour therapy in smoking cessation: a methodological refinement. Addict Behav 1986; 11(4): 355–365.
[137] Lambe R, Osier C, Franks P. A randomized controlled trial of hypnotherapy for smoking cessation. J Fam Pract 1986; 22(1): 61–65.
[138] Rabkin SW, Boyko E, Shane F, Kaufert J. A randomized trial comparing smoking cessation programs utilizing behaviour modification, health education or hypnosis. Addict Behav 1984; 9(2): 157–173.
[139] Lynn SJ, Kirsch I, Barabasz A, Cardena E, Patterson D. Hypnosis as an empirically supported clinical intervention: the state of the evidence and a look to the future. Int J Clin Exp Hypn 2000; 48(2): 239–259.
[140] Lynn SJ, Shindler K. The role of hypnotizability assessment in treatment. Am J Clin Hypn 2002; 44(3–4): 185–197.
[141] Elkins GR, Rajab MH. Clinical hypnosis for smoking cessation: preliminary results of a three-session intervention. Int J Clin Exp Hypn 2004; 52(1): 73–81.
[142] von Dedenroth TE. The use of hypnosis in 1000 cases of „tobaccomaniacs". Am J Clin Hypn 1968; 10(3): 194–197.
[143] Abbot NC, Stead LF, White AR, Barnes J, Ernst E. Hypnotherapy for smoking cessation. Cochrane Database Syst Rev 2000; 2: CD001008.
[144] White AR, Rampes H, Ernst E. Acupuncture for smoking cessation. Cochrane Database Syst Rev 2000; (2): CD000009.
[145] He D, Berg JE, Hostmark AT. Effects of acupuncture on smoking cessation or reduction for motivated smokers. Prev Med 1997 March; 26(2): 208–214.
[146] Lacroix JC, Besancon F. Tobacco withdrawal. Efficacy of acupuncture in a comparative trial. Ann Med Interne (Paris) 1977; 128(4): 405–408.
[147] Waite NR, Clough JB. A single-blind, placebo-controlled trial of a simple acupuncture treatment in the cessation of smoking. Br J Gen Pract 1998; 48(433): 1487–1490.
[148] White AR, Resch KL, Ernst E. Randomized trial of acupuncture for nicotine withdrawal symptoms. Arch Intern Med 1998; 158(20): 2251–2255.

[149] White AR, Rampes H, Ernst E. Acupuncture for smoking cessation. Cochrane Database Syst Rev 2002; (2): CD000009.

[150] Birch S, Hesselink JK, Jonkman FA, Hekker TA, Bos A. Clinical research on acupuncture. Part 1. What have reviews of the efficacy and safety of acupuncture told us so far? J Altern Complement Med 2004; 10(3): 468–480.

[151] Ausfeld-Hafter B, Marti F, Hoffmann S. Smoking cessation with ear acupuncture. Descriptive study on patients after a smoking cessation treatment with ear acupuncture. Forsch Komplementarmed Klass Naturheilkd 2004; 11(1): 8–13.

[152] Bier ID, Wilson J, Studt P, Shakleton M. Auricular acupuncture, education, and smoking cessation: a randomized, sham-controlled trial. Am J Public Health 2002; 92(10): 1642–1647.

[153] Yiming C, Changxin Z, Ung WS, Lei Z, Kean LS. Laser acupuncture for adolescent smokers – a randomized double-blind controlled trial. Am J Chin Med 2000; 28(3–4): 443–449.

[154] Riley W, Jerome A, Behar A, Weil J. Computer and manual self-help behavioral strategies for smoking reduction: initial feasibility and one-year follow-up. Nicotine Tob Res 2002; 4 (Suppl 2): S183–S188.

[155] Lenert L, Munoz RF, Perez JE, Bansod A. Automated e-mail messaging as a tool for improving quit rates in an internet smoking cessation intervention. J Am Med Inform Assoc 2004; 11(4): 235–240.

[156] Elsner D. Raucherentwöhnung via Internet-Erfahrungen. In: Haustein KO (ed) Deutsche Gesellschaft für Nikotinforschung. Weinheim: Organon-Verlag, 2005, S 97–100.

[157] Conventz B. Passivrauchen – Rauchen in der Schule – Möglichkeiten der Raucherentwöhnung. In: Haustein KO (ed) Deutsche Gesellschaft für Nikotinforschung. Weinheim: Organon-Verlag, 2005, S 101–105.

[158] Kendler KS, Neale MC, MacLean CJ, Heath AC, Eaves LJ, Kessler RC. Smoking and major depression. A causal analysis. Arch Gen Psychiatry 1993; 50(1): 36–43.

[159] Marks MJ, Burch JB, Collins AC. Effects of chronic nicotine infusion on tolerance development and nicotinic receptors. J Pharmacol Exp Ther 1983; 226(3): 817–825.

[160] Nicklas BJ, Tomoyasu N, Muir J, Goldberg AP. Effects of cigarette smoking and its cessation on body weight and plasma leptin levels. Metabolism 1999; 48(6): 804–808.

[161] Anthonisen NR, Skeans MA, Wise RA, Manfreda J, Kanner RE, Connett JE. The effects of a smoking cessation intervention on 14.5-year mortality: a randomized clinical trial. Ann Intern Med 2005; 142(4): 233–239.

[162] Razavi D, Vandecasteele H, Primo C, Bodo M, Debrier F, Verbist H, Pethica D, Eerdekens M, Kaufmann L. Maintaining abstinence from cigarette smoking: Effectiveness of group counselling and factors predicting outcome. Eur J Cancer 1999; 35(8): 1238–1247.

[163] Schoberberger R, Kunze M. Nikotinabhängigkeit: Diagnostik und Therapie. Berlin, Wien, New York: Springer-Verlag, 1999.

[164] Stead LF, Lancaster T, Perera R. Telephone counselling for smoking cessation. Cochrane Database Syst Rev 2003; 1: CD002850.

[165] Lancaster T, Stead LF. Individual behavioural counselling for smoking cessation. Cochrane Database Syst Rev 2000; 2: CD001292.

[166] Tomson T, Helgason AR, Gilljam H. Quitline in smoking cessation: a cost-effectiveness analysis. Int J Technol Assess Health Care 2004; 20(4): 469–474.

[167] Tillgren P, Rosen M, Haglund BJ, Ainetdin T, Lindholm L, Holm LE. Cost-effectiveness of a tobacco 'quit and win' contest in Sweden. Health Policy 1993; 26(1): 43–53.

[168] Shipley RH, Hartwell TD, Austin WD, Clayton AC, Stanley LC. Community stop-smoking contests in the COMMIT trial: relationship of participation to costs. Community Intervention trials. Prev Med 1995; 24(3): 286–292.

13 Medikamentöse Behandlung des Rauchers

Die medikamentöse Therapie der Raucherentwöhnung ist in den vergangenen Jahrzehnten mit verschiedenen Arzneimitteln untersucht worden. Das derzeit am meisten eingesetzte und von der WHO empfohlene Verfahren ist die Anwendung von Nikotinpräparaten (Übersicht bei [1]). Auch das Antidepressivum Bupropion ist seit 2000 für die Raucherentwöhnung zugelassen und mittlerweile liegen in Deutschland sowie in anderen EU-Staaten zahlreiche Erfahrungen vor. Neuere Arzneimittel bedürfen weiterführender Untersuchungen (z. B. Vareniclin, Rimonabant). In den USA sind inzwischen Konsensuspapiere zur Behandlung des Rauchens und der Nikotinabhängigkeit erschienen [2, 3], die ebenso wie die Publikationen der Cochrane Library [4] für Therapieempfehlungen in anderen Ländern wichtige Hinweise geben (Tabelle 13.1). Derartige Konsensuspapiere bzw. Leitlinien wurden inzwischen u. a. in den USA [5], in Großbritannien [6–8] und in Deutschland [9] veröffentlicht.

Vor einer geplanten medikamentöse Therapie sollten neben einer allgemeinen anamnestischen Erhebung gezielt Begleiterkrankungen erfragt werden, die als Folge eines jahr(zehnt)elangen Tabakkonsums auftreten können. Im Einzelnen sind die diagnostischen Gesichtspunkte bei der Raucherberatung, die im Abschn. 12.1 zusammengefasst sind, zu erfragen und zu berücksichtigen [10].

Auf die Indikationen und Therapieziele wird in Kapitel 12 näher eingegangen. Das reduzierte Rauchen beispielsweise ist ausschließlich zusammen mit einer medikamentösen Behandlung (z. B. mit Nikotinpräparaten) zu erreichen.

13.1 Therapeutisches Monitoring bei der Raucherentwöhnung

Die meisten Ärzte nutzen die Messung des Kohlenmonoxids in der Exspirationsluft als Parameter für die Beurteilung, ob ein Patient raucht oder nicht bzw. ob er als „Exraucher" der Entwöhnungsbehandlung folgt. Tatsächlich korrelierten in manchen Studien die Erfolge der Entwöhnung mit den gemessenen CO-Werten [11, 12], wobei die Teilnehmer vorab über die Kontrollmessung informiert wurden. In einer Analyse von 12 Interventionsstudien war ein falschnegatives Ergebnis von 6% nachzuweisen [13]. Diese Daten werden auch dahingehend interpretiert, dass CO-Werte bei Selbstbestimmungen etwas niedriger ausfallen. Ist der Patient über eine bevorstehende CO-Messung informiert, wird er bei Kenntnis des Sachverhalts das Rauchen ggf. für einige Stunden einstellen. Andererseits kann die Interpretation der

Tabelle 13.1. Bewertung der Therapieverfahren für eine Raucherentwöhnung [21] (zugleich in Anlehnung an die von der Arzneimittelkommission der deutschen Ärzteschaft herausgegebenen Therapieempfehlungen zur Rauchentwöhnung)

Medikamentöse Verfahren	OR (95% CI)	Bewertung	Literatur
Nikotinersatz (gesamt)[a]	1,77 (1,66–1,88)	↑↑	[21]
Kaugummi	1,66 (1,52–1,81)	↑↑	[21]
4-mg- vs. 2-mg-Kaugummi	2,20 (1,85–3,25)	↑↑	[21]
Pflaster	1,81 (1,63–2,02)	↑↑	[21]
Nasalspray	2,35 (1,63–3,38)	↑↑	[21]
Inhaler	2,14 (1,44–3,18)	↑↑	[21]
Sublingualtablette/Pastille gesamt	2,05 (1,62–2,590)	↑↑	[21]
Pastille 2 mg	2,10 (1,59–2,79)	↑↑	[53]
Pastille 4 mg	3,69 (2,74–4,96)	↑↑	[53]
Mecamylamin	2 kleine Studien	↔	[211]
Lobelin	/	↓↓	[243]
Clonidin	1,89 (1,30–2,74)	↑b	[205]
Buspiron	/	↔	[214]
Anxiolytika und Antidepressiva	/	↓↓	[214]
Nortriptylin[c]	2,83 (1,59–5,03)	↑↑	[214]
Bupropion	2,73 (1,90–3,94)	↑↑	[154]
Bupropion mit Nikotin kombiniert	2,65 (1,58–4,40)	↑↑	[143]
Aversionsbehandlung mit Silberacetat	1,05 (0,63–1,73)	↓↓	[247]

↑↑ Aussage (z. B. zur Wirksamkeit) wird gestützt durch mehrere adäquate, valide klinische Studien (z. B. randomisierte klinische Studie) bzw. durch eine oder mehrere valide Metaanalysen oder systematische Reviews. Positive Aussage gut belegt.

↑ Aussage (z. B. zur Wirksamkeit) wird gestützt durch zumindest eine adäquate, valide klinische Studie (z. B. randomisierte klinische Studie). Positive Aussage belegt.

↓↓ Negative Aussage (z. B. zur Wirksamkeit) wird gestützt durch eine oder mehrere adäquate, valide klinische Studien (z. B. randomisierte klinische Studie), durch eine oder mehrere Metaanalysen bzw. systematische Reviews. Negative Aussage gut belegt.

↔ Es liegen keine sicheren Studienergebnisse vor, die eine günstige oder schädigende Wirkung belegen. Dies kann durch das Fehlen adäquater Studien begründet sein, aber auch durch das Vorliegen mehrerer, aber widersprüchlicher Studienergebnisse.

/ Keine brauchbaren Studien.

[a] Die zusätzliche Beratung kann die Wirksamkeit steigern.

[b] Die Wirksamkeit nach einjähriger Kontrolle ist noch schlechter (OR 1,02; 95% CI 0,72–1,43).

[c] Wegen der unerwünschten Arzneimittelwirkungen nicht angewandt.

CO-Werte (≥10 ppm) problematisch werden, weil diese sowohl Exrauchern als auch Rauchern, die 1–2 Tage nicht geraucht haben, zugeordnet werden könnten.

Eine zweite Möglichkeit der Kontrolle sind die Cotininspiegel im Plasma, Serum, Speichel oder Urin. In einer Studie wurden parallel die CO- und Cotininspiegel von entlassenen Krankenhauspatienten zur Effektivitätsbestimmung des Rauchstopps kontrolliert [14]. Über 20% der Exraucher beschwerten sich, aus den Bestimmungen beider Tests als Raucher hervorgegangen zu sein. Dabei lagen die Cotininwerte noch über den CO-Werten, obwohl letztere auch als relativ verlässlich angesehen wurden [14]. Daher sollten Cotininbestimmungen auch aus Kostengründen nicht routinemäßig eingesetzt werden [14]. In einer Einjahresanalyse wurden CO- und Cotininwerte miteinander verglichen. Während mit den Cotininbestimmungen 17% als Raucher identifiziert wurden, waren dies mit den CO-Bestimmungen nur 9,8% der als Nichtraucher angegebenen Patienten [15]. In einer weiteren Studie wurden die Parameter zu drei Zeitpunkten (9, 26 und 52 Wochen) nach dem Rauchstopp gemessen [16]. Mit der Cotininbestimmung im Urin ließen sich möglicherweise genauere Werte messen, jedoch lagen die Abstinenzraten gegenüber den Eigenberichten mit 38, 26 und 25% unter denen, die mit der CO-Messung aufgezeigt wurden (49, 29 und 26%) [16].

Passivrauchen und andere Umweltfaktoren (Abgase, Dunst) können ebenfalls erhöhte CO-Werte bei der Exspiration verursachen. Hat ein Exraucher mehr als 7 Tage nicht geraucht, sollten die Cotininplasmaspiegel 20 ng/ml nicht überschreiten. Analog verhalten sich die Cotininwerte im Urin und Speichel.

13.2 Nikotin

Die Nikotinersatztherapie ist in den vergangenen 15 Jahren an ca. 30 Mio. Rauchern angewandt, an mehr als 35.000 Rauchern in nahezu 200 Studien erprobt und in mehreren Metaanalysen bewertet worden [17–19]. Damit kann die Behandlung des abhängigen Rauchers mit Nikotinprodukten (Pflaster, Kaugummi, Nasalspray, Sublingualtabletten, Inhaler, Pastille) bedenkenlos durchgeführt werden (Abb. 13.1, Studien s. Tabelle 13.1).

Dissonante Raucher mit einer starken „physischen“ Abhängigkeit haben die größten Vorteile von einer Nikotintherapie. Dabei ist ein starker Raucher mit 20–30 Zigaretten pro Tag nicht unbedingt ein abhängiger Raucher. Die nachfolgenden Kriterien sollten für die Einleitung einer Behandlung mit Nikotinpräparaten beachtet werden:

- täglicher Konsum >15 Zigaretten,
- tiefe und häufige Inhalation an einer Zigarette,
- erhöhter CO-Wert bei Messung der Exspirationsluft,
- Schwierigkeit, das Rauchen bei „äußeren Zwängen“ zu unterlassen, und
- Erreichen von ≥5 Punkten im Fagerström-Test (s. Tabelle 4.4).

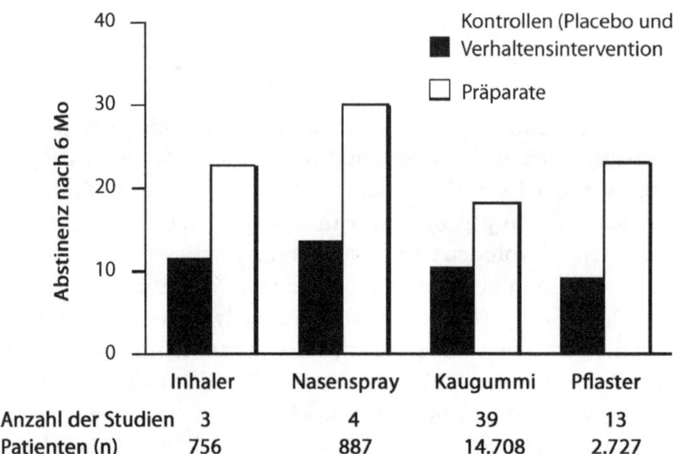

	Inhaler	Nasenspray	Kaugummi	Pflaster
Anzahl der Studien	3	4	39	13
Patienten (n)	756	887	14.708	2.727

Abb. 13.1. Wirksamkeit der Nikotinpräparate zur Raucherentwöhnung bei Betrachtung einer 6-monatigen Zigarettenabstinenz. Die Effektivität ist mindestens doppelt so hoch wie die alleinige Verhaltenstherapie. Daten nach [21]

13.2.1 Bewertung der Nikotinpräparate

Inzwischen sind zahlreiche Studien zu Nikotinpräparaten erschienen. Für ihre Analysen berücksichtigte die Cochrane Collaboration nur solche, die placebokontrolliert oder mit einem anderen Verfahren (medikamentös oder nichtmedikamentös) vergleichend geprüft wurden und bei denen eine Beurteilung des Rauchstopps unter Angabe der Anzahl der „Versager" über 6 Monate und länger (Follow-up) erfolgte [20]. Von 123 nach vorgegebenen Kriterien ausgewählten Studien wurden 103 mit einer Kontrollgruppe (kein Nikotinpräparat), 52 mit Kaugummi, 37 mit Pflaster, 4 mit Nasalspray, 4 mit Inhaler, 2 mit Sublingualtabletten, je eine mit der 2- bzw. 4-mg-Form der Pastille („Lozenge") und 4 mit der kombinierten Gabe von zwei Präparaten durchgeführt [21] (s. Tabelle 13.1). In einer Studie konnte das Nikotinprodukt frei gewählt werden [22]. Die Untersuchungen erfolgten unter harten Kriterien (Messung des Nikotinplasmaspiegels, CO-Messungen etc.).

Alle Nikotinpräparate sind für die Raucherentwöhnung geeignet. Die gemeinsame Odds Ratio lag bei 1,77 (95% CI 1,66–1,88) [21]. Der 4-mg-Kaugummi brachte größere Erfolge als die 2-mg-Form, jedoch nur bei stark abhängigen Rauchern (s. Tabelle 13.1) [23–26]. Bisher wurde in den Fachinformationen immer die alleinige Gabe eines Ersatzpräparates empfohlen. Aus einigen Studien geht aber hervor, dass die kombinierte Gabe z. B. von Pflaster und Kaugummi oder Pflaster und Nasalspray bei schwereren Formen der Abhängigkeit erfolgreicher ist als die Anwendung einer Applikationsform [21, 27, 28].

Eine zusätzliche individuelle Beratung des Patienten verbessert die Erfolgsquote. Die achtwöchige Behandlung mit Nikotinpräparaten wirkte ebenso gut wie längere Behandlungszeiten [29]. Der plötzliche Rauchstopp war kein Nachteil für den Erfolg einer Entwöhnungsbehandlung. Ebenso war es gleichgültig, ob die Pflaster für 16 oder 24 Stunden auf der Haut belassen wurden [30–32].

Raucher, die während eines klinischen Aufenthaltes vom Rauchstopp überzeugt wurden, hatten geringere Erfolgsquoten als die Raucher aus dem ambulanten Bereich, wie drei Studien zeigten (OR 1,12, 95% CI 0,84–1,51) [21]. In einer Untersuchung wurden Pflaster und Inhaler für drei Wochen kombiniert, dabei hielt sich der positive Effekt über 12 Monate [33].

Nach den Cochrane-Daten hat das Ausmaß der Beratungstätigkeit keinen Einfluss auf die Dauer des Rauchstopperfolgs, wie die Studien an über 36.800 Teilnehmern zeigten. Die Odds Ratio für geringe (1,81; 95% CI 1,61–2,02) unterschied sich gegenüber der für intensive Unterstützung nicht (1,78; 95% CI 1,64–1,93) [21].

13.2.1.1 Kaugummi

Der Kaugummi war das erste erhältliche Nikotinpräparat für die Raucherentwöhnung. Das Nikotin des Kaugummis wird direkt durch die Wangenschleimhaut aufgenommen, wobei Plasmaspiegel aufgebaut werden, die halb so hoch wie die nach dem Rauchen einer Zigarette liegen [34] (Abb. 13.2). Zahlreiche Präparate sind sowohl in der 2-mg- als auch der 4-mg-Form erhältlich. Sie werden als OTC-Produkte verkauft, wobei das 2-mg-Kaugummi überwiegt. Verschiedene Faktoren, wie orale und gastrointestinale Nebenwirkungen sowie Zahnprothesen, können die Anwendbarkeit der Kaugummis limitieren [35]. Dass Exraucher ihre Abhängigkeit von der Zigarette auf den Kaugummi übertragen, war sehr selten zu beobachten [36]. In zwei der von Cochrane analysierten Studien wurde die Effektivität des Kaugummis mit der von Pflastern verglichen [24, 27]. Der große Vorteil des Kaugummis gegenüber dem Pflaster war die individuelle Dosierung über den Tag unter Berücksichtigung des auftretenden Cravings. Bei dem Großteil der analysierten Studien zeigte sich der Kaugummi (4 mg mehr als 2 mg) bei der Raucherentwöhnung wirksamer als Placebo [21, 24]. Der 2-mg-Kaugummi sollte vor allem bei Erwachsenen besser durch die 4-mg-Form ersetzt werden.

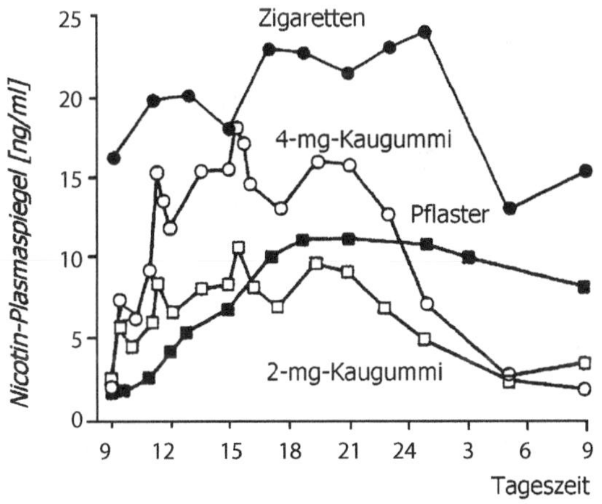

Abb. 13.2. Nikotinplasmaspiegel unter verschiedenen Nikotinzubereitungen [19]. Keines der Nikotinprodukte erreicht die durch das Zigarettenrauchen erzielten Plasmaspiegel, ebenfalls nicht die schnelle Anflutung

13.2.1.2 Pflaster

Nikotinpflaster wurden entwickelt, um mithilfe eines transdermalen therapeutischen Systems (TTS) eine über 16–24 Stunden konstante Wirkstoffabgabe zu erreichen. Diese Systeme müssen auf eine trockene, nicht behaarte Körperstelle bei täglich wechselndem Hautareal aufgetragen werden. Die nicorette®-Pflaster sind in Stärken von 24,9, 16,6 und 8,3 mg verfügbar. Dabei wird eine Wirkstoffabgabe von jeweils zwei Dritteln der enthaltenen Menge angestrebt, weil das Pflaster nur jeweils 16 Stunden getragen werden soll, also nicht während der Nacht (Abb. 13.3).

Dagegen wird bei NiQuitin® und Nicotinell® eine 24-stündige Applikation von Nikotin angestrebt. Bei NiQuitin®, das in drei Stärken erhältlich ist, werden 7, 14 oder 21 mg Nikotin pro 24 h an den Körper abgegeben. Dabei enthalten die Pflaster je nach Flächengröße (7, 15 oder 22 cm²) aufgrund einer speziellen galenischen Zubereitung – Art der Membran, die das Nikotin für den transkutanen Transport freigibt – 36, 78 oder 114 mg Nikotin. Eine besondere galenische Eigenheit ist, dass diese Pflaster in den ersten Stunden eine größere Menge Nikotin freigeben als in den späteren. In den ersten beiden Stunden nach Auftragen der Pflaster konnten Unterschiede bezüglich des gewählten Hautareals beobachtet werden (Brustkorb > Bein > Rücken > Glutealregion). Diese unterschiedliche Nikotinaufnahme ist allerdings ohne klinische Relevanz.

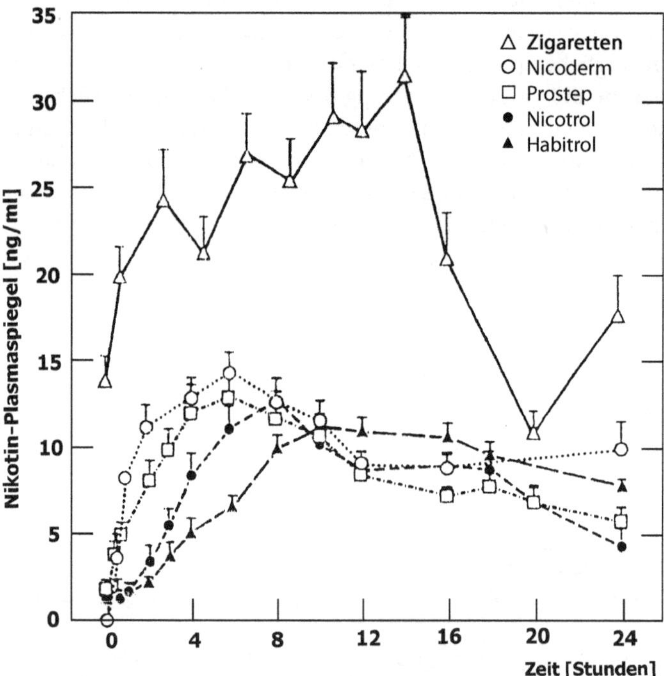

Abb. 13.3. Unterschiedliche Nikotinplasmaspiegel nach dem stündlichen Rauchen einer Zigarette und nach Auftragen von vier verschiedenen transdermalen Nikotinpflastern [255]

Nikotin erreicht 4 Stunden nach einmaliger Gabe sein Maximum und hält ein Plateau über 16–24 Stunden. Unter Steady-State-Bedingungen wird das Alkaloid in Abhängigkeit von der Pflasterstärke freigesetzt, wobei maximale Plasmaspiegel 2–3 Stunden post applicationem auftraten. Zwischen den Werten der Plasmaspiegel-Zeit-Kurve („area under the curve", AUC) und den Verläufen der mittleren Plasmaspiegel waren signifikante Unterschiede zu beobachten. In gesonderten Untersuchungen wurde ausgeschlossen, dass Nikotin während seiner transdermalen Passage inaktiviert (metabolisiert) wird. Unter In-vitro-Bedingungen dagegen war bei sechstägiger Inkubation ein geringfügiger Abbau zum analogen N-Oxid bzw. zur N-Methyl-Verbindung nachzuweisen [38, 39]. Insgesamt wird der Abbau des Nikotins zu Cotinin bei der transdermalen Passage als geringfügig eingeschätzt.

Die Nikotinfreigabe aus Pflastern wurde zusätzlich unter dem Aspekt des Geschlechterunterschieds und des Alters sowie bei Adipösen untersucht. Während die beiden ersten Kriterien ausgeschlossen werden konnten, bestand eine sichere Abhängigkeit vom Körpergewicht. Die AUC-Werte nahmen mit zunehmendem Körpergewicht ab [40]. Es war aber gleichgültig, ob die Pflaster auf den Oberarm oder Oberkörper geklebt wurden. Therapeutische Konsequenzen ergaben sich aus diesen Untersuchungen nicht.

Durch das zusätzliche Zigarettenrauchen werden die Nikotinplasmaspiegel erhöht (Abb. 13.4). Naturgemäß unterliegt die Nikotinaufnahme aus der Zigarette

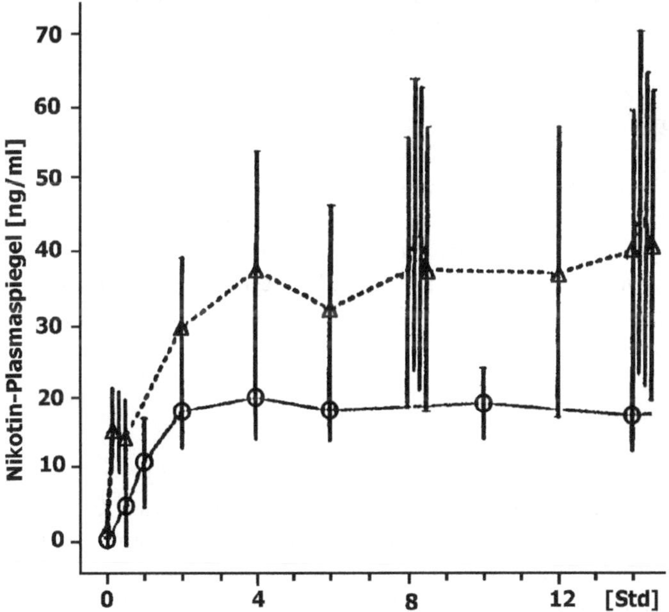

Abb. 13.4. Mittlerer Nikotinplasmaspiegel nach einer vorausgegangenen zweitägigen Pflasterbehandlung mit einem 21-mg-Nikotinpflaster ohne (○) und mit zusätzlichem Zigarettenkonsum im 30-min-Abstand (Δ) (n = 14). Die *vertikalen Linien* stellen die Standardabweichungen vom Mittelwert dar [42]

zahlreichen bereits besprochenen Einflussfaktoren. In einer Studie wurde der Raucher aufgefordert, im Abstand von 30 Minuten jeweils eine Zigarette über eine Untersuchungszeit von 15 Stunden zu rauchen [41, 42]. Die mittleren Nikotinspiegel waren zu allen Zeiten nahezu verdoppelt. Im Mittel wurden Konzentrationen von annähernd 40 ng/ml (Tag 3) bzw. 50 ng/ml (Tag 7) bei der Kombination Pflaster plus Rauchen erreicht, während bei der Option Rauchen ad libitum diese sehr viel niedriger lagen (< 30 ng/ml). Die Unterschiede der gemessenen Nikotinplasmaspiegel sind allerdings für die Praxis von untergeordneter Bedeutung, da der Raucher die Zahl der täglich gerauchten Zigaretten von äußeren Gegebenheiten abhängig macht. Außerdem verringert sich erfahrungsgemäß der Zigarettenkonsum bei gleichzeitiger Anwendung von Nikotinpräparaten, da die gewohnten Nikotinspiegel bereits mit dem Rauchen weniger Zigaretten erreicht werden.

13.2.1.3 Sublingualtablette

Die Sublingualtablette ist vor allem für entwöhnungswillige Raucher gedacht, die mit dem Kaugummi nicht zurechtkommen. Dazu gibt es bisher zwei Studien, von denen eine publiziert wurde [43]. Aus der Tablette mit 2 mg Nikotin werden etwa 50% über die Schleimhaut aufgenommen, jedoch sollte die Tablette unter der Zunge belassen werden. Die Profile der Nikotinplasmaspiegel unter der 2-mg-Tablette und dem 2-mg-Kaugummi waren vergleichbar gut, wobei die Resorption aus der 2-mg-Tablette bei höheren Dosen (2–3 Tabletten) allerdings nicht mehr linear war [44].

13.2.1.4 Nasalspray

Der Nasalspray ist die Applikationsform mit der schnellsten Anflutung des Wirkstoffs über die Nasenschleimhaut und das Craving kann besser als mit Kaugummi beherrscht werden. Die vorliegenden Studien [45–47] und eine Studie zur kombinierten Anwendung von Nasalspray und Pflaster [27] belegen eine hohe Wirksamkeit (s. Tabelle 13.1). Allerdings treten bei dieser Darreichungsform gehäuft unerwünschte Wirkungen auf.

13.2.1.5 Inhaler

Der Inhaler besteht aus einer Patrone mit einem mit Nikotin präparierten Kunststoffeinsatz, aus dem durch ein Mundstück Nikotin inhaliert wird. Jede Patrone enthält 10 mg Wirkstoff. Durch Ansaugen von Luft durch ein Mundstück wird gasförmiges Nikotin aus der Patrone eingeatmet. Unter Raumtemperaturbedingungen werden durch einen Zug 13 μg Nikotin freigesetzt [48]. Insgesamt können annähernd 4 mg innerhalb von 20 Minuten aufgenommen werden, wobei der systemischen Zirkulation maximal 50% zur Verfügung stehen und die Art der Inhalationstechnik (bukkal oder pulmonal) für die Dosis und den erreichten Steady-State-Plasmaspiegel von marginalem Interesse ist. Der 20-minütige Gebrauch des Inhalers führt bei pulmonaler Aufnahme („Lungenzug“) nicht zu einer höheren Bioverfügbarkeit als die bukkale Inhalation („Paffen“). Damit werden mit dem Inhaler annähernd 30% des Nikotinplasmaspiegels eines Zigarettenrauchers erreicht [49, 50]. Einzelheiten zur Effektivität des Inhalers bei der Raucherentwöhnung sind in Tabelle 13.2 aufgeführt.

13.2.1.6 Pastille

Da die Anflutung von Nikotin aus Kaugummi bei auftretendem Craving als nicht ausreichend schnell beurteilt wurde, kam es zur Entwicklung der 2-mg und 4-mg-Pastille [51]. Wenn auch die Anflutung nur marginal verbessert wurde, so ergaben sich für beide Lutschtabletten 25 bzw. 27% höhere AUC-Werte [52]. Zeitlich versetzt soll eine Lutschtablette zu Beginn des Rauchstopps 1- bis 2-stündlich (1.–6. Woche), 2- bis 4-stündlich (7.–9. Woche), alle 4–8 Stunden (10.–12. Woche) und ggf. ein- bis zweimal pro Tag (13.–24. Woche) gelutscht werden, wenn das Rauchverlangen immer noch besteht [52]. In einer an 1818 Teilnehmern durchgeführten multinationalen Studie wurden beide Formen mit einer Placebogruppe verglichen, wobei die beiden Stärken der Pastille nach dem Ausmaß der Nikotinabhängigkeit (Fagerström-Test) eingesetzt wurden. Die 28-Tage-Abstinenz nach sechs Wochen war dosisabhängig (29% Placebo vs. 46,0% 2-mg- bzw. 48,7% 4-mg-Pastille; OR 2,10; 95% CI 1,59–2,79 bzw. OR 3,69; 95% CI 2,74–4,96; $p < 0{,}001$) [53]. Auch nach sechs Monaten zeigte sich der positive Effekt: Die Erfolgsquote war mit der 2-mg-Pastille gegenüber der Placebogruppe 2,14-fach, die mit der 4-mg-Pastille 2,69-fach erhöht; $p < 0{,}0003$ bzw. $p < 0{,}0001$).

Dabei hängt der Therapieerfolg entscheidend von der Compliance der Exraucher im Umgang mit den empfohlenen Dosen ab [6, 53].

Tabelle 13.2. Studienergebnisse zum Inhaler für die Nikotinentwöhnungsbehandlung

Therapiedauer	Studienteilnehmer [n]	Parameter	Effektivität Verum vs. Placebo [%]	Studie
3 Monate ad libitum	222	CO, Cotinin	21 vs. 6 (6 Monate)	[48]
6 Monate	286	CO	15 vs. 5 (1 Jahr)	[251]
6 Monate	223	CO, Cotinin	13 vs. 8 (1 Jahr)	[77]
6 Monate ad libitum	247	CO, Cotinin	35 vs. 22 (1 Jahr)	[79]
4 Monate	400	CO	9,5 vs. 3 (2 Jahre)	[252]
12 Wochen (kombiniert mit Pflaster)	30	Cotinin	30 (12 Wochen)[a]	[253]

[a] Ohne Placebogruppe; *CO* Kohlenmonoxid.

13.2.2 Behandlung und Dosierung

Die Behandlung mit Nikotinpräparaten kann über 2–3 Monate erfolgen. Pflaster geben bis zu 0,9 mg Nikotin pro Stunde über die Haut ab. Ob zu einem späteren Zeitpunkt der Behandlung auch Pflaster mit geringeren Stärken (0,6 bzw. 0,3 mg Nikotin/h) genutzt werden, ist optional. Bis zu 16 Kaugummis à 4 mg Nikotin können pro Tag genommen werden. Die erfolgreiche und für den Exraucher weitgehend symptomlose Anwendung von Nikotinkaugummis hängt vom langsamen Gebrauch über 30 Minuten ab, indem der Anwender ein- bis zweimal im Backenzahnbereich darauf kaut, dann 30 Sekunden wartet und anschließend auf der anderen Wangenseite das Gleiche wiederholt. Bei schnellem Kauen wird soviel Nikotin binnen weniger Minuten freigesetzt, dass Übelkeit, Speichelfluss, Würgreiz und Sodbrennen auftreten können. Anstelle des Kaugummis kann künftig auch eine Sublingualtablette eingesetzt werden, was für Zahnprothesenträger von besonderem Vorteil sein dürfte. Der Nasalspray setzt pro Hub 0,5 mg Nikotin frei. Die Dosierungsempfehlung sieht pro Dosis je einen Hub pro Nasenloch (entspricht 1 mg Nikotin) und 2, maximal 3 Dosen pro Stunde vor.

Der Arzt muss abschätzen, inwieweit sich das Craving nach dem Rauchstopp mit der Zeit verringert, um die Ersatzbehandlung nicht zu zeitig abzusetzen oder die Nikotinzufuhr zu schnell zu reduzieren. Wie aus Abb. 13.2 zu ersehen ist, erreicht kein Nikotinpräparat die mit dem Zigarettenrauchen erzielten Plasmaspiegel und auch die Freisetzung des Nikotins erfolgt verzögerter [54], am schnellsten noch aus dem Nasalspray. Damit wird verständlich, dass sich die täglich verabreichten Nikotindosen nach dem Grad der Abhängigkeit und der Anzahl der zuvor täglich gerauchten Zigaretten richten müssen (Tabelle 13.3). Die Wirksamkeit der verschiedenen Präparate ist in Abb. 13.1 nach Literaturangaben zusammengestellt, wobei ein sechsmonatiger Rauchstopp als Erfolgskriterium angesetzt wurde.

Das geeignete Instrument für die Raucherentwöhnung des abhängigen Rauchers ist die Nikotinbehandlung. Die Effektivität wird auf das 2- bis -3-Fache gesteigert, wenn die Raucher zur Entwöhnung bereit sind. Pflaster sind zwar leichter als Kaugummi oder Nasalspray zu handhaben, können jedoch in geringerem Maße als insbesondere der Nasalspray das Craving unterdrücken. Obwohl nur wenige Studien zur kombinierten Anwendung von zwei verschiedenen Nikotinapplikationsformen vorliegen, ist die Unterdrückung des plötzlich aufkommenden Rauchverlangens bei zahlreichen entwöhnungswilligen (dissonanten) Rauchern der entscheidende Punkt für das Versagen bei der einmal begonnenen Entwöhnungsbehandlung. Die ärztliche Anleitung spielt während einer Entwöhnung eine bedeutende Rolle [21].

Die Erfahrungen des Autors bei der Behandlung von mehreren Hundert Rauchern sind in einer Übersicht zusammengefasst (s. Tabelle 13.3). Dabei kann kein starres Schema angegeben werden, weil sich der Grad der Abhängigkeit zwar erfassen lässt, aber durch die Persönlichkeitsstruktur des/r Patienten/in einschließlich seines/ihres eigenen Willens so determiniert wird, dass der Therapeut immer wieder mit Überraschungen zu rechnen hat.

Tabelle 13.3. Stufenweises Vorgehen für die Raucherentwöhnung mit Nikotinpräparaten (Pflaster mit einer transdermalen Freisetzung von 1,5 mg/h, Kaugummis à 4 mg, Nasalspray zu 0,5 mg, Hub und Sublingualtabletten à 2 mg Nikotin). Das Ausmaß der Abhängigkeit wurde in vier Stufen eingeteilt [1]

Abhängigkeit	Diagnostische Kriterien	Therapeutisches Vorgehen (Tagesdosen)
Stufe 1 gering	FTND 1–2, 5–10 cpd, 10–15 ppm CO	Ärztliches Gespräch mit Aufklärung des Rauchers über die gesundheitlichen Schäden des Rauchens und die eigene Situation aufgrund des individuellen Befundes[a], bedarfsweise bei starkem Zigarettenwunsch 1 Nikotinkaugummi
Stufe 2 mäßig	FTND ≤3, < 15 cpd, 10–20 ppm CO	Anfangs bis zu 12 Kaugummis oder 1 Pflaster, nur in den ersten Behandlungstagen zusätzlich einige Kaugummis; Behandlung je nach Befinden des Exrauchers über 2–3 Wochen fortsetzen, dann angepasste Dosisreduktion
Stufe 3 stark	FTND ≥5, 15–25 cpd, 15–35 ppm CO	1 Pflaster plus 6–12 Kaugummis je nach Rauchverlangen oder Nasalspray (1 Hub je Nasenloch bei jedem Rauchverlangen; maximal zwei Applikationen stündlich); Behandlung über 3–6 Wochen fortführen, dann angepasste Dosisreduktion; Versorgung des Exrauchers mit einem Präparat (Kaugummi oder Nasalspray) bei deutlichem Rauchverlangen für die darauffolgenden Monate
Stufe 4 sehr stark	FTND[b] ≥7, >25–40 cpd, >30–45 ppm CO[c]	1 Pflaster plus 10–12 Kaugummis[d] plus Nasalspray (1 Hub je Nasenloch) bedarfsweise, bis das Rauchverlangen nachlässt; Behandlung über 2–4 Wochen fortführen, dann Wegnahme eines Nikotinpräparates (Kaugummi), später Halbierung der über das Pflaster verabreichten Dosis, Nasalspray für Craving bis zu einem halben Jahr belassen (wird an verschiedenen Tagen überhaupt nicht benötigt)

[a] Diese Gespräche sind auch in den höheren Stufen obligat.

[b] Eine innere Korrelation zwischen dem FTDN und den CO-Werten ist nicht belegt. Vielmehr sind beide Werte nur grob miteinander verbunden.

[c] Die gemessenen CO-Werte werden durch den Zeitpunkt des Rauchens beeinflusst. Ein zeitlicher Abstand von 30 min nach der letzten Zigaretten ist bis zur Messung einzuhalten!

[d] Anstelle des Kaugummis mit 4 mg kann auch die Sublingualtablette mit 2 mg Nikotin eingesetzt werden.

FTND Fagerström-Test, *CO* Kohlenmonoxidkonzentration, *cpd* Zigaretten pro Tag.

Die zusätzliche Gabe von Nikotinpflastern während einer Entwöhnungsbehandlung führte zumindest bis zu 6 Monaten zu einer erhöhten Erfolgsquote (22,4 vs. 19,6%; $p=0{,}36$), während nach 18 Monaten dieser Effekt ins Gegenteil verkehrt wurde [55].

Wenn das Behandlungsziel ein absoluter Rauchstopp ist, muss der Patient eindringlich darauf hingewiesen werden, während der Einnahme von Nikotinpräparaten das Rauchen vollständig einzustellen. Beim reduzierten Rauchen („harm reduction"), sollte die Zahl der verrauchten Zigaretten 10/Tag nicht überschreiten. In diesem Falle wird die Nikotinbehandlung daran ausgerichtet.

Einer mehrfach gestellten Frage, ob Frauen im gleichen Maße wie Männer von der Nikotinbehandlung profitieren, wurde in einer Metaanalyse nachgegangen [56]. Dabei ist zunächst eindeutig zu antworten, dass sowohl Männer als auch Frauen mit dieser Therapieform erfolgreich behandelt werden können. Allerdings nimmt die Effektivität der Entwöhnung mit der Länge der Studie ab (3 vs. 6 vs. 12 Monate). Männer profitierten in länger ausgelegten Studien mehr als Frauen. Ob dabei auch Unterschiede im Nikotinabbau eine Rolle spielen, wurde bisher nicht eindeutig belegt.

Wenn auch des Öfteren behauptet wird, der Erfolg eines Rauchstopps könne jahrelang anhalten, muss das als sehr optimistisch beurteilt werden, weil nur selten Erfolgsquoten über Jahre gemessen wurden. Eine randomisierte, kontrollierte Doppelblindstudie, die von Allgemeinmedizinern in Oxfordshire an 1686 Rauchern (≥15 cpd) mit Nikotinpflastern durchgeführt wurde, wies eine hohe Effektivität auf: 1472 Teilnehmer schafften den Rauchstopp [57, 58]. In einer anderen Studie waren nach acht Jahren von 153 Exrauchern noch 83 abstinent [59].

Durch einen erneuten Rauchbeginn halten sich die für Maßnahmen zur Rückfallprophylaxe auflaufenden Kosten mit den fiktiven Ausgaben für verlorene Lebensjahre die Waage [60].

13.2.3 „Harm reduction"

Bisher vorliegenden Studien zufolge kann die Gabe von Nikotinpräparaten die Zahl der täglich gerauchten Zigaretten über längere Zeiträume unter 50% senken, wenn die Punktprävalenz als Kriterium herangezogen wird (OR 1,80; 95% CI 1,41–1,28). Darüber hinaus wurde beobachtet, dass sich ein Teil der Raucher durch die NRT zu einem vollständigen Rauchstopp entschloss (OR 1,62; 95% CI 1,06–2,49) [61].

13.2.4 Wahl des Nikotinpräparates

Der Entwöhnungswillige sollte zur Wahl des Nikotinpräparates vom Arzt beraten werden, wobei auch gewisse pharmakokinetische Überlegungen anzustellen sind. Sicher ist, dass das Pflaster zwar für eine längerfristige Behandlung geeignet ist, jedoch für die Unterdrückung des Cravings nicht ausreicht. Dafür sind schneller anflutende Nikotinpräparate wie Kaugummi oder Nasalspray erforderlich. Wurde dem Entwöhnungswilligen die Wahl des Präparates freigestellt, entschieden sich überraschenderweise 49% für den Inhaler, 24% für den 4-mg-Kaugummi, je 10% für den 2-mg-Kaugummi oder die 2-mg-Tablette und nur 7% für den Nasalspray [62]. Auch unter verschiedenen Belastungssituationen wurde der Inhaler bevorzugt, der eigentlich eine psychologisch „falsche“ Darreichungsform darstellt, weil der Raucher damit seine „Tätigkeit“ fortsetzt und nicht vom „Ziehen“ und „Suckeln“ loskommt.

13.2.5 Unerwünschte Wirkungen

Durch Kaugummi treten vor allem Schluckauf, gastrointestinale Störungen, Schmerzen im Kiefer- sowie Störungen im Mundbereich auf [63, 64]. Unter den Pflastern kommt es bei 54% der Anwender zu moderaten Irritationen im Hautbereich [63]. Der Inhaler verursacht Irritationen an Nase und Mund, wie beispielsweise Husten sowie Brennen im Rachen und Hals [65]. Nasalspray löst vor allem eine laufende Nase und einen Niesreflex aus. Die Sublingualtabletten können Schluckauf, brennende und schmerzende Mundeffekte, Sodbrennen, Husten, trockene Lippen und Ulzera in der Mundhöhle erzeugen [66].

Eine Metaanalyse an über 9000 Patienten belegt, dass kardiale Nebenwirkungen bei der Anwendung von Nikotinpflastern extrem selten auftreten [67], sodass Einigkeit über die Unbedenklichkeit bei Patienten mit kardialer Anamnese besteht [68, 69]. Angina-pectoris-Beschwerden wurden bei 16% der mit Nikotin Behandelten ebenso wie in der Placebogruppe registriert [70]. Auch in anderen Studien vertrugen Patienten mit koronarer Herzkrankheit die Nikotinpflaster gut, wobei pektanginöse Anfälle oder andere Herzsensationen nicht zunahmen (17 von 741 Teilnehmern) [71]. Die US Food and Drug Administration (FDA) analysierte diese Fälle und kam zu dem Schluss, dass Nikotinpräparate das Risiko für das gehäufte Auftreten von Myokardinfarkten nicht steigern [71, 72]. Auch nachfolgende klinische Studien bestätigten, dass KHK-Patienten die Nikotinpräparate gut vertragen, zumal es bei dieser Population nicht zum vermehrten Auftreten von pektanginösen Anfällen oder anderen kardiovaskulären Ereignissen kam [73].

In Studien mit Nikotinpflastern schieden 1,83% der Teilnehmer in den Verumgruppen und 1,19% in den Placebogruppen wegen unerwünschter Wirkungen aus (Tabelle 13.4). Teilnehmer aus beiden Gruppen (0,8%) beendeten die Behandlung während der ersten Woche wegen Übelkeit, Erbrechen, Schwindel, Kopfschmerz, Schlaflosigkeit und/oder allgemeinen Unwohlseins – Symptome, die beim Nikotinentzug auftreten oder den toxischen Eigenschaften des Nikotins zuzuschreiben sind [32, 57, 68, 74]. Das Brennen auf der Haut oder leichte Irritationen sind noch die häufigsten Nebenwirkungen [67]. Schlafstörungen können ebenfalls während der Applikation von 24-Stunden-Pflastern auftreten (24% gegenüber 7% in der Placebogruppe) [75]. Die Anwendung von Nikotinpflastern beeinflusste eine gleichzeitige körperliche Bewegung bzw. Belastung nicht [71, 72].

Selbstverständlich können bei unsachgemäßem Gebrauch Zeichen einer Überdosierung bzw. der Intoxikation auftreten (z. B. durch das Kauen mehrerer Kau-

Tabelle 13.4. Unerwünschte Wirkungen unter einer Nikotinersatztherapie

Applikationsform	Unerwünschte Wirkungen	Häufigkeit [%]
Pflaster[a]	*Lokale Reaktionen:* lokale Reaktionen, insbesondere Hautrötungen (7,3%), Kontaktekzeme (2,3%), Hautjucken, Brennen auf der Haut	>1
	ZNS: Übelkeit (3,5%), anormale Träume (3,2%), Schlaflosigkeit[b] (3,0%), Schwindel (2,9%), Kopfschmerz[b] (2,7%)	>1
	Kardiovaskuläre Reaktionen: Myokardinfarkt (35-mal) Brustschmerzen (9-mal), Hirndurchblutungsstörungen (8-mal), Bluthochdruck (5-mal), Tachykardie (4-mal), Angina pectoris (3-mal), Herzstillstand (3-mal)	< 0,01
	Allergische Reaktionen (6-mal), schwere Lokalreaktionen bzw. mögliche systemische Überempfindlichkeitsreaktionen (9-mal)	< 0,01
	ZNS: Schwindel (7-mal), Verwirrung (6-mal), Erbrechen (6-mal), Krämpfe (5-mal)	< 0,01
	Sonstige: Suizid (einmal[c])	< 0,01
Kaugummi	*Lokale Reaktionen:* Entzündungen im Schleimhautbereichs des Mundes	>1
	ZNS: Kopfschmerz, Schwindel und Schlafstörungen	>1
	Gastrointestinal: Schluckauf	>1
	Herzklopfen, Gingivablutungen	>0,1
Nasalspray	*Lokale Reaktionen:* Rhinitis, Nasenbluten, tränende Augen	>1
Inhaler	Husten und Irritationen im Mund-Rachen-Bereich (bis zu 40%), evtl. als Folge zu kräftiger Inhalation in den ersten Tagen und Wochen	>1
	Kopfschmerz, gastrointestinale Sensationen (Aufstoßen, Übelkeit, Erbrechen), Entzündungen im Mund- und Rachenbereich, Schwellung der Nasenschleimhaut	>1
	Palpitationen	>0,1
	Vorhofflimmern	< 0,1

[a] Aus einer Dreijahresstudie an über 3800 Anwendern entnommen (nur teilweise von Ärzten berichtet).

[b] Ein Bericht pro Million verkaufter Pflaster.

[c] Mit einem stark erhöhten Nikotinplasmaspiegel.

gummis gleichzeitig oder durch die Kombination von Kaugummi plus Zigaretten). Im Falle einer solchen Überdosierung führen allerdings die ersten Symptome – Schwindel und Übelkeit – in der Regel zu einem Abbruch der weiteren Nikotinzufuhr. Auch Zeichen des Nikotinentzugs können als unerwünschte Wirkungen fehlgedeutet werden (s. Tabelle 13.4).

Bei der Anwendung von Nasalspray stehen kurzfristig lokal irritierende Reaktionen (Niesreflex, laufende Nase, Tränen der Augen, Beißen im Rachen, Nasenbluten), Kribbeln im Kopf und Kopfschmerzen im Vordergrund. Diese Symptome treten innerhalb der ersten Tage nach Beginn der Anwendung auf (s. Tabelle 13.4). Obwohl 90% der Nutzer anfangs an laufender Nase und anderen nasalen Irritationen leiden, gewöhnen sie sich innerhalb von wenigen Tagen an den für wenige Wochen zu nutzenden Spray, weil er am schnellsten die Craving-Effekte zu beheben vermag [47, 76, 77]. Auch in der mitgeführten Placebogruppe traten nasale Irritationen auf, die sowohl hier als auch in der Verumgruppe innerhalb von einer Woche weitgehend abklangen [78]. Bei 15–20% der Anwender wurden nach Therapiebeginn Kopfschmerz und Schwindel beobachtet [47, 76, 77], diese Symptome gingen allerdings innerhalb von drei Wochen deutlich (auf < 10%) zurück. Schwere kardiovaskuläre Reaktionen traten unter dem Nasalspray nicht auf.

Der Inhaler führt vor allem lokal innerhalb der ersten Tage zu Schleimhautirritationen, die allerdings dann weitgehend zurückgehen. Am häufigsten wurden noch Husten sowie Irritationen im Mund-Rachen-Bereich nachgewiesen [48, 77, 79]. In klinischen Studien traten bei Inhaleranwendern verglichen mit einer Placebogruppe vermehrt Kopfschmerzen (26 vs. 20%), Magensymptome (14 vs. 8%) und Übelkeit (10 vs. 7%) auf.

Sublingualtabletten erzeugen Schluckauf, brennende Sensationen auf der Mundschleimhaut, einen wunden Rachen, Husten, trockene Lippen und geschwürige Veränderungen am Mund [66, 80]. Diese Symptome sind vor allem zu Behandlungsbeginn zu beobachten und verschwinden weitgehend bei fortgesetzter Anwendung. Selbst die 6-monatige Anwendung von Sublingualtabletten schädigt die Mundschleimhaut nicht und zerstört auch nicht die Mundflora [66].

In einer 2002 durchgeführten Studie [53] berichteten 61,8% der Teilnehmer innerhalb von 6 Monaten nach Beginn der Nikotinbehandlung mit Pastillen über unerwünschte Wirkungen. Bei 17% der Entwöhnungswilligen kam es zu Nebenwirkungen wie Kopfschmerz, Durchfall, Flatulenz, Schluckauf, Übelkeit, Husten und Sodbrennen. Ausgedehntere Untersuchungen sind notwendig, um detaillierte Informationen über die Häufigkeit der unerwünschten Wirkungen zu erhalten [52].

13.2.6 Entzugserscheinungen

Entzugserscheinungen sind individuell unterschiedlich stark ausgeprägt und können mehrere Wochen bis Monate anhalten. Zahlreiche Exraucher sind wie Alkoholiker stark gefährdet, rückfällig zu werden, weil geringste Anlässe (Besuch einer Gaststätte in Verbindung mit Alkoholgenuss, Zusammentreffen mit Rauchern, Belastungssituationen) der Ausgangspunkt für eine erneute „Raucherkarriere“ sein können. Vielen fehlt aber „nur“ die manuelle Beschäftigung rund um das Zigarettenrauchen. Häufig werden die Entzugserscheinungen als unerwünschte Wirkungen der Nikotinpräparate fehlgedeutet (s. Tabelle 13.4), insbesondere wenn es sich um psychische Symptome handelt.

Sehr selten kommt es auch im Rahmen einer Entwöhnungsbehandlung mit Nikotinpräparaten zu einer Abhängigkeitsreaktion. In diesen Fällen sind die Exraucher auf die Nikotinpräparate (Nasalspray mehr als Kaugummi) fixiert und verwenden diese dann monatelang weiter.

13.2.7 Wechselwirkungen während des Rauchstopps

Es gibt keine systematischen Untersuchungen zu Wechselwirkungen zwischen Nikotin und anderen gleichzeitig verabreichten Arzneimitteln. Die metabolischen Prozesse in der Leber werden vor allem durch die Abbrandprodukte des Tabaks und nicht durch Nikotin stimuliert. Tabakrauch induziert die Enzyme CYP1A1, CYP1A2 sowie möglicherweise CYP2E1 [81]. Daher werden bei Rauchern verschiedene Arzneimittel beschleunigt abgebaut, was andererseits beim Rauchstopp zur Wirksamkeitssteigerung der betroffenen Arzneimittel auf der Basis eines nunmehr verzögerten Abbaus führen kann [82]. Die so auftretenden „Überdosierungen“ wurden für Theophyllin, Imipramin, Haloperidol, Tacrin, Koffein, Phenacetin, Phenylbutazon, Estradiol und Pentazocin beschrieben [81]. Auch die Aufnahme von subkutan injiziertem Insulin wird durch das Rauchen vermindert, sodass beim Raucher höhere Dosen injiziert werden müssen. Nach dem Rauchstopp wird dieser Prozess ins Gegenteil verkehrt (Reduzierung der Insulindosis). Ebenso können wegen der vermehrten Ausschüttung von Katecholaminen die bei Rauchern erforderlichen erhöhten Dosen von β-Rezeptorenblockern nach dem Rauchstopp eine Dosisreduktion erforderlich machen. Clozapin, ein in der Psychiatrie genutztes Neuroleptikum, verzögert den Abbau von Nikotin, wie anhand von erhöhten Cotininplasmaspiegeln nachzuweisen war [83].

13.2.8 Kontraindikationen für die Anwendung von Nikotinpräparaten

Aufgrund der teilweise falschen Vorstellungen von den Wirkungen des Nikotins auf das Herz-Kreislauf-System wurden in den Fachinformationen zahlreiche Kontraindikationen angegeben und Warnhinweise ausgesprochen, die einer Revision bedürfen. Dabei wird häufig die Wirkung von Nikotin mit der des gesamten Tabakrauchgemischs verwechselt. Beispielsweise sind die bekannten vasokonstriktorischen Effekte des Rauchs weniger dem Nikotin selbst, sondern eher anderen Tabakrauchprodukten zuzuschreiben [84]. Das trifft natürlich auch für Anwendungen während der Schwangerschaft zu [85]. Es ist auf jeden Fall gesünder Nikotin in Form von Pflastern zuzuführen als in Form von Tabakrauch. Ansonsten wurden als Kontraindikationen genannt: frischer Myokardinfarkt, Herzrhythmusstörungen, kürzlich erfolgter apoplektischer Insult, instabile Angina pectoris, chronisch-generalisierte Hauterkrankungen (Psoriasis, chronische Dermatitiden, Urtikaria). Als relative Kontraindikationen gelten bisher die stabile Angina pectoris, hochgradige Hypertonie, zerebrovaskuläre Erkrankungen, Vasospasmen, schwere Herzinsuffizienz, Hyperthyreoidie, insulinabhängiger Diabetes mellitus, akute Magen-Darm-Ulzerationen sowie schwere Hautirritationen. Für den Kaugummi kommen hinzu: Entzündungen im Mund-Rachen-Ösophagus-Bereich, Nieren- und Leberschäden sowie Fructoseintoleranz. Für den Nasalspray sind Nasenbluten und chronische Nasenerkrankungen zu nennen.

Nikotinpräparate können während der Schwangerschaft und der Stillzeit angewendet werden, insbesondere wird der Nasalspray bei der Gefahr des Weiterrauchens während der Schwangerschaft empfohlen [86, 87]. Allerdings gehen von einer 2006 veröffentlichten Studie aus Dänemark warnende Hinweise aus (s. Abschn. 14.3) [88].

13.2.9 Nikotinpräparate als Kombination mit anderen Stoffen

Bekanntlich werden Nikotinpräparate auch in Kombination mit anderen Wirkstoffen verwendet (z. B. mit Mecamylamin, Bupropion), was zu einer Effektivitätssteigerung führt. In einer über 12 Wochen geführten Pilotstudie wurde Nikotin auch mit zwei am Parasympathikus angreifenden Stoffen kombiniert, mit Ipratropium (1 µg) und dem für die Reaktivierung der Acetylcholinesterase bei Organophosphatvergiftungen bekannten Pralidoxim (5 mg) [89]. Die Kombination wurde als ProBAN vorgestellt. Nach 12 Wochen ergab sich eine Erfolgsquote von 23% in der Verum- und von 13% in der Kontrollgruppe (OR 2,0; 95% CI 0,6–6,7), was nahezu eine Verdoppelung des Erfolgs bedeutet. Allerdings lässt die geringe Anzahl der Studienteilnehmer (n = 107) noch keine endgültige Aussage zur Effektivität zu.

Die Frage des gleichzeitigen Kaffeegenusses mit dem Zigarettenrauchen wurde mehrfach diskutiert, jedoch nie exakt beantwortet. Mehrere zu diesem Thema erschienene Arbeiten belegen, dass die Menge des Kaffees keinen Einfluss auf den Erfolg des Rauchstopps hat [90]. Ebenso gibt es keine gesicherten Parallelen zwischen der Nikotinabhängigkeit und dem Ausmaß des Kaffeegenusses, sodass beim Rauchstopp darauf auch keine Rücksicht genommen werden muss [91].

13.2.10 Nikotinpräparate als OTC-Produkte

In einigen Ländern der Europäischen Union werden verschiedene Nikotinpräparate als OTC-Produkte („over the counter", nicht verschreibungspflichtig) vertrieben, so z. B. in Deutschland Kaugummi und Pflaster. Die derzeitigen gesetzlichen Regelungen erschweren den Erwerb von Nikotinpräparaten wegen der „Gefahr" einer sich ausbildenden Abhängigkeit, während beim Tabaknikotin diese Bedenken überhaupt nicht bestehen. Dabei ist zu bedenken, dass der Raucher mit der Zigarette wesentlich größere Nikotinmengen inkorporiert und damit auch höhere Plasmaspiegel erzeugt als mit Nikotinpräparaten (s. Abb. 13.2, 13.3). Vor dem Hintergrund, dass es bei rauchenden Kindern, schwangeren Frauen und Patienten mit Erkrankungen des Herz-Kreislauf-Systems oder Respirationstraktes (z. B. COPD) durch die Einnahme von Nikotinpräparaten zu einer Risikominderung kommt, sollten diese Präparate für entwöhnungswillige Raucher jederzeit zur Verfügung stehen – entweder, um den Rauchstopp zu realisieren oder um zumindest den täglichen Zigarettenkonsum zu drosseln (< 10 cpd als „Minimalziel"). Diese Forderung wird auch auf internationaler Ebene formuliert [8].

In den USA (Bundesstaat Massachusetts) ging aufgrund der Freistellung der Nikotinpräparate als OTC-Produkte die Nutzung von Nikotinpräparaten deutlich zurück, wobei sich die Einführung von Bupropion im Jahre 1997 nachteilig auf den US-Markt ausgewirkt haben könnte. Jedoch sind die Kosten für die Nikotinpräparate der entscheidende Faktor für den Rückgang ihrer Anwendung [92]. Derartige Trends gibt es inzwischen auch in anderen Ländern, ebenso sprechen Erfahrungen aus dem Raucherberatungszentrum Erfurt dafür [93]. In Kalifornien bewirkte die Einführung von OTC-Nikotinprodukten keinen Anstieg der erfolgreichen Aussteiger [94]. Eine weitere Erkenntnis aus einer dieser OTC-Studien, die der „harm reduction" galten, war, dass 28% der Teilnehmer das Rauchen vollständig aufgaben (n = 177/633) [95]. Zu weniger optimistisch stimmenden Ergebnissen kam eine Schweizer Studie, in der zwar auch eine Reduzierung des täglichen Zigarettenverbrauchs nach sechs Monaten beobachtet wurde (28% Verumgruppe vs. 27% Placebopflaster; p = 0,08) [96], wobei der größte Anteil der Wirksamkeit der Placebokomponente zuzuschreiben war. Dennoch belegt die Studie die Wirksamkeit des Vorgehens, wobei den Studienteilnehmern vor allem eine Informationsbroschüre zugestellt worden war und die ärztliche Beratung sich sehr in Grenzen gehalten hatte.

In einer großen Metaanalyse wurde die Wirkung verordneter Nikotinpräparate mit der von OTC-Präparaten (Pflaster oder Kaugummi) auf den Rauchstopp verglichen. Die Erfolgsquoten waren nach sechs Wochen bei den OTC-Produkten höher als bei den verordneten und zwar sowohl für Pflaster (OR 1,45; 95% CI 1,05–1,98) als auch für Kaugummi (OR 2,92; 95% CI 1,58–5,40). Die höheren Erfolgsquoten blieben auch über 6 Monate für das Pflaster (OR 3,63; 95% CI 1,74–7,61), nicht aber für den Kaugummi (1,37; 95% CI 0,73–2,58) bestehen. Unter den Kaugummi-Anwendern via OTC waren nach 6 Wochen 16,1% Exraucher (vs. 7,7% bei Verordnung) und nach 6 Monaten 8,4% (vs. 7,7%), während die Nutzer von Pflastern anfangs höhere Erfolgsquoten aufwiesen (19,0 vs. 16,0 nach 6 Wochen bzw. 9,2 vs. 3,0% nach 6 Monaten) [97]. Dabei diskutierten „Studiengegnern", dass bei solchen Studien die Verordnung nicht unter realistischen Bedingungen erfolgt. In der Tat verschreiben zahlreiche Ärzte ihren rauchenden Patienten Nikotinpräparate ohne die nötige Anleitung zur Handhabung. Dadurch sind gegenüber einer ausführlichen mehrmaligen ärztlichen Beratung geringere Erfolgsquoten vorprogrammiert [93]. Wurde die OTC-Abgabe in größeren Territorien implementiert, stieg die Erfolgsquote von aufhörwilligen Rauchern deutlich an. In den USA wurden so mit OTC-Produkten

Erfolgsquoten von immerhin 20% erreicht [98]. Die OTC-Methode führt zur Abnahme tabakrauchassoziierter Todesfällen sowie zu einer erhöhten Lebenserwartung [99, 100]. Weltweit gesehen würde der leichtere Zugang zu OTC-Produkten Rauchern helfen, die Hemmschwelle für den Versuch eines Rauchstopps zu überwinden, und damit auch gesundheitspolitische Vorteile bringen [101].

Eine im Jahre 2005 veröffentlichte Studie wies darauf hin, dass durch den freien Verkauf von Nikotinpräparaten (Pflaster oder Kaugummi) in den Jahren 1997–2000 eine größere Anzahl von Rauchern den Rauchstopp realisierten als in der vorangegangenen Zeitperiode (1993–1995) ohne OTC-Produkte: Während es zunächst 8,9% (n = 953) Raucher waren, stieg die Zahl in der zweiten Periode auf 16,2% (n = 1676) [102]. Insgesamt wurde die Erfolgsquote nach Auswertung verschiedener Studien auf im Mittel 7% veranschlagt [103]. Eine immer wieder gestellte Frage war die, ob höhere als bisher empfohlene Nikotindosen die Erfolgsquote insbesondere bei stark abhängigen Rauchern steigern würden. In einer bisher durchgeführten Studie [104] wurde ein geringer Zuwachs der Erfolgsquote beobachtet, jedoch bedarf die Sicherung dieses Befundes umfassender Studien.

Die Gefahr des unbegründeten Kaufs von Nikotinpräparaten nach der Freistellung aus der Rezeptpflicht ist in den USA unterblieben, wie eine umfassende Verkaufsanalyse auswies [105].

Die Einbeziehung einer Leitlinie der Agency for Healthcare Research and Quality (AHRQ) ergab eine deutliche Effektivitätssteigerung (16,4 vs. 5,8%; OR 3,3; 95% CI 1,9–5,6) für den Rauchstopp durch die OTC-Produkte [106].

13.2.11 Geschlechterunterschiede bei der Raucherentwöhnung

Die Frage, ob sich Männer leichter als Frauen entwöhnen lassen oder vice versa, wird nach wie vor kontrovers diskutiert. Dabei werden hauptsächlich Frauen größere Probleme bei der Entwöhnung zugeschrieben. Diesbezüglich gibt es auch Populationsstudien [107], flächendeckende Untersuchungen [108] sowie klinische Interventionen [109], die über größere Erfolge bei Männern berichteten. Auf der anderer Seite wurden Studien publiziert, die diese Hypothese nicht unterstützen konnten [110]. In einer Untersuchung an 381 Raucherinnen und Rauchern (≥15 cpd) wurden verschiedene Motivationsfaktoren für einen Rauchstopp geprüft. Während bei den Frauen ein geringeres Stresspotenzial den Erfolg begünstigte, waren es bei den Männern ein höherer Bildungsstand und die Anzahl der bereits absolvierten Rauchstoppversuche [111].

13.3 Bupropion

Das Aminoketon Bupropion oder Amfebutamon ist mit anderen Antidepressiva chemisch nicht verwandt [112]. Für die Raucherentwöhnung wird es in einer langsam freisetzenden Form verwendet.

13.3.1 Pharmakodynamik

Der eigentliche Wirkmechanismus von Bupropion bezüglich des Rauchstopps ist unbekannt. Es blockiert die Schmerzempfindung, motorische Effekte, die Hypothermie sowie das Krampfgeschehen in vitro und in Tierversuchen [113]. Bupropion hemmt oder aktiviert relativ selektiv auf nichtkompetitiver Ebene [113] unterschiedliche nikotinerge $\alpha_3\beta_2$-, $\alpha_4\beta_2$- und α_7-Acetylcholinrezeptoren im Nervensystem und in der Muskulatur [114]. Wahrscheinlich erzeugt es seine antidepressiven Effekte durch die neuronale Hemmung der Aufnahme von Dopamin und Noradrenalin sowie zu einem geringen Anteil von Serotonin [115], sodass es als ein Nikotinrezeptorantagonist wirkt [116–118]. Inwieweit die an einer Patientin beobachtete starke Hemmwirkung von Bupropion auf das Enzym CYP2D6 von klinischer Bedeutung sein wird, bleibt abzuwarten [119].

Einer Untersuchung zufolge kann Bupropion ebenso wie Amphetamin die Zahl der gerauchten Zigaretten in einer akuten Phase steigern [120], wobei seit langem bekannt ist, dass nicht nur unter Amphetamin, sondern auch unter Kokain und Koffein mehr Zigaretten geraucht werden. Unter Amphetamin schmecken Zigaretten „besser“ und das Rauchen bereitet „noch mehr Freude“ [121]. Ob diese auch zu Beginn der Bupropionbehandlung auftretende Wirkung mit der Beeinflussung von Dopamin- und Noradrenalinspiegeln zusammenhängt, bleibt vorerst offen [120]. Bupropion setzt aus menschlichem Myokard über einen indirekten sympathikomimetischen Effekt Katecholamine frei und wirkt damit positiv inotrop [122].

In einer bereits vor über 60 Jahren durchgeführten Studie gelang es, Raucher mit Amphetaminen zu entwöhnen [123]. Dieser Therapieansatz weist gewisse Parallelen zur Bupropionbehandlung auf. Ebenso wurde in einer im Jahre 2002 veröffentlichten Studie für Bupropion ein „nikotinähnlicher Effekt“ als Erklärung für dessen Wirkungen angenommen [118].

Die Abbauprodukte von Bupropion, Hydroxybupropion und Threohydrobupropion, sind in vitro und im Tiermodell aktiv. Beide können zu dem antidepressiven Effekt beitragen. Inzwischen ist bekannt, dass die 2S,3S-Form des Hydroxybupropion über 20-fach wirksamer ist als die 2S,3R-Form ($IC_{50} = 520$ vs. >10.000 nMol), wenn es um die Hemmung der Noradrenalin- und Dopaminaufnahme geht [124].

Hydroxybupropion wirkt möglicherweise über einen ausgeprägten noradrenergen Effekt nachhaltiger [125]. Bupropion hemmt weder die Aktivitäten der Monoaminoxidase (MAO) im Gehirn noch steigert es die Freisetzung von biogenen Aminen aus den Nervenendigungen. Sein Abhängigkeitspotenzial ist im Gegensatz zu dem von Amphetamin oder Dexamphetamin gering [126, 127], wobei einige wenige Fälle von Abhängigkeit unter Bupropion IR berichtet wurden. Bupropion bewirkt ein leichtes Gefühl von Euphorie und Medikamentenbegehrlichkeit, und ein geringer amphetaminähnlicher Effekt wurde bei Dosen von 400 mg beobachtet [128].

Bupropion beeinflusst weder die intrakardiale Erregungsleitung, die Kontraktilität und den peripheren Widerstand, noch erzeugt es orthostatische Blutdruckabfälle beim Menschen und im Tierversuch. Bei wenigen Patienten wurde die hypertone

Reaktionslage erheblich verstärkt. Bupropion wirkt nicht sedierend, die Wirkungen von Alkohol und Diazepam werden abgeschwächt. Eine Gewichtszunahme ist weniger ausgeprägt als bei einem unbehandelten Rauchstopp [129].

13.3.2 Pharmakokinetik

Drei Stunden nach Verabreichung werden maximale Bupropion-SR-Plasmaspiegel (C_{max}) von etwa 140 ng/ml erreicht [130]. Bupropion wird weitgehend zu Hydroxybupropion, Threo- and Erythrohydrobupropion abgebaut [130, 131]. Die Umwandlung zu Hydroxybupropion erfolgt in menschlichen Leberschnitten in vitro durch die Enzyme CYP1A2, CYP2A6, CYP2C9, CYP2E1 und CYP3A4, wobei die Isoform CYP2B6 am meisten involviert ist [128, 132]. Bei leberkranken Alkoholikern stiegen die Halbwertszeiten ($T_{½β}$) mit großen interindividuellen Differenzen auf das 1,5-Fache (21,1 vs. 32,2 h) an [133]. Einer Studie an 519 Patienten zufolge erreicht Bupropion SR (langsam freigesetztes Bupropion) gesicherte Dosis-Wirkung-Beziehungen zum Rauchstopp [134]. Dabei korrelierte der durch das Medikament erleichterte Rauchstopp mit der Dosis und der mittleren Metabolitenkonzentration. Die Wahrscheinlichkeit des Rauchstopps nahm dosisabhängig zu. Auch das Auftreten von unerwünschten Wirkungen wie Schlaflosigkeit und Mundtrockenheit korrelierte mit dem Plasmaspiegel des Erythrohydrobupropions. Die höchste voraussagbare Wahrscheinlichkeit eines Rauchstopps korrelierte mit dem höchstmöglichen Erythrohydrobupropion-Spiegel in Verbindung mit der geringsten Anzahl täglich gerauchter Zigaretten unter Ausgangsbedingungen [134].

Inzwischen sind genetische Unterschiede beim Abbau von Bupropion aufgrund eines Polymorphismus des *CYP2B6* bekannt geworden. Diese zeigten Schwankungen in den Eliminationshalbwertszeiten, wobei Träger des Genotyps *CYP2B6**1/*4 wesentlich schneller eliminierten als andere Genotypen (p = 0,03) [135].

Inzwischen sind erhebliche Geschlechterunterschiede bezüglich der Pharmakokinetik des Abbaus von Bupropion bei einmaliger Gabe nachgewiesen worden [136]. So zeigten sich signifikante Unterschiede bei den maximalen Plasmaspiegeln, der Eliminationshalbwertszeit, der AUC und der Gesamtkörperclearance [136]. Insgesamt wurde der Raucherstatus durch die Bupropionkinetik nicht beeinträchtigt und vice versa.

13.3.3 Therapeutische Wirksamkeit und Kosten

In mehreren Wirksamkeitsstudien wurden insgesamt über 6000 Teilnehmer eingeschlossen; zehn Studien zeigten Abstinenzerfolge (Langzeiteffekte) für 12 und neun Untersuchungen für 6 Monate (OR 2,06; 95% CI 1,77–2,40) [137–145]. In zwei Studien wurden Tagesdosen von 300 mg gegen Placebo geprüft [146–147]. Zwei multizentrische Studien testeten Tagesdosen von 100, 150 und 300 mg Bupropion SR [142] bzw. die kombinierte Anwendung von Bupropion plus Nikotinpflaster [143]. In einer offenen multizentrischen Studie wurde zwischen der 4. und 7. Woche eine

Abstinenzrate von 29,6% erreicht. Aufgrund von Nebenwirkungen verließen 9,7% der Patienten die Studie [148]. In einer anderen Untersuchung hatten Senioren, die nach einem Rauchstopp mit Bupropion, teilweise mit Nikotinpräparaten kombiniert, behandelt wurden, nach einem Jahr im Vergleich zu einer Placebogruppe keinen Erfolg [149]. Wurde die Bupropionbehandlung mit einer verstärkten ärztlichen Zuwendung gekoppelt, konnten Einjahreserfolge von 33,2% (im Vergleich zu 23,6%) erreicht werden [150, 151]. Auch Patienten mit einer organischen Depression bzw. Alkoholiker wurden in einige Studien mit einbezogen, jedoch wurden sie sehr schnell rückfällig [138]. Einer umfangreichen französischen Untersuchung zufolge gibt es keinen Anhalt dafür, dass Bupropion bestimmte Rauchertypen bevorzugt zum erfolgreichen Rauchstopp führt [152]. Im Vergleich zu Bupropion bewirken Nikotinpräparate, wie eine Metaanalyse zeigte, vor allem eine Verringerung der Entzugserscheinungen. Die gedrückte Stimmung und das Craving werden gemildert. Dieser Effekt konnte am wenigsten beim Gebrauch von Kaugummis nachgewiesen werden [153].

Wurden die Ergebnisse mehrerer Studien bezüglich der Raucherentwöhnung über zwölf Monate zusammengefasst [142, 143, 146, 147], ließen sie eine erfolgreiche Behandlung erkennen (OR 2,54; 95% CI 1,90–3,41) [154]. Nach einer sechsmonatigen Beobachtung lagen die Behandlungserfolge bei 21,3% (Nikotinpflaster), 34,8% (300 mg Bupropion) bzw. 38,8% (Kombination) im Vergleich zu 18,8% (Placebo) [143]. Beim Vergleich mit Nikotin wurde über eine stärkere Wirkung von Bupropion berichtet (OR 2,07; 95% CI 1,22–3,53), wobei jedoch in die Studie Raucher eingeschlossen wurden, die bereits nachteilige Erfahrungen mit Nikotinpräparaten gemacht hatten [143]. Die Kombination Bupropion plus Nikotin war dem Nikotinpflaster nur geringfügig überlegen (OR 2,65; 95% CI 1,58–4,40), aber nicht wirksamer als Bupropion allein [154] (s. Tabelle 13.1).

Bupropion senkt jedoch nicht die Versagerquote, wenn die Nikotinbehandlung erfolglos war [155]. Ergebnisse einer kleinen Rauchergruppe zeigten, dass es unterstützend bei jugendlichen entwöhnungswilligen Rauchern wirkt, die sich nach fünftägigem Rauchstopp einer Behandlung mit Nikotinpräparaten unterzogen. Dabei wurde Bupropion als ein psychopharmakologisch gut verträgliches Mittel zur Entwöhnungsbehandlung charakterisiert [156]. Inwieweit diese Studie allerdings aufgrund der kleinen Fallzahl aussagekräftig ist, müssen weiterführende Arbeiten zeigen. Mehrere Publikationen weisen darauf hin, dass sich die Kombination von Bupropion plus Nikotin bei anfänglichen Versagern unterstützend auswirken kann [157].

Kontrovers diskutiert wird immer wieder die bei beiden Geschlechtern unterschiedliche Wirksamkeit von Bupropion auf den Rauchstopp. Mehrere Autoren verneinen einen solchen Unterschied [158], andere sprechen sich für eine höhere Wirksamkeit bei Frauen aus. Einer Befragung von Mitgliedern der kanadischen Luftwaffe zufolge wird bei der Behandlung mit Bupropion auch wegen des Profils schwerer unerwünschter Wirkungen Zurückhaltung geübt und zumindest eine engmaschige Kontrolle der Behandelten gefordert [159].

Während die meisten Nikotinpräparate OTC-Produkte sind, ist Bupropion verschreibungspflichtig.

Zur Berechnung der Kosten für eine Behandlung mit Bupropion SR wurden die 150-mg- und die 300-mg-Dosierung mit oder ohne zusätzliche ärztliche Konsultation zugrunde gelegt [160]. Danach belaufen sich die Kosten für eine achtwöchige Behandlung mit 150 mg Bupropion SR auf 950 US-$ und mit 300 mg auf 1508 US-$. Wird eine einjährige Betreuung mit berücksichtigt, kostet die gesamte Behandlung 1342 bzw. 2129 US-$ [160].

13.3.4 Dosierung

Im Gegensatz zur Raucherentwöhnung mit Nikotinpräparaten, bei der ein Rauchstopp unmittelbar mit dem Beginn der Nikotinapplikation vereinbart wird, kann der mit Bupropion zu behandelnde Raucher unter der täglichen Einnahme von 150 mg vorerst weiterrauchen und in der 2. Behandlungswoche einen Tag für den Rauchstopp wählen. Erst nach 5–7 Tagen der Einnahme werden Steady-State-Plasmaspiegel erreicht [129]. Zu diesem Zeitpunkt erfolgt eine Erhöhung der Tagesdosis auf 300 mg. Die Behandlung wird über 7–9 Wochen durchgeführt. In den USA lässt sich die Behandlung bis auf 6 Monate ausdehnen, wenn das Präparat vertragen wird [128, 161]. Selbstverständlich wird auch hier der absolute Rauchstopp als Behandlungsziel angestrebt. Die Behandlungserfolge über 12 Monate ließen sich durch eine höhere Tagesdosis (300 vs. 150 mg) nicht verbessern (OR 1,07; 95% CI 0,87–1,32) [150]. Innerhalb der Behandlung führt eine zusätzliche verhaltenstherapeutische Intervention gegenüber Placebogruppen zu keiner Verbesserung der Erfolgsquoten [146, 147, 158, 162, 163].

Bei Hämodialysepatienten sollten 150 mg Bupropion SR alle drei Tage verabreicht werden, um eine Kumulation zu vermeiden [164].

Eine weitere Studie überprüfte eine Dosierung von 2-mal 150 mg pro Tag bei Rauchern, die nicht zu einem Rauchstopp bereit waren, bei denen jedoch eine „harm reduction“ indiziert war [165]. Es ergaben sich bei der eingesetzten Dosis keine Unterschiede bezüglich des reduzierten Cotinins oder des Rauchstopps. Eine besondere Wirkung von Bupropion für die Rückfallprophylaxe ergab sich insgesamt nicht [141]. Geschlechterdifferenzen in der Wirksamkeit des Rauchstopps bei Bupropiongabe waren ebenfalls nicht zu sichern, auch wenn bei Frauen etwas geringere Erfolgsraten beobachtet wurden [143, 166]. Möglicherweise spielte der CYP2B6-Polymorphismus bei diesen Differenzen eine Rolle [167].

13.3.5 Unerwünschte Wirkungen

Etwa 12% der Patienten klagen über Schlaflosigkeit und etwa 8% über einen trockenen Mund [142, 168]. In einer zweiten placebokontrollierten, multizentrischen Einjahresstudie wurden an 893 Probanden über 9 Wochen die Wirkungen von Bupropion mit denen eines Nikotinpflasters und der Kombination beider verglichen [143]. In beiden Bupropiongruppen [142, 143] traten unverhältnismäßig häufig Schlaflosigkeit als unerwünschte Arzneimittelwirkung auf (42,4 bzw. 47,5 vs.

19,5%). In beiden Studien wurden fünf Fälle von schwerer Depression unter Bupropion festgestellt (Tabelle 13.5). Die bisher ausschließlich im Ausland gesammelten Erfahrungen mit Bupropion bedürfen weiterer Untersuchungen [134, 169]. Die gefürchteten Krampfanfälle unter diesem Medikament wurden in England in einer Studie an 11.753 Patienten mit einer Häufigkeit von 11/1000 beobachtet, wobei vier Fälle auf ein vorangegangenes Krampfgeschehen hinwiesen [170]. Krämpfe sind auch eines der verbreitetsten Zeichen einer Überdosierung [171]. Einer weiteren umfassenden Studie zufolge liegt der Anteil schwerer durch Bupropion verursachter Nebenwirkungen bei 0,22% [172].

Weitere unerwünschte Wirkungen sind in Tabelle 13.5 aufgeführt. Darunter wurden allergische Reaktionen mit Eosinophilie häufiger beobachtet [173–175]. Nachdenklich stimmen Nebenwirkungen wie Erythema multiforme [176, 177] und andere schwerwiegende Reaktionen wie Rhabdomyolysen [178].

Tabelle 13.5. Unerwünschte Wirkungen von Bupropion [128, 169, 187]

Organsystem	Unerwünschte Wirkungen	Häufigkeit [%]
Zentrales und peripheres Nervensystem	Schlaflosigkeit, Zittern, Konzentrationsstörungen, Kopfschmerzen, Schwindel, Depression, Ruhelosigkeit, Angst	>1
	Verwirrtheit	>0,1–1
	Krampfanfälle, apoplektische Insulte	>0,01–0,1
Haut	Hautausschlag, Juckreiz, Schwitzen, Urtikaria	>1
Allergische Reaktionen	Schwerwiegende Überempfindlichkeitsreaktionen einschließlich Angioödem, Dyspnoe/Bronchospasmus und anaphylaktischer Schock, Arthralgie, Myalgie und Fieber im Zusammenhang mit Hautausschlägen (evtl. Serumkrankheit), Erythema multiforme, Stevens-Johnson-Syndrom	>0,01–0,1
Herz und Kreislauf	Tachykardie, Blutdruckerhöhung (manchmal schwerwiegend), Gesichtsröte, Apoplexie (<0,01%)	>0,1–1
	Vasodilatation, orthostatische Hypotonie, Synkope	>0,01–0,1
Magen-Darm-Trakt	Trockener Mund, Übelkeit, Erbrechen, Bauchschmerzen, Obstipation	>1
Metabolische Störungen	Appetitlosigkeit	>0,1–1
Allgemeinreaktionen	Fieber	>1
	Brustschmerz, Asthenie	>0,1–1
Sinnesorgane	Geschmacksstörungen	>1
	Tinnitus, Sehstörungen	>0,1–1

Die in Kanada über elf Monate nach Einführung des Präparates registrierten 450 Fälle von unerwünschten Arzneimittelwirkungen rekrutierten sich aus Spontanmeldungen und bedürfen bezüglich des Kausalzusammenhangs einer eingehenden Analyse [169]. Weitere Einzelheiten sind der Arbeit von Haustein [179] zu entnehmen. Nach einer Analyse der EMEA (European Medicines Agency) ergab sich eine Suizidhäufigkeit von 1/677 [180]. In England lag die Suizidrate von der Einführung des Präparates bis Mai 2004 insgesamt bei 1/10.000 (bei einer Million Verschreibungen). Auch in Australien wurden analoge Häufigkeiten (32 Fälle bei etwa 534.000 Verordnungen) beobachtet [181]. Vor Anwendung von Bupropion sollte auf diese Gefahr hingewiesen werden, vor allem wenn sich Depressionen entwickeln. Gewarnt wird auch vor den unter diesem Medikament auftretenden schweren Träumen (bis hin zum Somnambulismus) im Rahmen einer Raucherentwöhnung [182].

Der bekannte „Glukosehunger", möglicherweise als Ausdruck des Cravings vor und während der Behandlung eines Rauchstopps, wurde zwar bei mit Bupropion, nicht aber bei mit Nikotin behandelten Patienten durch die Gabe von Dextrose 10–15 min nach Einnahme kompensiert [183]. Die Ursache für diesen Unterschied ist nach wie vor nicht geklärt.

13.3.6 Kontraindikationen und Interaktionen

Bupropion sollte nicht bei Patienten mit einem Krampfleiden, bei Bulimie oder bei Diabetikern, die mit Insulin oder Antidiabetika behandelt werden, eingesetzt werden, ebenso nicht bei Alkoholikern, bei Entzugserscheinungen unter Alkohol und Benzodiazepinen, sowie bei Opiat-, Kokain- oder Stimulanzienabhängigen [128]. Durch die Überdosierung von Bupropion (≥450 mg/Tag) traten bei 0,4% der Patienten Krampfanfälle auf [184, 185].

Die gleichzeitige Einnahme von MAO-Hemmern ist nicht gestattet. Ebenso ist Vorsicht geboten bei der gleichzeitigen Einnahme von Antipsychotika, Antidepressiva, Theophyllin, β-Rezeptorenblockern (Metoprolol) [186] und systemisch verabreichten Glukokortikoiden.

Mögliche Interaktionen generierten sich vor allem aus der durch Bupropion und Hydroxybupropion ausgelösten Hemmung von CYP2D6. Das gilt vor allem für Desipramin, aber auch andere Antidepressiva (Imipramin, Paroxetin), Antipsychotika (Risperidon, Thioridazin), β-Rezeptorenblocker (Metoprolol) und Klasse-1C-Antiarrhythmika (Propafenon, Flecainid) können verzögert abgebaut werden [187]. Vorsicht ist auch geboten bei der Kombination mit Carbimazol [28], Antimalariamitteln, Tramadol, Chinolonen und sedierend wirkenden Antihistaminika [128]. Diese Arzneimittel sind ggf. in reduzierter Dosis zu verabreichen oder abzusetzen. Andernfalls sollte erwogen werden, die Behandlung mit Bupropion abzubrechen [185].

Während der Schwangerschaft sollte Bupropion nur unter sehr strenger Indikationsstellung verwendet werden. Da dieser Wirkstoff und seine Metabolite in die Muttermilch übergehen können und damit die Gefahr der Auslösung von Krämpfen beim Säugling gegeben ist, muss das Medikament abgesetzt oder ein Abstillen erwogen werden [169].

13.3.7 Zusammenfassende Betrachtung

Die Effektivität von Bupropion übersteigt die von Nikotinpräparaten um wenige Prozentpunkte (OR 2,1; 95% CI 1,5–3,0 Bupropion vs. OR 1,9; 95% CI 1,7–2,2 Nikotinpflaster) [154]. Placebokontrollierte Langzeitstudien ergaben keine überzeugenden Unterschiede zwischen Nikotin und Bupropion nach 12 Monaten [188] oder zwei Jahren [139]. Rückfälle konnten auch nach Behandlung über ein Jahr hinaus nicht verhindert werden und die mittlere Zunahme des Körpergewichts unterschied sich von der in der Placebogruppe nach zwei Jahren um 1,3 kg [139]. Die möglichen unerwünschten Wirkungen sind, wenn sie auftreten, unter Bupropion [189] sehr viel gefahrvoller und schwerwiegender als unter NRT. Bupropion sollte deshalb als Mittel der zweiten Wahl für die Raucherentwöhnung eingesetzt werden [179, 190]. In den USA und in Großbritannien dagegen wird es als Mittel der ersten Wahl empfohlen [6, 191].

13.4 Andere Arzneimittel

Von den in Kapitel 4 bereits zitierten neuen Verbindungen sind einige Stoffe bis in klinische Studien „aufgestiegen“, wobei neben einer ausgewiesenen Wirksamkeit auch eine gute Verträglichkeit zu fordern ist. Zahlreiche Stoffe wurden wegen ihrer gehäuft auftretenden unerwünschten Wirkungen nicht zugelassen. Derzeitig sind Vareniclin und Rimonabant im Gespräch, während der Einsatz von Vakzinen nach wie vor ein problematischer Ansatz bleibt.

13.4.1 Vareniclin

Der partielle nAChR-Agonist Vareniclin ist in der Lage, das durch Zigarettenrauchen auftretende Zufriedenheitsgefühl deutlich einzuschränken, was auf die herabgesetzte Dopaminfreisetzung zurückzuführen ist (s. Kap. 4). Inzwischen wurden in den USA zwei kontrollierte Studien, in denen Vareniclin mit Placebo bzw. Bupropion verglichen wurden, an jeweils etwa 1020 Teilnehmern abgeschlossen [192, 193]. Nach Tagesdosen von 1–2 mg Vareniclin konnten Plasmaspiegel zwischen 2 und 3,5 µg/ml gemessen werden, wobei sich mittlere Eliminationshalbwertszeiten von 21,7–31,5 h ergaben. In der ersten Studie kam es in den Wochen 6–7 nach Behandlungsbeginn mit Vareniclin zu einem größeren Behandlungserfolg als in der Placebogruppe (40,8 vs. 13,8%), während Bupropion (zweimal 150 mg täglich; 26,8 vs. 13,8%) weniger erfolgreich war [192]. Dieser Effekt wurde bei Fortsetzung der Therapie um einen weiteren Monat verglichen mit Placebo noch gesteigert (50,6 vs. 12,4%; $p<0,0001$). Unerwünschte Wirkungen wie Übelkeit traten in der 1-mg-Gruppe nicht häufiger als in der Placebogruppe auf. Vereinzelt kam es zu Schlaflosigkeit, Kopfschmerz und/oder abnormalen Träumen. Die Messung der Vareniclinplasmaspiegel zeigte, dass es nicht zu Wechselwirkungen mit Warfarin und Digoxin kommt. In der Langzeitstudie ergab sich für die 13.–24. Behandlungswoche verständlicherweise eine höhere Effektivität gegenüber der Placebogruppe (OR 2,47; 95% CI 1,98–3,19) als für die spätere Beobachtungsphase (13.–52. Woche; OR 1,35; 95% CI 1,07–1,70) [193].

Ob sich Vareniclin in der täglichen Praxis bewähren wird, muss in weiteren groß angelegten Studien gezeigt werden. Es scheint definitiv eine Alternative zur herkömmlichen Nikotinersatztherapie zu sein.

13.4.2 Nortriptylin

Mit dem Antidepressivum Nortriptylin konnte in drei Studien [194–196] ein signifikanter Anstieg des Rauchstopps über 6 bzw. 12 Monate erreicht werden (OR 2,14; 95% CI 1,49–3,06), wobei eine vorausgegangene Depression das Ergebnis nicht veränderte. In anderen Untersuchungen, die monotherapeutisch mit Nortriptylin erfolgten [197–199], ließ sich ein größerer Therapieeffekt beobachten (OR 2,79; 95% CI 1,70–4,59). Hierbei wurden Tagesdosen von 75–100 mg angewendet. Der direkte Vergleich mit Bupropion ergab wegen des erheblichen Streubereichs des Konfidenzintervalls keinen Unterschied in der Effektivität (OR 1,85; 95% CI 0,69–5,02) [198].

Nortriptylin sollte jedoch wegen seines ausgeprägten Profils unerwünschter Wirkungen nur als Mittel der zweiten Wahl angesehen [154] und nur dann eingesetzt werden, wenn mit anderen Stoffen kein Rauchstopp zu erzielen ist [2], beispielsweise auch bei Bupropion-Unverträglichkeit [200]. In Deutschland ist es auch unter Berücksichtigung seiner teilweise schwerwiegenden UAW nicht zur Raucherentwöhnung zugelassen (s. Tabelle 13.1).

In Metaanalysen wird Nortriptylin aufgrund seiner Wirksamkeit beim Rauchstopp wiederum als Mittel der zweiten Wahl vorgeschlagen [201, 202], weil die unerwünschten Wirkungen nicht die von Bupropion übersteigen. Seine Erfolgsquoten wurden in Verbindung mit der ärztlichen Beratung besonders hoch eingeschätzt [195]. Das Medikament sei nur bei Überdosierung gefährlich. Diese Meinung wurde in den USA genutzt, Nortriptylin als Mittel der ersten bzw. zweiten Wahl wieder in die Richtlinien aufzunehmen [203]. Auch ein Preisvergleich zwischen Nortriptylin und Bupropion bei vergleichbar guter Wirksamkeit wurde als Argument für den Einsatz als bevorzugtes Mittel herangezogen [203].

13.4.3 Clonidin

Der antihypertensiv wirkende α_2-Agonist Clonidin wurde für seine Fähigkeit bekannt, die Symptome der Opiatabhängigkeit zu reduzieren. Auch das Zigarettenrauchen steigert den Endorphinplasmaspiegel, was zusätzlich die suchterzeugenden Wirkungen des Nikotins unterstützt, andererseits aber auch die Clonidinwirkungen bei der Raucherentwöhnung interessant erscheinen lässt. Von sechs validierten Studien erreichte eine einen signifikanten Effekt [204]. Clonidin kann damit eine gewisse Wirksamkeit zugesprochen werden (OR 1,89; 95% CI 1,30–2,74; s. Tabelle 13.1). Der Anteil entwöhnter Raucher liegt zwischen 9 und 14% [205, 207]. Allerdings ist Clonidin aufgrund widersprüchlicher Studienergebnisse, teilweise zu kurzer Studiendauer (unter 6 Monate) und auch angesichts der zahlreichen unerwünschten Wirkungen (Sedierung, Mundtrockenheit) nicht als uneingeschränkt geeignetes Mittel zur Raucherentwöhnung zu empfehlen [205]. Darüber hinaus konnte nicht festgestellt werden, ob Clonidin bei Frauen besser wirkt als bei Männern [207]. In einer Studie wurden die Wirkungen von Clonidin mit denen von Naltrexon verglichen [208], jedoch ohne weitere therapeutische Konsequenzen. Clonidin ist in Deutschland auch wegen seiner zahlreichen unerwünschten Arzneimittelwirkungen nicht zur Raucherentwöhnung zugelassen (s. Tabelle 13.1).

13.4.4 Mecamylamin

Der Nikotinantagonist Mecamylamin (s. Kap. 4) blockiert in Tagesdosen von 2,5–20 mg die Nikotinwirkungen und damit das Belohnungssystem durch Hemmung der nikotininduzierten Dopaminfreisetzung, wobei das Rauchverlangen reduziert wird. Eine Arbeitsgruppe untersuchte in zwei Studien die Wirksamkeit von Mecamylamin in Kombination mit Nikotinpflastern. Die Ergebnisse der ersten Studie an 48 Probanden nach 7-wöchiger Behandlung zeigten eine Überlegenheit der Kombination bezüglich des Rauchstopps noch nach 12 Monaten (37,5% Mecamylamin + Nikotin vs. 4,2% Nikotin) [209]. In einer zweiten Studie mit Mecamylamin (zweimal 2,5–5 mg/Tag) und Nikotin (21 mg/Tag) wurde Abstinenz bei 40% (Mecamylamin + Nikotin), 20% (Mecamylamin) und 15% (Nikotin oder Placebo) erzielt [210]. Die Ergebnisse waren nicht signifikant. Tagesdosen bis zu 20 mg Mecamylamin wurden gut vertragen, bei 40% der Patienten kam es zu Obstipationsbeschwerden. Die kombinierte Anwendung von Mecamylamin plus Nikotin erwies sich als vorteilhaft, jedoch sollte vor einem umfassenden klinischen Einsatz eine weitere Studie mit einem größeren Patientengut durchgeführt werden [211]. In Deutschland ist Mecamylamin zur Raucherentwöhnung nicht zugelassen.

13.4.5 Tranquilizer und β-Rezeptorenblocker

Angst ist ein Symptom des Nikotinentzugs, ebenso kommt es unter dem Rauchstopp häufiger zu Depressionen. Aus diesem Grunde erschien es angebracht zu prüfen, ob Tranquilizer oder β-Rezeptorenblocker durch ihre Wirkung den Rauchstopp unterstützen können. Neben Meprobamat und Diazepam wurden auch Metoprolol, Oxprenolol und Propranolol wegen ihrer anxiolytischen Eigenschaften untersucht. Unter dem Kriterium eines 6-monatigen Entzugs weisen die vorliegenden Studien für die beiden Tranquilizer Meprobamat [212] und Diazepam [213] keine signifikanten Effekte auf. Die beiden β-Rezeptorenblocker Metoprolol (100 mg/Tag) und Oxprenolol (160 mg/Tag) hatten über 12 Monate einen relativ schwachen Effekt, der nur für Metoprolol signifikant war[213, 215].

13.4.6 Buspiron und Ondansetron

Buspiron gilt als Anxiolytikum mit Einfluss auf den Serotoninhaushalt, wobei es nicht sedierend wirkt und keine Abhängigkeit erzeugt. Diskutiert werden seine hohe Affinität zu den 5-HT1A-Rezeptoren im Zentralnervensystem, seine Wirkung als Dopamin-2-Agonist sowie seine Fähigkeit, den Noradrenalinmetabolismus im Locus coeruleus zu steigern. Bezüglich der Anwendung (30–60 mg täglich) für den Rauchstopp liegen widersprüchliche Ergebnisse vor. Placebokontrollierte Studien mit 61 bzw. 54 Teilnehmern ergaben nach einer vierwöchigen Behandlung einen signifikanten (47% Verumgruppe vs. 16% Placebogruppe) bzw. keinen sicheren Effekt (62 vs. 52%), wobei die Entzugserscheinungen des Nikotins nicht sicher reduziert wurden [215]. In einer weiteren Untersuchung an einem noch kleineren Probandengut (37 Teilnehmer) konnten nach einer 7-tägigen Behandlung die Craving-Effekte reduziert werden, ebenso die Angstsymptome, Ruhelosigkeit und Erregbarkeit [216]. Diese und andere Studien sind nicht aussagekräftig, eine größere Studie über einen längeren Zeitraum ist für einen definitiven Wirksamkeitsnachweis erforderlich [214]. Buspiron ist in Deutschland nicht für die Raucherentwöhnung zugelassen.

Ondansetron ist ein Serotonin-(5-HT3-)Antagonist, der zur Raucherentwöhnung erprobt wurde, weil er einschränkend auf das Belohnungssystem wirkt. Unter Laborbedingungen ließ sich das Rauchverhalten jedoch nicht verändern [217]. Auch eine placebokontrollierte Studie an 101 Teilnehmern ergab bereits nach einer vierwöchigen Behandlung keinen signifikanten Effekt [218].

13.4.7 Rimonabant

Rimonabant gehört zu einer neuen Wirkstoffklasse, deren Angriffspunkt, die Cannabinoid-Typ-1-Rezeptoren, erst vor wenigen Jahren identifiziert wurden. Diese Rezeptoren kontrollieren u. a. das Belohnungssystem und die Ausbildung von Abhängigkeit. Die durch Nikotin ausgelösten motivierenden Effekte werden blockiert [219]. Die den Endocannabinoidstrom regulierenden Rezeptoren haben anscheinend eine große Bedeutung für das Suchtverhalten, und zwar nicht nur für das Rauch-, sondern auch für das Essverhalten. Eine kombinierte Wirkung auf beide Suchtformen wäre begrüßenswert [220].

Inzwischen wurden einige Studien (z. B. STRATUS-Studie, STudies with Rimonabant And Tobacco USe) abgeschlossen und es konnte gezeigt werden, dass Rimonabant in einer Dosierung von 20 mg einen leichten Effekt auf die Entwöhnung hat [221, 222].

13.4.8 Antidepressiva

Die Antidepressiva Imipramin, Doxepin, Fluoxetin, Venlafaxin und Moclobemid wurden ebenfalls für die Entwöhnungsbehandlung erprobt. Insgesamt können diese Stoffe zwar die Bemühungen um die Raucherentwöhnung unterstützen, ein eindeutig entwöhnender Effekt ließ sich aber nicht nachweisen [154]. Die gemittelte Odds Ratio lag bei 0,90 (95% CI 0,68–1,18) [223–226]. Doxepin wurde nur in einer kleinen Studie über drei Wochen geprüft, wobei den Teilnehmern noch ein finanzieller Bonus bei Rauchstopp winkte. Der anfangs gute Effekt war innerhalb einer weiteren Woche verschwunden [227]. Fluoxetin wurde vergleichend mit Dexfenfluramin gegen Placebo an 97 Teilnehmern geprüft, jedoch war der Effekt schlechter als unter Placebo [228]. Imipramin erwies sich beim Vergleich mit Lobelin, Dextroamphetamin [228] und Venlafaxin [229] gegenüber Placebo als wenig wirksam. Ebenso zeigte Moclobemid in einer Studie [230] einen geringfügigen Effekt (25% Verum vs. 16% Placebo), jedoch war dieser nach 12 Monaten nicht mehr signifikant. Der selektive MAO-B-Hemmer Lazabemid war ebenfalls nicht für eine Raucherentwöhnung brauchbar [231].

13.4.9 Opioidantagonisten

Opioidantagonisten werden zur Behandlung verschiedener Suchtformen (Alkohol, Kokain, Opiate) eingesetzt, wobei auch erste Untersuchungen über die Wirksamkeit von Naloxon und Naltrexon bei der Raucherentwöhnung vorliegen. In zwei placebokontrollierten Studien mit insgesamt 168 Teilnehmern konnte die Reduzierung der täglich gerauchten Zigaretten durch Naloxon nachgewiesen werden [232, 233], was in einer weiteren Studie nicht bestätigt wurde [234]. Naltrexon wäre wegen seiner längeren Halbwertszeit (240 min anstelle von 40–100 min) vorteilhaft, jedoch zeigten sich ebenfalls keine überzeugenden Ergebnisse (OR 1,34; 95% CI 0,49–3,63) [235–237]. Eine neuere Studie bestätigte zwar die Wirksamkeit, indem die täglich gerauchten Zigaretten deutlich verringert wurden, jedoch traten bei Frauen anteilig mehr Entzugserscheinungen und unerwünschte Wirkungen als bei Männern auf [238]. Die Kombination mit Nikotinpflastern ergab eine etwas höhere Erfolgsquote [239]. Nach den derzeitigen Ergebnissen ist eine abschließende Beurteilung nicht möglich [240], die Effektivität beider Opioidantagonisten muss an einem größeren Patientengut überprüft werden.

13.4.10 Lobelin

Lobelin entstammt einer indianischen Tabakpflanze (*Lobelia inflata*) und ist als partieller Nikotinantagonist ein Alkaloid mit abgeschwächten zentralen und peripheren Wirkungen. Es wurde in früheren Jahren für die Raucherentwöhnung genutzt [241], jedoch existieren keine kontrollierten Studien [242], sodass es nicht zur Raucherentwöhnung empfohlen werden kann [243]. Auch die aktuellste Cochrane-Analyse kommt zu diesem Schluss [244]. Die FDA hatte bereits 1993 in den USA alle lobelinhaltigen Entwöhnungsprodukte auch wegen ihrer zahlreichen unerwünschten Wirkungen (u. a. Übelkeit, Schwindel, Erbrechen) aus dem Handel ziehen lassen.

13.4.11 Silberacetat

Silberacetat erzeugt in Verbindung mit Zigaretten und Tabakrauch einen unangenehmen metallischen Geschmack. In vier Studien zur Aversionstherapie wurde Silberacetat in Form von Kaugummi oder Mundspray im Vergleich zu Placebo eingesetzt, die Ergebnisse waren jedoch nicht signifikant [245]. In einer weiteren Studie wurde Silberacetat als 2,5-mg-Pastille mit Placebo verglichen, jedoch zeigten sich keine wesentlichen Behandlungserfolge (OR 1,05; 95% CI 0,63–1,73) [246]. Darüber hinaus muss beachtet werden, dass die Aufnahme von mehr als 750 mg Silberacetat zu Vergiftungserscheinungen (Argyrose) führen kann [247].

13.5 Nikotinvakzine

Seit mehreren Jahren wird über die Entwicklung von Nikotinvakzinen zur nachhaltigen Raucherentwöhnung spekuliert [248]. Das therapeutische Konzept besteht dabei in der Verabreichung von Vakzinen zur Raucherentwöhnung und Rückfallprophylaxe. Über die Vakzinierung sollen Antikörper gebildet werden, die dann die Bindung von Nikotin an unterschiedlichen Rezeptoren im ZNS blockieren. In Tierversuchen an Ratten konnten erste Erfolge diesbezüglich erreicht werden [249, 250]. In Anbetracht der großen Schwierigkeiten bei der Entwicklung von Tumor- und herkömmlichen antiinfektiösen Vakzinen (HIV, H5N1) scheint eine erfolgreiche Nikotinvakzinierung jedoch in sehr weiter Ferne zu liegen.

13.6 Schlussfolgerungen

Die Entwöhnung des Zigarettenrauchers ist vor dem Hintergrund der Konsequenzen für den betroffenen Patienten (Mortalität und Morbidität) und die Gesellschaft (sozioökonomische Bedeutung) eine Aufgabe ersten Ranges. Dabei ist davon auszugehen, dass neben der Beratung des Rauchers vor allem die medikamentöse Behandlung entscheidend zum Entwöhnungserfolg beiträgt. Leider gibt es noch keine einheitlichen nationalen oder internationalen Therapierichtlinien (Tabelle 13.6).

- Unter den medikamentösen Optionen erscheint die Behandlung mit Nikotinpräparaten ein durch zahlreiche Studien gesichertes Verfahren, welches bei 30–40% der Raucher zur erfolgreichen Entwöhnung führt (Tabelle 13.7).
- Die Höhe der anfänglich verabreichten Nikotindosen ist ein entscheidendes Problem (gleichzeitige Kombination von 2 oder 3 Applikationsformen in der Anfangsphase der Behandlung).
- Die Behandlung mit Nikotinpräparaten ist je nach Ausprägung der Abhängigkeit über 4–12 Wochen mit abnehmenden Nikotindosen fortzuführen.
- Für die Eliminierung des Cravings sind der 4-mg-Nikotinkaugummi, der Nasalspray und der Inhaler geeigneter als die Nikotinpflaster.

Tabelle 13.6. Strategien zur Entwöhnung in europäischen Ländern [254]

Land	Schulung von Therapeuten und Medizinstudenten	Entwöhnungsambulanzen	Richtlinien	Kostenreduktionen für Therapie	Pharmakotherapie möglich	Verschreibungspflichtig	In Apotheken ohne Verschreibung
Österreich	+	+	+	–	+	B + NNS Rp	+
Belgien	k. A.	k. A.	k. A.	k. A.	+	NP + B Rp	–
Dänemark	+	+	+	+	+	B Rp	+
Finnland	k. A.	+	k. A.	k. A.	+	B + NNS Rp	+
Frankreich	+	+	+	+	+	–	+
Deutschland	+	k. A.	+	k. A.	+	B + NNS Rp	+
Griechenland	+	+	–	–	+	+	+
Island	+	+	+	+	+	–	+
Irland	+	+	+	–	+	B, NNS, NI Rp	+
Italien	+	k. A.	+	k. A.	+	B Rp	+
Luxemburg	k. A.	k. A.	k. A.	k. A.	k. A.	k. A.	k. A.
Monaco	k. A.	k. A.	k. A.	k. A.	k. A.	k. A.	k. A.
Niederlande	+	+	+	+	+	B Rp	+
Portugal	–	+	–	–	–	B Rp	–
Spanien	+	+	k. A.	k. A.	+	B Rp	+
Schweden	+	+	+	+	–	B + NNS Rp	+
Großbritannien	+	+	+	+	+	B Rp	+

\+ Ja

\- nein

k. A. keine Angaben

B Bupropion

Rp auf Rezept

NNS Nikotinnasalspray

NI Nikotininhaler

NP Nikotinpflaster.

Tabelle 13.7. Auswahl von Wirkstoffen, die sich zur Behandlung der Raucherentwöhnung eignen und deren Dosierung

Wirkstoff	Applikationsform	Maximale Tagesdosis [mg]
Nikotin	Pflaster (Abgabe von maximal 0,9 bzw. 0,6 mg/h)	21
	Kaugummi 2 mg	32
	Kaugummi 4 mg	64
	Sublingualtablette zu 2 mg	60
	Nasalspray (10 mg/ml)	30 (1–2 mg/h)
	Inhaler (Patrone à 10 mg)	20–40
Bupropion	Retardtabletten	2-mal 150

- Die Behandlung mit Nikotinpräparaten leistet einen eigenständigen Beitrag zum Rauchstopp, wird also zu einem großen Teil unabhängig von der ärztlichen Intervention wirksam. Beide Interventionen wirken additiv.
- Nach der derzeitigen Studienlage wirkt Bupropion etwas stärker als Nikotin, jedoch wurde bisher nicht vollständig geklärt, wie hoch der Anteil an schweren unerwünschten Wirkungen ist. Deshalb sollte Bupropion als Mittel der zweiten Wahl eingesetzt werden, wenn eine Behandlung mit Nikotinpräparaten versagt oder wenn der Patient trotz ärztlicher Aufklärung darauf besteht.
- Andere Stoffe wie Nortriptylin, Clonidin, Lobelin, Mecamylamin, Opiatantagonisten, Antidepressiva einschließlich Buspiron sind aufgrund der derzeitigen Datenlage nicht für die Behandlung des entwöhnungswilligen Rauchers zu empfehlen.
- Bei eintretender Schwangerschaft sollte eine medikamentöse Entwöhnungsbehandlung mit Nikotin eingeleitet werden, wenn eine strukturierte Beratung nicht zum Ziel führt.
- Patienten mit kardiovaskulären Erkrankungen sollten sich in jedem Falle einer Behandlung unterziehen, wobei Nikotin (NRT) keine Vasospasmen verursacht.

Wichtig in Bezug auf die medikamentöse Therapie ist auch die ab 2007 gültige Empfehlung des Instituts für Qualität und Wirtschaftlichkeit im Gesundheitswesen (IQWiG). Diese Empfehlung sagt aus: „Die Methode, die am ehesten zur Raucherentwöhnung führt und deren Nutzen mögliche Schäden eindeutig übersteigt, ist eine Nikotinersatztherapie.“

Literatur

[1] Haustein KO. Pharmacotherapy of nicotine dependence. Int J Clin Pharmacol Ther 2000; 38(6): 273–290.

[2] Anonym. The tobacco use and dependence. Clinical practice guideline panel, staff, and consortium representatives. A Clinical Practice Guideline. Treating tobacco use and dependence. JAMA 2000; 283: 3244–3254.

[3] Anonym. Treating tobacco use and dependence. US Dept Health Human Services, Public Health Service, 30-6-2000.

[4] The Cochrane Library. The Cochrane Collaboration & Update Software Ltd, Update 2002, Issue 1, Oxford, UK.

[5] Fiore MC, Hatsukami DK, Baker TB. Effective tobacco dependence treatment. JAMA 2002; 288(14): 1768–1771.

[6] West R, McNeill A, Raw M. Smoking cessation guidelines for health professionals: an update. Health Education Authority. Thorax 2000; 55(12): 987–999.

[7] West R, McNeill A, Raw M. Smokeless tobacco cessation guidelines for health professionals in England. Br Dent J 2004; 196(10): 611–618.

[8] McNeill A, Foulds J, Bates C. Regulation of nicotine replacement therapies (NRT): a critique of current practice. Addiction 2001; 96(12): 1757–1768.

[9] Arzneimittelkommission der deutschen Ärzteschaft. Leitfaden zur Behandlung der Tabakabhängigkeit. Arzneiverordnung in der Praxis, 1-30-2001.

[10] Schoberberger R, Kunze M. Diagnostik und Therapie. Nikotinabhängigkeit. Springer: Wien, New York, 1999.

[11] Colletti G, Supnick JA, Abueg FR. Assessment of the relationship between self-reported smoking rate and Ecolyzer measurement. Addict Behav 1982; 7: 183–188.

[12] Glynn SM, Gruder CL, Jegerski JA. Effects of biochemical validation of self-reported cigarette smoking on treatment success and on misreporting abstinence. Health Psychol 1986; 5: 125–136.

[13] Velicer WF, Prochaska JO, Rossi JS, Snow MG. Assessing outcome in smoking cessation studies. Psychol Bull 1992; 111(1): 23–41.

[14] Jarvis MJ, Russell MA, Benowitz NL, Feyerabend C. Elimination of cotinine from body fluids: implications for noninvasive measurement of tobacco smoke exposure. Am J Public Health 1988; 78: 696–698.

[15] Murray RP, Connett JE, Lauger GG, Voelker HT. Error in smoking measures: effects of intervention on relations of cotinine and carbon monoxide to self-reported smoking. The Lung Health Study Research Group. Am J Public Health 1993; 83: 1251–1257.

[16] Gariti P, Alterman AI, Ehrman R, Mulvaney FD, O'Brien CP. Detecting smoking following smoking cessation treatment. Drug Alcohol Depend 2002; 65(2): 191–196.

[17] Fiore MC, Smith SS, Jorenby DE, Baker TB. The effectiveness of the nicotine patch for smoking cessation. A meta-analysis. JAMA 1994; 271(24): 1940–1947.

[18] Silagy C, Mant D, Fowler G, Lodge M. Meta-analysis on efficacy of nicotine replacement therapies in smoking cessation. Lancet 1994; 343(8890): 139–142.

[19] Tang JL, Law M, Wald N. How effective is nicotine replacement therapy in helping people to stop smoking? BMJ 1994; 308(6920): 21–26.

[20] Henningfield JE, Keenan RM. Nicotine delivery kinetics and abuse liability. J Consult Clin Psychol 1993; 61: 743–750.

[21] Silagy C, Lancaster T, Stead L, Mant D, Fowler G. Nicotine replacement therapy for smoking cessation. Cochrane Database Syst Rev 2004; 3: CD000146.

[22] Molyneux A, Lewis S, Leivers U et al. Clinical trial comparing nicotine replacement therapy (NRT) plus brief counselling, brief counselling alone, and minimal intervention on smoking cessation in hospital inpatients. Thorax 2003; 58(6): 484–488.

[23] Herrera N, Franco R, Herrera L, Partidas A, Rolando R, Fagerstrom KO. Nicotine gum, 2 and 4 mg, for nicotine dependence. A double-blind placebo-controlled trial within a behavior modification support program. Chest 1995; 108(2): 447–451.

[24] Kornitzer M, Boutsen M, Dramaix M, Thijs J, Gustavsson G. Combined use of nicotine patch and gum in smoking cessation: a placebo-controlled clinical trial. Prev Med 1995; 24: 41–47.

[25] Tonnesen P, Fryd V, Hansen M, Helsted J, Gunnersen AB, Forchammer H, Stockner M. Effect of nicotine chewing gum in combination with group counseling on the cessation of smoking. N Engl J Med 1988; 318(1): 15–18.

[26] Tonnesen P, Fryd V, Hansen M, Helsted J, Gunnersen AB, Forchammer H, Stockner M. Two and four mg nicotine chewing gum and group counselling in smoking cessation: an open, randomized, controlled trial with a 22 month follow-up. Addict Behav 1988; 13(1): 17–27.

[27] Blondal T, Gudmundsson LJ, Olafsdottir I, Gustavsson G, Westin A. Nicotine nasal spray with nicotine patch for smoking cessation: randomised trial with six year follow up. BMJ 1999; 318(7179): 285–288.

[28] Khoo AL, Tham LS, Lee KH, Lim GK. Acute liver failure with concurrent bupropion and carbimazole therapy. Ann Pharmacother 2003; 37(2): 220–223.

[29] Tonnesen P, Paoletti P, Gustavsson G, Russell MA, Saracci R, Gulsvik A, Rijcken B, Sawe U. Higher dosage nicotine patches increase one-year smoking cessation rates: results from the European CEASE trial. Collaborative European Anti-Smoking Evaluation. European Respiratory Society. Eur Respir J 1999; 13(2): 238–246.

[30] Daughton DM, Heatley SA, Prendergast JJ, Causey D, Knowles M, Rolf CN, Cheney RA, Hatlelid K, Thompson AB, Rennard SI. Effect of transdermal nicotine delivery as an adjunct to low-intervention smoking cessation therapy. A randomized, placebo-controlled, double-blind study. Arch Intern Med 1991; 151(4): 749–752.

[31] Daughton DM, Fortmann SP, Glover ED et al. The smoking cessation efficacy of varying doses of nicotine patch delivery systems 4 to 5 years post-quit day. Prev Med 1999; 28(2): 113–118.

[32] Tonnesen P, Norregaard J, Simonsen K, Sawe U. A double-blind trial of a 16-hour transdermal nicotine patch in smoking cessation. N Engl J Med 1991; 325(5): 311–315.

[33] Hand S, Edwards S, Campbell IA, Cannings R. Controlled trial of three weeks nicotine replacement treatment in hospital patients also given advice and support. Thorax 2002; 57(8): 715–718.

[34] Russell MA, Feyerabend C, Cole PV. Plasma nicotine levels after cigarette smoking and chewing nicotine gum. Br Med J 1976; 1: 1043–1046.

[35] Henningfield JE, Radzius A, Cooper TM, Clayton RR. Drinking coffee and carbonated beverages blocks absorption of nicotine from nicotine polacrilex gum. JAMA 1990; 264: 1560–1564.

[36] Hughes JR, Hatsukami DK, Skoog KP. Physical dependence on nicotine in gum. A placebo substitution trial. JAMA 1986; 255: 3277–3279.

[37] Puska P, Korhonen HJ, Vartiainen E, Urjanheimo EL, Gustavsson G, Westin A. Combined use of nicotine patch and gum compared with gum alone in smoking cessation: a clinical trial in North Karelia. Tobacco Control 1995; 4: 231–235.

[38] Benowitz NL, Porchet H, Sheiner L, Jacob P III. Nicotine absorption and cardiovascular effects with smokeless tobacco use: comparison with cigarettes and nicotine gum. Clin Pharmacol Ther 1988; 44(1): 23–28.

[39] Neurath GB, Dunger M, Orth D, Pein FG. Trans-3'-hydroxycotinine as a main metabolite in urine of smokers. Int Arch Occup Environ Health 1987; 59(2): 199–201.

[40] Prather RD, Tu TG, Rolf CN, Gorsline J. Nicotine pharmacokinetics of Nicoderm (nicotine transdermal system) in women and obese men compared with normal-sized men. J Clin Pharmacol 1993; 33(7): 644–649.

[41] Gupta SK, Benowitz NL, Jacob P III, Rolf CN, Gorsline J. Bioavailability and absorption kinetics of nicotine following application of a transdermal system. Br J Clin Pharmacol 1993; 36(3): 221–227.

[42] Gupta SK, Hwang SS, Causey D, Rolf CN, Gorsline J. Comparison of the nicotine pharmacokinetics of Nicoderm (nicotine transdermal system) and half-hourly cigarette smoking. J Clin Pharmacol 1995; 35(10): 985–989.

[43] Wallstrom M, Nilsson F, Hirsch JM. A randomized, double-blind, placebo-controlled clinical evaluation of a nicotine sublingual tablet in smoking cessation. Addiction 2000; 95(8): 1161–1171.

[44] Molander L, Lunell E. Pharmacokinetic investigation of a nicotine sublingual tablet. Eur J Clin Pharmacol 2001; 56(11): 813–819.

[45] Blondal T, Franzon M, Westin A. A double-blind randomized trial of nicotine nasal spray as an aid in smoking cessation. Eur Respir J 1997; 10(7): 1585–1590.

[46] Schneider NG, Olmstead R, Mody FV, Doan K, Franzon M, Jarvik ME, Steinberg C. Efficacy of a nicotine nasal spray in smoking cessation: a placebo-controlled, double-blind trial. Addiction 1995; 90: 1671–1682.

[47] Sutherland G, Stapleton JA, Russell MA, Jarvis MJ, Hajek P, Belcher M, Feyerabend C. Randomised controlled trial of nasal nicotine spray in smoking cessation. Lancet 1992; 340: 324–329.

[48] Leischow SJ, Nilsson F, Franzon M, Hill A, Otte P, Merikle EP. Efficacy of the nicotine inhaler as an adjunct to smoking cessation. Am J Health Behav 1996; 20(5): 364–371.

[49] Lunell E, Molander L, Leischow SJ, Fagerstrom KO. Effect of nicotine vapour inhalation on the relief of tobacco withdrawal symptoms. Eur J Clin Pharmacol 1995; 48: 235–240.

[50] Lunell E, Molander L, Ekberg K, Wahren J. Site of nicotine absorption from a vapour inhaler – comparison with cigarette smoking. Eur J Clin Pharmacol 2000; 55(10): 737–741.

[51] Choi J, Dresler CM, Norton M, Strahs KR. Pharmacokinetics of a nicotine polacrilex lozenge. Nic Tob Res 2003; 5(5): 635-644.

[52] Noe S New therapeutic options for smoking cessation. Nicotine polacrilex tablets for tobacco cessation. Med Monatsschr Pharm 2003; 26(12): 418–422.

[53] Shiffman S, Dresler CM, Hajek P, Gilburt SJ, Targett DA, Strahs KR. Efficacy of a nicotine lozenge for smoking cessation. Arch Intern Med 2002; 162(11): 1267–1276.

[54] Blondal T. Controlled trial of nicotine polacrilex gum with supportive measures. Arch Intern Med 1989; 149(8): 1818–1821.

[55] Alberg AJ, Stashefsky MR, Burke A, Rasch KA, Stewart N, Kline JA, Ernst PA, Avey A, Hoffman SC. The influence of offering free transdermal nicotine patches on quit rates in a local health department's smoking cessation program. Addict Behav 2004; 29(9): 1763–1778.

[56] Cepeda-Benito A, Reynoso JT, Erath S. Meta-analysis of the efficacy of nicotine replacement therapy for smoking cessation: differences between men and women. J Consult Clin Psychol 2004; 72(4): 712–722.

[57] Imperial Cancer Research Fund Gereral Practice Research Group. Effectiveness of a nicotine patch in helping people stop smoking: results of a randomised trial in general practice. BMJ 1993; 306: 1304–1308.

[58] Imperial Cancer Research Fund General Practice Research Group. Randomized trial of nicotine patches in general practice: results at one year. BMJ 1994; 308: 1476–1477.

[59] Yudkin P, Hey K, Roberts S, Welch S, Murphy M, Walton R. Abstinence from smoking eight years after participation in randomised controlled trial of nicotine patch. BMJ 2003; 327(7405): 28–29.

[60] Chirikos TN, Herzog TA, Meade CD, Webb MS, Brandon TH. Cost-effectiveness analysis of a complementary health intervention: the case of smoking relapse prevention. Int J Technol Assess Health Care 2004; 20(4): 475–480.

[61] Silagy C, Lancaster T, Stead L, Mant D, Fowler G. Nicotine replacement therapy for smoking cessation. Cochrane Database Syst Rev 2004; 3: CD000146.

[62] Schneider NG, Olmstead RE, Nides M, Mody FV, Otte-Colquette P, Doan K, Patel S. Comparative testing of 5 nicotine systems: initial use and preferences. Am J Health Behav 2004; 28(1): 72–86.

[63] Fiore MC, Jorenby DE, Baker TB, Kenford SL. Tobacco dependence and the nicotine patch. Clinical guidelines for effective use. JAMA 1992; 268(19): 2687–2694.

[64] Palmer KJ, Buckley MM, Faulds D. Transdermal nicotine. A review of its pharmacodynamic and pharmacokinetic properties, and therapeutic efficacy as an aid to smoking cessation. Drugs 1992; 44(3): 498–529.

[65] Schneider NG, Lunell E, Olmstead RE, Fagerstrom KO. Clinical pharmacokinetics of nasal nicotine delivery. A review and comparison to other nicotine systems. Clin Pharmacokinet 1996; 31(1): 65–80.

[66] Wallstrom M, Sand L, Nilsson F, Hirsch JM. The long-term effect of nicotine on the oral mucosa. Addiction 1999; 94(3): 417–423.

[67] Greenland S, Satterfield MH, Lanes SF. A meta-analysis to assess the incidence of adverse effects associated with the transdermal nicotine patch. Drug Safety 1998; 18: 297–308.

[68] Transdermal Nicotine Study Group. Transdermal nicotine for smoking cessation. Six-month results from two multicenter controlled clinical trials. JAMA 1991; 266(22): 3133–3138.

[69] Working Group for the Study of Transdermal Nicotine in Patients with Coronary artery disease. Nicotine replacement therapy for patients with coronary artery disease. Arch Intern Med 1994; 154(9): 989–995.

[70] Joseph AM, Fu SS. Safety issues in pharmacotherapy for smoking in patients with cardiovascular disease. Prog Cardiovasc Dis 2003; 45(6): 429–441.

[71] Benowitz NL. Treatment of nicotine dependence in clinical cardiology. CVD Prevention 1999; (2): 135–139.

[72] Mendelssohn C, Richmond RL. The nicotine patch: guidelines for practice use. Mod Med 1994; 105–135.

[73] Joseph AM, Norman SM, Ferry LH et al. The safety of transdermal nicotine as an aid to smoking cessation in patients with cardiac disease. N Engl J Med 1996; 335(24): 1792–1798.

[74] Sachs DPS, Säwe U, Leischow SJ. Effectiveness of a 16-hour transdermal nicotine patch in a medical practice setting, without intensive group counselling. Arch Intern Med 1993; 153: 1781–1890.

[75] Gourlay S. The pros and cons of transdermal nicotine therapy. Med J Aust 1994; 160: 152–159.

[76] Hjalmarson A, Franzon M, Westin A, Wiklund O. Effect of nicotine nasal spray on smoking cessation. A randomized, placebo-controlled, double-blind study. Arch Intern Med 1994; 154: 2567–2572.

[77] Schneider NG, Olmstead R, Nilsson F, Mody FV, Franzon M, Doan K. Efficacy of a nicotine inhaler in smoking cessation: a double-blind, placebo-controlled trial. Addiction 1996; 91(9): 1293–1306.

[78] Hurt RD, Dale LC, Croghan GA, Croghan IT, Gomez-Dahl LC, Offord KP. Nicotine nasal spray for smoking cessation: pattern of use, side effects, relief of withdrawal symptoms, and cotinine levels. Mayo Clin Proc 1998; 73: 118–125.

[79] Hjalmarson A, Nilsson F, Sjostrom L, Wiklund O. The nicotine inhaler in smoking cessation. Arch Intern Med 1997; 157: 1721–1728.

[80] Molander L, Lunell E, Fagerstrom KO. Reduction of tobacco withdrawal symptoms with a sublingual nicotine tablet: a placebo controlled study. Nicotine Tob Res 2000; 2(2): 187–191.

[81] Zevin S, Benowitz NL. Drug interactions with tobacco smoking. An update. Clin Pharmacokinet 1999; 36(6): 425–438.

[82] Miller LG. Recent developments in the study of the effects of cigarette smoking on clinical pharmacokinetics and clinical pharmacodynamics. Clin Pharmacokinet 1989; 17(2): 90–108.

[83] Skogh E, Bengtsson F, Nordin C. Could discontinuing smoking be hazardous for patients administered clozapine medication? A case report. Ther Drug Monit 1999; 21(5): 580–582.

[84] Haustein KO. Smoking tobacco, microcirculatory changes and the role of nicotine. Int J Clin Pharmacol Ther 1999; 37(2): 76–85.

[85] Haustein KO. Cigarette smoking, nicotine and pregnancy. Int J Clin Pharmacol Ther 1999; 37(9): 417–427.

[86] Oncken C. Nicotine replacement therapy during pregnancy. Am J Health Behav 1996; 20: 300–303.

[87] Oncken CA, Kranzler HR. Pharmacotherapies to enhance smoking cessation during pregnancy. Drug Alcohol Rev 2003; 22(2): 191–202.

[88] Morales-Suarez-Varela MM, Bille C, Christensen K, Olsen J. Smoking habits, nicotine use, and congenital malformations. Obstet Gynecol 2006; 107(1): 51–57.

[89] Leigh R, Viner NM, Cox G, Balon JW, Wilson DM, O'Shaughnessy D, Walker C, Brosky G, Sears MR. Nicotine replacement combined with a novel compound (ProBAN) for smoking cessation: a pilot study. Can Respir J 2001; 8(1): 21–26.

[90] Hughes JR, Liguori A, Dominick A, MacLaughlin M. Effect of smoking abstinence on the subjective effects of caffeine. Nicotine Tob Res 1999; 1(3): 229–232.

[91] Hughes JR, Oliveto AH, MacLaughlin M. Is dependence on one drug associated with dependence on other drugs? The cases of alcohol, caffeine and nicotine. Am J Addict 2000; 9(3): 196–201.

[92] Thorndike AN, Biener L, Rigotti NA. Effect on smoking cessation of switching nicotine replacement therapy to over-the-counter status. Am J Public Health 2002; 92(3): 437–442.

[93] Haustein KO, Voigt M, Haustein H, Meigen C. Die Behandlung der Tabakabhängigkeit mit Nikotin – Erfahrungen aus dem Raucherberatungszentrum Erfurt. Z Allg Med 2004; 80(4): 108–112.

[94] Pierce JP, Gilpin EA. Impact of over-the-counter sales on effectiveness of pharmaceutical aids for smoking cessation. JAMA 2002; 288(10): 1260–1264.

[95] Hasford J, Fagerstrom KO, Haustein KO. A naturalistic cohort study on effectiveness, safety and usage pattern on an over-the-counter nicotine patch. Eur J Clin Pharmacol 2003; 59: 443–447.

[96] Etter JF, Laszlo E, Zellweger JP, Perrott C, Perneger TV. Nicotine replacement to reduce cigarette consumption in smokers who are unwilling to quit: a randomized trial. J Clin Psychopharmacol 2002; 22(5): 487–495.

[97] Shiffman S, Rolf CN, Hellebusch SJ, Gorsline J, Gorodetzky CW, Chiang YK, Schleusener DS, Di Marino ME. Real-world efficacy of prescription and over-the-counter nicotine replacement therapy. Addiction 2002; 97(5): 505–516.

[98] Shiffman S, Gitchell J, Pinney JM, Burton SL, Kemper KE, Lara EA. Public health benefit of over-the-counter nicotine medications. Tob Control 1997; 6: 306–310.

[99] Lawrence WF, Smith SS, Baker TB, Fiore MC. Does over-the-counter nicotine replacement therapy improve smokers' life expectancy? Tob Control 1998; 7: 364–368.

[100] Oster G, Delea TE, Huse DM, Regan MM, Colditz GA. The benefits and risks of over-the-counter availability of nicotine polacrilex ("nicotine gum"). Med Care 1996; 34: 389–402.

[101] Shiffman S, Gitchell JG. Increasing quitting by increasing access to treatment medications. Tobacco Control 2000; 9: 230.

[102] Hyland A, Rezaishiraz H, Giovino G, Bauer JE, Michael CK. Over-the-counter availability of nicotine replacement therapy and smoking cessation. Nicotine Tob Res 2005; 7(4): 547–555.

[103] Hughes JR, Shiffman S, Callas P, Zhang J. A meta-analysis of the efficacy of over-the-counter nicotine replacement. Tob Control 2003; 12(1): 21–27.

[104] Hughes JR, Lesmes GR, Hatsukami DK et al. Are higher doses of nicotine replacement more effective for smoking cessation? Nicotine Tob Res 1999; 1(2): 169–174.

[105] Shiffman S, Hughes JR, Pillitteri JL, Burton SL. Persistent use of nicotine replacement therapy: an analysis of actual purchase patterns in a population based sample. Tob Control 2003; 12(3): 310–316.

[106] Katz DA, Muehlenbruch DR, Brown RL, Fiore MC, Baker TB. Effectiveness of implementing the agency for healthcare research and quality smoking cessation clinical practice guideline: a randomized, controlled trial. J Natl Cancer Inst 2004; 96(8): 594–603.

[107] Escobedo LG, Peddicord JP. Smoking prevalence in US birth cohorts: the influence of gender and education. Am J Public Health 1996 February; 86(2): 231–236.

[108] Bjornson W, Rand C, Connett JE, Lindgren P, Nides M, Pope F, Buist AS, Hoppe-Ryan C, O'Hara P. Gender differences in smoking cessation after 3 years in the Lung Health Study. Am J Public Health 1995; 85(2): 223–230.

[109] Wetter DW, Kenford SL, Smith SS, Fiore MC, Jorenby DE, Baker TB. Gender differences in smoking cessation. J Consult Clin Psychol 1999; 67(4): 555–562.

[110] Whitlock EP, Vogt TM, Hollis JF, Lichtenstein E. Does gender affect response to a brief clinic-based smoking intervention? Am J Prev Med 1997; 13(3): 159–166.

[111] D'Angelo ME, Reid RD, Brown KS, Pipe AL. Gender differences in predictors for long-term smoking cessation following physician advice and nicotine replacement therapy. Can J Public Health 2001; 92(6): 418–422.

[112] Laizure SC, DeVane CL, Stewart JT, Dommisse CS, Lai AA. Pharmacokinetics of bupropion and its major basic metabolites in normal subjects after a single dose. Clin Pharmacol Ther 1985; 38(5): 586–589.

[113] Slemmer JE, Martin BR, Damaj MI. Bupropion is a nicotinic antagonist. J Pharmacol Exp Ther 2000; 295(1): 321–327.

[114] Fryer JD, Lukas RJ. Noncompetitive functional inhibition at diverse, human nicotinic acetylcholine receptor subtypes by bupropion, phencyclidine, and ibogaine. J Pharmacol Exp Ther 1999; 288(1): 88–92.

[115) Tella SR, Ladenheim B, Cadet JL. Differential regulation of dopamine transporter after chronic self-administration of bupropion and nomifensine. J Pharmacol Exp Ther 1997; 281(1): 508–513.

[116] Cryan JF, Bruijnzeel AW, Skjei KL, Markou A. Bupropion enhances brain reward function and reverses the affective and somatic aspects of nicotine withdrawal in the rat. Psychopharmacology (Berl) 2003; 168(3): 347–358.

[117] Wiley JL, Lavecchia KL, Martin BR, Damaj MI. Nicotine-like discriminative stimulus effects of bupropion in rats. Exp Clin Psychopharmacol 2002; 10(2): 129–135.

[118] Young R, Glennon RA. Nicotine and bupropion share a similar discriminative stimulus effect. Eur J Pharmacol 2002; 443(1–3): 113–118.

[119] Guzey C, Norstrom A, Spigset O. Change from the CYP2D6 extensive metabolizer to the poor metabolizer phenotype during treatment with bupropion. Ther Drug Monit 2002; 24(3): 436–437.

[120] Cousins MS, Stamat HM, de Wit H. Acute doses of d-amphetamine and bupropion increase cigarette smoking. Psychopharmacology (Berl) 2001; 157(3): 243–253.

[121] Henningfield JE, Griffiths RR. Cigarette smoking and subjective response: effects of d-amphetamine. Clin Pharmacol Ther 1981; 30(4): 497–505.

[122] Cremers B, Schmidt KI, Maack C, Schafers HJ, Bohm M. Catecholamine release in human heart by bupropion. Eur J Pharmacol 2003; 467(1–3): 169–171.

[123] Miller M. Practical therapeutics: benzedrine sulfate in the treatment of nicotinism. Med Rec 1941; 153: 137–138.

[124] Damaj MI, Carroll FI, Eaton JB, Navarro HA, Blough BE, Mirza S, Lukas RJ, Martin BR. Enantioselective effects of hydroxy metabolites of bupropion on behavior and on function of monoamine transporters and nicotinic receptors. Mol Pharmacol 2004; 66(3): 675–682.

[125] Ascher JA, Cole JO, Colin JN, Feighner JP, Ferris RM, Fibiger HC, Golden RN, Martin P, Potter WZ, Richelson E. Bupropion: a review of its mechanism of antidepressant activity. J Clin Psychiatry 1995; 56(9): 395–401.

[126] Griffith JD, Carranza J, Griffith C, Miller LL. Bupropion: clinical assay for amphetamine-like abuse potential. J Clin Psychiatry 1983; 44: 206–208.

[127] Miller L, Griffith J. A comparison of bupropion, dextroamphetamine, and placebo in mixed-substance abusers. Psychopharmacology (Berl) 1983; 80(3): 199–205.

[128] GlaxoSmithKline. Zyban, bupropion hydrochloride; 150 mg sustained-release tablets. Prescribing Information, 2001.

[129] Preskorn SH, Othmer SC. Evaluation of bupropion hydrochloride: the first of a new class of atypical antidepressants. Pharmacotherapy 1984; 4(1): 20–34.

[130] Hsyu PH, Singh A, Giargiari TD, Dunn JA, Ascher JA, Johnston JA. Pharmacokinetics of bupropion and its metabolites in cigarette smokers versus nonsmokers. J Clin Pharmacol 1997; 37(8): 737–743.

[131] Findlay JW, Van Wyck FJ, Smith PG, Butz RF, Hinton ML, Blum MR, Schroeder DH. Pharmacokinetics of bupropion, a novel antidepressant agent, following oral administration to healthy subjects. Eur J Clin Pharmacol 1981; 21(2): 127–135.

[132] Hesse LM, Venkatakrishnan K, Court MH, von Moltke LL, Duan SX, Shader RI, Greenblatt DJ. CYP2B6 mediates the in vitro hydroxylation of bupropion: potential drug interactions with other antidepressants. Drug Metab Dispos 2000; 28(10): 1176–1183.

[133] DeVane CL, Laizure SC, Stewart JT, Kolts BE, Ryerson EG, Miller RL, Lai AA. Disposition of bupropion in healthy volunteers and subjects with alcoholic liver disease. J Clin Psychopharmacol 1990; 10(5): 328–332.

[134] Johnston JA, Fiedler-Kelly J, Glover ED, Sachs DP, Grasela TH, DeVeaugh-Geiss J. Relationship between drug exposure and the efficacy and safety of bupropion sustained release for smoking cessation. Nicotine Tob Res 2001; 3(2): 131–140.

[135] Kirchheiner J, Klein C, Meineke I, Sasse J, Zanger UM, Murdter TE, Roots I, Brockmoller J. Bupropion and 4-OH-bupropion pharmacokinetics in relation to genetic polymorphisms in CYP2B6. Pharmacogenetics 2003; 13(10): 619–626.

[136] Stewart JJ, Berkel HJ, Parish RC, Simar MR, Syed A, Bocchini JA Jr, Wilson JT, Manno JE. Single-dose pharmacokinetics of bupropion in adolescents: effects of smoking status and gender. J Clin Pharmacol 2001; 41(7): 770–778.

[137] Gonzales DH, Nides MA, Ferry LH et al. Bupropion SR as an aid to smoking cessation in smokers treated previously with bupropion: a randomized placebo-controlled study. Clin Pharmacol Ther 2001; 69(6): 438–444.

[138] Hayford KE, Patten CA, Rummans TA, Schroeder DR, Offord KP, Croghan IT, Glover ED, Sachs DP, Hurt RD. Efficacy of bupropion for smoking cessation in smokers with a former history of major depression or alcoholism. Br J Psychiatry 1999; 174: 173–178.

[139] Hays JT, Hurt RD, Wolter TD, Buist AS, Niaura R, Rigotti N, Sachs DPL. Bupropion-SR for relapse prevention. Nicotine Tobacco Res 2000; 2(3): 295–296.

[140] Hays JT. Tobacco dependence treatment in patients with heart and lung disease: implications for intervention and review of pharmacological therapy. J Cardiopulm Rehabil 2000; 20(4): 215–223.

[141] Hays JT, Hurt RD, Rigotti NA et al. Sustained-release bupropion for pharmacologic relapse prevention after smoking cessation. A randomized, controlled trial. Ann Intern Med 2001; 135(6): 423–433.

[142] Hurt RD, Sachs DP, Glover ED et al. A comparison of sustained-release bupropion and placebo for smoking cessation. N Engl J Med 1997; 337(17): 1195–1202.

[143] Jorenby DE, Leischow SJ, Nides MA et al. A controlled trial of sustained-release bupropion, a nicotine patch, or both for smoking cessation. N Engl J Med 1999; 340(9): 685–691.

[144] Rigotti NA, Thorndike AN, Durcan MJ, White JD, Niaura R, Gonzales D, Sachs DPL, Hays JT, Hurt RD. Attenuation of post-cessation weight gain in smokers taking bupropion: the effect of gender. Nicotine Tobacco Res 2001; 2(3): 304–305.

[145] Holmes S, Zwar N, Jimenez-Ruiz CA, Ryan PJ, Browning D, Bergmann L, Johnston JA. Bupropion as an aid to smoking cessation: a review of real-life effectiveness. Int J Clin Pract 2004; 58(3): 285–291.

[146] Ferry LH, Robbins AS, Scariati PD. Enhancement of smoking cessation using the antidepressant bupropion hydrochloride. Circulation 1992; 86 (Suppl 1): I-671.

[147] Ferry LH, Burchette RJ. Efficacy of bupropion for smoking cessation in non depressed smokers. Addict Dis 1994; 13: 249.

[148] Bergmann L, Warncke W, Herschel M. Bupropion SR for weaning from smoking in relapsed smokers: results of an open multicentre trial in Germany. Pneumologie 2004; 58(3): 140–146.

[149] Simon JA, Duncan C, Carmody TP, Hudes ES. Bupropion for smoking cessation: a randomized trial. Arch Intern Med 2004; 164(16): 1797–1803.

[150] Swan GE, McAfee T, Curry SJ, Jack LM, Javitz H, Dacey S, Bergman K. Effectiveness of bupropion sustained release for smoking cessation in a health care setting: a randomized trial. Arch Intern Med 2003; 163(19): 2337–2344.

[151] Tonnesen P, Tonstad S, Hjalmarson A, Lebargy F, Van Spiegel PI, Hider A, Sweet R, Townsend J. A multicentre, randomized, double-blind, placebo-controlled, 1-year study of bupropion SR for smoking cessation. J Intern Med 2003; 254(2): 184–192.

[152] Aubin HJ, Lebargy F, Berlin I, Bidaut-Mazel C, Chemali-Hudry J, Lagrue G. Efficacy of bupropion and predictors of successful outcome in a sample of French smokers: a randomized placebo-controlled trial. Addiction 2004; 99(9): 1206–1218.

[153] West R, Shiffman S. Effect of oral nicotine dosing forms on cigarette withdrawal symptoms and craving: a systematic review. Psychopharmacology (Berl) 2001; 155(2): 115–122.

[154] Hughes JR, Stead LF, Lancaster T. Antidepressants for smoking cessation. Cochrane Database Syst Rev 2002; 1: CD000031.

[155] Hurt RD, Krook JE, Croghan IT et al. Nicotine patch therapy based on smoking rate followed by bupropion for prevention of relapse to smoking. J Clin Oncol 2003; 21(5): 914–920.

[156] Niederhofer H, Huber M. Bupropion may support psychosocial treatment of nicotine-dependent adolescents: preliminary results. Pharmacotherapy 2004; 24(11): 1524–1528.

[157] Jamerson BD, Nides M, Jorenby DE, Donahue R, Garrett P, Johnston JA, Fiore MC, Rennard SI, Leischow SJ. Late-term smoking cessation despite initial failure: an evaluation of bupropion sustained release, nicotine patch, combination therapy, and placebo. Clin Ther 2001; 23(5): 744–752.

[158] Collins BN, Wileyto EP, Patterson F et al. Gender differences in smoking cessation in a placebo-controlled trial of bupropion with behavioral counseling. Nicotine Tob Res 2004; 6(1): 27–37.

[159] Vaillancourt R, Wagenaar H, Fisher C, Conway RD, Plemel J. A retrospective survey of the use of bupropion slow release by members of the Canadian Armed Forces. Can J Clin Pharmacol 2002; 9(4): 205–213.

[160] Javitz HS, Swan GE, Zbikowski SM, Curry SJ, McAfee TA, Decker DL, Patterson R, Jack LM. Cost-effectiveness of different combinations of bupropion SR dose and behavioral treatment for smoking cessation: a societal perspective. Am J Manag Care 2004; 10(3): 217–226.

[161] A clinical practice guideline for treating tobacco use and dependence: An US Public Health Service report. The Tobacco Use and Dependence Clinical Practice Guideline Panel, Staff, and Consortium Representatives. JAMA 2000; 283(24): 3244–3254.

[162] Evins AE, Mays VK, Rigotti NA, Tisdale T, Cather C, Goff DC. A pilot trial of bupropion added to cognitive behavioral therapy for smoking cessation in schizophrenia. Nicotine Tob Res 2001; 3(4): 397–403.

[163] George TP, Vessicchio JC, Termine A, Bregartner TA, Feingold A, Rounsaville BJ, Kosten TR. A placebo controlled trial of bupropion for smoking cessation in schizophrenia. Biol Psychiatry 2002; 52(1): 53–61.

[164] Worrall SP, Almond MK, Dhillon S. Pharmacokinetics of bupropion and its metabolites in haemodialysis patients who smoke. A single dose study. Nephron Clin Pract 2004; 97(3): c83–c89.

[165] Hatsukami DK, Rennard S, Patel MK, Kotlyar M, Malcolm R, Nides MA, Dozier G, Bars MP, Jamerson BD. Effects of sustained-release bupropion among persons interested in reducing but not quitting smoking. Am J Med 20041; 116(3): 151–157.

[166] Smith SS, Jorenby DE, Leischow SJ, Nides MA, Rennard SI, Johnston JA, Jamerson B, Fiore MC, Baker TB. Targeting smokers at increased risk for relapse: treating women and those with a history of depression. Nicotine Tob Res 2003; 5(1): 99–109.

[167] Lerman C, Shields PG, Wileyto EP, Audrain J, Pinto A, Hawk L, Krishnan S, Niaura R, Epstein L. Pharmacogenetic investigation of smoking cessation treatment. Pharmacogenetics 2002; 12(8): 627–634.

[168] Goldstein MG. Bupropion sustained release and smoking cessation. J Clin Psychiatry 1998; 59 (Suppl 4): 66–72.

[169] Anonym. Bupropion: update. Canad ADR Newsletter 2000; 10: 3–7.

[170] Boshier A, Wilton LV, Shakir SA. Evaluation of the safety of bupropion (Zyban) for smoking cessation from experience gained in general practice use in England in 2000. Eur J Clin Pharmacol 2003; 59(10): 767–773.

[171] Jepsen F, Matthews J, Andrews FJ. Sustained release bupropion overdose: an important cause of prolonged symptoms after an overdose. Emerg Med J 2003; 20(6): 560–561.

[172] Ferry L, Johnston JA. Efficacy and safety of bupropion SR for smoking cessation: data from clinical trials and five years of postmarketing experience. Int J Clin Pract 2003; 57(3): 224–230.

[173] Bagshaw SM, Cload B, Gilmour J, Leung ST, Bowen TJ. Drug-induced rash with eosinophilia and systemic symptoms syndrome with bupropion administration. Ann Allergy Asthma Immunol 2003; 90(5): 572–575.

[174] Benson E. Bupropion-induced hypersensitivity reactions. Med J Aust 2001; 174(12): 650–651.

[175] Loo WJ, Alexandroff A, Flanagan N. Bupropion and generalized acute urticaria: a further case. Br J Dermatol 2003; 149(3): 660.

[176] Carrillo-Jimenez R, Zogby M, Treadwell TL. Erythema multiforme associated with bupropion use. Arch Intern Med 2001; 161(12): 1556.

[177] Lineberry TW, Peters GE Jr, Bostwick JM. Bupropion-induced erythema multiforme. Mayo Clin Proc 2001; 76(6): 664–666.

[178] Bobe F, Buil ME, Palacios L. Rhabdomyolysis connected with the use of bupropion. Scand J Prim Health Care 2004; 22(3): 191–192.

[179] Haustein KO. Bupropion: pharmacological and clinical profile in smoking cessation. Int J Clin Pharmacol Ther 2003; 41(2): 56–66.

[180] European Agency for the Evaluation of Medicines for Human Use. Bupropion hydrochloride. 29 Apr 2004.

[181] Hughes JR, Stead LF, Lancaster T. Antidepressants for smoking cessation. Cochrane Database Syst Rev 2003; 2: CD000031.

[182] Khazaal Y, Krenz S, Zullino DF. Bupropion-induced somnambulism. Addict Biol 2003; 8(3): 359–362.

[183] McRobbie H, Hajek P. Effect of glucose on tobacco withdrawal symptoms in recent quitters using bupropion or nicotine replacement. Hum Psychopharmacol 2004; 19(1): 57–61.

[184] Dunner DL, Zisook S, Billow AA, Batey SR, Johnston JA, Ascher JA. A prospective safety surveillance study for bupropion sustained-release in the treatment of depression. J Clin Psychiatry 1998; 59(7): 366–373.

[185] Johnston JA, Lineberry CG, Ascher JA, Davidson J, Khayrallah MA, Feighner JP, Stark P. A 102-center prospective study of seizure in association with bupropion. J Clin Psychiatry 1991; 52: 450–456.

[186] McCollum DL, Greene JL, McGuire DK. Severe sinus bradycardia after initiation of bupropion therapy: a probable drug-drug interaction with metoprolol. Cardiovasc Drugs Ther 2004; 18(4): 329–330.

[187] Anonym. Fachinformation zu Zyban (R). Darstellung der Eigenschaften von Bupropion. Bundesverband der Pharmazeutischen Industrie e.V. Aulendorf: Glaxo-Wellcome. 30-6-2000.

[188] Puska PMJ, Brath H, Astbury C, Hider AE, Jones S. Bupropion SR (Zyban) is an effective and well-tolerated aid to smoking cessation in a population of healthcare professionals. 3rd SRNT Europe Conference, Paris, 19–22 Sept 2001.

[189] Hughes JR, Goldstein MG, Hurt RD, Shiffman S. Recent advances in the pharmacotherapy of smoking. JAMA 1999; 281(1): 72–76.

[190] Tatley M. Bupropion (Zyban) for second-line treatment only. 2001.

[191] Fiore MC, Bailey WC, Cohen SJ. Treating tobacco use and dependence. Clinical Practical Guideline. Report No. 06-2000.

[192] Gonzales D, Rennard SI, Nides M, Oncken C, Azoulay S, Billing CB, Watsky EJ, Gong J, Williams KE, Reeves KR. Varenicline Phase 3 Study Group. Varenicline, an alpha4beta2 nicotinic acetylcholine receptor partial agonist, vs. sustained-release bupropion and placebo for smoking cessation: a randomized controlled trial. JAMA 2006; 296(1): 47–55.

[193] Nides M, Oncken C, Gonzales D, Rennard S, Watsky EJ, Anziano R, Reeves KR. Smoking cessation with varenicline, a selective alpha4beta2 nicotinic receptor partial agonist: results from a 7-week, randomized, placebo- and bupropion-controlled trial with 1-year follow-up. Arch Intern Med 2006; 166(15): 1561–1568.

[194] Hall SM, Reus VI, Munoz RF, Sees KL, Humfleet G, Hartz DT, Frederick S, Triffleman E. Nortriptyline and cognitive-behavioral therapy in the treatment of cigarette smoking. Arch Gen Psychiatry 1998; 55(8): 683–690.

[195] Hall SM, Humfleet GL, Reus VI, Munoz RF, Cullen J. Extended nortriptyline and psychological treatment for cigarette smoking. Am J Psychiatry 2004; 161(11): 2100–2107.

[196] Prochazka AV, Reyer R, Steinbrunn C, Miyoshi T. Randomized trial of nortriptyline combined with transdermal nicotine for smoking cessation (PO3 26). SRNT, 7th Annual Meeting, 2001.

[197] da Costa CL, Younes RN, Lourenco MT. Stopping smoking: a prospective, randomized, double-blind study comparing nortriptyline to placebo. Chest 2002; 122(2): 403–408.

[198] Hall SM, Humfleet GL, Reus VI, Munoz RF, Hartz DT, Maude-Griffin R. Psychological intervention and antidepressant treatment in smoking cessation. Arch Gen Psychiatry 2002; 59(10): 930–936.

[199] Prochazka AV, Weaver MJ, Keller RT, Fryer GE, Licari PA, Lofaso D. A randomized trial of nortriptyline for smoking cessation. Arch Intern Med 1998; 158(18): 2035–2039.

[200] Dickerson LM, Carek PJ. Nortriptyline effective for smoking cessation. J Fam Pract 2002; 51(12): 1008.

[201] Hughes JR, Stead LF, Lancaster T. Nortriptyline for smoking cessation: a review. Nicotine Tob Res 2005; 7(4): 491–499.

[202] Hughes JR, Stead LF, Lancaster T. Antidepressants for smoking cessation. Cochrane Database Syst Rev 2003; 2: CD000031.

[203] Wagena EJ, Knipschild P, Zeegers MP. Should nortriptyline be used as a first-line aid to help smokers quit? Results from a systematic review and meta-analysis. Addiction 2005; 100(3): 317–326.

[204] Glassman AH, Stetner F, Walsh BT, Raizman PS, Fleiss JL, Cooper TB, Covey LS. Heavy smokers, smoking cessation, and clonidine. Results of a double-blind, randomized trial. JAMA 1988; 259(19): 2863–2866.

[205] Gourlay SG, Stead LF, Benowitz NL. Clonidine for smoking cessation. Cochrane Database Syst Rev 2004; 3: CD000058.

[206] Hao W, Young D, Wei H. Effect of clonidine on cigarette cessation and in the alleviation of withdrawal symptoms. Br J Addict 1988; 83(10): 1221–1226.

[207] Glassman AH, Covey LS, Dalack GW, Stetner F, Rivelli SK, Fleiss J, Cooper TB. Smoking cessation, clonidine, and vulnerability to nicotine among dependent smokers. Clin Pharmacol Ther 1993; 54(6): 670–679.

[208] Ahmadi J, Ashkani H, Ahmadi M, Ahmadi N. Twenty-four week maintenance treatment of cigarette smoking with nicotine gum, clonidine and naltrexone. J Subst Abuse Treat 2003; 24(3): 251–255.

[209] Rose JE, Behm FM, Westman EC, Levin ED, Stein RM, Ripka GV. Mecamylamine combined with nicotine skin patch facilitates smoking cessation beyond nicotine patch treatment alone. Clin Pharmacol Ther 1994; 56(1): 86–99.

[210] Rose JE, Behm FM, Westman EC. Nicotine-mecamylamine treatment for smoking cessation: the role of pre-cessation therapy. Exp Clin Psychopharmacol 1998; 6(3): 331–343.

[2011] Lancaster T, Stead LF. Mecamylamine (a nicotine antagonist) for smoking cessation. Cochrane Database Syst Rev 2002; 1: CD001009.

[212] Schwartz JL, Dubitzky M. One-year follow-up results of a smoking cessation program. Can J Public Health 1968; 59(4): 161–165.

[213] Dow RJ, Fee WM. Use of beta-blocking agents with group therapy in a smoking withdrawal clinic. J R Soc Med 1984; 77(8): 648–651.

[214] Hughes JR, Stead LF, Lancaster T. Anxiolytics for smoking cessation. Cochrane Database Syst Rev 2002; 1: CD002849.

[215] West R, Hajek P, McNeill A. Effect of buspirone on cigarette withdrawal symptoms and short-term abstinence rates in a smokers clinic. Psychopharmacology (Berl) 1991; 104(1): 91–96.

[2164] Hilleman DE, Mohiuddin SM, Del Core MG, Sketch MH, Sr. Effect of buspirone on withdrawal symptoms associated with smoking cessation. Arch Intern Med 1992; 152(2): 350–352.

[217] Zacny JP, Apfelbaum JL, Lichtor JL, Zaragoza JG. Effects of 5-hydroxytryptamine3 antagonist, ondansetron, on cigarette smoking, smoke exposure, and mood in humans. Pharmacol Biochem Behav 1993; 44(2): 387–391.

[218] West R, Hajek P. Randomised controlled trial of ondansetron in smoking cessation. Psychopharmacology (Berl) 1996; 126(1): 95–96.

[219] Cohen C, Perrault G, Voltz C, Steinberg R, Soubrie P. SR141716, a central cannabinoid (CB(1)) receptor antagonist, blocks the motivational and dopamine-releasing effects of nicotine in rats. Behav Pharmacol 2002; 13(5–6): 451–463.

[220] Pomerleau CS, Pomerleau OF, Namenek RJ, Mehringer AM. Short-term weight gain in abstaining women smokers. J Substance Abuse Treatment 2000; 18(4): 339–342.

[221] Cahill K, Ussher M. Cannabinoid type 1 receptor antagonists (rimonabant) for smoking cessation. Cochrane Database Syst Rev 2007; 3: CD005353..

[222] Cox SL. Rimonabant hydrochloride: an investigational agent for the management of cardiovascular risk factors. Drugs Today 2005; 41(8): 499–508.

[223] Niaura R, Spring B, Borrelli B et al. Multicenter trial of fluoxetine as an adjunct to behavioral smoking cessation treatment. J Consult Clin Psychol 2002; 70(4): 887–896.

[224] Niaura R, Shadel WG, Britt DM, Abrams DB. Response to social stress, urge to smoke, and smoking cessation. Addict Behav 2002; 27(2): 241–250.

[225] Spring B, Pagoto S, Pingitore R, Doran N, Schneider K, Hedeker D. Randomized controlled trial for behavioral smoking and weight control treatment: effect of concurrent versus sequential intervention. J Consult Clin Psychol 2004; 72(5): 785–796.

[226] Covey LS, Glassman AH, Stetner F, Rivelli S, Stage K. A randomized trial of sertraline as a cessation aid for smokers with a history of major depression. Am J Psychiatry 2002; 159: 1731–1737.

[227] Edwards NB, Murphy JK, Downs AD, Ackerman BJ, Rosenthal TL. Doxepin as an adjunct to smoking cessation: a double-blind pilot study. Am J Psychiatry 1989 March; 146(3): 373–376.

[228] Jacobs MA, Spilken AZ, Norman MM, Wohlberg GW, Knapp PH. Interaction of personality and treatment conditions associated with success in a smoking control program. Psychosom Med 1971; 33(6): 545–556.

[229] Frederick SL, Hall SM, Sees KL. The effect of vanlafaxine on smoking cessation in subjects with and without a history of depression. NIDA Res Monogr 1997; 174: 208.

[230] Berlin I, Said S, Spreux Varoquaux O, Launay JM, Olivares R, Millet V, Lecrubier Y, Puech AJ. A reversible monoamine oxidase A inhibitor (moclobemide) facilitates smoking cessation and abstinence in heavy, dependent smokers. Clin Pharmacon Ther 1995; 58: 444–452.

[231] Berlin I, Aubin HJ, Pedarriosse AM, Rames A, Lancrenon S, Lagrue G. Lazabemide, a selective, reversible monoamine oxidase B inhibitor, as an aid to smoking cessation. Addiction 2002; 97(10): 1347–1354.

[232] Gorelick DA, Rose J, Jarvik ME. Effect of naloxone on cigarette smoking. J Subst Abuse 1988; 1: 153–159.

[233] Karras A, Kane JM. Naloxone reduces cigarette smoking. Life Sci 1980; 27: 1541–1545.

[234] Nemeth-Coslett R, Griffiths RR. Naloxone does not affect cigarette smoking. Psychopharmacology (Berl) 1986; 89: 261–264.

[235] Sutherland G, Stapleton JA, Russell MA, Feyerabend C. Naltrexone, smoking behaviour and cigarette withdrawal. Psychopharmacology (Berl) 1995; 120: 418–425.

[236] Wewers ME, Dhatt R, Tejwani GA. Naltrexone administration affects ad libitum smoking behavior. Psychopharmacology (Berl) 1998; 140: 185–190.

[237] King AC, Meyer PJ. Naltrexone alteration of acute smoking response in nicotine-dependent subjects. Pharmacol Biochem Behav 2000; 66(3): 563–572.

[238] Epstein AM, King AC. Naltrexone attenuates acute cigarette smoking behavior. Pharmacol Biochem Behav 2004; 77(1): 29–37.

[239] Hutchison KE, Monti PM, Rohsenow DJ, Swift RM, Colby SM, Gnys M, Niaura RS, Sirota AD. Effects of naltrexone with nicotine replacement on smoking cue reactivity: preliminary results. Psychopharmacology (Berl) 1999; 142: 139–143.

[240] David S, Lancaster T, Stead LF. Opioid antagonists for smoking cessation. Cochrane Database Syst Rev 2001; 3: CD003086.

[241] Dorsey JL. Control of the tobacco habit. Ann Intern Med 1936; 10: 628–631.

[242] Schwartz JL. A critical review and evaluation of smoking control methods. Public Health Rep 1969; 84(6): 483–506.

[243] Stead LF, Hughes JR. Lobeline for smoking cessation. Cochrane Database Syst Rev 2002; 1: CD000124.

[244] Stead LF, Hughes JR. Lobeline for smoking cessation. Cochrane Database Syst Rev 2000; 2: CD000124.

[245] Hajek P, Stead LF. Aversive smoking for smoking cessation. Cochrane Database Syst Rev 2004; 3: CD2000546.

[246] Hymowitz N, Eckholdt H. Effects of a 2.5-mg silver acetate lozenge on initial and long-term smoking cessation. Prev Med 1996; 25(5): 537–546.

[247] Lancaster T, Stead LF. Silver acetate for smoking cessation. Cochrane Database Syst Rev 2002; 1: CD000191.

[248] Hall W. The prospects for immunotherapy in smoking cessation. Lancet 2002; 360(9339): 1089–1091.

[249] Lindblom N, de Villiers SH, Kalayanov G, Gordon S, Johansson AM, Svensson TH. Active immunization against nicotine prevents reinstatement of nicotine-seeking behavior in rats. Respiration 2002; 69(3): 254–260.

[250] de Villiers SH, Lindblom N, Kalayanov G, Gordon S, Malmerfelt A, Johansson AM, Svensson TH. Active immunization against nicotine suppresses nicotine-induced dopamine release in the rat nucleus accumbens shell. Respiration 2002; 69(3): 247–253.

[251] Tonnesen P, Norregaard J, Mikkelsen K, Jorgensen S, Nilsson F. A double-blind trial of a nicotine inhaler for smoking cessation. JAMA 1993; 269: 1268–1271.

[252] Bolliger CT, Zellweger JP, Danielsson T, van Biljon X, Robidou A, Westin A, Perruchoud AP, Sawe U. Smoking reduction with oral nicotine inhalers: double blind, randomised clinical trial of efficacy and safety. BMJ 2000; 321(7257): 329–333.

[253] Westman EC, Tomlin KF, Rose JE. Combining the nicotine inhaler and nicotine patch for smoking cessation. Am J Health Behav 2000; 24(2): 114–119.

[254] The European Report on Tobacco Control Policy. Third action plan for a tobacco-free Europe 1997–2001. Copenhagen: WHO Regional Office for Europe, 2002.

[255] Benowitz NL. Nicotine replacement therapy. What has been accomplished – can we do better? Drugs 1993; 45(2): 157–170.

14 Raucherentwöhnung – besondere therapeutische Situationen

In Deutschland rauchen über 17 Mio. Menschen, Jugendliche mit eingeschlossen, die bisher keinerlei Anzeichen von Erkrankungen aufweisen. Ein Viertel der Raucher hat aber an sich verschiedene Symptome beobachtet, die ihn zur Aufgabe des Rauchens „zwingen" könnten, wenn ihn auch oft nur „ein schlechtes Gewissen" an den Konflikt erinnert. Daneben gibt es aber ernst zu nehmende Erkrankungen und Lebensumstände, welche die Raucherentwöhnung und damit den behandelnden Arzt vor erhebliche Probleme stellen. Zu diesen gehören mit Sicherheit eine Schwangerschaft oder ein drohendes Reinfarktgeschehen.

14.1 Ischämische Herzkrankheit

Der Rauchstopp bedeutet für alle Raucher mit einer koronaren Herzkrankheit eine deutliche Risikominderung (36%) für einen tödlichen kardialen Zwischenfall (relatives Risiko 0,64; 95% CI 0,58–0,71), für die nichttödlichen Zwischenfälle ergeben sich ähnliche Werte (RR 0,68; 95% CI 0,57–0,82) [1]. Natürlich kommt diese Risikominderung in Verbindung mit anderen sekundärpräventiven Maßnahmen wie der Senkung des Cholesterins und des diastolischen Blutdrucks zustande [2–5]. Zahlreiche Studien sind deswegen problematisch, weil Raucher und Exraucher nicht exakt klassifiziert wurden [6, 7]. Als Infarktursache können eine Thrombose [8], aber auch das arteriosklerotische Geschehen bedeutsam sein [9, 10]. Im Falle einer arteriosklerotischen Genese wird allerdings ein längerer Zeitraum nötig sein, bis sich der Rauchstopp risikosenkend auswirkt.

Nach den Analysen der Cochrane Collaboration sank das statistisch nicht bereinigte Risiko für die Mortalität, an einem Infarkt zu versterben, für einen Exraucher auf 0,34–0,93. Unter den 20 Studien befanden sich eine Untersuchung an der Gotenburger Bevölkerung mit einem primären Myokardinfarkt [11], eine Studie an polnischen Männern [12], eine an PTCA-Patienten der Mayo-Klinik [13], eine Bevölkerungsstudie an Männern (unter 65 Jahren) mit einem Myokardinfarkt aus Nordkarelien [14], eine Studie an Männern mit PTCA aus Rotterdam [15] sowie die US-amerikanische CASS-Studie an Patienten mit angiographisch nachgewiesener koronarer Herzkrankheit [16].

Die Behandlungserfolge zweier kontrollierter Studien an Patienten mit stabiler Angina pectoris weisen auf einen günstigen Einfluss des Verlaufs der Erkrankung hin. Bei Rauchern (>20 cpd) mit einer koronaren Herzkrankheit verbesserte sich die Durchblutung verschiedener Myokardareale als Zeichen der „Rauchreduktion", wenn der Zigarettenkonsum partiell durch Nikotinpflaster (14- und 21-mg-Formen) ersetzt wurde [17]. Ein überraschender Befund der Metaanalysen war die fehlende Beziehung zwischen der Beobachtungsdauer und dem Ausmaß der Risikoreduzierung. Grund dafür kann eine zu geringe Anzahl analysierter Studien sein. Diesbezüglich wurden nur 20 Studien mit einer Beobachtungszeit von 3–7 Jahren überprüft [12, 14, 16, 18–23].

Die minderdurchbluteten Myokardareale wurden bei abnehmendem Kohlenmonoxidgehalt der Exspirationsluft reduziert und die Belastungsfähigkeit der Patienten stieg trotz der gegenüber den Kontrollpersonen erhöhten Nikotinspiegeln bei abnehmendem Zigarettenkonsum an. In einer Studie erwies sich Nikotin als „gering schädlich" für den Kreislauf, wie auch jahrelanger Gebrauch von „smokeless tobacco" weder die Risikofaktoren für die Ausbildung einer koronaren Herzkrankheit noch den atherogenen Index erhöhte [24].

Wurde der Zigarettenkonsum von Patienten mit stabiler Angina pectoris durch Nikotinpflaster (14 bzw. 21 mg) schrittweise von über 20 auf unter 7 Zigaretten täglich reduziert, mussten nur 3 von 77 Rauchern der Verumgruppe, aber 8 von 79 Rauchern der Placebogruppe die Behandlung wegen kardiovaskulärer Ereignisse abbrechen [25]. Transdermal verabreichtes Nikotin erhöhte weder die Häufigkeit von Angina-pectoris-Anfällen noch das Auftreten von nächtlichen Attacken, Arrhythmien oder Episoden mit elektrokardiographisch nachweisbaren ST-Strecken-Senkungen. Ein Rauchstopp wurde bei 36% der Verumgruppe bzw. 22% der Placebogruppe erreicht [25]. Damit ist der Nutzen der Nikotinersatztherapie (NRT) bei Rauchern mit stabiler Angina pectoris eindeutig belegt. Inzwischen sind auch Empfehlungen zur Behandlung der ischämischen Herzkrankheit veröffentlicht worden [26], nach denen Nikotinpflaster bei KHK-Patienten innerhalb von 14 Wochen die primären Endpunkte (Tod, Myokardinfarkt, Herzstillstand, Krankenhauseinweisung, Herzrhythmusstörungen oder Herzinsuffizienz) gegenüber einer Placebogruppe deutlich verringern (5,4 vs. 7,9%) [26] (Tabelle 14.1). So kann die Nikotinbehandlung bereits 2–3 Tage nach einem akuten Myokardinfarkt einsetzen, bei allen

Tabelle 14.1. Empfehlungen für die Anwendung von Nikotinpräparaten bei Patienten mit kardiovaskulären Erkrankungen [26]

	Vorschlag	Gesicherte Anwendung
Indikationen		
Myokardinfarkt	Nikotin kann 2–3 Tage nach dem Infarkt genutzt werden	Nikotin wurde bis zu 2–3 Wochen nach dem Myokardinfarkt genutzt
Arrhythmien	Nikotin kann bei allen Patienten angewandt werden	Bisher keine Erfahrungen bei Patienten mit schweren ventrikulären Arrhythmien, AV-Block 2. und 3. Grades oder bei wegen Arrhythmien hospitalisierten Patienten (bis 2 Wochen danach)

Tabelle 14.1. *(Fortsetzung)* Empfehlungen für die Anwendung von Nikotinpräparaten bei Patienten mit kardiovaskulären Erkrankungen [26]

	Vorschlag	Gesicherte Anwendung
Behandlung	Bei ≥10 Zigaretten/Tag	Bei ≥15 Zigaretten/Tag
Pflaster	15 mg/16 h (8–12 Wochen)	21 mg/24 h[a] bei Patienten mit KHK (über 5–10 Wochen gesichert)
Kaugummi	5–15 Stück à 2 mg/Tag (12–24 Wochen)	Bei KHK-Patienten nicht geprüft

[a] Die Anwendung von Nikotinpflastern über Nacht wird wegen des Auftretens von Schlafstörungen etc. nicht empfohlen.

Patienten mit Angina pectoris und Herzrhythmusstörungen ist sie zur Raucherentwöhnung indiziert. Für Nikotinpflaster und -kaugummi liegen Empfehlungen zur Dosierung vor, während für den Inhaler bisher keine Ergebnisse bekannt wurden. Die einzelnen Applikationsformen sind in Kapitel 13 näher beschrieben.

Obwohl es sehr schwer ist, die methodischen Fehler in den Studien zu korrigieren, kann man davon ausgehen, dass10% der Exraucher rauchen und umgekehrt, jedoch wird dadurch das relative Risiko nicht merklich verändert (RR 0,61; 95% CI 0,54–0,68). Psychosoziale Faktoren beeinflussen diese Werte bis hin zur Verschiebung der Mortalität [23].

14.2 Lungenerkrankungen (COPD)

Die COPD ist eine progressiv voranschreitende Lungenerkrankung, unter der allein in den USA 10,2 Mio. Menschen (5,9% der Bevölkerung) leiden [27, 28] (s. Abschn. 6.2). Sie wird bis zum Jahre 2020 weltweit von Platz 12 auf Platz 5 der häufigsten Erkrankungen vorrücken und zur dritthäufigsten Todesursache werden. Allein im Jahre 1993 hat sie dem US-amerikanischen Staat 14,7 Mrd. US-$ gekostet [28]. Die Behandlung erfolgt als Dauertherapie mit inhalativen Betamimetika oder Anticholinergika, wobei es je nach Schweregrad spezifische Therapieansätze gibt. Je schneller behandelt wird, desto größer die Lebensqualität [29]. Die Kontrolle des Raucherstatus anlässlich eines jeden Arztbesuchs ist dringend geboten, da der Raucheranteil an COPD-Patienten je nach Studie bei 60–90% liegt und 15–40% aller Raucher eine COPD entwickeln [30, 31].

14.3 Schwangerschaft

Frauen, die während der Schwangerschaft rauchen, müssen mit embryo- und fetotoxischen Reaktionen beim Neugeborenen rechnen [32] (s. Kap 9). Da die Verordnung von Arzneimitteln während der Schwangerschaft und in der Stillperiode zu Recht restriktiv erfolgt, wird die Anwendung von Nikotinpräparaten kontrovers diskutiert, weil sich die Schäden durch die Abbrandprodukte der Zigaretten nicht sauber von den Wirkungen des Nikotins abtrennen lassen. Die Anreicherung von Nikotin in der Muttermilch ist bekannt, jedoch treten auch Schwermetalle, Kohlenmonoxid und zahlreiche Karzinogene in die Muttermilch über. Dennoch wird die Ansicht vertreten, dass rauchende Mütter ihre Kinder besser stillen als sie ausschließlich dem Passivrauchen zu überlassen [33]. Zunächst sollten nichtmedikamentöse Entwöhnungsprogramme angeboten werden (s. Kap. 12), jedoch ist sehr schnell eine Nikotinbehandlung anzustreben, wenn nichtmedikamentöse Verfahren unwirksam sind [34]. Einer Analyse der Ergebnisse aus Tierversuchen zufolge verursacht Nikotin keine teratogenen bzw. embryotoxischen Effekte. Eine im Jahre 2006 veröffentlichte Studie, welche die Potenz von Nikotinpräparaten, im ersten Trimenon Missbildungen an den Extremitäten auszulösen, aufzeigt, erscheint höchst problematisch [35]. Die im Urin von Neugeborenen nachgewiesenen Kanzerogene stammen aus dem Tabak und stellen keine Abbauprodukte des Nikotins dar [36].

Neben den sozialen Faktoren spielen beim Rauchen auch psychosoziale Belastungen wie Depression, Arbeitslosigkeit, gestörte Partnerschaft und geringe soziale Unterstützung eine Rolle [37–39]. Weitere Probleme sind das Körpergewicht und der Versuch, dieses durch das Rauchen zu kontrollieren [40].

Inzwischen hat die Cochrane Collaboration 48 Studien zur Raucherentwöhnung an über 20.900 Frauen analysiert. Diese weisen insgesamt auf eine Verringerung des Raucheranteils von 6% (RR 0,94; 95% CI 0,93–0,95) [40]. Der Rauchstopp führte auch zu einer Verbesserung des kindlichen Geburtsgewichts (RR 0,81; 95% CI 0,70–0,94) und Reduktion der Frühgeburtlichkeit (RR 0,84; 0,72–0,98).

Die rauchende schwangere Frau inkorporiert neben den schädlichen Abbrandprodukten auch größere Mengen Nikotin, die in das fetale Gehirn übergehen [41, 42]. Dabei steigt die Bindungskapazität für das Alkaloid in den kindlichen Gehirnstrukturen zwischen der 12. und 19. Woche und es kann so zu einem verstärkten Einfluss des exogen zugeführten Nikotins auf die Gehirnentwicklung kommen.

Da die Gefahr der Missbildungen und Geburtskomplikationen bei Raucherinnen nachweisbar größer ist als bei der NRT, sollten die betroffenen Frauen nach einer fehlgeschlagenen nichtmedikamentösen Entwöhnungsbehandlung einer Nikotinsubstitution zustimmen. In den kommenden Jahren werden hier exakte Studien vorzulegen sein [32, 43].

Da insbesondere aus den unteren sozialen Schichten stammende Frauen auch während der Schwangerschaft weiterrauchen, sind auch in den kommenden Jahren Sozialprogramme angezeigt, welche die Raucherinnen während und nach der Schwangerschaft von der Zigarette „abbringen".

Die Nikotinersatztherapie in der Schwangerschaft wird teilweise sehr kritisch diskutiert und nur in einer Studie fand sich eindeutig ein Vorteil dieser Behandlung [44]. Die nach wie vor bestehende Befürchtung, Nikotin könne auf den Fetalkreislauf, das kindliche Gehirn oder auf die Plazenta übergehen, lassen die Zurückhaltung verstehen. Dennoch wurden in zwei kleinen Studien die Wirkungen von

Nikotinkaugummi [45] bzw. Nikotinnasalspray und mütterlichem Rauchen [46] untersucht. Zum Vergleich dienten die Parameter Nikotin- und Cotininplasmaspiegel sowie die erfassbaren hämodynamischen Veränderungen am mütterlichen und fetalen Kreislauf. Dabei konnten ähnliche Spiegel bei aktivem Rauchen und in der Ersatztherapie festgestellt werden.

In verschiedenen Ländern existieren unterschiedliche Positionen: In einigen werden Nikotinpräparate nicht als OTC-Produkte verkauft, in anderen ist die Anwendung zur Raucherentwöhnung während der Schwangerschaft untersagt [47, 48]. Hält man sich an mittlere Nikotindosen bei dieser Form der Raucherentwöhnung, dürfte man niemals die durch das Rauchern während der Schwangerschaft verursachten Nikotinspiegel überschreiten [49]. Die bisher bekannten Untersuchungen während der Schwangerschaft wurden mit Nikotinpflastern durchgeführt [49]. Demgegenüber stehen für Bupropion keine umfangreichen Daten zur Verfügung [50]. So gibt es nur eine kleinere Entwöhnungsstudie an Schwangeren, in der allerdings kein erhöhtes Auftreten von Fehlbildungen unter der Bupropionbehandlung zu verzeichnen war [51].

Im Rahmen eines Programms der CDC (Centers for Disease Control and Prevention) wurden etwa 70.000 Frauen während der Schwangerschaft auf Substanzmissbrauch einschließlich des Rauchens untersucht (SAMHSA) [52]. Nichtmedikamentöse Entwöhnungsprogramme wurden angeboten, die eine 25–30%ige Erfolgsquote nicht überschritten, wobei auch der Einsatz von medikamentösen Verfahren (NRT) eingeschlossen war [53].

Das während der Schwangerschaft auch in den USA immer noch übliche Rauchen führt zu einer Reihe von Komplikationen, die in Kapitel 9 ausführlich beschrieben werden. Sie reichen von der vorzeitigen Plazentaruptur bis hin zur Präeklampsie etc. Diese Komplikationen verursachen dem US-amerikanischen Staat erhebliche Kosten [54–56].

Das Stillen wird immer wieder bei Raucherinnen diskutiert. Bekannt ist, dass sich Nikotin dreimal stärker in der Muttermilch anreichert als im Plasma. Inzwischen wurden Raucherinnen und mit Nikotinpflastern behandelte Frauen post partum vergleichend untersucht. Diese Ergebnisse zeigen, dass abgestufte Pflaster (7, 14 und 21 mg) auch dosisabhängig geringere Nikotinspiegel in der Muttermilch erzeugen als das Rauchen (Abb. 14.1) [57]. Im Vergleich zur Nikotinaufnahme unter dem Rauchen nimmt der Säugling bei Anwendung von Pflastern 1,6% (21-mg-Pflaster), 1,8% (14-mg-Pflaster) bzw. 2,2% (7-mg-Pflaster) der Gesamtdosis auf [57].

Da der schwangeren Frau nach Möglichkeit keine Arzneimittel während dieser Zeit verabreicht werden sollen, wurden auch zahlreiche Raucherentwöhnungsprogramme entwickelt, die einzig und allein auf der Beratung der Frau basieren. Die Ergebnisse von 37 Studien an 16.916 Frauen zur Raucherentwöhnung stimmen hoffnungsvoll, weil mit 34 Studien eine signifikante Abnahme des Rauchens (Rauchstopp) durch die ärztliche Beratung erreicht wurde (OR 0,53; 95% CI 0,47–0,60) und der Raucheranteil um 6,4% gesenkt werden konnte [58]. In acht Studien mit einer validierten Raucherentwöhnung, intensiver Beratung und sehr strengen Beurteilungskriterien wurde eine Abnahme des Raucheranteils von 8,1% erreicht

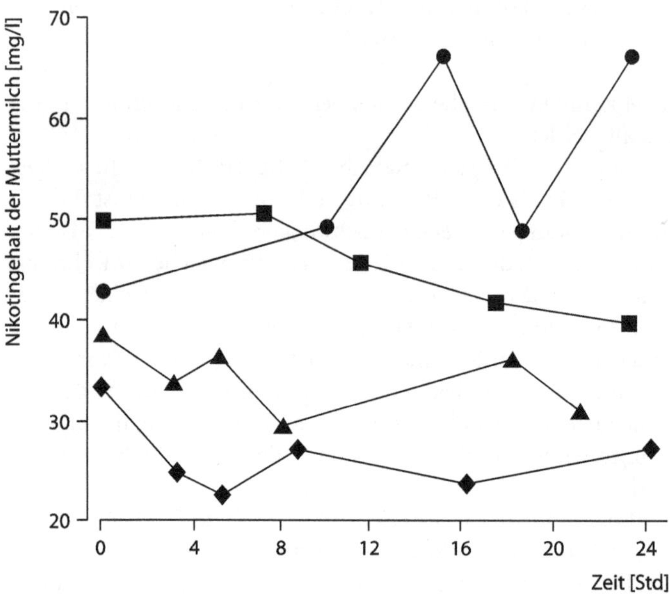

Abb. 14.1. Konzentration-Zeit-Profil für Nikotin in der Muttermilch nach dem Rauchen mehrerer Zigaretten (●), nach Gabe eines 21-mg- (■), 14-mg- (▶) oder 7-mg-Nikotinpflasters (♦) [57]

(OR 0,53; 95% CI 0,44–0,63) [58]. Gleichzeitig verringerte sich der Anteil der Neugeborenen mit geringem Geburtsgewicht (OR 0,80; 95% CI 0,67–0,95) und zu früh geborener Kinder (OR 0,83; 95% CI 0,69–0,99) bzw. nahm das mittlere Geburtsgewicht um 28 g zu (9–49 g), sodass diese Verfahren bei reduzierter perinataler Sterblichkeit als brauchbar anzusehen sind [58].

In Deutschland ist ein Beratungsleitfaden für die gynäkologische Fachpraxis erschienen, mit dessen Hilfe die Schwangere beraten und zusätzliches Material käuflich erworben werden kann [59]. In den USA und in Kanada befinden sich derzeit dezidierte Programme für die Raucherentwöhnung von Schwangeren und für den Schutz der Neugeborenen in der Entwicklung, wobei neben verhaltenstherapeutischen auch medikamentöse Verfahren genutzt werden sollen [60, 61].

14.4 Gewichtszunahme

Zigarettenrauchen beeinflusst das Körpergewicht von Raucherinnen und Raucher (Tabelle 14.2). Zahlreiche Frauen sind dabei der falschen Auffassung, dass durch Rauchen das Körpergewicht reduziert werden kann. Betrachtet man die Mikrozensusstudie, liegt unter den 18- bis 20-jährigen bzw. 20- bis 25-jährigen Frauen liegt der Anteil an Untergewichtigen (Body-Mass-Index) bei 16,4 bzw. 11,0% [62]. Das Untergewicht hat verschiedene Ursachen: Abnahme des Appetits, erhöhte Fettsäu-

Tabelle 14.2. Veränderungen des Körpergewichts bei Rauchstopp im Vergleich zu Rauchern. Ergebnisse aus mehreren prospektiven Studien

Population	Studiendauer	Raucherstatus	Mittlere Gewichts-zunahme	Literatur
121.700 Kranken-schwestern	8 Jahre Follow-up, kein Rauchstopp	R (< 25 cpd), R (> 25 cpd)	+1,4 kg, +2,8 kg	[78]
409 Männer, 359 Frauen	1 Jahr Rauchstopp	ExR	+2,8 kg (M), +3,8 kg (F)	[82]
5887 Raucher, 35–60 LJ	5 Jahre	R vs. ExR	R: +1,26 kg (M), +1,96 kg (F), ExR: +7,57 kg (M), +8,71 kg (F)	[86]
3702 Männer und 2185 Frauen, 35–60 LJ	1 Jahr	ExR	+5,5 kg (M), +5,3 kg (F)	[165]
196 Exraucher, 118 Raucher	1 Jahr	R vs. ExR	R: +1,97 kg, ExR: +5,3 kg. Inkonsequenter Rauchstopp mit Rauchperioden: +3,0 kg, konsequenter Rauchstopp: +5,9 kg	[105]
5243 Raucherinnen (NHANES III)	10 Jahre	ExR vs. R	ExR: +8,46 ± 0,91 kg, R: +2,96 kg, NR: +3,75 kg	[99]

LJ Lebensjahre, *R* Raucher; *ExR* Exraucher durch Rauchstopp, *NR* Nichtraucher, *M* Männer, *F* Frauen, *cpd* Zigaretten pro Tag.

reoxidation vor allem in der Leber, verschlechterte Insulinresistenz und erhöhte Insulinplasmaspiegel [63]. In keinem Falle sollte jedoch das Rauchen als ein Anorektikum angesehen werden!

Umgekehrt kommt es durch den Rauchstopp unter Nikotingaben zur Verbesserung der Insulinresistenz bei gleichzeitiger Gewichtszunahme. Letztere wird offensichtlich nicht durch das Fehlen von Nikotin, sondern von Komponenten der inhalierten Produkte ausgelöst [64]. Des Weiteren ist als Folge der Nikotinanwesenheit ein erhöhter Leptinspiegel nachzuweisen [65], der anscheinend das Körpergewicht reduzierend beeinflusst [66]. Die Verknüpfung von Rauchen und geringem Körpergewicht wurden oft beschrieben [67]. Die Sorge um das Körpergewicht bestimmt oftmals die Raucherkarriere und verhindert den Rauchstopp, jedoch gleichen sich die vorübergehenden Gewichtsveränderungen innerhalb von wenigen Jahren oft wieder aus [68].

Insbesondere Frauen, die unter Stresssituationen vermehrt essen (und aus diesem Grund oft rauchen) [69, 70] oder die sich in der Perimenopause befinden [71], sind für eine Gewichtszunahme prädestiniert. Zu Beginn der Entwöhnungsbehandlung sollten diätetische Hinweise gegeben werden. Darüber hinaus ist eine erhöhte physische Aktivität anzustreben, welche die Gewichtszunahme bei Frauen im mittleren Lebensalter nachweislich auf ein Minimum reduziert [72, 73].

Nach Längsschnittstudien weisen Raucher ein geringeres mittleres Körpergewicht als Nichtraucher auf [74]. Eine dosisabhängige Gewichtsreduktion, gemessen an der Zahl der täglich gerauchten Zigaretten, ist bei Rauchern nur teilweise nachzuweisen: Raucher mit 10–20 cpd wiegen im Mittel weniger als Raucher mit < 10 cpd, während starke Raucher mit >20 cpd mehr wiegen als mittelstarke Raucher (10–20 cpd) [75, 76].

Prospektiv geführten Studien zufolge, die insgesamt mehr als 3500 30- bis 60-jährige Frauen und Männer nach Beginn des Rauchens einbezogen, treten keine signifikanten Gewichtsveränderungen innerhalb von zwei Jahren auf und es lassen sich dabei auch keine Unterschiede zwischen den Geschlechtern erkennen [77]. Das mittlere Körpergewicht von 55.000 Krankenschwestern veränderte sich nur geringfügig, wobei Raucherinnen über acht Jahre eine Gewichtszunahme von 4,2 kg gegenüber Nichtraucherinnen (3,7 kg) aufwiesen, was jährlichen Zunahmen von 0,53 bzw. 0,46 kg entsprach [78]. Im Gegensatz dazu verringerte sich bei Frauen, die über sechs Jahre beobachtet wurden, mit Rauchbeginn der BMI, bei Nichtraucherinnen stieg er leicht an (−0,37 vs. +0,62 BMI-Einheiten; $p < 0,01$) [79].

Die meisten Studien zum Körpergewicht bei Rauchern und Nichtrauchern erfolgten an Erwachsenen im mittleren Lebensalter. Die Ergebnisse zeigen, dass der

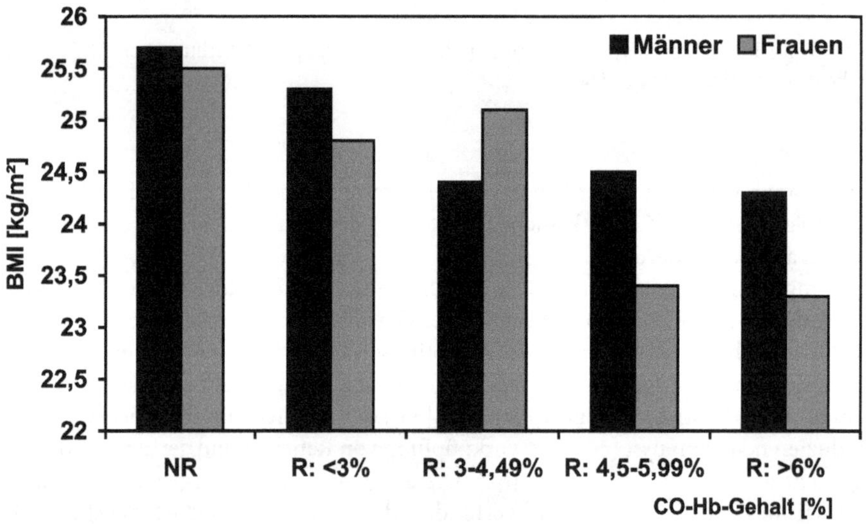

Abb. 14.2. Body-Mass-Index und Carboxyhämoglobinkonzentration bei Rauchern/innen [76]

appetithemmende Effekt des Rauchens überbewertet wird. Eine Gewichtsreduktion ist erst nach einer 20- bis 30-jährigen Raucherkarriere zu beobachten. An 5115 Erwachsenen beiderlei Geschlechts im Alter zwischen 18 und 30 Jahren waren über den Zeitraum von sieben Jahre keine Gewichtsveränderungen bei den Raucher verglichen mit den Nichtrauchern zu beobachten [80]. Auch eine nach einer Rauchpause zwischenzeitliche Rauchphase hatte keinen appetit- oder gewichtsenkenden Effekt.

Der Body-Mass-Index von Raucher/innen korreliert invers mit höheren COHb-Konzentration en (Abb. 14.2), wovon Frauen eher als Männer betroffen sind [76]. Für Jugendliche bzw. jüngere Menschen gibt es bisher nur eine einjährige Studie an 32.144 Rekruten einer US-amerikanischen Luftwaffenbasis, von denen die 10.440 Raucher mit den Nichtrauchern verglichen wurden. Bei den weiblichen Rekruten gab es keinen Zusammenhang zwischen dem Raucherstatus und dem BMI ($p>0,05$), während bei den männlichen Rekruten ein sehr schwacher Zusammenhang konstatiert wurde ($p<0,05$) [81].

14.4.1 Körpergewicht und Rauchstopp

Mit dem Rauchstopp kommt es bei Männern und Frauen zu einer Gewichtszunahme, deren Mechanismus bisher nicht voll aufgeklärt ist [82]. Die mittlere Zunahme lag in 43 Longitudinalstudien ein Jahr nach dem Rauchstopp bei 2,8 kg (0,8–8,2 kg) [83]. Sie war bei Rauchern mit Rauchstopp größer als bei denen, die dann weiterrauchten (2,2 vs. 0,4 kg) und wurde nach dem Rauchstopp bei 79% (58–87%) der Exraucher und bei 56% (33–62%) der Raucher beobachtet [84]. Exraucher nahmen nach dem Rauchstopp 4,5 kg zu, während dies bei den Rauchern sehr selten der Fall war (20,3% vs. 0,8%). Auch an über 121.700 Krankenschwestern wurde das Körpergewicht verglichen (s. Tabelle 14.2): Eine Gewichtszunahme von 5 kg zeigten 24,3% der Krankenschwestern nach dem Rauchstopp, aber nur 8,4% derer, die das Rauchen nicht aufgaben [84].

In älteren Studien mit unzureichendem Design basierten Daten zum Raucherstatus und zum Gewicht (1,8–3,7 kg) oft auf mündlichen Angaben [84]. Das Körpergewicht wurde unterschätzt [85] und/oder die Befragten gaben ihre Rauchgewohnheiten nicht zu. Zahlreiche Frauen, die das Rauchen in den letzten Jahren aufgaben, können mehr geraucht haben als Frauen in früheren Jahren, sodass durch diese Unterschiede auch die Gewichtszunahmen, die in den verschiedenen Jahrzehnten ermittelt wurden, nicht bedenkenlos zu vergleichen sind [78, 82]. Die Beurteilung von Punktprävalenzen beeinflusste die Aussage zur Gewichtszunahme, wenn es sich nicht um Längsschnittuntersuchungen handelte. Studien mit großen Probandenzahlen vermieden einige dieser Fehler (s. Tabelle 14.2) [82].

Nach der ersten NHANES-Studie nahmen Frauen mehr als Männer nach einem Rauchstopp an Körpergewicht zu, wobei Steigerungen von >13,1 kg bei 13,4% der Frauen und 9,8% der Männer bei einem Rauchstopp von mehr als einem Jahr beobachtet wurden [75, 82]. Das relative Risiko für eine Gewichtszunahme von Frauen nach dem Rauchstopp im Vergleich zu den weiterrauchenden Frauen lag bei 5,8

(95% CI 3,7–9,1). Es war für jüngere Frauen (25–54 vs. 55–74 Jahre), die sich körperlich wenig betätigten und Kinder geboren hatten, größer. Die mittlere Gewichtszunahme betrug 5,5 kg bei einem über einjährigen Rauchstopp, bei den weiterrauchenden Frauen 1,7 kg. Die Zunahme korrelierte während der ersten Jahre des Rauchstopps mit der Anzahl der täglich gerauchten Zigaretten [75, 82]. Diese Korrelation verlor sich in den späteren Jahren der Abstinenz.

Die Zunahme des Körpergewichts erfolgt zum größten Teil in den ersten Jahren des konsequenten Rauchstopps, später sind die Zunahmen geringer ausgeprägt. In der NHANES-I-Studie [75, 82] korrelierte das Risiko für eine extreme Gewichtszunahme (>13,1 kg) nicht mit der Dauer des Rauchstopps. Die Zunahme war innerhalb des ersten Jahres nach dem Rauchstopp größer als in den darauffolgenden Jahren [86].

Nikotinpräparate (Kaugummi) führen nach einem Rauchstopp, wenn sie über einen längeren Zeitraum angewendet werden, zu einer sehr viel geringeren Gewichtszunahme, wie eine Studie zeigte, bei der eine Kontrollgruppe ohne Nikotinpräparate mitgeführt wurde [87]. Auch in einer anderen Studie kam es durch die Nikotingaben zu einer verzögerten Gewichtszunahme. Solange Nikotin verabreicht wurde, ergab sich eine negative Korrelation zwischen der Zunahme und den Nikotingaben (täglich eingenommene Kaugummis) für die ehemaligen starken Raucher (>26 cpd vor dem Rauchstopp), nicht aber für die Exraucher mit geringerem Zigarettenkonsum (ehemals < 26 cpd) [88].

Bereits ein kurzzeitiger Rauchstopp führt zur Gewichtszunahme, wenn wie das öfter zu beobachten ist Süßigkeiten konsumiert werden, was auf einer bei Rauchern oft anzutreffenden Kohlenhydratabhängigkeit beruht [89]. Nach Umfragen konsumieren Raucher die gleichen Mengen an Nahrungsmitteln [75, 90, 91] oder signifikant mehr als Nichtraucher [92, 93], wobei sie aber wegen des erhöhten Energiestoffwechsels (z. B. Fettsäureoxidation) ein geringeres Körpergewicht aufweisen. Nach einem Rauchstopp wurden bei Versuchspersonen keine Veränderungen des Sauerstoffverbrauchs gemessen [94].

Eine viszerale Fettansammlung kann bei beiden Geschlechtern auftreten [95]. Sie ist mit einer erhöhten Mortalität verbunden [81, 96, 97]. Die viszerale Adipositas ist mit einer allgemeinen Fettleibigkeit verknüpft. Nach der subjektiven Selbsteinschätzung glauben Raucher, über weniger viszerales Fett zu verfügen als Nichtraucher. Der erhöhte Taille-Hüfte-Quotient wird für Raucherinnen in vielen Studien belegt. Bei Raucherinnen war er um 2,9% höher als bei Nichtraucherinnen [98].

Durch den Rauchstopp wird das Risiko für die Ausbildung von kardiovaskulären Schäden über die Gewichtszunahme erhöht [89, 99]. Es stellt sich die Frage, ob Nikotin oder die Abbrandprodukte des Tabakrauchs für diese Prozesse verantwortlich sind [99–102].

Die achtwöchige Gabe von Nikotinpflastern im Rahmen einer NRT bei gleichzeitigem Rauchstopp führte zu einer Gewichtszunahme von 0,3 kg pro Woche [88]. Die Insulinresistenz sank um 14% unter Nikotin, stieg aber nach dieser Beobachtungszeit (ohne NRT) wieder an [65]. Nikotin [103], aber auch die Abbrandprodukte werden für die Gewichtszunahme verantwortlich gemacht [65]. Rauchen setzt die

Insulinwirkung herab und der durch das Rauchen bedingten erhöhten Insulinresistenz wird eine entscheidende Rolle für die Gewichtszunahme zugeschrieben [100, 101, 104]. Nikotin (in Form des Kaugummis eingenommen) steigert zusätzlich die Leptinspiegel, woraus eine Gewichtsabnahme resultieren kann [67].

14.4.2 „Gewichtskontrolle" durch Rauchen und „geplanter" Gewichtsverlust

Zahlreiche Mädchen glauben, das Körpergewicht durch das Rauchen kontrollieren zu können [83, 105]. Ergebnisse aus mehreren Doppelblindstudien zum Körpergewicht und den Essgewohnheiten bezogen sich bei jüngeren Frauen auf das Rauchen [92, 106]. Rauchende Schülerinnen der zehnten bis zwölften Klasse fühlten sich „wohler" im Gegensatz zu Nichtraucherinnen, die sich als „dick" empfanden [86]. Unter den Jungen zeigte sich dieser Effekt nicht. Offensichtlich auch unter dem Einfluss der Modeindustrie waren rauchende Mädchen, seltener auch Jungen, mit ihrem Körpergewicht weniger zufrieden als Nichtraucher/innen. Auch eine Langzeitstudie an 1705 Schülern der Klassenstufen sieben bis zehn belegte bei den Reaktionen der Schüler zum Körpergewicht und zu den Ernährungsgewohnheiten, dass eine positive Korrelation zum Rauchbeginn bei Mädchen, weniger aber bei den Jungen bestand [77].

Mädchen streben durch das Rauchen einen Gewichtsverlust an, um schlank zu erscheinen, allerdings wurden diese Absichten nur in einer Studie geprüft. Nur einem kleineren Teil der Raucherinnen, die einen Rauchstopp planten, war eine mögliche Gewichtszunahme nahezu gleichgültig [91]. Der überwiegende Teil von Schülerinnen der neunten bis zwölften Klassenstufe (66,4%) rauchte mit der Absicht einer Gewichtsreduktion. Der Anteil der rauchenden Mädchen mit dem Ziel der Gewichtsabnahme lag deutlich über dem von Nichtraucherinnen (52,4%). Zahlreiche Mädchen (59,4%) versuchten erfolglos, durch das Rauchen Gewicht zu verlieren. Bei den Jungen waren keine Unterschiede zu sehen.

Unter den normal- und untergewichtigen Frauen gab es viele, die sich selbst als übergewichtig einschätzten, ohne dass sie deutlich erhöhte BMI-Werte aufwiesen. Bei den 18- bis 24-jährigen Frauen waren mehr Raucherinnen und Exraucherinnen als Nichtraucherinnen, die sich als übergewichtig betrachteten. Auch bei den nachfolgenden Altersgruppen setzte sich diese Tendenz fort, während diese bei den über 65-jährigen Frauen ebenso wie bei den Männern nur selten zu beobachten war [95]. Frauen, die sich übergewichtig fühlten, sahen sich nicht zu einem Rauchstopp veranlasst [95].

Überdenkt man die durch das Rauchen und durch eine Adipositas ausgelösten Risiken, ergibt sich ein ungleich höheres Risiko durch das Rauchen. Dies zeigte eine US-amerikanischen Studie, welche die Anzahl der Todesfälle, die durch diese beiden Risikofaktoren jährlich vorzeitig verursacht werden (416.829 durch Rauchen vs. 162.191 durch Adipositas) und die verlorenen Lebensjahre als Folge von Erkrankungen durch diese beiden Risikofaktoren (5,3 vs. 2,1), miteinander verglich [107].

14.5 Diabetes mellitus

Der Diabetes mellitus Typ 2 ist eine der verbreitetsten Erkrankungen, die darüber hinaus weltweit auch noch ansteigt. Derzeitig leiden 6% der Weltbevölkerung an dieser Krankheit, aber nur die Hälfte wird erkannt. Wie bereits im Abschn. 8.4.2 dargestellt, verursacht Rauchen Störungen im Glukosestoffwechsel über eine veränderte Insulinresistenz, die ihrerseits den Diabetes mellitus fördern, wenn nicht sogar eigenständig auslösen kann. Es ist daher heute geboten, dem Diabetiker den Rauchstopp eindringlich nahezulegen. Mehr als bisher sollte eine engmaschige Kontrolle des Rauchverhaltens von Diabetikern nicht nur durch den Arzt, sondern vor allem durch die Kassen im Rahmen ihrer gesundheitspolitischen Erörterungen erfolgen. Die Patientencompliance ist ein wichtiger Faktor bei der Bewältigung der Krankheit, die auch durch subtile Betreuungsprogramme in den verschiedenen Staaten nur unzureichend geregelt werden kann. Die finanzielle Last für Diabetiker wird in den USA jährlich auf 100 Mrd. US-$ geschätzt [108–110].

Die Behandlungsergebnisse sind bei den verschiedenen Diabetikern aufgrund der mikrovaskulären Komplikationen und Dauer der Erkrankung ziemlich uneinheitlich, während makrovaskuläre Erkrankungen vom Geschlecht, von genetischen Faktoren und vom Lebensstil (z. B. Ernährung, Belastungen, Rauchen) abhängen [111].

Zum Rauchverhalten im Zusammenhang mit dem Diabetes mellitus gibt es nur eine von Krankenschwestern betreute Studie. Der Raucheranteil lag in der Kontrollgruppe deutlich über dem der betreuten Gruppe (17 vs. 2,3%) [112]. Die gerauchten Zigaretten sanken nach sechs Monaten deutlich von 20,0 auf 15,5 cpd in der behandelten Gruppe und von 19,7 auf 18,1 cpd in der Kontrollgruppe ($p<0{,}01$). In einer weiteren Untersuchung kam es Selbstberichten zufolge im Verlauf zu einer 41%igen Senkung des Raucheranteils durch strukturierte Erziehungsprogramme [113].

14.6 Alkoholkonsum

Zwischen Alkohol- und Nikotinabhängigkeit besteht ein enger Zusammenhang. Der überwiegende Anteil von Alkoholikern raucht auch, während nur 5–10% der Raucher alkoholabhängig sind. Bei der kombinierten Abhängigkeit kommt es zum gehäuften Auftreten von Tumoren im Kopf- und Halsbereich [114]. Es wird vermutet, dass unter Alkoholentzug der tägliche Zigarettenkonsum steigt [115]. Zudem ist der Tabakkonsum die häufigere Todesursache bei ehemaligen Patienten von Entziehungsheimen [116]. Mehreren Studien zufolge soll der Rauchstop mit/oder ohne Nikotinersatzbehandlung keine nachteiligen Folgen auf das (fehlende) Trinkverhalten des ehemaligen Alkoholikers haben [117]. In diesem Zusammenhang gibt es Hinweise, dass die NRT einen gleichzeitig durchgeführten Alkoholentzug nicht negativ beeinflusst [118]. Stark abhängige Alkoholiker sollen von der Anwendung von Nikotinpflastern in Hinblick auf die Reduzierung der täglich gerauchten Zigaretten oder auch den Rauchstopp profitieren [119], jedoch müssen diese Beobachtungen in einer Studie verifiziert werden.

14.7 Psychiatrie und Rauchen

Es gibt eine große Anzahl von Interaktionen zwischen Tabakrauch und Psychopharmaka (Tabelle 14.3). Ebenso ist der Aufenthalt in einer psychiatrischen Klinik von besonderer Bedeutung für das Rauchverhalten [120]. Der Anteil der Raucher nimmt mit der Dauer der Hospitalisation zu, obwohl diese Zunahme nur bei nichtschizophrenen Patienten beobachtet wurde [121]. Psychiatrische Patienten mit einem hohen BPRS-Wert (Brief Psychiatric Rating Scale als Aktivitätsindex) zeigen ein stärkeres Rauchverhalten als Patienten mit einem verringerten BPRS-Wert [122]. Raucher mit einer psychiatrischen Anamnese hatten einen Rauchstopperfolg von 37,1%, während Exraucher, die vier Wochen vorher das Rauchen aufgegeben hatten, einen 30,5%igen Erfolg aufwiesen. Auch in einer Gruppe von 4411 Exrauchern waren die selbstgenannten Erfolgsquoten bei Personen mit mentalen Problemen geringer (30,5%) als bei solchen ohne Probleme (42,5%) [123]. Unter der Behandlung mit Nikotinpflastern fiel die Rate bei 208 ambulanten psychiatrischen Patienten nicht schlechter als für nicht erkrankte Personen aus [124]. Mit Antidepressiva und Neuroleptika behandelte Patienten konsumieren mehr Zigaretten als nicht mit diesen Stoffen behandelte. Offensichtlich wird durch eine erhöhte Nikotinzufuhr der anticholinerge Effekt dieser Arzneistoffe zumindest gemildert oder der erhöhte Zigarettenkonsum beschleunigt den hepatischen Abbau von Neuroleptika, was die unerwünschten Wirkungen reduziert.

Tabelle 14.3. Interaktionen zwischen Tabakrauch und Psychopharmaka

Substanz	Interaktionen	Literatur
Benzodiazepine (Diazepam, Lorazepam, Midazolam, Chlordiazepoxid)	Wahrscheinlich keine	[166–168]
Bupropion	Wahrscheinlich keine Effekte	[169]
Chlorpromazin	AUC ↓ (−36%), Serumkonzentration ↓ (−24%)	[170, 171]
Chlorazepat	AUC ↓, N-Desmethyldiazepam ↓	[172]
Clozapin	Induktion von CYP1A2, Clearance ↑, Plasmakonzentration ↓ (−28%)	[173–176]
Fluvoxamin	Induktion von CYP1A2, metabolische Clearance ↑, AUC ↓ (−44%), Plasmakonzentration ↓ (−47%)	[177]
Haloperidol	Clearance ↑ (+44%), Serumkonzentration ↓ (−70%)	[152, 178, 179]
Imipramin	Serumkonzentration ↓, keinen klinischen Effekt	[180]
Nortriptylin	Unklar, keinen klinischen Effekt	[155, 172]
Olanzapin	Induktion von CYP1A2, Clearance ↑ (+98%), große Variabilität in der Plasmaclearance	[181–183]

AUC „area under the curve" (Integral der Plasmaspiegel über die Zeit).

Eine strikte Nichtraucherpolitik in psychiatrischen Kliniken und die damit verbundenen Entzugserscheinungen haben keinen negativen Einfluss auf den Verlauf der psychiatrischen Erkrankungen [125]. Den rauchenden Patienten Beschränkungen aufzuerlegen, hat jedoch keinerlei Erfolg gezeigt [126]. Es ist sicherlich nicht leicht, die Nichtraucherpolitik in psychiatrischen Kliniken konsequent durchzusetzen. Sinnvoll wäre es, ein Rauchverbot mit der Ausgabe von Nikotinpräparaten im Sinne der „harm reduction" zu verbinden, um damit die Zahl der täglich gerauchten Zigaretten herabzusetzen und den Rauchstopp zu erleichtern.

14.7.1 Organische Depression

Die Komorbidität von psychiatrischen Erkrankungen, insbesondere der Depression, zusammen mit dem Gebrauch illegaler Drogen ist häufiger als bisher angenommen [127, 128]. Das trifft auch für die Nikotinabhängigkeit im Form des Zigarettenrauchens zu.

Von einer Gruppe von 120 chronischen Rauchern waren 62,3% mental erkrankt (Gemüt, Angst, Medikamentenabhängigkeit). Obwohl diese Patienten während der Behandlungszeit deutlich belastet waren (sehr hohe Nikotinabhängigkeit, depressive Verstimmung), zeigten sie die gleichen Behandlungserfolge in der Raucherentwöhnung wie nicht erkrankte Personen [129], sodass es nicht möglich war, eine Trennlinie zwischen Erkrankung und dem Entzug zu ziehen.

Eine bestehende Depression verringert den Rauchstopperfolg gegenüber Personen, die ohne diese Erkrankung leben [130]. Einer großen finnischen Studie [131] zufolge ist die Motivation zur Raucherentwöhnung bei der Mehrzahl der depressiven Patienten stärker ausgeprägt. Depressive Symptome während der Raucherentwöhnung sind ernst zu nehmen und daher auch zu behandeln [132]. Die gleichzeitig auftretende Depression war ein Grund für den Rauchstopp bei älteren Frauen [133]. Bei depressiven Patienten erschien es sinnvoll, die Abstinenz längerfristig mit monetären Belohnungen zu unterstützen [134]. Die Rückfallrate wurde dann nicht über die Dauer der Abstinenz gemessen, sondern nur anhand psychopathologischer Kriterien. Werden die Symptome der Erkrankung mit den Entzugserscheinungen in Verbindung gebracht, dominieren bei Patienten mit Depression jedoch vor allem Essstörungen [135].

14.7.2 Schizophrene Patienten

Der Tabakentzug gestaltet sich bei Patienten mit Schizophrenie durch eine Anzahl affektiver, kognitiver und sozialer Probleme schwierig [136], dennoch geling er mit speziellen Entwöhnungsprogrammen [137], die eine Gruppentherapie sowie eine Kombination aus Nikotinpräparaten (Pflaster) und atypischen Neuroleptika (bevorzugt Olanzepin und Risperidon) einschließen. Beide Neuroleptika haben sich den herkömmlichen überlegen gezeigt (Erfolgsquote 56% vs. 22%) [138]. Anderen Untersuchungen zufolge ist Clozapin bei Schizophrenen sehr wirksam [139, 140], wobei der antipsychotische Effekt unter Clozapin bei Rauchern mehr ausgeprägt war [140]. Als Ursache des Clozapineffektes wird eine Hemmung des Nikotinabbaus vermutet, vor allem unter dem Gesichtspunkt, dass rauchende chronische Schizophreniepatienten höhere Nikotinspiegel aufweisen [141].

In einer placebokontrollierten und an wenigen Patienten durchgeführten Studie beeinflusste eine Behandlung mit Bupropion die Raucherentwöhnung positiv, wobei die gleichzeitige Gabe von Antipsychotika die Wirksamkeit von Bupropion erhöhte [142].

Das Spektrum der unerwünschten Wirkungen von Neuroleptika bei Rauchern ist unverändert. Mit zunehmendem Alter benötigen Raucher für eine ausreichende Wirksamkeit höhere Dosen dieser Medikamente als Nichtraucher [143], obwohl sich die Nikotinplasmaspiegel nicht signifikant ändern. Die Häufigkeit eines durch Neuroleptika induzierten Parkinsonismus und einer tardiven Dyskinesie wurde durch die höheren Dosen erhöht [144, 145]. Dem Rauchen wird ein protektiver Effekt bei einer beginnenden Demenz zugesprochen [146], während die Akathisie bei rauchenden Frauen gehäuft auftritt. Der durch Neuroleptika induzierte Parkinsonismus wurde bei Rauchern seltener als bei Nichtrauchern beobachtet [146]. Eine weitere Studie zeigte nur bei Nichtschizophrenen Beziehungen zwischen einer hohen Neuroleptikadosierung und dem Rauchen [147]. Verschiedenen Berichten zufolge verändert das Rauchen nicht die Clozapinplasmaspiegel, obwohl erhebliche individuelle Schwankungen der Plasmaspiegel bei konstanter Dosierung auftreten. Die antipsychotische Wirkung von Clozapin korreliert mit der verabreichten Dosis [148]. Bei einer kleinen Gruppe von rauchenden Patienten mit akuter Schizophrenie wurde eine Behandlung mit Haloperidol getestet. Dabei ließ sich in einer zweistündigen Ad-libitum-Rauchphase ein gesteigerter Rauchwunsch beobachten [140].

14.7.3 Wechselwirkungen zwischen dem Zigarettenrauchen und Psychopharmaka

Der durch den Tabakrauch induzierte Arzneistoffwechsel (Zytochrom-P450-System) beeinträchtigt den Stoffwechsel zahlreicher Neuroleptika und Antidepressiva, was die Behandlung von Rauchern in und außerhalb psychiatrischer Kliniken natürlich kompliziert (s. Tab. 14.3). Raucher benötigen höhere Dosen der Neuroleptika als Nichtraucher [136, 149–151]. Bei Schizophrenen steigt die Neuroleptikadosis altersabhängig [143], sie sinkt aber bei schizophrenen Nichtrauchern, offensichtlich in Verbindung mit der Verringerung der Dopamin-2-Rezeptoren im Corpus striatum. Der gesteigerte Zigarettenkonsum bei schizophrenen und nichtschizophrenen Patienten unter der Gabe von Haloperidol wurde anhand des CO-Gehaltes der Exspirationsluft und der Nikotinspiegel gemessen [140]. Zwar senken Neuroleptikagaben bei Rauchern Parkinson-ähnliche Symptome und reduzieren die Anticholinergikadosen bei einigen Patienten. Dennoch ist aufgrund der erhöhten Abbaugeschwindigkeit die Wirksamkeit von Haloperidol bei diesen Patienten herabgesetzt [152, 153]. Wahrscheinlich findet diese Wechselwirkung bei der Berechnung der Haloperidoldosis keine Berücksichtigung. Über den gleichen Mechanismus wird offensichtlich der Abbau verschiedener Antidepressiva (Amitriptylin, Nortriptylin, Imipramin und Desipramin) via CYP1A2 induziert [154]. Die Plasmaproteinbindung von Nortriptylin ist dabei deutlich verringert [155].

Damit kann die Raucherentwöhnung mit einer erhöhten Aktivität von Neuroleptika und Antidepressiva verbunden sein, was möglicherweise zum vermehrten Auftreten unerwünschter Arzneimittelwirkungen führt (z. B. Parkinsonoid durch Neuroleptika, Krämpfe durch Clozapin) [156].

14.8 Präoperative Raucherentwöhnung

In der Folge eines operativen Eingriffs kommt es bei bis zu 10% der Behandelten zu Komplikationen des Respirationstraktes oder des Herz-Kreislauf-Systems. Dabei sind Raucher bzw. Raucherinnen besonders gefährdet [157]: Sie haben ein 3- bis 6-fach gesteigertes Risiko intraoperativ auftretender Lungenkomplikationen [158] und bei Rauchern mit chronischen Herz-Kreislauf- bzw. Lungenerkrankungen treten 2- bis 5-fach erhöhte perioperative Komplikationen auf. Die Folgen des Zigarettenrauchens auf die verschiedenen Organsysteme werden in den Kapiteln 6–8 beschrieben.

Rauchen stört die postoperative Wundheilung [159–161] und erhöht das Risiko von Anastomosenleckage bei kolorektalen Eingriffen [162]. Bislang gibt es nur eine evidenzbasierte Studie über den Einfluss des Rauchstopps auf die peri- und postoperativen Erfolge. Hier wurden die Ergebnisse 7 Tage bzw. 6–8 Wochen postoperativ beurteilt. Diese Untersuchung an 120 Patienten zeigt, dass durch ein Raucherentwöhnungsprogramm einige Wochen vor dem Eingriff die postoperativen Komplikationen gesenkt werden können: in der Exrauchergruppe betrug die Gesamtkomplikationsrate 18%, in der Kontrollgruppe 52% ($p=0{,}0003$). Die mittlere Aufenthaltsdauer im Krankenhaus lag bei 11 (7–55) bzw. 13 (8–65) Tagen [163].

Der Rauchstopp sollte acht Wochen vor dem Eingriff erfolgen [163]. Die Zeit vor und nach der Operation ist günstig, um Interventionsmaßnahmen für einen Rauchstopp durchzuführen. Insbesondere dürften perioperative Komplikationen bei einem präoperativen Rauchstopp reduziert werden. Diese Einschätzungen bestätigt auch eine andere Studie [164]. Acht Wochen nach dem Rauchstopp sinkt die Komplikationsrate auf Werte, wie sie bei Nichtrauchern zu erwarten sind. Neben einer verhaltenstherapeutischen Intervention dürfte die NRT das Mittel der Wahl sein.

14.9 Schlussfolgerungen

- In der Bevölkerung zahlreicher Industrienationen herrscht die Meinung, dass mit dem Zigarettenrauchen eine Beeinflussung des Körpergewichts möglich ist. Nach den vorliegenden Daten scheint es aber vornehmlich so zu sein, dass die besonders den Frauen gravierend erscheinenden Gewichtsprobleme erst dann auftreten, wenn ein Rauchstopp realisiert wird.

- Das Ausgangskörpergewicht korreliert ein Jahr nach dem Rauchstopp weder mit der Gewichtszunahme noch mit dem Körpergewicht. Aussagen, nach denen Exraucherinnen mit dem geringsten Körpergewicht die höchsten Zunahmen aufwiesen, blieben nicht unwidersprochen.
- Bei Exraucherinnen mit niedrigeren Schulabschlüssen traten nach dem Rauchstopp um 50% höhere Gewichtszunahmen als bei denen mit Collegeabschluss (7,2 vs. 4,5 kg) auf. Entsprechend sind Frauen mit niedriger Ausbildung stärker gefährdet, adipös zu werden und damit im Zusammenhang stehende Erkrankungen zu erleiden, als Frauen mit akademischen Berufen. Dieses Problem sollte auch bei Frauen, die zu einem Rauchstopp bereit sind, in der Aufklärung berücksichtigt werden.
- Weder die Rauchgewohnheiten vor dem Rauchstopp (Zigarettenzahl, CO-Gehalt) noch die Einschränkungen der Ernährung lassen Rückschlüsse auf die Gewichtszunahme nach dem Rauchstopp zu, wobei allerdings sehr übergewichtige Raucherinnen mit höheren Gewichtszunahmen rechnen können.
- Der Beginn einer Raucherkarriere ist nur selten mit einem Gewichtsverlust verbunden, aber das Rauchen verhindert durch Dämpfung des Hungergefühls eine Gewichtszunahme über längere Zeiträume. Das mittlere Körpergewicht von Raucherinnen liegt nur wenig unter dem von Frauen, die nie geraucht oder von denen, die das Rauchen über längere Zeiträume aufgegeben haben.
- Der Rauchstopp bei Frauen ist normalerweise mit einer mittleren Gewichtszunahme von 2,7 bis 5,4 kg innerhalb des ersten Jahrs nach dem Rauchstopp verbunden, wobei Raucherinnen ein mehr männliches Verteilungsmuster von Fett (höherer Taille-Hüfte-Quotient) als Nichtraucherinnen haben. Die mittleren Gewichtszunahmen bei Männern liegen um etwa 20% unter denen der Frauen.
- Für die mittlere Lebenserwartung und eine verbesserte Lebensqualität ist die Aufgabe des Rauchens deutlich größer als die durch den Rauchstopp zu erwartende mittlere Gewichtszunahme. Deshalb ist ein konsequenter Rauchstopp auch bei der Gefahr einer Gewichtszunahme jedem Raucher dringend anzuraten.
- Raucher/innen sind auf die Gefahr einer Gewichtszunahme hinzuweisen, wobei neben wöchentlichen Gewichtskontrollen nachdrücklich diätetische Hinweise zum Essverhalten und sportliche Aktivitäten zu erwähnen sind und ggf. ein Diätberater eingeschaltet werden sollte.
- Körpergewicht und Body-Mass-Index korrelieren bei älteren Menschen mit dem Raucherstatus auch unter Einbeziehung der COHb-Spiegel umgekehrt proportional. Für jüngere Menschen sind Beziehungen zwischen dem BMI und Raucherstatus kaum nachzuweisen.
- Insgesamt ist das Risiko einer Gewichtszunahme nach einem Rauchstopp größer als aufgrund älterer Studien bei subjektiver Einschätzung des Körpergewichts von vor 20–30 Jahren angenommen.
- Rauchen (einschließlich Nikotin) steigert die Insulinresistenz, Rauchstopp reduziert diese. Nikotingaben (NRT) verzögern die Gewichtszunahme nach dem Rauchstopp über einen erhöhten Leptinspiegel.
- Durch die antiöstrogene Wirkung des Rauchens bei gleichzeitiger Zunahme der Testosteronsekretion kommt es bei Raucherinnen zu einer Umverteilung des Fettgewebes mit zunehmendem viszeralen Fett.

- Mädchen und junge Frauen reagieren zumeist „körperbewusst", indem sie auf eine schlanke bis sehr schlanke Figur achten, die sie mit dem Rauchen zu unterstreichen versuchen. Dabei fühlen sich Raucherinnen oft dicker, als es ihr BMI aussagt.
- Rauchen fügt dem Menschen größere Gesundheitsschäden zu als ein erhöhtes Körpergewicht. Die Vorteile des Rauchstopps überwiegen die Nachteile der Zunahme des Körpergewichts bei Weitem, sodass der Grundsatz gelten muss: konsequenter Rauchverzicht ja, gesteigertes Essverhalten mit Gewichtszunahme nein!
- Beim Raucher ist die Funktion mehrerer Organsysteme beeinträchtig. Er ist damit a priori in die zweite der sechs Risikoklassen der American Society of Anesthesiologists (ASA), also ASA II, einzustufen.
- Das Rauchen von Zigaretten sollte zum frühestmöglichen Zeitpunkt vor einem selektiven Eingriff in Allgemeinanästhesie vollständig eingestellt werden. Bloße Minderung des Verbrauchs scheint das Risiko postoperativer pulmonaler Komplikationen zu erhöhen, ebenso wie eine Rauchkarenz von weniger als 4 Wochen. „Zum Aufhören ist es nie zu früh."
- Vor einem unaufschiebbaren Eingriff ist es zu jedem Zeitpunkt noch sinnvoll, das Rauchen einzustellen. Eine 12-stündige Karenz ist dringend geraten. „Zum Aufhören ist es nie zu spät".
- Es ist medizinisch gerechtfertigt, vor langfristig planbaren selektiven Eingriffen eine Rauchkarenz zu fordern. Der Nutzen einer kurzfristigen Rauchkarenz für die Senkung des pulmonalen Komplikationsrisikos ist so gering, dass sie nicht zur Vorbedingung für die Durchführung eines unaufschiebbaren Eingriffs gemacht werden kann.
- Die klare Unterscheidung zwischen dem hohen perioperativen Risiko durch die Inhaltsstoffe des Zigarettenrauches und dem geringen durch das Suchtmittel Nikotin muss in Zukunft ermöglichen, durch Substitutionsprogramme früh- und rechtzeitig die Zigarettenabstinenz auch bei den Patienten durchzusetzen, die an Nikotinabhängigkeit leiden.
- Passivraucher, insbesondere Kinder, müssen durch Unterweisung von Umgebung und Sorgeberechtigten so früh wie möglich vor einem Eingriff vor Zigarettenrauchexposition geschützt werden.

Literatur

[1] Critchley J, Capewell S. Smoking cessation for the secondary prevention of coronary heart disease. Cochrane Database Syst Rev 2004; 1: CD003041.

[2] Doll R, Peto R, Hall E, Wheatley K, Gray R. Mortality in relation to consumption of alcohol: 13 years' observations on male British doctors. BMJ 1994; 309(6959): 911–918.

[3] Isles CG, Hole DJ, Hawthorne VM, Lever AF. Relation between coronary risk and coronary mortality in women of the Renfrew and Paisley survey: comparison with men. Lancet 1992; 339(8795): 702–706.

[4] Reid DD, Hamilton PJ, McCartney P, Rose G, Jarrett RJ, Keen H. Smoking and other risk factors for coronary heart-disease in British civil servants. Lancet 1976; 2(7993): 979–984.

[5] Shaper AG, Pocock SJ, Walker M, Phillips AN, Whitehead TP, Macfarlane PW. Risk factors for ischaemic heart disease: the prospective phase of the British Regional Heart Study. J Epidemiol Community Health 1985; 39(3): 197–209.

[6] Doll R, Peto R. Mortality in relation to smoking: 20 years' observations on male British doctors. Br Med J 1976; 2(6051): 1525–1536.

[7] Rosenberg L, Palmer JR, Shapiro S. Decline in the risk of myocardial infarction among women who stop smoking. N Engl J Med 1990; 322(4): 213–217.

[8] Bottcher M, Falk E. Pathology of the coronary arteries in smokers and non-smokers. J Cardiovasc Risk 1999; 6(5): 299–302.

[9] Pech-Amsellem MA, Myara I, Storogenko M, Demuth K, Proust A, Moatti N. Enhanced modifications of low-density lipoproteins (LDL) by endothelial cells from smokers: a possible mechanism of smoking-related atherosclerosis. Cardiovasc Res 1996; 31(6): 975–983.

[10] Powell JT. Vascular damage from smoking: disease mechanisms at the arterial wall. Vasc Med 1998; 3(1): 21–28.

[11] Aberg A, Bergstrand R, Johansson S, Ulvenstam G, Vedin A, Wedel H, Wilhelmsson C, Wilhelmsen L. Cessation of smoking after myocardial infarction. Effects on mortality after 10 years. Br Heart J 1983; 49(5): 416–422.

[12] Bednarzewski J. Does stopping tobacco smoking affect long-term prognosis after myocardial infarction? Wiad Lek 1984; 37(8): 569–576.

[13] Hasdai D, Garratt KN, Grill DE, Lerman A, Holmes DR Jr. Effect of smoking status on the long-term outcome after successful percutaneous coronary revascularization. N Engl J Med 1997; 336(11): 755–761.

[14] Salonen JT. Stopping smoking and long-term mortality after acute myocardial infarction. Br Heart J 1980; 43(4): 463–469.

[15] van Doburg RT, van Berkel TFM, Meeter K, Veldkamp RF, van Herwerden LA, Borgers AJJC. Smoking Cessation Reduces Mortality After Coronary Artery Bypass Surgery: a 20-year follow-up study. Eur Heart J 2000; 36: 878–883.

[16] Vlietstra RE, Kronmal RA, Oberman A, Frye RL, Killip T III. Effect of cigarette smoking on survival of patients with angiographically documented coronary artery disease. Report from the CASS registry. JAMA 1986; 255(8): 1023–1027.

[17] Mahmarian JJ, Moye LA, Nasser GA, Nagueh SF, Bloom MF, Benowitz NL, Verani MS, Byrd WG, Pratt CM. Nicotine patch therapy in smoking cessation reduces the extent of exercise-induced myocardial ischemia. J Am Coll Cardiol 1997; 30(1): 125–130.

[18] Daly LE, Mulcahy R, Graham IM, Hickey N. Long term effect on mortality of stopping smoking after unstable angina and myocardial infarction. Br Med J (Clin Res Ed) 1983; 287(6388): 324–326.

[19] Johansson S, Bergstrand R, Pennert K, Ulvenstam G, Vedin A, Wedel H, Wilhelmsson C, Wilhelmsen L, Aberg A. Cessation of smoking after myocardial infarction in women. Effects on mortality and reinfarctions. Am J Epidemiol 1985; 121(6): 823–831.

[20] Hallstrom AP, Cobb LA, Ray R. Smoking as a risk factor for recurrence of sudden cardiac arrest. N Engl J Med 1986; 314(5): 271–275.

[21] Sato I, Nishida M, Okita K, Nishijima H, Kojima S, Matsumura N, Yasuda H. Beneficial effect of stopping smoking on future cardiac events in male smokers with previous myocardial infarction. Jpn Circ J 1992; 56(3): 217–222.

[22] Tofler GH, Muller JE, Stone PH, Davies G, Davis VG, Braunwald E. Comparison of long-term outcome after acute myocardial infarction in patients never graduated from high school with that in more educated patients. Multicenter Investigation of the Limitation of Infarct Size (MILIS). Am J Cardiol 1993; 71(12): 1031–1035.

[23] Greenwood DC, Muir KR, Packham CJ, Madeley RJ. Stress, social support, and stopping smoking after myocardial infarction in England. J Epidemiol Community Health 1995; 49(6): 583–587.

[24] Bolinder G, Noren A, de Faire U, Wahren J. Smokeless tobacco use and atherosclerosis: an ultrasonographic investigation of carotid intima media thickness in healthy middle-aged men. Atherosclerosis 1997; 132(1): 95–103.

[25] Working group for the study of transdermal nicotine in patients with coronary artery disease. Nicotine replacement therapy for patients with coronary artery disease. Arch Intern Med 1994; 154(9): 989–995.

[26] Anonym. Don't forget nicotine replacement therapy in smokers with cardiovascular disease. Drugs Therap Perspect 2000; 16: 4–6.

[27] Tashkin D, Kanner R, Bailey W, Buist S, Anderson P, Nides M, Gonzales D, Dozier G, Patel MK, Jamerson B. Smoking cessation in patients with chronic obstructive pulmonary disease: a double-blind, placebo-controlled, randomised trial. Lancet 2001; 357(9268): 1571–1575.

[28] Mannino DM. COPD: epidemiology, prevalence, morbidity and mortality, and disease heterogeneity. Chest 2002; 121 (Suppl 5): 121S–126S.

[29] Wilkinson TM, Donaldson GC, Hurst JR, Seemungal TA, Wedzicha JA. Early therapy improves outcomes of exacerbations of chronic obstructive pulmonary disease. Am J Respir Crit Care Med 2004; 169(12): 1298–1303.

[30] Watson PB, Town GI, Holbrook N, Dwan C, Toop LJ, Drennan CJ. Evaluation of a self-management plan for chronic obstructive pulmonary disease. Eur Respir J 1997; 10(6): 1267–1271.

[31] McGlone S, Wood-Baker R, Walters EH. The effect of a written action plan in COPD [Abstract]. Respirology 2004; 9 (Suppl 2): A46.

[32] Haustein KO. Cigarette smoking, nicotine and pregnancy. Int J Clin Pharmacol Ther 1999; 37(9): 417–427.

[33] McConnochie KM, Roghmann KJ. Breast feeding and maternal smoking as predictors of wheezing in children age 6 to 10 years. Pediatr Pulmonol 1986; 2(5): 260–268.

[34] Oncken CA, Hatsukami DK, Lupo VR, Lando HA, Gibeau LM, Hansen RJ. Effects of short-term use of nicotine gum in pregnant smokers. Clin Pharmacol Ther 1996; 59(6): 654–661.

[35] Morales-Suarez-Varela MM, Bille C, Christensen K, Olsen J. Smoking habits, nicotine use, and congenital malformations. Obstet Gynecol 2006; 107(1): 51–57.

[36] Lackmann GM, Salzberger U, Tollner U, Chen M, Carmella SG, Hecht SS. Metabolites of a tobacco-specific carcinogen in urine from newborns. J Natl Cancer Inst 1999; 91(5): 459–465.

[37] McNutt LA, Carlson BE, Rose IM, Robinson DA. Partner violence intervention in the busy primary care environment. Am J Prev Med 2002; 22(2): 84–91.

[38] Dejin-Karlsson E, Hanson BS, Ostergren PO, Ranstam J, Isacsson SO, Sjoberg NO. Psychosocial resources and persistent smoking in early pregnancy–a population study of women in their first pregnancy in Sweden. J Epidemiol Community Health 1996; 50(1): 33–39.

[39] Wergeland E, Strand K, Bjerkedal T. Smoking in pregnancy: a way to cope with excessive workload? Scand J Prim Health Care 1996; 14(1): 21–28.

[40] Centers for Disease Control P. Women and smoking: a report of the Surgeon General (Executive Summary). Morbidity and Mortality Weekly Report 2002; 51 (RR-12).

[41] Cairns NJ, Wonnacott S. [3H](-)nicotine binding sites in fetal human brain. Brain Res 1988; 475(1): 1–7.

[42] Kinney HC, O'Donnell TJ, Kriger P, White WF. Early developmental changes in [3H]nicotine binding in the human brainstem. Neuroscience 1993; 55(4): 1127–1138.

[43] Haustein KO. Smoking tobacco, microcirculatory changes and the role of nicotine. Int J Clin Pharmacol Ther 1999; 37(2): 76–85.

[44] Hegaard HK, Kjaergaard H, Moller LF, Wachmann H, Ottesen B. Multimodal intervention raises smoking cessation rate during pregnancy. Acta Obstet Gynecol Scand 2003; 82(9): 813–819.

[45] Oncken C. Nicotine replacement therapy during pregnancy. Am J Health Behav 1996; 20: 300–303.

[46] Oncken CA, Hardardottir H, Hatsukami DK, Lupo VR, Rodis JF, Smeltzer JS. Effects of transdermal nicotine or smoking on nicotine concentrations and maternal-fetal hemodynamics. Obstet Gynecol 1997; 90: 569–574.

[47] Benowitz NL. Nicotine replacement therapy during pregnancy. JAMA 1991; 266(22): 3174–3177.

[48] Hughes JR. Risk-benefit assessment of nicotine preparations in smoking cessation. Drug Safety 1993; 8(1): 49–56.

[49] Dempsey DA, Benowitz NL. Risks and benefits of nicotine to aid smoking cessation in pregnancy. Drug Safety 2001; 24(4): 277–322.

[50] Oncken CA, Duckrow RB. Seizure associated with sleep deprivation and sustained-release bupropion. Nicotine Tob Res 2003; 5(1): 131–133.

[51] Chun-Fai-Chan B, Koren G, Fayez I, Kalra S, Voyer-Lavigne S, Boshier A, Shakir S, Einarson A. Pregnancy outcome of women exposed to bupropion during pregnancy: a prospective comparative study. Am J Obstet Gynecol 2005; 192(3): 932–936.

[52] Windsor R. Smoking cessation or reduction in pregnancy treatment methods: A meta evaluation of the impact if dissemination. Am J Med Sci 2003; 326(4): 216–222.

[53] Windsor R, Oncken C, Henningfield J. Behavioural and pharmacological treatment methods for pregnant smokers: issues for clinical practice. J Am Med Women Assoc 2000; 55: 304–310.

[54] Adams K, Melvin C. Costs of maternal conditions attributable to smoking during pregnancy. Am J Prev Med 1998; 15(3): 212–219.

[55] Melvin CL, Adams EK, Miller V. Costs of smoking during pregnancy: development of the maternal and child health smoking attributable mortality, morbidity and economic costs (MCHSAMMEC) software. Tob Control 2000; 9 (Suppl 3): III12–III15.

[56] Miller DP, Villa KF, Hogoe SL, Sivapathasundaram D. Birth and first-year costs for mothers and infants attributable to maternal smoking. Nicotine Tobacco Res 2001; 3: 25–35.

[57] Ilett KF, Hale TW, Page-Sharp M, Kristensen JH, Kohan R, Hackett LP. Use of nicotine patches in breast-feeding mothers: transfer of nicotine and cotinine into human milk. Clin Pharmacol Ther 2003; 74(6): 516–524.

[58] Lumley J, Oliver SS, Chamberlain C, Oakley L. Interventions for promoting smoking cessation during pregnancy. Cochrane Database Syst Rev 2004; 4: CD001055.

[59] Leinberger B. Suchtmittelkonsum in der Schwangerschaft. Ein Beratungskonzept für die gynäkologische Fachpraxis, 2006. http://psydok.sulb.uni-saarland.de/volltexte/2005/529/.

[60] Albrecht SA. Achieving 'success'. Nursing care for pregnant women who smoke. AWHONN Lifelines 2004; 8(3): 190–191.

[61] Albrecht SA, Maloni JA, Thomas KK, Jones R, Halleran J, Osborne J. Smoking cessation counseling for pregnant women who smoke: scientific basis for practice for AWHONN's SUCCESS project. J Obstet Gynecol Neonatal Nurs 2004; 33(3): 298–305.

[62] Stevens J, Keil JE, Rust PF, Verdugo RR, Davis CE, Tyroler HA, Gazes PC. Body mass index and body girths as predictors of mortality in black and white men. Am J Epidemiol 1992; 135: 1137–1146.

[63] Perkins KA. Weight gain following smoking cessation. J Consult Clin Psychol 1993; 61(5): 768–777.

[64] Assali AR, Beigel Y, Schreibman R, Shafer Z, Fainaru M. Weight gain and insulin resistance during nicotine replacement therapy. Clin Cardiol 1999; 22(5): 357–360.

[65] Nicklas BJ, Tomoyasu N, Muir J, Goldberg AP. Effects of cigarette smoking and its cessation on body weight and plasma leptin levels. Metabolism 1999; 48(6): 804–808.

[66] Eliasson B, Smith U. Leptin levels in smokers and long-term users of nicotine gum. Eur J Clin Invest 1999; 29(2): 145–152.

[67] USDHHS. The health consequences of smoking: Nicotine addiction. A report of the Surgeon General. Atlanta: U.S. Department of Health and Human Services, Public Health Service, Centers for Disease Control, Centers for Health Promotion and Education, Office on Smoking and Health; 1988. Report No. CDC 88-8406.

[68] Froom P, Kristal-Boneh E, Melamed S, Gofer D, Benbassat J, Ribak J. Smoking cessation and body mass index of occupationally active men: the Israeli CORDIS Study. Am J Public Health 1999; 89(5): 718–722.

[69] Mitchell SL, Perkins KA. Interaction of stress, smoking, and dietary restraint in women. Physiol Behav 1998; 64(1): 103–109.

[70] Pirie PL, McBride CM, Hellerstedt W, Jeffery RW, Hatsukami D, Allen S, Lando H. Smoking cessation in women concerned about weight. Am J Public Health 1992; 82(9): 1238–1243.

[71] Burnette MM, Meilahn E, Wing RR, Kuller LH. Smoking cessation, weight gain, and changes in cardiovascular risk factors during menopause: the Healthy Women Study. Am J Public Health 1998; 88(1): 93–96.

[72] Danielsson T, Rossner S, Westin A. Open randomised trial of intermittent very low energy diet together with nicotine gum for stopping smoking in women who gained weight in previous attempts to quit. BMJ 19991; 319(7208): 490–493.

[73] Kawachi I, Troisi RJ, Rotnitzky AG, Coakley EH, Colditz GA. Can physical activity minimize weight gain in women after smoking cessation? Am J Public Health 1996; 86(7): 999–1004.

[74] Grunberg N. The inverse relationship between tobacco use and body weight. In: Kozlowski L, Annis H, Chappel Het al. (eds) Research advances in alcohol and drug problems. New York: Plenum Press, 1990, pp 270–315.

[75] Albanes D, Jones DY, Micozzi MS, Mattson ME. Associations between smoking and body weight in the US population: analysis of NHANES II. Am J Public Health 1987; 77: 439–444.

[76] Klesges RC, Klesges LM. The relationship between body mass and cigarette smoking using a biochemical index of smoking exposure. Int J Obes Relat Metab Disord 1993; 17: 585–591.

[77] French SA, Jeffery RW, Forster JL, McGovern PG, Kelder SH, Baxter JE. Predictors of weight change over two years among a population of working adults: the Healthy Worker Project. Int J Obes Relat Metab Disord 1994; 18: 145–154.

[78] Colditz G, Segal M, Myers A, Stampfer M, Willett W, Speizer F. Weight change in relation to smoking cessation among women. J Smoking-Related Dis 1992; 3(2): 145–153.

[79] Matsuya T. Alcohol intake and smoking habits of Japanese telephone employees and their effects on the dietary patterns. Taiwan Yi Xue Hui Za Zhi 1982; 81: 857–867.

[80] Klesges RC, Ward KD, Ray JW, Cutter G, Jacobs DR Jr, Wagenknecht LE. The prospective relationships between smoking and weight in a young, biracial cohort: the Coronary Artery Risk Development in Young Adults Study. J Consult Clin Psychol 1998; 66: 987–993.

[81] Haddock CK, Klesges RC, Talcott GW, Lando H, Stein RJ. Smoking prevalence and risk factors for smoking in a population of United States Air Force basic trainees. Tob Control 1998; 7(3): 232–235.

[82] Williamson DF, Madans J, Anda RF, Kleinman JC, Giovino GA, Byers T. Smoking cessation and severity of weight gain in a national cohort. N Engl J Med 1991; 324: 739–745.

[83] USDHHS. The health benefits of smoking cessation. A report of the Surgeon General. Atlanta: U.S. Department of Health and Human Services, Public Health Service, Centers for Disease Control, Centers for Chronic Disease Prevention and Health Promotion, Office on Smoking and Health; 1990. Report No. CDC 90-8416.

[84] Centers of Diseases Control. The health benefits of smoking cessation. A Report of the Surgeon General (CDC). Atlanta, USA: US Department of Health and Human Services; 1990. Report No. 90-8416.

[85] Crawley HF, Portides G. Self-reported versus measured height, weight and body mass index amongst 16–17 year old British teenagers. Int J Obes Relat Metab Disord 1995; 19: 579–584.

[86] Page R, Allen O, Moore L, Hewitt C. Weight-related concerns and practices of male and female adolescent cigarette smokers and nonsmokers. J Health Educ 1993; 24(6): 339–346.

[87] Fagerström KO. Reducing the weight gain after stopping smoking. Addict Behav 1987; 12: 91–93.

[88] Emont SL, Cummings KM. Weight gain following smoking cessation: a possible role for nicotine replacement in weight management. Addict Behav 1987; 12: 151–155.

[89] Shimokata H, Muller DC, Andres R. Studies in the distribution of body fat. III. Effects of cigarette smoking. JAMA 1989; 261: 1169–1173.

[90] Fehily AM, Phillips KM, Yarnell JW. Diet, smoking, social class, and body mass index in the Caerphilly Heart Disease Study. Am J Clin Nutr 1984; 40: 827–833.

[91] Meyers AW, Klesges RC, Winders SE, Ward KD, Peterson BA, Eck LH. Are weight concerns predictive of smoking cessation? A prospective analysis. J Consult Clin Psychol 1997; 65: 448–452.

[92] Pirie PL, Murray DM, Luepker RV. Gender differences in cigarette smoking and quitting in a cohort of young adults. Am J Public Health 1991; 81: 324–327.

[93] Statistisches Bundesamt Wiesbaden. Ergebnisse der Mikrozensus-Studie 1999.

[94] Stamford BA, Matter S, Fell RD, Sady S, Cresanta MK, Papanek P. Cigarette smoking, physical activity, and alcohol consumption: relationship to blood lipids and lipoproteins in premenopausal females. Metabolism 1984; 33: 585–590.

[95] U.S. Department of Health and Human Services. Women and smoking: a report of the Surgeon General 2001. Buford Highway, NE: National Center for Chronic Disease Prevention and Health Promotion, Office on Smoking and Health, 2001.

[96] Folsom AR, Kaye SA, Sellers TA, Hong CP, Cerhan JR, Potter JD, Prineas RJ. Body fat distribution and 5-year risk of death in older women. JAMA 1993; 269: 483–487.

[97] Tarui S, Tokunaga K, Fujioka S, Matsuzawa Y. Visceral fat obesity: anthropological and pathophysiological aspects. Int J Obes 1991; 15 (Suppl 2): 1–8.

[98] Duncan BB, Chambless LE, Schmidt MI, Szklo M, Folsom AR, Carpenter MA, Crouse JR III. Correlates of body fat distribution. Variation across categories of race, sex, and body mass in the atherosclerosis risk in communities study. The Atherosclerosis Risk in communities (ARIC) Study Investigators. Ann Epidemiol 1995; 5: 192–200.

[99] Flegal KM, Troiano RP, Pamuk ER, Kuczmarski RJ, Campbell SM. The influence of smoking cessation on the prevalence of overweight in the United States. N Engl J Med 1995; 333: 1165–1170.

[100] Eliasson B, Taskinen MR, Smith U. Long-term use of nicotine gum is associated with hyperinsulinemia and insulin resistance. Circulation 1996; 94: 878–881.

[101] Facchini FS, Hollenbeck CB, Jeppesen J, Chen YD, Reaven GM. Insulin resistance and cigarette smoking. Lancet 1992; 339: 1128–1130.

[102] Feher MD, Rampling MW, Brown J, Robinson R, Richmond W, Cholerton S, Bain BJ, Sever PS. Acute changes in atherogenic and thrombogenic factors with cessation of smoking. J R Soc Med 1990; 83: 146–148.

[103] Benowitz NL. Drug therapy. Pharmacologic aspects of cigarette smoking and nicotine addition. N Engl J Med 1988; 319(20): 1318–1330.

[104] Frati AC, Iniestra F, Ariza CR. Acute effect of cigarette smoking on glucose tolerance and other cardiovascular risk factors. Diabetes Care 1996; 19: 112–118.

[105] Klesges RC, Winders SE, Meyers AW, Eck LH, Ward KD, Hultquist CM, Ray JW, Shadish WR. How much weight gain occurs following smoking cessation? A comparison of weight gain using both continuous and point prevalence abstinence. J Consult Clin Psychol 1997; 65: 286–291.

[106] Charlton A. Smoking and weight control in teenagers. Public Health 1984; 98: 277–281.
[107] USDHHS Public Health Service SG. Preventing tobacco use among young people. Atlanta/GA, 1994.
[108] Donovan JL, Blake DR. Patient non-compliance: deviance or reasoned decision-making? Soc Sci Med 1992; 34: 507–513.
[109] Donovan JL. Patient decision making. The missing ingredient in compliance research. Internat J Technol Assessment Health Care 1995; 11: 443–445.
[110] Haynes RB, McKibbon KA, Kanani R, Brouwers MC, Oliver T. Interventions to assist patients to follow prescriptions for medications. The Cochrane Library, update software, 1997.
[111] Goyder E, Irwig L. Screening for diabetes: what are we really doing? BMJ 1998; 317(7173): 1644–1646.
[112] Canga N, De IJ, Vara E, Duaso MJ, Ferrer A, Martinez-Gonzalez MA. Intervention study for smoking cessation in diabetic patients: a randomized controlled trial in both clinical and primary care settings. Diabetes Care 2000; 23(10): 1455–1460.
[113] Bradshaw C, McColl E, Eccles M, Bryce C, Sampson R. Can we improve the education for type 2 diabetes patients in general practice? Pract Diabetes Intern 1999; 16(8): 241–245.
[114] Miller NS, Gold MS. Comorbid cigarette and alcohol addiction: epidemiology and treatment. J Addict Dis 1998; 17(1): 55–66.
[115] Bobo JK, McIlvain HE, Lando HA, Walker RD, Leed-Kelly A. Effect of smoking cessation counseling on recovery from alcoholism: findings from a randomized community intervention trial. Addiction 1998; 93(6): 877–887.
[116] Hurt RD, Offord KP, Croghan IT, Croghan GA, Gomez-Dahl LC, Wolter TD, Dale LC, Moyer TP. Temporal effects of nicotine nasal spray and gum on nicotine withdrawal symptoms. Psychopharmacology (Berl) 1998; 140: 98–104.
[117] Hughes JR, Stead LF, Lancaster T. Anxiolytics for smoking cessation. Cochrane Database Syst Rev 2002; 1: CD002849.
[118] Saxon AJ, McGuffin R, Walker RD. An open trial of transdermal nicotine replacement therapy for smoking cessation among alcohol- and drug-dependent inpatients. J Subst Abuse Treat 1997; 14(4): 333–337.
[119] Hughes JR, Novy P, Hatsukami DK, Jensen J, Callas PW. Efficacy of nicotine patch in smokers with a history of alcoholism. Alcohol Clin Exp Res 2003; 27(6): 946–954.
[120] Mester R, Toren P, Ben Moshe Y, Weizman A. Survey of smoking habits and attitudes of patients and staff in psychiatric hospitals. Psychopathology 1993; 26(2): 69–75.
[121] Calabresi M, Casu G, Dalle LR. The prevalence of smoking in psychiatric patients. Minerva Psychiatr 1991; 32(2): 89–92.
[122] Hall RG, Duhamel M, McClanahan R, Miles G, Nason C, Rosen S, Schiller P, Tao-Yonenaga L, Hall SM. Level of functioning, severity of illness, and smoking status among chronic psychiatric patients. J Nerv Ment Dis 1995; 183(7): 468–471.
[123] Lasser K, Boyd JW, Woolhandler S, Himmelstein DU, McCormick D, Bor DH. Smoking and mental illness: a population-based prevalence study. JAMA 2000; 284(20): 2606–2610.
[124] Gariti P, Alterman AI, Mulvaney FD, Epperson L. The relationship between psychopathology and smoking cessation treatment response. Drug Alcohol Depend 2000; 60(3): 267–273.
[125] Smith CM, Pristach CA, Cartagena M. Obligatory cessation of smoking by psychiatric inpatients. Psychiatr Serv 1999; 50(1): 91–94.
[126] Downey KK, Pomerleau CS, Huth AC, Silk KR. The effect of a restricted smoking policy on motivation to quit smoking in psychiatric patients. J Addict Dis 1998; 17(2): 1–7.
[127] Breslau N, Fenn N, Peterson EL. Early smoking initiation and nicotine dependence in a cohort of young adults. Drug Alcohol Depend 1993; 33(2): 129–137.
[128] Glassman AH. Cigarette smoking: implications for psychiatric illness. Am J Psychiatry 1993; 150(4): 546–553.

[129] Keuthen NJ, Niaura RS, Borrelli B, Goldstein M, DePue J, Murphy C, Gastfriend D, Reiter SR, Abrams D. Comorbidity, smoking behavior and treatment outcome. Psychother Psychosom 2000; 69(5): 244–250.

[130] Anda RF, Williamson DF, Escobedo LG, Mast EE, Giovino GA, Remington PL. Depression and the dynamics of smoking. A national perspective. JAMA 1990; 264(12): 1541–1545.

[131] Haukkala A, Uutela A, Vartiainen E, McAlister A, Knekt P. Depression and smoking cessation: the role of motivation and self-efficacy. Addict Behav 2000; 25(2): 311–316.

[132] Covey LS, Glassman AH, Stetner F. Cigarette smoking and major depression. J Addict Dis 1998; 17(1): 35–46.

[133] Salive ME, Blazer DG. Depression and smoking cessation in older adults: a longitudinal study. J Am Geriatr Soc 1993; 41(12): 1313–1316.

[134] Gilbert DG, Crauthers DM, Mooney DK, McClernon FJ, Jensen RA. Effects of monetary contingencies on smoking relapse: influences of trait depression, personality, and habitual nicotine intake. Exp Clin Psychopharmacol 1999; 7(2): 174–181.

[135] Dursun SM, Kutcher S. Smoking, nicotine and psychiatric disorders: evidence for therapeutic role, controversies and implications for future research. Med Hypotheses 1999; 52(2): 101–109.

[136] Ziedonis DM, George TP. Schizophrenia and nicotine use: report of a pilot smoking cessation program and review of neurobiological and clinical issues. Schizophr Bull 1997; 23(2): 247–254.

[137] Addington J, el Guebaly N, Campbell W, Hodgins DC, Addington D. Smoking cessation treatment for patients with schizophrenia. Am J Psychiatry 1998; 155(7): 974–976.

[138] George TP, Ziedonis DM, Feingold A, Pepper WT, Satterburg CA, Winkel J, Rounsaville BJ, Kosten TR. Nicotine transdermal patch and atypical antipsychotic medications for smoking cessation in schizophrenia. Am J Psychiatry 2000; 157(11): 1835–1842.

[139] Combs DR, Advokat C. Antipsychotic medication and smoking prevalence in acutely hospitalized patients with chronic schizophrenia. Schizophr Res 2000; 46(2–3): 129–137.

[140] McEvoy JP, Freudenreich O, Wilson WH. Smoking and therapeutic response to clozapine in patients with schizophrenia. Biol Psychiatry 1999; 46(1): 125–129.

[141] George TP, Sernyak MJ, Ziedonis DM, Woods SW. Effects of clozapine on smoking in chronic schizophrenic outpatients. J Clin Psychiatry 1995; 56(8): 344–346.

[142] George TP, Vessicchio JC, Termine A, Bregartner TA, Feingold A, Rounsaville BJ, Kosten TR. A placebo controlled trial of bupropion for smoking cessation in schizophrenia. Biol Psychiatry 2002; 52(1): 53–61.

[143] Salokangas RK, Saarijarvi S, Taiminen T, Lehto H, Niemi H, Ahola V, Syvalahti E. Effect of smoking on neuroleptics in schizophrenia. Schizophr Res 1997; 23(1): 55–60.

[144] Ebeling H, Moilanen I, Linna SL, Tirkkonen T, Ebeling T, Piha J, Kumpulainen K, Rasanen E, Tamminen T, Almqvist F. Smoking and drinking habits in adolescence – links with psychiatric disturbance at the age of 8 years. Eur Child Adolesc Psychiatry 1999; 8 (Suppl 4): 68–76.

[145] Sandyk R. Cigarette smoking: effects on cognitive functions and drug-induced parkinsonism in chronic schizophrenia. Int J Neurosci 1993; 70(3–4): 193–197.

[146] Menza MA, Grossman N, Van Horn M, Cody R, Forman N. Smoking and movement disorders in psychiatric patients. Biol Psychiatry 1991; 30(2): 109–115.

[147] de Leon J, Dadvand M, Canuso C, White AO, Stanilla JK, Simpson GM. Schizophrenia and smoking: an epidemiological survey in a state hospital. Am J Psychiatry 1995; 152(3): 453–455.

[148] Hasegawa M, Gutierrez-Esteinou R, Way L, Meltzer HY. Relationship between clinical efficacy and clozapine concentrations in plasma in schizophrenia: effect of smoking. J Clin Psychopharmacol 1993; 13(6): 383–390.

[149] Goff DC, Henderson DC, Amico E. Cigarette smoking in schizophrenia: relationship to psychopathology and medication side effects. Am J Psychiatry 1992; 149(9): 1189–1194.

[150] Hughes JR, Hatsukami DK, Skoog KP. Physical dependence on nicotine in gum. A placebo substitution trial. JAMA 1986; 255: 3277–3279.

[151] Hughes JR. Possible effects of smoke-free inpatient units on psychiatric diagnosis and treatment. J Clin Psychiatry 1993; 54(3): 109–114.

[152] Jann MW, Saklad SR, Ereshefsky L, Richards AL, Harrington CA, Davis CM. Effects of smoking on haloperidol and reduced haloperidol plasma concentrations and haloperidol clearance. Psychopharmacology (Berl) 1986; 90(4): 468–470.

[153] Miller DD, Kelly MW, Perry PJ, Coryell WH. The influence of cigarette smoking on haloperidol pharmacokinetics. Biol Psychiatry 1990; 28(6): 529–531.

[154] Linnoila M, George L, Guthrie S, Leventhal B. Effect of alcohol consumption and cigarette smoking on antidepressant levels of depressed patients. Am J Psychiatry 1981; 138(6): 841–842.

[155] Perry PJ, Browne JL, Prince RA, Alexander B, Tsuang MT. Effects of smoking on nortriptyline plasma concentrations in depressed patients. Ther Drug Monit 1986; 8(3): 279–284.

[156] McCarthy RH. Seizures following smoking cessation in a clozapine responder. Pharmacopsychiatry 1994; 27(5): 210–211.

[157] Bluman LG, Mosca L, Newman N, Simon DG. Preoperative smoking habits and postoperative pulmonary complications. Chest 1998; 113: 883–889.

[158] Schwilk B, Bothner U, Schraag S, Georgieff M. Perioperative respiratory events in smokers and nonsmokers undergoing general anaesthesia. Acta Anaesthesiol Scand 1997; 41: 348–355.

[159] Haverstock BD, Mandracchia VJ. Cigarette smoking and bone healing: implications in foot and ankle surgery. J Foot Ankle Surg 1998; 37: 69–74.

[160] Jorgensen LN, Kallehave F, Christensen E, Siana JE, Gottrup F. Less collagen production in smokers. Surgery 1998; 123: 450–455.

[161] Silverstein P. Smoking and wound healing. Am J Med 1992; 93: 22S–24S.

[162] Sorensen LT, Jorgensen T, Kirkeby LT, Skovdal J, Vennits B, Wille-Jorgensen P. Smoking and alcohol abuse are major risk factors for anastomotic leakage in colorectal surgery. Br J Surg 1999; 86: 927–931.

[163] Moller AM, Villebro N, Pedersen T, Tonnesen H. Effect of preoperative smoking intervention on postoperative complications: a randomised clinical trial. Lancet 2002; 359(9301): 114–117.

[164] Warner MA, Offord KP, Warner ME, Lennon RL, Conover MA, Jansson-Schumacher U. Role of preoperative cessation of smoking and other factors in postoperative pulmonary complications: a blinded prospective study of coronary artery bypass patients. Mayo Clin Proc 1989; 64: 609–616.

[165] O'Hara P, Connett JE, Lee WW, Nides M, Murray R, Wise R. Early and late weight gain following smoking cessation in the Lung Health Study. Am J Epidemiol 1998; 148: 821–830.

[166] Desmond PV, Roberts RK, Wilkinson GR, Schenker S. No effect of smoking on metabolism of chlordiazepoxide. N Engl J Med 1979; 300: 199–200.

[167] Ochs HR, Greenblatt DJ, Knuchel M. Kinetics of diazepam, midazolam, and lorazepam in cigarette smokers. Chest 1985; 87(2): 223–226.

[168] Ochs HR, Greenblatt DJ, Burstein ES. Lack of influence of cigarette smoking on triazolam pharmacokinetics. Br J Clin Pharmacol 1987; 23(6): 759–763.

[169] Hsyu PH, Singh A, Giargiari TD, Dunn JA, Ascher JA, Johnston JA. Pharmacokinetics of bupropion and its metabolites in cigarette smokers versus nonsmokers. J Clin Pharmacol 1997; 37(8): 737–743.

[170] Pantuck EJ, Pantuck CB, Anderson KE, Conney AH, Kappas A. Cigarette smoking and chlorpromazine disposition and actions. Clin Pharmacol Ther 1982; 31(4): 533–538.

[171] Stimmel GL, Falloon IR. Chlorpromazine plasma levels, adverse effects, and tobacco smoking: case report. J Clin Psychiatry 1983; 44(11): 420–422.

[172] Norman TR, Burrows GD, Maguire KP, Rubinstein G, Scoggins BA, Davies B. Cigarette smoking and plasma nortriptyline levels. Clin Pharmacol Ther 1977; 21(4): 453–456.

[173] Dettling M, Sachse C, Brockmoller J, Schley J, Muller-Oerlinghausen B, Pickersgill I, Rolfs A, Schaub RT, Schmider J. Long-term therapeutic drug monitoring of clozapine and metabolites in psychiatric in- and outpatients. Psychopharmacology (Berl) 2000; 152(1): 80–86.

[174] Haring C, Meise U, Humpel C, Saria A, Fleischhacker WW, Hinterhuber H. Dose-related plasma levels of clozapine: influence of smoking behaviour, sex and age. Psychopharmacology (Berl) 1989; 99: S38–S40.

[175] Seppala NH, Leinonen EV, Lehtonen ML, Kivisto KT. Clozapine serum concentrations are lower in smoking than in non-smoking schizophrenic patients. Pharmacol Toxicol 1999; 85(11): 244–246.

[176] Taylor D. Pharmacokinetic interactions involving clozapine. Br J Psychiatry 1997; 171(8): 109–112.

[177] Spigset O, Carleborg L, Hedenmalm K, Dahlqvist R. Effect of cigarette smoking on fluvoxamine pharmacokinetics in humans. Clin Pharmacol Ther 1995; 58(10): 399–403.

[178] Pan L, Belpaire FM. In vitro study on the involvement of CYP1A2, CYP2D6 and CYP3A4 in the metabolism of haloperidol and reduced haloperidol. Eur J Clin Pharmacol 1999; 55(10): 599–604.

[179] Shimoda K, Someya T, Morita S, Hirokane G, Noguchi T, Yokono A, Shibasaki M, Takahashi S. Lower plasma levels of haloperidol in smoking than in nonsmoking schizophrenic patients. Ther Drug Monit 1999; 21(6): 293–296.

[180] Perel JM, Hurwic MJ, Kanzler MB. Pharmacodynamics of imipramine in depressed patients. Psychopharmacol Bull 1975; 11(10): 16–18.

[181] Callaghan JT, Bergstrom RF, Ptak LR, Beasley CM. Olanzapine. Pharmacokinetic and pharmacodynamic profile. Clin Pharmacokinet 11999; 37(3): 177–193.

[182] Fulton B, Goa KL. Olanzapine. A review of its pharmacological properties and therapeutic efficacy in the management of schizophrenia and related psychoses. Drugs 1997; 53(2): 281–298.

[183] Ring BJ, Catlow J, Lindsay TJ, Gillespie T, Roskos LK, Cerimele BJ, Swanson SP, Hamman MA, Wrighton SA. Identification of the human cytochromes P450 responsible for the in vitro formation of the major oxidative metabolites of the antipsychotic agent olanzapine. J Pharmacol Exp Ther 1996; 276(2): 658–666.

15 Primärprävention

In allererster Linie sind beim Kampf gegen die schädlichen Effekte des Tabakrauchs primärpräventive Maßnahmen in Betracht zu ziehen. Dabei muss verhindert werden, dass Kinder bereits um das 10. Lebensjahr zu rauchen beginnen. Der amerikanische Kommissar der Food and Drug Administration (FDA) schrieb 1997 einen wichtigen Artikel über das Rauchen mit den Titel „Nicotine addiction: a pediatric disease" [1], indem er neben den Praktiken der Tabakindustrie auch die Folgeschäden des Rauchens für die Gesundheit plastisch darstellt. Zwei leitende Angestellte der Tabakfirma Reynolds erklärten bereits in den 70er-Jahren des vorigen Jahrhunderts: „Realistically, if our Company is to survive and prosper, over the long term, we must get our share of the youth market" und „Evidence is now available to indicate that the 14- to 18-year-old group is an increasing segment of the smoking population" [1].

Die Tabakindustrie hat im Grunde genommen zwei „zeitliche Fenster", in denen sie Menschen süchtig machen und Raucher generieren kann:

1. in der Kindheit um das 10.–12. Lebensjahr und
2. in der Jugend um das 15.–18. Lebensjahr, wenn es darum geht, die Zweifel am Rauchen und Pläne zum Rauchstopp zu zerstreuen.

Die Primärprävention hat das oberste Ziel zu verhindern, dass Kinder und Jugendliche überhaupt zu rauchen beginnen. Dabei ist eine Vielfalt von Faktoren zu berücksichtigen wie

- die Charaktereigenschaften des Jugendlichen, seine „Standfestigkeit" und seine Stellung in der Gruppe,
- das Elternhaus und seine Einflussmöglichkeiten auf die Erziehung,
- die Funktion der Gruppe, in der sich der Jugendliche aufhält und in der er ein „geachtetes" Mitglied sein möchte,
- die Lehrer als Vorbild,
- die Aktivitäten der Tabakindustrie (Werbung),
- Verführungsmomente wie Tabakautomaten, Kaufhäuser etc.

Der Erörterung der verschiedenen Präventionsmaßnahmen wird eine kurze Darstellung des derzeitigen Wissens zu den Umständen des Rauchbeginns der Jugendlichen vorangestellt, da sich Präventionsprogramme nach dem Einstiegsalter richten müssen.

15.1 Der Einstieg ins Rauchen

Vom Rauchbeginn wird gesprochen, wenn der Jugendliche eine Experimentierphase hinter sich hat und mit dem regelmäßigen Zigarettenkonsum beginnt. Die Tabakindustrie vermeidet klare Definitionen, damit der Einfluss von Werbemaßnahmen auf die verschiedenen Altersstufen nicht nachgewiesen werden kann (s. Kap. 16). In einer im Bundesstaat New York erhobenen Analyse an 1462 Schülern im Alter von 11–14 Jahren war der Einfluss des Elternhauses sowie von Freunden und Bekannten der häufigste Grund für den Rauchbeginn (32,2%), danach folgte die Werbung (18,6%) [2].

In England liegt der Anteil von 11-jährigen Kindern, die schon einmal das Rauchen ausprobiert haben, bei 23%, während im Alter von 15 Jahren 59% der Jungen bzw. 63% der Mädchen versucht haben zu rauchen. Von den 11- bis 15-jährigen Jungen und Mädchen rauchten 1994 10 bzw. 13% [3]. Innerhalb von zwei Jahren (1994–1996) stieg die Zahl der 16- bis 24-jährigen weiblichen Raucher um 5% und die der gleichaltrigen männlichen um 2% [4]. Diejenigen Kinder, die in ihrer Kindheit das Rauchen erproben, sind für eine spätere Raucherkarriere prädestiniert [5]. Damit setzt die Nikotinabhängigkeit in einem sehr frühen Alter ein, was einen Rauchstopp sehr erschwert [6].

Wie Abb. 15.1 zeigt, kam es ab etwa 1920 zu einem permanenten Anstieg der Anzahl von 14- bis 17-jährigen Raucher/innen, wobei ab 1967 drastische Zunahmen bei den Mädchen zu verzeichnen waren [7].

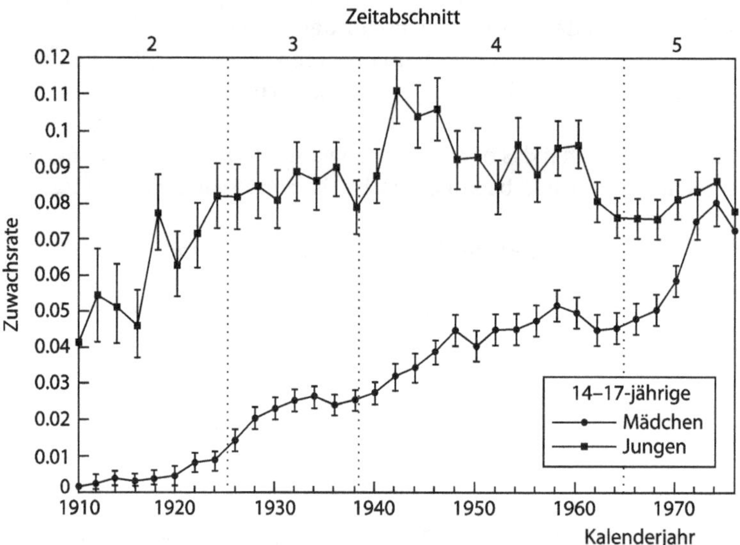

Abb. 15.1. Zuwachsrate rauchender 14- bis 17-jähriger Jugendlicher im Verlauf von mehr als 60 Jahren [7]. Die Zuwachsraten wurden berechnet aus der Zahl der Jugendlichen, die während eines bestimmten Jahres regelmäßig zu rauchen begannen, dividiert durch die Zahl der gefährdeten Jugendlichen in diesem Jahr. *Obere Kurve*: Jungen, *untere Kurve*: Mädchen

Eine weitere Analyse ergab, dass der Bildungsgrad (College) die Initiationsrate bei 10- bis 17-jährigen Raucherinnen wesentlich beeinflusst (Abb. 15.2) [8]. Die Unterschiede sind beeindruckend. Gleichzeitig wird der Umsatz für vier bekannte US-amerikanische Zigarettensorten angegeben, welche die Raucherinnen bevorzugten. Eine spätere Publikation der gleichen Autoren zeigt die Ergebnisse für 14- bis 17-jährige amerikanische Jugendliche zum Rauchverhalten für den Zeitraum 1979–1989 auf [9].

Dem 1998 veröffentlichten Endbericht der Bundeszentrale für gesundheitliche Aufklärung (BZgA) zufolge rauchen in Deutschland 7% der 12- bis 13-jährigen Kinder und bereits 28% der 14- bis 15-Jährigen. Bei den 16- und 17-jährigen Schülern sind es bereits 47% [10]. Ungeachtet dieser Entwicklung verdoppelte sich der Anteil der konsequenten Nichtraucher bei den 12- bis 25-jährigen Jugendlichen von 1973 bis 1997 von 20 auf 42% (gilt nur für die westdeutschen Bundesländer) [10]. Der Anteil der konsequenten Nichtraucher stieg bei den 12- bis 17-Jährigen von 31 auf 56% an. Als Exraucher bezeichneten sich 20% der Jugendlichen [11].

Der Hauptgrund für das Nichtrauchen war nach Befragungen der Jugendlichen die Gefährdung der Gesundheit (79%), dann folgten Argumente wie „schmeckt nicht“ (55%), „ist zu teuer“ (47%), „stinkt“ (37%), „macht weniger fit“ (36%), „sieht nicht gut aus“ (9%) und „ist nicht erlaubt“ (5%) [10].

Verglichen mit der Studie MODRUS I von 1998 ergab die MODRUS-II-Studie [12], eine im Bundesland Sachsen-Anhalt an 3087 Schülern, 851 Erwachsenen (Eltern) sowie 153 Lehrern durchgeführte Untersuchung, in verschiedener Hinsicht eine weitere Verstärkung der Tendenz Jugendlicher, sich durch das Rauchen

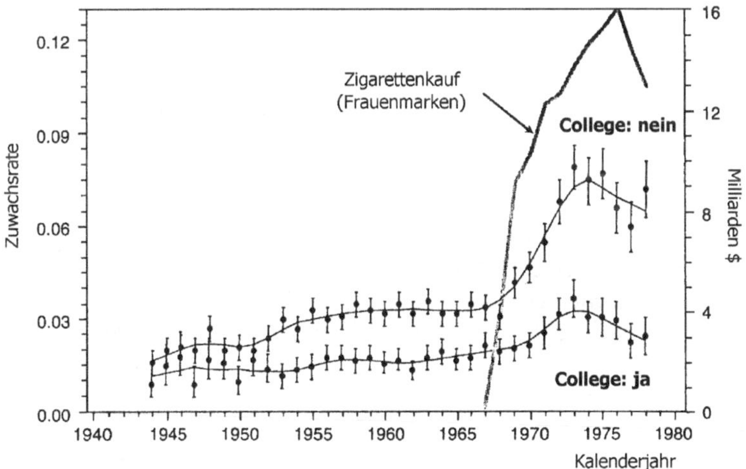

Abb. 15.2. Jährlicher Zuwachs von 10- bis 17-jährigen rauchenden Mädchen in Abhängigkeit von der Schulbildung (*College ja oder nein*). Zusätzliche Angabe des finanziellen Aufwandes für den Kauf von „Frauenzigaretten“ (z. B. Virginia Slims, Silva Thins, Eve) [7]

Tabelle 15.1. Konsumententypen aus der MODRUS-II-Studie des Jahres 2000 [12]. Alle Angaben in Prozent (aufgerundet)

Konsument von	Zigaretten	Alkohol	Cannabis	Ecstasy	Kokain/Heroin
Zigaretten	*100*	32	31	7	4
Alkohol	55	*100*	34	6	4
Cannabis	71	44	*100*	13	8
Ecstasy	84	41	70	*100*	42
Kokain/Heroin	80	46	77	74	*100*

Lesebeispiel: Von 100 rauchenden Schülern trinken 32% Alkohol.

„abenteuerlustig“ zu fühlen und sich „nach der großen weiten Welt zu orientieren“. Ebenso hatte sich die Hinwendung zu Sport und gesunder Lebensweise verschlechtert und das Verhältnis zu den Erwachsenen war spannungsreicher geworden. Der Sozialraum Schule wurde kritischer als zwei Jahren zuvor beurteilt. Das mittlere Einstiegsalter für das Rauchen wurde mit 12,52 Jahren angegeben, gefolgt von dem für Alkohol mit 13,03 und für Ecstasy mit 14,1 Jahren. Besonders kritisch ist anzumerken, dass – wie auch in zahlreichen anderen Studien – Tabakrauchen (Zigaretten) als häufigste Einstiegsdroge zu bewerten ist, der dann Alkohol bis Heroin folgen können (Tabelle 15.1) [12]. Insofern ist es vordringlich, Präventionsmaßnahmen für eine rauchfreie Schule zu etablieren.

15.2 Gründe für das Rauchen

An Schulkindern durchgeführte Studien weisen nach, dass der Einstieg zum Rauchen in den meisten Ländern Europas mit dem 11. Lebensjahr erfolgt und zu diesem Zeitpunkt etwa 20% der männlichen Jugendlichen über erste Erfahrungen verfügen [13–15]. Mädchen beginnen etwas später mit dem Rauchen, holen dann aber sehr schnell gegenüber den Jungen auf [16]. Mit dem 15. Lebensjahr haben beide Geschlechter die gleichen Erfahrungen, wobei in einigen Ländern (u. a. in Deutschland) der Anteil rauchender Mädchen über dem der Jungen liegt [17]. Schüler der ersten vier Grundschulklassen probieren bereits das Rauchen aus [13, 18–20], wobei erhebliche ethnische und auch soziale Unterschiede festgestellt wurden [21].

Der Einstieg in den Tabakkonsum ist anfangs ein Versuch der Bewältigung von Problemen und Herausforderungen des Alltags. Dabei stehen Konflikte mit den Eltern und schulische Probleme (sitzen bleiben, keine Anerkennung im Kreis der Schüler) an erster Stelle. Tabak soll die Stresssymptome beseitigen helfen. Auch wenn in den ersten 1–2 Jahren die (inhalierte) Zigarette nicht schmeckt, zwingt sich der werdende Raucher zum „Genuss“, weil er den Freunden oder Erwachsenen gegenüber etwas „demonstrieren“ muss. In dieser Einstiegsphase hat der Tabakgenuss psychologisch und soziologisch gesehen instrumentellen Charakter [22]. Jetzt, aber auch bereits einige Monate später, kann der Tabakkonsum für den Jugendlichen aus einer Reihe von Gründen wichtig werden [11]:

- Provokation gegen elterliche sowie gesellschaftliche Normen und Werte,
- bewusste Verletzung der elterlichen Kontrolle,
- demonstrative Vorwegnahme des Erwachsenenverhaltens,
- Suche nach bewusstseinserweiternden Erfahrungen,
- Gewinn schneller Entspannung und Genuss,
- Erschließung von Zugang zu Freundesgruppen,
- Zugehörigkeit zu subkulturellen Lebensstilen,
- Ablenkung von schulischem Leistungsversagen,
- Ablenkung von psychischen Problemen und
- Ablenkung von mangelndem Selbstbewusstsein und Versuch, das gefährdete Selbstwertgefühl zu stützen.

Demgegenüber kommt es bei Schülern mit höheren Bildungsstufen schneller zu einer gesundheitsbewussten Einstellung gegen das Zigarettenrauchen. Wer seine Jugendzeit bis zum 20. Lebensjahr „rauchfrei" durchsteht, hat die überragende Chance, zeitlebens Nichtraucher zu bleiben [23]. Wer während seiner Jugend raucht, hat nur selten die Aussicht, in den folgenden 2–3 Jahrzehnten seines Lebens das Rauchen aufzugeben. Der in der Kindheit bereits beginnende Start einer Raucherkarriere ist von außen (instrumentalisiert) beeinflusst und basiert auf nicht zu bewältigenden Selbstwertproblemen des Kindes bzw. Jugendlichen [24–27].

Die Stabilität des Verhaltens steigt mit dem Abstand zum Eintrittsalter: Personen, die nach dem 20. Lebensjahr mit dem Rauchen beginnen, finden sich relativ selten [28, 29], und umgekehrt sind Schüler, die ihre Raucherkarriere mit 13–15 Jahren starten, gefährdet, das Rauchen über Jahrzehnte beizubehalten [23, 30–34]. Je niedriger das Alter beim Einstieg in den Zigarettenkonsum ist, desto größer ist die Wahrscheinlichkeit, vor dem 20. Lebensjahr zum abhängigen Raucher zu werden [28, 29]. Der frühe Rauchbeginn ist der beste Einzelprädiktor für das Beibehalten des Rauchens [32, 33]. Aus diesem Grunde ist es sinnvoll und angeraten, Programme zur Primärprävention so zeitig wie möglich zu starten [35–37].

Von Interesse ist die Beurteilung des Rauchens durch Raucher und Nichtraucher. In einer Jugendbefragung an 12- bis 16-jährigen Schülern beiderlei Geschlechts aus dem Jahre 1995 wurden die Merkmale (10 Eigenschaftspaare) anhand einer Werteskala von 1–5 ermittelt. Die nach weiblichen und männlichen Jugendlichen getrennten Ergebnisse zeigten nur quantitative Unterschiede [38]. Etwa 47% der Jugendlichen hatten noch nie geraucht, während der Anteil der Probierer ca. 38% ausmachte. In vielen Punkten beantworteten die Nichtraucher/innen die Fragen zum Image des Rauchers ("Wer regelmäßig Zigaretten raucht, ist ...") kritischer als die Raucher/innen, wobei sich signifikante Unterschiede bei den Paaren „anziehend/abstoßend", „in/out", „entspannt/gestresst" und „interessant/langweilig" ergaben. Verglichen mit rauchenden Mädchen beurteilten rauchende Jungen regelmäßige Raucher/innen als interessanter, entspannter und leistungsstärker [38].

15.3 Primärpräventionsmaßnahmen

Für die Primärprävention in den Schulen sind mehrere Programme entwickelt worden, mithilfe derer erreicht werden soll, dass

1. Schüler mit dem Rauchen erst gar nicht beginnen,
2. Schüler zumindest den Zeitpunkt des Rauchbeginns um 2–3 oder mehr Jahre verschieben und dadurch auch künftig nicht mehr zu den stark abhängigen Rauchern werden wie diejenigen, die bereits mit 10–12 Jahren starten,
3. Schüler umfassend über die gesundheitlichen und sozialen Folgen des Rauchens aufgeklärt sind und sich auch psychisch gefestigt fühlen, den Versuchungen in der Gruppe oder bei anderen Gelegenheiten zu widerstehen.

Möglichkeiten, auf Jugendliche einzuwirken, scheitern immer dann, wenn sog. Abschreckungsstrategien eingesetzt werden. Die Veranschaulichung eines Bronchialkarzinoms führt eher zu Überlegungen der Kinder und Jugendlichen, dass

- es in späteren Jahren nicht jeden trifft,
- bis zu diesem Zeitpunkt noch 2–3 oder auch 4 Jahrzehnte vergehen können,
- die Eltern oder Großeltern ebenfalls über Jahrzehnte geraucht haben, ohne Schaden zu nehmen,
- das Leben ohnedies keinen Spaß macht und man gar nicht so alt werden möchte usw.

Weitere Diskussionen auf dieser Basis bleiben unproduktiv und führen nicht zum erwünschten Ziel eines Rauchstopps.

15.3.1 Präventionsprogramme für die Schulen

Die meisten Studien konzentrieren sich auf das Verhalten von Schülern in den Klassenstufen 5–8, weil sie in dieser Zeit verstärkt Erfahrungen mit Tabak, Alkohol und illegalen Drogen Erfahrungen sammeln [12, 13, 18, 19], sodass Präventionsprogramme in den ersten Schuljahren durchaus angezeigt sind [20].

Jugendliche Raucher charakterisieren sich in der 6. Jahrgangsstufe selbst als Typ [39, 40], der mit den Begriffen „früher Reifegrad, unabhängig von Autoritäten, orientiert an der Gruppe der Gleichaltrigen, risikobereit" beschrieben werden kann [41]. Wahrscheinlich ist erneut zu diskutieren, ob jugendliche Raucher überhaupt verführt oder gar durch den Gruppendruck gezwungen werden zu rauchen. Vielmehr suchen Jugendliche Gruppen aktiv auf, deren Werte und Normen sie teilen. Sie gehen eine Verpflichtung ein, die durch Äußerlichkeiten (z. B. Kleidung, gemeinsame Aktivitäten usw.) dokumentiert wird. Wenn Rauchen in diesem Sinne zu der gemeinsamen Norm einer Gruppe gehört, ist es wahrscheinlich, dass Gruppenmitglieder oder Jugendliche, denen die (meist informelle) Mitgliedschaft attraktiv erscheint oder welche die Zugehörigkeit anstreben, ebenfalls rauchen.

Die Sichtweise, Kinder und Jugendliche würden zum Rauchen durch Gleichaltrige verführt oder durch den Gruppendruck animiert oder gar gezwungen, verkennt die Tatsache, dass das Aufsuchen bzw. die Zugehörigkeit zu einer Gruppe einen aktiven Prozess des Aufsuchens und der Bindung voraussetzt, der durch die Attraktivität der Gruppe aufgrund gemeinsamer Normen (oft auch in Äußerlichkeiten wie dem Rauchen einer Zigarette) initiiert wird [42]. Der Einfluss der Geschwister und vor allem des besten Freundes oder der besten Freundin sowie der gesamten Freundesgruppe ist relativ hoch und übersteigt den der Eltern.

Jugendliche sollten bei dem ganzheitlichen Aufbau eines gesunden Selbstwertgefühls unterstützt werden [40], jedoch ist fraglich, inwieweit diese Maßnahmen zur Prävention des Rauchens beitragen. Sinnvoller könnte es sein, bei der Kompetenzvermittlung Schüler oder Klassengemeinschaften gezielt anzusprechen und ihnen im Rahmen eines Präventionsprogramms spezifische medizinisch-psychologische Sachverhalte im Sinne der Förderung eines gesunden Lebensstils, vor allem im Hinblick auf das Rauchen, zu vermitteln [42].

Nach US-amerikanischen Vorstellungen basiert die Etablierung wirksamer Präventionsprogramme an Schulen auf sieben Empfehlungen [43]:

1. Entwicklung und Durchsetzung einer einheitlichen Schulpolitik zum Thema Tabakgebrauch,
2. Bereitstellung von Instruktionen über die kurz- und langfristigen negativen Konsequenzen des Tabakgebrauchs, seine sozialen Konsequenzen, über die Peer-Regeln des Tabakgebrauchs sowie über Verweigerungsfertigkeiten,
3. Bereitstellung von Präventionsprogrammen für die Kindergartenzeit bis zur 12. Klasse mit besonders intensiven Instruktionen in den ersten Schuljahren,
4. Bereitstellung spezieller Programme für Lehrer,
5. Einbeziehung des Elternhauses und der Familien in die schulischen Präventionsprogramme,
6. Unterstützung aller Bemühungen um einen Rauchstopp unter Schülern und dem Lehrerkollegium sowie
7. Beurteilung der Brauchbarkeit des Präventionsprogramme in regelmäßigen Intervallen.

In diese Maßnahmen sind Verbote der Tabakwerbung innerhalb der Schulen sowie in schulischen Publikationen einbezogen, des Weiteren die Bemühungen aller Lehrer, das Präventionsprogramm durchzusetzen sowie Maßnahmen zur Popularisierung der schulischen Präventionsmaßnahmen bei den Eltern, Schülern und im weiteren Umfeld. Darüber hinaus muss Vorsorge getroffen werden, diese Politik in die Tat umzusetzen. Die langfristigen unerwünschten biologischen, kosmetischen und sozialen Konsequenzen des Tabakgebrauchs sind darzustellen, wobei rauchende durch nicht rauchende „Peers" kritisiert werden sollten. Das angeblich positive soziale Image des Tabakkonsums ist abzulehnen. Eine zunehmende Intensität und Dauer der Schulungen bzw. Unterrichtung der Jugendlichen bezüglich der Tabakprävention steigert deren Effektivität [44, 45]. Eine effektive Tabakprävention sollte in eine ausgeweitete Prävention – auch gegen Alkohol- und Drogenmissbrauch – eingebettet werden [46]. Darüber hinaus sollten die Präventionsprogramme auch die Familie, kommunale Organisationen und das soziale Umfeld der Jugendlichen einbeziehen. Durch das Einüben von sozialen Fertigkeiten [47] und einer Führungsrolle [48] können Leiter derartiger Kurse helfen, dem sozialen Druck zum Tabakkonsum auf die Jugend entgegenzuwirken. Solche Führungsseminare sind zeitaufwändig, wenn sie tatsächlich wirksam werden sollen. Aufgrund der Zusammenarbeit von Schule und Elternhaus sollte das Thema Rauchen auch zu Hause diskutiert werden mit dem Idealziel, dass auch die Erwachsenen das Rauchen aufgeben [49]. Die Präventionsprogramme für Jugendliche streben einen sofortigen Rauchstopp an, wobei erreichbare Ziele formuliert und anhand von Vereinbarungen auch Belohnungen ausgesetzt werden. Soziale Unterstützung, Stressbewältigung, Weigerungsfertigkeiten und das Ausweichen vor Verführungssituationen müssen erlernt werden [50–52]. Die Schüler müssen diese Situationen im Rollenspiel trainieren, damit sie auch tabakabstinent bleiben [51, 53]. In den USA gibt es bereits Programme für Kindergärten, jedoch kann eine zu frühe Intervention ins Gegenteil (Risiko für eine frühe Nutzung von Drogen) umschlagen [54, 55].

Programme mit diesen Inhalten werden in den USA durch die örtlichen Gesundheitsabteilungen oder andere Gesundheitsagenturen (z. B. durch die American Cancer Society, American Heart Association, American Lung Association) angeboten. Auch in Europa sind solche Programme mit gleichem oder ähnlichem Inhalt entwickelt worden, so z. B. das Programm „Schule 2000", das vornehmlich für die Klassenstufen 4 und 5 gedacht ist [20] (s. Abschn. 15.3.1.4), oder das Programm „Be smart - don't start", ein ursprünglich in Finnland erstelltes Projekt, das jetzt auch in verschiedenen europäischen Ländern für die Klassenstufen 6–8 genutzt wird (s. Abschn. 15.3.1.3). Das zweitgenannte Projekt wird von der Europäischen Kommission im Rahmen des EU-Aktionsplans „Europa gegen den Krebs" gefördert und in Kooperation mit dem European Network on Young People and Tobacco (ENYPAT, Helsinki) durchgeführt.

Besonderes Augenmerk sollten Präventionsprogramme auf Mädchen richten, weil ihre Gesundheit nicht nur ein individuelles, sondern auch ein gesellschaftliches Problem ist. Die soziale Rolle der Frau, ihre Selbstachtung und ihr Erscheinungsbild in der Gesellschaft sind hierbei in den Vordergrund zu stellen. Jüngere Frauen neigen stärker zum Rauchstopp als ältere [56]. Im Vergleich zu Männern ist es für Frauen eher üblich, soziale Normen im Hinblick auf den Rauchstart zu diskutieren. Die Theorie der „reasoned action" bildet einen konstruktiven Rahmen für präventive Strategien, in denen Glaubenssätze und Einstellungen angesprochen werden, die das Rauchen weiblicher Teenager beeinflussen [57].

Programme zur Primärprävention in den Schulen sollten möglichst auf einer bereits bestehenden Ausbildung zur Gesundheitsförderung aufbauen:

- Zusätzlich zu den Aspekten der physischen Gesundheit sollte auch das psychische Wohlbefinden in die Wissensvermittlung mit eingehen.
- Die Gesundheitserziehung darf sich nicht mit spontanen Aktionen begnügen, sondern muss ein fester Bestandteil verschiedener Unterrichtsfächer werden.
- Neben der Wissensvermittlung sollte mit diesem Programm das Klima einer „gesunden Schule" aufgebaut werden, in dem die Schüler auch das im Unterricht erworbene Wissen zu Fragen der Gesundheitserziehung in Lebensfertigkeiten umsetzen können [11].

Ein entscheidender Punkt bei der Wissensvermittlung zum Thema Tabak (und auch Drogen im Allgemeinen) ist, die psychischen und sozialen Folgen des Gebrauchs in den Vordergrund zu stellen und mit den Schülern entsprechende Fertigkeiten zu trainieren (Rollenspiele, Experimente, Umgang mit Gruppendruck, Wahrnehmung eigener Wünsche und Lebensvorstellungen, Umgang mit Konflikten, eigene Entspannungsübungen, Förderung der sozialen Kompetenz). Letztlich muss bei diesen Unterrichtsaktivitäten eine vom Verstand her gesteuerte „Distanz zum Tabak" entstehen.

Diese mental zu fördernde Distanz zum Tabak muss eine hohe Schwelle erreichen, die es dem Betreffenden ermöglicht, der Versuchung des Rauchens zu widerstehen, oder die dagegen wirkt, dass aus einigen wenigen Gelegenheiten eine Gewohnheit wird. Raucher verharmlosen den Tabak und das Nikotin und halten das „Produkt" zwar für nicht ungefährlich, aber für sehr „sympathisch". Eine Distanz zum Tabak wird auf drei Ebenen aufgebaut [11]:

1. kognitiv, indem die Gefährlichkeit des Tabaks so dargestellt wird, dass der Einzelne sie als solche wahrnimmt,
2. affektiv, indem die gefühlsmäßige Bewertung des Tabaks besprochen wird, und
3. nach einem Verhaltensmuster, wobei die Idee vermittelt wird, dass Tabak erst gar nicht genutzt werden sollte.

Entsprechende Kontrollen in den Schulen ergaben tatsächlich, dass Schüler mit einer labilen, unentschiedenen und unsicheren Einstellung zum Tabak den höchsten Nutzen von diesen Unterrichtsstunden hatten, während bei Schülern mit einer geringen Distanz zum Tabak kaum ein Einfluss möglich war [58].

Die Unterrichtsmaßnahmen werden erst dann richtig wirksam, wenn eine ganze Schule – und nicht nur einzelne Klassen – diese Programme aufnimmt und realisiert. Nur dann ist eine Atmosphäre zu schaffen, in der das Gelernte „ausgelebt" werden kann. Von diesem Umfeld profitieren auch die Lehrer und die Eltern, wobei zumindest die Lehrer selbst auch zu Exrauchern werden sollten.

Als erfolgreich haben sich in den USA und nachfolgend auch in Deutschland zwei Strategien erwiesen, die Social-Influence-Inoculation- und die Life-Skills-Strategie, die auch in nachfolgend vorgestellten Projekten ihren Niederschlag gefunden haben [59].

15.3.1.1 Social-Influence-Inoculation-Strategie

Bei der Social-Influence-Inoculation-Strategie werden Jugendliche gegen soziale Einflüsse, die den Drogenkonsum unterstützen, antagonistisch beeinflusst: indem die an den Drogenkonsum geknüpften Erwartungen und Hoffnungen zerstört und gleichzeitig Einstellungen beim Schüler erzeugt werden, die es ihm ermöglichen, gegen den Gruppendruck vorzugehen bzw. ihm zu begegnen. Diese „Nein-Sagen-Strategien" werden nicht als isoliertes Verhalten eingeübt, sondern als Teil eines generellen sozialen Kompetenztrainings, bei dem es darum geht, sich die Argumente anderer anzuhören, aber die eigene Meinung konstruktiv durchzusetzen. Diese Programme waren und sind erfolgreich und führen zu Verhaltensänderungen [59].

15.3.1.2 Life-Skills-Strategie

Im Zuge der Life-Skills-Strategie werden allgemeine und spezifische persönliche und soziale Fähigkeiten vermittelt, besprochen und trainiert (z. B. durch Rollenspiele usw.), damit der Jugendliche das Gefühl der sozialen Kompetenz erfährt und damit Möglichkeiten entwickelt, die Belastungen der Schule und des Alltags anders als mit Drogen zu beherrschen. Die Anwendung von Drogen wird als Funktion der Schülers zur Bewältigung seiner Aufgaben angesehen, die durch andere Bewältigungsmöglichkeiten ersetzt werden soll [60, 61].

Ein US-amerikanisches Unterrichtsprogramm für alle Altersstufen vom Kindergarten bis zur 12. Klasse gibt es bereits seit 1993 [43]. Es gilt als ein sehr wertvoller und maßgeblicher Ansatz für die schulische Gesundheitsförderung [60, 61]. Ein entscheidender Bestandteil ist die Förderung des Bewältigungsverhaltens auch im Sinne der Erlangens allgemeiner sozialer Kompetenzen (z. B. Ablehnung angebotener Zigaretten).

In der Vergangenheit oft ausgeübte Praktiken, ausschließlich durch die Vermittlung von Informationen über das Rauchen eine Einschränkung des Tabakkonsums zu erreichen, sind fehlgeschlagen [63–64].

15.3.1.3 „Be smart - don't start"

Das Programm „Be smart - don't start" besteht aus drei Unterrichtsmodulen für die Klassenstufen 1/2, 3/4 und 5/6 mit je 20 Unterrichtsmanuals, wobei sich die Manuals nicht aufeinander beziehen, sodass auch einzelne Klassenstufen getrennt voneinander unterrichtet werden können. In den Klassenstufen 1/2 finden die Themen Rauchen und Standfestigkeit noch keine Berücksichtigung. Folgende Lebenskompetenzbereiche werden altersadäquat behandelt: Selbstwahrnehmung und Einfühlungsvermögen, Umgang mit Stress, Fragen der Kommunikation, kritisches Denken und Standfestigkeit, das Lösen von Problemen sowie gesundheitsrelevantes Wissen. Themen ab der 3. Klasse sind dann auch Schadstoffe des Tabakrauchs und deren gesundheitliche Folgen. Für die Schüler wird reichhaltiges Arbeits- und Übungsmaterial bereitgehalten. Als Identifikationsfigur dient „Igor, der Igel", der Zigaretten ablehnt [65].

Mit der Studie sollte insbesondere geprüft werden, ob Schüler positive Veränderungen im Rauchverhalten zeigen und ob sich des Weiteren Erwartungen, Einstellungen und Wissen bezüglich des Rauchens positiv entwickeln. Anhand eines Fragebogens mit einem Scoresystem wurden die Schüler nach ihrem Rauchverhalten und den daraus für sich gezogenen Konsequenzen beurteilt. Da die Unterrichtsaktivitäten leicht umzusetzen waren, wurde das Programm von den Schülern und Lehrern sehr positiv bewertet [65]. Es wird angenommen, dass das psychosoziale Verhalten der Schüler günstig beeinflusst wird: Aggressive Verhaltensmuster waren bei den jüngeren Schülern reduziert und bei den älteren traten soziale Probleme im Sinne delinquenter und ängstlich-aggressiver Verhaltensweisen vermindert auf [65]. Es ist allerdings anzumerken, dass nur Kurzzeiteffekte der Intervention untersucht wurden und damit nichts über die Beständigkeit der erzielten Verhaltensweisen (Selbstwert, Widerstandsstärke) gesagt werden kann [34].

15.3.1.4 Gesundheitsförderungsprogramm Klasse 2000

Auch mit diesem Programm wird eine Suchtprävention in den ersten Schuljahren angestrebt (Tabelle 15.2). Seine Ziele sind, frühzeitig eine positive Gesundheitseinstellung zu fördern und durch die Stärkung der Lebenskompetenz einen suchtpräventiven Einfluss auf das Verhalten der Kinder zu nehmen [66]. Dabei stehen die Vermittlung des Selbstwertgefühls und eines positiven Körperbewusstseins sowie der kritische Umgang mit legalen Drogen und gesundheitsschädlichen Stoffen im Mittelpunkt der Schulstunden. Der entscheidende Punkt ist die Fähigkeit, in Verführungssituationen Nein sagen zu können. Um diese Fähigkeit zu erlernen, müssen die Kinder und Jugendlichen vor dem ersten Kontakt mit dem Suchtmittel entsprechend aufgeklärt und über einen längeren Zeitraum auch begleitet werden. Dafür nutzen die Lehrer 5–10 Stunden und die Gesundheitserzieher 2–3 Stunden pro Schuljahr in den Klassenstufen 1 bis 4, wobei den Schülern Arbeitsmappen und den Lehrern und Gesundheitserziehern vorbereitete Unterrichtsvorschläge ausgehändigt werden [66]. Die Klassen sollten kontinuierlich von einer Lehrkraft begleitet und auch die Eltern sollten in die Arbeit der Schule einbezogen werden. Daraus kann sich ein größeres Gesundheitsgefühl zum Wohl der Kinder entwickeln. Die Finanzierung erfolgt über Sponsoring. Im Rahmen der suchtpräventiven Informationsstunden ("Werbung und Glück") werden diese Nein-Sagen-Effekte gefestigt. Werbefirmen ist es nicht gelungen, die Haltung der Schüler aufzubrechen [67].

Tabelle 15.2. Schwerpunkte des Gesundheitsförderungsprogramms Klasse 2000 in den Klassen 1–4 [66]

Klassenstufe	1.Klasse	2. Klasse	3. Klasse	4. Klasse
Schwerpunkte in den Stunden der Lehrer	KLARO stellt sich vor	Umwelt erfassen lernen	Bewegung und Entspannung	Soziales Lernen
	Gesunde Nahrungsmittel	Umweltbewusstes Verhalten	Entspannungsübungen mit Phantasiereisen	Sich und seine Mitschüler besser kennenlernen
	Experimentelles Erfahren der Atmung (Luftballons)	Erfahrungen mit Luftqualität	Einer Versuchung widerstehen	Gefühle ausdrücken
	„Wir basteln einen KLARO“	Atemübungen	Nein sagen lernen	Seine Meinung sagen
	Entspannungsübungen kennenlernen	Gesunde Ernährung	Bewusst machen von Gruppendruck	Lebenskompetenz gewinnen
		KLARO und der Ernährungskreis	Rollenspiele	Sinne erfahren, Hören (Hörquiz)
Stunden	Ca. 5	Ca. 10	Ca. 10	Ca. 10

Tabelle 15.2. *(Fortsetzung)* Schwerpunkte des Gesundheitsförderungsprogramms Klasse 2000 in den Klassen 1–4 [66]

Klassenstufe	1.Klasse	2. Klasse	3. Klasse	4. Klasse
Schwerpunkte in den Stunden der die Klasse-2000-Gesundheitsförderer	Klasse 2000 stellt sich vor	Sinne erfahren, der Geschmacksinn	Ernährung: der Weg der Nahrung	Werbung hinterfragen und ihr widerstehen
	Thema Atmung: „Erfühlen" der Atmung, Atmung durch Mund/Nase, Erfahren des Atemantriebes und der Atemreserven	Zusammenhang zwischen Atmung und körperlicher Betätigung	Kennenlernen der Herz-Kreislauf-Funktion (Pulsmessung, Stethoskop)	Gesunde Schule (moderierte Gruppenarbeit)
	Experimentelles Messen des Lungenvolumens	Spiele und Übungen mit dem Schwungtuch		Kooperationsaggression (Vertrauensübungen und Gruppenspiele zum sozialen Lernen)
	Spiele mit dem Atem	Körperschulung und Entspannung (mit Bohnensäckchen), spielerische Geschicklichkeitsübungen		
	Entspannungsübungen			
Stunden	2	3	2	3

15.3.1.5 Gesundheitsprogramm der Universität Trier

Seit einigen Jahren wird ein Programm zur Prävention des Zigarettenrauchens mit Schülerinnen und Schülern verschiedener Gymnasien im 6. Schuljahr (Alter 11–12 Jahre) im Raum Trier durchgeführt. Hauptziel ist es, sie in acht Unterrichtsstunden zu motivieren, überhaupt nicht mit dem Rauchen zu beginnen. Gleichzeitig werden soziale und personspezifische Determinanten eines frühen Rauchbeginns identifiziert, um daraus Konsequenzen für den Programminhalt, der fortlaufend aufgrund neuer Erkenntnisse weiterentwickelt wird, abzuleiten. Das Programm wurde verschiedentlich beschrieben [39, 40, 68, 69]. Es basiert auf den neuesten Ansätzen der Social-Skills-Programme, bei denen es in erster Linie darum geht, spezifische soziale Verhaltensweisen von Kindern und Jugendlichen in Bezug auf das Rauchen zu verändern. Das Programm wird in den schulischen Kontext eingebettet und umfasst sowohl wissenschaftliche Begleituntersuchungen als auch Eltern- und Öffentlichkeitsarbeit. Die Unterrichtsstunden verdeutlichten, dass Schülerinnen und Schüler mit Raucherfahrung risikobereiter sind als die nicht rauchenden Gleichaltrigen. Sie haben auch ein erheblich positiveres Bild von Rauchern.

Neben ermutigenden Resultaten fand sich in dieser Studie aber auch eine sinkende Zahl von Nichtrauchern, obwohl keine der Aufklärungs- oder Abschreckungsprogramme eingesetzt wurden, für die ein solcher Effekt bekannt ist. Möglicherweise spiegelt sich auch ein Entwicklungseffekt in der Form wider, dass die Jugendlichen den sich stellenden Entwicklungsaufgaben (z. B. Lösen vom Elternhaus, Orientierung an Gleichaltrigen) mit einem Probierkonsum (Neugierverhalten) begegnen [70, 71]. Hinweise dafür könnten der frühzeitige Rauchbeginn sowie der Zusammenhang zwischen dem Rauchverhalten und einer Neigung zu riskanten (verbotenen) Aktivitäten sein [42].

15.4 Neue Primärpräventionsträger

Ein entscheidender Punkt ist die Erschließung neuer Primärpräventionsträger. Durch die Neufassung der ärztlichen Approbationsordnung besteht die Möglichkeit, zusätzlich zu den vorhandenen Primärpräventionsangeboten Medizinstudenten im Rahmen des vorgeschriebenen Querschnittfachs „Prävention und Gesundheitsförderung" in solche Maßnahmen einzubeziehen. Durch Hinzuziehen zukünftiger Ärzte kann die Motivation und die Aufmerksamkeit der Kinder sowie die Glaubwürdigkeit der Inhalte der Präventionsschulung erhöht werden. Aufgrund der bis jetzt in der nationalen und internationalen Literatur fehlenden Hinweise auf den Nutzen von Hochschulen als Träger einer Primärpräventionsmaßnahme besteht dabei ein hohes Innovationspotenzial. Durch diese neue Möglichkeit ist langfristig auch eine Ausweitung der Tabaksuchtprävention auf andere Bereiche der Prävention und Gesundheitsförderung möglich. Damit eröffnen sich neue Perspektiven hinsichtlich der Einbindung medizinischer Hochschulen in die nationale und auch europäische Präventionspraxis.

15.5 Langzeitstudien

Eine im Jahre 2000 veröffentlichte Langzeitstudie [72] zeigte weniger optimistisch stimmende Resultate für derartige Schulprogramme. In der Hutchinson-Studie wurden 8388 Schüler der 3.–12. Klassenstufe einbezogen und mit einem Schulungsprogramm von insgesamt 2805 Minuten über diese Zeit begleitet, wobei pro Schuljahr 435–225 Minuten aufgewendet wurden. Insgesamt standen 640 Lehrer aus 72 Schulen zur Verfügung. Das sozialbezogene Programm schloss Diskussionen, Medienaktivitäten (Fernsehen, Videoaufnahmen), das Erlernen sozialer Fertigkeiten gegen das Rauchen, die didaktische Unterweisung in der Abwehr von Verführungsmomenten sowie die richtige Interpretation sozialer Normen und die Herausbildung von Selbstvertrauen ein. Der Raucherstatus der Schüler wurde durch Cotininbestimmungen im Speichel oder Urin verifiziert. Wie aus Tabelle 15.3 hervorgeht, ergab die mehrjährige Beeinflussung der Jugendlichen im Sinne eines Rauchstopps

Tabelle 15.3. Ergebnisse des Hutchinson-Raucherpräventionsprogramms. Raucheranteil in % der Jugendlichen (mit Angabe der Variationsbreite) am Ende der Studie [72]

	Mädchen	Jungen
Kontrollenklassen (n = 20)	24,7 (0–41,9)	26,7 (14,2–46,3)
„Behandelte" Klassen (n = 20)	24,4 (15,5–34,2)	26,3 (10,3–41,7)
Differenz	0,25 (p = 0,91)	0,33 (p = 0,89)

verglichen mit der parallel geführten Kontrollgruppe keinen Erfolg. Der Raucheranteil war am Ende der Studie in allen Gruppen unabhängig vom Geschlecht gleich. Dieses Ergebnis lässt nachdenklich stimmen, weil offensichtlich exogene Faktoren das Rauchverhalten stärker determinieren als kurz-, mittel- oder langfristige Erziehungs- bzw. Schulungsprogramme [72].

15.6 Rolle der Lehrer bei der Primärprävention

Im Vergleich zu anderen EU-Staaten sind die Rauchergesetze in Deutschland sehr großzügig angelegt [73]. Die Regeln für das Rauchen auf dem Schulgelände für Schüler und Lehrer gehen weit auseinander [74]. Das Rauchen außerhalb der Klassenzimmer wird kaum kontrolliert. Bei Verstößen von Schülern kommt es nicht in allen Fällen zu Disziplinarmaßnahmen. Eine mündliche Aufklärung der Schüler erfolgt in der Minderzahl der Schulen, sie ist allenfalls durch Aktionen wie „Don't start – be smart" in den Mittelpunkt des Interesses einzelner Schulen gerückt. Ein wesentliches Hindernis bei der Umsetzung schulischer Rauchregeln besteht darin, den Tabakkonsum von Lehrern mit einzubeziehen [75]. Diese Regeln weichen für Lehrer und Schüler sowie für Schüler der verschiedenen Klassenstufen erheblich voreinander ab. Lehrer dürfen an fast allen Schulen rauchen und glauben auch noch, sie beeinflussen damit das Verhalten der Schüler nicht. Diese Inkonsequenz an einer Einrichtung kann sich nur negativ auf die Glaubwürdigkeit einer schulischen Tabakpräventionsmaßnahme auswirken und diese möglicherweise zum Scheitern verurteilen [73, 76]. Schließlich sollen Lehrer eine Vorbildfunktion für Schüler ausüben, sodass der Tabakkonsum der Lehrer unvermeidlich zum Schlüsselfaktor im Verhalten der Schüler wird [77]. Zahlreiche Schüler berichten vom Rauchen ihrer Lehrer und sehen darin auch eine Alibifunktion für ihr eigenes Rauchverhalten.

15.7 Prävention durch Verhütung des Verkaufs von Tabakwaren an Jugendliche

Neben der Gesundheitserziehung der Schüler besteht eine zweite Möglichkeit zum verzögerten Rauchbeginn von Kindern und Schülern in der gesetzlichen Regelung des Zigarettenverkaufs an Jugendliche unter 18 Jahren mithilfe von Gesetzen zum Schutz der Jugend. Dabei sind die im Jahre 2007 für Deutschland eingeführten Regelungen teilweise als vorbildlich anzusehen. Auch Plakate, wie sie in Abb. 15.3 und 15.4 dargestellt sind, können in der Schule präventiv wirken.

Auf der anderen Seite sollten nach wie vor die zahlreichen in Schulnähe aufgestellten Tabakautomaten entfernt und die Einzelhändler in Verbindung mit den

Das ist
stark

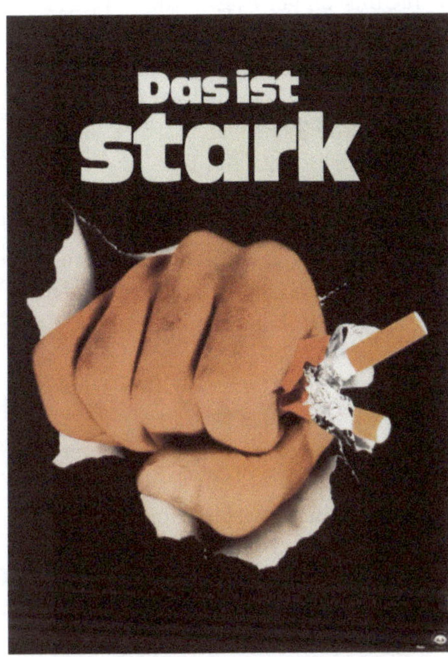

Abb. 15.3. Nichtraucherreklame (DHM 1995-668).

Krebs ist
keine
Alterskrankheit
Krebs kann
jeden
verbrennen

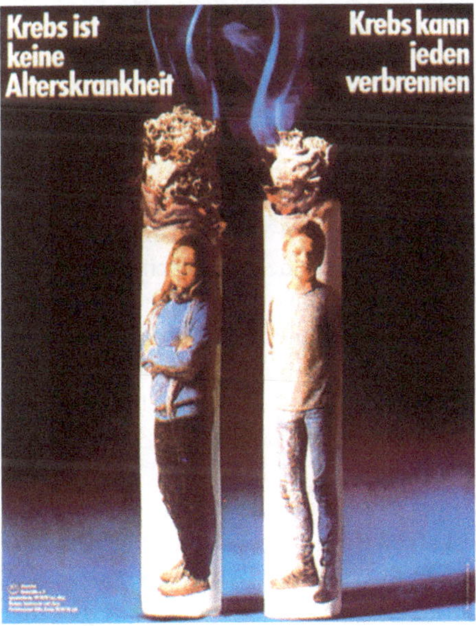

Abb. 15.4. Nichtraucherreklame (Chiron-Behring 8A.6.99)

neuen Gesetzen „geschult" werden, damit ein Verkauf von Zigaretten an Kinder und Jugendliche in Zukunft nicht mehr erfolgt. In Deutschland gibt es über 600.000 Zigarettenautomaten. Damit ist Deutschland das Land mit der weltweit höchsten Dichte an Zigarettenautomaten. Durch die Änderung des Jugendschutzgesetzes am 1. April 2003 galt ein Abgabeverbot von Tabakwaren an Jugendliche unter 16 Jahren und alle Automaten mussten auf eine Technik umgerüstet werden, welche die Einhaltung des Abgabeverbots garantiert. Die Automatenindustrie setzte hierbei in erster Linie auf das Jugendschutzmerkmal in Chipkarten. Eine andere Möglichkeit der Altersüberprüfung stellt die Erkennung von EU-Führerscheinen dar. Im Zuge der Erhöhung des Mindestalters für den Erwerb von Tabakwaren auf 18 Jahre seit 2007 entfiel diese Möglichkeit jedoch wieder, da der Besitz eines EU-Führerscheins bereits ab 16 Jahren möglich ist.

Letztlich kann ein umfassendes Vorgehen bezüglich einer strikten Handhabung von Automatenstandorten und der Schulung von Einzelhändlern Veränderungen im Rauchverhalten von Jugendlichen bewirken. Entsprechende Studien wurden in den USA überprüft [78]. Sie zeigen, dass im Zusammenhang mit dem Verkauf von Tabakerzeugnissen drei Fragen bedeutsam waren:

1. ob die Einzelhändler bei entsprechender Beeinflussung dem Begehren nachkommen, Zigaretten nicht mehr an Jugendliche zu verkaufen,
2. ob die Jugendlichen zumindest teilweise das Zigarettenrauchen reduzieren oder aufgeben und
3. ob dieses Vorgehen zu einer Verringerung des Raucheranteils unter den Jugendlichen führt.

Insgesamt ist die Beeinflussung von Einzelhändlern in Gesprächen zur gesetzlichen Lage wenig wirksam [79–81]. Günstigere Ergebnisse ließen sich erreichen, wenn die Maßnahmen persönliche Besuche bei den Händlern und die Mobilisierung von kommunaler Hilfe einschlossen [81]. Lediglich eine permanente Warnung an die Einzelhändler zeigte sich effektiv, wobei 4- bis -6-malige Kontrollen im Jahr die Wirksamkeit verringerten [82]. Strafen spielen bei vorkommenden Verstößen eine wichtige Rolle, jedoch müssen sie hoch genug angesetzt werden, da eine zu große Nachsicht nur zur Abhärtung der Händler führt. Der Entzug von Lizenzen zum Verkauf von Tabakwaren könnte effektiver sein, wenn das Vorgehen der Einzelhändler ständig überprüft würde [83]. Wo es die gesetzlichen Vorgaben ermöglichen, wäre ein abgestuftes System von Warnungen und Geldstrafen bis hin zum Lizenzentzug sinnvoll. Ähnlich war in Woodridge ein an rauchende Jugendliche gerichtetes Warnsystem mit abgestuften Geldstrafen sehr wirksam, fand aber keine große Akzeptanz [84]. Die gegen zuwider handelnden Tabakhändler gerichteten Sanktionen griffen nur, wenn in den umliegenden US-amerikanischen Bundesländern eine einheitliche Politik bestand [85]. Auch „Jugendsicherungen" an Tabakautomaten, wie sie jetzt auch in Deutschland gesetzlich verordnet sind, waren weniger effektiv als die Entfernung von Automaten [86].

Ein wichtiges methodisches Problem ist darin zu sehen, dass die Einstellung der Händler zum Zigarettenverkauf an Jugendliche auch mit Checks nicht erfasst werden kann. Händler erkennen Testpersonen an ihrem abweichenden Verhalten und an dem etwas höheren Alter. Im Zweifelsfall stellen sie sich so ein, dass sie Zigaretten nur an ihnen bekannte Kinder verkaufen; alternativ bitten Kinder ältere Personen, für sie einzukaufen [87]. Die bisher abgelaufenen Aktionen reduzierten durch einen eingeschränkten Zugriff zu Zigaretten das Rauchverhalten der Kinder.

Ein Rückgang des Verkaufs von Tabakwaren an Jugendliche muss sich notgedrungen auch in einem Rückgang der Verkaufszahlen äußern. In einigen Kommunen wurden derartige Tendenzen nachgewiesen. Die in Woodridge durchgeführte Studie belegt diese Tendenz bei konsequentem Vorgehen. Auch Daten aus Massachusetts machen deutlich, dass eine hohe Hemmschwelle eingebaut werden muss, um eine nachweisbare Reduktion des Tabakkonsums von Kindern zu erreichen. Dabei spielt auch die Dichte des Händlernetzes eine bedeutsame Rolle. In den USA ist trotz eines seit 1992 existierenden Bundesgesetzes (Synar Amendment) noch nicht erreicht, dass alle Einzelstaaten entsprechende Gesetze verabschiedet haben, die den Verkauf von Tabakwaren an Kinder untersagen [88].

Wird die Rate der jugendlichen Rauchanfänger verringert oder vollständig aufgehoben, kommt es meist erst nach einem längeren Zeitraum zu einer deutlichen Reduzierung der Raucherzahlen [89]. Wäre beispielsweise in den USA 1993 eine Reduzierung der Initiationsrate bei den 18-Jährigen um 50% erreicht worden, so hätte es zehn Jahre später 4 Mio. weniger Raucher gegeben. Eine noch stärkere Reduzierung des Raucheranteils würde sich erst 20–30 Jahre später auswirken. Um eine Halbierung des Raucheranteils der Bevölkerung innerhalb von 30 Jahren zu erreichen, müsste eine vollständige Blockade des Rauchbeginns erfolgen, was bedeutete, dass der Raucheranteil von 19% (48,1 Mio. Raucher im Jahre 1993) auf etwa 9% absinken würde (25,9 Mio. Raucher 2023) [89].

15.8 Rolle der Massenmedien beim Verkauf von Tabakwaren an Jugendliche

Da über die Massenmedien (Fernsehen, Zeitungen, Radio, Plakate) ein großer Anteil der Bevölkerung erreicht wird, wurden sie zunehmend für präventive Gesundheitsappelle eingeschaltet [90]. Kinder und Jugendliche verwenden in den USA doppelt so viel Zeit für das Fernsehen wie für ihre schulische Bildung [91], d. h. der Jugendliche hat mit 18 Jahren mehr Zeit im Umgang mit den Medien (TV) verbracht als für irgend eine andere Aktivität, das Schlafen ausgenommen [92]. Damit wäre das Fernsehen ein nützliches Mittel, um das Kind und den Jugendlichen in Hinblick auf akzeptables soziales Verhalten, kulturelle Normen, Fragen des täglichen Lebens sowie Gesundheitsfragen zu beeinflussen [93]. Tatsächlich hat es in der Vergangenheit mehrere Kampagnen der Massenmedien gegeben, die versuchten, Einfluss auf das Rauchverhalten junger Menschen zu nehmen [94]. Bestimmte Programme wurden für einige Schulen genutzt [34, 78, 95, 96]. Speziell für die Massenmedien aufbereitete Informationssendungen waren sehr viel seltener [97, 98], wobei derartige Aktionen tatsächlich zu einer (vorübergehenden) Verminderung des Raucheranteils führen können [97].

Eine im Jahre 2000 publizierte Analyse der Cochrane Collaboration [99] warnt davor, die Ergebnisse verschiedener Aktionen aus demselben Blickwinkel zu beurteilen, da die jeweilige Ausgangslage einer Studie nicht ohne Weiteres mit der einer anderen Studie oder Aktion zu vergleichen ist. Eine Verallgemeinerung der gewonnenen Kenntnisse wird durch sehr viele individuelle Faktoren erschwert, die sich aus den Besonderheiten einer Kommune und dem Standort der Schule ergeben [100]. Einer Metaanalyse anderer Schulpräventionsprogramme zufolge wurden in nur 16% der Studien (21 von 131) die Daten auf statistisch verwertbarer Basis analysiert [101], wobei Veränderungen in der Kontrollgruppe oft nicht folgerichtig in die Analyse eingingen. Des Weiteren war der Unabhängigkeitsgrad der Medienanstalten oder der Zeitungen nicht immer definiert worden.

Eine aus den USA stammende Analyse über die Wirkung von Zeitschriftenartikel zur Gesundheitsaufklärung von 1950 bis 1983 macht deutlich, dass Printmedien doch einen Einfluss auf die Initiationsrate in der Bevölkerung haben können [25]. Die Zahl der aufklärenden Artikel über die schädlichen Wirkungen des Rauchens korrelierte mit dem Rauchstopp bei Erwachsenen, nicht aber mit dem Rauchstart bei Jugendlichen. Letztere stellten jedoch auch nicht die primären Adressaten für diese Zeitschriften dar – ein Umstand, der in künftigen Studien stärker berücksichtigt werden sollte [25]. Es ist davon auszugehen, dass derartige breit angelegte publizistische Kampagnen in den Ländern mit einem hohen Raucheranteil, wie z. B. in Süd- und Südosteuropa, geeignete Instrumente für die Aufklärung darstellen.

Laut Cochrane-Analyse zur Beeinflussung des Rauchverhaltens von Kindern und Jugendlichen durch Massenmedien [99] waren sechs Programme zur Verhütung des Rauchbeginns in dieser Zielgruppe geeignet, wobei zwei auch eine Reduktion des Raucheranteils unter den Jugendlichen bewirkten [102–104]. Insgesamt wird die Wirksamkeit bisher nur als mäßig positiv eingeschätzt.

Zusammenfassend ist zu sagen, dass Medienkampagnen zur Raucherentwöhnung und zur Verhinderung eines Rauchstarts sinnvoll und effektiv sein können, wenn sie nicht von der Tabakindustrie beeinflusst werden. Dazu müssen sie sich bereits evaluierter Inhalte bedienen. Die Aktionen selbst sind speziell auf die Zielgruppe der Kinder auszurichten: Sie sollten möglichst über sog. Kinderkanäle zur richtigen Zeit und in der angemessenen Dauer ausgestrahlt werden, damit sie von Kindern akzeptiert werden.

15.9 Rolle des Staates und der Kommunen bei der Primärprävention

In den verschiedenen europäischen und außereuropäischen Staaten schaltete sich der Staat in den vergangenen Jahren kaum in die Regulierung des Zigarettenvertriebs ein, auch dann nicht, wenn es um den Schutz der Jugend vor den Gefahren des Rauchens ging. Wesentliche Neuerungen kamen erst mit den Regelungen zum Jugendschutz seit 2003 bzw. 2007 an den Automaten auf. Eine weitere wirkungsvolle Ausnahme macht die britische Regierung mit ihrer Aktion „Smoking kills" [105], wobei sie für drei Ziele bereits über 100 Mio. Pfund zur Verfügung gestellt hat. Eines der Ziele dieses Programms ist die Senkung des Raucheranteils der Jugendlichen (unter 16 Jahre) von 13 auf 9% oder weniger bis zum Jahre 2010. Diese Absicht ist mit einem Bündel von Maßnahmen verbunden, wie die starke Einschränkung der Werbung für Tabakwaren in den Geschäften, strikte Beschränkung des Verkaufs an Minderjährige, Vorzeigen der Alterskarte und strenge Regeln bei der Aufstellung von Zigarettenautomaten. „Der Staat wünscht, dass Kinder in Geschäfte gehen, ohne dass sie mit der Tabakwerbung und anderen begünstigenden Materialen konfrontiert werden" [105]. Zu diesen Zielen sind im Weißbuch detaillierte Maßnahmen beschrieben, die von staatlichen und kommunalen Behörden durchgesetzt werden.

Da der Tabakkonsum ein sozial bestimmtes Phänomen ist, könnten Veränderungen des sozialen Umfeldes und der sozialen Normen bedeutsam werden [106]. Es ist durchaus denkbar, dass durch eine Veränderung von sozialen Normen, Werten und Verhaltensweisen der Tabakkonsum mehr und mehr diskreditiert wird. Dazu können die in zahlreichen Ländern existierenden gemeinnützigen Vereine beitragen, die sich eine rauchfreie Umwelt erstreiten möchten – ein Ziel, das auch Schulen einschließen würde. Auf Schulunterricht gestützte Präventionsprogramme könnten sich als sehr wirksam erweisen [107] und die Kommunen sollten an der Schaffung eines positiven Nichtraucherimages mitwirken [108]. Durch ein Zusammenwirken von schulischer und kommunaler Rauchprävention ließen sich die Raten für den Rauchbeginn deutlich herabsetzen, wie Untersuchungen an 28-jährigen Nichtrauchern ergaben [109]. Auch eine Datenanalyse der Cochrane Collaboration kommt zu einem positiven Ergebnis [110].

Ein wichtiger Punkt der Prävention ist auch der Verkauf von Tabakwaren an Kinder und Jugendliche. Dieser Verkauf muss nach den Empfehlungen der WHO mit folgenden Forderungen reduziert werden [34, 111]:

1. Mindestalter 18 Jahre,
2. Lizenzsystem für Tabakhändler,
3. Strafandrohung für ungesetzlichen Verkauf von Tabakwaren bis zum Entzug der Lizenz,
4. gesetzliches Verbot des Verkaufs an Minderjährige,
5. kein Verkauf in Einrichtungen des Gesundheitswesens, Schulen oder Sporteinrichtungen und
6. kein Verkauf aus Tabakautomaten oder Selbstbedienungsläden.

Glücklicherweise zeichnet sich seit 2007 diesbezüglich eine strengere Gesetzgebung für Deutschland ab.

15.10 Schlussfolgerungen

- Die Möglichkeiten der Primärprävention mit dem Ziel, die Schüler vom Rauchen in der Jugend abzuhalten, müssen neu überdacht werden. Kinder probieren Tabak, ebenso wie sie Alkohol oder illegale Drogen ausprobieren. Diese Tatsachen lassen sich nicht abrupt ändern. Jugendliche wollen die Welt kennenlernen, wollen ihre Möglichkeiten und Grenzen austesten. Es kann lediglich versucht werden diese Experimentierphase positiv zu beeinflussen und in geeigneter Weise an die Vernunft der Jugendlichen zu appellieren.

- Versuche, den Tabakkonsum mit Schulprogrammen, Kampagnen in den Massenmedien oder mit einem restriktiven Verkauf von Tabakwaren an Jugendliche zu begrenzen, waren vor allem in Studien wirksam. Aber die bisher durchgeführten Studien sind teilweise sehr aufwändig und im tatsächlichen Leben nicht zu gebrauchen. Die Leichtigkeit, mit der Minderjährige illegale Drogen erwerben können, zeigt die Vergeblichkeit, die Versorgung mit diesen Stoffen zu unterbinden. Nur eine weltweite Koordination derartiger Bestrebungen könnte möglicherweise einen solchen Erfolg gewährleisten [96].
- Die Werbung fördert den Rauchbeginn und unterhält das Rauchen (s. Kap. 16), während Werbeverbote die Zahl der Raucher reduzieren. Die an den Rauchgewohnheiten beteiligten Faktoren sind im Einzelnen nur sehr schwer zu erkennen. Die Beweislast für die Effektivität von Werbeverboten liegt hier bei den öffentlichen Gesundheitsverwaltungen.
- Aufgrund der Gefährlichkeit des Tabaks sollte die Gesellschaft insgesamt keine Werbung oder Förderung durch die Tabakindustrie akzeptieren. Da aber umfangreiche Werbeverbote derzeit nicht durchzusetzen sind, sollten Medienkampagnen gestartet werden, um die Schädlichkeit des Rauchens weiter bekannt zu machen. Vor allem könnten auch markante Preissteigerungen bei Zigaretten neben anderen finanzpolitischen Maßnahmen der entscheidende Schlüssel für eine Prävention sein.
- Die in diesem Kapitel dargestellten Präventionsprogramme sind zwar brauchbar und in kleiner Gruppe oder kleinem Umfeld wirksam, sie werden sich jedoch aufgrund ihres Zeit- und Personalaufwandes nur schwer für ein großes Land wie Deutschland durchsetzen lassen. Weiterhin sollte der Zigarettenschmuggel von politischer Seite stärker angegangen werden. Der Zigarettenindustrie, für die der Schmuggel eine zusätzliche Verdienstquelle darstellt, sollten für nachgewiesene illegale Transaktionen harte Strafen auferlegt werden. Die so eingenommenen Gelder könnten in Präventionsprogramme einfließen, wie das in Großbritannien der Fall ist [112]. Insgesamt kann eine wirksame Primärprävention nur zum Tragen kommen, wenn
  1. ein generelles Werbeverbot für Tabakwaren beschlossen wird,
  2. Tabakwaren nur noch im Fachhandel erhältlich sind und
  3. Tabakwaren auf der Basis eines brauchbaren Jugendschutzgesetzes nur an Personen ab dem 18. Lebensjahr verkauft werden.
- Bei jedem durchgeführten Präventionsprogramm sollte immer daran gedacht werden, dass Erfolge einer drastischen Reduzierung der Raucherzahlen erst Jahrzehnte nach Einsetzen der Maßnahmen wirksam und auch sichtbar werden.

Literatur

[1] Kessler DA, Natanblut SL, Wilkenfeld JP, Lorraine CC, Mayl SL, Bernstein IB et al. Nicotine addiction: a pediatric disease. J Pediatr 1997; 130(4): 518–524.

[2] Delener N. Assessing cigarette smoking motives of young adolescents in the US: Research and health perspectives. J Smoking-Related Disorders 1995; 6: 81–88.

[3] Walters R, Whent H, Sayers M, Morgan A, Sinkler P. Health update. Smoking. London: Health Education Authority,1996.

[4] Health Education Authority. Tobacco control in England: Communication strategies of the Health Education Authority (Unpublished paper), 1997.

[5] Oei TP, Fae A, Silva P. Smoking behavior in nine year old children: a replication and extension study. Adv Alcohol Subst Abuse 1990; 8(3–4): 85–96.

[6] Reed DO. Preventing adolescent nicotine addiction: What can one do? J Am Acad Phys Assist 1993; 6: 703–710.

[7] Pierce JP, Gilpin EA. A historical analysis of tobacco marketing and the uptake of smoking by youth in the United States: 1890–1977. Health Psychol 1995; 14(6): 500–508.

[8] Pierce JP, Lee L, Gilpin EA. Smoking initiation by adolescent girls, 1944 through 1988. An association with targeted advertising. JAMA 1994; 271(8): 608–611.

[9] Gilpin EA, Pierce JP. Trends in adolescent smoking initiation in the United States: is tobacco marketing an influence? Tob Control 1997; 6(2): 122–127.

[10] Bundeszentrale für gesundheitliche Aufklärung. Die Drogenaffinität Jugendlicher in der Bundesrepublik Deutschland. Eine Wiederholungsbefragung der BzgA Köln. Endbericht, 1998.

[11] Hurrelmann K. Tabakprävention und Tabakentwöhnung bei Kindern. Sucht 1998; 44: 4–14.

[12] Chrapa M. Moderne Drogen- und Suchtprävention (MODRUS II): Soziologisch-empirische Studie der Forschungsgemeinschaft für Konflikt- und Sozialstudien e. V. (FOKUS). Ministerium für Arbeit FGuSdLS-A. 1-96.2000, Magdeburg.

[13] O'Loughlin J, Paradis G, Renaud L, Sanchez GL. One-year predictors of smoking initiation and of continued smoking among elementary schoolchildren in multiethnic, low-income, inner-city neighbourhoods. Tob Control 1998; 7(3): 268–275.

[14] King A, Wold B, Tudor-Smith C, Harel Y. The health of youth: A cross-national survey. World Health Organization, 1996.

[15] Tudor-Smith C, Roberts C, Kingdon A. Die Prävalenz von Alkohol- und Tabakkonsum im Jugendalter: Internationale Perspektiven. In: Kolip P (Hrsg) Programme gegen Sucht: Internationale Ansätze zur Suchtprävention im Jugendalter. Weinheim: Juventa, 1999.

[16] Galanti MR, Rosendahl I, Post A, Gilljam H. Early gender differences in adolescent tobacco use – the experience of a Swedish cohort. Scand J Public Health 2001; 29 (4): 314–317.

[17] Botvin GJ, Griffin KW, Diaz T, Miller N, Ifill-Williams M. Smoking initiation and escalation in early adolescent girls: one-year follow-up of a school-based prevention intervention for minority youth. J Am Med Womens Assoc 1999; 54: 139–143.

[18] Peters J, Hedley AJ, Lam TH, Betson CL, Wong CM. A comprehensive study of smoking in primary school children in Hong Kong: implications for prevention. J Epidemiol Community Health 1997; 51(3): 239–245.

[19] Zhu BP, Liu M, Shelton D, Liu S, Giovino GA. Cigarette smoking and its risk factors among elementary school students in Beijing. Am J Public Health 1996; 86: 368–375.

[20] Bölcskei PL, Hörmann A, Hollederer A, Jordan S, Fenzel H. Suchtprävention an Schulen – besondere Aspekte des Nikotinabusus. Prävention – Rehabilitation 1997; 9: 82–88.

[21] Alexander CS, Allen P, Crawford MA, McCormick LK. Taking a first puff: cigarette smoking experiences among ethnically diverse adolescents. Ethn Health 1999; 4: 245–257.

[22] Hurrelmann K, Bründel H. Drogengebrauch und Drogenmißbrauch. Darmstadt, Primus 1997.

[23] Khuder SA, Dayal HH, Mutgi AB. Age at smoking onset and its effect on smoking cessation. Addict Behav 1999; 24: 673–677.

[24] McCool JP, Cameron LD, Petrie KJ. Adolescent perceptions of smoking imagery in film. Soc Sci Med 2001; 52 (10): 1577–1587.

[25] Pierce JP, Gilpin EA. News media coverage of smoking and health is associated with changes in population rates of smoking cessation but not initiation. Tob Control 2001; 10(2): 145–153.

[26] Sargent JD, Beach ML, Dalton MA, Mott LA, Tickle JJ, Ahrens MB et al. Effect of seeing tobacco use in films on trying smoking among adolescents: cross sectional study. BMJ 2001; 323: 1394–1397.

[27] Hurrelmann K, Hesse S. Wie ist Suchtprävention möglich? Psychomed 1991; 4: 251–258.

[28] Conrad KM, Flay BR, Hill D. Why children start smoking cigarettes: predictors of onset. Br J Addict 1992; 87(12): 1711–1724.

[29] Paavola M, Vartiainen E, Puska P. Predicting adult smoking: the influence of smoking during adolescence and smoking among friends and family. Health Educat Res 1996; 11: 309–315.

[30] Ellickson PL, McGuigan KA, Klein DJ. Predictors of late-onset smoking and cessation over 10 years. J Adolesc Health 2001; 29 (2): 101–108.

[31] Patton GC, Carlin JB, Coffey C, Wolfe R, Hibbert M, Bowes G. The course of early smoking: a population-based cohort study over three years. Addiction 1998; 93: 1251–1260.

[32] Chassin L, Presson CC, Rose JS, Sherman SJ. The natural history of cigarette smoking from adolescence to adulthood: demographic predictors of continuity and change. Health Psychol 1996; 15(6): 478–484.

[33] Stanton WR, McClelland M, Elwood C, Ferry D, Silva PA. Prevalence, reliability and bias of adolescents' reports of smoking and quitting. Addiction 1996; 91: 1705–1714.

[34] US Department of Health and Human Services. Preventing tobacco use among young people: A report of the Surgeon General. Atlanta, Georgia, 1994.

[35] Gulotta TP. The what, who, why, where, when, and how of primary prevention. J Prim Prevent 1994; 15: 5–14.

[36] Durlak JA. School-based prevention programs for children and adolescents. Developmental clinical psychology and psychiatry. Thousands Oaks/CA: Sage, 1995.

[37] Durlak JA. Successful prevention programs for children and adolescents. New York: Plenum Press, 1997.

[38] Kolip P. Prävalenz des Zigarettenkonsums und Image des Rauchens im Jugendalter: alters- und geschlechtsspezifische Aspekte. Sucht 1995; 41: 323–333.

[39] Forster I, Schwenkmezger P, Krönig B. Zigarettenkonsum bei Kindern und Jugendlichen: Entstehungsbedingungen und schulische Präventionsansätze. Prävent Rehabilitat 1997; 9: 62–70.

[40] Schwenkmezger P, Krönig B, Forster I, Jähren B, Gläßer E. Personenspezifische und soziale Determinanten eines frühen Rauchbeginns bei Schülerinnen und Schülern der 6. Jahrgangsstufe. Zschr Gesundheitspsychol 1998; 6: 61–70.

[41] Bowen DJ, Dahl K, Mann SL, Peterson AV. Descriptions of early triers. Addict Behav 1991; 16(3–4): 95–101.

[42] Prävention des Zigarettenrauchens: Erfahrungen und ausgewählte Ergebnisse zu personenspezifischen und sozialen Determinanten bei Schülerinnen und Schülern des 6. Schuljahres an Gymnasien. Nürnberg: Perfusion GmbH, 1999.

[43] Guidelines for School Health Programs to Prevent Tobacco Use and Addiction. Morb Mort Wkly Rep 1994; 43(RR-2): 1–19.

[44] Botvin GJ, Renick NL, Baker E. The effects of scheduling format and booster sessions on a broad-spectrum psychosocial approach to smoking prevention. J Behav Med 1983; 6: 359–379.

[45] Botvin GJ, Baker E, Dusenbury L, Tortu S, Botvin EM. Preventing adolescent drug abuse through a multimodal cognitive-behavioral approach: results of a 3-year study. J Consult Clin Psychol 1990; 58: 437–446.

[46] Hansen WB, Graham JW. Preventing alcohol, marijuana, and cigarette use among adolescents: peer pressure resistance training versus establishing conservative norms. Prev Med 1991; 20: 414–430.

[47] Perry CL, Telch MJ, Killen J, Burke A, Maccoby N. High school smoking prevention: the relative efficacy of varied treatments and instructors. Adolescence 1983; 18: 561–566.

[48] Clarke JH, MacPherson B, Holmes DR, Jones R. Reducing adolescent smoking: a comparison of peer-led, teacher-led, and expert interventions. J Sch Health 1986; 56: 102–106.

[49] Perry CL, Pirie P, Holder W, Halper A, Dudovitz B. Parent involvement in cigarette smoking prevention: two pilot evaluations of the „unpuffables program". J Sch Health 1990; 60: 443–447.

[50] Biglan A, Glasgow R, Ary D et al. How generalizable are the effects of smoking prevention programs? Refusal skills training and parent messages in a teacher-administered program. J Behav Med 1987; 10: 613–628.

[51] Brink SG, Simons-Morton DG, Harvey CM, Parcel GS, Tiernan KM. Developing comprehensive smoking control programs in schools. J Sch Health 1988; 58: 177–180.

[52] St Pierre RW, Shute RE, Jaycox S. Youth helping youth: a behavioral approach to the self-control of smoking. Health Educ 1983; 14: 28–31.

[53] Perry C, Killen J, Telch M, Slinkard LA, Danaher BG. Modifying smoking behavior of teenagers: a school-based intervention. Am J Public Health 1980; 70: 722–725.

[54] Masse LC, Tremblay RE. Behavior of boys in kindergarten and the onset of substance use during adolescence. Arch Gen Psychiatry 1997; 54(1): 62–68.

[55] Milberger S, Biederman J, Faraone SV, Chen L, Jones J. ADHD is associated with early initiation of cigarette smoking in children and adolescents. J Am Acad Child Adolesc Psychiatry 1997; 36(1): 37–44.

[56] Morabia A, Costanza MC, Bernstein MS, Rielle JC. Ages at initiation of cigarette smoking and quit attempts among women: a generation effect. Am J Public Health 2002; 92: 71–74.

[57] Faucher MA, Carter S. Why girls smoke: a proposed community-based prevention program. J Obstet Gynecol Neonatal Nurs 2001; 30: 463–471.

[58] Petermann H, Müller H, Kersch B, Röhr M. Erwachsen werden ohne Drogen. Juventa 1997.

[59] Evans RI, Rozelle RM, Maxwell SE, Raines BE, Dill CA, Guthrie TJ et al. Social modelling film to deter smoking in adolescents: Results of a three-year field investigation. J Appl Psychol 1981; 66: 399–414.

[60] Botvin GJ, Baker E, Dusenbury L, Botvin EM, Diaz T. Long-term follow-up results of a randomized drug abuse prevention trial in a white middle-class population. JAMA 1995; 273(14): 1106–1112.

[61] Botvin GJ, Tortu S. Preventing adolescent substance abuse trough life skills training. In: RH Proce, EL Cowen, RP Lorion, JR McKay (eds) 14 ounces of prevention. A casebook for practitioners. Washington, 1988, pp 98–110.

[62] Bruvold WH. A meta-analysis of adolescent smoking prevention programs. Am J Public Health 1993; 83(6): 872–880.

[63] Hansen WB. School-based substance abuse prevention: a review of the state of the art in curriculum, 1980–1990. Health Educ Res 1992; 7(3): 403–430.

[64] Tobler NC. Meta-analysis of 143 adolescent drug prevention programs: Quantitative outcome results of program participants compared to a control comparison group. J Drug Issues 1986; 16: 537–567.

[65] Asshauer M, Hahnewinkel R. Lebenskompetenzförderung und Suchtprophylaxe in der Grundschule: Entwicklung, Implementierung und Evaluation primär-präventiver Unterrichtseinheiten. Zschr Gesundheitspsychol 1999; 7: 158–171.

[66] Gesund ins Erwachsenenalter am Beispiel des schulischen Gesundheitsförderungsprogramms Klasse 2000. Nürnberg: Verlag Perfusion, 1998.

[67] Philip & Morris. FAZ 23. Aug. 1997.

[68] Krönig B, Schwenkmezger P, Forster I. Rauchen: Gesundheitsrisiko Nr. 1: Notwendige Prävention im Schulalter. Präv Rehabil 1997; 9: 8–56.

[69] Schwenkmezger P, Krönig B, Forster I, Jähren B, Gläßer E. Erfahrungen mit einem Programm zur Prävention des Zigarettenrauchens bei Schülerinnen und Schülern der 6. Jahrgangsstufe in Gymnasien. Zschr Gesundheitspsychol 1998; 6: 85–89.

[70] Fuchs R, Schwarzer R. Tabakkonsum: Erklärungsmodelle und Interventionsansätze. In: Schwarzer R (Hrsg) Gesundheitspsychologie. Göttingen: Hofgrefe, 1997, pp 209–244.

[71] Silbereisen RK, Noak P, Eyferth K. Places for development: Adolescents, leisure settings, and developmental tasks. In: Silbereisen et al. (eds) Development as action in context. Berlin: Springer, 1986.

[72] Peterson AV Jr, Kealey KA, Mann SL, Marek PM, Sarason IG. Hutchinson Smoking Prevention Project: long-term randomized trial in school-based tobacco use prevention – results on smoking. J Natl Cancer Inst 2000; 92: 1979–1991.

[73] Bowen DJ, Kinne S, Orlandi M. School policy in COMMIT: a promising strategy to reduce smoking by youth. J Sch Health 1995; 65: 140–144.

[74] Denman S. Health promoting schools in England – a way forward in development. J Public Health Med 1999; 21: 215–220.

[75] Hartland J, Tudor-Smith C, Bowker S. Smoke-free policies in schools: a qualitative investigation of the benefits and barriers. Health Educ J 1998; 57: 51–59.

[76] Smith C, Nutbeam D, Moore L, Roberts C, Catford J. Current changes in smoking attitudes and behaviours among adolescents in Wales, 1986–1992. J Public Health Med 1994; 16: 165–171.

[77] Wold B, Holstein B, Griesbach D, Currie C. Control of adolescent smoking. National policies on restriction of smoking at school in eight European countries. EC BIOMED II (ed) Edinburgh: Child & Adolescent Health Research Unit, University of Edinburgh, 2000.

[78] Stead LF, Lancaster T. Interventions for preventing tobacco sales to minors. Cochrane Database Syst Rev 2000; CD001497.

[79] DiFranza JR, Savageau JA, Aisquith BF. Youth access to tobacco: the effects of age, gender, vending machine locks, and «it's the law» programs. Am J Public Health 1996; 86(2): 221–224.

[80] Siegel M, Biener L, Rigotti NA. The effect of local tobacco sales laws on adolescent smoking initiation. Prev Med 1999; 29: 334–342.

[81] Altman DG, Wheelis AY, McFarlane M, Lee H, Fortmann SP. The relationship between tobacco access and use among adolescents: a four community study. Soc Sci Med 1999; 48(6): 759–775.

[82] Jason LA, Billows WD, Schnopp-Wyatt DL, King C. Long-term findings from Woodridge in reducing illegal cigarette sales to older minors. Eval Health Prof 1996; 19(1): 3–13.

[83] Chapman S, King M, Andrews B, McKay E, Markham P, Woodward S. Effects of publicity and a warning letter on illegal cigarette sales to minors. Aust J Public Health 1994; 18(1): 39–42.

[84] Mosher JF. The merchants, not the customers: resisting the alcohol and tobacco industries' strategy to blame young people for illegal alcohol and tobacco sales. J Public Health Policy 1995; 16(4): 412–432.

[85] Landrine H, Klonoff EA, Fritz JM. Preventing cigarette sales to minors: the need for contextual, sociocultural analysis. Prev Med 1994; 23(3): 322–327.

[86] Forster JL, Hourigan M, McGovern P. Availability of cigarettes to underage youth in three communities. Prev Med 1992; 21(3): 320–328.

[87] Rigotti NA, DiFranza JR, Chang Y, Tisdale T, Kemp B, Singer DE. The effect of enforcing tobacco-sales laws on adolescents' access to tobacco and smoking behavior. N Engl J Med 1997; 337(15): 1044–1051.

[88] DiFranza JR. Are the federal and state governments complying with the Synar Amendment? Arch Pediatr Adolesc Med 1999; 153(10): 1089–1097.

[89] Levy DT, Cummings KM, Hyland A. A simulation of the effects of youth initiation policies on overall cigarette use. Am J Public Health 2000; 90: 1311–1314.

[90] Redman S, Spencer EA, Sanson-Fisher RW. The role of mass media in changing health-related behaviour: a critical appraisal of two models. Health Promotion International 1990; 5: 85–101.

[91] Worden JK, Flynn BS, Solomon LJ, Secker-Walker RH, Badger GJ, Carpenter JH. Using mass media to prevent cigarette smoking among adolescent girls. Health Educ Q 1996; 23: 453–468.

[92] Davies J. The impact of the mass media upon the health of early adolescents. J Health Education 1993; 24: 28–35.

[93] Strasburger VC. Adolescents and the media. Medical and psychological impact. London: Sage Publications, 1995.

[94] Reid D. Tobacco control: overview. Br Med Bull 1996; 52(1): 108–120.

[95] Michell L. Smoking prevention programmes for adolescents: A literature review. Anglia and Oxford Regional Health authority. Oxford, 1994.

[96] Reid DJ, McNeil AD, Glynn TJ. Reducing the prevalence of smoking in youth in western countries: an international review. Tobacco Control 1995; 4: 266–277.

[97] Flay BR. Mass media and smoking cessation: a critical review. Am J Public Health 1987; 77(2): 153–160.

[98] Flay BR. Selling the smokeless society. Fifty-six evaluated mass media programs and campaigns worldwide. Washington: American Public Health Association, 1987.

[99] Sowden AJ, Arblaster L. Mass media interventions for preventing smoking in young people. Cochrane Database Syst Rev 2000; CD001006.

[100] Bland JM, Kerry SM. Statistics notes. Trials randomised in clusters. BMJ 1997; 315: 600.

[101] Rooney BL, Murray DM. A meta-analysis of smoking prevention programs after adjustment for errors in the unit of analysis. Health Educ Q 1996; 23(1): 48–64.

[102] Flynn BS, Worden JK, Secker-Walker RH, Badger GJ, Geller BM. Cigarette smoking prevention effects of mass media and school interventions targeted to gender and age groups. J Health Educat 1995; 26: 45–51.

[103] Hafstad A. Provocative anti-smoking appeals in mass media campaigns. An intervention study on adolescent smoking. Oslo: Institute of General Practice and Community Medicine, 1997.

[104] Hafstad A, Aaro LE. Activating interpersonal influence through provocative appeals: evaluation of a mass media based antismoking campaign targeting adolescents. Health Communication 1997; 9: 253–272.

[105] Anonym. Smoking kills: a white paper on tobacco. The Stationary Office, 1999.

[106] Schofield MJ, Redman S, Sanson-Fisher RW. A community approach to smoking prevention: a review. Behaviour Change 1991; 8: 17–25.

[107] Farquhar JW, Fortmann SP, Flora JA, Taylor CB, Haskell WL, Williams PT et al. Effects of communitywide education on cardiovascular disease risk factors. The Stanford Five-City Project. JAMA 1990; 264: 359–365.

[108] Flay BR. Approaches to substance use prevention utilizing school curriculum plus social environment change. Addict Behav 2000; 25: 861–885.

[109] Vartiainen E, Paavola M, McAlister A, Puska P. Fifteen-year follow-up of smoking prevention effects in the North Karelia youth project. Am J Public Health 1998; 88: 81–85.

[110] Sowden A, Arblaster L. Community interventions for preventing smoking in young people. Cochrane Database Syst Rev 2000; CD001291.

[111] Illegal sales of cigarettes to minors. Morb Mort Wkly Rep 1999; 48(19): 394–398.

[112] Foulds J, Godfrey C. Counting the costs of children's smoking. BMJ 1995; 311(7013): 1152–1154.

16 Tabakindustrie, Werbung und Werbeverbote

Die Tabakindustrie hat hundert Jahre lang sehr erfolgreich für ihre Produkte geworben. Dafür sprechen letztlich jährliche Umsätze von rund 400 Mrd. US-$ und Gewinne in Milliardenhöhe [1]. Ein leichter Einbruch der sonst so stabilen Aktienkurse wurde notiert, als der Konzernchef von Philip Morris, Geoffrey Bible, am 22. August 1997 vor einem US-amerikanischen Gericht anlässlich einer Schadenersatzklage erklärte, die Zigarettenproduktion einstellen zu lassen, falls ein Zusammenhang von Rauchen und Krebs nachgewiesen würde [2]. Der Zusammenhang ist zwar eindeutig, aber die Zigaretten werden weiter produziert und auch aggressiv beworben, teilweise nun mit scheinbar warnenden Slogans [3]. Man könnte annehmen, dass die Tabakindustrie bei Politikern zahlreicher Länder besondere Akzeptanz genießt [4].

Wenn wir von der Globalisierung der Wirtschaft sprechen, so hat sich diese in der Tabakindustrie bereits vollzogen, und dieser globalisierte Industriezweig stellt mit dem Tabak eine Bedrohung für die Gesundheit aller Länder dar: 1986 wurden 61% der Welttabakproduktion in den Entwicklungsländern „verraucht", im Jahre 2000 stieg dieser Anteil auf 71% an [1, 5]. Im Jahre 2020 werden in den Entwicklungsländern 70% der 8,4 Mio. Raucher sterben [6]. Da bereits heute 70% des Tabaks in den Entwicklungsländern angebaut werden [5], müssen Programme zur Tabakkontrolle oberste Priorität erhalten.

Würde die Weltbevölkerung in Form eines Modells mit 1000 Einwohnern festgelegt, dann bestünde sie aus 584 Asiaten, 150 Europäern (von ihnen 55 Einwohner der früheren UdSSR), 124 Afrikanern, 84 Lateinamerikanern, 52 Nordamerikanern sowie 6 Australiern und Neuseeländern. In diesem Modell rauchen 173 Männer und 56 Frauen. Unter den Rauchern finden sich 115 Asiaten sowie je 28 Europäer und Afrikaner [1]. Von den 114 Kindern in diesem Modell sind 40% dem Passivrauch ausgesetzt [7]. Von den im Jahre 2030 zu erwartenden 10 Mio. Tabaktoten werden 70% aus den Entwicklungsländern stammen [7].

In Deutschland wurden beispielsweise im Jahre 1998 19,5 Mrd. € „verraucht", was einer Steigerung gegenüber dem Vorjahr von 0,76 Mrd. € (4,1%) entspricht. Der Genuss von Zigarren/Zigarillos und Pfeifentabak spielt dabei eine untergeordnete Rolle [8]. Der Vertrieb der Tabakwaren erfolgt am wenigsten durch den Fachhandel, vielmehr dominiert der Verkauf von Zigaretten im Lebensmittelhandel (Abb. 16.1) [8]. Aufgrund der im Jahre 2007 erfolgten Umstellung bei Zigarettenautomaten, die zur Benutzung eine Altersprüfung und -legitimierung per Geldkartenchip bzw. Führerschein erfordert, wird der Anteil des Automatenverkaufs wahrscheinlich zurückgehen. Die vom Staat eingenommenen Tabaksteuern lagen 1999 bei 11,5 Mrd. € und 2006 bei 14,3 Mrd. €. Auch hier steigen die Einnahmen stetig. Der prozentuale Steueranteil am Einzelhandelspreis liegt in Deutschland bei 69,4%, in Ländern wie Portugal und Dänemark bei 80 bzw. 82% [8]. In den meisten EU-Ländern werden höhere Tabaksteuern erhoben als in Deutschland (Abb. 16.2) [8].

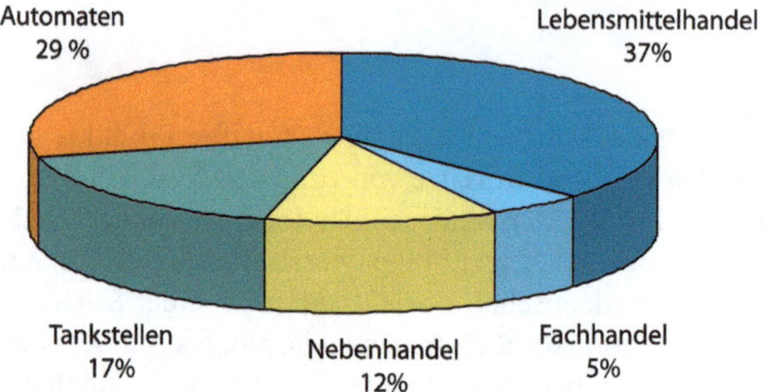

Abb. 16.1. Zigarettenvertrieb in Deutschland im Jahre 1998 [8]

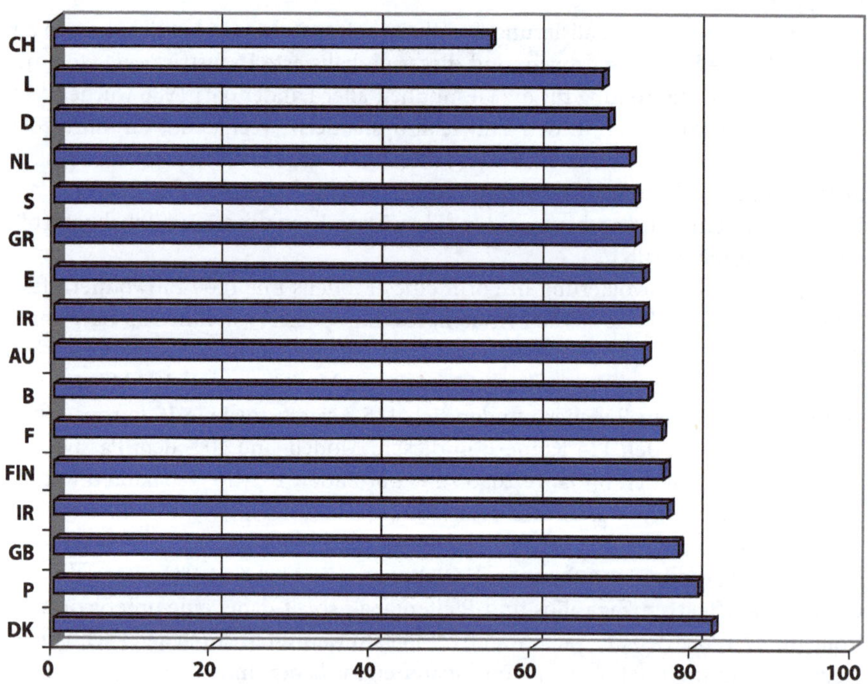

Abb. 16.2. Steueranteil am Einzelhandelspreis von Zigaretten [%] in verschiedenen europäischen Staaten [8]. Angabe der Autokennzeichen für die Länder

16.1 Strategien der Tabakwerbung

Die Tabakindustrie zog aus ihren Werbekampagnen für Zigaretten (Film- und Sportveranstaltungen, Sponsoring, Plakataktionen usw.) erhebliche Vorteile, die dazu beitrugen, dass europaweit täglich 10.000 neue Raucher geworben wurden. Der Ministerrat der EU verabschiedete im Juni 1998 eine Richtlinie zur schrittweisen Eindämmung der Tabakwerbung und zur Tabakkontrolle, die Werbemaßnahmen ab Mitte 2001 untersagte [9]. Es wurde geplant, dass ab 2006 nur noch in Tabakgeschäften und Kiosken Werbung platziert werden darf. Die EU-weit beschlossene Richtlinie 2003/33/EG sah letztlich ein weitreichendes Verbot der Werbung für Tabakerzeugnisse vor. Unverständlich ist, dass Deutschland zusammen mit Österreich alles unternommen hat, um dieses Verbot zu unterlaufen. Dieser Boykott wurde mit einem Verstoß „gegen die Meinungs- und Berufsfreiheit der Werbewirtschaft sowie gegen Eigentumsrechte der Markenhersteller" begründet, war letztlich jedoch nicht erfolgreich – die Klage Deutschlands gegen die EU-Richtlinie wurde vom Europäischen Gerichtshof zurückgewiesen. Seit dem 29. Dezember 2006 gelten die Regelungen (Verbot von Tabakwerbung in Zeitungen und Zeitschriften, im Internet sowie im Radio, Verbot grenzüberschreitender Sponsoringaktivitäten) der EU-Richtlinie auch in Deutschland (s. Abschn. 17.7).

Die Tabakindustrie gab die größten Geldbeträge für Außenwerbung und Sponsoring aus (Abb. 16.3) [8], während sich die Werbeausgaben für Zeitschriften und Zeitungen seit mehreren Jahren kontinuierlich verringerten. Im Hörfunk und in Fachzeitschriften spielte die Tabakwerbung praktisch keine nennenswerte Rolle mehr [8].

Immer mehr Stimmen wurden laut, die forderten, auch die Tabakindustrie solle eine Hersteller- bzw. Produkthaftung übernehmen. Erste Anzeichen sprachen dafür, dass entsprechende Fachleute auch unter den Bedingungen der Marktmanipulation für die Überwachung der Tabakindustrie ausgebildet wurden [10].

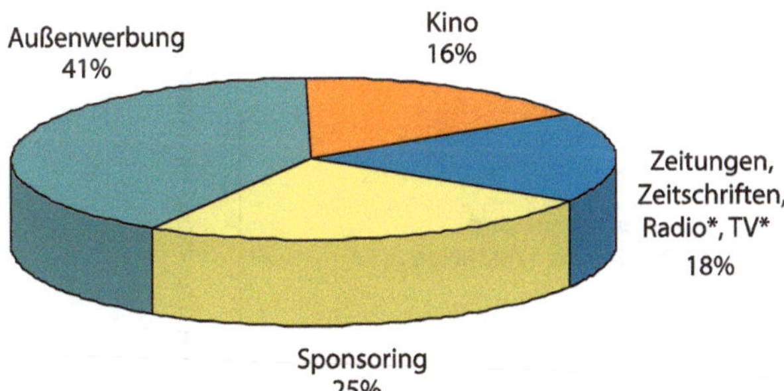

Abb. 16.3. Prozentuale Aufteilung der Werbeausgaben der Tabakindustrie im Jahre 1997 bei einer Gesamtausgabensumme von 682 Mio. DM. *Wegen des Werbeverbots in den Medien wurden hier nur Diversifikationsprodukte berücksichtigt (z. B. Camel Boots) [8]

Die Tabakindustrie verfolgt mit der Zigarettenwerbung mehrere Ziele:

- Kinder und Jugendliche dazu zu bringen, möglichst bald mit dem Rauchen anzufangen (und in der Folge Gewohnheitsraucher zu werden),
- die Motivation des Rauchers, das Rauchen aufzugeben, zu untergraben,
- Exraucher zu ermutigen, die alten Gewohnheiten wieder aufzunehmen, sowie
- Absatzrückgängen entgegenzuwirken [11, 12].

Darüber hinaus soll das Image des Rauchens positiv gestaltet und dessen soziale Akzeptanz verbessert werden [11, 13].

Die Tabakindustrie ihrerseits vertritt die unhaltbare Meinung, dass all ihre Werbemaßnahmen ausschließlich auf Erwachsene abzielen und dabei lediglich Einfluss auf die „Verteilungskämpfe" zwischen den verschiedenen Zigarettenmarken nehmen.

Wie aus den in Abb. 16.4 zusammengefassten Ergebnissen einer US-amerikanischen Studie zu erkennen ist, besteht ein Zusammenhang zwischen der Steigerung des Zigarettenkonsums bei Jugendlichen und groß angelegten Werbeaktionen. Doch nicht nur bei Jugendlichen, sondern auch insgesamt korreliert die Zuwachsrate an neuen Raucher/innen mit den Werbeausgaben der Tabakindustrie [14].

Dabei wird direkt mit Anzeigen, Plakaten, Werbefilmen, Schleichwerbung und Internetaktionen geworben. So wurden beispielsweise im Rahmen der sog. Wavesnet-Kampagne der Firma Philip Morris in Australien [15] für eine relativ große

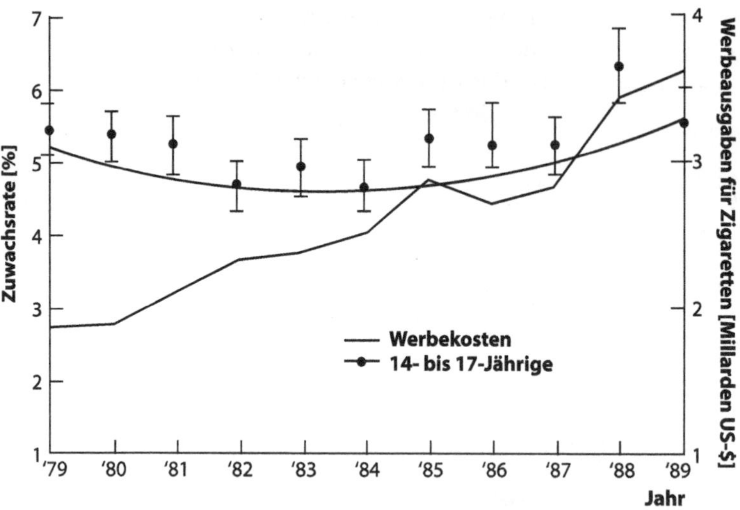

Abb. 16.4. Zuwachsraten (%) jugendlicher Raucher in den Jahren 1979–1989 nach einer US-amerikanischen Studie im Vergleich zu den Werbeausgaben der Tabakindustrie mit Korrektur der inflationären Preisanhebung [14]

Zahl registrierter Mitglieder Tanzveranstaltungen oder nächtliche Modeschauen organisiert, die mit verkaufsfördernden Maßnahmen und der Verteilung von Probepackungen bzw. Probezigaretten verknüpft waren.

Indirekte Werbemaßnahmen („brand stretching") sind daran zu erkennen, dass die Markennamen der Zigaretten auf anderen Produkten erscheinen, Sport- und Musikveranstaltungen finanziell unterstützt und Werbegeschenke verteilt werden. Allein die Formel-1-Rennen verschlingen jährlich neunstellige €-Summen an Werbekosten: Ein einzelnes Rennen zieht schätzungsweise 73.000 Jugendliche an, von denen zwei Studien zufolge mehr als 9000 Jugendliche zu Zigarettenrauchern werden [16, 17]. Durch den kombinierten Einsatz von Plakaten, Kinospots (mit einzigartigen Naturaufnahmen) und Anzeigen in den unterschiedlichsten Journalen werden langzeitige Effekte bei den zukünftigen Verbrauchern erreicht. Darüber hinaus werden Tabakwaren in den Geschäften an gut sichtbaren Stellen positioniert [18]. Politiker und die Öffentlichkeit werden in ihrer Haltung zur Tabakindustrie freundlich gestimmt.

In den USA sind die Werbeausgaben für Anzeigen seit den 70er-Jahren stark zurückgegangen, während die Ausgaben für die sog. Wertschöpfungspromotion (beim Kauf einer Schachtel Zigaretten wird eine zweite gratis abgegeben oder ein Gutschein ausgehändigt) sogar angestiegen sind [19]. Veränderte Marketingformen der Tabakindustrie bestehen vor allem aus:

- Vergünstigungen für die Tabakhändler [18],
- Werbemaßnahmen in Geschäften an begünstigten Stellen („promotional allowances"), ggf. mit besonderen Schaukästen oder Regalen [18, 20],
- Anzeigen in Zeitschriften oder Tageszeitungen sowie Kinospots oder Werbung in Filmen mit oder ohne Akteuren [21, 22],
- Anzeigen mit freistehenden Tafeln (teilweise überdimensional, Außenwerbung),
- Werbung in öffentlichen Verkehrsmitteln, Sponsoring von Sportveranstaltungen (Formel-1-Rennen, z. B. Michael Schumacher als „Identifikationsfigur Marlboro-Mann") [23],
- Verteilung kostenloser Probepackungen auf der Straße an entsprechend eingerichteten Ständen durch Hostessen oder z. B. auf politischen Veranstaltungen [10, 24–26].

Im Gegensatz zur Forcierung ihrer Werbemaßnahmen trägt die Tabakindustrie nahezu nichts zur Aufklärungsarbeit über die gesundheitlichen Gefahren des fortgesetzten Zigarettenrauchens bei [9, 27, 28]. Als bevorzugte Zielgruppe hat die Tabakbranche Frauen entdeckt, die über zahlreiche Frauenzeitschriften entsprechend umworben werden. Der Anteil der Beiträge, die über Gesundheitsrisiken aufklären, liegt hier jedoch nur zwischen 5 und 11,7%, wie eine Analyse von insgesamt 316 Zeitschriften ergab [29].

Die Zigarettenwerbung zielt mit ihren großformatigen Plakaten vor allem auf junge künftige Raucher ab, denn ältere abhängige Raucher benötigen keine Werbung. Die Firma Reynolds gab in Stellungsnahmen bekannt: „Kids don't pay attention to cigarette ads … (our advertising) purpose is to get smokers of competitive products to switch … (which is) virtually the only way a cigarette brand can meaningfully increase its business" [30]. Auch bisher nicht rauchende Zielgruppen werden bevorzugt angesprochen, so z. B. in Asien, wo Frauen nach einer intensiven Werbekampagne mit „reinen Frauensorten" zu rauchen beginnen [31]. Wesentliche Preiskämpfe, die zur Umverteilung unter den Zigarettensorten führen könnten, unterlassen die Hersteller hingegen.

Die Zigarettenindustrie scheint auf keinen gesättigten Markt zu stoßen, denn über eine zurückgehende Verkaufslage oder reduzierte Werbeausgaben gibt es keine Belege [30, 32]. Werbekampagnen für Zigaretten richteten sich nie gegen einen „Mitbewerber" oder gegen eine bestimmte Sorte – dies wäre ein Zeichen für den Versuch, ein Marktsegment erobern zu wollen [33]. In diesem Zusammenhang sei daran erinnert, dass der weltweite Zigarettenmarkt von einigen wenigen Firmen beherrscht wird, die sich untereinander einig zu sein scheinen [33].

Das zwingende Bedürfnis, für Zigaretten zu werben, kommt über mehrere Prozesse zustande:

- Täglich hören Menschen auf zu rauchen, entweder weil sie es einfach wollen oder aus gesundheitlichen Gründen.
- Neue Raucher müssen gewonnen werden [34] und diese sind vor allem unter den (minderjährigen) Jugendlichen zu generieren (in Deutschland jährlich etwa 1 Mio.) [33].

In Deutschland wurden im Jahre 1996 151 Mio. DM für Zigarettenwerbung ausgegeben [35], in den USA lag der Betrag bei 6 Mrd. $. Beträge in dieser Höhe würden nicht ausgegeben, wenn keine neuen Raucher gewonnen werden sollten. Der Gesamtbetrag, der sich aus dem Wechsel einer Zigarettenmarke zu einer anderen für die einzelnen Hersteller ergab, lag nach Schätzungen aus dem Jahre 1987 bei 382 Mio. US-$, also bei 16% der für Werbung eingesetzten Summe [36]. Raucher bleiben jahrelang ihrer Zigarettensorte treu oder wechseln wenn nur von einer stärkeren zu einer leichteren Sorte der gleichen Marke [36], sodass es keinen Grund für die Zigarettenfirmen gibt, drastische Marktverschiebungen zu befürchten. Weniger als 10% der US-amerikanischen Raucher wechseln die Zigarettenmarke. Da diese Konsumenten zudem eher älter sind und häufig erste Gesundheitsprobleme aufweisen, sind sie für den Markt wenig attraktiv. Demgegenüber gilt es die Jugendlichen, deren Raucherkarriere gerade erst beginnt, als abhängige und markentreue Raucher zu gewinnen [30, 37]. Die Zigarettenindustrie selbst schreibt firmenintern: „Young smokers represent the major opportunity group for the cigarette industry" und „If the last ten years have taught us anything, it is that the industry is dominated by the companies who respond most effectively to needs of younger smokers" [38].

Die Tabakindustrie hat ein großes Interesse daran, den jugendlichen Konsumenten in der Nähe seiner Schule mit Werbetafeln (und möglichst auch mit Zigarettenautomaten) gezielt anzusprechen [32, 38–40]; das trifft vor allem auf die USA, Deutschland und die Entwicklungsländer zu. Auch Spots im Rundfunk und Fernsehen werden in den USA zu Zeiten geschaltet, die bei den Jugendlichen besonders beliebt sind [41, 42], was in Deutschland glücklicherweise nicht erlaubt ist. In den letzten zwei bis drei Dekaden wurden schließlich auch die Entwicklungsländer zu einer neuen wichtigen Zielscheibe für Werbemaßnahmen der Tabakindustrie [43].

Ein weiterer Versuch der Zigarettenindustrie, Jugendlichen den Rauchbeginn zu erleichtern, erfolgt über die Produktion sog. jugendgemäßer Zigarettensorten ("starter brands"), z. B. durch die Zugabe eines hohen Kakaoanteils oder durch Erdbeergeschmack [44, 25]. In diesem Zusammenhang sei auch an die besondere Affinität der Jugendlichen für die Camel-Werbung ("Old Joe Camel") mit speziellem Cartooncharakter erinnert [13, 45]. Ein konditionierter Raucher benötigt eine solche Reklame nicht mehr.

16.2 Werbebotschaften

Werbebotschaften sind immer dann besonders wirksam, wenn sie visuell in einprägsamer Form innerhalb von wenigen Sekunden erfasst werden und mit dem eigenen Denkmuster vereinbar sind. Damit wird auch eine innerliche Auseinandersetzung mit der Botschaft vermieden, die ggf. Zweifel aufkommen lässt. Solche Werbebotschaften können sich an den Einzelnen, aber auch an Gruppen (Peers) wenden [11, 46, 47].

Die an Jugendliche gerichteten Werbebotschaften beinhalten folgende Themen [13]:

- Unabhängigkeit, Selbstbewusstsein, soziale Anerkennung, Befreiung von Druck: Für all dies steht vorbildhaft der Marlboro-Mann [33], das gilt für Jugendliche beiderlei Geschlechts in gleicher Weise.
- Ritus: Rauchen wird von der Zigarettenindustrie selbst als ein Indikator des Erwachsenseins dargestellt, was mit Vergnügen und der Möglichkeit, den Erwachsenen zu imitieren, verbunden ist [33, 38, 48]. Der jugendlich aussehende Marlboro-Cowboy dient oft dazu, dies darzustellen.
- Normales Verhalten: Die Tabakindustrie verknüpft in ihren Werbebotschaften das Rauchen mit dem Alltagsleben, sodass der Eindruck des völlig Normalen entsteht, wenn Menschen in gewohnter Umgebung rauchen, z. B. beim Kaffeetrinken oder nach einem Arbeitsgang (im Sinne der Selbstbelohnung). Gerade die Kombination Kaffee plus Zigarette ist als eingefahrene Handlung bei entwöhnungswilligen Rauchern oft am schwersten „auszulöschen".
- Soziale Interaktion: Das gleichzeitige Rauchen mehrerer Personen erleichtert das Knüpfen von Kontakten, weil über die Zigarette eine Identitätsbildung ermöglicht wird (ähnlich wie beispielsweise bei Hundehaltern im Park, die sehr viel schneller über dieses „Vehikel" ins Gespräch kommen als normale Spaziergänger). Jugendlichen ist diese Situation angenehm, weil sie das Gefühl einer erleichterten Integration haben.
- Gesundheit: Die Zigarettenindustrie kann zwar nicht behaupten, dass das Rauchen in irgendeiner Weise gesund sei, aber sie schafft eine Illusion positiver Assoziationen, indem sie die in den Werbespots auftretenden Raucher als junge, dynamische und gesunde Figuren darstellt, die zudem in schönen Landschaften agieren. Dadurch wird versucht, das Rauchen als einen „harmlosen" und „natürlichen" Vorgang darzustellen.

Zahlreiche Psychologen haben theoretische Modelle zur Werbewirksamkeit bezüglich des Rauchbeginns entwickelt mit deren Hilfe ein tieferes Verständnis für die Aufnahme und geistige Verarbeitung von Werbebotschaften aufgebaut werden kann. Die wichtigsten Schritte sind Reizaufnahme, Reizverarbeitung und Auslösung einer Handlung [49].

Umgekehrt kann eine Antiraucherkampagne im Fernsehen zu einem deutlichen Rückgang der Raucherzahlen führen, wenn diese über einen längeren Zeitraum fortgeführt wird. Unter 2997 Rauchern und 2471 Exrauchern wurden vor einer solchen Kampagne mehrere Interviews durchgeführt. Sechs und 18 Monate nach Beginn der Kampagne wurden 2610 Raucher und 2381 Exraucher wiederum interviewt [50]. Zum Studienende hatten 9,8% der Raucher das Rauchen aufgegeben und nur 4,3% der Exraucher waren rückfällig geworden. In einer parallel geführten Kontrollgruppe ergab sich durch die 12-monatige Kampagne eine 1,2%ige Abnahme des Raucheranteils [50]. In Großbritannien wurde daher erwogen, derartige Antiraucherkampagnen im Fernsehen häufiger zu organisieren.

16.3 Wirkungen von Werbebotschaften der Tabakindustrie

Allerorts sahen sich die Menschen in den vergangenen Jahren in Deutschland den Werbebotschaften der Tabakindustrie ausgesetzt. Aufgrund dieser breit gestreuten Reklame nahmen zahlreiche Menschen die Zigarette schließlich als ein kulturelles Allgemeingut wahr [33]. Insbesondere Kinder und Jugendliche sind der Zigarettenwerbung ungeschützt ausgesetzt. Untersuchungen belegen eine Korrelation zwischen der Intensität der Werbung und der Häufigkeit des Experimentierens mit Zigaretten bei Jugendlichen [51]. Zudem nehmen Kinder und Jugendliche Werbebotschaften sehr viel intensiver auf als Erwachsene [52], auch da sie im Zuge ihrer Identitätsbildung sehr viel sensibler verfolgen, was in der Welt der Erwachsenen passiert [13, 53].

Bei der Werbung mit „Old Joe Camel“ wurden 229 Kinder im Alter von 3 bis 6 Jahren getestet: 30% der Dreijährigen und 91,3% der Sechsjährigen konnten das Logo „Old Joe“ der Zigarettenmarke Camel zuordnen. Es wird angenommen, dass die intensive Bewerbung der Zigarettenmarke zu diesem hohen Wiedererkennungseffekt führte [54]. In einer ähnlich konzipierten Studie wurde die Wiedererkennung dieses Logos von Jugendlichen und Erwachsenen verglichen. Dabei ordneten Jugendliche das Logo der Zigarettenmarke besser als Erwachsene (97 vs. 58%) zu [45]. Noch interessanter ist jedoch der Effekt der dreijährigen Werbekampagne: Rauchten zu Beginn der Werbekampagne 0,5% der Jugendlichen die Marke Camel, waren es drei Jahre später bereits 32,8% [45].

Auch die Befragung von 5040 Jugendlichen und 24.296 Erwachsenen aus Kalifornien ergab, dass Jugendliche die Werbung für Zigaretten stärker wahrnehmen als Erwachsene. Während nur 47% der Erwachsenen Marlboro und Camel als die meist beworbenen Marken nannten, waren es bei den Jugendlichen 70%. Die 12- bis 13-Jährigen erkannten am häufigsten Camel, die 16- bis 17-Jährigen am häufigsten Marlboro [55]. Im gleichen Umfeld wurden jugendliche Nichtraucher nach den Werbebotschaften der Zigarettenindustrie befragt. Dabei konnten 84% eine oder mehrere Botschaften aus dem Gedächtnis wiederholen, obwohl sie keinen Bezug zum Rauchen hatten [56]. Bedenklich sind auch eindeutige sexuelle Bezüge in Tabakwerbungen, wie beispielsweise der Slogan „Camel in jeder Stellung ein Genuss" aus dem Jahr 2000.

In einer im Jahre 2000 durchgeführten Studie wurde nach einem Zusammenhang zwischen der Anzahl erhaltener Werbegeschenke und dem Rauchverhalten gesucht. An 10- bis 19-jährigen Schülern wurden beide Parameter mithilfe einer multivariaten Regressionsanalyse geprüft. Als Raucher wurde definiert, wer insgesamt bisher 100 Zigaretten und mehr geraucht hatte, andere Schüler wurden als Nichtraucher oder Raucher in der Experimentierphase eingestuft. Die Ergebnisse zeigten, dass Werbegeschenke der Zigarettenindustrie die Raucherkarriere fördern. Auch ließen sich Beziehungen zum Bildungsstand und zu den familiären Rauchgewohnheiten herstellen [57]. Umgekehrt können konsequent durchgeführte Programme zur Tabakkontrolle das Rauchverhalten der Kinder deutlich herabsetzen, wie aus Analysen in verschiedenen US-amerikanischen Bundesstaaten hervorgeht [58].

Für das Rauchen anfällige Jugendliche überschätzen darüber hinaus den sozialen Nutzen des Rauchens und unterschätzen dessen Risiken [59] – ein Phänomen, das als „Syndrom einer Unverletzlichkeit" bezeichnet wird [60] und auch bei Erwachsenen anzutreffen ist. Durch die Wucht der Reklame werden bei Jugendlichen Fehleinschätzungen quasi vorprogrammiert, sodass diese das Rauchen beginnen und anschließend nicht mehr davon loskommen [32]. Jugendliche sind nicht in dem Maße wie Erwachsene in der Lage, Überredungsversuchen wirksam entgegenzutreten (Life-Skills-Strategie, s. Abschn. 15.3.1.2), womit sie Werbestrategien und Verkaufstaktiken stärker ausgeliefert sind [33]. Häufig besteht unter Jugendlichen die Tendenz, etwas Neues und Unbekanntes zu entdecken und zu erproben [61]. Aufgrund der eigenen Unsicherheit und des Bedürfnisses nach einer Gruppenzugehörigkeit oder einer Leitfigur verhalten sich viele Jugendliche opportunistisch, weil davon ihre Anerkennung und die Zugehörigkeit zur Gruppe abhängen kann [11, 62].

Die Mehrzahl der Filme aus den USA, aber auch viele deutsche Filme zeigen rauchende Schauspieler. Eine US-Studie untersuchte zwischen 1988 und 1997 jährlich 25 erfolgreiche Kinofilme und konnte dabei einen verstärkenden Effekt auf die gegenwärtige Tabakepidemie unter den Jugendlichen durch die Darstellung rauchender Akteure aufzeigen. Das Rauchen von Zigaretten und Zigarren trägt im Film zur Charakterisierung bestimmter Figuren bei. Die Studie beschrieb, dass rauchende Schauspielerinnen oft verrufene, in illegale Aktivitäten verwickelte Charaktere mit sexuellen Affären darstellen, während rauchende Männer meist harte Burschen spielen, die gefährliche Situationen lieben [63]. Ein überraschendes Ergebnis war, dass diese zahlreichen Raucherszenen jeweils nur 2–3% der Filmlänge ausmachen [63].

Einer weiteren Analyse US-amerikanischer Filme zufolge rauchen in den Hauptrollen 42% der weiblichen Akteure, während die Zahl der 18- bis 44-jährigen Raucherinnen in den USA nur bei 24% liegt. Dieser Anteil findet sich in Jugendfilmen ebenso häufig wie in Filmen, die für Erwachsene bestimmt sind. Die Schauspielerinnen benutzen die Zigarette normalerweise in stressgeladenen Situationen, in denen sie Kontrolle bewahren wollen [64]. Damit werden den Mädchen Schauspielerinnen vorgeführt, die sie als Vorbilder akzeptieren und imitieren. Auch die ausschließlich für Kinder bestimmten Trickfilme aus den Disneystudios enthalten mit unverminderter Häufigkeit Tabak- und Alkoholszenen. In den Jahren 1996 und 1997 beispielsweise wurden in allen Trickfilmen Rauchszenen gezeigt. Kein Film gab Hinweise auf die Schädlichkeit des Rauchens [63].

Die British Telecom (BT) entschuldigte sich im Oktober 1999 für eine Lieferung von Werbeartikeln im Rahmen einer von Marlboro initiierten und an junge Menschen gerichteten Kampagne. Zudem verurteilte sie in diesem Zusammenhang Aktionen, die den Verkauf von Tabakprodukten fördern. Hintergrund dieser Entscheidung war, dass der Marlboro-Konzern in seiner Kampagne „Found on the Streets" den Jugendlichen Modeartikel anbot, wenn diese innerhalb eines bestimmten Zeitraums 80 Zigarettenpackungen kauften. Des Weiteren erhielten jugendliche Besucher in Nachtklubs (Alter >18 Jahre) als Gegenleistung für die Angabe von Namen und Anschrift eine Packung Marlboro-Zigaretten gratis. Später wurden ihnen Hochglanzbroschüren über Zigarettenanzünder, Loros-Armbanduhren, Freizeitkleidung, CD-Player von Sanyo und Nikon-Kameras zugeschickt. Die Firmen, die diese Produkte geliefert hatten, erfuhren teilweise erst über die Presse, dass die Kampagne mit Marlboro verknüpft war [65].

16.4 Tabakwerbung und Rauchbeginn des Jugendlichen

Nach allen bisherigen Ausführungen ist die kritische Phase, in der die Weichen für eine Karriere als Raucher oder Nichtraucher gestellt werden, *das Alter zwischen 10 und 20 Jahren.* Auf diese Altersgruppe muss die Zigarettenindustrie einwirken, wenn sie künftige Kunden generieren will. Nach einer Befragung von 571 13-jährigen Schülern erhöhte sich die Wahrscheinlichkeit, mit dem Rauchen zu experimentieren, um das 2,2-Fache, wenn die Schüler Werbegeschenke besaßen, und um das 2,8-Fache, wenn sie Post von einer Zigarettenfirma erhalten hatten [66].

Jugendliche starten das Rauchen auch als Antwort auf soziale Ereignisse, wobei die Medien hierbei eine entscheidende Rolle spielen [21, 22]. Der Jugendliche in den USA verbringt täglich 2–3 Stunden mit dem Ansehen von Fernsehprogrammen und Kinofilmen. Werden wöchentlich nur 3 Filme angeschaut, sind das jährlich 150 Filme [22]. Diese Filme enthalten zahlreiche Rauchszenen von Filmstars beiderlei Geschlechts. Die Jugendlichen werden auch dadurch zum Zigarettenrauchen verleitet [22], wobei soziodemographische Faktoren und soziale Einflüsse das künftige Verhalten bestimmen.

Im Rahmen einer Telefonaktion an 3536 Nichtrauchern wurde die Empfänglichkeit für Tabakwerbung ermittelt. Bei den Fragen ging es um die Wiedererkennung von Werbebotschaften, das Erfassen bevorzugter Marken und den Besitz von Werbeartikeln der Tabakkonzerne. Die Studie kam zu dem Ergebnis, dass das Ausmaß der eigenen Empfänglichkeit gegenüber Werbung einen verstärkenden Faktor für die Beeinflussung durch Werbemaßnahmen der Tabakindustrie darstellt (Abb. 16.5) [56]. Gleichzeitig wurde erfasst, in welchem Maße der Jugendliche einem Rauchermilieu ausgesetzt ist. Hier konnte gezeigt werden, dass Jugendliche doppelt so häufig mit dem Rauchen beginnen, wenn sie in einem Rauchermilieu (eigene Familie und Klassenkameraden) aufwachsen.

Eine skandinavische Untersuchung stellte die Rolle des sozialen Umfeldes (Eltern, Geschwister, Freunde) beim künftigen Rauchverhalten der 15-Jährigen beeindruckend dar: 90% der Jugendlichen rauchten, wenn das Umfeld rauchte, verglichen mit 3%, wenn das Umfeld nicht rauchte [67]. Einer weiteren Studie zufolge war die Gefahr zum Raucher zu werden von Faktoren wie dem Besitz von Werbeartikeln (Kataloge, Coupons) abhängig und konnte auf das 22-Fache ansteigen, wenn der Jugendliche kostenlose Probepackungen erhielt [68]. Außerdem zeigte sich bei der Beurteilung von nicht anfälligen und anfälligen Nichtrauchern, dass Werbeanzeigen für Zigaretten von den Rauchern und anfälligen Nichtrauchern ähnlich beurteilt werden. Daher muss es der Tabakindustrie bei ihren Anzeigenkampagnen auch darum gehen, die wankelmütigen Nichtraucher zum Rauchen zu „bekehren“ [69].

Die vorliegenden Studien zeigen, dass bevorzugt Jugendliche durch Werbemaßnahmen zum Rauchen verleitet werden. Dabei steigert die Intensität der Werbung den Zigarettenkonsum.

Die zwischen 1988 und 1998 aufgebrachten Werbekosten der US-amerikanischen Tabakfirmen führten zu einer Generierung von 193.000 Rauchern, die in ihrer Jugend die Raucherkarriere starteten. Indirekt werden die in diesem Zeitraum

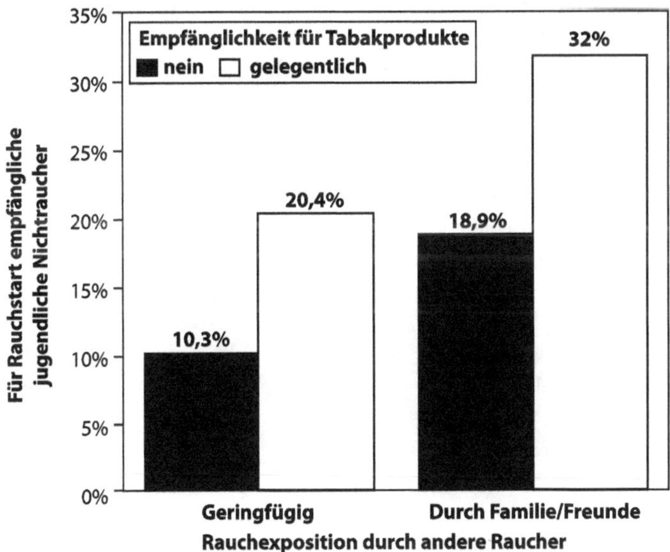

Abb. 16.5. Anfälligkeit für einen Raucherstart in Abhängigkeit von der Werbung und dem Einfluss der Werbung [56]

durchgeführten Werbemaßnahmen somit zu 46.400 tabakassoziierten Todesfällen pro Jahr sowie zu 698.400 potenziell verlorenen Lebensjahren führen, deren Kosten sich insgesamt auf 21,7–33,3 Mrd. $ belaufen [70]. Würden die Tabakwerbung und alle diesbezüglichen Promotionsleistungen für 25 Jahre vollständig blockiert, könnten 60.000 tabakassoziierte Todesfälle verhindert, 900.000 Lebensjahre gerettet sowie 2,6 Mrd. $ an Mehrkosten für medizinische Leistungen und 28–43 Mrd. $ an durch Tabaktote verursachten Kosten eingespart werden [70].

16.5 Werbung mit Light-Zigaretten

Nach dem Aufkommen von Light- und Ultralight-Zigaretten wechselten zahlreiche Raucher, die bereit waren das Rauchen aufzugeben, zu diesen Zigarettenmarken, weil sie glaubten, damit einen Kompromiss zwischen Gesundheitsbewusstsein und der Abhängigkeit von der Zigarette einzugehen. Zudem werden auch junge Menschen und Frauen stimuliert, das Rauchen mit diesen „viel verträglicheren" Zigaretten zu beginnen. Tatsache ist, dass der Rauch dieser Zigaretten ebenfalls krebserregend und für den Tod zahlreicher Menschen verantwortlich zu machen ist [71].

Tabakhersteller ermuntern Frauen mit Verheißungen von Glanz und Attraktivität zum Rauchen und versuchen so, den Nikotinkonsum erstrebenswert scheinen zu lassen [72]. Dabei wird das Rauchen mit Begriffen und Themen wie Glamour, Kultiviertheit, Spaß, Romantik, sexuelle Attraktivität, Sport, Weiblichkeit, Risikobereitschaft und Schlanksein verknüpft. [73]. Die Werbemaßnahmen für Light-Zigaretten in der EU für Frauen mittleren Alters hatten einen überwältigenden Erfolg.

Light-Zigaretten lassen sich bevorzugt an gesundheitsbewusste Raucher verkaufen, weil diese auf der Suche nach weniger schädlichen Zigaretten sind [74]. Sie werden vor allem von Frauen geraucht (Tabelle 16.1). In Deutschland liegt der Marktanteil von Marlboro Light bei ca. 10%, wobei diese Zigaretten bei den jüngeren Raucherinnen weniger verbreitet sind.

Dem Bericht „The changing cigarette" der American Health Foundation zufolge reduziert sich das Risiko für die Entwicklung eines Lungenkarzinoms durch das Rauchen von Zigaretten mit niedrigen Kondensatwerten im Vergleich zum Rauchen herkömmlicher Zigaretten. Dies gilt jedoch nur unter der Voraussetzung, dass

Tabelle 16.1. Prozentualer Anteil der Raucher/innen von Light-Zigaretten in der EU, geordnet nach dem Alter (1995) [76]

Altersgruppe (Jahre)	Männer	Frauen
15–24	29	36
25–44	29	48
45–64	33	60
≥65	46	57
Insgesamt	31	48

die Anzahl der gerauchten Zigaretten nicht erhöht wird [75]. Wie eine amerikanische Umfrage zeigte, ist bezogen auf die gesundheitsschädlichen Bestandteile von Light-Zigaretten nur jedem zehnten Raucher bewusst, dass die „leichten" Zigaretten ebenso viele Schadstoffe enthalten wie die herkömmlichen [74]. Dies erklärt, weshalb sich Light-Zigaretten an „gesundheitsbewusste" Raucher besser verkaufen lassen [74]. Werden diese Raucher jedoch diesbezüglich aufgeklärt, entscheiden sie sich schneller zum Rauchstopp [74].

Nach dem Bericht der EU-Kommission von 1999 rauchten in sieben EU-Ländern (Schweden, Österreich, Italien, Dänemark, Irland, Finnland und Frankreich) über 50% der Raucherinnen Light-Zigaretten, in Schweden lag der Anteil sogar bei 75% [76]. Zwar wird der Marktanteil der kondensat- und nikotinärmeren Zigaretten voraussichtlich nicht erheblich zunehmen, dennoch sollten gegen die irreführende Werbung seitens der Tabakindustrie Maßnahmen ergriffen werden.

16.6 Tabakschmuggel

Aufgrund der hohen Versteuerung von Tabakwaren stellt der Tabakschmuggel ein enorm lukratives Geschäft dar (s. Abb. 16.2). Dabei gibt es in den verschiedenen europäischen Ländern erhebliche Unterschiede bei den länderspezifisch erhobenen Tabaksteuern (57–82%). Ein (quasi)legaler Handel ist der Verkauf in Duty-free-Shops, wo Zigaretten zollfrei angeboten werden. Im Jahre 1997 wurden auf diesem Weg weltweit 45.000 Mio. Zigaretten (dies entspricht 0,8% aller veräußerten Zigaretten) verkauft [77]. Dabei führte Europa die Liste mit 69% aller verkauften Zigaretten vor der Asien-Pazifik-Region (18%) an. Die WHO ist sehr daran interessiert, dass diese Verkaufsform zurückgedrängt wird bzw. verschwindet (Protokoll der International Convention on the Simplification and Harmonization of Customs Procedures von 1999).

Illegale Formen des Tabakhandels sind der sog. Ameisenschmuggel („bootlegging") und der im großen Stil ablaufende organisierte Schmuggel. Ameisenschmuggler erwerben Zigaretten in Ländern mit niedriger Tabaksteuer und transportieren sie illegal in Länder mit höheren Steuersätzen [78]. Der im großen Stil ablaufende organisierte Schmuggel ist kennzeichnend für die Situation in einigen Ländern, wie beispielsweise Großbritannien, wo er 80% des gesamten Zigarettenschmuggels ausmacht [79]. Dieser Schmuggel profitiert vom Transithandel, weil eine Besteuerung im Durchgangsland in der Annahme, die Ware werde weitertransportiert, unterbleibt. Innerhalb der EU ist Belgien (Hafen von Antwerpen) der wichtigste Anlieferplatz für Zigaretten aus den USA und aus Brasilien, wo Philip Morris und British American Tobacco (BAT) Zigarettenfabriken errichtet haben (Abb. 16.6) [80]. Diese Zigaretten sind ursprünglich für die Dritte Welt bestimmt. Zwischenhändler erwerben die Ware hier zu erheblich günstigeren Konditionen (der Wert für 100 Mrd. Zigaretten liegt bei 14 Mrd. US-$) und transferieren diese im Allgemeinen aus Antwerpen zunächst in die Schweiz, wo sie außerhalb des EU-Rechts sind. Von hier gehen sie nach Tschechien, Ungarn oder in Teile der früheren Sowjetunion [81, 82, 83] und enden schließlich illegal auf dem europäischen Markt.

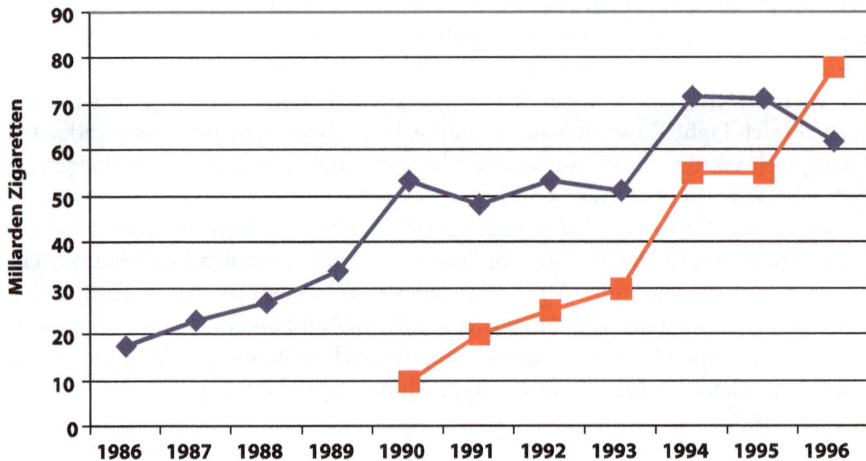

Abb. 16.6. Schmuggel von Zigaretten aus den USA und Brasilien nach Belgien. *Blau:* USA, *rot:* Brasilien. Quelle: US-Department of Agriculture. [89]

Innerhalb von 5 Jahren (1990–1995) stieg der illegale Zigarettenhandel um 73% [84]. Im Jahr 1997 wurden etwa 303 Mrd. Zigaretten geschmuggelt [85, 86]. Die BAT schätzt, dass 6% der 5,4 Billionen (324 Mrd.) weltweit verkauften Zigaretten nicht versteuert werden [87]. Darüber hinaus werden jährlich erhebliche Mengen gefälschter Zigaretten hergestellt und vertrieben, so z. B. jährlich mehr als 50 Mrd. Zigaretten in China [88].

Inzwischen ist bekannt, dass auch die multinationalen Tabakkonzerne am illegalen Handel mit Zigaretten beteiligt sind. So wurde beispielweise aufgedeckt, dass ein leitender Angestellter der Firma Brown & Williamson in den USA Zigaretten von einem Warenhaus in Alabama zu einem privaten Warenhaus in Louisiana transportieren ließ. Von dort gelangte die Ware auf küstennah gelegene Schiffe, wo sie zollfrei an vietnamesische Organisationen verkauft wurde, die sie dann nach Kanada schmuggelten [89].

Die Strafen für Tabakschmuggel sollten durch die Gesetzgebung strenger reglementiert werden, da die Folgen des Zigarettenschmuggels durch den Steuerausfall zu enormen wirtschaftlichen Schäden in den betroffenen Ländern führen. Gleichzeitig kommt es durch den gesteigerten Zigarettenkonsum zu einer erheblichen Mehrbelastung der Gesundheitssysteme. Es sollten international abgestimmte Kontroll- bzw. Fahndungssysteme etabliert werden, wobei den Tabakkonzernen die Handelswege vorgeschrieben werden müssten, um kriminelle Aktivitäten zu verhindern. Gleichzeitig sollten die Tabakwaren standardmäßig mit einem sichtbaren Zeichen für den entrichteten Taxpreis versehen werden: „An effective response to smuggling would be to keep taxes high and crack down on smuggling. Prominent tax stamps, serial numbers, special package markings, health warning labels in local languages and better tracking systems are effective against smuggling" [90]. Die Funktion von Zwischenhändlern sollte entfallen und der Transithandel für Tabakwaren verboten werden. Die World Health Organization muss sich in diesen Punkten noch mehr als bisher gegen die Widerstände zahlreicher Staaten und der Tabakkonzerne durchsetzen (Framework Convention on Tobacco Control) [91].

16.7 Effekte von Werbeverboten

Obgleich sich die Tabakindustrie mit aller Macht gegen eine Einschränkung der Werbetätigkeit wehrt, sollte ein generelles Verbot der Werbemaßnahmen sowie Förderungs- und Sponsorenaktivitäten seitens der Gesetzgebung angestrebt werden. Dies bedeutet im Einzelnen:

- Verbot der direkten und indirekten Werbung (letztere betrifft z. B. Camel-Schuhe, Freizeitkleidung von Marlboro, Reisen von Peter Stuyvesant),
- Werbeverbot in allen Medien (Radio, Fernsehen, Presse, Plakate, Kino, Internet usw.),
- Verbot der finanziellen Unterstützung nationaler und internationaler Veranstaltungen (Sport, Kultur u. a.) [86].

Inzwischen gibt es innerhalb und außerhalb Europas eine Reihe von Ländern, die generelle und zum Teil über die EU-Werberichtlinie hinausgehende Werbeverbote für Tabakwaren eingeführt haben. Dazu gehören Norwegen, Finnland, Neuseeland, Frankreich, Island, Portugal und Australien (s. Abschn. 17.7).

Die Situation in der EU ist seit der Richtlinie in großen Teilen vereinheitlicht. Die in verschiedenen US-amerikanischen Bundesstaaten erarbeiteten Kontrollprogramme [58] einschließlich der Restriktion von Außenwerbung [93, 94] deuten darauf hin, dass es ein rückläufiges Rauchverhalten bei Kindern und Jugendlichen gibt.

Auch kommunale Werbeverbote konnten in verschiedenen Ländern durchgesetzt werden. So wurde zum Beispiel die Reklame für Zigaretten in Selbstbedienungsläden beschränkt.

Zusätzlich zu einem Werbeverbot für Tabakwaren wurden in verschiedenen Ländern andere präventive Maßnahmen unterstützt und gefördert. So erfolgte beispielsweise ein Verkaufsverbot an Minderjährige und gleichzeitig wurden Gelder für die Gesundheitserziehung bereitgestellt. Als positiver Nebeneffekt konnte durch die erschwerte Zugänglichkeit zu Tabakwaren auch die Zahl der Ladendiebstähle verringert werden [95].

Durch das seit 1975 in Norwegen geltende generelle Werbeverbot für Tabakwaren kam es innerhalb von 15 Jahren zu einem Rückgang des Raucheranteils bei Jugendlichen von 5–10% (je nach Altersgruppe und Geschlecht), bei den 16- bis 24-jährigen Männern um insgesamt 10% und bei den gleichaltrigen Frauen um 20% [96, 97]. Auch unter den älteren Menschen verringerte sich im gleichen Zeitraum der Raucheranteil signifikant. So hatten im Jahre 1995 etwa 35% der Männer und 32% der Frauen das Rauchen aufgegeben [98]. Gleichzeitig sank der durchschnittliche jährliche Tabakverbrauch pro Kopf im Zeitraum von 1975–1996 von ursprünglich 2100 auf 1553 Gramm (Tabelle 16.2 u. 16.3, Abb. 16.7) [99].

Tabelle 16.2. Beziehungen zwischen dem Werbeverbot in verschiedenen Ländern und der Senkung des Tabakverbrauchs im Vergleich zu Deutschland ohne Werbeverbot. Abnahme des Pro-Kopf-Verbrauchs an Tabakwaren in Gramm (Zigaretten, Feinschnitt, Pfeifentabak; in Frankreich nur Zigaretten) [92]

Land	Einführung des Werbeverbots	Referenzjahr der Evaluation	Abnahme des Konsums bis 1996 (%)	Abnahme des Konsums in Deutschland bis 1996 (%)
Norwegen	01.07.1975	1974/1975	−26	−13
Finnland	01.03.1978	1977	−37	−11
Neuseeland	17.12.1990	1990[a]	−21	−14/−13
Frankreich	01.01.1993	1992	−14	−4

[a] Für Deutschland 1989/1991.

Tabelle 16.3. Senkung des Anteils täglich rauchender Jugendlicher in fünf Ländern (in Deutschland wird als Referenzmaß der prozentuale Anteil regelmäßig rauchender Jugendlicher ausgewiesen) [35]

Land	Einführung des Werbeverbots	Referenzjahr der Evaluation	Abnahme des Konsums bei Jugendlichen bis 1996 (%)
Norwegen	01.07.1975	1975	−15,8 (Jungen), −15,4 (Mädchen)
Finnland	01.03.1978	1978/79	−12 (Jungen), −14 (Mädchen)
Neuseeland	17.12.1990	1990	−2,1
Frankreich	01.01.1993	1992	0
Deutschland	–	1993	−5,4[a]

[a] Abnahme des Konsums bei Jugendlichen bis 1993.

In Finnland wurde im Jahre 1977 mit einem zweistufig angelegten Werbeverbotsverfahren für die Tabakindustrie begonnen. Dabei führte besonders die zweite Stufe im Jahre 1994 zu einer erheblichen Verschärfung der Gesetzgebung. Die Folge war ein deutlicher Rückgang des Raucheranteils, insbesondere unter Männern [100]. In den Jahren 1978–1996 ging der durchschnittliche jährliche Tabakverbrauch von 2134 auf 1350 Gramm pro Kopf zurück [99, 101].

Das 1990 in Neuseeland eingeführte Werbeverbot bewirkte eine Reduktion des durchschnittlichen Tabakverbrauchs pro Kopf von 1957 Gramm im Jahre 1990 auf 1553 Gramm im Jahre 1996. Im gleichen Zeitraum sank auch der Raucheranteil der Jugendlichen um 1,9% [99].

In Frankreich ist ein Werbeverbot seit 1993 wirksam. Innerhalb von vier Jahren sank der Pro-Kopf-Tabakverbrauch von 2970 auf 1834 Gramm pro Jahr. Trotz dieses Rückgangs änderte sich der Raucheranteil unter den 12- bis 18-jährigen Jugendlichen nicht (s. Tabelle 16.3) [99].

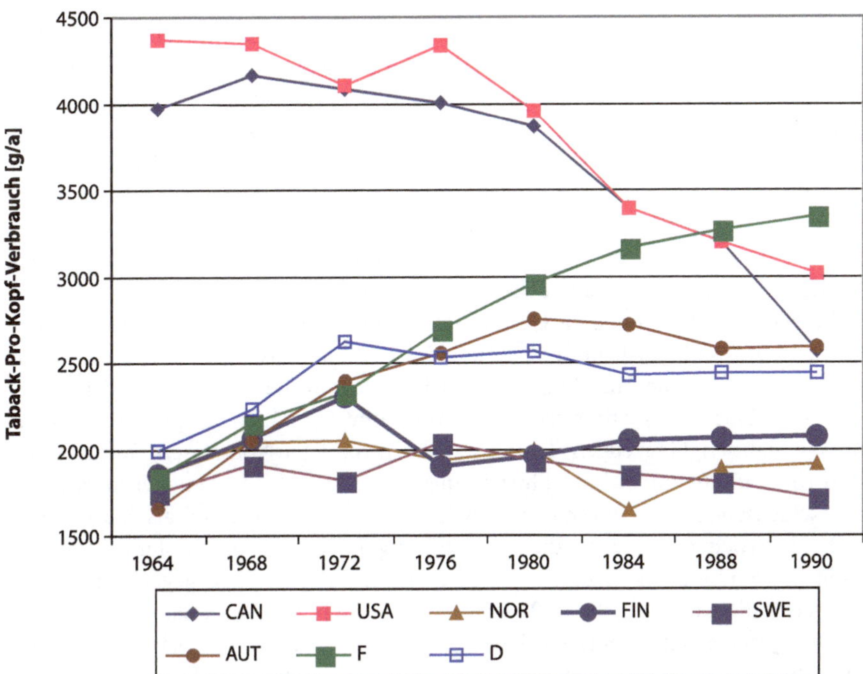

Abb. 16.7. Mittlerer Pro-Kopf-Verbrauch an Tabak in acht verschiedenen Ländern (Kanada, USA, Norwegen, Finnland, Schweden, Österreich, Frankreich, Deutschland) in den Jahren 1964–1990 [114]

16.8 Rauchverbot in öffentlichen Gebäuden und auf Plätzen

Eine der zahlreichen präventiven Maßnahmen ist das mithilfe von staatlichen Bestimmungen durchgesetzte Rauchverbot in öffentlichen Gebäuden, d. h. in Gesundheitszentren, an Arbeitsplätzen, in Schulen, akademischen Einrichtungen, Warteräumen, Restaurants, Geschäften und in den öffentlichen Verkehrsmitteln. Seit 2006 wird dieses Thema in Deutschland angeregt diskutiert. Im September 2007 trat ein Rauchverbot in allen Einrichtungen des Bundes in Kraft. Seitens der Bundesregierung wurde die Ansicht vertreten, dass eine einheitliche generelle Regelung für die Gaststätten aufgrund der Länderhoheit nicht möglich sei. Dies trifft allerdings nur teilweise zu, da mit der Arbeitsstättenverordnung zumindest alle privaten und öffentlichen Arbeitsplätze erreicht werden können. Bereits jetzt enthält die Arbeitsstättenverordnung einen Paragraphen über Nichtraucherschutz mit folgendem Inhalt: „Der Arbeitgeber hat die erforderlichen Maßnahmen zu treffen, damit die nicht rauchenden Beschäftigten in Arbeitsstätten wirksam vor den Gesundheitsgefahren durch Tabakrauch geschützt werden." Leider wird dieser allgemeine Passus in Deutschland dahingehend aufgelöst, dass er nur eingeschränkt für Betriebe mit Publikumsverkehr gilt und somit in Restaurants und Bars die dortigen Arbeitnehmer weiterhin uneingeschränkt dem Tabakrauch ausgesetzt sind. Der Gesetzgeber schränkt damit das im Grundgesetz verankerte Recht auf körperliche Unversehrtheit dieser Arbeitnehmer ein, indem er Passivrauchexposition – also die Exposition gegenüber einem laut Senatskommission der Deutschen Forschungsgemeinschaft (DFG) eindeutig humankanzerogenen Stoffgemisch – zulässt. Es ist bemerkenswert, dass nach dieser DFG-Klassifizierung der einschränkende Passus in der Arbeitsstättenverordnung, der mit einer Verletzung eines wesentlichen Grundgesetzartikels einhergeht, nicht sofort gelöscht wurde.

Es bleibt zu hoffen, dass es nur eine Frage der Zeit ist, bis striktere Regelungen festgelegt werden, um Passivraucher zu schützen.

Im Februar 2007 kamen die Gesundheitsminister von Bund und Ländern zu dem Schluss, dass es nötig ist, ein stringenteres Verbot durchzusetzen. Zudem wurde von der Bundesregierung ein Gesetzentwurf beschlossen, der seit dem 1. September 2007 das Rauchen in Ministerien, Behörden und Gerichten sowie in Bahnhöfen, Bussen, Bahnen, Flugzeugen, Taxis und Fähren verbietet. Von diesem Bundesgesetz sind rund 450 Behörden und Einrichtungen betroffen. Es dürfen allerdings weiter abgeschlossene Raucherzimmer ausgewiesen werden – jedoch nur als Pausen-, und nicht als Arbeitsraum, wobei die Ausgestaltung in jeder Behörde unter Mitspracherecht des Personalrats vereinbart werden muss. Bei Verstößen gegen die Verbote können Bußgelder von 5 bis 1000 € verhängt werden. Die Bundesländer erarbeiten derzeit Gesetze zum Schutz vor Passivrauchen die u. a. auch die gastronomischen Einrichtungen, Einrichtungen für Kinder und Jugendliche sowie Sport- und Kultureinrichtungen mit einschließen. In einigen Ländern sind diese Regelungen mittlerweile in Kraft getreten.

Neben allgemeinen Bestimmungen werden international auch Teilverbote mithilfe entsprechender Hinweisschilder ausgesprochen. Rauchern können besondere Örtlichkeiten zugewiesen werden, wie das beispielsweise in den USA als Teillösung gehandhabt wird. Mit Kampagnen der Gesundheitsaufklärung lässt sich diese Nichtraucherpolitik unterstützen [102, 103]. Vergleichbare Regelungen weichen in den einzelnen Ländern stark voneinander ab. In den USA, in Australien und in den nordeuropäischen Ländern haben sowohl die Gesetzgebung als auch die allgemein veränderte Einstellung zum Rauchen Verbesserungen bewirkt [104–107].

Das sinnvollste Mittel zum Erreichen eines Rauchverbots in öffentlichen Gebäuden scheint zu sein, das Rauchen durch einen grundsätzlichen Erlass vollständig zu verbieten und diesen Erlass mit Aufklärungsmaßnahmen, Verbreitung von Informationsmaterial, Multiplikatorenschulungen und Hilfen zum Rauchstopp zu verknüpfen. Zwei Studien in Krankenhäusern von Baltimore belegen die Wirksamkeit dieses Vorgehens in überzeugender Form [102, 103]. In zahlreichen Gesundheitseinrichtungen der USA wurden diese Modelle mittlerweile erfolgreich fortgeführt und es existieren inzwischen auch im Internet detaillierte Anleitungen zur Durchführung derartiger Aktionen [108]. Von großer Bedeutung ist es auch, dass die Unternehmensleitung Verantwortung übernimmt und mit den von den Verboten Betroffenen spricht und sie aufklärt [60, 109]. Zwar sind Gespräche mit Rauchern über die Gesundheitsschäden des Tabakkonsums weniger wirksam als eine direkte Konfrontation von Rauchern mit Nichtrauchern in Form eines Streitgespräches. Dennoch existieren Studien, denen zufolge auch eine erfolgreiche Nichtraucherkampagne am Arbeitsplatz Raucher dazu bringt, das Rauchen aufzugeben [110, 111]. Ebenso bedeutsam scheint es in diesem Zusammenhang zu sein, durch Appelle an die Ärzteschaft die hohe Anzahl der rauchenden Ärzte aufgrund ihrer Vorbildfunktion zur Aufgabe des Rauchens zu bewegen. In Deutschland rauchen noch immer etwa 20% aller Ärzte. Eine weitere Möglichkeit besteht in der Etablierung „rauchfreier" Krankenhäuser, wie dies in Deutschland versucht wird und derzeit von den Ländern in Teilen auch gesetzlich umgesetzt wird.

Die Durchsetzung von Gesetzen zum Rauchverbot ist nur dann sinnvoll, wenn detaillierte Durchführungsbestimmungen diese Gesetze unterstützen [104, 106]. Beispielsweise wurde in Frankreich das Rauchverbot in Restaurants und anderen öffentlichen Gebäuden jahrelang weitgehend ignoriert. Seit 2007 (für die Gastronomie ab 2008) gelten hier schärfere Bestimmungen.

Inwieweit Rauchverbote in öffentlichen Gebäuden das Verhalten jedes Einzelnen verändern, ist noch ungeklärt.

Im Rahmen einer Studie an 200 Schulen mit insgesamt 17.287 Schülern waren die Teilnehmer angewiesen, das Rauchen in der eigenen Wohnung deutlich einzuschränken. Gleichzeitig bestand über den gesamten Zeitraum der Studie (30 Tage) ein striktes Rauchverbot auf öffentlichen Plätzen und in der Schule. Zwar kam es zu einer Abnahme des Rauchens unter den Jugendlichen, jedoch beschränkte sich dieser Effekt vor allem auf das Rauchen zu Hause und auf öffentlichen Plätzen. In der Schule verzichteten die Raucher seltener auf ihre Zigaretten bzw. nur dann, wenn strengere Verbote durchgesetzt wurden [112].

16.9 Schlussfolgerungen

- Bei Betrachtung der Fakten und Daten, die von der Tabakindustrie vorgelegt und von staatlichen Stellen (der Wahrheit willen) ergänzt werden (müssen), wird offensichtlich, dass nur eine strenge internationale Gesetzgebung [113] zu einer Reduzierung der Raucherzahlen im Jugendalter führen kann. Das Hauptaugenmerk sollte dabei auf den Werbemaßnahmen der Tabakindustrie und der kostenlosen Verteilung von Tabakwaren und Werbegeschenken liegen.
- Die Staatengemeinschaft und ihre Politiker sollten darauf achten, dass wirtschaftlich schwache Länder nicht zur Zielscheibe der Aktivitäten der Tabakindustrie werden.
- Täglich werden in den USA nahezu 3000 Jugendliche zu Rauchern. Wenn die Zahl der Raucher in den kommenden Jahren nicht abnimmt, werden wir bis 2025 weltweit jährlich 10 Mio. Tabaktote zu beklagen haben. Ärzte und Politiker können dieser Entwicklung nicht tatenlos zusehen.
- Wichtig ist, dass die in Deutschland für Bund und Länder beschlossenen Regelungen strikt umgesetzt und Missachtungen der jeweiligen Verbote auf Länder- und Bundesebene konsequent geahndet werden.
- Darüber hinaus darf es nicht bei Verboten bleiben, sondern den abhängigen Rauchern müssen auch Entwöhnungsprogramme angeboten werden.

Literatur

[1] Yach D, Bettcher D. Globalisation of tobacco industry influence and new global responses. Tob Control 2000; 9 (2): 206–216.

[2] Philip Morris: Tabakhersteller spricht von den Gefahren des Rauchens. FAZ 1; 1997.

[3] Anonym. „Bitte kaufen Sie unser Produkt nicht!". Welt 1999.

[4] Haustein KO. [Smoking: health care and politics in flux]. Rauchen: Gesundheitswesen und Politik im Wechselspiel. Z Ärztl Fortbild Qualitätssich 1999; 93: 355–361.

[5] MacKay J, Crofton J. Tobacco and the developing world. In: Doll R, Crofton J (eds) Tobacco and health. London: Royal Society of Medicine Press, 1996, pp 206–221.

[6] Murray C, Lopez A. The global burden of disease: a comprehensive assessment of mortality and disability from disease, injuries, and risk factors in 1990 and projected to 2020. Boston: Harvard University Press, 1996.

[7] World Bank. Curbing the epidemic: governments and the economics of tobacco control. Washington D.C.: Development in Practice Series, 1999

[8] Junge B. Tabak – Zahlen und Fakten zum Konsum. Jahrbuch Sucht 2000. Geesthacht: Neuland-Verlag, 1999, S 22–51.

[9] Whelan EM, Sheridan MJ, Meister KA, Mosher BA. Analysis of coverage of tobacco hazards in women's magazines. J Public Health Policy 1981; 2: 28–35.

[10] Hanson JD, Kysar DA. Taking behavioralism seriously: some evidence of market manipulation. Harv Law Rev 1999; 112: 1420–1572.

[11] Eicke U. Stellungnahme aus werblich-wissenschaftlicher Sicht zum Abschlußbericht der Pilotstudie „Auswirkungen der Tabakwerbung und der Zigarettenautomaten auf das Konsumverhalten, insbesondere von Kindern und Jugendlichen". Bonn, 1992.

[12] US-Department of Health and Human Services. Reducing the health consequences of smoking: 25 years of progress: A report of the Surgeon General. Washington, 1989.

[13] Lynch BS, Bonnie RJ. Growing up tobacco free. Preventing nicotine addiction in children and youths. Washington DC: National Academy Press, 1994.

[14] Gilpin EA, Pierce JP. Trends in adolescent smoking initiation in the United States: is tobacco marketing an influence? Tob Control 1997; 6: 122–127.

[15] Harper T. Marketing life after advertising bans. Tob Control 2001; 10: 196–198.

[16] Charlton A, While D, Kelly S. Boys' smoking and cigarette-brand-sponsored motor racing. Lancet 1997; 350: 1474.

[17] Sadler PA. Tobacco sponsorship of Formula One motor racing. Lancet 1998; 351: 451.

[18] Feighery EC, Ribisl KM, Achabal DD, Tyebjee T. Retail trade incentives: how tobacco industry practices compare with those of other industries. Am J Public Health 1999; 89: 1564–1566.

[19] Bartecchi CE, MacKenzie TD, Schrier RW. The global tobacco epidemic. Sci Am 1995; 272: 44–51.

[20] Feighery EC, Ribisl KM, Schleicher N, Lee RE, Halvorson S. Cigarette advertising and promotional strategies in retail outlets: results of a statewide survey in California. Tob Control 2001; 10: 184–188.

[21] Sargent JD, Tickle JJ, Beach ML, Dalton MA, Ahrens MB, Heatherton TF. Brand appearances in contemporary cinema films and contribution to global marketing of cigarettes. Lancet 2001; 357: 29–32.

[22] Sargent JD, Beach ML, Dalton MA, Mott LA, Tickle JJ, Ahrens MB et al. Effect of seeing tobacco use in films on trying smoking among adolescents: cross sectional study. BMJ 2001; 323: 1394–1397.

[23] Siegel M. Counteracting tobacco motor sports sponsorship as a promotional tool: is the tobacco settlement enough? Am J Public Health 2001; 91: 1100–1106.

[24] Capman S, Cohen A, Nelson B, Woodward S. A boycott of tobacco-sponsored cars? Tobacco Control 1993; 2: 159.
[25] Richards JW, DiFranza JR, Fletcher C, Fischer PM. RJ Reynolds „Camel Cash“: another way to reach kids. Tobacco Control 1995; 4: 258–260.
[26] Slade J. High participation rates in cigarette brand promotions. Tobacco Control 1993; 2: 248–249.
[27] Amos A, Jacobson B, White P. Cigarette advertising policy and coverage of smoking and health in British women's magazines. Lancet 1991; 337: 93–96.
[28] Minkler M, Wallack L, Madden P. Alcohol and cigarette advertising in Ms. magazine. J Public Health Policy 1987; 8: 164–179.
[29] Warner KE, Goldenhar LM, McLaughlin CG. Cigarette advertising and magazine coverage of the hazards of smoking. A statistical analysis. N Engl J Med 1992; 326: 305–309.
[30] Pollay RW, Siddarth S, Siegel M, Haddix A, Merrit RK, Giovino GA et al. The last straw? Cigarette advertising and realized market shares among youth and adults, 1979–1993. J Marketing Theory Pract 1996; 60: 1–16.
[31] Roemer R. Legislative action to combat the world tobacco epidemic. 2 edn. Geneva: WHO, 1993.
[32] US-Department of Health and Human Services. Preventing tobacco use among young people: A report of the Surgeon General. Washington, 1994.
[33] Pollay RW. Hacks, flacks and counter-attacks: cigarette advertising, research and controversies. J Social Issues 1997; 53: 53–74.
[34] Kessler DA, Myers ML. Beyond the tobacco settlement. N Engl J Med 2001; 345: 535–537.
[35] Junge B. Tabak – Zahlen und Fakten zum Konsum. Jahrbuch Sucht '98. Geesthacht: Neuland-Verlag, 1997, S 19–42.
[36] Siegel M, Nelson DE, Peddicord JP, Merritt RK, Giovino GA, Eriksen MP. The extent of cigarette brand and company switching: results from the Adult Use-of-Tobacco Survey. Am J Prev Med 1996; 12: 14–16.
[37] Coeytaux R, Altmann DG, Slade J. Tobacco promotions in the hands of youth. Tobacco Control 1995; 4: 253–257.
[38] Pollay RW, Lavack A. The targeting of youth by cigarette marketers: Archival evidence on trial. McAlister L, Rotschild ML (eds) Adv Cons Res 1993; 20: 266–271.
[39] Glantz SA, Slade J, Bero LA, Hanauer P, Barnes DE. The cigarette papers. Berkeley: University of California Press, 1996.
[40] Pollay RW. Targeting tactics in selling smoke: Youthful aspects of 20th-century cigarette advertising. J Marketing Theory Pract 1995; 3: 1–22.
[41] Pollay RW. Exposure of US youth to cigarette television advertising in the 1960s. Tobacco Control 1994; 3: 130–133.
[42] Pollay RW. Self regulation of US cigarette broadcast advertising in the 1960s. Tobacco Control 1994; 3: 134–144.
[43] Dagli E. Are low income countries targets of the tobacco industry? Plenary lecture given during the Conference on Global Lung Health and 1997 Annual Meeting of the International Union Against Tuberculosis and Lung Disease, Palais des Congrès, Paris, France, 1–4 October 1997. Int J Tuberc Lung Dis 1999; 3: 113–118.
[44] Anonym. Zigaretten mit Erdbeergeschmack. Welt 1999.
[45] DiFranza JR, Richards JW, Paulman PM, Wolf-Gillespie N, Fletcher C, Jaffe RD et al. RJR Nabisco's cartoon camel promotes camel cigarettes to children. JAMA 1991; 266: 3149–3153.
[46] Borzekowski DL, Flora JA, Feighery E, Schooler C. The perceived influence of cigarette advertisements and smoking susceptibility among seventh graders. J Health Commun 1999; 4: 105–118.
[47] Zajonc RB. Feeling and thinking: preferences need no inferences. Am Psychologist 1980; 35: 151–175.

[48] Goebel K. Lesbian and gays face tobacco targeting. Tobacco Control 1994; 3: 65–67.
[49] Baacke D, Sander U, Vollbrecht R. Kinder und Werbung. Bd. 12. Stuttgart: Kohlhammer. Schriftenreihe des Bundesministeriums für Frauen und Jugend, 1993.
[50] McVey D, Stapleton J. Can anti-smoking television advertising affect smoking behaviour? Controlled trial of the Health Education Authority for England's anti-smoking TV campaign. Tob Control 2000; 9: 273–282.
[51] Botvin GJ, Goldberg CJ, Botvin EM, Dusenbury L. Smoking behavior of adolescents exposed to cigarette advertising. Public Health Rep 1993; 108: 217–224.
[52] Rombouts K, Fauconnier G. What is learned early is learned well? A study of the influence on tobacco advertising on adolescents. Eur J Commun 1988; 3: 303–322.
[53] Hawkins K, Hane AC. Adolescents' perceptions of print cigarette advertising: a case for counter advertising. J Health Commun 2000; 5: 83–96.
[54] Fischer PM, Schwartz MP, Richards JW Jr, Goldstein AO, Rojas TH. Brand logo recognition by children aged 3 to 6 years. Mickey Mouse and Old Joe the Camel. JAMA 1991; 266: 3145–3148.
[55] Pierce JP, Gilpin E, Burns DM, Whalen E, Rosbrook B, Shopland D et al. Does tobacco advertising target young people to start smoking? Evidence from California. JAMA 1991; 266: 3154–3158.
[56] Evans N, Farkas A, Gilpin E, Berry C, Pierce JP. Influence of tobacco marketing and exposure to smokers on adolescent susceptibility to smoking. J Natl Cancer Inst 1995; 87: 1538–1545.
[57] Sargent JD, Dalton M, Beach M. Exposure to cigarette promotions and smoking uptake in adolescents: evidence of a dose-response relation. Tob Control 2000; 9: 163–168.
[58] Wakefield M, Chaloupka F. Effectiveness of comprehensive tobacco control programmes in reducing teenage smoking in the USA. Tob Control 2000; 9: 77–186.
[59] Bonnie RJ, Lynch BS. Time to up the ante in the war on smoking. Issue Sci Techn 1994; 11: 3–37.
[60] Greening L, Dollinger SJ. Adolescent smoking and perceived vulnerability to smoking-related causes of death. J Pediatr Psychol 1991; 16: 687–699.
[61] Loudon DL, Della Bitta AJ. Consumer behaviour: concepts and applications. New York: McGraw-Hill, 1993.
[62] Stacey BG. Economic socialization in the pre-adult years. Br J Social Psychol 1982; 21: 159–173.
[63] Escamilla G, Cradock AL, Kawachi I. Women and smoking in Hollywood movies: a content analysis. Am J Public Health 2000; 90: 412–414.
[64] Goldstein AO, Sobel RA, Newman GR. Tobacco and alcohol use in G-rated children's animated films. JAMA 1999; 281: 1131–1136.
[65] Die WHO lobt Telekommunikationsriesen wegen seiner Distanzierung von Zigarettenwerbung, 1999.
[66] Schooler C, Feighery E, Flora JA. Seventh graders' self-reported exposure to cigarette marketing and its relationship to their smoking behavior. Am J Public Health 1996; 86: 1216–1221.
[67] Aaro LE, Hauknes A, Berglund EL. Smoking among Norwegian schoolchildren 1975–1980. II. The influence of the social environment. Scand J Psychol 1981; 22: 297–309.
[68] Altmann DG, Levine DW, Coeytaux R, Slade J, Jaffe R. Tobacco promotion and susceptibility to tobacco use among adolescents aged 12 through 17 years in a nationally representative sample. Am J Public Health 1986; 86: 1590–1593.
[69] Unger JB, Johnson CA, Rohrbach LA. Recognition and liking of tobacco and alcohol advertisements among adolescents: relationships with susceptibility to substance use. Prev Med 1995; 24: 461–466.
[70] Emery S, Choi WS, Pierce JP. The social costs of tobacco advertising and promotions. Nicotine Tob Res 1999; 1 (Suppl 2): S83–S91.

[71] Warner KE, Slade J, Sweanor DT. The emerging market for long-term nicotine maintenance. JAMA 1997; 278: 1087–1092.

[72] Winstanley M, Woodward S, Walker N. Tobacco in Australia. Carlton South, 1995.

[73] Amos A, Bostock C, Bostock Y. Women's magazines and tobacco in Europe. Lancet 1998; 352: 786–787.

[74] Kozlowski LT, Goldberg ME, Yost BA, White EL, Sweeney CT, Pillitteri JL. Smokers' misperceptions of light and ultra-light cigarettes may keep them smoking. Am J Prev Med 1998; 15: 9–16.

[75] US-Department of Health and Human Services. The health consequences of smoking. The changing cigarette. A report of the Surgeon General. Rockville, 1981.

[76] European Network for Smoking Prevention. Manche mögen's «light». Frauen und Rauchen in der Europäischen Union. Europa-Bericht, 1999.

[77] Marketing Tracking International. World tobacco file 1998. Marketing Tracking International. London: DMG Business Media, 1998.

[78] Joossens L, Naett C, Howie C. Taxes on tobacco products – a health issue. European Bureau for Action on Smoking Prevention, 1992.

[79] ASH. Taxation in the 2001 budget. Action on smoking and health, 2001.

[80] Joossens L, Raw M. Cigarette smuggling in Europe: who really benefits? Tob Control 1998; 7: 66–71.

[81] Tobacco: World markets and trade. Circular Series. US Department of Agriculture, 1997.

[82] Committee of inquiry into the Community transit system. Brussels: European Parliament, 1997.

[83] Bonner R, Drew C. Cigarette makers are seen as aiding rise in smuggling. New York Times (Aug. 25), 1997.

[84] World tobacco file: emerging markets in Asia 1997. London: DMG Business Media. Market Tracking International, 1997.

[85] Joossens L, Raw M. How can cigarette smuggling be reduced? BMJ 2000; 321: 947–950.

[86] Joossens L. From public health to international law: possible protocols for inclusion in the Framework Convention on Tobacco Control. Bull World Health Organ 2000; 78: 930–937.

[87] ash.org.uk. BATCo global five-year plan 1994–1998. www.ash.org.uk/smuggling/048.pdf. 2000.

[88] Yuan HA. Cigarette production down: contraband and counterfeits flourish. Tobacco Reporter 1997; 4: 32.

[89] Former B&W executive convinced of cigarette smuggling. Associated Press, 1997.

[90] Chaloupka F. Press Release 2001/027/S. http://www.who.int/inf-pr-2000/en/pr2000-53.html. 2001.

[91] Persson LGW, Andersson J. Cigarette-smuggling. Stockholm: Swedish National Police College, 1997.

[92] Hanewinkel R, Pohl J. Werbung und Tabakkonsum. Wirkungsanalyse unter besonderer Berücksichtigung von Kindern und Jugendlichen. Expertise im Auftrag des BMG. Kiel: IFT-Nord, 1998.

[93] Bidell MP, Furlong MJ, Dunn DM, Koegler JE. Case study of attempts to enact self service tobacco display ordinances: a tale of three communities. Tob Control 2000; 9: 71–77.

[94] Pucci LG, Joseph HM, Jr., Siegel M. Outdoor tobacco advertising in six Boston neighborhoods. Evaluating youth exposure. Am J Prev Med 1998; 15: 155–159.

[95] Lee RE, Feighery EC, Schleicher NC, Halvorson S. The relation between community bans of self-service tobacco displays and store environment and between tobacco accessibility and merchant incentives. Am J Public Health 2001; 91: 2019–2021.

[96] Rimpela MK, Aaro LE, Rimpela AH. The effects of tobacco sales promotion on initiation of smoking – experiences from Finland and Norway. Scand J Soc Med Suppl 1993; 49: 5–23.

[97] Fifteen years of comprehensive legislation: results and conclusions. The global war, 1990.

[98] Kraft P, Svendsen T. Tobacco use among young adults in Norway, 1973–95: has the decrease leveled out? Tob Control 1997; 6: 27–32.

[99] Joossens L. The effectiveness of banning advertising for tobacco products. Brussels: International Union Against Cancer; UICC/ECL Liaison Office, 1997.

[100] Piha T. New provisions for tobacco control in Finland. Ministry of Social Affairs and Health. Helsinki, 1995.

[101] Pekurinen M. Economic aspects of smoking. Research reports. . Helsinki: Ministry of Social Affairs and Health. 1991; 16, 271–273.

[102] Becker DM, Conner HF, Waranch HR, Stillman F, Pennington L, Lees PS et al. The impact of a total ban on smoking in the Johns Hopkins Children's Center. JAMA 1989; 262: 799–802.

[103] Stillman FA, Becker DM, Swank RT, Hantula D, Moses H, Glantz S et al. Ending smoking at the Johns Hopkins Medical Institutions. An evaluation of smoking prevalence and indoor air pollution. JAMA 1990; 264: 1565–1569.

[104] Bonfill X, Serra C, Lopez V. Employee and public responses to simulated violations of no-smoking regulations in Spain. Am J Public Health 1997; 87: 1035–1037.

[105] Forster JL, Hourigan ME, Kelder S. Locking devices on cigarette vending machines: evaluation of a city ordinance. Am J Public Health 1992; 82: 1217–1219.

[106] Rigotti NA, Stoto MA, Bierer MF, Rosen A, Schelling T. Retail stores' compliance with a city no-smoking law. Am J Public Health 1993; 83: 227–232.

[107] Serra C, Bonfill X, Lopez V. Consumo y venta de tabaco en lugares pùblicos: evaluaciòn del cumplimento de la normativa vigente. Geceta Sanitaria 1997; 11: 55–65.

[108] US Dept of Health and Human Services. Making your workplace smokefree – a decision maker's guide. Centers of Disease Control and Prevention Office on Smoking and Health, 1996.

[109] Dawley HH Jr, Morrison J, Carol S. The discouragement of smoking in a hospital setting. Int J Addict 1985; 20: 783–793.

[110] Borland R, Owen N, Hill D, Chapman S. Changes in acceptance of workplace smoking bans following their implementation: a prospective study. Prev Med 1990; 19: 314–322.

[111] Eriksen MP, Gottlieb NH. A review of the health impact of smoking control at the workplace. Am J Health Promot 1998; 13: 83–104.

[112] Wakefield MA, Chaloupka FJ, Kaufman NJ, Orleans CT, Barker DC, Ruel EE. Effect of restrictions on smoking at home, at school, and in public places on teenage smoking: cross sectional study. BMJ 2000; 321: 333–337.

[113] Satcher D. Why we need an international agreement on tobacco control. Am J Public Health 2001; 91: 191–193.

[114] Stewart MJ. The effect of advertising bans on tobacco consumption in OECD countries. Int J Adv 1993; 12: 155–180.

17 Gesellschaft, Politik und Tabakindustrie

Die damalige Generaldirektorin der WHO, Gro Harlem Brundtland, bezeichnete bereits im Februar 1999 in Davos die „Operationen" der Tabakindustrie im Rahmen der Globalisierung als eine schwere Bedrohung für die Gesundheit der Völker [1]. Vor dem Hintergrund von derzeit etwa 800.000 Tabaktoten in der Europäischen Union fragt sich die Mehrheit der in ihr lebenden Ärzte, was die meisten Politiker daran hindert,

1. ein Werbeverbot für Tabakwaren in der EU durchzusetzen,
2. die Subvention des Tabakanbaus in der EU in Höhe von derzeitig 1 Mrd. € zumindest schrittweise auszusetzen und
3. mit diesem Geld Programme zur Primär- und Sekundärprävention zu etablieren [2].

Die Europäer, unter ihnen die Deutschen, „tolerieren" diese Gesundheitsschäden, weil die Zigarettenindustrie allein in Deutschland nicht nur eine Reihe von Arbeitsplätzen – 1996 waren es 13.794 [3] von 10.995.000 im produzierenden Gewerbe Beschäftigten – zur Verfügung stellt, sondern dem deutschen Staat aus dem Verkauf der Zigaretten auch jährliche Steuereinnahmen in Höhe von 11,5 Mrd. € ermöglicht [4]. Mit 192,46 Mrd. hergestellten Zigaretten wurde im Jahre 1996 ein Inlandsumsatz von 13,32 Mrd. € erzielt [3]. Damit entfiel auf jeden in der Tabakindustrie Beschäftigten ein Umsatz von 1,10 Mio. € [3] – eine Summe, die in keinem anderen Industriezweig zu erreichen ist.

Die Zigarette wäre wegen ihrer gefahrbringenden unerwünschten Wirkungen längst vom Markt genommen worden, wenn man sie nicht als Lebens-, sondern als Arzneimittel deklariert hätte. Selbst verglichen mit zwei anderen wesentlichen Todesursachen des Menschen, Alkoholismus und Fettsucht, steht Rauchen mit Abstand an erster Stelle (Tabelle 17.1). Daher handelt es sich bei den durch das Rauchen verursachten Gesundheitsschäden um ein Problem mit allerhöchster Priorität, welches die (Gesundheits-)Politiker nach wie vor nicht abschließend sinnvoll gelöst haben.

Bei einem Großteil der Bevölkerung werden auch nach den gesetzlichen Neuerungen in den Jahren 2007 und 2008 durch Zigaretten schwerste Gesundheitsschäden ausgelöst. Auch die umweltpolitische Dimension bleibt bestehen: So exhalieren nach einer Studie des Kernforschungszentrums Karlsruhe Raucher in Deutschland jährlich 7500 Tonnen Kohlenwasserstoff, was dem Emissionsgrenzwert von zehn neuen Müllverbrennungsanlagen entspricht [5].

Tabelle 17.1. Vergleich der Mortalität bei bekannten Risikofaktoren und eine ökonomische Kostenanalyse [92]

Risikofaktor	Mortalität[1]	Verlorene Lebensjahre[2]	Krankheitskosten		Verdienstausfall[5]	Gesamtkosten
			Direkt[3]	Indirekt[4]		
Rauchen	416.829	5,3	20,8	6,9	40,3	68,0
Adipositas	162.191	2,1	23,0	5,6	13,4	41,0
Alkohol	105.000	1,0	6,8	27,4	27,5	66,5

[1] Bestimmt wurden alle vorzeitigen jährlichen Todesfälle aufgrund der Risikofaktoren.

[2] Basierend auf US-amerikanischen Lebendstatistikdaten und verlorenen Lebensjahren aufgrund von Erkrankungen, die durch diese Risikofaktoren verursacht werden.

[3] Kosten, die durch Risikofaktoren bedingte Erkrankungen verursacht werden (Mrd. US-$).

[4] Äquivalent für verlorene Arbeitszeit oder Zeit im Haushalt (Mrd. US-$).

[5] Verlorene künftige Einnahmen durch den vorzeitigen Tod (Mrd. US-$).

17.1 Tabakindustrie und staatliche bzw. nichtstaatliche Gremien

Die Tabakindustrie ist in den vergangenen Jahren konsequent Vereinbarungen mit dem Staat oder anderen Organisationen aus dem Wege gegangen, in denen Schäden durch das Rauchen durch künftige Maßnahmen oder durch finanzielle Entschädigung von Opfern kompensiert werden sollten.

Mit dem Master Settlement Agreement, welches von der Tabakindustrie 1998 unterzeichnet wurde, reichten 46 US-amerikanische Staaten Klagen ein, mit denen sie die Rückerstattung tabakassoziierter Gesundheitskosten erwirken wollten und die Tabakindustrie für den jahrzehntelang verursachten Schaden verantwortlich machten. Das Ziel der Vereinbarung war,

1. die Berührung von jungen Leuten mit dem Tabakmarketing zu verringern,
2. eine umfassende Raucherprävention zu erreichen und
3. den Marketingeffekten der Tabakindustrie auf Kinder entgegenzuwirken.

Mit diesem Abkommen sollte die Tabakindustrie bei Einhaltung der Werbeeinschränkungen 206 Mrd. US-$ über einen Zeitraum von 25 Jahren zahlen und ein nationales Institut für Gesundheitsaufklärung zum Rauchen sollte etabliert werden [6]. Diese Vereinbarung wurde nicht in die Tat umgesetzt und die Werbung der Tabakindustrie sogar noch intensiviert.

Unabhängig von dieser Vereinbarung schlug die WHO im Oktober 2000 in Genf zusammen mit Vertretern von 150 Staaten ein erstes internationales Abkommen für die Tabakkontrolle (Framework Convention on Tobacco Control, FCTC) vor. Ziel des Abkommens ist es, der Zunahme des Tabakkonsums mit nationalen und internationalen Maßnahmen Einhalt zu gebieten [7]. Die Tabakindustrie hatte erheblichen Widerstand angekündigt und versucht, die Durchführung des FCTC zu verzögern bzw. zu verhindern [8]. Im Jahre 2000 kam eine überwältigende Zahl von

Ländervertretern – sie repräsentierten 92% der Weltbevölkerung – zusammen, um dieses Dokument zu beraten. Die Mitgliedsstaaten der Weltgesundheitsorganisation (WHO) haben im Mai 2003 das Rahmenabkommen der WHO zur Eindämmung des Tabakgebrauchs (FCTC) angenommen. Deutschland hat den Vertrag 2004 ratifiziert und sich damit der Umsetzung verpflichtet.

Die Tabakindustrie hat aufgrund ihrer immensen Gewinne die Möglichkeit, zahlreiche Aktivitäten zu subventionieren. Es bleibt fraglich, ob der Staat oder auch andere Einrichtungen diese Gelder annehmen sollten, für die natürlich von Politikern und staatlichen Institutionen auch „Gegenleistungen" erwartet werden.

In den USA sollte vor einigen Jahren ein sehr umfangreiches Gesetz, der „Tobacco Deal", verabschiedet werden. Dieses Gesetz beinhaltete die Anhebung der Tabaksteuern (innerhalb von 5 Jahren von 1 auf 10 $ pro Packung), eine starke Einschränkung der Tabakwerbung und die Errichtung eines Sonderfonds zur Behandlung rauchbedingter Erkrankungen (jährlich 20 Mrd. $). Dafür sollte die Tabakindustrie von Einzelklagen durch den Staat USA „verschont" bleiben. Diese ließ aber in Verbindung mit Wahlen im Jahre 1998 Gelder in Höhe von 50 Mio. $ als Wahlspenden für die damals mehrheitlich im Kongress vertretenen Republikaner fließen und veranstaltete im Fernsehen gleichzeitig eine Werbekampagne. Beides verfehlte seine Wirkung nicht. Das Gesetz scheiterte durch die Stimmen der Republikaner [9].

Die Tabakindustrie verfolgt internen Beratungen des Verbands der deutschen Zigarettenindustrie (VdC) zufolge mehrere strategische Ziele zur Absicherung von Absatzmärkten [10]. Eines ihrer ersten Ziele ist die Verhinderung eines Verbots der Tabakwerbung weltweit, in der EU und in Deutschland, indem z. B. die Beratung und Abstimmung von Gesetzesvorlagen im Europaparlament zum Scheitern gebracht werden und/oder mit gerichtlichen Einsprüchen das Inkrafttreten von Gesetzen vereitelt wird. In diesem Sinne führt die Tabakindustrie Gespräche mit Politikern verschiedener Parteien und versucht, durch Wirtschafts- und Gewerkschaftsvertreter Druck auf die EU-Parlamentarier auszuüben, wobei in der EU das Ziel bestand, 314 Mitglieder des Europaparlaments auf „die Seite der Tabakindustrie zu bringen". Vordergründiges Gegenargument für das Werbeverbot war die „Informations(Werbe)freiheit", das mit großflächigen Plakat- und Anzeigenaktionen vor der Abstimmung untermauert wurde [11].

Die WHO dokumentierte in einem umfassenden Bericht minutiös, dass die Tabakindustrie

- mit Störmanövern vom Tabakmissbrauch ablenkt,
- versuchte, die Budgets der WHO in Sachen Tabak zu kürzen und andere UN-Organisationen gegen die WHO aufzuwiegeln,
- Entwicklungsländer überzeugen wollte, das Antitabakprogramm der WHO ginge auf deren Kosten und
- die Ergebnisse wichtiger wissenschaftlicher Studien ins Gegenteil verkehrt hat [12].

Zusätzlich hat die Tabakindustrie in einem inzwischen im Internet einsehbaren Geheimdokument (Positionspapier) die Strategie festgelegt, wie sie die Aktivitäten der WHO beeinflussen kann [13].

17.2 Politiker und ihre Einstellung zum Rauchen

Rauchen wird von vielen Menschen als Demonstration von Stärke und Überlegenheit angesehen, die Zigarre sogar als Symbol der Macht (zu sehen bei der Karikatur von Kapitalisten). Typische Beispiele für rauchende Politiker sind Churchill, Clinton, Erhard und Schröder. Politiker sind vermeintlich unabhängig und entscheiden nur nach ihrem Gewissen, tatsächlich sind sie aber mit gesellschaftlichen Interessengruppen verhaftet, die auch das Stimmenpotenzial für kommende Wahlen generieren [14, 15]. Hinzu kommt, dass die meisten Studienunterlagen zum Rauchen und die in ihnen getroffenen Aussagen über die „mehr oder weniger bedeutsamen Gefahren" aus den Labors und Werbeagenturen der Zigarettenindustrie stammen, was sich bezüglich der Meinungsbeeinflussung in den USA noch gravierender darstellt als in Deutschland [16–18]. Trotz eines Appells des Medizinischen Beirats der Bonner Organisation an den damaligen deutschen Bundeskanzler Gerhard Schröder, den Einspruch gegen die EU-Richtlinie zum Werbeverbot aufzugeben, war die Regierung der Meinung, „die Arbeitsplätze gefährdenden Beschlüsse" der EU-Kommission bekämpfen und die „Hexenjagd" auf die Werbung der Tabakindustrie mit ihrer Entscheidung bremsen zu müssen [19].

Die britische Regierung leitete im Jahre 1998 eine landesweite Aktion „Smoking kills" ein, mit der das Rauchen unter Jugendlichen innerhalb von zehn Jahren von 13 auf 9%, bei Erwachsenen von 28 auf 24% und speziell bei Frauen von 23 auf 15% gesenkt werden sollte. Dafür wurden mittlerweile über 100 Mio. £ bereitgestellt [20].

In Deutschland wie auch in anderen EU-Ländern finden wir eine Art Pattsituation: Auf der einen Seite stehen nicht handelnde Politiker und Journalisten, von denen viele rauchen, auf der anderen Seite gibt es die Solidargemeinschaft, welche die Gesamtkosten für Raucherschäden zahlt, einschließlich einer potenziellen Mehrheit der Bevölkerung, die für harte Maßnahmen zum Schutz der Nichtraucher und für die vollständige Abschaffung der Zigarettenwerbung stimmen würde. Dieses Szenario hat etwas mit einem politischen Marktversagen zu tun [21], an dem bis jetzt auch die richtungsweisenden Empfehlungen der EU nichts geändert haben. Politiker werden abhängig davon, ob sie sich für oder gegen ein Werbeverbot und den Schutz von Nichtrauchern entscheiden, an Glaubwürdigkeit bei ihren entsprechenden Wählergruppen einbüßen. Mit der Weigerung der Politiker, zu diesen Punkten klar Stellung zu beziehen, wird der Volkswillen falsch repräsentiert [22]. Sie nehmen lieber die nachgewiesenen Gesundheitsschäden in Kauf, die innerhalb weniger Jahre auf Milliarden anwachsen können, als sich klar zu entscheiden. Dabei laufen die Politiker auch Gefahr, einen kontinuierlichen Rechtsbruch zu begehen: Sie lassen es durch die Aufweichung der Arbeitsstättenverordnung mit dem Ausschluss von publikumswirksamen Arbeitsstätten (Restaurants, Bars) zu, dass Arbeitnehmer dort entgegen ihrer Grundrechte auf Gleichbehandlung und körperliche Unversehrtheit humankanzerogenem Passivrauch ausgesetzt werden.

Die regierenden Politiker Deutschlands haben bis zum Jahr 2007 keine ausreichend wirksamen Maßnahmen zum Schutze der nicht rauchenden Bevölkerung eingeleitet, ganz zu schweigen von präventiven Maßnahmen zum Schutze der Jugendlichen [23]. Die ersten sichtbaren Anzeichen zu einem Richtungswechsel in der deutschen Politik konnten im Februar 2007 verzeichnet werden, zu einem Zeitpunkt, als bereits in vielen anderen EU-Ländern Maßnahmen eingeleitet worden waren (Tabelle 17.2). Bei einem Treffen der Gesundheitsminister von Bund und Ländern wurde beschlossen, dass das Rauchen in Gaststätten in Deutschland künftig weitgehend verboten werden soll. Allerdings sollen Gastwirte in einigen Bundesländern getrennte Raucherzimmer einrichten können (Abb. 17.1). Als Reaktion darauf hat die Europäische Union Deutschland aufgefordert, langfristig ein komplettes Rauchverbot ohne Ausnahmen zu erlassen. Dies sei der effektivste Gesundheitsschutz, habe die meisten Anhänger und sei am einfachsten durchzusetzen, sagte der EU-Gesundheitskommissar Markos Kyprianou. Stein des Anstoßes waren geplante Sonderregelungen in den Ländern Niedersachsen und Nordrhein-Westfalen sowie die Möglichkeit, getrennte Raucherzimmer einzurichten und damit die

Tabelle 17.2. Rauchverbote in der Europäischen Union. In vielen EU-Ländern wird allerdings weiter in der Öffentlichkeit geraucht – teilweise trotz geltender Verbote (Stand März 2007)

Irland	Der Vorreiter der EU ist Irland, das im März 2004 ein totales Rauchverbot in öffentlichen Gebäuden verhängte. Untersuchungen zeigen, dass diese Regel zu 94% befolgt wird, obwohl die verräucherten Pubs des Landes jahrzehntelang als Mittelpunkt des gesellschaftlichen Lebens galten
Frankreich	In Frankreich ist es seit dem 1. Februar 2007 verboten, in öffentlichen Gebäuden zu rauchen. Angesichts drohender Strafzettel und 86%iger Zustimmung zum Verbot in der Bevölkerung wird die neue Regel auch weitgehend befolgt. Überall sind jetzt im Freien Raucher zu beobachten, die ihren Arbeitsplatz verlassen müssen, um zu rauchen. Cafés, Bars und Restaurants haben bis 2008 Zeit, um sich auf die neue Regel einzustellen
England	Ab dem 1. Juli 2007 gilt ein umfassendes Rauchverbot an allen öffentlichen Orten und in Restaurants, Pubs, Bars und Privatclubs. Raucher müssen ins Freie. Wer gegen die Regeln verstößt, kann mit einer Strafe von umgerechnet bis zu 3650 € belangt werden
Schottland, Nordirland, Italien, Malta, Schweden, Lettland, Litauen	In Schottland gilt bereits seit März 2006 ein strenges Rauchverbot. Auch Nordirland plant ein umfassendes Rauchverbot ab Frühjahr 2008. Ähnliche Verbote wurden seit 2004 auch in Italien, Malta, Schweden und Lettland verhängt, in Litauen ab Januar 2007
Belgien	In Belgien darf seit Januar 2007 nur noch in Gaststätten gerauchten werden, die weniger als ein Drittel ihres Umsatzes mit Speisen erzielen
Spanien	In Spanien ermöglichen diverse Ausnahmegenehmigungen weiter das Rauchen in Cafés, Bars und Restaurants
Österreich	In Österreich müssen Restaurants seit dem 1. Januar 2007 ab einer bestimmten Größe „Nichtraucherecken" zur Verfügung stellen. Die Umsetzung ist aber alles andere als strikt. Österreich hat mit 38% der Erwachsenen eine der höchsten Raucherquoten der EU
Griechenland	In Griechenland wird ein bestehendes Verbot weitestgehend ignoriert

	Gaststätte	Diskothek	Behörden, Ämter, Gerichte	Krankenhaus	Pflegeeinrichtung, Wohnheim	Schule	Kinder- und Jugendeinrichtung	Hochschule	Kultureinrichtung	Sportstätte	Dienstleistungen	Häfen, Flughäfen	Hotels
Baden-Württemberg (ab 1.8.07)	🚭 3, 6	🚭	🚭 3, 4	🚭 3	🚭 8	🚭 1, 2	🚭 1	🚭 3	🚭 3	🚭			
Bayern (Entwurf)	2008 [3, 6]	2008 [3]	🚭 3	2008 [3]	2008 [3]	🚭 1	🚭 1, 13	2008 [3]	2008 [3, 9]	2008 [3]		2008 [3]	
Berlin (Entwurf)	2008 [3]		2008 [5]	2008 [5]	2008 [5]	🚭 1, 5	2008 [1, 5]	2008 [5]	2008 [5, 9]				
Brandenburg (Entwurf)	2008 [3]	2008	🚭	2008	2008	🚭 1	2008 [1, 13]	2008	2008 [1, 3]	2008	2008 [14a]		
Bremen (Entwurf)	2008 [3]	2008 [4]	2008 [4]	🚭	2008	🚭 1	🚭 1	2008	2008	2008		2008	
Hamburg (ab 1.1.08)	3, 6, 10	3	3	3	3	1	1	3	3	3	14b		
Hessen (ab 01.10.07)	🚭 3, 6	🚭 3	🚭 3	🚭 3	🚭 3	🚭 1	🚭 1	🚭	🚭 3	🚭		🚭 3	
Mecklenburg-Vorpommern (ab 01.08.07)	2008 [3]		🚭 3	🚭 3	🚭 3	🚭 1	🚭 1	🚭 3	🚭 3, 9	🚭 3		🚭 3	
Niedersachsen (ab 1.8.07)	🚭 3	🚭	🚭 3	🚭 3	🚭 3	🚭 1	🚭 1	🚭 3	🚭 3	🚭		🚭 3	
NRW (Entwurf)	Juli 2008 [3,6,10]	Juli 2008 [3]	🚭 3	2008		🚭 1	🚭 1	🚭 3	2008 [3]	2008 [3]		2008 [3]	
Rheinland-Pfalz (ab 15.02.08)	3, 3a ,6	3a	🚭	🚭		🚭 1	🚭 1						
Saarland (Entwurf)	2008 [3, 11]		2008 [3]	🚭	2008	🚭 1	🚭 1	2008	2008	2008		2008	2008 [3]
Sachsen (ab 01.02.08)	3, 12		7	7	7	1, 7	1, 7	7	7	7			
Sachsen-Anhalt (Entwurf)	2008 [3]		🚭	🚭		🚭 1	🚭 1				2008 [3, 14c]		2008 [3]
Schleswig-Holstein (Entwurf)	2008 [3]	2008 [3]	2008 [3]	2008 [3]	2008 [3]	2008 [1]	2008 [1]	2008 [3]	2008 [3]	2008 [3]			
Thüringen (Entwurf)	2008 [3, 12]		2008 [3]	2008		2008 [1]	2008 [1]	2008	2008	2008	2008 [14c]		

◄ **Abb. 17.1.** Übersicht über die realisierten und geplanten Rauchverbote einzelner Bundesländer (Stand September 2007), modifiziert nach dem Netzwerkbüro Tabakprävention (http://www.tabakpraevention.de).

[1] Auch auf dem Außengelände.

[2] Ausnahmen durch Schulkonferenz möglich (nur Baden-Württemberg).

[3] Raucherräume/Nebenräume möglich;

[3a] nicht in Räumen mit Tanzflächen.

[4] Ausnahme bei besonderen Veranstaltungen.

[5] Raucherzimmer für Beschäftigte möglich.

[6] Ausnahme: Festzelte (zeitlich begrenzt).

Ausnahme: Arbeitsräume zur alleinigen Nutzung, die nicht von anderen betreten werden (nur Sachsen).

[8] Ausnahmen: Räume werden ausschließlich von Rauchern genutzt oder Einverständnis aller Nutzer (nur Baden-Württemberg).

[9] Ausnahme: als Teil einer Darbietung.

[10] Ausnahme: Vereins- und Klubheime.

[11] Ausnahme: Gaststätte ist allein vom Inhaber betrieben, in Vereinsheimen erst ab 20:00 möglich (nur Saarland).

[12] Einschließlich Spielhallen und -kasinos.

[13] Einschließlich Spielplätze.

[14a] Einkaufszentren (EZ), öffentlich zugängliche Räume;

[14b] Lebensmitteleinzelhandel, EZ;

[14c] Einzelhandel gesamt, EZ

Arbeitnehmer im Gastronomiebereich zu gefährden (Abb. 17.2). Daraufhin haben im Verlauf des Jahres 2007 die meisten Bundesländer Gesetzesentwürfe vorgelegt, die Rauchverbote in der Gastronomie, in öffentlichen Einrichtungen, in Schulen sowie Kinder- und Jugendeinrichtungen, in Sportstätten und Kultureinrichtungen beinhalten. Auf Bundesebene trat zum 1. September 2007 ein Gesetz in Kraft, welches das Rauchen in Einrichtungen des Bundes verbietet. Die Abgabe von Tabakwaren ist nur noch an Erwachsene (ab 18 Jahren) gestattet (für die Umrüstung der Automaten gilt eine Übergangsfrist bis 1. Januar 2009). Auch das Rauchen in der Öffentlichkeit ist nur noch Erwachsenen erlaubt.

Die Umrüstung von Zigarettenautomaten auf Chipbezahlung seit dem 1. Januar 2007 reicht nicht aus, um das Rauchen bei Minderjährigen wirkungsvoll einzudämmen. Ebenso werden Forschungsarbeiten zum Thema Raucherschäden von Staat und Bundesländern nur unzureichend gefördert. Vergleicht man beispielsweise die Anzahl der Lehrstühle für Lungenheilkunde mit anderen Fächern oder mit dem europäischen Ausland, so ist Deutschland leider das Schlusslicht. Auch auf der klinischen Ebene spiegelt sich dies wieder. Im Gegensatz zu der Vielzahl an Diätberatungen gibt es an deutschen Krankenhäusern bis auf wenige Ausnahmen keine Raucherentwöhnungssprechstunden.

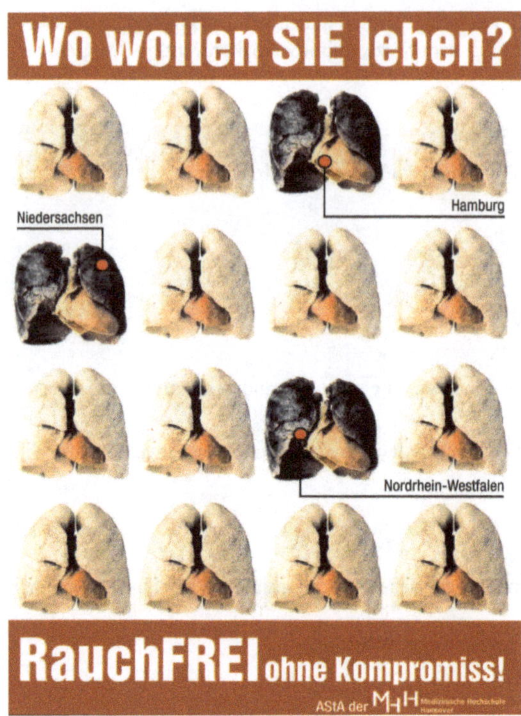

Abb. 17.2. Reaktion des Allgemeinen Studierendenausschusses (AStA) der Medizinischen Hochschule Hannover auf den Plan der Länder Niedersachsen, Nordrhein-Westfalen und Hamburg, das Rauchverbot für Kneipen einzuschränken bzw. auf Freiwilligkeit zu setzen (weitere Informationen unter: http://www.pro-rauchfrei.de)

Sind Experten vor legislativen Entscheidungen gefragt, ist die Zigarettenindustrie immer in der Lage, „Sachverständige" und „Gutachter" aus den verschiedensten Disziplinen aufzubieten, die durch ein Anzweifeln von Studienergebnissen eine Verunsicherung erzeugen, die sich letztlich als hemmend auf die gesetzgeberischen Maßnahmen auswirkt [24, 25]. Dabei kann die Tabakindustrie über Schadenersatzklagen – bei Zahlungsandrohung millionenschwerer Gerichtskosten – jegliche Aktionen lähmen, wie dies mit dem Radio- und TV-Sender CBS in den USA geschehen ist [26].

17.3 Wissenschaftler und die Tabakindustrie

Die Frage, ob Wissenschaftler für ihre Arbeiten von der Tabakindustrie Geld annehmen dürfen, muss mittlerweile aufgrund der negativen Forschungspolitik der Tabakindustrie mit einem klaren Nein beantwortet werden. Die international führende Fachgesellschaft für Lungenheilkunde, American Thoracic Society, beispielsweise nimmt keine Forschungsarbeiten, die durch die Tabakindustrie unterstützt wurden – ganz gleich mit welchem Ergebnis – zur Publikation in ihren wichtigen Fachzeitschriften *American Journal of Respiratory, Critical Care Medicine* sowie *American Journal of Respiratory Cell* and *Molecular Biology* an. Ebenso besteht eine Pflicht, jegliche Unterstützung seitens der Tabakindustrie offenzulegen. Andere Fachgesellschaften haben sich dieser Politik angeschlossen. Der Grund für diese Ächtung liegt u. a. in einem überaus problematischen Forschungsverhalten der Industrie. Die Tabakindustrie der USA gründete 1954 ein Council for Tobacco Research (CTR), welches umfassende Gelder für Forschungsarbeiten bereitstellte: 83 Mio. $ für 865 Forschungsprojekte in 279 medizinischen Einrichtungen an Universitäten, Krankenhäusern und Forschungseinrichtungen [27]. Wenn es zunächst auch Arbeiten zum Thema „Rauchen und Gesundheit“ förderte, wurde eine Forschungsgruppe gebildet, die sich biomedizinischen Forschungen ohne Bezug zum Rauchen widmete. Die Einflussnahme des CTR auf verschiedene Forschungsprojekte wurde unterschiedlich beurteilt, oftmals war keine Beeinflussung festzustellen. In solchen Fällen kam es dem CTR darauf an, als gleichberechtigter Spender zusammen mit der American Cancer Society, der National Science Foundation oder den National Institutes of Health und anderen führenden Forschungseinrichtungen aufzutreten [27], um so „per Huckepack“ den gleichen Status wie sie zu erreichen, was auch gelang.

In Deutschland unternahmen der Forschungsrat Rauchen und Gesundheit (später Stiftung VERUM) und die Forschungsgesellschaft Rauchen und Gesundheit mbH Versuche, wissenschaftlich zu arbeiten, wobei sie vom Physiologen K. Thurau und/oder Internisten F. Adlkofer beraten wurden [28, 29]. Diese Publikationen wurden sehr kritisch kommentiert [28]. Der dänische Mediziner T. Voss kassierte monatlich 3500–6500 US-$ von Philip Morris dafür, dass er sich gegen Antirauchergruppen in der Öffentlichkeit äußerte. Der schwedische Mediziner T. Malmfors vom Karolinska Institut wurde zusammen mit L. Werkö ebenfalls für Philip Morris tätig, indem beide die Gefährlichkeit des Passivrauchens als unbewiesen darstellten und dafür umgerechnet ca. 30.000 € erhielten [30].

Im Jahre 1996 veröffentlichte INFOTAB, eine von der Tabakindustrie unterstützte „Denkfabrik“, ein Dokument mit dem Titel „A guide for dealing with antitobacco pressure groups“ [31], in dem ein frühes Warnsystem für die Einrichtung von WHO-Büros und das Abhalten regionaler Workshops von Antirauchergruppen, Nichtraucherorganisationen oder -koalitionen etabliert wurde. Diese Initiativen wurden begleitet von Aktivitäten, welche die Etablierung von Antitabakprogrammen verzögern sollten.

Nachdem die British American Tobacco Company (BATCo) die WHO-Programme studiert hatte, wurden Wissenschaftler eingeschaltet und von BATCo bezahlt. Sie traten als Privatpersonen auf und stellten die WHO-Programme infrage. Dies waren z. B. P. Dietrich, damals Präsident des Institute for International Health and Development, sowie B. Tollison vom Centre for Study of Public Choice. Ersterer spielte die Tabakfragen in einer für die New York Academy of Sciences geplanten Publikation herunter, letzterer schrieb ähnliche Artikel für die *International Herald Tribune*. Kernpunkte der Artikel waren, dass die WHO sich mehr um die Bekämpfung von Infektionskrankheiten (Malaria und Cholera) in der Dritten Welt kümmern sollte als um Sicherheitsgurte oder Zigaretten und Alkohol [32]. Wenn diese abwegigen Darstellungen international mehrfach wiederholt werden, besteht die Gefahr, dass sie als Fakten akzeptiert werden.

Das fragwürdige Sponsoring von an Universitäten beschäftigten Forschern für Arbeiten, welche die Gefahren des Tabakrauchs relativieren, nimmt teilweise sehr gefährliche Züge an: Beispielsweise wurden in den USA Leserbriefe zu den geringen oder fehlenden Risiken des Passivrauchens nach Ausführungen der Zeitschrift *Science* mit Summen bis zu 10.000 $ honoriert [33]. In der Beilage der Zeitschrift *Münchener Medizinische Wochenschrift* publizierte der bekannte Statistiker K. Überla eine Übersichtsarbeit zum Passivrauchen unter dem Titel „Freiheit und Verantwortung – diskutiert am Beispiel des Passivrauchens". Sie soll von dem der Tabakindustrie nahestehenden Peutinger-Collegium finanziert worden sein [33]. Dieses Institut wird seit seiner Gründung von G.B. Gori, einem Berater der Tabakindustrie, geführt, der diese auch in der Öffentlichkeit beratend vertritt. In den Jahren 1992/93 soll Gori für fünf Zuschriften an Fachzeitschriften (u. a. *Journal of the National Cancer Institute*) und Tageszeitungen (*Wall Street Journal*) über 20.000 US-$ erhalten haben [34–37].

Sehr kritisch wurde auch vermerkt, dass die Universität Nottingham mit finanzieller Unterstützung von British American Tobacco (BAT) ein internationales Zentrum für Corporate Social Responsibility eröffnete [38]. Diese Entscheidung der Universität hat in Wissenschaftlerkreisen erhebliche Proteste und kontroverse Diskussionen hervorgerufen und die Frage aufgeworfen, ob ein solches Verhalten angesichts der Tatsache, dass die Tabakindustrie mit ihren Produkten größte Gesundheitsschäden verursacht, überhaupt ethisch und moralisch vertretbar sei [39, 40].

Es sollte letztlich Ärzten und anderen Wissenschaftlern strikt verboten werden, Forschungsarbeiten mithilfe von Subventionen der Tabakindustrie durchzuführen. Auch ist in diesem Zusammenhang die Vergabe von Forschungsgeldern und -preisen an Wissenschaftler anderer Fachrichtungen ethisch äußerst bedenklich. Dabei ist der mit 100.000 € dotierte Philip-Morris-Preis zu nennen. Er soll eigentlich für Forschungsarbeiten vergeben werden, die nicht dem eigenen Unternehmenszweck dienen. Im Jahre 2005 wurde der Preis jedoch für Studien zu den Themen Riechrezeptoren und Spermien verliehen. Beide werden durch Tabakrauch beeinflusst und die Annahme hätte grundsätzlich aus ethischen Gründen verweigert werden müssen.

17.4 „Subventionierter" Tabakanbau

Dass der Anbau von Tabak ein für Bauern lukratives Geschäft ist, belegt eine Aufstellung über die mit dem Anbau landwirtschaftlicher Produkte zu erzielenden Verkaufserlöse aus den USA (Abb. 17.3) [10].

Die weltweit besten Tabaksorten werden außerhalb Europas angebaut, innerhalb der Europäischen Union wächst ausschließlich in Griechenland (3%iger Anteil) Tabak mit einer höheren Qualität [41]. Die EU subventioniert die Tabakindustrie jährlich mit über 1 Mrd. €, davon entfallen auf die deutschen Tabakanbauer 25,6 Mio. € [42]. Der europäische Tabakpflanzer verdiente 1997 etwa 4090 € pro Hektar – ein Preis, der unter dem Durchschnittseinkommen europäischer Landwirte liegt. Aufgrund der Subventionierung wird der Tabakanbau dennoch weitergeführt. Im griechischen Teil Mazedoniens bauten die Bauern früher Weizen an, dann wechselten sie aber wegen der Subventionen zum Tabak: Die jährlichen Subventionen in Griechenland stiegen beispielsweise von 1986 bis 1995 auf über 409 Mio. € an [41], etwa das 5-Fache des Marktwertes. Demgegenüber liegen die volkswirtschaftlichen Kosten des Rauchens (Gesundheitsfürsorge, Sozialversicherung, krankheitsbedingte Produktionsausfälle) dreimal höher als der aus dem Tabakanbau erwirtschaftete Gewinn [41].

Insgesamt beschäftigt die Tabakindustrie in der EU 200.000 Menschen, wobei die Tabak verarbeitenden Betriebe in ländlichen Regionen angesiedelt sind und deren Wirtschaft unterstützen. Demgegenüber lag der Wert des geernteten Tabaks nur bei 20% der dafür gezahlten Subventionen [43] – ein auf Dauer unhaltbarer Zustand.

Durch die „Vernichtung“ dieser Arbeitsplätze aufgrund von Subventionsstreichungen würden hohe soziale Kosten entstehen. Andererseits wird dieser EU-Tabak als „minderwertige“ Ware exportiert bzw. nur als Füllstoff verwendet. Die EU (insbesondere Deutschland) importiert 80% des für die Produktion benötigten Tabaks. Das heißt, ein Produkt, das anschließend nicht einmal angemessen verwertet werden kann, *muss* subventioniert werden. Wege zur Lösung dieses Problems wären:

- eine schrittweise Umlenkung der Arbeitskräfte in andere Beschäftigungsverhältnisse,
- Zahlung einer Entschädigung an die Tabakbauern für die Aufgabe des Anbaus, um dadurch eine Reduzierung der Anbauflächen zu erreichen (Quotenaufkauf, s. auch EWG-Bestimmung Nr. 2079/92) und
- Verstärkung der Kontrollen über die Anbauflächen, wenn gegen das Gemeinschaftsrecht verstoßen wird.

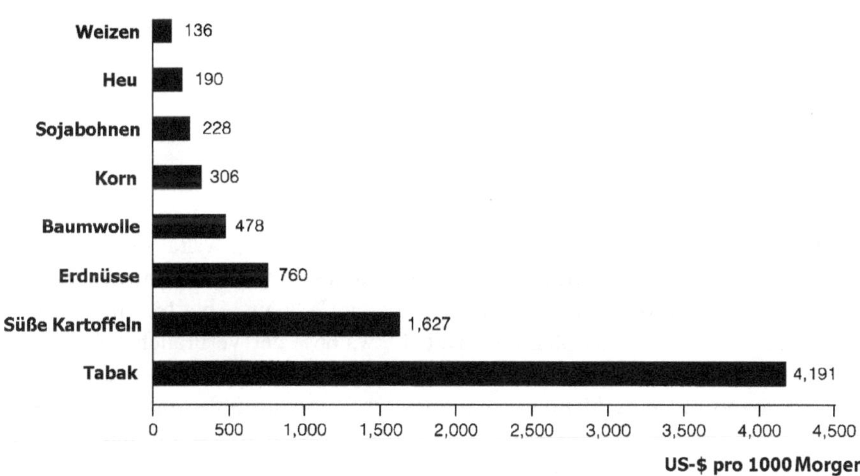

Abb. 17.3. Landwirtschaftlicher Wert für ausgewählte Ernteprodukte im Jahre 1995 [10]. Tabak stand überall in den USA an 7. Stelle, was die Häufigkeit betraf. Mit diesem Produkt wurde in den USA ein Wert von 2,3 Mrd. US-$ erzielt

Das langfristige Ziel einer Qualitätsverbesserung des angebauten Tabaks („unschädliche“ Tabaksorten) dürfte nicht umsetzbar sein [43]. Allenfalls kann aus Tabakpflanzen Nikotin für medizinische Zwecke extrahiert werden. Da auch andere Industriezweige in der EU im Zuge von Umstrukturierungsmaßnahmen „umgestaltet“ werden, sollte es die Aufgabe der Politik sein, auch den Sektor des Tabakanbaus umzustrukturieren. Die Gesundheitsorganisation der Vereinten Nationen teilte diesbezüglich mit, dass die Angabe von negativen Beschäftigungsfolgen durch eine Umstrukturierung übertrieben sei und Hilfsmaßnahmen für Tabakbauern eingeleitet werden könnten [44].

Paradoxerweise fördert die Welthungerhilfe mit Spendengeldern den Anbau von Tabak in verschiedenen Ländern, so z. B. in Ghana. Die Argumente, die dieses Vorgehen rechtfertigen sollen, lauten in etwa: „Tabak ist ein traditionelles Genussmittel und bringt ein klein wenig Luxus und Freude ins tägliche Leben“. Um in diesen Ländern Tabak anbauen zu können, müssen Wälder gerodet werden. Hinzu kommt, dass die so gewonnenen Ackerflächen wegen der mangelhaften Bodenqualität und des Düngermangels nur wenige Jahre genutzt werden können und dann durch neue Anbauflächen ersetzt werden müssen [45]. Nach Berechnungen der UNO muss für die Produktion von 300 Zigaretten jeweils ein Baum gefällt werden.

Die britische Regierung wies den von der Tabakindustrie mitinitiierten Bericht der Kommission an den Rat über die gemeinsame Marktorganisation für Rohtabak [46] zurück und sprach sich gegen weitere Subventionen für den Tabakanbau aus. Diese Vorschläge wurden jedoch nicht akzeptiert [46].

Eine völlig skurrile Haltung zum Tabakanbau nimmt die Schweizer Bundesregierung ein: Der Bund erhebt im Sinne einer Tabaksteuer 2,6 Rappen pro Packung. Die so eingenommenen 20 Mio. SFr kommen nicht der Rauchprävention zugute, sie fließen vielmehr in die Subvention des Tabakanbaus [47]. Auf der anderen Seite hat die Schweiz einen Tabakfonds eingerichtet, mit dessen Hilfe wichtige Präventions- und Entwöhnungsprogramme unterstützt werden.

17.5 Tabaksteuern

Seit über 200 Jahren nehmen verschiedene Staaten Steuern aus dem Tabakkonsum ein. Inzwischen sind die den Tabakwaren auferlegten Steuern weitaus höher als ihr Verkaufswert. Preissteigerungen sind ein wirksames Instrument, um den Tabakkonsum zumindest vorübergehend zu reduzieren. Wie aus Abb. 16.2 hervorgeht, liegen die für die EU bekannten Steuern bei etwa 66% der Verbraucherpreise [48, 49]. Deutschland liegt mit diesem Steuersatz knapp unter dem Limit. Während der Zigarettenpreis in Deutschland unter Berücksichtigung der Inflationsrate von 1987 bis 1993 nur um 4,1% anstieg, erhöhte er sich in Großbritannien seit Mai 1997 um 25%. Daraus kann auf den starken Einfluss der Tabakindustrie in Deutschland geschlossen werden. Von März 2004 bis September 2005 wurde die Tabaksteuer allerdings in drei Stufen um jeweils 1,2 Cents pro Zigarette erhöht.

Zwischen Zigarettenpreis und Konsumniveau bestehen inverse Beziehungen, die bei graphischer Darstellung ein spiegelbildliches Verhalten demonstrieren. Im Mittel verringert sich der Zigarettenkonsum Erwachsener bei einer 10%igen Preiserhöhung um 3–7% [50]. Selbstverständlich wirken sich derartige Preiserhöhungen auf das Kaufverlangen von Kindern und Jugendlichen weit mehr aus, sodass mit 2- bis 3-fach größeren Kaufrückgängen zu rechnen ist [51]. Eine Verdoppelung des Zigarettenpreises würde mit deutlichen Rückgängen des Zigarettenkonsums einhergehen, wenn der Tabakschmuggel wirksam unterbunden werden könnte. Eine derartige Preissteigerung wäre auch mit einem deutlichen Gesundheitsgewinn für die sozial schwächeren Gruppen verbunden [52]. Erste Erfahrungen mit einem solchen Vorgehen wurden in Kanada in den Jahren 1982–1991 gesammelt: Die erhebliche Anhebung der Tabaksteuer in diesem Zeitraum führte zu einer 40%igen Verringerung des Zigarettenkonsum, Schmuggel eingeschlossen [53]. Noch deutlichere Rückgänge waren in Neuseeland zu beobachten [54]. Solche Maßnahmen wirken sich jedoch erst nach mehreren Jahren aus [55]. Bei Jugendlichen ist durch derartige Steuererhöhungen ein nachlassendes Interesse an der Zigarette über längere Zeit zu beobachten [56, 57]. Zunächst befürchtete Einnahmeverluste durch den Staat und der erhöhte Schmuggel halten sich in Grenzen, weil die Steuereinnahmen erheblich ansteigen [58]. Diese Mehreinnahmen des Staates sollten allerdings in tabakassoziierte Gesundheitsprojekte fließen. Geringfügige Erhöhungen der Tabaksteuer, wie sie in Deutschland zu Beginn des Jahres 2002 wirksam wurden, sind wenig effektiv. Hinzu kommt in diesem Fall noch, dass der Finanzminister als Begründung die „Erhöhung der inneren Sicherheit“ anführte – eine zutiefst unmoralische Begründung, weil der Raucher glauben könnte, er würde eine staatsbürgerliche Pflicht erfüllen, wenn er kräftig raucht.

17.6 Die Regulierung des Rauchens

Ein vordringliches Ziel der Tabakregulierung ist die Verringerung der tabakassoziierten Erkrankungen und des gesamtgesellschaftlichen Schadens, der durch das Rauchen entsteht. Darin eingeschlossen sind die frühere Sterblichkeit des Rauchers, die Schädigung des Nichtrauchers sowie letztlich auch die betriebs- und volkswirtschaftlichen Kosten. Damit ergeben sich für die Tabakregulierung drei wichtige Aufgaben:

1. den Einstieg in den Tabakkonsum zu verhindern,
2. einen schnellen Ausstieg aus dem Tabakkonsum zu erreichen bzw. den Tabakkonsum zumindest deutlich einzuschränken und
3. die Nichtraucher vor den Gefahren des Passivrauchens (ETS) zu schützen.

Die bisher in zahlreichen Industrieländern erzielten Ergebnisse sind unbefriedigend und unzureichend, u. a. auch in Deutschland [59].

Die Internationale Vereinigung gegen den Krebs und die Vereinigung der Europäischen Ligen zur Krebsbekämpfung haben im März 2000 einen weiteren Vorschlag für eine EU-Richtlinie zur Regulierung von Tabakprodukten, KOM (99) 594, erarbeitet [60], die entscheidende Punkte zur Tabakregulierung enthalten soll:

- Einschränkung der Werbung, wirksame Warnung vor Gesundheitsrisiken,

- Entglorifizierung des Raucherimages,
- Regulierung der Inhaltsstoffe zur Begrenzung gesundheitlicher Schäden,
- Schutz von Minderjährigen durch Beschränkung ihres Zugangs zu Tabakprodukten,
- Erhöhung der Verkaufspreise durch höhere Steuern,
- Bekämpfung der Marktüberschwemmung mit billiger Schmuggelware,
- Abbau der Subventionen für den Tabakanbau,
- Heranziehung der Industrie zum Schadenersatz für gesundheitlich geschädigte Raucher,
- Unterstützung von Kampagnen für eine gesündere Lebensführung, um junge Menschen vom Rauchen abzuhalten sowie
- Rat, Hilfe und Behandlung für Menschen, die sich das Rauchen abgewöhnen wollen.

Die Realisierung blieb den Regierungen der einzelnen Mitgliedsländer überlassen und es gibt positive wie auch negative Beispiele in der Auslegung [60]. Vergleicht man dazu Regelungen in den USA und in Australien, so ist eindeutig eine Reduktion der Anzahl von Rauchern und gerauchter Zigaretten am Arbeitsplatz zu verzeichnen, wenn die Arbeitsplätze für rauchfrei erklärt wurden [61].

17.7 Werbe- und Rauchverbote in verschiedenen Ländern

Die Europäische Union hatte bezüglich eines Werbeverbots im Jahre 2003 die Initiative ergriffen. Die EU-weit beschlossene Richtlinie 2003/33/EG sieht ein weitreichendes Verbot der Werbung für Tabakerzeugnisse vor. So ist Tabakwerbung in den Printmedien (Zeitungen und sonstigen Publikationen), den Dienstleistungen der Informationsgesellschaft und in allen Rundfunksendungen generell verboten. Auch das Sponsoring, z. B. von Formel-1-Rennen, ist betroffen. Deutschland setzte diese Richtlinie nach allen anderen EU-Ländern erst Ende 2006 in nationales Recht um, nachdem verschiedene Bundesregierungen mehrmals vergeblich gegen das Werbeverbot, auch gerichtlich, vorgegangen waren (s. u.). Die verantwortlichen Politiker können sich diesbezüglich dem Vorwurf nicht entziehen, das Grundrecht auf körperliche Unversehrtheit missachtet zu haben.

Bis 1990 gab es nur in sechs Ländern vollständige Werbeverbote: in Island (seit 1972), Norwegen (seit 1975), Finnland (seit 1978), Portugal (seit 1984), Italien (seit 1984) und Kanada (seit 1989) [21]. Diejenigen Länder mit Werbeverbot wiesen einen Rückgang des Tabakkonsums auf.

In zahlreichen Großstädten Chinas einschließlich Peking wurden in den 80er-Jahren Rauchbeschränkungen und -verbote in öffentlichen Gebäuden und Verkehrsmitteln durchgesetzt [62]. Darüber hinaus nimmt die Medizinische Universität von Zhejiang angesichts der ansteigenden Zahlen von Krebserkrankungen künftig keine rauchenden Studenten mehr auf [63].

Das in Norwegen 1995 verabschiedete Antinikotingesetz trat zu Beginn des Jahres 1996 in Kraft und verdrängt den Raucher aus der Öffentlichkeit, wobei für Schulen und andere öffentliche Einrichtungen (Restaurants, Cafes, Einkaufszentren, Flughäfen, Kinos) Rauchverbote ausgesprochen wurden. Über die Preiserhöhung (4,75 € für 20 Zigaretten) wird der Kauf erschwert und Jugendliche müssen sich beim Kauf ausweisen. Automaten sind ebenso wie die Werbung untersagt [64].

Auch in Israel wurde inzwischen die Tabakwerbung eingeschränkt, wobei nicht mit Menschen und Tieren geworben werden darf. Zusätzlich muss jede Zigarettenpackung einen Gefährdungshinweis als Aufschrift tragen [65].

In Polen wurde im August 1995 nahezu einstimmig ein Antitabakgesetz beschlossen, welches ein Verkaufsverbot von Tabakwaren an Jugendliche (unter 18 Jahren) sowie in Schulen, Krankenhäusern und bei Sportveranstaltungen festschreibt. Des Weiteren untersagt es Zigarettenautomaten sowie das Rauchen in öffentlichen Gebäuden (ausgenommen in abgegrenzten Bereichen) und am Arbeitsplatz, außerdem gilt ein generelles Werbeverbot für Tabakwaren in öffentlichen Gebäuden, in den Medien sowie bei Gesundheits-, kulturellen und sportlichen Veranstaltungen [66]. Wer sich im Krankenhaus oder in einer Schule eine Zigarette anzündet, muss mit Geldstrafen bis zu 1250 € rechnen [67]. Die Warnhinweise auf den Zigarettenschachteln müssen seit 1998 30% der Gesamtfläche auf jeder Seite der Schachtel einnehmen [68].

In Großbritannien trat im Dezember 1999 ein Werbeverbot für Tabakwaren in der Presse und auf Plakaten in Kraft. Dies betrifft auch die Werbung in Geschäften und Zeitungskiosken. Darüber hinaus wird seit Juli 2003 jegliches Sponsoring durch die Tabakindustrie untersagt [69]. Raucher, die achtlos eine Zigarette in Londons Stadtteil Westminster wegwerfen und dabei ertappt werden, müssen auf der Stelle eine Geldstrafe von umgerechnet 40 € entrichten [70]. Des Weiteren räumen mehrere britische Versicherungsgesellschaften einen Sonderrabatt für nicht rauchende Autofahrer ein, wenn diese erklären, mindestens seit einem Jahr Exraucher zu sein [71]. Diese Regelung basiert auf dem Argument, dass rauchende Autofahrer mehr Tränenflüssigkeit produzieren und häufiger die Augenlider schließen, was ihre Aufmerksamkeit im Straßenverkehr beeinträchtigt [71].

In Italien erfolgte im Januar 1996 die Gründung einer Regierungsinitiative zum Thema Werbeverbot [72]. Mit Wirkung zum 4.1.2005 wurde per Gesetzeserlass eine umfassende Regulierung zum Verbot der Tabakwerbung ausgeweitet. Dieses Gesetz basiert auf dem bereits seit dem 10.4.1962 bestehenden Tabakwerbeverbot für die Werbung in Druckerzeugnissen, in Diensten der Informationsgesellschaft und im Rundfunk.

Der Internationale Automobilverband (FIA) beschloss in Sevilla ein generelles Tabakwerbeverbot einschließlich des Verbots von Sponsoring, das seit Ende 2006 gilt [73]. Dieser Entschluss ist anerkennenswert, da in den Vorjahren ein solcher Schritt für unmöglich gehalten wurde, nun aber in Abstimmung mit der WHO erfolgte.

Das Tabakwerbeverbot der Europäischen Union wurde zwar 2003 beschlossen, aber auf Initiative der Tabakindustrie klagten die Regierungen Deutschlands und Österreichs beim Europäischen Gerichtshof in Luxemburg dagegen. So wurde die EU-Richtlinie zum Tabakwerbeverbot auch durch den irischen Generalanwalt N. Fennelly mit der Begründung, „die EU habe schlicht keine Zuständigkeit, das Tabakwerbeverbot zu erlassen", für nichtig erklärt. Von diesem Urteil hingen

200 Mio. € Werbeausgaben und 100 Mio. € an Sponsoringausgaben ab [74]. Im Jahre 2006 wandte sich die EU jedoch gegen eine Aufhebung des Werbeverbots und der Kampf der Bundesregierung scheiterte im Dezember 2006 am Europäischen Gerichtshof. Die Niederlage hatte sich bereits im Sommer abgezeichnet, als der die Richter beratende Generalanwalt die Abweisung empfahl, nachdem Deutschland sich erneut gegen die EU-Richtlinie gewehrt hatte, welche die Tabakwerbung in der Presse, im Rundfunk und im Internet verbietet. Die Bundesregierung argumentierte, die EU überschreite damit ihre Kompetenzen und folgte der Aussage des irischen Generalanwalts N. Fennelly. Die Niederlage hat allerdings kaum noch praktische Bedeutung, weil der Bundestag bereits im November 2006 ein Gesetz zur Umsetzung des Tabakwerbeverbots verabschiedete. Vor allem Zeitungs- und Zeitschriftenverleger protestierten im Vorfeld wegen des befürchteten Verlusts an Werbeeinnahmen gegen das Verbot.

Im Zuge der Tabakwerbeverbote und allgemeinen Rauchverbote in Gebäuden wird auch das Rauchen in Fahrzeugen diskutiert. Mittlerweile gibt es eine Minderheit, die ein Rauchverbot für Autofahrer befürwortet. Die Argumentation bezieht sich vor allem auf eine Erhöhung der Unfallgefahr durch das Rauchen am Steuer. Sie kann damit begründet werden, dass das Hantieren mit 900°C heißen Gegenständen (Glutzone einer Zigarette) und die Gefahr des Herunterfallens zu einem Aufmerksamkeitsverlust des Fahrers führen kann. Weder der ADAC noch das Verkehrsministerium folgen dieser klaren Argumentationslinie bisher.

17.8 Tabakindustrie: Verharmlosung des Rauchens und Passivrauchens

Alljährlich zum Jahresbeginn, wenn viele Menschen den guten Vorsatz realisieren wollen, durch die Aufgabe des Rauchens gesünder zu leben, startete die Tabakindustrie verstärkte Werbekampagnen [75, 76]. Nach inoffiziellen Angaben soll im Jahre 1987 für die Zigarettenwerbung weltweit 1 Mrd. DM ausgegeben worden sein. In Deutschland wurde in den letzten Jahren mit Slogans „Ich rauche gern", „Das schönste an der Versuchung ist, ihr nachzugeben" oder „Jede Zigarette, die man nicht bewusst genießt, ist eine zuviel" geworben [77]. Besonders gefahrvoll ist für die Bevölkerung die Aussage der Zigarettenindustrie, man solle „maßvoll rauchen". Wie soll ein Mensch maßvoll trinken, wenn er Alkoholiker ist? Zigarettennikotin verleitet viele Menschen zur Dosissteigerung, die eben durch die Abbrandprodukte zur Gefahr wird. In diesem Zusammenhang sei nochmals an das bereits erwähnte Geheimpapier der Tabakindustrie erinnert [13].

Im Zusammenhang mit den verschiedenen Klagen gegen die Tabakindustrie sah sich Philip Morris seit 1999 zu einer neuen Politik veranlasst. Das Department of Justice strebte an, für die Kosten, die bei Medicare jährlich für die Behandlung von rauchbedingten Erkrankungen anfallen, Schadenersatz einzufordern. „Seit über 45 Jahren führen die Zigarettenfirmen ihr Geschäft ohne Rücksicht auf die Wahrheit, das Gesetz oder die Gesundheit der amerikanischen Bevölkerung", so die frühere Generalbundesanwältin Janet Reno [78]. Aus diesem Grunde reagierte Philip Morris und sagte nun: „Rauchen macht krank" [79]. In diesem Zusammenhang ist auch die Firmenreklame „Rauchen sie nicht unsere Zigaretten" zu verstehen, die sogar im US-amerikanischen Fernsehen ausgestrahlt wurde [80]. Der Direktor von BAT, Martin Broughton, erklärte im März 2002 gegenüber der Times: „Ich denke, Rauchen ist mit Gesundheitsrisiken verbunden." Er selbst rauche nicht, abgesehen von einer gelegentlichen Zigarre nach dem Essen. Denn er habe Angst, durch das Rauchen krank zu werden. Auch seinen beiden Kindern habe er von Zigaretten abgeraten [81].

Ein typisches Beispiel für die Verneblung wissenschaftlich gesicherter Ergebnisse sind die Aktivitäten der Tabakindustrie zur Schädlichkeit von ETS [82]. In diesem Fall haben die Zigarettenhersteller ein Netzwerk von Wissenschaftlern geschaffen, die der Meinung sind, dass ETS keine gesicherten gesundheitlichen Schäden verursacht. Sie ließen scheinbar unabhängige Forschungsinstitute gründen, die sich mit dem Problem ETS beschäftigten. Derartige Einrichtungen waren das Projekt „Viking", das Tobacco Action Committee (TAC), das Projekt „Whitecoat", das Center for Indoor Air Research (CIAR), die Occupational Health and Safety Association (OSHA) usw. Diese und verschiedene andere Institutionen organisierten allein zwischen 1965 und 1993 elf Symposien über ETS, von denen sechs offensichtlich von der Tabakindustrie getragen wurden [83].

17.9 Rauchen und Nichtrauchen – eine Kosten-Nutzen-Analyse

Raucher oder Sympathisanten der Tabakindustrie behaupten seit Jahrzehnten, Raucher seien die billigsten Bürger, weil sie früher sterben, sich schnell zum Tode führende Erkrankungen zuziehen und damit kaum in den Genuss von Rentenleistungen kommen. Diese weit verbreitete Argumentation stimmt nicht und ist revisionsbedürftig [84]. Die Weltbank erklärte bereits 1999, dass das Leben eines Rauchers zwar kürzer, aber aufwändiger sei als das Leben eines Nichtrauchers, wenn man die Gesundheitskosten und die Arbeitsausfalltage in die Berechnungen mit einbezieht [85].

Die vom Umwelt-Prognose-Institut in Heidelberg berechneten Reproduktions- und Ressourcenausfallkosten liegen bei Rauchern deutlich über denen, die durch Alkohol, Hyperalimentation und auch durch den Kfz-Verkehr verursacht werden (Tabelle 17.3) [84]. Nach vorsichtigen Berechnungen geht man von einem durch die Raucher verursachten volkswirtschaftlichen Schaden von 40 Mrd. € (11,75 Mrd. € durch Arbeitsunfähigkeit, 6,75 Mrd. € durch Übersterblichkeit, 21 Mrd. € durch Frühinvalidität) aus, während die Einnahmen des Staates durch die Tabaksteuer bei 14,8 Mrd. € (Daten aus 2005) liegen.

Dabei ist trotz stetig steigender Einnahmen aus Tabaksteuern Folgendes zu berücksichtigen:

- Ein nicht unerheblicher Anteil der verrauchten Zigaretten stammt aus Schmuggelbeständen und schmälert damit die Einnahmen des Staates.
- Die Behandlung der Folgekrankheiten des Rauchens wird nicht von den Tabaksteuereinnahmen bezahlt, sondern von den Krankenkassen, in welche die Solidargemeinschaft einzahlt [59]; dabei übersteigen die Behandlungskosten die Einnahmen aus der Tabaksteuer um 6–7 Mrd. [86].

Tabelle 17.3. Volkswirtschaftliche Kosten durch gesundheitliche Schäden in Deutschland, die den verschiedenen Ursachen zugeordnet sind. Angaben in Mrd. € pro Jahr [84]

Ursache	Reproduktions-kosten[a]	Ressourcen-ausfallkosten[b]	Summe
Rauchen	15,7	19,6	35,3
Alkohol	0,9	4,2	5,1
Zucker, Fleisch, tierische Fette	7,1	4,1	11,2
Kfz-Verkehr	5,6	25,2	30,8
Summe	29,2	53,2	82,4

[a] Kosten der medizinischen Behandlung einschließlich der Verwaltungskosten.

[b] Ausgefallener volkswirtschaftlicher Produktionsbeitrag durch Krankheit, Verletzung oder Tod.

Die Gelder aus der Tabaksteuer verwendet der Staat für alle anderen Aktivitäten, nicht aber für das Gesundheitssystem. Nach der erwähnten Untersuchung des Heidelberger Instituts beliefen sich die Behandlungskosten von Raucherfolgeschäden im Jahre 1997 auf 15,65 Mrd. € [84]. Deshalb erscheinen Forderungen der Kassen, einen Teil der Tabaksteuer für die Behandlung von Rauchern zu verwenden, durchaus gerechtfertigt: Beispielsweise forderte die Deutsche Angestelltenkasse 30% der Einnahmen aus der Tabak- und Branntweinsteuer für die Behandlung von Raucherschäden im Rahmen der Finanzierungsleistungen durch die gesetzliche Krankenversicherung [87]. Würden andererseits Gesundheitsabgaben auf Alkoholika und Tabakwaren erhoben, könnten bei vertretbar ansteigenden Sätzen jährlich bis zu 65 Mrd. € erzielt werden, was sogar eine Reduzierung der Krankenkassenbeiträge von 14 auf 8,5% zu Folge hätte [84]. Gleichzeitig würden die Lohnnebenkosten um 40% sinken [84]. Bei 192,5 Mrd. Zigaretten, die im Jahre 1996 hergestellt wurden [3], ließen sich bereits mit einem „Zigaretten-Cent" 1,92 Mrd. € einnehmen, die dann als Gesundheitsabgabe zur Verfügung gestellt werden sollten.

Werden die Kosten für die Behandlung eines KHK- oder Lungenkarzinompatienten mit denen einer Raucherentwöhnungstherapie verglichen, ergeben sich erheblich voneinander abweichende Beträge: Eine Entwöhnungstherapie kostet einschließlich mehrerer ärztlicher Konsultationen maximal 650 €, während die durchschnittlichen Ausgaben für die Behandlung eines Patienten mit koronarer Herzkrankheit oder einem Lungenkarzinom, der zumeist dann auch noch stirbt, auf 49.340 € (Herzinfarkt) bzw. 41.785 € (Lungenkrebs) geschätzt werden [88].

Ein Beschäftigter der Tabakindustrie schafft jährlich einen Umsatz von 1 Mio. € [3]. Würde die Kaufkraft der Raucher von Zigaretten auf andere Produkte unserer Wirtschaft umgelenkt, könnte ein Mehrfaches an Arbeitskräften auf andere Industriezweige konzentriert werden, weil andere Industriezweige einen sehr viel geringeren Umsatz pro Arbeitskraft bereitstellen: Nach den Zahlen von 1996 wäre maximal ein Umsatzvolumen von 15,13 Mrd € umzulenken [3].

Zuletzt sei noch eine Analyse erwähnt, die sicherlich in dieser Art vorher schon von Krankenkassen, Versicherungen und Politikern mithilfe von Wirtschaftsmathematikern „durchgespielt“ wurde: die in der Tschechischen Republik im Jahre 2000 durchgeführte Philip-Morris-Studie [89, 90]. Die bei der Firma A.D. Little abgewickelte und von Philip Morris in Auftrag gegebene Studie sollte klären, ob der tschechische Staat an den Rauchern unter Berücksichtigung der Tabaksteuern sowie der Gesundheits- und Sozialausgaben verdient oder ob er Verluste macht. Die Berechnung ergab, dass die Tschechische Republik für den Untersuchungszeitraum 1999 eine positive Bilanz von +5,815 Mio. tschechische Kronen (CZK) bei einem 95%igen Konfidenzintervall von +1,347–+13,650 Mio. CZK zu verzeichnen hatte. Das entspricht 147,1 Mio. US-$. In der Analyse wurde nachgewiesen, dass die negativen Effekte des Rauchens (erhöhte Gesundheits- und Sozialausgaben) durch die positiven (Tabak- und Mehrwertsteuer auf Tabakwaren) aufgehoben werden. Im Umkehrschluss bedeutet dies, dass das Rauchen einen positiven Wirkung auf die Staatsbilanz ausübt. „This conclusion would hold even if the indirect positive effects of smoking were neglected.“ Diese Studie wurde sofort nach der Übergabe an die Regierung der Tschechischen Republik analysiert, wobei mehrere Bilanzfehler aufgedeckt werden konnten [89, 90]. Die zentrale Aussage der Studie, „Rauchen hat einen positiven Effekt“, weist auf den unethischen Charakter der Studie mit einer inakzeptablen Missachtung der grundlegenden menschlichen Werte hin, für die sich Philip Morris auch öffentlich entschuldigen musste [91].

17.10 Schlussfolgerungen

Aufgrund der aufgezeigten Probleme werden folgende Maßnahmen notwendig:

- Verbot jeglicher Werbung für Tabakprodukte.
- Wirksame Primär- und Sekundärpräventionsmaßnahmen unter der Berücksichtigung, dass die Mehrzahl von Rauchern unter den intellektuell schwächeren Bürgern bzw. den Menschen mit geringeren Schulabschlüssen zu suchen ist, sodass auch die Programme danach ausgerichtet werden müssen.
- Erhöhung der Tabaksteuer, die schon immer ein wichtiges Regulativ für die Senkung des Tabakkonsums in der Bevölkerung war, und möglicherweise wirkungsvoller als Programme zur Gesundheitsaufklärung ist [84].
- Komplette Abschaffung der Zigarettenautomaten.
- Erhöhung der Versicherungsbeiträge für Raucher bei Berücksichtigung der jüngsten Entwicklungen im Gesundheitswesen.
- Finanzielle Unterstützung durch die Krankenkassen für die Raucherprophylaxe bei Jugendlichen und die Raucherentwöhnung der Erwachsenen.
- Selbstverpflichtung der Ärzte, den Raucheranteil in ihren eigenen Reihen zu reduzieren und ihre Kenntnisse über das Rauchen und die Inhaltsstoffe des Tabaks samt ihren Wirkungen auf den menschlichen Organismus zu aktualisieren.
- Dringender Appell an die Politiker, ihre Haltung zur Tabakindustrie zu überdenken sowie Stellung gegen das Rauchen in der Öffentlichkeit und für die Nichtraucher als Bevölkerungsmehrheit zu beziehen.
- Anerkennung der Tatsache, dass Nikotin eine suchterzeugende Substanz ist.

Literatur

[1] Brundtland GH. Health for the 21st Century. 1999. Davos, Switzerland, World Economics Forum, 30-1-1999.
[2] Roemer R. Legislative action to combat the world tobacco epidemic (2. edn). Geneva: WHO, 1993.
[3] Anonym. Zahlen aus der Tabakwirtschaft. Die Tabak-Zeitung, 1997.
[4] Internet Mitteilung vom 28.12.1998. Wiesbaden: Statistisches Bundesamt, 1998.
[5] Odenwald M. Wie der Regenwald im blauen Dunst aufgeht. Natur 1993; 6: 28–34.
[6] Kessler DA, Myers ML. Beyond the tobacco settlement. N Engl J Med 2001; 345: 535–537.
[7] Satcher D. Why we need an international agreement on tobacco control. Am J Public Health 2001; 91: 191–193.
[8] Giddens A. Globalisation. BBC Reith Lecture series, 1999.
[9] Anonym. Tabakdeal im US-Senat gescheitert. Süddt Ztg 19. Juni 1998.
[10] US Department of Agriculture. History of Budgetary Expenditures of the Commodity Credit Corporation. Washington, US Government Printing Office, 1995.
[11] Strategiepapier der Tabakmafia: Vorlage zur VdC-Vorstandssitzung am 03.03.1998. Werberichtlinie; Strategie nach dem Ministerrat. Nichtraucher-Info 31: III/98.
[12] Zeltner T, Kessler DA, Martiny A, Randera F. Tobacco company strategies to undermine tobacco control activities at the World Health Organization. Report of the Committee of Experts on Tobacco Industry Documents, 31-7-2000.
[13] Position Paper (secret). http://www.pmdocs.com/Getallimg.asp?DOCID=2501024522. 10-6-1977.
[14] Adams M. Heroin an Süchtige? – Ein abschließender Schlagabtausch. Zschr Rechtspolitik 1994; 27: 422–426.
[15] Wonka D. Zum Grünen-Parteitag. Schnelle Truppe. LVZ/Leipziger Volkszeitung, Stadtausgabe 11. Dez. 1998.
[16] Anonym. Florida jury finds tobacco companies guilty of fraud. Br Med J 1999; 319: 143.
[17] Anonym. Zur Vorgehensweise der Tabakmafia. Süddt Ztg 19. Juni 1998.
[18] Freedman A, Jensen E, Stevens A. Why ABC settled with the tobacco industry. Online-Bericht der Agentur Dow Jones vom 24.08.1995.
[19] Anonym. Krebshilfe kämpft weiter für Verbot der Tabakwerbung. Gießener Anz 28. Dez. 1999.
[20] Smoking kills: A White Paper on tobacco. http://www-1.hel.se.pnu.com/nintogen/sin/book/white.htm. 1998.
[21] Stewart MJ. The effect of advertising bans on tobacco consumption in OECD countries. Int J Advert 1993; 12: 155–180.
[22] World Health Organization. Tabakfreies Europa: Aktionsplan. Hamburg: Verlag für Gesundheitsförderung G. Conrad, 1993.
[23] Wöckel F. Wes Brot ich eß, des Lied ich sing. Öffentl Dienst 1990; 43: 182.
[24] Fälschung bei Tabakstudie ausgemacht. Frankfurter Rundschau 22. Dez. 1994.
[25] Hess H. Geschichte, Geschäfte, Gefahren. Rauchen. Frankfurt, New York: Campus-Verlag, 1987.
[26] Anonym. Wallace will quit if CBS does ‚it' again. 14-11-1995. Online-Bericht der UPI Western US vom 14.11.1995.
[27] Wolinsky H. When researchers accept funding from the tobacco industry, do ethics go up in smoke? N Y State J Med 1985; 85: 451–454.
[28] Remmer H. Der Schutz des Rauchers: Eine moralische Verpflichtung der DGPT. DGPT-Forum 1999; 24: 19–23.
[29] Smoking and health research activities in Europe. http://www.pmdocs.com/getallimg.asp?DOCID=20232233372/33831990.1990.

[30] Anonym. Enthüllungen über korrupte Mediziner. Thür Landeszeitung 25. Sept. 2000.
[31] A guide for dealing with anti-tobacco pressure groups. Infotab Document, 1999.
[32] Dietrich P. Count of the cost of infectious diseases: financing the fight against illness has consequences for investors. International Herald Tribune 1999.
[33] Anonym. Forscher bekommen 10.000 Dollar für industriefreundliche Leserbriefe. Naturkost 1998.
[34] Wadman M. Dilemma for journals over tobacco cash. Nature 1998; 394: 609.
[35] Kaiser J. Tobacco consultants find letters lucrative. Science 1998; 281: 895–897.
[36] Anonym. Die lenkende Hand der Tabakindustrie ist deutlich auszumachen. Süddt Ztg 18. Sept. 1998.
[37] Anonym. Mängel der Studien über Passivrauchen. Süddt Ztg 9. Sept. 1998.
[38] Cohen JE. Universities and tobacco money. BMJ 2001; 323: 1–2.
[39] Ong EK, Glantz SA. Tobacco industry efforts subverting International Agency for Research on Cancer's second-hand smoke study. Lancet 2000; 355: 1253–1259.
[40] Sweda EL Jr, Daynard RA. Tobacco industry tactics. Br Med Bull 1996; 52: 183–192.
[41] Harris JA. Das Geschäft mit dem Gift: Europas Tabak-Subventionen. Reader's Digest 1997; 11: 67–68.
[42] EU-Subvention für Tabakanbau. Nichtraucher-Info 1998; 32-IV.
[43] Europäische Kommission: Die Reform des Tabaksektors. http://europa.eu.int/comm/dg06/public /fact/tobacco/index_de.htm. 1998.
[44] Tobacco controls not harmful to farmers, says UN health agency. 8-3-1996.
[45] Anonym. Welthunger-Hilfe fördert Tabakanbau. Nichtraucher-Info 1995; 18/II.
[46] Bericht über den Bericht der Kommission an den Rat über die gemeinsame Marktorganisation für Rohtabak. KOM(96)0554-C4-0057/97.19–7-1997.
[47] Hat der Bundesrat Angst? http://www.proaere.ch/d/info/1997/2/p01.html. 1997.
[48] Chaloupka FJ, Hu T, Warner K, Jacobs R, Yurekli A. The taxation of tobacco products. In: Jha P, Chaloupka FJ (ed) Tobacco control in developing countries. Oxford: Oxford University Press, 2000, pp 237–268.
[49] Joossens L, Chaloupka FJ, Merriman D. Issues in the smuggling of tobacco products. In: Jha P, Chaloupka FJ (ed). Tobacco control in developing countries. Oxford: Oxford University Press, 2000, pp 393–406.
[50] Saffer H, Chaloupka F. The effect of tobacco advertising bans on tobacco consumption. J Health Econ 2000; 19: 1117–1137.
[51] Lewit EM, Hyland A, Kerrebrock N, Cummings KM. Price, public policy, and smoking in young people. Tob Control 1997; 6 (Suppl 2): S17–S24.
[52] Helmert U, Shea S, Bammann K. Social correlates of cigarette smoking cessation: findings from the 1995 Microcensus survey in Germany. Rev Environ Health 1999; 14: 239–249.
[53] Joossens L, Raw M. Smuggling and cross border shopping of tobacco in Europe. BMJ 1995; 310: 1393–1397.
[54] Laugesen M, Scollo M, Sweanor D, Shiffman S, Gitchell J, Barnsley K et al. World's best practice in tobacco control. Tob Control 2000; 9: 228–236.
[55] Novotny TE, Siegel MB. California's tobacco control saga. Health Aff (Millwood) 1996; 15: 58–72.
[56] Chaloupka FJ, Warner KE. The economics of smoking. In: Newhouse JP, Cuyler A (ed) Handbook of health economics. New York: Elsevier, 2000, pp 1539–1627.
[57] Chaloupka FJ, Wechsler H. Price, tobacco control policies and smoking among young adults. J Health Econ 1997; 16: 359–373.
[58] Merriman D, Yurekli A, Chaloupka FJ. How big is the worldwide cigarette-smuggling problem? In: Jha P, Chaloupka FJ ed) Tobacco control in developing countries. Oxford: Oxford University Press, 2000.

[59] Haustein KO. Rauchen: Gesundheitswesen und Politik im Wechselspiel. Z Ärztl Fortbild Qualitätssich 1999; 93: 355–361.

[60] The International Tobacco-Control Network. Vorschlag für eine EU-Richtlinie zur Regulierung von Tabakprodukten KOM(99)594.31-3-2000. Briefing Notiz im Auftrag von Europäischen Gesundheitsnetzwerken, die in der Tabakprävention aktiv sind.

[61] Chapman S, Borland R, Scollo M, Brownson RC, Dominello A, Woodward S. The impact of smoke-free workplaces on declining cigarette consumption in Australia and the United States. Am J Public Health 1999; 89: 1018–1023.

[62] Anonym. Rauchbeschränkungen auch in China. Süddt Ztg 15. Mai 1996.

[63] Anonym. Chinesische Universität nimmt keine Raucher mehr auf (dpa). Stuttgarter Nachrichten 8. Dez. 1995.

[64] Anonym. „Anti-Nikotin-Gesetz" in Norwegen. Frankfurter Rundschau 18. Jan. 1996.

[65] Beschränkung der Tabakwerbung in Israel. http://home.snafu.de/nichtraucherbund/texte/L Israel.htm. 1998.

[66] Anti-Tabak-Gesetz in Polen. http://tt.dx.com.Tobacco Daily.html. 3-5-1996.

[67] Anonym. Anti-Tabak-Gesetz in Polen. Berliner Morgenpost 3. Mai 1996.

[68] Anonym. Große Warnhinweise auf Zigarettenpackungen in Polen. Tabak-Zeitung 1. Feb. 1998.

[69] Ab 10. Dezember Verbot für Tabakwerbung in Großbritannien. News vom 17.06.1999.

[70] Anonym. London: Bußgeld für achtlose Autofahrer. Berliner Morgenpost 12. April 1998.

[71] Anonym. Autoversicherung: Wer raucht, zahlt mehr. Natur 1997.

[72] Italiens Raucher setzen „Task forces" ein. FAZ 20-1-1996.

[73] FIA beschließt Tabakwerbeverbot ab 2006. 5. 10. 2000.

[74] Paoli de N, Jennen B. Generalanwalt hält Tabakwerbeverbot für unzulässig. Financial Times Deutschland 11/2000.

[75] US Federal Trade Commission. Federal Trade Commission report to Congress for 1992: pursuant to the Federal Cigarette Labeling and Advertising Act. Washington, DC, 1994.

[76] Study says cigarette ads target smokers who quit. Online-Beitrag 30-10-1995. Reuters Financial Report.

[77] Kohout P. Genuß gegen Muß. Sonderveröffentlichung der British American Tobacco. Die Woche 22. Mai 1998.

[78] Anonym. USA klagen gegen die Zigarettenindustrie. 1999.

[79] Philip Morris gibt zu: Es gibt keine „sichere" Zigarette. 1999.

[80] Bitte kaufen Sie unser Produkt nicht! Welt 31. Mai 1999.

[81] Broughton M. I don't like to smoke. The Times 2002.

[82] Proctor CJ. The hot air on passive smoking. BAT has not tried to discredit data on passive smoking. BMJ 1998; 317: 349.

[83] Drope J, Chapman S. Tobacco industry efforts at discrediting scientific knowledge of environmental tobacco smoke: a review of internal industry documents. J Epidemiol Community Health 2001; 55: 588–594.

[84] Umwelt-Prognose-Institut Bericht Nr. 46. Kostenumschichtung im Gesundheitswesen durch Anwendung des Verursacherprinzips. Vorschläge für eine Finanzreform im Gesundheitswesen. 3. Aufl. 2000 (www.upi-institut.de).

[85] Chaloupka FJ. Curbing the epidemic: governments and the economics of tobacco control. Development in practice series. Washington DC: The World Bank, 1999.

[86] Welte R, König HH, Leidl R. The costs of health damage and productivity losses attributable to cigarette smoking in Germany. Eur J Public Health 2000; 10(31): 38.

[87] Anonym. DAK fordert 30% der Tabaksteuer für die Krankenkassen. Nichtraucher-Info 18-II. 1995.

[88] Schulenburg JM von der, Uber A, Laaser U. Raucherentwöhnung durch höherdosierte Nicorette-Kaugummi: eine Kostenanalyse für Deutschland. Gesundh Ökon Qual Manag 1997; 2: 74–79.

[89] Death and taxes: a response to the Philip Morris study of the impact of smoking on public finances in the Czech Republic. Action on Smoking and Health 2002. 21-7-2001.

[90] Kralikova E, Kozak J. Comments to the Philip Morris Study concerning the economic impact of smoking in the Czech Republic by Czech NGOs. 19-7-2001.

[91] Parrish. Wall Street Journal 2001.

[92] US Department of Health and Human Services. Reducing of the health consequences of smoking: 25 years of progress: A report of the Surgeon General. Washington, Public Health Service, Centers for Disease Control, Center for Chronic Disease Prevention and Health Promotion, Office on Smoking and Health. 89-8411.1989. DHHS Publ No (CDC).

18 Zusammenfassung und Ausblick

In der zweiten Auflage des Buches zum Thema „gesundheitliche Folgen des Tabakrauchs“ wurden die einzelnen Kapitel aufgrund neuer wissenschaftlicher Erkenntnisse erweitert und die internationale Literatur entsprechend aktualisiert.

Bei der Betrachtung der Geschichte des Tabaks fällt auf, dass dieser, ähnlich wie andere Rauschgifte (z. B. Opium, Morphin, Heroin), die ursprünglich für kultisch-religiöse Zwecke genutzt wurden, durch die Herstellung von Zigaretten zu einem Suchtmittel bedrohlicher Art mutierte. Die Gesellschaft des letzten Drittels des 20. Jahrhunderts sah unter dem Aspekt „Freude–Spiel–Erleben–Spaß um jeden Preis“ die Nutzung auch dieser Drogen nur noch unter dem Blickwinkel eines ungebremsten Konsums. Die Tabakindustrie warb bereits in den 20er- und 30er-Jahren des vergangenen Jahrhunderts intensiv mit Zigaretten für die Frau und den Jugendlichen – die zusätzlichen und künftigen Kunden als Ersatz für die aussterbenden alten Raucher –, sodass Mediziner der University of Colorado 1995 in einem Editorial von „The global tobacco epidemic“ sprachen und im Untertitel weiter ausführten „Aggressive marketing and permissive regulations are largely to blame“. Durch die Praktiken der Tabakindustrie einerseits und die Leichtfertigkeit der Menschen andererseits werden die Todeszahlen auf der Welt weiter ansteigen und in fünf Jahren bereits die 10-Millionen-Marke überschreiten.

Anders als in den USA weisen die einzelnen Länder der Europäischen Union einen unterschiedlichen Anteil an Rauchern/innen in der Bevölkerung auf. Besorgniserregend ist der wachsende Raucheranteil unter den Jugendlichen beiderlei Geschlechts, weil damit nicht abzusehen ist, welche gesundheitlichen Konsequenzen sich für diese Menschen nach einer 15- bis 20-jährigen Raucherpraxis ergeben. Möglicherweise sind angesichts der Konfrontation der mit dem Rauch inhalierten Toxine mit wachsendem Gewebe eher schwerere Schäden zu erwarten als bei dem Auftreffen von Rauchinhaltsstoffen auf Stoffwechselprozesse des bereits „ausgereiften“ Organismus eines Rauchers.

Eine Studie aus Ländern der EU belegt erhebliche Unterschiede, was die Raucheranteile beider Geschlechter und den Grad der Schulbildung in Abhängigkeit mit den Rauchgewohnheiten betrifft. Antagonisten in diesem Sinn sind einerseits Portugal und Spanien, Länder mit einem sehr geringen Frauenanteil unter den Rauchern (vergleichbar mit der Situation in den USA um 1910–1920), und andererseits Norwegen und Großbritannien, wo bevorzugt Menschen beiderlei Geschlechts mit geringen Schulabschlüssen rauchen. Diese Daten sind vor allem vor dem Hintergrund zahlreicher Aufklärungskampagnen zu interpretieren, bei denen vor allem der Bevölkerungsanteil mit höheren Schulabschlüssen erreicht wurde. Diese Zusammenhänge konnten mit der Mikrozensusstudie sowohl aus dem Jahre 1995 als auch 1999 für deutsche Verhältnisse belegt werden: Menschen mit einem sehr geringen Nettoeinkommen rauchen doppelt so häufig als solche mit einem etwa dreimal höheren Nettoeinkommen. Darüber hinaus raucht mehr als die Hälfte aller in der Bauindustrie beschäftigten Arbeiter, während nur etwa jeder 5.–6. Lehrer mit einem Hochschulabschluss Tabak konsumiert. Das Gleiche lässt sich für Frauen aus den unterschiedlichen Berufen feststellen. Diese Disproportionen sollten auch bei der Primär- und Sekundärprävention berücksichtigt werden, weil je nach Ausbildungs- und Bildungsgrad voneinander abweichende Argumente für die Aufgabe des Rauchens genutzt werden müssen.

18.1 Zusatzstoffe

Neben Nikotin enthält die Zigarette über 600 Zusatzstoffe, wobei unklar ist, welche Auswirkungen diese Zusatzstoffe auf das Rauchverhalten haben. Durch die Pyrolyse entstehen im Haupt- und Nebenstromrauch teilweise unterschiedliche Verbindungen, wobei mit dem Hauptstromrauch etwa 4000 Substanzen mit unterschiedlicher Zusammensetzung gebildet, inhaliert und wiederum exhaliert werden. Auf der Basis der suchterzeugenden Nikotinwirkungen hat es die Zigarettenindustrie verstanden, eine optimale Freisetzungsform für das Nikotin aus dem Zigarettentabak im Sinne eines „nicotine delivery device“ (Nikotinspenders) zu entwickeln, die durch keine galenische Zubereitung übertroffen wird (Pflaster, Kaugummi, Nasalspray, Sublingualtablette, Inhaler). Dem Nikotinabhängigen wird das Alkaloid optimal verabreicht. Zusatzstoffe sind unter anderen Ammoniumchlorid, Süßstoffe, Kakao (Theobromin), Pyridin, Glycyrrhizin, Lävulinsäure. Hinzu kommen Substanzen, die den Tabakgeschmack verbessern bzw. den Nebenstromrauch angenehmer erscheinen lassen. Es muss außerdem darauf hingewiesen werden, dass die nach den ISO-Verfahren in Rauchmaschinen bestimmten Nikotin- und Teergehalte mit dem tatsächlich inhalierten Mengen nicht übereinstimmen, was insbesondere bei den Light- und Ultralight-Zigaretten eine Rolle spielt. In Anbetracht der sich daraus ergebenden Konsequenzen (höhere Nitrosaminspiegel, gehäuftes Auftreten von Adenokarzinomen, Steigerung der täglichen Zigarettenmenge) müssen auch „gesundheitsbewusste“ Raucher/innen über diesen Sachverhalt aufgeklärt werden. Zahlreiche Zigarettensorten sind so „aufbereitet“, dass sie US-amerikanischen Studien zufolge nach der Inhalation von 5–10 Stück eine erste Abhängigkeit erzeugen.

18.2 Nikotin

Nikotin gehört zu den stark toxisch wirkenden Stoffen. Es bindet zentral und peripher an parasympathischen Rezeptoren (N-Rezeptoren) und fördert dabei die Ausschüttung von Transmittern (Noradrenalin, Adrenalin, Dopamin, 5-Hydroxytryptamin usw.). Neben den kardialen Wirkungen verursacht Nikotin eine leichte

Erregung mit einem feinschlägigen Tremor. Emotionen werden gedämpft und das Konzentrationsvermögen soll sich leicht steigern. Bei mehrfach wiederholten Nikotingaben wird die Toleranz erhöht. Durch die Inhalation von Zigarettenrauch wird Nikotin am schnellsten über die kleinen Bronchien und Alveolen unter Umgehung der Leber in das zentrale Nervensystem geleitet. Keine galenische Zubereitung ist in der Lage, Nikotin so schnell ins ZNS zu transportieren, wie der inhalierte Zigarettenrauch. Nikotin fördert die Abhängigkeit - eine Wirkung, die mit der von Heroin und Alkohol vergleichbar ist. Psychotoxische Wirkungen fehlen allerdings weitgehend.

Inzwischen ist die Struktur des Nikotinrezeptors aufgeklärt. Bei mehrfacher Anwendung kommt es in verschiedenen Hirnregionen (Hippocampus, Neocortex, Gyrus rectus, mittlere Raphe, Kleinhirnrinde) zur Heraufregulierung dieser Rezeptoren. Besonders angereichert sind die Nikotinrezeptoren im Nucleus accumbens, in der Region, wo auch Dopaminrezeptoren (als Belohnungssystem) sitzen. Die vermehrte Dopaminsekretion kommt über eine erhöhte Impulsdichte dieser Rezeptoren zustande. Genetische Einflüsse sind für die Nikotinabhängigkeit weniger verantwortlich zu machen als Umwelteinflüsse. Dabei existieren zwei Allele des Dopaminrezeptors, von denen bei stark abhängigen Rauchern und Alkoholikern ein Allel, das A1-Allel des Dopamin-2-Rezeptors, verstärkt vorkommt. Ob sich daraus Folgerungen für die Risikovorhersage des einzelnen Rauchers ergeben können, ist bisher nicht abzuschätzen.

Nikotin wird in der Leber sehr schnell zu Cotinin und zahlreichen anderen Produkten abgebaut. Cotinin findet aufgrund seiner sehr langen Eliminationshalbwertszeit als Marker für eine Rauchexposition Anwendung. Es lässt sich noch Tage später im Urin, Speichel oder in den Haaren nachweisen. Im Gegensatz zum Zigarettenrauch wird das Nikotin aus galenischen Zubereitungen sehr viel langsamer aufgenommen. Damit können diese Zubereitungen - anders als Alkohol und Heroin - zur Raucherentwöhnung eingesetzt werden: Sie erreichen das ZNS verzögert, unterhalten nicht die Abhängigkeit und helfen beim Abbau der Entzugserscheinungen. Ein erfolgreicher Entzug ist jedoch maximal in 30–40% der Fälle möglich.

18.3 Lungenerkrankungen

Rauchbedingte Lungenerkrankungen treten zumeist zwei Jahrzehnte nach Beginn des regelmäßigen Zigarettenkonsums auf und können progredient fortschreiten. An erster Stelle ist das Bronchialkarzinom zu nennen. Es tritt vermehrt in Form von Adenokarzinomen auf, wobei vor allem das Rauchen von Light-Zigaretten ein auslösender Faktor sein soll. Wie genetische Untersuchungen des Zytochroms CYP1A1 und der Glutathion-S-Transferase M1 - Enzyme, die Kohlenwasserstoffe abbauen - zeigen, könnte eine gehäufte Morbiditätsrate dann auftreten, wenn die Kanzerogene zu schnell „gegiftet" bzw. zu langsam „entgiftet" werden. Aufgrund der erheblichen Kosten wird sich in absehbarer Zukunft kein bevölkerungswirksamer Test etablieren lassen, der eine ungünstige genetische Konstellation individuell aufdecken kann.

Die zweite wichtige Lungenerkrankung im Zusammenhang mit dem Rauchen ist die COPD (chronisch-obstruktive Lungenerkrankung), die weltweit an 6. Stelle der Erkrankungen steht und damit häufiger als das Bronchialkarzinom (Platz 10) auftritt. In Deutschland erkranken 3–4% der über 18-Jährigen, bei den 55-Jährigen sind es bereits 10–12%. Wenn die Zahl der Zigarettenraucher weiter ansteigt, wird die COPD in etwa 20 Jahren an die 3. Stelle der Todesursachen aufgerückt sein. Gerade der COPD-Patient ist schwer zu behandeln, weil er bei ständig wiederkehrenden Rezidiven oft mehrfach im Jahr der ärztlichen Hilfe bedarf. Bereits relativ frühzeitig auftretende pulmonale Funktionsstörungen korrelieren mit der verminderten Diffusionskapazität für Sauerstoff. Besonders gefahrvoll sind infektiöse Rezidive, da sie die Progredienz beschleunigen. Wenn nicht strategisch wohl überlegte Konzepte zur Eindämmung der COPD ausgearbeitet werden, wird es allein bedingt durch die Zunahme der COPD eine Kostenexplosion im Gesundheitswesen geben. Das Asthma bronchiale ist vor allem im Zusammenhang mit passiv rauchenden Kindern bedeutsam und sollte ebenfalls stärker als bisher beachtet werden.

18.4 Herz-Kreislauf-Erkrankungen

Herz-Kreislauf-Erkrankungen machen den größten Teil der durch das Rauchen verursachten Gesundheitsschäden aus. Wie die verfügbaren Daten zeigen, verursacht Nikotin ein geringeres Maß an unerwünschten Wirkungen als bisher angenommen. Vielmehr sind das inhalierte Kohlenmonoxid sowie die Benzpyrene und Glykoproteine verantwortlich für

- die Hypoxie des Herzmuskels und aller anderen Gewebe,
- die Aktivierung des Blutgerinnungssystems,
- die Progression arteriosklerotischer Veränderungen sowie
- die Abnahme fibrinolytischer Prozesse.

Beeindruckend sind Untersuchungsergebnisse an Angina-pectoris-Patienten. Bei ihnen traten unter dem Zusatz von geringen Kohlenmonoxidmengen zur Raumluft bereits ST-Strecken-Senkungen und vermehrt Angina-pectoris-Anfälle auf, während Nikotingaben zu einer Reduktion der täglich gerauchten Zigaretten und zu einer Abnahme hypoxischer Myokardbereiche führten. Damit sind die Voraussetzungen für die medikamentöse Behandlung mit Nikotinersatzstoffen des rauchenden Patienten mit koronarer Herzkrankheit gegeben, was vor vier Jahrzehnten undenkbar war. In den kommenden Jahren sollte geklärt werden, ob – wenn schon kein kompletter Rauchstopp erfolgt – nicht eine medikamentöse Intervention zur Reduktion des täglichen Zigarettenkonsums (< 10 Zigaretten) und damit zu einer signifikanten Abnahme der Angina-pectoris-Anfälle beiträgt.

18.5 Nieren

Die dritthäufigsten Raucherschäden treten an den Nieren auf, wobei Cadmium und die verschiedenen Kanzerogene permanent auf das Nierenparenchym einwirken und dort, wie auch am Respirationstrakt, kanzerogen wirken. Bei einem Zusammenwirken von Zigarettenkonsum und Diabetes mellitus wird die Nierenfunktion zunehmend eingeschränkt. Patienten mit einer beginnenden diabetischen Nephropathie können für ihre Gesundheit nichts Besseres tun, als den sofortigen Rauchstopp zu praktizieren, weil das Fortschreiten des Nierenschadens (zunehmende Insulinresistenz und Mikroangiopathie) neben einer allgemeinen Skleroseprogression durch das Rauchen signifikant erhöht wird.

18.6 Fertilitätsstörungen

Mehrere Studien zu Fertilitätsstörungen zeigten bei veränderten Spermien im Zusammenhang mit dem Rauchen eine Risikoerhöhung für Missbildungen des noch zu zeugenden Kindes. Einer chinesischen Studie zufolge sind väterliche Rauchgewohnheiten vor der Zeugung eines Kindes verantwortlich für das gehäufte Auftreten von Leukämien und Hirntumoren bei den Kindern bis zu deren 5. Lebensjahr.

18.7 Knochen

Bedeutsam ist auch die Abnahme der Knochendichte mit zunehmender Dauer der Raucherkarriere. Bei beiden Geschlechtern konnte das vermehrte Auftreten einer Osteoporose mit daraus resultierenden Schenkelhals- oder Wirbelfrakturen beobachtet werden.

18.8 Leukämie

Die Frage der Entstehung einer Leukämie im Zusammenhang mit dem Rauchen wurde unterschiedlich beurteilt. Nur in einer Kohortenstudie konnte eine deutliche Risikoerhöhung für eine lymphatische Leukämie nachgewiesen werden. Für diese Erkrankungen soll insbesondere inhaliertes Benzol verantwortlich sein.

18.9 Zentralnervensystem

Mehreren Studien zufolge sind die Wirkungen, die das Zigarettenrauchen auf das Zentralnervensystem auslöst, geringer, als das subjektive Empfinden des Rauchers vermuten ließe. Die Aufmerksamkeit wird nicht insgesamt verbessert, sondern es zeigt sich nur eine selektive Förderung des Arbeitsgedächtnisses. Die bekannte Komorbidität von Depression und Zigarettenkonsum wurde mehrfach nachgewiesen, wobei depressive Symptome zusammen mit einem erhöhten Zigarettenkonsum bereits um das 16. Lebensjahr auftreten. Strittig ist, ob das übermäßige Zigarettenrauchen in der Jugend der auslösende Faktor für die Genese einer Depression sein kann. Bei Demenzformen, insbesondere beim Morbus Alzheimer, wirkt sich das

Rauchen eher nachteilig auf die Progression der Erkrankung aus. Insofern gibt es keinen stichhaltigen Grund, diesen Patienten das Rauchen zu empfehlen.

18.10 Augen

Vor allem in US-amerikanischen Studien konnte gezeigt werden, dass sich an den Augen neben einer gehäuft auftretenden Kataraktbildung häufig Degenerationen der Macula mit nachfolgender Erblindung finden. Für die Genese des Katarakts wird die Einlagerung von Schwermetallen (Kupfer, Blei und Cadmium) mitverantwortlich gemacht.

18.11 Schwangerschaft und Stillzeit

Nach dem derzeitigen Stand des Wissens bewirkt Zigarettenrauchen während der Schwangerschaft und Stillperiode erhebliche gesundheitliche Schäden am Feten und am Säugling in seiner ersten Wachstumsphase. Die Mütter gehen vor allem durch die Inhalation von CO und Cadmium (spezifisch wirkendes Plazentagift) ein erhebliches Risiko für ihr Kind ein: erhöhtes Abortrisiko, vorzeitige Plazentalösung, reduziertes Geburtsgewicht, Fehlbildungen (Lippen-Kiefer-Gaumen-Spalten, Gliedmaßendefekte, polyzystische Nieren, aortopulmonale Septumdefekte, Gastroschisis, aber auch Deformationen des Schädels usw.). Verursacht werden diese Schäden offensichtlich durch die beim Rauchen auftretenden hypoxischen Reaktionen mit nachfolgender Carboxyhämoglobinämie. Auch wurde ein Zusammenhang zwischen dem Auftreten eines plötzlichen Kindstods (SIDS) und dem Rauchverhalten der Mutter festgestellt. Bei den Säuglingen ließ sich regelmäßig Cotinin im kindlichen Urin und in den Haaren nachweisen. Die Beteiligung des Nikotins an diesen Schäden ist bisher nicht einheitlich zu beurteilen. Zumindest sind nach den bisherigen Studien keine Missbildungen bekannt geworden.

Insgesamt gesehen können alle während der Schwangerschaft auftretenden kindlichen Komplikationen fast ausschließlich auf die Abbrandprodukte des Tabaks einschließlich des gebildeten Kohlenmonoxids zurückgeführt werden. Für Nikotin dagegen gibt es in Tierversuchen nur wenige Anhaltspunkte, die auf eine schädliche Einwirkung hinweisen. Diese Ergebnisse sind jedoch nicht ohne Weiteres auf die Verhältnisse beim Menschen zu übertragen.

18.12 Passivrauchen

Die Gefahren des Passivrauchens haben sich zu einem Streitobjekt ersten Ranges zwischen Tabakindustrie und der medizinischen Wissenschaft entwickelt. Die Tabakindustrie sieht in den Erkenntnissen der Medizin zu Recht eine existenzielle Gefahr für ihren künftigen Absatz. Allein in Deutschland blasen die Raucher insgesamt 7500 Tonnen Kohlenwasserstoffe in die Luft, die nur durch zehn moderne

Müllverbrennungsanlagen zu entgiften wären. Wird der Passivrauch („environmental tobacco smoke“, ETS) auch von den Politikern de facto als kanzerogen und gesundheitsschädlich akzeptiert, müssen noch härtere Konsequenzen zum Schutz der Nicht- und Exraucher eingeleitet werden. Die Tabakindustrie hat es in der Vergangenheit verstanden, zahlreiche Anstrengungen der WHO und anderer Institutionen, Nachweise über die Schädlichkeit des Passivrauchens zu erbringen, mit bestellten Gutachten oder mit „eigenen Daten“ herunterzuspielen. In diesem Punkt sind die Praktiken der Tabakfirmen ethisch sehr bedenklich.

Neben den seit Längerem üblichen Messungen des Nikotingehaltes in der Raumluft werden in den letzten Jahren auch Schwebstoffe bewertet, die ein umfassenderes Bild von den Belastungen in Räumen, in denen das Rauchen gestattet ist, abgeben. Mehrere Akutversuche zeigten bei Passivrauchern innerhalb von 1–2 Stunden nach der Exposition erste Veränderungen an den Endothelzellen, Blutplättchen und Neutrophilen. Größere Studien aus den USA belegen eine Risikozunahme für die Ausbildung einer koronare Herzkrankheit, die Progression arteriosklerotischer Veränderungen sowie die Apoplexhäufigkeit.

Der kindliche Respirationstrakt wird zahlreichen Studien zufolge in den ersten beiden Lebensjahren besonders belastet, wobei Komplikationen vor allem durch Infektionen an den unteren Atemwegen auftreten, die eine erhöhte Hospitalisation nach sich ziehen. Aber auch die Otitis media und Meningokokkeninfektionen sowie Narkosekomplikationen nehmen bei Kindern durch das Passivrauchen zu. Vereinzelt wurden psychosoziale Veränderungen der Kinder von rauchenden Eltern beschrieben, jedoch spielen auch hier die Bildung der Eltern und Kinder und das gesamte soziale Umfeld eine wesentliche Rolle. Die Frage, ob Passivrauchen auch Bronchialkarzinome induzieren kann, wird zwar im Schrifttum unterschiedlich diskutiert, jedoch scheint es zu einer Risikozunahme vor allem bei Menschen zu kommen, die 20 Pack years und mehr zu Hause und/oder am Arbeitsplatz „ertragen“ müssen.

18.13 Nichtmedikamentöse Raucherentwöhnung

Unter den nichtmedikamentösen Verfahren zur Raucherentwöhnung sind sicherlich das ärztliche Gespräch und eine Gruppentherapie die brauchbarsten Formen, jedoch erweisen sie sich als personalaufwändig. Zwischen den Psychologen und Ärzten, die nach den Kriterien der evidenzbasierten Medizin arbeiten, bestehen Meinungsunterschiede über die Priorität der Behandlungsverfahren. Die Psychologen rücken die Verhaltenstherapie in den Vordergrund, deren Brauchbarkeit aber häufig nicht durch Studien gesichert wurde. Die Aversionstherapie ist dagegen auch bei den Psychologen in den Hintergrund getreten, vor allem auch dann, wenn sie initial mit einer hohen Zahl zu rauchender Zigaretten verbunden ist. Auch wenn Raucher unter einer Hypnosebehandlung oder mit Akupunktur erfolgreich über einen gewissen Zeitraum entwöhnt wurden, konnte deren Effektivität anhand von Messungen harter Parameter (CO oder Cotinin) in soliden Studien nicht nachgewiesen werden. Gerade aber mit diesen Verfahren ziehen zahlreiche Scharlatane durchs Land und bringen die Raucherentwöhnung in Misskredit. Dennoch ist zu sagen, dass die ärztliche Beratung, auch unter Mitwirkung von Pflegepersonal, Sozialarbeitern usw., die Raucherentwöhnung mit medikamentösen Maßnahmen wesentlich unterstützt.

18.14 Medikamentöse Raucherentwöhnung

Unter den verschiedenen medikamentösen Behandlungsmöglichkeiten hat sich die Anwendung von Nikotinpräparaten in den vergangenen 20 Jahren als das derzeitig optimale Verfahren herausgestellt, nachdem in über 180 Studien seine Wirksamkeit belegt wurde. Die besten Ergebnisse einer erfolgreichen Entwöhnungsbehandlung liegen derzeit zwischen 30 und 40% über sechs Monate im ersten Anlauf. Im Gegensatz zu den ersten Studien wird heutzutage je nach Schwere der Abhängigkeit nach dem Fagerström-Test, Zahl der täglich gerauchten Zigaretten, Rauchertagesprofil usw. die kombinierte Anwendung von zwei (bzw. drei) Nikotinpräparaten empfohlen, weil damit bessere Erfolge als mit einer Monotherapie erzielt werden konnten. Entscheidend ist aber auch, dass der Nochraucher ärztliche Zuwendung erhält und den festen Willen hat, das Rauchen aufzugeben.

Neben Nikotin sind die Antidepressiva Nortriptylin und Bupropion wirksam; mit ihnen konnten sogar höhere Erfolgsquoten als mit einem Nikotinpräparat erreicht werden (bis 45% über 6 Monate). Nortriptylin scheidet jedoch wegen seines umfangreichen Profils unerwünschter Arzneimittelwirkungen aus. Die Brauchbarkeit von Bupropion wird derzeitig in Deutschland erprobt. Sollte eines der beiden Antidepressiva wirksam die depressive Symptomatik beeinflussen, wäre dies ideal für den gleichzeitigen Rauchstopp des Patienten. Es bleibt die grundsätzliche Frage, ob Antidepressiva bei nicht depressiven Rauchern überhaupt angewendet werden sollte. Ob künftig noch zu entwickelnde selektive Dopamin- oder Noradrenalin-Wiederaufnahme-Hemmer günstigere Eigenschaften aufweisen werden, bleibt abzuwarten. Jedoch stimmt dieses Therapiekonzept angesichts der erheblichen unerwünschten Wirkungen, über die nahezu alle Antidepressiva verfügen, bisher wenig hoffnungsvoll. Auch ob Tierversuche, in denen Nikotinrezeptor- oder Nikotinantikörper zur Raucherentwöhnung eingesetzt wurden, auf den Menschen zu übertragen sind, bleibt vorerst offen.

18.15 Primärpräventive Maßnahmen für Kinder und Jugendliche

Bevor primärpräventive Maßnahmen für Kinder und Jugendliche angesteuert werden, sind Detailkenntnisse über diesen Personenkreis erforderlich, welche in die anzuwendenden Maßnahmen eingebracht werden müssen. Von Bedeutung sind hierbei vor allem die Umstände, die den Rauchbeginn begünstigen können:

- ein unkonventioneller Lebensstil,
- ein durch die Gruppe (Peers) geprägtes Verhalten des Einzelnen,
- eine negative Leistungsorientierung,

- der Zigarettenkonsum der Eltern,
- eine gestörte Eltern-Kind-Beziehung und
- eine betont „aggressive" Zigarettenwerbung.

Neben den Werbeeffekten der Tabakindustrie ist sicherlich die Griffnähe in Form von Zigarettenautomaten besonders gefahrvoll für Schüler, insbesondere wenn sie in Schulnähe aufgestellt wurden. Über 50% aller in der Europäischen Union aufgestellten Automaten stehen in Deutschland. Hier hat sich innerhalb der letzten 20 Jahre keine Abnahme der rauchenden Schüler im Alter von 10–18 Jahren gezeigt, während sich in Großbritannien die Zahl nie rauchender Schüler verdoppelt hat und auch in Norwegen und Finnland ermutigende Zahlen über nie rauchende Schüler veröffentlicht wurden – Folgen von Werbeverboten und wirksamer Primärprävention. Die bisher vorliegenden Präventionsprogramme können nur als teilweise erfolgversprechende Versuche gewertet werden, Kinder vom Rauchen abzuhalten oder den Beginn des Rauchens um einige Jahre zu verschieben. Jugendliche, die zwischen dem 18. und 20. Lebensjahr mit dem Rauchen beginnen, werden seltener zu abhängigen Rauchern bzw. zu solchen mit einer jahrzehntelangen Raucherkarriere. Diese Gefahr besteht bei einem Rauchstart im Alter von 10–12 Jahren.

Mit dem zunächst in Finnland erprobten und inzwischen auch von verschiedenen EU-Staaten akzeptierten Schülerprogramm „Don't start – be smart" dürften Teilerfolge bei der Primärprävention erreicht werden, wobei zu bedenken ist, dass die Schüler zum Nichtrauchen angehalten werden, sich aber an den gesamtgesellschaftlichen Umständen nichts ändert (Familie, Verhalten von Politikern und Behörden, Reklame der Tabakindustrie usw.). In diesem Falle verspricht das Vorgehen in Großbritannien sehr viel mehr Erfolg. Die gleichen Anmerkungen sind für das Gesundheitsförderprogramm Klasse 2000 und das an der Universität Trier ausgearbeitete Programm zu machen. Wie aus den Ergebnissen der in den USA, in Kanada, Norwegen und anderen Ländern eingesetzten Programme für sehr eingeschränkten Zigarettenverkauf bzw. Verbote hervorgeht, führen diese zusammen mit Antiraucherkampagnen in den Massenmedien zu sichtbaren Erfolgen, auch wenn dies erst nach mehreren Jahren zu erkennen ist. Vor allem spielt dabei die Einstellung der Politiker zu diesen Fragen eine entscheidende Rolle, denn mit der „Freiheit der Persönlichkeit" kann bei solchen Ergebnissen nicht mehr argumentiert werden, ebenso wie es keine Mehrheit für den Verkauf illegaler Drogen trotz dieser Freiheit geben wird.

18.16 Tabakwerbung

Die Tabakwerbung ist neben dem Passivrauchen das zweite entscheidende Problem, wie auch die Erfahrungen in Australien, Neuseeland sowie in Norwegen und Finnland zeigen. Insbesondere in den beiden nördlichen Ländern ist durch restriktive Maßnahmen ein Rückgang des Raucheranteils unter Jugendlichen um mehr als 15% nachzuweisen. In anderen Ländern lässt sich dieser positive Trend noch nicht beobachten, jedoch wurden in Deutschland während der letzten Jahre diesbezüglich

Fortschritte erzielt. Rund 90.000 Jugendliche starten weltweit eine Raucherkarriere und rauchen dann zum großen Teil auch lebenslang. Die Zigarettenhersteller und mit ihnen auch viele Politiker argumentieren mit der „freien Wahl" und dem „Genuss am Rauchen". Die Tabakindustrie bringt sich nach wie vor weltweit durch Sponsorleistungen für Sport, Kultur und teilweise auch Kunst ein, und es fällt vielen Staaten schwer, konsequent gegen ihre Werbepraktiken vorzugehen. Trotz dieser Gegebenheiten zeichnet sich aktuell für Deutschland und Europa eine Entwicklung ab, die erstmals die Durchsetzung weitreichender Verbote ermöglicht.

18.17 Präventionsmaßnahmen

Die massiv zunehmenden Gesundheitskosten führen u. a. dazu, dass Präventionsmaßnahmen immer wichtiger werden. Vor allem sind hierbei die Bereiche Ernährung, Alkohol, Drogen, Arzneimittelmissbrauch, Hygienemängel, Bewegungsmangel und eben das Zigarettenrauchen anzugehen. Hier ist allerdings auch das Individuum und seine Einsicht im Sinne von Eigenverantwortlichkeit gefragt. Die deutsche Regierung und mit ihr zahlreiche nachgeschaltete Institutionen haben sich in den vergangenen Jahren wenig verantwortungsbewusst gegenüber den Zielen einer präventiven Gesundheitspolitik gezeigt. Trotz vielfältiger Appelle wurden neue Primärpräventionsstrategien nicht ausreichend gefördert. Diese Form der Gesundheitsfürsorge könnte mehr leisten als umfangreiche Investitionen in die kurative Medizin. Ärzte zeigen hierzu teilweise ein ambivalentes Verhalten. Ein großer Teil der Ärzteschaft wendet sich bevorzugt der kurativen Medizin zu. Demnach sind diese bei der Generierung von Patienten nicht frei von finanziellen Interessen.

Die Tabakindustrie der USA veranstaltete unter dem Namen „Operation Berkshire" mehrere konspirative Treffen, bei denen es darum ging, Zweifel über die gesundheitsschädigende Wirkung des Rauchens zu verbreiten: In diesem Zusammenhang wurden die Programme der WHO gestört, indem von der Tabakindustrie gekaufte Personen eingeschleust wurden, um das Thema Rauchen möglichst nur marginal zu behandeln oder überhaupt nicht auf die Tagesordnung zu bringen. In die gleiche Richtung weisen auch die Aktivitäten, eine von der International Agency for Research on Cancer (IARC) durchgeführte europaweite Studie zu den Folgen des Passivrauchens durch eingeschleuste Mittelsmänner verfrüht und verzerrt publiziert und sie somit zu einem wertlosen Papier gemacht zu haben.

Nach den bisherigen Erfahrungen gibt es nach wie vor eine große Anzahl von Entscheidungsträgern in Politik und Wirtschaft, die der Tabakindustrie positiv zugewandt ist. Zudem wird das raucherfreundliche Bild oft durch Journalisten, die häufig leider selbst starke Raucher sind, verstärkt und der Schutz von Nichtrauchern in der Presse nicht in ausreichendem Maße repräsentiert. Des Weiteren haben wir gesetzliche Krankenkassen, die sich fast ausschließlich der kurativen Medizin zuwenden und die prophylaktischen Maßnahmen im Interesse ihrer Patienten leider noch zu sehr vernachlässigen. Staatliche Institutionen wie die Bundeszentrale für gesundheitlichen Schutz sind zwar vorbildlich tätig, haben aber bei ihrem geringen Etat keine Chance, gegen die übermächtige Tabakindustrie mit ihren gigantischen

Werbeetats anzukommen. Ärzte sind derzeit nicht an der Aufklärung von Patienten und sekundärprophylaktischen Maßnahmen im Sinne des Rauchstopps interessiert, weil sie die Leistungen über ihre KV trotz ICD-10 nicht bei den Kassen abrechnen können. Und nicht zuletzt haben die Kassen an der Finanzierung gesundheitsprophylaktischer Maßnahmen ihrer Klienten wegen einer möglicherweise entstehenden Kostenlawine kein Interesse.

Trotz dieser Gegebenheiten sind insgesamt gesehen die Voraussetzungen für eine wirksame Aufklärung der Raucher, für einen Schutz der Passivraucher und für wirksame Maßnahmen, Jugendliche am Rauchbeginn zu hindern, seit dem Jahr 2000 besser geworden. Es bleibt abzuwarten, ob die im Jahre 2007 für Deutschland eingeleitete Politik in den kommenden Jahren ihre Ziele realisieren kann. Demgegenüber stehen mehrere Jahrzehnte einer raucherfreundlichen Politik, die Deutschland zu einem „Entwicklungsland" in Sachen Nichtraucherschutz machten.

Wichtige Adressen

Haustein-Lickint-Archiv, Institut für Arbeitsmedizin
Charité – Universitätsmedizin Berlin, Freie Universität und Humboldt-Universität
Ostpreußendamm 111, 12207 Berlin
Telefon 030 7139000, Fax 030 7126041

Deutsche Gesellschaft für Nikotinforschung e. V.
Postfach 110322, 35348 Gießen

Aktionsbündnis Nichtrauchen e. V.
Ärztlicher Arbeitskreis Rauchen und Gesundheit e. V.
Postfach 1244, 85379 Eching
Telefon 089 31858748

Ärzte-Initiative Raucherhilfe e. V.
Waldklausenweg 20, 81377 München
Telefon 089 74140714, Fax 089 7142627

Bundeszentrale für gesundheitliche Aufklärung (BZgA)
Postfach 910152, 51071 Köln
Telefon 0221 89920, Fax 0221 8992257

Bundesvereinigung Prävention und Gesundheitsförderung e. V.
Heilsbachstraße 30, 53123 Bonn
Telefon 0228 987270, Fax 0228 6420024

Deutsche Gesellschaft für Kardiologie e. V.
Achenbachstraße 43, 40237 Düsseldorf
Telefon 0211 6006920, Fax 0211 069210

Deutsche Gesellschaft für Pneumologie und Beatmungsmedizin e. V.
Postfach 1237, 59355 Werne
Telefon 02389 527527 Fax 02389 527522

Deutsche Atemwegsliga e. V.
Burgstraße 12, 33175 Bad Lippspringe
Telefon 05252 933615, Fax 05252 933616

Deutsche Krebsgesellschaft e. V.
Straße des 17. Juni 106–108, 10623 Berlin
Telefon 030 322932900

Deutsche Krebshilfe e. V.
Buschstraße 32, 53113 Bonn
Telefon 0228 729900

Deutsche Gesellschaft für Prävention und Rehabilitation von Herz- und Kreislauferkrankungen e. V.
Friedrich-Ebert-Ring 38, 56068 Koblenz
Telefon 0261 309231, Fax:0261 309232

Deutsches Netz Rauchfreier Krankenhäuser
Saarbrücker Straße 20/21, 10405 Berlin
Telefon 030 8179858-20, Fax 030 817985829

Deutsche Herzstiftung e. V.
Voigtstraße 50, 60322 Frankfurt am Main
Telefon 069 9551280, Fax 069 955128313

Deutsche Lungenstiftung e. V.
Herrenhäuser Kirchweg 5, 30167 Hannover
Telefon 0511 2155110, Fax 0511 2155113

Stabsstelle Krebsprävention und WHO-Kollaborationszentrum für Tabakkontrolle
Deutsches Krebsforschungszentrum (DKFZ)
Im Neuenheimer Feld 280, 69120 Heidelberg
Telefon 06221 423007, Fax 06221 423020

Robert-Koch-Institut
Nordufer 20, 13353 Berlin
Telefon 030 18754-0, Fax 030 187542328

Ärztlicher Arbeitskreis Rauchen und Gesundheit e. V.
Postfach 1244, 85379 Eching
Telefon 089 3162525, Fax 089 3162525

Bundesärztekammer, Dezernat für Fortbildung und Gesundheitsförderung
Herbert-Lewin-Platz 1, 10623 Berlin
Telefon 030 4004560, Fax 030 400456388

Deutsche Hauptstelle für Suchtfragen e. V.
Westenwall 2, 59065 Hamm
Telefon 02381 90150, Fax 02381 901530

Nichtraucher-Initiative Deutschland e. V.
Carl-von-Linde-Straße 11, 85716 Unterschleißheim
Telefon 089 3171212, Fax 089 3174047

Netzwerkbüro Tabakprävention
Schumannstraße 3, 10117 Berlin
Telefon 030 25762090, Fax 030 25762091

Sachwortverzeichnis

U

V

W

SPRINGER NATURE

GPSR Compliance

The European Union's (EU) General Product Safety Regulation (GPSR) is a set of rules that requires consumer products to be safe and our obligations to ensure this.

If you have any concerns about our products, you can contact us on ProductSafety@springernature.com

In case Publisher is established outside the EU, the EU authorized representative is:

Springer Nature Customer Service Center GmbH
Europaplatz 3
69115 Heidelberg, Germany

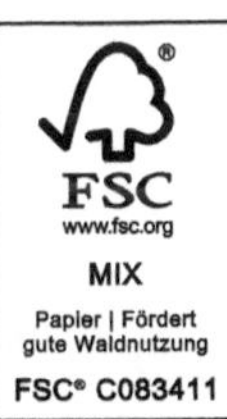

Zeitfracht Medien GmbH
Ferdinand-Jühlke-Straße 7
99095 Erfurt, Deutschland
produktsicherheit@kolibri360.de